Boll-Klatt ■ Kohrs

Praxis der psychodynamischen Psychotherapie

2. Auflage

Annegret Boll-Klatt ■ Mathias Kohrs

Praxis der psychodynamischen Psychotherapie

Grundlagen – Modelle – Konzepte

2., aktualisierte Auflage

Mit Geleitworten von **Sven Olaf Hoffmann** und **Rainer Richter**

Mit 40 Abbildungen und 27 Tabellen

Schattauer

Dr. phil. Dipl.-Psych. Annegret Boll-Klatt
Leiterin der Ambulanz des Instituts für Psychotherapie
Universitätsklinikum Hamburg-Eppendorf
Martinistr. 52
20246 Hamburg
a.boll-klatt@uke.de

Dipl.-Psych. Mathias Kohrs
Psychoanalytiker DGPT
Strohredder 15
22587 Hamburg
praxis.kohrs@t-online.de

Bibliografische Information der Deutschen Nationalbibliothek
Die Deutsche Nationalbibliothek verzeichnet diese Publikation in der Deutschen Nationalbibliografie; detaillierte bibliografische Daten sind im Internet über http://dnb.d-nb.de abrufbar.

Besonderer Hinweis
Die Medizin unterliegt einem fortwährenden Entwicklungsprozess, sodass alle Angaben, insbesondere zu diagnostischen und therapeutischen Verfahren, immer nur dem Wissensstand zum Zeitpunkt der Drucklegung des Buches entsprechen können. Hinsichtlich der angegebenen Empfehlungen zur Therapie und der Auswahl sowie Dosierung von Medikamenten wurde die größtmögliche Sorgfalt beachtet. Gleichwohl werden die Benutzer aufgefordert, die Beipackzettel und Fachinformationen der Hersteller zur Kontrolle heranzuziehen und im Zweifelsfall einen Spezialisten zu konsultieren. Fragliche Unstimmigkeiten sollten bitte im allgemeinen Interesse dem Verlag mitgeteilt werden. Der Benutzer selbst bleibt verantwortlich für jede diagnostische oder therapeutische Applikation, Medikation und Dosierung.
In diesem Buch sind eingetragene Warenzeichen (geschützte Warennamen) nicht besonders kenntlich gemacht. Es kann also aus dem Fehlen eines entsprechenden Hinweises nicht geschlossen werden, dass es sich um einen freien Warennamen handelt.

Schattauer
www.schattauer.de
J. G. Cotta'sche Buchhandlung Nachfolger GmbH
Rotebühlstraße 77, 70178 Stuttgart
Fragen zur Produktsicherheit: produktsicherheit@klett-cotta.de

Printed in Germany
Cover unter Verwendung eines Fotos von © Pia Kohrs, Renate Kohrs, Sara Combes: La Porte.
Gesetzt von Eberl & Koesel Studio, Kempten
Gedruckt und gebunden von CPI – Clausen & Bosse, Leck
ISBN 978-3-608-43176-6

3. Nachdruck, 2025

Lektorat: Marion Drachsel, Berlin

Auch als E-Book erhältlich

MIX
Papier | Fördert gute Waldnutzung
FSC® C083411

Geleitwort zur zweiten Auflage

Der Verfasser dieses Geleitworts bezeichnete dessen erste Auflage in einer Besprechung als »eine von hoher Sachlichkeit und Kompetenz getragene Synopsis«. Es gebe derzeit keine bessere. Die Vermutung, dass diese Empfehlung dazu führte, den Autor um ein Geleitwort für die vorliegende zweite Auflage zu bitten, hat viel für sich. Also, was hebt dieses Buch heraus?

Boll-Klatt und Kohrs verfügen über detaillierte Kenntnisse ihres Gegenstandes, aber sie verzetteln sich kaum einmal in Gelehrsamkeit, sondern lassen sich von einem Anspruch auf Nachvollziehbarkeit und Verständlichkeit leiten. Sie sind ganz gewiss bodenständige Praktiker. Wenn die Autoren in jeweils geschlossenen Kapiteln Triebtheorie, Ich-Psychologie, Objektbeziehungstheorie und Selbst-Psychologie entwickeln, dann erhält der Leser eine konkrete Vorstellung von den klassischen Referenzsystemen der Psychoanalyse. Diese bilden sich natürlich – modifiziert – in der Psychodynamischen Psychotherapie (PDP) ab. Man kann auch persönliche Präferenzen in diesen Leittheorien erkennen – und ausnahmslos jeder im Felde der PDP wird zu solchen neigen –, sie werden jedoch erst einmal entlang ihrer Konzeptlinien dargestellt. Es liegt dann beim Leser zu prüfen, welches Referenzsystem im Einzelfall seines Patienten dessen Problem, dessen inneren Konflikt, dessen Trauma am besten gerecht wird. Heuristisch geht es um die Frage, mit welcher Theoriesprache die jeweilige Individualität am gültigsten abzubilden ist. Der wahrnehmbare Anspruch von Boll-Klatt und Kohrs ist es, den Leser zu dieser Freiheit zu führen.

Das wird noch deutlicher bei der Darstellung von Grundpositionen der Entwicklungs-Psychologie, die sich mit den Namen Freud, M. Klein, M. Mahler und H. Kohut umreißen lassen. Nimmt man noch die Bindungstheorie (Bowlby) und die reflexive Kompetenz (Fonagy) hinzu, dann wird deutlich, dass viele Annahmen der einen Position die der anderen fast ausschließen. Sieht man in den Modellen jedoch Formen dynamischer Beschreibungen ohne Absolutheitsanspruch, dann wird man feststellen, dass eine bestimmte biographische Entwicklung sich mit der einen Konzeption deutlich näher am Erleben des Patienten verstehen lässt als mit einer anderen. Die Autoren referieren exakt und verbindlich. Dem lernenden oder erfahrenen Leser wird so die Vielfalt psychodynamischer Theoriebildung deutlich, ohne ihn zu verwirren. Er kann sich in Verständnislinien einarbeiten und ihre Stringenz in der Praxis prüfen. Das hat nichts mit Beliebigkeit, aber viel mit einem reflektierten Umgang mit psychoanalytischer Theorie zu tun. So lange man in der Theorieanwendung weiß, wo man sich befindet, welchem Wegweiser man gerade folgt und wo man diesen Weg auch sinnvollerweise wieder verlassen sollte, geht man nicht irre. Dafür bieten Boll-Klatt und Kohrs den nun in zweiter Auflage vorliegenden, ambitionierten und zugleich undogmatischen Wegweiser (›Navigator‹).

Die zweite Auflage ist natürlich durchgesehen, aktualisiert und erweitert worden. So muss es sein. Am wichtigsten erscheint jedoch ein neuer Prolog, der dem Unbewussten seine Bedeutung als Unterscheidungsmerkmal gegenüber allen ähnlichen Therapieformen zuweist. Keine andere Psychotherapie hat so eindeutig unbewusste Motive in das Zentrum ihres Verständnisses gestellt. Gewissermaßen das ›Alleinstellungsmerkmal‹ der psychodynamischen Familie. Eigentlich weiß das jeder Mann und jede Frau, die sich für Psychotherapie interessieren. Aber in Zeiten, in denen andere Therapieformen in erstaunlicher Weise Zusammenhänge neu ›entdecken‹, die primär psychoanalytischem Wissen entstammen, scheint es nicht überflüssig, die Herkunft der Konzepte wieder zurechtzurücken. Der manchmal bärbeißige Sigmund Freud hat in diesem Zusammenhang von den Fremden gesprochen, die am Feuer der Psychoanalyse ihr Süppchen kochten, aber nicht für die Gastfreundschaft dankten. Da ist man mit der Originaltheorie in zeitgenössischer Gewandung einfach besser bedient.

Prof. Dr. med. Sven Olaf Hoffmann

Geleitwort zur ersten Auflage

Psychodynamische Psychotherapie als Oberbegriff für die tiefenpsychologisch fundierten Psychotherapien und die psychoanalytischen Therapien zu verwenden, beruht auf dem Vorschlag des Wissenschaftlichen Beirats Psychotherapie nach § 11 PsychThG aus dem Jahre 2004. Zwar werden die beiden »psychoanalytisch begründeten« Verfahren in der Gesetzlichen Krankenversicherung nach wie vor unterschieden, in der Wissenschaft und klinischen Praxis setzt sich jedoch der Oberbegriff nach und nach durch. Und das aus gutem Grund. Rechtfertigen doch gerade die gemeinsamen Grundlagen – die Psychoanalyse und ihre Weiterentwicklungen – eine einheitliche Bezeichnung.

Eine solche einheitliche Bezeichnung ist nicht nur im Interesse der Patienten, denen die Unterschiede der diversen Behandlungsmethoden nur schwer zu vermitteln waren, sondern auch im Interesse der psychodynamischen Psychotherapeutinnen und Psychotherapeuten. Diesen wurden in ihrer Aus- und Weiterbildung die Grundlagen und Konzepte der Psychoanalyse bzw. der Tiefenpsychologisch fundierten Psychotherapie als jeweils für ihr Verfahren spezifische vermittelt, ohne dass auf deren Gemeinsamkeiten explizit hingewiesen wurde. Diese wurden dann allerdings, durchaus zur Verwunderung der Teilnehmer, in gemeinsamen Fallseminaren deutlich, wenn sich die vermeintlich spezifischen Konzepte als übergreifend gültig und sich die Unterschiede allenfalls in den Indikationen, Behandlungszielen und Interventionstechniken zeigten. Diese »Prägung« in der Ausbildung bildet sich bei manchen bis heute in der professionellen Identität als »Psychoanalytiker« oder als » TPler« ab.

Solche professionellen Selbstzweifel reichen weit in die Geschichte der Psychoanalyse zurück. Georg Groddeck hatte weitgehend unabhängig theoretische Konzepte erarbeitet, die denen der Wiener Psychoanalytiker sehr ähnlich waren. Seine überlieferten Behandlungen könnte man aus heutiger Sicht aber mit Fug und Recht als tiefenpsychologisch fundiert bezeichnen. Er wandte sich im Jahre 1917 mit der fast submissiv vorgetragenen Frage an S. Freud, ob er denn »gleichwohl das Recht habe, sich als Psychoanalytiker öffentlich aufzuspielen«. Freud, der bekanntlich den Begriff des Es von Groddeck in seine eigene Theorie übernahm, antwortete umgehend und deutete, dass er Groddecks unbewussten Wunsch, sich als etwas Besonderes, Eigenständiges auszugeben, nicht erfüllen möge, sondern Anspruch auf ihn erhebe, und versicherte ihm, ein »prächtiger Analytiker« zu sein. »Wer erkennt, dass Übertragung und Widerstand die Drehpunkte der Behandlung sind, gehört nun einmal rettungslos zum wilden Heer.«

Zwei immer noch aktuelle Themen lassen sich an dieser Urszene der psychoanalytischen Bewegung aufzeigen: Entwertung, Selbstentwertung sowie Aus- und Abgrenzung im professionellen Verhältnis der psychoanalytisch begründeten Verfahren und eine (in Freuds Worten wohl erstmalige) Kurzbeschreibung der theoretischen Grundlage aller psychoanalytischen Verfahren.

Das von Annegret Boll-Klatt und Mathias Kohrs vorgelegte Werk, das ich mit diesem Geleitwort gerne begleite, entstand vor diesem Hintergrund und trägt der Notwendigkeit einer zeitgemäßen Zusammenschau der Grundlagen Rechnung. Es zeugt von der breiten und reflektierten Praxis der beiden Autoren in der Aus- und Weiterbildung von Psychologen und Ärzten sowie ihren jahrzehntelangen Erfahrungen in der ambulanten und stationären Versorgung: Zum einen ist ihnen die selbstbewusste Darstellung der theoretischen Grundlagen und Konzepte der Psychodynamischen Psychotherapie und damit der Versuch gelungen, die gemeinsamen Grundlagen, einschließlich ihrer historischen Entwicklung und besonderen Wege, darzustellen, ohne dass (Selbst-)Entwertung und Ausgrenzung den fachlichen Blick eintrüben. Anderseits durchzieht das gemeinsame Werk Freuds Axiom, auf dem eine psychodynamische Theorie aufsetzen muss, wenn sie denn eine für alle psychoanalytisch begründeten Verfahren und Methoden gemeinsame sein soll, die Bedeutung von Widerstand und Übertragung.

Dazu, dass ihnen beides gelungen ist, möchte ich sie herzlich beglückwünschen, der wertschätzenden Resonanz in der psychodynamischen Szene bin ich mir sicher.

Prof. Dr. phil. Rainer Richter

Vorwort

Die überaus positive Resonanz auf die 1. Auflage dieses Buches hat unsere Vorstellung, dass es sowohl als Basislektüre für Aus- und Weiterbildungskandidaten als auch für eine theoretische Auffrischung erfahrener Psychotherapeuten interessant sein könnte, bestätigt. Insbesondere freut es uns, dass zahlreiche Ausbildungsinstitute das Buch inzwischen systematisch nutzen, um einen die psychoanalytischen Schulen übergreifenden theoretischen Hintergrund der Psychodynamischen Psychotherapie zu vermitteln, der aus unserer Sicht die Basis einer undogmatischen und flexiblen Ausübung unseres Berufes darstellt.

Die Überarbeitung gibt uns nun die Gelegenheit zur Aktualisierung und Ergänzung einiger Kapitel. Das inhaltliche Konzept und die Struktur haben wir beibehalten, sie haben sich bewährt.

Darüber hinaus haben wir uns in einem längeren Prolog der Frage nach der Identität, dem *common ground* der psychoanalytisch begründeten Verfahren und ihrer theoretischen Schulen, kurz: nach dem Fundament der Psychodynamischen Psychotherapie gestellt.

Veranlasst dazu hat uns die in den letzten Jahren weiter zunehmende Diversifizierung der psychodynamischen Verfahren, die den klassischen Rahmen der verschiedenen psychoanalytischen Schulen (die sog. *Vier Psychologien*) allmählich hinter sich lässt: Störungsspezifische Behandlungsansätze, manualisierte Therapiekonzepte, wachsender Effizienzdruck seitens der Kostenträger, integrative stationäre Therapien sowie die drängenden Fragen der Akademisierung der bevorstehenden Direktausbildung in einem Psychotherapiestudium werfen Fragen auf, denen sich ein psychodynamisch ausgerichtetes Curriculum stellen muss. Wir hoffen, einen kleinen Beitrag zu einem identitätsstiftenden Diskurs leisten zu können.

Auch dieses Mal möchten wir Herrn Dr. Wulf Bertram als Verlagsleiter von Schattauer für sein Vertrauen und seine wohlwollende Begleitung unseres Projektes herzlich danken. Unser Dank schließt unsere Lektorin, Frau Marion Drachsel, und Frau Dr. Nadja Urbani in der Funktion der Projektmanagerin ein.

Annegret Boll-Klatt
Mathias Kohrs

Hamburg, im Januar 2018

Inhalt

I Die vier klassischen Psychologien der Psychoanalyse

Das Unbewusste – brauchen wir eine Identität? Ein Prolog

Mathias Kohrs und Annegret Boll-Klatt

Das vorliegende Buchprojekt befasste sich von Beginn der ersten Auflage an mit dem Versuch, die inzwischen fast unüberschaubare Komplexität, Widersprüchlichkeit und Reichhaltigkeit psychodynamischer Konzepte, Modelle, Theorien und Behandlungsformen im jeweiligen historischen Zusammenhang zu kontextualisieren, um sie Studierenden und Ausbildungskandidaten, aber auch erfahrenen Praktikern zugänglich und nutzbar zu machen. Schon der Begriff *psychodynamisch* ist strittig; seit 1980 wird der Begriff der Psychodynamischen Psychotherapie in der amerikanischen Literatur verwendet, wenn über kurze, meist auf spezielle Störungsbilder ausgerichtete Behandlungen berichtet wurde (z. B. Davanloo 2001; Shedler 2011). Heute gilt er als Sammelbegriff für aus analytischen Ursprüngen entstandene, vielfältig weiterentwickelte Behandlungsformen.

Psychodynamische Psychotherapie ist dabei ein vieldeutiges Paradigma, ohne einheitliche Theorie, das von verschiedenen Schulen unterschiedlich verwendet und interpretiert wird. Heute ist es zunehmend üblich, nicht mehr nur von den vier klassischen Schulen (Triebtheorie, Ich-Psychologie, Objektbeziehungstheorie und Selbstpsychologie) auszugehen, sondern den Intersubjektivismus als fünfte Schule einzubeziehen. Im Format einer fiktiven Diskussion der verschiedenen Schulen veranschaulicht Mertens (2010, 2011a) diese Heterogenität und Diversifizierungen im Hinblick auf die Persönlichkeits- sowie die Krankheits- und Behandlungstheorie der einzelnen Schulen. Während die Psychodynamische Psychotherapie in der Definition des Wissenschaftlichen Beirates der Bundesregierung von 2004 als ein Verfahren mit zwei Methoden, nämlich der tiefenpsychologisch fundierten und der psychoanalytischen Psychotherapie, erscheint, definiert die Psychotherapie-Richtlinie weiterhin zwei Verfahren und trennt die analytische von der tiefenpsychologisch fundierten Psychotherapie. Heute setzt sich die Bezeichnung Psychodynamische Psychotherapie jedoch international und insbesondere in Deutschland zunehmend als Oberbegriff für die psychoanalytisch begründeten Verfahren durch (vgl. auch Richter im Geleitwort zur 1. Auflage dieses Buchs). Darüber hinaus bildet dieser Begriff eine Klammer, die auch die überaus diversifizierten psychoanalytischen Schulen, Theoriegebäude usw. noch zusammenhält. Ermann und Körner zeigen auf, dass international der Begriff »psychodynamisch« den älteren Begriff »psychoanalytisch« sogar zunehmend verdrängt, sobald »[...] Phänomene unter der Perspektive des Unbewussten betrachtet werden« (Ermann & Körner 2017, S. 234).

> »Wie kann ich mich in einem Wissensgebäude orientieren, welches eine Unzahl von Zimmern aufweist, vielfältige Anbauten, Umbauten, Renovierungen und stillgelegte Flügel? Neben diesem Gebäude finden wir dann noch Gartenhäuser und Neubauten, deren Bauherren die ehemalige Freudsche Villa für ein Museum halten oder sie gar abreißen

> wollen. Schließlich ist der ganze Gebäudekomplex bereits über 100 Jahre alt, und inzwischen haben viele herausragende Forscher daran mitgearbeitet.« *(Focke 2012, S. 25)*

Was hat es nun aber inhaltlich mit dieser Klammer auf sich, was bedeutet *psychodynamisch* eigentlich? Wir betreten hier die berühmt-berüchtigte »Common ground«-Debatte (vgl. z. B. Erlich et al. 2003; Thomä 2004; Tuckett 2007; Zwiebel 2013), die wir in der 1. Auflage umgangen haben, um angesichts der Komplexität unserer Aufgabe nicht zu verzagen. Worum geht es? Ausgehend von der Frage »Was macht einen guten Psychoanalytiker aus?« (Zwiebel 2013) geht es um die Suche nach der Gemeinsamkeit aller psychoanalytisch begründeten Schulen, Verfahren und Theorien, so es denn noch eine oder sogar mehrere gibt.

Die Fragestellung ist keineswegs rein theoretischer oder akademischer Natur. Sie berührt sehr zentrale Konsequenzen für die Aus- und Weiterbildung, wenn etwa angesichts der aktuellen Novellierung des Psychotherapeuten-Gesetzes mit Planung einer Direktausbildung darüber nachgedacht wird, was die Studierenden lernen sollen, um sich für eine Approbation in psychologischer Psychotherapie zu qualifizieren. Braucht es noch die Triebtheorie? Was genau ist eine Objektbeziehung? Gibt es psychodynamische Psychotherapie ohne Gegenübertragungsanalyse? Was genau ist eine korrigierende emotionale Beziehungserfahrung? Natürlich spielt auch die berufspolitische Dimension eine wichtige Rolle; so ist es wichtig, gegenüber Kostenträgern und auch im Wettbewerb mit der Verhaltenstherapie, die Grundlagen unseres Verfahrens zu benennen und die Essentials unseres Tuns zu explizieren. Aber da zeigt sich schon das grundlegende Problem: Wir begegnen hier der Spezifität des Gegenstandes, mit dem wir uns befassen – seiner grundlegenden *Unschärfe*, die nie vollständig auszuloten, gewissermaßen nicht zu quadrieren oder zu digitalisieren ist. Diese Besonderheit lässt sich nun unserer Erfahrung nach an keinem Eckpfeiler des psychoanalytischen Theoriegebäudes so sehr illustrieren und herleiten wie an und von Freuds Konzept des Unbewussten.

Freud hat die Idee, das Konzept des Unbewussten keineswegs erfunden oder entdeckt, sich jedoch auf eine einzigartige Weise damit auseinandergesetzt, es für die therapeutische Behandlung bestimmter Patienten nutzbar und in erkenntnistheoretischer und kultureller Hinsicht zugänglich gemacht. Wie Gödde (2005) zeigt, hat Freud zeitlebens an seiner Vorstellung vom Unbewussten gearbeitet und diese immer weiterentwickelt, verändert, jedoch stets daran festgehalten, dass im Unbewussten das Fundament allen psychischen Lebens bestehe: »Das Unbewußte ist das real Psychische […]« (Freud 1900 [1990], S. 617).

Warum ist das so bedeutsam?

Wir müssen uns vor Augen halten, dass große Teile des ursprünglichen psychoanalytischen Theoriegebäudes überarbeitet und diversifiziert wurden, bis hin zur Bildung neuer Schulen, Denk-, manchmal möchte man sagen: Glaubensrichtungen. Das hat u. a. und vielleicht vor allem damit zu tun, dass psychoanalytische Therapien im Laufe der letzten Jahrzehnte zur Behandlung bestimmter Patientengruppen spezialisiert wurden, für welche die klassische Psychoanalyse ursprünglich nie gedacht war. Genannt seien vor allem die schweren Persönlichkeitsstörungen, die früher als nicht analysierbar galten, ebenso bestimmte psychotische Patienten oder solche mit schweren Mentalisierungsstörungen oder ausgeprägter Trauma-assoziierter dissoziativer Symptomatik.

Bei allem Fortschritt entstand dabei unserer Erfahrung nach auch ein zunehmendes Problem, das sich vor allem in den langjährigen Psychotherapieausbildungen der jungen Psychologen und Ärzte zeigt. Die Vielzahl an modernen störungsorientierten Behandlungskonzeptionen vermittelt neben massiver theoretischer Konfusion und Überforderung doch auch oft die Illusion einer generellen Machbarkeit im Sinne eines »Was mache ich, wenn […]?«. Im Kontext von Behandlungen, die sich auf bewusst wahrnehmbare Beeinträchtigungen der Funktionsfähigkeit der psychischen Struktur und damit auf Fähigkeiten und Fertigkeiten im Umgang mit sich selbst und anderen beziehen, wie dies in der Strukturbezogenen Therapie (Rudolf 2012) konzeptualisiert wurde, geraten nicht nur Ausbildungskandidaten in Versuchung, in etwas abzugleiten, was man im ungünstigsten Fall als schlechte Verhaltenstherapie bezeichnen könnte. Genauso kritisch sind Äußerungen einzuschätzen, die darauf abheben, dass ein Patient vor einer »richtigen Therapie« erst noch sein Mentalisierungsdefizit aufarbeiten müsse, so, als ob man erst einmal Vokabeln lernen müsse, bevor man zum Unterricht zugelassen wird.

Hier besteht nach Einschätzung der Autoren die sehr ernst zu nehmende Gefahr, das Spezifikum der psychodynamischen Therapie aufzugeben: die immer wieder paradoxe, oft schwer erträgliche und letztlich nicht abzuschließende Auseinandersetzung mit dem Unbewussten im Prozess des Patienten wie im eigenen Selbst und Lebensprozess.

Das Unbewusste – das unverzichtbare Paradoxon der psychodynamischen Psychotherapie

Warum betonen wir die Bedeutung des Konzepts des Unbewussten so sehr?

Freud wundert sich bereits 1895: »[…] und es berührt mich selbst noch eigentümlich, daß die Krankengeschichten, die ich schreibe, wie Novellen zu lesen sind, und daß sie sozusagen des ernsten Gepräges der Wissenschaftlichkeit entbehren.« (Freud 1895d [1999], S. 227)

Das ist genau das Dilemma, vor dem wir heute auch stehen, allerdings können wir es nicht ganz so leichtnehmen wie Freud, der fortfährt: »Ich muss mich damit trösten, daß für dieses Ergebnis die Natur des Gegenstandes offenbar eher verantwortlich zu machen ist als meine Vorliebe.« (Freud 1895d [1999], S. 227)

Aus verschiedenen, zum Teil bereits o. g. Gründen sind wir heute sehr bemüht, die Wirkungen des Unbewussten insbesondere im Hinblick auf seelische Krankheit, Behandlung und Gesundheit zu beforschen und zu beweisen. Die damit verbundenen Chancen und Risiken dokumentiert z. B. Buchholz (2004) sehr gründlich. Er zeigt, dass die Wirksamkeit psychodynamischer Therapien sehr wohl empirisch belegt werden kann, wenn die Besonderheiten dieser Konzeption präzise berücksichtigt werden, wie dieses in der Zwischenzeit eindrucksvoll geschehen ist (z. B. Leichsenring 2015; Leichsenring et al. 2015b). Andererseits entzieht sich aber das Fundament der Freudschen Konzeption, »das Zentralmassiv der Psychoanalyse« (Buchholz & Gödde 2005, S. 11), dem vollen Zugriff der bewussten, kognitiven Untersuchung immer wieder. Die genannten Autoren zeigen in ihrem fundamentalen dreibändigen Werk, wie weit die Auseinandersetzung mit dem Unbewussten in der menschlichen Geistesgeschichte zurückreicht. Wenn es um das »Erkenne Dich selbst« geht, verweist Freud selbst auf die ödipale Tragödie; die damit verbundene – und nie schmerzlos zu habende – Suche nach der Individualität wird aber von den Autoren weit vor dem antiken Griechenland des bekannten Orakels verortet (vgl. Buchholz & Gödde 2005, S. 321). Freud ist somit nicht *der* Entdecker des Unbewussten. Wenn man überhaupt von einem Entdecker oder Entdeckern sprechen wollte, müsste man ebenso Kant, Schopenhauer und Nietzsche nennen sowie auch Platon und Aristoteles aus der Antike. Hieronymus Bosch, der im 15. und am Beginn des 16. Jahrhunderts in den heutigen Niederlanden seine Werke schuf, hat wohl am eindrücklichsten die Schreckensvisionen einer von unzähligen Dämonen bevölkerten intrapsychischen Unterwelt im Bild zur Darstellung gebracht. In der tiefsten Tiefe der menschlichen Psyche wuchern die unbändigen Leidenschaften und Begierden, hier lauern das Böse und die Destruktivität. Umgangssprachlich wird das Unbewusste häufig auch als das *Unterbewusste* bezeichnet, was der Tatsache geschuldet ist, das es von Beginn an mit einer Tiefenmetaphorik in Zusammenhang gebracht wurde, die Freud selbst später dann noch gesteigert hat, indem er das Unbewusste metapsychologisch zu einem asozialen Ort des Triebhaften erklärt hat. Schon mit Beginn der Aufklärung, lange, bevor sich die Psychoanalyse dem Unbewussten zuwandte, avancierte das Unbewusste zum Gegenstand öffentlicher Erforschung (Altmeyer 2016, S. 105). Die »Geheimkammern der Seele«, »die gefährlichen Unterströmungen der animalischen Natur des Menschen« (Altmeyer 2016, S. 105), die Region, in der sich das Ungeheure und Unheimliche verbarg, sollten der Selbsterkenntnis, der Erkenntnis durch andere und der Kommunikation zugänglich werden. Im 17. Jahrhundert begann mit Descartes der Siegeszug der Bewusstseinsphilosophie; mit der Bezeichnung »res cogitans« für die psychische Realität setzte er die Seele mit Bewusstsein gleich und stellte sie den »res extensa« als materielle Realität gegenüber. Der darin begründete Leib-Seele-Dualismus wirkt bis heute weiter. Vor allem aber ist die Auseinandersetzung mit dem Unbewussten historisch im Spannungsfeld zwischen Aufklärung und Romantik verortet. Die Aufklärung, seit Kant definiert als »Mut, selber zu denken«, verführe häufig genug zum Irrtum, Vernunft mit maximaler Planbarkeit gleichzusetzen, die Resultate seien jedem bekannt: »Vernunft kommt immer zu spät« (Buchholz & Gödde 2005, S. 32).

Die Romantik stellte dann eine gewisse Gegenbewegung dar, auch philosophische Bewegungen suchten nach Erfahrungen und Erweiterungen in Bereichen jenseits oder abseits der Vernunft. Ähnlich wie später in den 1960er- und 1970er-Jahren des vergangenen Jahrhunderts gab es starke Sehnsüchte nach Entgrenzung, Verschmelzung, kosmischer Erfahrung und Transzendenz der Rationalität.

Und genau in diesem Bereich ist wohl das Fundament der psychoanalytischen Konzeption bis heute zu sehen: zwischen dem unbedingten Ziel, auch beängstigende, hoch konflikt- und triebhafte Bereiche des menschlichen Seelenlebens offenzulegen, zu benennen und sie in ihren Funktionen wie Dysfunktionen so gut wie möglich zu begreifen – und dem Wissen um den nicht auszulotenden Urgrund des zutiefst irrationalen leiblich-seelischen Bereiches des Unbewussten. Im besten Fall gelingt es, das Unheimliche in uns zumindest teilweise zu entschlüsseln, ein Verständnis für das letztlich Un-fassbare zu entwickeln und Inhalte des mystischen, abergläubischen, religiösen voraufgeklärten Kosmos, die zum Grundbestand des menschlichen Seelenlebens gehören, gewissermaßen zurückzuerobern – diesmal aber in einem humanistischen und wissenschaftlichen Kontext!

Freud war sich der Tragweite dieser Perspektive sehr bewusst. Bereits in einer frühen Arbeit über Charcot weist er darauf hin, dass eine Theorie der Neurose »den ›Dämon‹ der priesterlichen Phantasie durch eine psychologische Formel ersetzt« habe (Freud 1893f [1999], S. 34, Hervorhebung i. O.). In der Konsequenz wurde aus der Psychoanalyse bereits sehr früh sehr viel mehr als eine hochspezialisierte medizinische/psychologische Disziplin zur Krankenbehandlung. Wie wir heute wissen, nahm sie einen kaum zu überschätzenden Einfluss auf die kulturelle Entwicklung des 20. Jahrhunderts und wurde eine bis heute nicht erschöpfte Fundgrube als Kulturtheorie.

Freud erkannte bald die daraus resultierende Sonderstellung der Psychoanalyse und deren problematische Konsequenzen: »So erwachsen der Psychoanalyse aus ihrer Mittelstellung zwischen Medizin und Philosophie nur Nachteile. Der Mediziner hält sie für ein spekulatives System und will nicht glauben, daß sie wie jede andere Naturwissenschaft auf geduldiger und mühevoller Bearbeitung von Tatsachen der Wahrnehmungswelt beruht; der Philosoph, der sie an dem Maßstab der eigenen kunstvoll aufgebauten Systembildungen mißt, findet, dass sie von unmöglichen Voraussetzungen ausgeht, und wirft ihr vor, daß ihre – erst in Entwicklung befindlichen – obersten Begriffe der Klarheit und Präzision entbehren.« (Freud 1925e, S. 104)

Die psychoanalytische Bewegung hat seit ihrer Frühzeit unter den daraus resultierenden Tendenzen und Spannungen teilweise sehr leidvolle, aber eben auch bedeutsame Entwicklungsprozesse durchlaufen. Einerseits galt und gilt es, Grundpositionen wie eben das Konzept eines dynamischen Unbewussten zu verteidigen, um zu verhindern, dass die Psychoanalyse ihre Identität verliert. Andererseits – und das gilt heute umso mehr – musste sich die Psychoanalyse stets mit der Forderung auseinandersetzen, kontroverse Erkenntnisse aus der eigenen Behandlungserfahrung wie auch aus Nachbardisziplinen zumindest nicht zu leugnen, sondern sie in einen möglichst produktiven Reflexionsprozess zu überführen.

Wir wissen heute, dass das – vorsichtig formuliert – nicht immer zeitnah gelungen ist. Man denke an die leidvolle, fast tragische Geschichte Bowlbys, der zunächst aus der psychoanalytischen Gemeinschaft ausgeschlossen werden sollte, weil er die psychoanalytische Forschungsmethode, das sog. psychoanalytische Junktim, verlassen hatte und Kleinkinder beobachtete, statt aus Analysen älterer Kinder und Erwachsener entsprechende theoretische Rückschlüsse zu ziehen (▶ Kap. 9, Kap. 10). Die Bindungstheorie gilt heute als Basis der Mentalisierungstheorie Fonagys und stellt eine nicht mehr wegzudenkende psychodynamische Entwicklungstheorie der Angstbewältigung dar.

Allerdings: Wie bereits angesprochen, haben viele dieser zahlreichen neuen Einflüsse – so hoch ihr Erkenntnisgewinn auch jeweils sein mag – oft die Wirkung, gerade dem Berufsanfänger zu suggerieren, man könne nun auf einige Basics der psychodynamischen Therapie verzichten, etwa die Widerstandsanalyse und den sorgfältigen Umgang mit Übertragung und Gegenübertragung. Und genau dann gerät das basale Konzept der psychoanalytischen Verfahren in die bereits von Lorenzer beschriebene Gefahr, zur »Lagerhalle psychoanalytischer Theorien« zu werden, in der sich »alle möglichen Disziplinen […] bedienen können, wie in einem Selbstbedienungsladen« (Lorenzer 1986, S. 16, zit. n. Buchholz & Gödde 2005, S. 19). Dieser gewissermaßen *zentrifugalen* Wirkung mancher Einflüsse und Theorien stehen die eher *zentripetalen* Kräfte gegenüber, die sich im Rahmen klassischer Konzepte um die Erhaltung des psychoanalytischen Grundbestandes bemühen. Als ein Repräsentant dieser Richtung ist André Green zu nennen, dessen Kontroverse mit Daniel Stern legendär ist (► Kap. 10). Die Betonung der zentripetalen Kräfte birgt allerdings zunehmend die Gefahr in sich, den Anschluss an den wissenschaftlichen Diskurs und damit allmählich an berufspolitischer Relevanz zu verlieren.

Wie sich also leicht zeigen lässt, hat die ungeheuer spannungsreiche »Mittelstellung«, von der Freud spricht, auch heute nichts von ihrer Brisanz verloren. Buchholz (2017) nennt sie »die alte Frontstellung zwischen ›Hermeneutikern‹ und ›Empirikern‹«. Er arbeitet heraus, dass sich in der aktuell beabsichtigten Akademisierung der Ausbildung erneut regelrechte »psychotherapy wars« entfalteten. Vor dem Hintergrund eines empirischen Forschungsparadigmas drohe eine »Remedizinalisierung der psychotherapeutischen Profession« mit einem technisch-pharmakologischen Verständnis von Psychotherapie zulasten einer humanwissenschaftlichen Perspektive (Buchholz 2017, S. 289 ff.).

Zur Vertiefung der Thematik sei an dieser Stelle auf den umfassenden Überblick über die erheblichen Weiterentwicklungen des Konzepts vom Unbewussten in den wichtigsten psychoanalytischen Schulen und den Nachbarwissenschaften, aber auch einiger Randdisziplinen der letzten 100 Jahre von Leuzinger-Bohleber & Weiß (2014) verwiesen.

Wo stehen wir heute in dieser Frage?

Wie sich im Verlauf dieses Buches immer wieder zeigen wird, hat Freuds Konzept des dynamischen Unbewussten nichts von seiner Bedeutung verloren.

Gödde (2005, S. 347 ff.) zeigt, dass Freud in einer langen geistesgeschichtlichen Tradition steht, die sich mit der Natur des Unbewussten auseinandersetzt. Er fasst drei Linien zusammen, die sich mit je eigener Perspektive und Akzentuierung der Frage nähern und die Freud erkennbar beeinflusst haben:

- Die Vorstellung eines *kognitiven* Unbewussten, das der Aufklärung nahesteht. Es lässt sich dem Vorbewussten bei Freud zuordnen, das dieser auch *deskriptiv Unbewusstes* genannt hat. Es ist nicht unmittelbar zugänglich, kann aber durch kognitive Prozesse relativ einfach erschlossen und dann auch verbalisiert werden. Im Zentrum steht ein rationales Erkenntnismodell. Eine Beschränkung auf diese Dimension ergebe letztlich eine Bewusstseinspsychologie.
- Das Konzept eines *vitalen* Unbewussten, das der Romantik entstammt. Es entspricht Freuds Vorstellungen vom Unbewussten, dem er zahlreiche Eigenarten, gewissermaßen ein Eigenleben zuordnet. Unter anderem betont er schöpferische Prozesse, die sich aus der Kommunikation zwischen Unbewusstem und Vorbewusstem entwickelten (Freud 1915e [1999], S. 288 ff.). Das Unbewusste ist hier eher fast ein eigener Organismus, ein dunkler Kontinent, dessen vitale Potenz unser Lebens sehr viel mehr bestimmt als unser bewusster Wille und die rationale Kognition.
- Das Modell eines *triebhaft-irrationalen* Unbewussten, das im Gegensatz zur häufig verklärenden, idealisierenden Perspektive der Romantik die letztlich

eher leibliche, dem Tierreich nahestehende Natur des *Es* betont, in der es letztlich um Selbst- und Arterhaltung geht. Hier sind vor allem Freuds späte Konzeptionen zu verordnen, in denen er die Autonomie des *Ich* grundlegend infrage stellt (»Nicht Herr im eigenen Haus«!) und es im Rahmen seines Instanzenmodells einem gefährlich triebhaften *Es* und einem ebenso übermächtigen repressiven *Über-Ich* gegenüberstellt.

Es wird bereits in dieser kurzen Zusammenfassung deutlich, wie schillernd, gegensätzlich und ergänzend die Vorstellungen vom Unbewussten in uns, dem Individuum, aber auch der kollektiven Kultur sind – das Unbewusste ist auch immer das Andere, das Gegen, das Vergessene oder Nie-Gewusste.

Auch Freud hat sich damit – und zwar Zeit seines Lebens – befasst. Für ihn gab es im Wesentlichen drei entscheidende Dimensionen in der Auseinandersetzung, man könnte vielleicht sagen der Kartographierung des Unbewussten:

1. Die Unterscheidung zwischen dem bloß *deskriptiven*, eigentlich *latent* Unbewussten, dem *Vorbewussten*, jederzeit durch Ansprache bewusstseinsfähig und der Rationalität recht zugänglich, und dem *dynamischen* Unbewussten. Letzteres ist das eigentliche Objekt der Psychoanalyse, es speist sich aus verdrängtem seelischem Material, das einerseits zurück zum Bewusstsein, zur Entladung und Triebbefriedigung drängt und dem sich andererseits der Widerstand entgegenstellt, der unsere Therapien oft so schwierig gestaltet.
   »Unseren Begriff des Unbewußten gewinnen wir also aus der Lehre von der Verdrängung. Das Verdrängte ist uns das Vorbild des Unbewußten.« (Freud 1923b [1999], S. 241)
   Wie in Kapitel 1 ausgeführt wird, betont Freud in der Auseinandersetzung mit dieser kategorialen Unterscheidung immer wieder die sehr spezifischen Eigenheiten des dynamischen Unbewussten: die nur hier ablaufenden Prozesse der Verschiebung/Verdichtung, die Unzerstörbarkeit der Inhalte, die Dominanz von Primärprozess und Lustprinzip, die Abwesenheit von Zeit, Kausalität, Verneinung und Widerspruch.
2. Die Vorstellung, dass die konflikthafte Grundkonstellation in der Entstehung von Neurosen stets zwischen einem bewussten Ich und einem andrängenden Unbewussten zu sehen sei, müsse aufgegeben werden:
   »Auch ein Teil des Ichs, ein Gott weiß wie wichtiger Teil des Ichs, kann *ubw* sein, ist sicherlich *ubw.*« (Freud 1923b [1999], S. 244, Hervorhebung i. O.)
   Hier liegt die bis heute gültige therapeutische Basis der psychoanalytisch begründeten Verfahren, dass der unbewusste Konflikte *in* und *zwischen* allen seelischen Instanzen wirksam werden kann.
3. Die Anerkennung eines nicht-verdrängten Unbewussten:
   »Alles Verdrängte muss unbewußt bleiben, aber wir wollen gleich eingangs feststellen, dass das Verdrängte nicht alles Unbewußte deckt. Das Unbewußte hat den weiteren Umfang; das Verdrängte ist ein Teil des Unbewußten.« (Freud 1915e [1999], S. 264)
   Freud postuliert bereits sehr früh eine vererbte, kollektive Basis des Unbewussten, die er einer »psychischen Urbevölkerung« gleichsetzt und zu der das später verdrängte seelische Material, das »als unbrauchbar Beseitigte« hinzukomme (Freud 1915e [1999], S. 294).

Diese letztgenannte Dimension hat in den vergangenen Jahren eine erhebliche Aktualität gewonnen. War die Annahme einer »Urverdrängung« (Freud 1915b [1999], S. 280) lange eher Bestandteil metatheoretischer Überlegungen zur Entstehung des psychischen Apparates und Entwicklung grundlegender Funktionsweisen, treten heute Bezüge in den Vordergrund, die erhebliche Konsequenzen für Diagnostik und Therapie spezifischer und bedeutsamer Störungsformen haben.

Wie z.B. Geißler (2014) zeigt, wusste Freud bereits, »[...] dass die Mehrheit der unbewussten Gedanken nicht-verdrängte Inhalte des Unbewussten sind« und »[...] dass es Erlebnisse aus sehr früher Kindheit gebe, zu deren Kenntnis der Analytiker nur durch Träume gelange« (Geißler 2014, S. 415). Er hat diese intuitiven Erkenntnisse allerdings nicht weiter verfolgt und sie nicht in behandlungstechnisch relevante Konzeptionen umsetzen können.

Im Zuge der Weiterentwicklung der psychoanalytischen Metatheorie, die sich heute weniger mit den »Triebschicksalen« (Freud 1915c [1999]) in der psychischen Entwicklung, dafür umso mehr mit den Objektschicksalen (▸ Kap. 3, Kap. 6), dem Entwicklungsgang der bewussten und unbewussten Selbst- und Objektrepräsentanzen sowie der Beziehungen zwischen diesen befasst, hat sich diese Situation entscheidend geändert. Wir wissen heute, dass grundlegende Erfahrungen der ersten Lebensjahre, die weit vor der Sprachentwicklung und jeder Symbolisierungsfähigkeit liegen, sehr wohl zu einer Repräsentanz, einer Erinnerung niedergeschrieben werden. Aber eben nicht im expliziten, deklarativen, sprachlich codierten Gedächtnis, sondern im sog. impliziten, prozeduralen Gedächtnis, das manche Autoren auch Körpergedächtnis nennen.

In diesem Kontext wird gern von *vorsprachlichen* Erinnerungen gesprochen; das macht aus Sicht der ontogenetischen Entwicklung auch Sinn. Hier liegen die frühesten Erinnerungen, das »Ungedachte Bekannte« (Bollas 2014), das unser Leben so grundlegend prägt, ihm eine Tönung verleiht, die der Identität wohl ihre letztlich unabänderliche Eigenheit gibt.

Aus einer anderen Sicht ist es aber evtl. klüger, von einer Ebene *unsprachlicher* Erinnerungen und Prozesse zu sprechen. Es handelt sich hier eben nicht einfach um unreife, primitive, archaische Vorläufer unserer bewussten, sprachlichen und symbolisierenden Kompetenzen, die sich erst später und in sehr langwierigen Prozessen entwickeln und die dann so nah mit unserem bewussten Selbstbild verbunden sind.

Das Ich ist eben nicht Herr im eigenen Haus, wie schon Freud wusste, und ebenso wenig wird unser Seelenleben in den tieferen Schichten von symbolisierbaren Prozessen bestimmt, sondern offenbar sehr viel mehr von beunruhigender, machtvoller leibnaher Dynamik. Diese lässt sich durchaus theoretisch konzeptualisieren, wir sprechen vom *unverdrängten Unbewussten*, dessen Psycho-Dynamik sich nicht erschöpfend im Ringen zwischen triebhaften Impulsen, traumatischen Erinnerungen und deren Abwehr beschreiben lässt. Vielleicht kommt man der existenziellen und identitätsstiftenden Natur dieser Prozesse mit Loewald (1960 [2017]) am Nächsten, der in seiner Diskussion der zwingenden Natur der Übertragungsprozesse betont: »Ohne diese Übertragung – der Intensität des Unbewußten, der infantilen Formen des Erlebens, die keine Sprache haben und kaum organisiert sind, aber über die Unzerstörbarkeit und die Macht der Ursprünge des Lebens verfügen – auf das Vorbewußte, auf heutiges Leben und auf gegenwärtige Objekte; ohne diese Übertragung oder in dem Maße, wie sie fehlschlägt, wird das Menschenleben unfruchtbar und zu einer leeren Hülse.« (Loewald 1960 [2017], S. 538 f.; ▶ Kap. 23)

Exemplarisch lässt sich dies auch am Kleinianischen Konzept der *projektiven Identifizierung* nachzeichnen, die eben nicht nur einen frühen, vorsprachlichen Bewältigungsmechanismus und später einen überwiegend pathologischen Abwehrmodus beschreibt, sondern auch eine genuin menschliche Kommunikation ohne Sprache und Symbol. Diese lässt die Mutter verstehen, wie es ihrem Kind geht, und es liegt sehr häufig dem zugrunde, was wir Intuition nennen, wenn wir spontan spüren, »was los ist«. Es verwundert nicht, dass diesen Phänomenen etwas kaum Greifbares anhaftet, sie sich der Sprache immer wieder entziehen, dies ist eben die ganz spezifische Unschärfe unseres Sujets, der wir nie ganz erliegen dürfen, die wir jedoch auch nie wirklich überwinden werden.

Und genau hier liegt ein unverzichtbarer Besitzstand der psychodynamischen Verfahren, der weit über die Anwendung theoretischer Konzepte hinausgeht und den es – insbesondere im Kontext der Ausbildungen junger Kollegen – zu erhalten gilt.

Auch – evtl. sogar gerade – das vorliegende Buch mag zu der Annahme verleiten, psychodynamische Therapie bestünde in der Anwendung möglichst ausgefeilter Theorie, umgesetzt in Module vorgefertigter oder spontan erstellter Interventionen.

Tatsächlich besteht die Durchführung psychodynamischer Psychotherapie nach Ansicht der Autoren nach wie vor in einem möglichst sensiblen Wahrnehmen paradoxer, widersprüchlicher, seltsamer und zunächst unverständlicher Prozesse, auch und gerade im Behandler selbst. Diese sind allenfalls im Prozess der Nachträglichkeit theoretisch zumindest annähernd zu klären, und jede Stunde, in der wir unbewusster Dynamik erliegen, »deckt dann den Tisch für die nächste Sitzung« (Doering 2016, persönliche Mitteilung). Die fortwährende, hoffentlich ein Berufsleben lang anhaltende Auseinandersetzung mit der Theorie kann dabei helfen, diese Sensibilität zu erhöhen und die Auseinandersetzung möglichst fruchtbar zu gestalten, denn auch hier gilt natürlich Goethes Einsicht : »Man sieht nur, was man weiß« (Goethe 1819 [1948], S. 142). Bohleber et al. (2013) formulieren diesen Prozess folgendermaßen:

> »Ein Analytiker ruft in der Behandlungsstunde nicht einfach theoretische Überlegungen und Konzepte aus seinem Gedächtnis ab; vielmehr vollzieht sich ein Entdeckungsprozess, in dem er die auf dem klinischen Material beruhende Theorie wiederentdecken muss, auch wenn er sie bereits internalisiert hat. Auf diese Weise entwickelt der Analytiker implizite und private Theorien, die nicht bewusst sind.«

Und wie steht es nun um das Unbewusste im interdisziplinären Diskurs mit den Nachbarwissenschaften, insbesondere mit den Neurowissenschaften?

Wenn das Unbewusste in der Psychoanalyse und den psychodynamischen Therapiemethoden von zentraler Bedeutung ist, stellt sich u. a. auch die Frage, wie anschlussfähig dieses theoretische Konzept an die Nachbarwissenschaften ist. Leuzinger-Bohleber und Weiß (2014) postulieren in Übereinstimmung mit vielen modernen Analytikern, dass psychoanalytische Modelle und Konzepte nicht im Widerspruch zu denen der Nachbarwissenschaften stehen sollten. Diese Prämisse gilt umso mehr, je fundamentaler und weitreichender ein Modell ist.

Vor dem Hintergrund dieser Überlegungen wenden sich die beiden Autoren ausführlich der Frage nach dem Unbewussten als Gegenstand interdisziplinärer Forschung zu. Sie betonen, dass die Psychoanalyse eine Wissenschaft sui generis sei (Bohleber & Weiß 2014, S. 34) und sich jeder eindeutigen Zuordnung zu den klassischen Wissenschaften entziehe. Einerseits fokussiere die Psychoanalyse hermeneutische Prozesse, indem sie auf die Interpretation menschlichen Verhaltens ausgerichtet ist. Andererseits berücksichtige sie aber auch die körperliche Verankerung psychischer Vorgänge und stelle damit die Anschlussfähigkeit an die Biologie, die Medizin und insbesondere an die Neurowissenschaften her.

Dabei dürfen grundlegende Unterschiede jedoch nicht übersehen werden: Psychoanalyse beruht auf Intersubjektivität, während die Neurowissenschaften in der Beziehung eines Subjektes zu einem Objekt ihres Forschungsinteresses wurzeln. Auch gehorcht die zugrunde liegende Logik unterschiedlichen Gesetzen: Die Neurowissenschaften beruhen auf einer Logik des Erklärens, während sich die Psychoanalyse vor allem durch die Logik des Verstehens auszeichnet (Mancia 2008, S. 19). Beide Disziplinen beschäftigen sich jedoch teilweise mit sehr ähnlichen Fragestellungen, z. B. wie frühere Erfahrungen bewusst oder unbewusst unser aktuelles Fühlen, Denken und Handeln beeinflussen, wie unser Gedächtnis funktioniert oder wie es in spezifischen Situationen zu bestimmten Erinnerungsprozessen kommt. Dieses interdisziplinäre Nachdenken darf allerdings nicht verstanden werden als eine Neuauflage des Versuchs, psychische Prozesse auf neurophysiologische zu reduzieren, wie Freud sie in seinem »Entwurf einer Psychologie« (1895 [1987]) formulierte. Auch die Neurowissenschaften liefern keine *Wahrheiten an sich*, sondern formulieren – wie andere Wissenschaften auch – Konzepte und Modelle, die ihre Beobachtungsdaten möglichst adäquat interpretieren und erklären.

Freuds These, dass psychische Vorgänge jeglicher Art unbewusst vonstattengehen, ist unter den renommiertesten Neurowissenschaftlern inzwischen unumstritten (Solms 2015, S. 63). Es wird allgemein anerkannt, dass das Bewusstsein sehr begrenzt ist, es haftet dem geringsten Teil unserer psychischen Aktivitäten an. Man geht heute davon aus, dass das Bewusstsein nicht mehr als ungefähr sieben Informationseinheiten gleichzeitig zu speichern vermag. Dieser Anteil ist mehr als bescheiden, wenn man sich vor Augen führt, welche gewaltige Menge an Informationen im menschlichen Geist enkodiert ist und welches Ausmaß an Informationsverarbeitung nötig ist, um alltägliche mentale Aktivitäten durchzuführen. Diese Überlegungen lassen zu Recht den Schluss zu, den Freud zog: dass nämlich das Bewusstsein nur die Spitze des Eisberges darstelle.

Inzwischen liegt eine Fülle zuverlässigen experimentellen Materials vor, das die Existenz eines »motivierten Vergessens« nachweist. Kaum jemand bestreitet, dass es möglich ist, etwas deshalb zu »vergessen«, weil man es nicht erinnern will. Jeder kennt aus seinem Alltag die negativen Auswirkungen von Stress auf die Speicherungsfähigkeit des Gedächtnisses, auf die kognitive Leistungsfähigkeit und die Verfügbarkeit von Verhaltensalternativen. Im realen und übertragenen Sinne kommt es zu einer *verengten* Sichtweise, die eng mit der stressassoziierten Cortisolausschüttung zusammenhängt (► Kap. 16).

Auch in Bezug auf die Abrufbarkeit, die in der Psychoanalyse in Form des Abwehrkonzeptes von Beginn an als grundlegend erachtet wird, existieren inzwischen viele empirische Belege: Wie auch immer geartete Stress kann zu Blockaden im Sinne der Repression von Gedächtnisinhalten führen. Diese Informationen sind zwar weiter im Gedächtnis existent, nur der Zugang zu ihnen ist unterbunden. Psychoanalytische Theorien gehen davon aus, dass die Art der Informationen zu bedrohlich ist und deshalb deren Abrufbarkeit verhindert wird. Markowitsch (2009, S. 152) führt aus, dass aller Wahrscheinlichkeit nach die Ausschüttung bestimmter Stresshormone zu einer Änderung der Biochemie im Hirnstoffwechsel führt. Stresshormone koppeln sich an Rezeptoren von Nervenzellen an, die dann keine ausreichende Anzahl »freier Ankerplätze« (Markowitsch 2009, S. 152) für ankommende Überträgerstoffe mehr haben, sodass die zu übertragende abzurufende Information nicht mehr bewusst präsent gemacht werden kann. Ein vor über 15 Jahren in der Zeitschrift NATURE erschienener Kommentar zu einschlägigen Experimenten von Kognitionswissenschaftlern zog folgenden Schluss: »Wenn bei durchschnittlichen Personen in einem harmlosen Laborexperiment signifikante Verdrängungseffekte erzeugt werden können, dann sind in realen Lebenssituationen weit stärkere Effekte zu erwarten.« (Conway 2001, S. 310; vgl. Solms 2015, S. 65). Die Tatsache, dass sowohl die Fähigkeiten zur Einspeicherung als auch die des Abrufes durch innere und äußere Einflüsse beeinträchtigt werden können, steht in einer Linie mit dem Konzept des dynamischen Unbewussten.

Ausgehend von Freuds Konzept des Urverdrängten (Freud 1915e [1999]) hatten Psychoanalytiker von jeher angenommen, dass das prä- bzw. nicht-verbale Erfahrungswissen anderen Gesetzmäßigkeiten der Einspeicherung und des Abrufs unterliegt als das spätere verbal organisierte symbolisierte Wissen, das aus psychodynamischen Gründen verdrängt werden kann. Aber erst die gehirnanatomische und -funktionelle Unterscheidung von zwei Systemen, die des nicht-deklarativen/impliziten und des deklarativen/expliziten Gedächtnisses (LeDoux 1996; Schacter & Kober 2001; Tulving & Craik 2005) führte zu einer interdisziplinär ergiebigen Neukonzeptualisierung entwicklungspsychologischer und klinischer Annahmen. Das explizite, als bewusst definierte Gedächtnis wird durch den Temporallappen und den präfrontalen Kortex vermittelt, wobei dem Hippocampus als der wichtigsten gedächtnissensitiven Struktur eine zentrale Stellung zukommt. Das implizite Gedächtnis hingegen, das seinem Wesen nach emotional ist, steht unter der Kontrolle der Amygdala, die sich verschiedener Hirnstrukturen bedient: des Hypothalamus, des Hirnstamms, der Basalkerne, des Kleinhirns und Bereichen des assoziativen Kortex. Das implizite Gedächtnis reift sehr viel früher; die Amygdala ist bereits in den letzten Schwangerschaftswochen aktiv (Mancia 2008, S. 22). Hingegen ist der für das deklarative Gedächtnis so wichtige Hippocampus erst im dritten bis vierten Lebensjahr funktionsfähig, d. h., dass Neugeborene in den ersten drei Jahren nur über das implizite Gedächtnis verfügten. Dieses frühe Unbewusste ist nicht das Ergebnis von Verdrängung, denn ohne die Strukturen des expliziten Gedächtnisses, vor allem des Hippocampus, gibt es keinen Verdrängungsmechanismus. Erinnert wird in Verhalten, nicht in Gedanken (Kettner & Mertens 2010, S. 50). Die infantile Amnesie ist das bekannteste Phänomen, das auf diese neurobiologischen Prozesse rückführbar ist.

Fazit: Brauchen wir eine Identität?

Auch wenn sich weiterhin viele Diskussionen um die Frage ranken, ob die psychoanalytisch begründeten Therapien überhaupt einen common ground brauchen und worin der denn bestehen könnte, möchten wir Altmeyers Standpunkt übernehmen: »Das Fehlen einer Kerntheorie, als Pluralismus gefeiert, ist verheerend für eine Wissenschaft« (Altmeyer 2014). Wir sehen in der Arbeit mit dem Unbewussten in seinen beiden Dimensionen das Alleinstellungsmerkmal unseres Therapieverfahrens. Sein Pluralismus, gebildet aus vielfältigen Diversifizierungen und Spezialisierungen, wird erst dann zum Reichtum, wenn seine potenzielle Sprengkraft durch die Klammer einer Kerntheorie zusammengehalten wird. Nur die identitätsstiftende Wirkung einer schulenübergreifenden Kerntheorie kann der Gefahr, dass zu viele zentrifugale Kräfte das Dach unseres Verfahrens sprengen, entgegenwirken. So haben durchaus interessante Ideen im Lauf der psychoanalytischen Theoriegeschichte zu einer Überfülle, Überkomplexität und Überspezifizierung von Konzepten geführt, die selbst für Insider kaum noch zu überschauen sind. Um Einordnungen vornehmen zu können und den Überblick zu behalten, braucht es nach Meinung der Autoren (mindestens) zwei grundlegende Kriterien:

- die Reflexion des historischen Kontextes und
- den Abgleich mit der Theorie des Unbewussten

Noch ein anderes Argument sollte nicht außer Acht gelassen werden: Im Zuge einer zunehmenden Tendenz zur eklektischen Integration unterschiedlicher Therapiemethoden in verschiedene Therapieverfahren werden genuin psychoanalytische Konzepte herausgelöst und häufig in einer gewissen »Light-Version« in andere Verfahren implementiert. Die so wichtige Frage, ob die Kerntheorien unterschiedlicher Verfahren, die auch mit einem abweichenden Menschbild einhergehen, überhaupt kompatibel sind, wird zugunsten eines atheoretischen Pragmatismus vernachlässigt.

Viele kluge psychoanalytische Denker haben im letzten Jahrzehnt des 20. Jahrhunderts die Suche nach einer gemeinsamen Grundlage eröffnet und eine Modernisierungsbewegung der zeitgenössischen Psychoanalyse in Gang gesetzt. Die klassische Beschränkung auf innerseelische Vorgänge wurde aufgegeben und dem zwischenmenschlichen Geschehen mehr Aufmerksamkeit gewidmet. Der Andere ist »[…] nicht länger auf seine bloße Funktion als Objekt eines triebhaften Subjekts reduziert, sondern als anderes Subjekt anerkannt, das jenseits der Lustbefriedigung zu Zwecken emotionaler Bindung, sozialer Beziehung und eigener Selbstvergewisserung gebraucht wird« (Altmeyer 2016, S. 109). Diese Entwicklung wird zumeist als intersubjektive oder relationale Wende benannt (vgl. z. B. Altmeyer & Thomä 2006; Bohleber 2012; Fonagy et al. 2004; Potthoff & Wollnik 2014). Auch und gerade bei einer Fokussierung intersubjektiver Prozesse bleibt das permanente Wirken des Unbewussten unverzichtbarer Gegenstand des psychodynamischen Arbeitens.

1 Triebtheorie und Metapsychologie

Mathias Kohrs

Inhalt

»In den Erinnerungen jedes Menschen gibt es Dinge, die er nicht allen mitteilt, höchstens seinen Freunden. Aber es gibt auch Dinge, die er nicht einmal den Freunden gesteht, sondern höchstens sich selbst und das auch nur unter dem Siegel der Verschwiegenheit. Schließlich gibt es auch solche Dinge, die der Mensch sogar sich selbst zu gestehen fürchtet, und solche Dinge sammeln sich bei jedem anständigen Menschen in ziemlicher Menge an.«
(Dostojewskij 1864 [1984])

1.1 Einführung

Freuds Triebtheorie – und eigentlich gibt es derer mindestens drei – liegt im Zentrum der von ihm entwickelten Psychoanalyse. Ohne sie sind weder das dynamische Unbewusste, der unbewusste Konflikt noch die Symptombildung im psychoanalytischen Sinne zu denken.

In der Ausbildung psychologischer und ärztlicher Psychotherapeuten bereitet die Vermittlung der freudianischen Triebtheorie allerdings eine spezifische Schwierigkeit, die jedoch durchaus mit Gewinn für den Lernprozess genutzt werden kann: Freud hat seine Triebtheorie während seines gesamten Lebens kontinuierlich weiterentwickelt. Eine geschlossene, in sich konsistente Darstellung seiner Triebtheorie hat er selbst nie vorgelegt. Im Gegenteil, er hat wiederholt ihren stets vorläufigen Charakter betont:

> »Die Trieblehre ist sozusagen unsere Mythologie. Die Triebe sind mythische Wesen, großartig in ihrer Unbestimmtheit. Wir können in unserer Arbeit keinen Augenblick von ihnen absehen und sind dabei nie sicher, sie scharf zu sehen.« (Freud 1933a [1999], S. 101)

Eine solche geschlossene, gewissermaßen endgültige Darstellung ist auch heute unmöglich und soll hier sicher nicht versucht werden (einen zeitgemäßen und sehr lesenswerten Entwurf einer modernen Triebtheorie bietet z. B. Müller-Pozzi (2008), eine differenzierte Auseinandersetzung mit problematischen Annahmen wie auch einigen erstaunlich aktuellen Konzeptualisierungen Freuds findet sich bei Krause (2012,

S. 161 ff.). Wozu also dieser historische Rekurs?

Gerade in der Ausbildung in den psychodynamischen Verfahren hat sich gezeigt, dass die verschiedenen Dimensionen psychoanalytischen Begreifens – insbesondere der metapsychologischen Konzepte der Triebtheorie, des dynamischen Unbewussten und der psychoneurotischen Symptombildung – nicht getrennt voneinander verstanden und erlernt werden können. Grundlegend ist ein basales Verständnis unbewusster Prozesse, die nicht unmittelbar beobachtet, eingefühlt oder kommuniziert werden können.

> Das Unbewusste im psychoanalytischen Sinne ist *nicht* nur ein noch nicht gedachtes Bewusstes! Es folgt vielmehr einer Eigengesetzlichkeit, die nur in subjektiven Beziehungsräumen prozesshaft erschlossen werden kann.

Ein solcher Prozess findet sich beispielhaft auch in der historischen Entwicklung der Metapsychologie selbst, deren Skizze dem Lernenden Folgendes vermitteln soll: Freud ist in der Entwicklung seiner Metapsychologie, in deren Zentrum die Triebtheorie steht, stets von spezifischen Schwierigkeiten im Verständnis seiner Patienten und insbesondere von Problemen in deren Behandlung ausgegangen. Vor allem die Wechselwirkung zwischen Behandlungstechnik, Metapsychologie und dem Wandel im Verständnis von Krankheitsbildern wird uns beschäftigen. Diese zirkuläre Entwicklung von theoretischer Konzeption, praktischer Anwendung und psychopathologischen Modellen führte zwar zu definierbaren Schritten in Freuds Theorieentwicklung. Gleichzeitig blieben jedoch wesentliche Erkenntnisse aus den jeweils früheren Stufen in den neuen psychoanalytischen Denk- und Behandlungsformen weiterhin einflussreich. May (2014) betont, »dass von Freud vorgenommene Veränderungen der Theorie nie bedeuteten, dass spätere Fassungen die früheren ›ersetzten‹.« Sie erkennt an, dass dadurch Verständnis und Vermittlung der Freudschen Theorien erkenntnistheoretisch erheblich erschwert würden, betont aber andererseits, es sei »unmöglich, aus seinen Publikationen *eine* Theorie herauszudestillieren« und kommt zu dem Schluss: »Freuds Werk lässt sich nicht zu dogmatischen Zwecken verwenden.« (May 2014, S. 610, Hervorhebung i. O.)

Eine andere Besonderheit der Triebtheorie Freuds liegt in ihrer eigentümlichen Spannbreite, die von einem biologischen Pol der Konzeption somatischer Triebquellen bis zu hochkomplexen psychologischen Metatheorien über das dynamische Unbewusste reicht. Insbesondere den psychologischen Ausbildungskandidaten ist heute oft schwer zu vermitteln, was es mit der ungewohnt körperlich-biologischen Konzeptualisierung der Freudschen Theorien auf sich hat. Dabei kann die Beschäftigung mit Freuds Biografie, der hier allerdings nur wenig Raum zur Verfügung steht, weiterhelfen (vgl. Ermann 2008; Köhler 2007; ausführlich und sehr lesenswert: Gay 1993).

1.2 Von der Hypnose zur Redekur: Trauma und Neurose

Freud war zunächst als Neurologe und Neuropathologe tätig, bevor er sich mit der Psychopathologie befasste. Dabei war es ihm von Beginn an wichtig, seine Entdeckungen und Entwicklungen in den Kontext des damaligen Wissenschaftsverständnisses zu stellen.

Begonnen hatte er, inspiriert durch die Hypnoseexperimente Charcots während seines Studienaufenthaltes in Paris (1885), mit der Erforschung und Behandlung hysterischer Patientinnen. Charcot befasste sich vor allem mit Patientinnen, deren massive Lähmungen und Bewusstseinsstörungen keine erkennbaren somatischen, etwa neurologische, Ursachen hatten und die unter der Hypnose sowohl zum Verschwinden gebracht als auch reproduziert werden konnten.

Im Anschluss befasste sich Freud gemeinsam mit seinem Freund und Kollegen Joseph Breuer mit der Entwicklung einer eigenen Behandlungstechnik für diese Störungen. In dieser Zeit legte er das Fundament für sein Konzept des Unbewussten, es entstand die Vorstellung einer **Psychodynamik** sowie einer traumatischen **Sexualätiologie** der hysterischen Neurose. Darüber hinaus entwickelte Freud bereits in Grundzügen das Modell eines psychischen Apparates, der zur **Abwehr** unerträglicher innerer Zustände in der Lage ist.

Dennoch ist Freud zu dieser Zeit von einer eigentlichen und insbesondere dualistischen Triebtheorie noch weit entfernt. Er erkennt in seinen Behandlungen hysterischer Patientinnen regelmäßig den Hintergrund früher sexueller Erfahrungen in Kindheit und Jugend, die unter der Hypnose zugänglich werden. Er entwickelt auch durchaus erste Vorstellungen der Wirkungen unbewusster sexueller Kräfte. Das pathogenetische Modell dieser Zeit ist später als **Verführungstheorie** bekannt geworden. Freud selbst hat diesen Terminus allerdings nie benutzt, er wurde zuerst 1954 von Kris geprägt (Richter-Appelt 2002, S. 92). Heute würde man von sexuellem Missbrauch und entsprechender Traumatisierung sprechen. Freud bezog sich allerdings auch auf Fälle des Miterlebens elterlicher Sexualität, das traumatische Wirkung entfalten könne. Er ging dabei also von konkreten realen Erfahrungen in der Kindheit aus. Diese hinterließen seiner Auffassung nach eine Erinnerungsspur, die erst im Zuge späterer sexueller Erlebnisse oder Beobachtungen im Jugend- bzw. Erwachsenenalter aufgrund der dann entwickelten sexuellen Erlebnisfähigkeit ihre traumatischen Wirkungen in einer nachträglichen *Besetzung* und Bearbeitung des frühen Traumas entfalten könnten. Die damit verbundenen »unverträglichen Vorstellungen« (Freud 1894a [1999], S. 62) und hochaffektiv besetzten traumatischen Erfahrungen müssten verdrängt, vom Bewusstsein dissoziiert werden. Dies war aber seinem Verständnis nach nur bezüglich der Vorstellungsinhalte möglich, denen die energetische Besetzung entzogen wurde. Der *Affektbetrag* bliebe jedoch stets erhalten und würde nun im Falle der hysterischen Neurose konvertiert, also in somatische Energie umgewandelt, wodurch es zu den besagten körperlichen Symptomen käme (Freud 1894a [1999]) (► Abb. 1-1).

Ausgehend von diesen Befunden entwickelte Freud seine erste Neurosenlehre und nannte die mit seiner Methode behandelbaren Störungen die **Abwehr-Neuropsychosen** (Freud 1894a [1999]). In diesen würde durch die unbewusste Abwehr von Affekten und unverträglichen Vorstellungen die spezifische Symptomatik gebildet. Passives Miterleben sexueller Handlungen durch Beobachtung führe, wie oben erwähnt, zur Hysterie. Führe das Kleinkind jedoch sexuelle Handlungen aktiv mit aus oder erlebe Lust dabei, entstünde eine Zwangsneurose, in der die verbotenen Vorstellungen nicht in eine körperliche, sondern in eine psychische Symptomatik gewandelt und gebunden würden.

Sandler et al. (1996; zit. n. Ehlers & Holder 2009, S. 47 f.) nannten diese erste Phase in Freuds Theorie- und Behandlungsent-

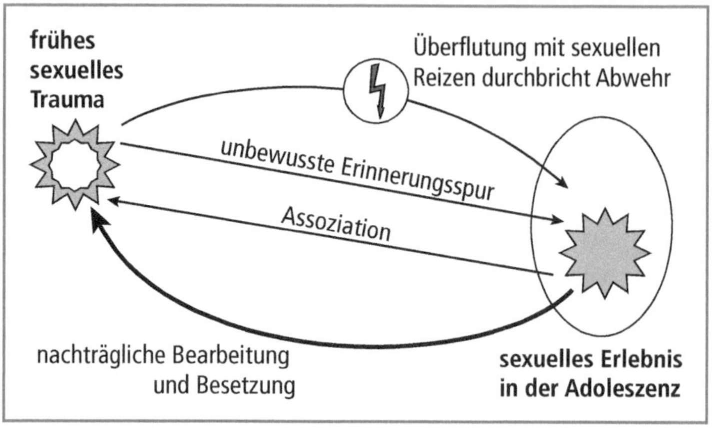

Abb. 1-1 Das Traumamodell der Verführungstheorie Freuds

wicklung das »**Affekt-Trauma-Modell**«. Es enthält bemerkenswerte Konzeptualisierungen in Bezug auf die Wirkung und pathogenen Prozesse aus frühkindlichen Traumatisierungen, die modernen neurophysiologischen Sichtweisen verblüffend nahe kommen. So entspricht Freuds Annahme einer unbewussten, sprachlich nicht kommunizierbaren »Erinnerungsspur« durchaus heutigen Vorstellungen vom impliziten Gedächtnis. Behandlungsziel war es, dem Bewusstsein die verdrängten Affekte und Vorstellungen wieder zugänglich werden zu lassen. Dabei wandten sich Breuer und Freud bald immer mehr von der Hypnose ab und arbeiteten mit der sogenannten »Redekur«, die Breuer in der Therapie seiner bekanntesten Patientin Bertha Pappenheim (bekannt unter dem Pseudonym »Anna O.«) entwickelt hatte. Dabei gelangten die Patientinnen – zunächst noch durch Fragen und suggestive Techniken gelenkt, später durch die Technik der freien Assoziation – zur Erinnerung ihrer verdrängten Erfahrungen und konnten die abgewehrten affektiven Prozesse erneut durchleben. Die dabei auftretenden heftigen affektiven Prozesse wurden im Sinne einer Katharsis, einer Abreaktion des »eingeklemmten Affektes«, verstanden. Dadurch wurden die teilweise dramatischen hysterischen Symptome wie Lähmungen oder Dissoziationen zeitweise aufgehoben.

1.3 Von der Katharsis zum dynamischen Unbewussten: Das topische Modell

Für Freud wurde im Gegensatz zu Breuer der Prozess des Erinnerns immer zentraler, insbesondere da der kathartische Effekt mit seinen zunächst dramatischen Heilungseffekten meist nur passagere Symptomreduktion bewirkte.

Die entscheidende Wende in Freuds Werk in Richtung eigentliche Triebtheorie und seine Konzeption des dynamischen Unbewussten ist dann die Aufgabe der **Verführungstheorie**. 1897 beschreibt er in einem Brief an seinen Freund Fließ, dass er den Schilderungen seiner Patientinnen nicht mehr im bisherigen Sinne glauben könne. Es handele sich in den meisten Fällen offenkundig nicht um Erinnerungen an konkrete Erfahrungen, sondern um Erinnerungen und misslingende Bewältigungsversuche unbewusster und verdrängter, insbesondere infantiler sexueller Wünsche und Wunschfantasien.

Dieser grundlegende Paradigmenwechsel im Werk Freuds hat zu heftigen Kontroversen geführt, die z. T. bis heute anhalten. Unter anderem wird ihm vorgeworfen, er habe aus unterschiedlichen – teils persönlichen – Gründen die hohe Zahl frühkindlicher sexueller Traumatisierungen insbesondere durch die Väter nicht mehr anerkennen wollen. Dies lässt sich an keiner Stelle seines Werks belegen. Vielmehr ist mit van Haute & Westerink (2016, S. 231 ff.) davon auszugehen, dass er den Traumata keine ausreichende ätiologische Signifikanz für die Hysterie mehr zuerkannte – »an ihrem Wahrheitswert zweifelt er jedoch nicht« (van Haute & Westerink 2016, S. 232).

In der Beschäftigung mit der Welt der sexuellen Fantasien, im Zuge seiner Selbstanalyse und in der Arbeit mit Träumen entwickelt Freud die eigentliche Psychoanalyse. Insbesondere spricht er in diesem Zusammenhang nun auch von der **Metapsychologie** als einem Versuch, das grundsätzliche Funktionieren des von ihm skizzierten psychischen Apparates zu definieren. 1915 schreibt er:

»Ich schlage vor, daß es eine metapsychologische Darstellung genannt werden soll, wenn es uns gelingt, einen psychischen Vorgang nach seinen dynamischen, topischen und ökonomischen Beziehungen zu beschreiben.« (Freud 1915e [1999], S. 281)

Das Kernstück dieser neuen Metapsychologie legt Freud im 7. Kapitel seiner 1900 erscheinenden **»Traumdeutung«** vor (Freud 1900 [1999]). Er befasst sich nun erkennbar nicht mehr in erster Linie mit der Wirkung biografischer Erfahrungen oder mit den unmittelbar beschreibbaren psychischen Phänomenen. Stattdessen beschäftigt ihn das Wirken unbewusster Triebabkömmlinge in ihrem Kräftespiel zwischen Wunsch und Abwehr *(Dynamik)*, den dabei involvierten Energiequanten der Besetzungen und Gegenbesetzungen *(Ökonomie)* und den Vorstellungen bezüglich ihrer Lokalisation in den verschiedenen Systemen des psychischen Apparates *(Topik)*.

Diesen Apparat und seine Funktionsweise stellte sich Freud nun um 1900 wie folgt vor:

> Aufgabe der psychischen Struktur ist die Aufrechterhaltung einer Homöostase im Sinne einer dynamischen Stabilität durch die Regulation der von äußeren und inneren Reizen bewirkten Erregung.
> Unter inneren Reizen versteht Freud die »Arbeitsanforderungen für das Seelenleben« (1905d/1999), die von den Triebimpulsen bzw. Triebwünschen ausgehen.

Dazu verfügt das System prinzipiell über zwei Möglichkeiten: die Abfuhr der Triebenergie durch Abreaktion/Befriedigung oder die Abwehr der störenden Erregung durch Verdrängung. In seinem ersten Modell, dem topischen Modell des psychischen Apparates, geht Freud davon aus, dass die Verdrängungsabwehr vom **System Bewusst (Bw)/Vorbewusst (Vbw)** ausgeübt wird (► Abb. 1-2). Die verdrängten Wünsche werden im **System Unbewusst (Ubw)** verortet. Die Inhalte des **Systems Vorbewusst (Vbw)** sind deskriptiv unbewusst, jedoch prinzipiell bewusstseinsfähig. Im Gegensatz dazu nennt Freud die Inhalte des **Systems Ubw** *»dynamisch«* unbewusst (1912 g/1999, S. 434), sie unterliegen einer ständigen Verdrängung und können nur indirekt und gegen einen deutlichen **Widerstand** erschlossen, gedeutet oder durch Interpretation zugänglich werden.

Freud entwickelte dieses Modell in der

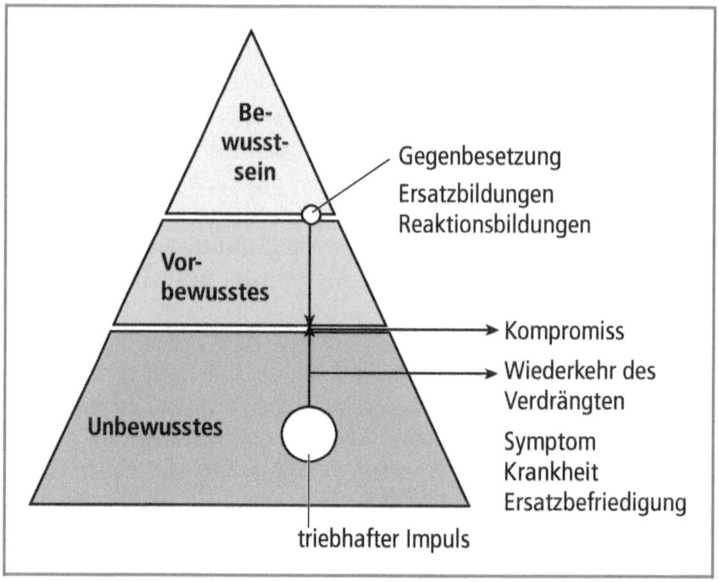

Abb. 1-2 Freuds topisches Modell (1900)

Auseinandersetzung mit den Eigentümlichkeiten der Traumprozesse. In seinem Verständnis der unbewussten Traumarbeit erarbeitet er einige für ihn wesentliche metapsychologische Unterschiede in der Funktionsweise der beiden Systeme Bw/Vbw einerseits und Ubw andererseits: Zunächst sind im System Bw/Vbw die Vorstellungsinhalte an **Wortvorstellungen** geknüpft, d.h. sprachlich zugänglich und kommunizierbar. Im System Ubw dagegen existieren nur die **Sachvorstellungen**, in seinem Verständnis »die ersten und eigentlichen Objektbesetzungen« (1915e/1999, S. 300). Erst durch die Verknüpfung dieser Inhalte mit Wortvorstellungen, die im System Vbw geleistet wird, werden sie bewusstseinsfähig.

Für ein Verständnis dieses Systems ist es zentral, das dynamische Verhältnis zwischen den Antagonisten stets vor Augen zu haben. Einerseits besteht die Zensur im System Bw/Vbw auf der Abweisung der anstößigen Inhalte, die Verdrängung wird also unter allen Umständen aufrechterhalten, um Unlust zu vermeiden. Daraus ließ sich das von Freud bereits früh in seinen Behandlungen beobachtete Phänomen des **Widerstandes** gegen die Bewusstwerdung der verdrängten Inhalte erklären.

Andererseits gibt es eine ebenso starke Tendenz zur **Wiederkehr des Verdrängten**. Diese führt dazu, dass unbewusste Inhalte zum Bewusstsein drängen, sich allerdings nur in entstellter Form, gewissermaßen verkleidet, Zutritt verschaffen können.

Hier liegt eine der größten Entdeckungen Freuds: Durch Verschiebung, Verdichtung und andere Mechanismen, die er in der Traumarbeit zuerst verstanden hatte, gelangen Abkömmlinge der verbotenen unbewussten Vorstellungen und Wünsche ins Bewusstsein, häufig aber eben derart durch die Bearbeitung entstellt, dass sie als solche nicht mehr erkannt werden. Phänomenologisch kann es sich dabei um Träume, Tagträume, Fantasien, neurotische Symptome, Fehlhandlungen o.Ä. handeln, die mit dem ursprünglich verdrängten Inhalt nur noch in assoziativer Verbindung steht. Auf diesem Wege wurde es im Rahmen psychoanalytischer Behandlungen nun auch möglich, Inhalte des dynamischen Unbewussten bewusst werden zu lassen: durch die freie Assoziation und insbesondere das Verständnis der Träume als dem »Königsweg zum Unbewussten« (Freud 1910a [1999], S. 32).

Eine weitere wichtige metapsychologische Differenzierung zwischen den Systemen betrifft ihre Funktionsprinzipien: Das System Ubw funktioniert nach den Regeln des **Primärprozesses**, der für Freud vor allem auf die Vermeidung bzw. schnelle Reduktion unlustvoller Spannungszustände ausgerichtet ist. Weitere zentrale Prinzipien sind (nach Müller-Pozzi 2004, S. 65 f.):

- Verbindungen zwischen Affekten und unbewussten Vorstellungen erfolgen durch Verdichtung und Verschiebung.
- Es gibt keine diskursive Logik, keinen Widerspruch!
- Es gibt keine Abstraktion, das Ubw ist konkret, bildhaft und an Sinneserfahrungen orientiert. Daher gibt es auch keine verbale Sprache, eher eine Körper- oder Organsprache.
- Das Ubw ist zeitlos, auch Raum und Kausalität fehlen.
- Das Ubw ist unmittelbar auf das Lustprinzip ausgerichtet, das die Bedeutung der äußeren Realität leugnet bzw. noch nicht kennt.

Im System Bw/Vbw herrscht dagegen der **Sekundärprozess**, der hilft, Unlust in gewissem Umfang zu tolerieren und Befriedigung aufschieben zu können. Insbesondere ordnet Freud hier die Entwicklung der Denkfähigkeit als Entwicklungsleistung des Kleinkindes ein, die nun die halluzinatorische Wunscherfüllung der *Wahrnehmungsidentität* (im System Ubw) als reaktivierte Erinnerung an befriedigende Zustände ablöst. Das Kind wird zunehmend fähig, die realen Verhältnisse der Außenwelt in eine Beziehung zu seinen inneren Wünschen zu setzen *(Denkidentität)*. Der Denktätigkeit kommt dabei die Funktion eines Probehandelns zu, in dessen Verlauf gewissermaßen die Unlust des Aufschubs einer vollen Befriedigung durch die realitätsgerechte Gestaltung eines längerfristig sichereren und dauerhafteren Lustgewinns kompensiert wird. Durch die im Entwicklungsprozess reifenden Fähigkeiten zur Symbolisierung entstehen die komplexen Fähigkeiten der Sprache, des rationalen Denkens, der Kausalität und die Anerkennung der Grenzen und Gesetze der äußeren Realität. Im Gegensatz zum o.g. Lustprinzip spricht Freud hier vom **Realitätsprinzip** als dem ordnenden Prinzip im System Bw.

1.4 Vom Trauma zur Psychosexualität: Die duale Triebtheorie

Während Freud in der Beschäftigung mit den Prozessen im Unbewussten und der Ausarbeitung seines topischen Modells immer genauere Einsicht in die konflikthafte Psychodynamik gewann, differenzierte sich sein Verständnis der basalen Kräfte im Unbewussten. Den Schritt von der traumatischen Dynamik in der Bewältigung konkreter interpersonaler Erfahrungen sexueller Natur zum Verständnis primärprozesshafter unbewusster Fantasien und Wünsche hatte er bereits 1897 vollzogen. In der Erkundung dieser Dynamik entstand vor allem die Beschäftigung mit der infantilen Sexualität, einem weiteren Baustein im Fundament der Psychoanalyse. Man kann in diesem Schritt den Beginn der eigentlichen Triebtheorie Freuds sehen, allerdings, wie z.B. Ermann zeigt (2008a, S. 44 f.), ist diese zu Beginn sehr biologisch orientiert und auch ausschließlich eine Theorie, die sich mit dem Sexualtrieb befasst. Insbesondere die Entwicklung seiner Sexualtheorie brachte Freud sehr viel Kritik, eigentlich eher moralische Empörung ein. Die ursprüngliche Konzeption der pathogenen Wirkung traumatischer sexueller Erlebnisse konnte in der medizinischen und kulturellen Gemeinschaft des ausgehenden 19. Jahrhunderts noch toleriert werden.

Jetzt definierte Freud jedoch ein Verständnis sexueller Entwicklung, heute würden wir sagen *psychosexueller* Entwicklung, das den Menschen von Geburt an im Konflikt zwischen archaischen triebhaften Impulsen und den Anforderungen einer soziokulturellen Umwelt und äußeren Realität verstand.

Dazu ist es zunächst von Bedeutung, Freuds Verständnis des Begriffs der Sexualität zu verstehen. Er fasst ihn deutlich weiter als in der üblichen Bindung an Genitalität und Fortpflanzung und spricht in diesem Zusammenhang von **Libido**. Damit versucht Freud, das lebenslange Streben des Menschen nach sinnlicher Erregung und Lust zu erfassen, das in seiner Konzeption bereits mit der Geburt beginnt. Er will mit dem energetischen Konzept der Libido »dem Hunger analog, die Kraft benennen, mit welcher der Trieb, hier der Sexualtrieb wie beim Hunger der Ernährungstrieb, sich äußert« (1916/17a/1999, S. 323). In diesem Kontext erschließt Freud dann eine vollkommen eigene und neue Entwicklungspsychologie (▶ Kap. 5), die den Menschen als primär sexuelles Wesen, dabei konstitutionell zunächst ungerichtet, also bisexuell, versteht.

In einem komplexen und konfliktreichen Entwicklungsprozess beschreibt Freud dabei die triebhafte Ausrichtung des Menschen auf ganz verschiedene Triebziele und -objekte, die er, analog zu klinischen Perversionen, zunächst – vor Erreichen der reifen genitalen Sexualität – als **polymorph perverse infantile Sexualität** definiert.

Damit hatte Freud die Grenze zwischen einer pathologischen und einer normalen Entwicklung bewusst unscharf definiert. Die Unterscheidung bestehe in einer mehr oder weniger gelungenen Integration infantiler Triebziele. Infolge schwerwiegender Fehlidentifikationen, Fixierungen und regressiver Prozesse komme es u. U. zu klinisch manifesten Perversionen oder Neurosen.

Freud hat sich mehrfach mit den genannten abweisenden Reaktionen auf ihn und das psychoanalytische Denken und Menschenbild auseinandergesetzt. In seiner Arbeit »Eine Schwierigkeit der Psychoanalyse« (1917a/1999) bringt er seine Entdeckung in eine Reihe mit den Entdeckungen Kopernikus' und Darwins.

In ihrer Wirkung auf die Menschheit und das hartnäckige Sträuben gegen ihre Einsichten sieht er vor allem die Macht des **Narzissmus**, der Eigenliebe der Menschen. Den Menschen würden gegen ihre Eigenliebe drei schwere Kränkungen zugemutet (Freud 1917a [1999], S. 11):

- Kopernikus stellte ihre Welt aus dem Mittelpunkt des Universums an den Rand. Freud nennt dies die erste, die **kosmologische** Kränkung.
- Darwin stellte die göttliche Herkunft des Menschen, in der dieser sich über die Tierwelt erhebe, infrage, indem er unsere Herkunft genau von diesen tierischen Ahnen bewies

Dies ist für Freud die **biologische** Kränkung des menschlichen Narzissmus.

- Die dritte und schlimmste Kränkung habe er selbst den Menschen zugefügt, die **psychologische:** In der Erkenntnis, dass das Ich, insbesondere das bewusste Ich, niemals ganz die Herrschaft über die unbewussten, besonders die sexuellen Triebkräfte erringen könnte, konfrontiere die Psychoanalyse den Menschen mit der Tatsache, dass er, d.h. »daß das Ich nicht Herr sei in seinem eigenen Haus«.

Etwa ab 1910 ging Freud in seinem Verständnis pathologischer und konflikthafter intrapsychischer Prozesse, insbesondere wohl vor dem Hintergrund seines wachsenden Einblicks in die Dynamik der psychoanalytischen Behandlungssituation und -beziehung, nicht mehr einfach von einem Konflikt zwischen sexuellen Impulsen und Forderungen bzw. Verboten der Umwelt aus, denen sich das Individuum unterwerfen müsse. Er konzipierte jetzt eine **duale Triebtheorie,** die er für den Rest seines Lebens beibehielt. Er arbeitete sie allerdings im Verlauf der folgenden zehn Jahre mehrfach um. Zunächst postulierte er in der kleinen Schrift »Die psychogene Sehstörung« (1910i/1999) sowie in der 1915 folgenden großen ersten metapsychologischen Arbeit »Triebe und Triebschicksale« (1915c/1999) einen **Triebdualismus** zwischen Sexual- und Ich-Trieben. Letztere nannte er auch **Selbsterhaltungstriebe,** während er Wesen und Ziel der Sexualtriebe in der *Arterhaltung* sah, die nicht primär die Erhaltung des Individuums zum Ziel habe. Paradigmatisch für diese erste Triebsystematik ist Freuds Verständnis des *Ödipuskonflikts,* der in seinem Konzept menschlicher Entwicklung, Reifung und möglicher Pathologie einen Dreh- und Angelpunkt darstellt (► Kap. 5). Der kleine Junge ist auf dieser Stufe der psychosexuellen Entwicklung im Konflikt zwischen den jetzt starken libidinösen Wünschen und Begierden, die sich an die Mutter richten, und den angstvollen Selbsterhaltungsbedürfnissen, die den Vater als geliebtes und Schutz bietendes Objekt erhalten wollen und müssen. Diese erste Konzeption war insbesondere für Freuds Entwicklungstheorie von großer Bedeutung, da er die Entwicklung der frühen, infantilen Sexualität in Anlehnung an die Selbsterhaltung sah: »An der Frauenbrust treffen sich Liebe und Hunger« (Freud 1900 [1999], S. 211).

Jetzt leistet Freud auch eine erste, sehr abstrakte Definition seiner Triebvorstellung (Freud 1915c [1999]):

> Der Trieb sei bestimmt durch Quelle sowie Ziel, Objekt und Drang, dabei selbst nie zu beobachten, sondern stets nur in seinen Repräsentanzen im psychischen Vorgang, insbesondere den triebhaften Wünschen und Impulsen, zu erkennen.
> Die *Quelle* des Triebes definiert Freud als »jenen somatischen Vorgang in einem Organ oder Körperteil, dessen Reiz im Seelenleben durch den Trieb repräsentiert ist« (S. 215 f.).
> Hier wird vor allem deutlich, wie nah Freud den Trieb an somatischen Ursprüngen sieht:
> *Ziel* des Triebes sei »allemal die Befriedigung [...] durch Aufhebung des Reizzustandes an der Triebquelle [...]« (S. 215).
> Das *Objekt* des Triebes sei »das Variabelste am Triebe, nicht ursprünglich mit ihm verknüpft, sondern ihm nur infolge seiner Eignung zur Ermöglichung der Befriedigung zugeordnet« (S. 215).
> Als *Drang* des Triebes definiert Freud »dessen motorisches Element, die Summe von Kraft oder das Maß an Arbeitsanforderung, das er repräsentiert« (S. 214).

Es wird in diesen Definitionen spürbar, dass Freud hier sehr darum bemüht ist, seine Triebtheorie möglichst nahe an der somatischen Medizin zu verorten und den körperlichen Ursprung der Triebdynamik zu betonen. Inhaltlich folgt er diesen noch sehr biologischen Definitionen mit ihrer Orientierung an der energetischen Abfuhr somatischer Spannung nicht weiter.

Bereits in dieser Arbeit leistet er einen großen Beitrag zum Verständnis der Wandlungsfähigkeit in der intrapsychischen Bewältigung der triebdynamischen Ansprüche an die Psyche. An den Sexualtrieben zeigt er, dass diese »zu Leistungen befähigt (sind; Anm. d. V.), die weitab von ihren ursprünglichen Zielhandlungen liegen. (*Sublimierung*)« (Freud 1915c [1999], S. 219; Hervorhebung i. O.). Als weitere »Triebschicksale« nennt Freud die Verwandlung ursprünglich sexueller Triebe durch

- die Verkehrung ins Gegenteil,
- die Wendung gegen die eigene Person,
- die Verdrängung.

Er weist wenig später darauf hin, dass man diese »Triebschicksale auch als Arten der *Abwehr* gegen die Triebe darstellen« (Freud 1915c [1999], S. 219; Hervorhebung i. O.) könne. Ihn beschäftigt also zunehmend die psychologische Dimension im Rahmen seiner dualen Triebtheorie. Dabei kommt dem Trieb eher noch eine Bedeutung im Sinne der »*Repräsentanz* eines somatischen Vorgangs« (Ermann 2008 a, S. 44; Hervorhebung M. K.) zu. Wie Krause zeigt, verfolgt die Triebtheorie hier im Grunde bereits eher die Entwicklung unbewusster Bedürfnisse, Hoffnungen und Wünsche im Sinne psychischer Intentionalität, der somatische Teil bliebe »eigentlich ungelöst« (Krause 2012, S. 165).

Schon 1914 legt Freud die Schrift »Zur Einführung des Narzißmus« vor, in der er sein Modell weiter ausarbeitet (Freud 1914c [1999]). Er macht zunächst deutlich, »daß all unsere psychologischen Vorläufigkeiten einmal auf den Boden organischer Träger gestellt werden sollen« (Freud 1914c [1999], S. 143 f.), betont also noch einmal sein ursprüngliches wissenschaftliches Interesse einer biologischen Fundierung. Er arbeitet dann seine Triebsystematik weiter aus. Im Grunde ordnet Freud hier seine Perspektive ganz neu: Die bisher beschriebenen Sexual- und Selbsterhaltungstriebe versteht er jetzt vor einem gemeinsamen Hintergrund als gleichermaßen libidinös, d. h. in seinem Sinne sexuell begründet. Mit Köhler (2007, S. 69) kann man argumentieren, dass es sich hier triebtheoretisch eigentlich erneut um eine monistische Konzeption handelt, nun aber um eine deutlich psychologische, da die biologische Triebdefinition kaum noch eingebunden wird.

Freud stellt fest, dass die libidinöse Besetzung der Objekte derart beweglich sei, dass auch das eigene Ich zu einem solchen libidinösen Objekt werden könne. Im Rahmen seiner Entwicklungskonzeption geht er sogar davon aus,

> »[…] daß zu Beginn der individuellen Entwicklung alle Libido (alles erotische Streben, alle Liebesfähigkeit) an die eigene Person geknüpft ist, wie wir sagen, das eigene Ich besetzt. Erst später geschieht es in Anlehnung an die Befriedigung der großen Lebensbedürfnisse, daß die Libido vom Ich auf die äußeren Objekte überfließt, wodurch wir erst in die Lage kommen, die libidinösen Triebe als solche zu erkennen und von den Ich-Trieben zu unterscheiden. Von diesen Objekten kann die Libido wieder abgelöst werden und ins Ich zurückgezogen werden.« (Freud 1917a [1999], S. 5)

Man erkennt eine abermalige, erhebliche Erweiterung des Konzepts eines Sexualtriebes, der nun auch das eigene Ich besetzen kann. Vielleicht kann man sogar von einer gewissen Ent-Biologisierung im Triebverständnis Freuds sprechen, der sich mit dieser Frage im darauf folgenden Jahr in einer weiteren zentralen metapsychologischen Schrift auseinandersetzt: »Triebe und Triebschicksale« (Freud 1915c [1999]). Es geht nun deutlich weniger um die Frage der Befriedigung durch Spannungsreduktion, sondern eher – wie auch Köhler (2007, S. 69) aufzeigt – um die *affektive* Bedeutung intrapsychischer Beziehungskonstellationen. Deren unbewusste Entwicklungsprozesse arbeitet Freud in beiden Schriften deutlicher heraus. In Zentrum steht jetzt ein Entwicklungskonflikt, den er nicht mehr zwischen zwei Triebarten ansiedelt, sondern eben in der höchst variablen Verschiebungsmöglichkeit der psychosexuellen Energie, der Libido. Er spricht in diesem Zusammenhang von **narzisstischer Libido** bzw. **Objektlibido**.

Diese Weiterentwicklung der Theorie ist erneut Erkenntnissen aus der Behandlungssituation und der vertieften Analyse der Ich-Funktionen geschuldet. Freud selbst weist in diesem Zusammenhang auf die Arbeit in der Übertragungsdynamik hin, die ihm »zunächst den Gegensatz zwischen ›Sexualtrieben‹, die auf das Objekt gerichtet sind, und anderen Trieben« aufgezwungen hätte, »die wir nur ungenügend erkannten und vorläufig als ›Ichtriebe‹ bezeichneten« (1920g/1999, S. 54).

Freud hält an dieser Konfliktkonstellation als häufiger Quelle neurotischer Entwicklungen fest, definiert sie aber jetzt im o.g. Sinne neu, denn: »Das Ich trat unter die Sexualobjekte und wurde gleich als das vornehmste unter ihnen erkannt« (Freud 1920g [1999], S. 56).

Die Thematik des **Narzissmus** wird in den Kapiteln zu spezifischen Entwicklungsmodellen (▶ Kap. 5, Kap. 10, Kap. 12) sowie dem Kapitel zur Narzisstischen Persönlichkeitsstörung (▶ Kap. 22) weiter verfolgt. An dieser Stelle sei darauf hingewiesen, dass Freud von den bereits o.g. Übertragungsneurosen die narzisstischen Neurosen abgrenzt. Er bezeichnete damit allerdings nicht die narzisstischen Störungen der heutigen Nomenklatur, sondern psychotische Erkrankungen. Er versteht sie psychoanalytisch in der Weise, dass die Kranken alle Objektlibido von den Objekten ab- und ins Ich zurückgezogen hätten. Daher seien diese Erkrankungen psychoanalytisch nicht behandelbar, weil es nicht zur Entwicklung einer Übertragungsneurose durch die Übertragung libidinöser Besetzungen auf den Psychoanalytiker komme.

1.5 Von der Biologie zur Psychologie: Das Strukturmodell

Es wird bereits in dieser sehr knappen Darstellung deutlich, dass Freud in der Weiterentwicklung seiner Metapsychologie sein erstes Konzept eines psychischen Apparates in vieler Hinsicht verlässt. Zusammenfassend lässt sich sagen, dass Freud in seinem ersten topischen System des Unbewussten die Dynamik der Neurosenentstehung durch die Abwehr unverträglicher unbewusster Prozesse grundsätzlich durchaus beibehielt. Er war jetzt seit der Abkehr von der Verführungstheorie und im Zuge der ausgiebigen Beschäftigung mit Träumen und sexuellen Fantasien und Nöten seiner Patienten mit den Gesetzmäßigkeiten dieser Prozesse sehr viel vertrauter.

Zeitgleich hatte sich aber natürlich die psychoanalytische Behandlungstechnik erheblich weiterentwickelt und es waren Erfahrungen mit den verschiedenen neurotischen Erkrankungen gesammelt worden. Durch die Entdeckung der **Übertragung** im Rahmen der psychoanalytischen Beziehung vertiefte sich auch das Verständnis der intrapsychischen Konflikte, ihrer Dynamik und Abwehr.

Insbesondere war Freud in seinen Behandlungen mit dem Phänomen des Widerstandes seitens des Patienten konfrontiert. Diesem war er bereits früher begegnet und hatte ihn mit Mitteln der Hypnose, später der Suggestion – also noch mit nicht-analytischen Techniken – versucht zu überwinden. Freud verstand dieses Phänomen, das sich gegen die Bewusstwerdung des Verdrängten, ja schon gegen die Annäherung im Prozess der freien Assoziation richtete, als eine zentrale Bewältigungsleistung des »abwehrlustigen Ichs« (Freud 1895d [1999], S. 280). Im Rahmen der Übertragungsprozesse erkannte er nun, dass die Vorgänge der Verdrängung und des Widerstandes selbst ebenfalls unbewusst waren. Konkret: Der Patient weiß nicht, warum ihm plötzlich nichts mehr einfällt. Er ist ihm nicht nur nicht zugänglich, er wehrt sich auch gegen die Deutung, er behandele die Therapeutin wie eine strenge, versagende Mutter.

Dies hatte nun Konsequenzen für den topischen Aspekt der Metatheorie.

Das topische Modell des psychischen Apparates konnte die unterschiedlichen Funktionsweisen der beiden psychischen Systeme Bewusst/Vorbewusst (Bw/Vbw) und Unbewusst (Ubw) gut abbilden, die komplexen intrapsychischen Prozesse der Konfliktbewältigung und -abwehr aber offenbar nicht. Da Freud die Schlüsselrolle der Übertragung und ihrer Deutung für den Behandlungsprozess immer mehr in den Fokus seiner Behandlungstheorie nahm, wuchs das Bedürfnis nach einer entsprechenden Metatheorie, die diesen Vorgängen gerecht wurde. Freud erarbeitete also ein vollkommen neues, das **zweite topische Modell**, von vielen Autoren auch **Strukturmodell** genannt (► Abb. 1-3). Allerdings hat Freud auch diesen Begriff nie benutzt, er entstammt laut May (2014) der amerikanischen Ich-Psychologie, deren Konzeptionen von Freuds Vorstellungen stark abwichen.

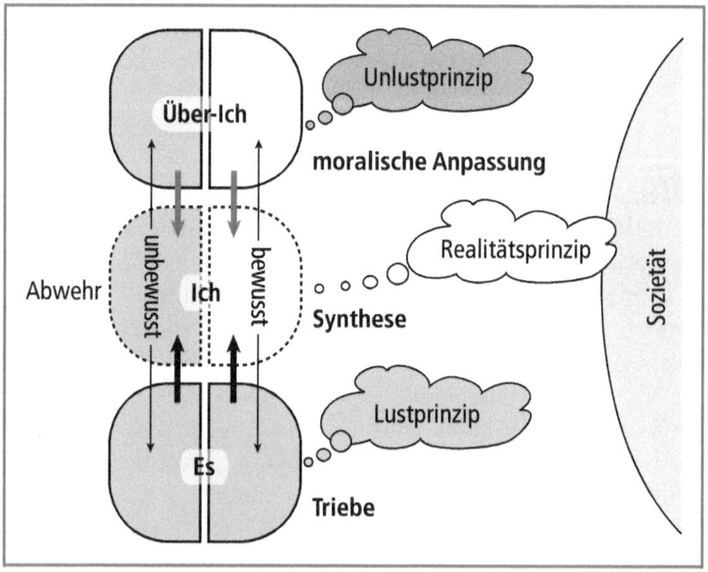

Abb. 1-3 Freuds Strukturmodell (1923)

Uns erscheint die Bezeichnung Strukturmodell dennoch treffender zu sein, denn es geht Freud nun nicht mehr in erster Linie um die Verortung (Topos) unbewusster Prozesse, sondern vor allem um die funktionalen Beziehungen zwischen den unterschiedlichen **Instanzen der Persönlichkeit** und ganz besonders um die Funktionalität des **Ichs**, dem jetzt die Aufmerksamkeit in der Behandlung galt.

Und hier kam er im Wesentlichen zu folgenden Einsichten: Die zentralen Prozesse im Rahmen von Verdrängung, Traum- und Neurosenbildung verlaufen nicht mehr an der Grenze zwischen Bewusstem und Unbewusstem. Die entscheidende Dynamik ist »zwischen Ich und Verdrängtem lokalisiert« (Köhler 2007, S. 52). Da diese Prozesse zu einem erheblichen Teil ebenfalls unbewusst ablaufen, ist aber das Ich nicht mit der ursprünglichen Funktion des Bewussten/Vorbewussten gleichzusetzen, sondern musste um erhebliche Kapazitäten in Richtung des dynamischen Unbewussten erweitert werden. Hier liegt im Grunde das Fundament der später vor allem von seiner Tochter Anna Freud ausgearbeiteten **Ich-Psychologie** (▶ Kap. 2).

Den Bereich des psychischen Apparates, den Freud ursprünglich als das System Ubw bezeichnet hatte, nennt er jetzt das **Es**:

»Es ist der dunkle, unzugängliche Teil unserer Persönlichkeit; das wenige, was wir von ihm wissen, haben wir durch das Studium der Traumarbeit und der neurotischen Symptombildungen erfahren […] Wir stellen uns vor, es sei am Ende gegen das Somatische offen, nehme die Triebbedürfnisse in sich auf, die in ihm ihren psychischen Ausdruck finden, wir können aber nicht sagen, in welchem Substrat.« (Freud 1933a [1999], S. 80)

An allen bisherigen Erkenntnissen zu den Vorgängen im Unbewussten hält Freud – allerdings nur bezogen auf das Es! – weiter fest: der Dominanz von Primärprozess und Lust-/Unlustprinzip, der Zeitlosigkeit und der freien Verschieblichkeit aller Besetzungen und Vorstellungen.

Eine neue Instanz, die in der alten Topik nicht ausdrücklich verortet werden kann, ist das **Über-Ich**. Funktional entspricht es zunächst dem Gewissen, umfasst aber noch mehr Funktionen, u. a. das **Ich-Ideal** und die Funktion der Selbstbeobachtung, man könnte auch sagen: Selbstüberwachung. Als Träger der Werte und Normen ist in Freuds Verständnis das Über-Ich »der Erbe des Ödipuskomplexes« (1923b/1999, S. 277). In der Überwindung dieses zentralen Entwicklungskonflikts verwandeln sich die libidinösen (und konflikthaften) Besetzungen der Eltern in eine Identifizierung mit den Eltern. Auch hier findet sich ein Bewältigungsmechanismus, der später als Abwehrstrategie eine wesentliche Rolle spielen wird: die **Identifizierung mit dem Angreifer**. Der Großteil des Über-Ichs ist unbewusst, ein kleinerer Anteil jedoch bewusst. Auch wenn es sich aus dem Ich durch Abspaltung bildet, hat es mit dem Es einiges gemeinsam, so stellen beide Forderungen an das Ich, die keinerlei Rücksicht auf die äußere Realität nehmen, sondern wesentlich unbewussten Regeln folgen. Man könnte sagen, so wie das Es das Lustprinzip verfolge, folge das Über-Ich dem Unlust(vermeidungs)prinzip.

Das Ich, jetzt das Zentrum des psychischen Apparates, entwickelt sich aus »aufgegebenen Objektbesetzungen«, d. h. aus Identifizierungen mit den frühen Objekten, wenn die infantilen triebhaften Ansprüche aufgegeben werden müssen. Im Unterschied zur Über-Ich-Entwicklung enthält das Ich die Besetzungen der Objekte (»Der Schatten des Objekts fiel […] auf das Ich«; Freud 1916 [17g] [1999], S. 435). Dagegen »basiert das Über-Ich auf den Abwehrmechanismen, die sich gegen die aus den Es-Strebungen rührenden Wünsche richten« (Fonagy & Target 2006, S. 71). Freud betont in zahlreichen Schriften die komplexen und anspruchsvollen Aufgaben des Ichs, an denen es eigentlich ständig zu scheitern drohe. Man kann seine Lage nicht besser schildern, als Freud dies selbst getan hat:

»*Ein Sprichwort warnt davor, gleichzeitig zwei Herren zu dienen. Das arme Ich hat es noch schwerer, es dient drei gestrengen Herren, ist bemüht, deren Ansprüche und Forderungen in Einklang miteinander zu bringen […] So vom Es getrieben, vom Über-Ich eingeengt, von der Realität zurückgestoßen, ringt das Ich um die Bewältigung seiner ökonomischen Aufgabe, die Harmonie unter den Kräften und Einflüssen herzustellen, die in ihm und auf es wirken, und wir verstehen, warum wir so oft den Ausruf nicht unterdrücken können: Das Leben ist nicht leicht! Wenn das Ich seine Schwäche einbekennen muss, bricht es in Angst aus, Realangst vor der Außenwelt, Gewissensangst vor dem Über-Ich, neurotische Angst vor der Stärke der Leidenschaften des Es.*« (Freud 1933a [1999], S. 84 f.)

Man erkennt hier, dass Freud auch sein Verständnis der Angst vollkommen verändert hat. Hatte er die Angst ursprünglich als ein Abfuhrprodukt aus der Verdrängung unverträglicher Vorstellungen verstanden, deren Vorstellungsinhalte eben unbewusst würden, deren »Affektbetrag« aber entladen, abgeführt werden müsse, ohne dass man deren ursprünglichen sexuellen Charakter noch unmittelbar erkennen könne, wird die Angst nun zu einer Ich-Leistung. Sie signalisiert dem Ich als **Signalangst** das Erstarken eines triebhaften, beunruhigenden, verbotenen Impulses aus dem Es und aktiviert auf diesem Wege die Abwehr, im Falle der Neurose die Symptomproduktion (► Kap. 20).

Das wesentliche Signal des Über-Ichs in Richtung des Ichs ist sicher das Schuldgefühl.

Die zentrale therapeutische Perspektive Freuds hatte sich verlagert. Stand zu Beginn seiner Entdeckungen noch das Aufdecken unbewusster triebhafter Prozesse im Zentrum der psychoanalytischen Behandlung, ging es ihm jetzt sehr viel mehr um die Erarbeitung der – ebenfalls weitgehend unbewussten – Ich-Funktionen des Patienten. Diese Entwicklung ist in vollem Umfang nur im Zusammenhang mit Freuds inzwischen sehr viel komplexerem Modell der Neurosen zu verstehen (► Teil III Krankheitsmodelle). Die ursprüngliche Vorstellung einer Abwehr traumatischer Erinnerungen durch Konversion ist einem differenzierten Konzept regressiver Fixierungen und reaktualisierbarer infantiler Wünsche gewichen.

> Im Wesentlichen geht es in der analytischen Therapie nun darum, dem Patienten Zugang zu seinen unbewussten Konflikten und Fixierungen zu ermöglichen.

Dabei wird neben dem »Königsweg« der Traumdeutung die Deutung der **Übertragungsneurose** im Rahmen der Beziehung zum Therapeuten immer zentraler. Der Patient soll sich seiner unbewussten triebhaften Strebungen bewusst werden – »Wo Es war, soll Ich werden« (Freud 1933a [1999], S. 86) –, ebenso aber auch das weitgehend unbewusste Wirken seines Über-Ichs erkennen und so im Laufe eines langen Prozesses des Erinnerns und Durcharbeitens eine Stärkung seines Ich erfahren, das nun zu reiferen Kompromisslösungen in der Lage ist. In der Entwicklung seiner Konzepte arbeitet Freud auch sein metapsychologisches Triebmodell noch einmal vollständig um. Er legt 1920 eine seiner umstrittensten, aber auch anspruchsvollsten Arbeiten vor: »Jenseits des Lustprinzips« (Freud 1920g [1999]).

Ausgehend von klinischen Erfahrungen im Zusammenhang mit dem **Wiederholungszwang** und schwer verständlichen masochistischen Phänomenen setzt sich Freud mit der Frage auseinander, aus welcher tieferen Motivation Menschen Unglück, Schmerz, ja traumatische Situationen regelrecht aufsuchen oder wiederherstellen, ohne dass irgendeine wie auch immer versteckte Wunscherfüllung zu erkennen sei, die er ja als basales Prinzip des Unbewussten postuliert hatte. Die Phänomene sind allen Psychotherapeuten nur zu vertraut: die negative therapeutische Reaktion, das zwanghafte Beharren auf destruktiven Beziehungsmustern, masochistische Lust, die Sabotage jeden Fortschritts usw.

Hier vollzieht sich nun eine Wende in Freuds Theoriebildung, die bis heute in ihrer vollen Tragweite oft übersehen wird, wie May (2014) zeigt. Er erklärt nämlich die o. g. destruktiven Phänomene des Widerstandes, unbewusster Schuldgefühle und quälender Strafträume nicht einfach als Ausdruck komplexer kompromisshafter Abwehr- und Bewältigungsversuche, wie es in der Ich-Psychologie später gesehen wird (▶ Kap. 2). Vielmehr »kam Freud zu dem Schluss, dass neben den verdrängten sexuellen Triebregungen andere, ebenfalls unbewusste Kräfte, nämlich Schuldgefühle und Selbstbestrafungswünsche oder -bedürfnisse, angenommen werden mussten, die das Seelenleben ebenso beherrschen und sich der Analyse widersetzen können wie verdrängte Triebregungen« (May 2014, S. 626). Diese Kräfte werden dem unbewussten Ich und Über-Ich zugeordnet, diese sind damit »mehr als ›Regulatoren‹ der Triebbefriedigung und mehr als ›Strukturen‹ im ichpsychologischen Sinn« (S. 627), sondern den Trieben an drängender, imperativer Macht als Gegenspieler ebenbürtig.

Grundsätzlich versteht Freud den **Wiederholungszwang** als einen Versuch der Bewältigung nicht abgeführter Reizmengen, etwa aus hochkonflikthaften intrapsychischen Konstellationen. Metapsychologisch ordnet er ihn später einer basalen Dynamik zu, die »sich über das Lustprinzip hinaussetzt« (1920g/1999, S. 21) – dem Todestrieb.

Darüber noch hinausgehend erlaubt sich Freud – und er bekennt das Spekulative seiner Ausführungen gleich zu Beginn – Überlegungen bezüglich der Frage, ob hier nicht ein biologisches Prinzip wirksam sei, das eben die Regeln des Lustprinzips, ursprünglich ja das oberste Gesetz im Unbewussten, außer Kraft setze. Er sieht jetzt als grundlegendes Ziel der Triebe die »Wiederherstellung eines früheren Zustandes« (Freud 1920g [1999], S. 38) an, letztlich den Tod: »Das Ziel allen Lebens ist der Tod.« Er spezifiziert seine Triebtheorie dahin gehend, dass er neben dem **Lebenstrieb**, dem er im Wesentlichen die Sexualtriebe, aber auch die Selbsterhaltungstriebe einschließlich der früheren Konfliktpole der narzisstischen und der Objektlibido zuordnet und den er **Eros** nennt, von einem **Todestrieb** ausgeht. Freuds Anhänger nannten diesen Todestrieb **Thanatos**, nach dem griechischen Gott des Todes. Analog zur Libido, der Energie der Lebenstriebe, ordnet Freud dem Todestrieb das Reservoir der Aggression und Destruktion zu (spätere Autoren sprachen von Destrudo, der Begriff wird allerdings kaum noch verwendet): Die häufig schwer aufzulösende Pathologie von Sadismus und Masochismus sei hier zu verorten und zähle zu den seltenen Äußerungen des ansonsten eher stummen, nach innen wirkenden Todestriebes. Der Mensch habe nur die Wahl, den destruktiven Trieb gegen sich oder andere zu wenden. Erkennbar wird, dass Freud hier, nach langem Zögern, einen Aggressionstrieb annimmt und ihn mit philosophischer Tiefe, vielleicht »romantischem Irrationalismus« (Ermann 2008, S. 48) zu konzeptualisieren versucht.

Dieses dritte und letzte Triebmodell ist auf viel Widerspruch gestoßen. Es wird heute in dieser Form kaum noch verwandt und hatte wenige unmittelbare klinische und entwicklungspsychologische Konsequenzen (Köhler 2007, S. 74). Allerdings hat es die bedeutsamen und einflussreichen Konzeptionen Melanie Kleins entscheidend beeinflusst (▸ Kap. 3.2, Kap. 6).

1.6 Zusammenfassung

- Der Ursprung in der Entwicklung der Psychoanalyse lag in der Erforschung und Behandlung unerklärlicher körperlicher Störungen, der hysterischen Lähmungen und Dissoziationen.
- Die Ergebnisse der hypnotischen und suggestiven Behandlungen waren zunächst sensationell, längerfristig jedoch nicht zufriedenstellend, da instabil. Sie wiesen aber den Weg zu unbewussten Prozessen, die dem rationalen Willen nicht zugänglich waren.
- Durch die Entwicklung spezifischer Gesprächstechniken, der Redekur, konnten durch assoziative Verknüpfungen Zusammenhänge mit verdrängten und beängstigenden biografischen Erfahrungen und den damit verknüpften und blockierten (»eingeklemmten«) Affekten hergestellt werden. Dadurch kam es zum intensiven Durchleben und Ausdruck dieser Affekte, einer Katharsis, die häufig die typischen hysterischen Symptome aufhob.
- Freuds erstes pathogenetisches Modell, das auf einer Traumapathologie beruhte, wurde als Verführungstheorie bekannt. Freud gab es auf, als für ihn die intrapsychischen Konflikte, insbesondere im Kontext der von ihm entdeckten infantilen Sexualität und deren phasenspezifischer Entwicklung, in den Mittelpunkt traten.
- Ausgehend von diesen Ergebnissen entwickelte Freud ein erstes Modell des Unbewussten in seiner funktionalen Beziehung zum Bewusstsein, das topische Modell. Es beschreibt vor allem die Abwehr unverträglicher Impulse und Vorstellungen aus dem Unbewussten durch die doppelte Zensur im Vorbewussten und Bewussten mithilfe spezifischer Mechanismen, die er in der Traumdeutung erkundet hatte. Dadurch ließ sich die spezifische neurotische Symptombildung in ihrer Doppelfunktion als Abwehr und kompensatorische Befriedigung konflikthafter Impulse erklären.
- Durch rasch anwachsende therapeutische Erfahrungen traten die Abwehr- und Anpassungsleistungen des Ich immer mehr ins Zentrum von Freuds Überlegungen. Er entwickelte sein zweites topisches Modell, bekannt als Strukturmodell, das die komplexen und konflikthaften Prozesse zwischen Ich, Über-Ich und Es beschreibt.
- Freuds Verständnis der basalen psychischen Prozesse ist von Beginn bis zum Ende seines Lebens auf den Konflikt zentriert. Zunächst verortet er ihn zwischen den infantilen sexuellen Impulsen und den (später internalisierten) Forderungen der Umwelt und Kultur. In der weiteren Entwicklung seiner Triebtheorie beschreibt er den zentralen Konflikt

zwischen Sexual- und Ich-(Selbsterhaltungs-)Trieben, dann den zwischen objektlibidinösen und narzisstischen Strömungen. Am Ende seines Lebens entwirft er den existenziellen Grundkonflikt des Menschen zwischen den Lebenstrieben (Sexualität und Ich-Triebe) und dem Todestrieb, dessen Wirkungen zumeist stumm verlaufen, sich aber z. B. in Formen des Masochismus beschreiben lassen.

Ausgewählte Tipps zum Weiterlesen

Ermann M. Freud und die Psychoanalyse. Stuttgart: Kohlhammer 2008a.

Gay P. Freud – eine Biographie für unsere Zeit. Frankfurt/M.: Fischer 1993.

Köhler T. Freuds Psychoanalyse. 2. Aufl. Stuttgart: Kohlhammer 2007.

May U. Strafträume und unbewusste Schuldgefühle. Zur klinischen Basis von Freuds »Strukturmodell«. Psyche – Z Psychoanal 2014; 68: 604–32.

Müller-Pozzi H. Psychoanalytisches Denken. 3. Aufl. Bern: Huber 2004.

2 Ich-psychologische Orientierungen

Annegret Boll-Klatt

Inhalt

2.1 Zur Definition des Ich-Begriffs

> Die Ich-Psychologie betrachtet den Menschen unter den Gesichtspunkten der Fähigkeit zur Anpassung und zur Realitätsbewältigung sowie der Abwehrprozesse.

Sie beschäftigt sich mit der Frage, wie es Menschen gelingt, sich an die Welt, in der sie leben, anzupassen. Dabei wird Anpassung als das Ergebnis eines fortwährenden Entwicklungsprozesses angesehen, in dessen Verlauf bestimmte seelische Funktionen, die sich auf der Basis angeborener Gegebenheiten innerhalb von bedeutsamen emotionalen Beziehungen entfalten, eine zunehmende funktionale Selbstständigkeit erlangen (Hartkamp 2014). Das klassische psychoanalytische Verständnis des Ichs betrachtet dieses nahezu wie ein Organ, welches das zentrale theoretische Konstrukt der sich später entwickelnden Ich-Psychologie bildet, die dem Ich die Bedeutung einer zentralen seelischen Organisationsform zugeschrieben hat (s. u.). Freud selbst hat allerdings niemals behauptet, dass dem Es, dem Ich und dem Über-Ich lokalisierbare Strukturen entsprächen, gleichwohl sich sechzig Jahre später Neurophysiologen, wenngleich auch erfolglos, um solch einen Nachweis bemüht haben (Fonagy & Target 2006).

Seidler (2014, S. 385) führt eine im psychoanalytischen Kontext gegenwärtig wahrscheinlich weitgehend akzeptable Definition an:

> Das Ich – in objektivierender Redeweise – wird als Regulationsprozessor von teils in Strukturen gebundenen, teils aus unmittelbaren Wahrnehmungen von Innen und Außen zufließenden Informationen beschrieben. Diese stehen einerseits dynamisch mit den Trieben in Verbindung, andererseits mit den Informationen des in die Außenwelt gerichteten Sensoriums. Dem Ich kommt die Funktion zu, das Anliegen des Subjekts unter Nutzung der vorhandenen Informationen zu realisieren.

Letzteres bezieht sich auf den intentionalen Aspekt des Ichs. Diese Definition wendet sich gegen eine am medizinischen Denken orientierte abstrakte Organ-Metapher des Ichs und bezieht den in subjektivierender Sprache formulierten Einwand Rudolfs (1976, S. 138) ein, »[…] daß ein Ich ohne Aktion oder Funktionen gar nicht vorstellbar ist«. Demnach haben wir von einer »Nicht-Objektivierbarkeit des Ichs« auszugehen, es ist so etwas wie ein »[…] Kurzzeit-Subjekt derjenigen Erfahrungen, die es gegenwärtig macht, und erlischt mit ihnen« (Frank 1991; zit. n. Seidler 2014, S. 385). Von hier aus führt dann eine direkte Entwicklungslinie zum Arbeitskreis Operationalisierte Psychodynamische Diagnostik (OPD) (1996; 2006), der diese und ähnliche Definitionen aufgegriffen und weiter ausgearbeitet hat:

> Demnach ist das Ich der zentrale Organisator des Psychischen, welcher zugleich intentional auf die Objekte ausgerichtet ist (Arbeitskreis OPD 1996).

Mit der Wahl der Überschrift zu diesem Kapitel, die von Mertens (2009) übernommen wurde, soll zum Ausdruck gebracht werden, dass es – angefangen bei Freud – eine Vielzahl theoretischer Ausführungen gibt, die sich mit dem Ich bzw. mit den Funktionen des Ichs beschäftigen:

»Jede menschliche Handlung wird in der ›Ich-psychologischen Orientierung‹ als Kompromiss zwischen Triebimpulsen und Wünschen, den Wertvorstellungen (Über-Ich, Ich-Ideal) und den Anforderungen der jeweiligen Realität betrachtet. Damit wird auch die zentrale Rolle der Anpassungsbemühungen des Ichs während der Entwicklung und während des therapeutischen Prozesses betont […] Der Entwicklungsstand und das Integrationsniveau der Ich-Funktionen entscheiden maßgeblich darüber, wie eine Person mit andrängenden Wünschen und Affekten umgehen kann, ob eine flexible Wunscherfüllung möglich ist oder ob Triebimpulse eher auf rigide Weise unterdrückt werden müssen, weil sie sehr viel Angst, Schuld- oder Schamgefühle auslösen.« (Mertens 2009, S. 114)

Die Ich-psychologische Betrachtungsweise bzw. die Ich-psychologische Diagnostik einer psychischen Störung muss demnach die gegenwärtig beobachtbare Eigendynamik der intrapsychischen Aushandlungs- und Kompromissbildungen zwischen Wünschen, Abwehrprozessen, Über-Ich-Impulsen und Realitätsgesichtspunkten berücksichtigen. Als **pathologisch** lässt sich eine **Kompromissbildung** dann bezeichnen, wenn sie mit einer Kombination folgender Merkmale einhergeht (Mertens 2009, S. 116):

- eine zu große Einschränkung der Befriedigung von Triebabkömmlingen
- ein Übermaß an Angst und depressiven Affekten
- eine zu starke Hemmung der Funktionsfähigkeit von Ich-Kompetenzen
- eine zu starke Tendenz zur Selbstverletzung oder -zerstörung
- zu starke Konflikte mit der Umwelt

2.2 Ich-psychologische Orientierung bei Freud

Freud erkannte im Laufe der Jahre seines Schaffens zwischen und 1895 und 1923, dass sein **topisches Modell** (1895) mit der Unterteilung in die drei Kategorien Bewusst, Vorbewusst und Unbewusst zu einfach war, um die differenzierten Beobachtungen und die komplexen Zusammenhänge, die er in seinen Analysen vorfand, adäquat abbilden und erklären zu können (► Kap. 1). Freud stellte fest, dass weder das Unbewusste mit Wünschen noch das Bewusstsein mit Verdrängungskräften gleichgesetzt werden konnte, im Gegenteil: Es wurde ihm klar, dass die Verdrängung selbst, die er als ersten Abwehrmechanismus beschrieb, unbewusst ist. Bereits 1896 hatte er angemerkt, dass Abwehr unbewusst sein kann. 1909 beschrieb er in seinen »Bemerkungen über einen Fall von Zwangsneurose« Abwehrformen wie Verdrängung, Ungeschehenmachen, Isolierung und Verschiebung (Freud 1909d [1999]). Ebenso ging es ihm z. B. auch mit unbewussten Schuldgefühlen, für deren Einordnung das topische Modell keine ausreichende Grundlage bot.

1923 veröffentlichte Freud dann die gründliche Überarbeitung seines Modells und beschrieb mit dem Struktur- oder auch Instanzenmodell drei psychische Strukturen, die er im Sinne überdauernder, aber gleichwohl zu einem gewissen Grade veränderbarer Organisationen verstand: das Es, das Ich und das Über-Ich (Freud 1923b [1999]). Er sah diese drei Strukturen als Metaphern an, die ihm die Konzeptualisierung seiner klinischen Beobachtungen erleichterten. Mit dem »Ich« bezeichnete Freud jenen Teil der Persönlichkeit, der die Funktion hat, zwischen dem Es und dem Über-Ich zu vermitteln sowie mit den von der äußeren Realität auferlegten Anforderungen und Verboten umzugehen. In dieser neueren Konzipierung ist Freuds Ich jetzt weitgehend unbewusst; ein Großteil seines Ringens mit den inneren Anforderungen des Es und des Über-Ichs geschieht über die Mobilisierung unbewusster Abwehrmechanismen. Es blieb allerdings seiner Tochter, Anna Freud, überlassen, diesen Begriff zu systematisieren, nachdrücklich auf die Abwehrfunktion des Ichs hinzuweisen und die verschiedenen Abwehrmechanismen ausführlich darzustellen (Anna Freud 1936).

Um mit der äußeren Realität interagieren zu können, benötigt das Ich jedoch auch bewusste Fähigkeiten wie die der bewussten Wahrnehmung und Problemlösung. Freud schrieb dem Ich Funktionen wie Abwehr, Realitätsprüfung, Perzeption, Gedächtnis, Aufmerksamkeit und Urteilsvermögen zu. Das Ich ist aber keine Ansammlung unterschiedlicher Funktionen, sondern bildet eine kohärente Struktur, deren komplexe und anspruchsvolle Aufgabe darin besteht, die miteinander rivalisierenden Anforderungen des Es, des Über-Ich und der äußeren Realität zu bewältigen. Es umfasst alle organisierenden, integrativen und synthetischen Funktionen der menschlichen Psyche. Ein Freud-Zitat soll diese Aussage veranschaulichen:

»*Infolge der vorgebildeten Beziehung zwi-*

schen Sinneswahrnehmung und Muskelaktion hat das Ich die Verfügung über die willkürlichen Bewegungen. Es hat die Aufgabe der Selbstbehauptung, erfüllt sie, indem es nach außen die Reize kennen lernt, Erfahrungen über sie aufspeichert (Gedächtnis), überstarke Reize vermeidet (durch Flucht), mäßigen Reizen begegnet (durch Anpassung) und endlich lernt, die Außenwelt in zweckmäßiger Weise zu seinem Vorteil zu verändern (Aktivität); nach innen gegen das Es, indem es Herrschaft über die Triebansprüche gewinnt, entscheidet, ob sie zur Befriedigung zugelassen werden sollen, diese Befriedigung auf die in der Außenwelt günstigen Zeiten und Umstände verschiebt oder ihre Erregung überhaupt unterdrückt […] Eine Handlung des Ichs ist dann korrekt, wenn sie gleichzeitig die Anforderungen des Es, des Überichs und der Realität erfüllt.« (Freud 1940a [1999], S. 68 f.)

Freud spricht davon, dass das Ich den drei Herren Es, Über-Ich und Realität diene und sich bemühe, deren Ansprüche und Forderungen in Einklang zu bringen (Freud 1933a [1999], S. 84 f.; ▶ Kap. 1). Es werde vom Es getrieben, vom Über-Ich eingeengt und von der Realität zurückgestoßen und ringe darum, die Harmonie unter den Kräften und Einflüssen herzustellen. Gelänge dies nicht, breche das Ich in Angst aus: Realangst vor der Außenwelt, Gewissensangst vor dem Über-Ich, neurotische Angst vor der Stärke der Leidenschaften des Es.

Nach Freud entwickelt sich das Ich als Folge der Frustration von Triebwünschen, es entsteht somit aus dem Es. Das Ich ist das Ergebnis von Verinnerlichungsprozessen, die dann eintreten, wenn das Kind die Objekte seiner Triebbedürfnisse aufgeben kann und sich stattdessen mit ihnen identifiziert. Freuds Ansicht zufolge wäre der Triebverzicht nicht möglich, wenn die an die Mutter gebundene psychische Energie nicht auf ein inneres Bild von ihr übertragen werden könnte, das dann mit Identifizierungen belegt wird (Fonagy & Target 2006). Freud beschrieb die Ich-Entwicklung als einen relativ mühsamen Prozess, der dem Primat der unter dem Lustprinzip stehenden halluzinatorischen Vorstellungswelt des Kleinkindes abgerungen werden müsse. Nur schrittweise gelänge es dem älteren Kind und dem Heranwachsenden, die Realität des Lebens zu akzeptieren (Mertens 2010, S. 114).

Freuds letzte Definition des Ichs erschien im »Abriß der Psychoanalyse« (1940a/1999). Er definierte es als eine Organisation, die ständig libidinös besetzt ist und durch die Funktionen wie Abwehr, Realitätsprüfung, Wahrnehmung, Gedächtnis, Aufmerksamkeit und Urteilsvermögen konstituiert werde. Freud schrieb dem Ich die Funktion der Selbsterhaltung zu und zog damit einen klaren Trennungsstrich zwischen dem Ich und dem Es. Er sprach von einer kritischen Instanz, die unser waches Leben lenkt und unser willensmäßiges, bewusstes Handeln bestimmt.

2.3 Anna Freud: Das Ich und die Abwehrmechanismen

Bereits 1894 taucht der Terminus »Abwehr« in Freuds Studie zu den »Abwehr-Psychoneurosen« auf (Freud 1894a [1999]); er sprach vom »abwehrlustigen Ich«, auch den Ausdruck »Mechanismus« benutzt er von Beginn an. Mit seinem Werk »Hemmung, Symptom und Angst« (1926a/1999) wandte sich Freud dann verstärkt der klinischen Bedeutung des Ichs bzw. dessen Psychologie zu.

Diese Wendung wurde von seiner Tochter Anna Freud konsequent weiterentwickelt und führte zu einer Präzisierung und

Systematisierung, insbesondere der Abwehrmechanismen. Ihrer Arbeit hat die Psychotherapie bis heute viel zu verdanken. In ihrem Buch »Das Ich und die Abwehrmechanismen« (1936/1980) gibt Anna Freud konkrete Beispiele, um die Vielfalt, die Komplexität und die Ausbreitung der Abwehrmechanismen zu beschreiben. Insbesondere zeigt sie auf, dass sich Abwehr der verschiedensten Aktivitäten bedienen kann – Fantasie, Intellektualität, aber auch vielfältige Formen der Bewegung und Handlung. Anna Freud führt aus, dass sich Abwehr nicht nur gegen Triebansprüche richtet, sondern gegen alles, was Angst herrufen kann: Emotionen, Situationen, Über-Ich-Forderungen etc. (Laplanche & Pontalis 1973, S. 31). Sie stellt den Konflikt mit der Realität den Konflikten des Ichs mit dem Es und dem Über-Ich an Wichtigkeit für die Analyse gleich. So wurde einem besseren Verstehen der Anpassung und deren Bedeutung für das neurotische wie für das normale Erleben des Individuums der Weg geebnet (Hartmann 1951 [1997], S. 147).

Gleich auf den ersten Seiten von »Das Ich und die Abwehrmechanismen« beschreibt Anna Freud ihre grundlegende Auffassung der Zielsetzung von Therapie:

»Das Objekt der analytischen Therapie waren von Anfang an das Ich und seine Störungen, die Erforschung des Es und seiner Arbeitsweise war immer nur Mittel zum Zweck. Und der Zweck war immer der gleiche: Aufhebung dieser Störungen und die Wiederherstellung der Intaktheit des Ichs.« (Anna Freud 1936 [1980], S. 7 f.)

Mit dem Verweis auf seine Schriften »Jenseits des Lustprinzips« und »Massenpsychologie und Ich-Analyse« habe Freud die Beschäftigung mit dem Ich aus dem »Odium des Unanalytischen« (zit. n. Anna Freud 1936 [1980], S. 8) befreit und das Interesse für die Ich-Instanzen ausdrücklich in den Mittelpunkt der Aufmerksamkeit gerückt:

»Die Bilder, die uns die Beobachtungstätigkeit des Ichs von den Vorgängen liefert, [...] zeigen uns in einem einzigen Augenblick zwei Instanzen in Tätigkeit. Was wir zu sehen bekommen, ist nicht mehr die unentstellte Es-Regung, sondern Es-Regung, modifiziert durch Abwehrmaßnahme des Ichs. Der analytische Beobachter steht dann vor der Aufgabe, das zustande gekommene Bild, das einem Kompromiß zwischen den Instanzen entspricht, wieder in einen Es-Anteil und einen Ich-, eventuell auch Über-Ich-Anteil zu zerlegen.« (Anna Freud 1936 [1980], S. 10)

Anna Freud beschreibt, wie die Schwierigkeiten der Analyse verhältnismäßig gering seien, wenn es sich um die Bewusstmachung von Es-Abkömmlingen handele, und dass sie dort am größten seien, wo die Analyse die unbewussten Anteile des Ichs angreifen solle. Sehr anschaulich und plastisch ordnet sie dem Ich in der Analyse drei Kategorien zu (Anna Freud 1936 [1980], S. 25 f.):

- »Das Ich ist Bundesgenosse der Analyse.« Dies bezieht sich auf die Selbstbeobachtung und andere Fähigkeiten, die das Ich der Analyse zur Verfügung stellt.
- »Das Ich ist Gegner der Analyse.« Dies ist dann der Fall, wenn das Ich seine Aufgabe zur Selbstbeobachtung unzuverlässig und parteiisch wahrnimmt, wenn es bestimmte Daten gewissenhaft registriert und weitermeldet, andere fälscht, zurückweist und vom Sichtbarwerden abhält.
- »Das Ich ist selbst Objekt der Analyse.« Dies tritt dann ein, wenn die Abwehrtätigkeit des Ichs, die es ständig ausübt, unbewusst vor sich geht und dem Bewusstsein erst mühsam zur Kenntnis gebracht werden muss.

Es ist analytisch nicht genau zu fassen, was das Ich bei einer Überwältigung durch innere Gefahr in Form von bedrohlichen Triebregungen oder bei äußerer Gefahr befürchtet. Wälder (1930; zit. n. Anna Freud 1936 [1980], S. 47) bezeichnet es als »Gefahr, in seiner Organisation zerstört, überflutet zu werden«. Die Angst des Ichs vor der Triebstärke wirkt dabei nicht anders als die Über-Angst oder die Realangst.

Mit dieser Auffassung erweitert Anna Freud das Abwehrkonzept: Sie setzt Abwehr nicht mehr mit Triebabwehr gleich; nicht nur das Ich bedrohende Triebregungen müssen mittels Abwehr vom Bewusstsein ferngehalten werden, sondern auch Über-Ich-Anforderungen und gefährliche Aspekte der Realität. Somit können alle Arten von Angst zum Schutz des Ichs Abwehrmechanismen mobilisieren. Ausgehend von Studien an neurotischen Störungen unterscheidet Anna Freud neun Abwehrmethoden:

- Verdrängung
- Regression
- Reaktionsbildung
- Isolierung
- Ungeschehenmachen
- Projektion
- Introjektion
- Wendung gegen die eigene Person
- Verkehrung ins Gegenteil

Die Verschiebung des Triebziels, die Sublimierung, rechnet die Autorin dem Bereich der Normalität zu. Sie nimmt jedoch für sich nicht in Anspruch, eine erschöpfende, systematische Übersicht gegeben zu haben. Später hat sie selbst dieser Auflistung noch die Verneinung mithilfe der Fantasie, die Idealisierung und insbesondere die Identifizierung mit dem Aggressor (▶ Kap. 16) hinzugefügt.

Ein weiterer Unterschied zu Freuds Konzeptualisierung der Abwehr besteht in deren Entpathologisierung. Anna Freud sieht in der Abwehr einen Teil der normalen Persönlichkeitsentwicklung im Sinne einer Voraussetzung für die Charakterbildung. Sie schreibt der Ich-Stärke und mit ihr der Abwehrorganisation eine ebenso große Bedeutung für die kindliche Entwicklung zu wie der Triebentwicklung (Küchenhoff 2014).

2.4 Hartmanns Modell der Ich-Psychologie im geschichtlichen Kontext

Freuds dreiteiliges Modell des psychischen Apparates, das Strukturmodell, das aus Triebabkömmlingen (dem Es), einer Internalisierung der elterlichen Autorität (dem Über-Ich) und einer von diesen beiden Instanzen unabhängigen Struktur (dem Ich) besteht, wurde in der von Heinz Hartmann und seinen Mitarbeitern Ernst Kris und Rudolph Loewenstein geprägten »Ich-Psychologie« (Hartmann 1939a [1970]) weiterentwickelt. Die Ich-Psychologie gilt als eine Richtung der Psychoanalyse, die sich schon ab etwa 1926 darauf konzentrierte, die Entwicklung des Freudschen Denkens »vom Es zum Ich« fortzuführen (vgl. Hartmann 1939b [1970]). Hartmann gilt als »Vater der modernen Ich-Psychologie« (Blanck & Blanck 1985, S. 39). Sein Werk ist das unmittelbare Resultat der Einführung der Strukturtheorie, weil – wie Blanck & Blanck (1985) konstatieren – Freuds revidierter Ich-Begriff, den diese Theorie darstellte, viele theoretische Fragen über die Entwicklung des Ichs und seiner Funktionen aufwarf. Zunächst präzisierte Hartmann die Begriffe des Ichs und des Selbst (1950a/1997):

- Das Selbst bezog er auf die eigene Person im Gegensatz zum Objekt.
- Das Ich bezog er auf das psychologische

System im Gegensatz zu anderen Teilstrukturen der Persönlichkeit.
- Die Selbstbesetzung verstand er im Gegensatz zur Objektbesetzung.
- Selbstrepräsentanz stellte er der Objektrepräsentanz gegenüber.

Hartmanns besonderes Interesse galt neben den Abwehrmechanismen den Funktionen des Ichs.

In reinster Ausprägung ist »Ich-Psychologie« eine Lehre von den Ich-Funktionen und ihrer Bedeutung für die Anpassung des Individuums an eine durchschnittlich zu erwartende Umgebung (s. u.).

Von einer Ich-Psychologie als eigenständiger Ausrichtung innerhalb der Psychoanalyse kann dann eigentlich erst seit der Veröffentlichung der Beiträge Hartmanns und seiner Arbeitsgruppe gesprochen werden. Diese Ich-Psychologen bestimmten – in späteren Jahren zusammen mit Jacob A. Arlow, Charles Brenner, Leo Rangell und anderen – den intellektuellen Mainstream der amerikanischen Psychoanalyse etwa ab 1940 (Mertens 2010). Die Autoren versuchten einerseits an die von Freud im Strukturmodell formulierten Vorstellungen anzuknüpfen sowie die darin enthaltenen Unklarheiten und Mehrdeutigkeiten zu beseitigen, andererseits aber auch ein Feld zu schaffen, auf dem sich die Psychoanalyse zu einer allgemeinen Psychologie weiterentwickeln sollte.

Bis zur Formulierung der Ich-Psychologie bildeten die von Freud postulierten Entwicklungsstufen des Sexualtriebes den Eckpfeiler der psychoanalytischen Entwicklungstheorie. Hartmann, der die Werke von Jean Piaget und anderen kognitiv orientierten Entwicklungspsychologen sorgfältig studiert hatte, ergänzte den triebtheoretischen Schwerpunkt durch ein ausgeglicheneres Bild des menschlichen Organismus, der nicht nur von Wünschen getrieben ist, sondern auch erstaunlich intelligentes Verhalten in der Anpassung an seine Umwelt zeigt (Mertens 2010). Das Postulat einer engen Beziehung von Affekt und Kognition, die bereits von Lebensbeginn an existiert, sei – laut Mertens (2010) – die größte und bleibende Errungenschaft in Hartmanns Ich-psychologischem und genuin psychoanalytischem Modell:

»Eine der grundlegenden Fragen der Ich-Psychologen lautete deshalb z. B., wie die Aufmerksamkeit von affektiven und triebhaften Anliegen reguliert wird, wie das Denken durch Wünsche, Ängste und andere emotionale Zustände ge- und verformt werden kann, aber auch wie die kognitive Entwicklung die Entwicklung der Bedürfnisse, Motive und Gefühle beeinflusst.« (Mertens 2010, S. 114)

Ab den 1940er-Jahren nahm die Ich-Psychologie in den USA einen rasanten Aufschwung und dominierte etwa zwei Jahrzehnte die psychoanalytische Szene. Für diesen Aufstieg waren gesellschaftliche und wissenschaftspolitische Einflüsse bedeutsam: Durch den Nationalsozialismus war die Psychoanalyse in Europa (außer in Großbritannien) zerstört worden. In den wissenschaftlichen Strömungen in den USA bestand zu der Zeit eine Vorherrschaft des empirischen Positivismus. Und durch die berufspolitische Dominanz der Psychiatrie trat eine »Medizinalisierung« der Psychoanalyse ein.

Die Entwicklung und Verbreitung der Ich-Psychologie lässt sich vor diesem Hintergrund auch als Versuch verstehen, durch Anpassung an herrschende Standards der Psychoanalyse in der »Scientific community« zu wissenschaftlicher Anerkennung zu verhelfen. Auch innerhalb der Theorie wurde die Anpassung zur zentralen Aufgabe des Ichs. In den Fokus rückte die Auseinandersetzung des Ichs mit archaischen, das Ich zerstörenden Kräften z. B. durch die Mobilisierung von Abwehrmechanismen, wodurch die Differenzialdiagnose und Behandlungstechnik schwerer Neurosen und von Persönlichkeitsstörungen wesentlich bereichert wurden.

2.5 Zusammenfassung der theoretischen Formulierungen der durch Hartmann geprägten Ich-Psychologie

In Anlehnung an Blanck & Blanck (1985, S. 54 ff.) werden im Folgenden die wichtigsten theoretischen Formulierungen der Ich-Psychologie dargestellt und erläutert.

2.5.1 Begriff der menschlichen Anpassung

Hartmann (1939a [1970], S. 99) bezeichnet mit dem Begriff der Anpassung »[…] eine Regulation, ein gegenseitiges Verhältnis zwischen dem Organismus und seiner Umgebung«. Anpassung umfasst die autoplastische Modifizierung des Selbst, die alloplastische Modifizierung der Umwelt und die Wirkungen dieser fortschreitenden Prozesse. Anpassung ist sowohl progressiv als auch regressiv und dient ferner dem Zusammenpassen. Die Fähigkeit des Organismus, auf sich selbst einzuwirken, wird als **autoplastische Aktivität** bezeichnet; hingegen markiert die **alloplastische Aktivität** die Fähigkeit, auf die Umwelt zu reagieren und Einfluss zu nehmen. In Bezug auf die autoplastische Aktivität postulierte Hartmann (1939a [1970], S. 93):

»*Geistige Entwicklung ist ja nicht nur das Ergebnis der Auseinandersetzung mit den Trieben, den Liebesobjekten, dem Über-Ich usw. Schon deswegen nicht, weil wir Grund genug haben anzunehmen, daß es primär funktionierende Apparate gibt, die dieser Entwicklung dienen.*«

2.5.2 Die Apparate der primären Autonomie

Mit seinem Postulat der Existenz angeborener Ich-Apparate vertrat Hartmann die Auffassung, dass sogenannte Vorläufer des Ichs wie Wahrnehmen, Denken, Sprechen, Motorik, Intention, Objektverständnis, Produktivität oder Erinnerungsphänomene angeborene Fähigkeiten sind, deren Verlauf durch Reifungs- und Entwicklungsdynamiken bestimmt wird, die aber nicht dem Es entstammen bzw. nicht im Rahmen eines intrapsychischen konfliktuösen Geschehens diesem abgerungen werden müssen. Die demnach nicht konflikthafte Entwicklung der Fähigkeiten der Wahrnehmung, des Denkens und der Erinnerung, die auch als Ich-Apparate bezeichnet werden, bedeutet, dass sie dem Individuum von Beginn des Lebens an zur Verfügung stehen und ihr Funktionieren zunächst als unabhängig vom Es und von der Verzerrung durch Triebwünsche gedacht werden kann. Die Ich-Entwicklung erfolgt also zunächst einmal aufgrund ererbter Ich-Eigenschaften:

»*Zwar ist es richtig, daß es vor der Sondierung von Ich und Es kein Ich im strengen Sinne gibt – aber wenn wir es genau nehmen wollen, gibt es in dieser Phase auch kein Es. Beide sind Produkte einer Differenzierung.*« (Hartmann 1939a [1970], S. 93)

Es wird postuliert, dass unter normalen Bedingungen die angeborenen Ich-Apparate, die sich zu den Ich-Funktionen entwickeln, in einer konfliktfreien Sphäre verbleiben. Das Vermögen des Säuglings, sich auf rudimentäre Weise zurechtzufinden, dabei natürlich noch ganz auf die Mutter angewiesen zu sein, gehört zur genetisch vorgegebenen Ausstattung und ist nicht das Resultat der Auseinandersetzung mit Triebimpulsen. Unter ungünstigen und traumatischen Bedingungen können sie in Konflikte verwickelt werden, d. h., dass die Ich-Funktionen sekundär auch wieder mit Triebkonflikten kontaminiert werden können. Beispiele für sekundär konflikthafte Funktionen wären die Einengung des Denkens auf neurotische Weise oder bestimmte unzugängliche oder verzerrte Erinnerungen.

2.5.3 Die undifferenzierte Matrix

In Anlehnung an Anna Freud (1936) vertrat Hartmann (1939a [1970]) die Auffassung, dass ein Neugeborenes mit einer zunächst undifferenzierten Matrix ausgestattet sei, in der sowohl das Es als auch das Ich wurzeln. Ganz im Sinne der klassischen psychoanalytischen Perspektive räumte Hartmann aber durchaus ein, dass die Entwicklung des Ichs sekundär durch Triebe und Einwirkungen der Außenwelt beeinflusst, d. h. die anfänglich vorhandenen Fähigkeiten zur konfliktfreien Realitätsprüfung durch konflikthafte Konstellationen eingeschränkt werden können. Unter ungünstigen und traumatischen Bedingungen werden sie in Konflikte verwickelt, d. h., dass die Ich-Funktionen sekundär mit Triebkonflikten kontaminiert werden können. Beispiele für sekundär konflikthafte Funktionen wären die Verengung des Denkens auf neurotische Weise oder bestimmte unzugängliche oder verzerrte Erinnerungen. Zentral bleibt jedoch Hartmanns Auffassung, dass ein Kind auf die Welt kommt mit den angeborenen Möglichkeiten, sich an eine – wie er es nennt – durchschnittlich zu erwartende Umwelt optimal anzupassen.

Fenner & Speidel (2002, S. 65 f.) führen aus, dass die Konzeptualisierung einer konfliktfreien Sphäre der Ich-Entwicklung auf der Basis angeborener Ich-Apparate über das zentrale bis dato gültige psychoanalytische Konfliktmodell hinaus weist bzw. von ihm weg führt. Diesen Gedanken, der die Unterschiedlichkeit des Freudschen und des Hartmannschen Modells betont, formuliert Mertens (2010, S. 114 f.) wie folgt:

»*Dennoch bedeutete seine* [Hartmanns; Anm. d. V.] *Auffassung, dass ein Kind mit der Möglichkeit zur Welt kommt, sich an eine durchschnittlich zu erwartende Umwelt anzupassen, eine deutliche Distanzierung von dem Freud'schen Postulat, dass ein Kind nur widerwillig von seiner halluzinatorischen Wunschwelt abrückt, um sich mit der äußeren Welt und ihren Einschränkungen unter dem allmählich einsetzenden Realitätsprinzip arrangieren zu müssen.*«

Hartmann verweist allerdings darauf, dass im Verlauf seines Schaffens auch in Freuds Denken eine zunehmende Bedeutung der Rolle des Ichs beobachtet werden kann. Freud habe Analytiker vor einer vereinfachenden Verallgemeinerung gewarnt, die Ich-Stärke gegenüber dem Es zu unterschätzen. In späteren Feststellungen habe Freud betont, dass einige Ich-Elemente erblicher Natur seien (Hartmann 1952 [1997], S. 158).

2.5.4 Die durchschnittlich erwartbare Umwelt

Hartmann (1955 [1997], S. 250) räumte durchaus ein, dass die Entwicklung des Ichs sekundär durch Triebe und auch durch Einwirkungen der Außenwelt beeinflusst wird: Es sei möglich, dass das Kind

»*[…] irrige Anschauungen, die die Eltern von der Realität haben, übernimmt […] So wird also das objektive Erkennen der Reali-*

tät nicht nur durch die Wirkung der Triebbedürfnisse gestört, es kann auch durch Ich- und Über-Funktionen behindert werden, selbst durch Funktionen, welche unter anderen Umständen zur Anpassung beitragen können.«

Durch die Einführung des Begriffs der durchschnittlich erwartbaren Umwelt bestätigte Hartmann die entscheidende Bedeutung des Beitrages des mütterlichen Verhaltens zur Entwicklung ihres Kindes. Den Einfluss der Mutter bzw. Eltern führte Hartmann aber nicht näher aus – dies geschah dann erst später durch die britischen und amerikanischen Objektbeziehungstheoretiker; zu nennen wären hier Margaret S. Mahler (▶ Kap. 7), Michael Balint, Donald Winnicott, William Fairbairn und vor allem Otto F. Kernberg (▶ Kap. 3). Hartmann (1939 a [1979], S. 104 f.) postuliert, dass die Entwicklung der Ich-Funktionen und der Einfluss der elterlichen Bezugspersonen eine Ergänzungsreihe bildeten:

»Motilität, Wille, Wahrnehmung u. ä. folgen dem angeborenen programmierten Entwicklungskurs, immer vorausgesetzt, daß die bemutternde Person anwesend ist und mit dem Kind nicht so grobschlächtig umgeht, daß sie die Entwicklung des Ichs und seiner Funktionen beeinträchtigt. Die nach einem biologischen Zeitplan verlaufende Reifung ist für Störungen weniger anfällig als die Ich Entwicklung.« (Blanck & Blanck 1985, S. 47)

Allerdings warnte Hartmann (1952 [1997], S. 7) vor einer Überschätzung der Rolle der Objektbeziehungen in der Genese des Ichs, indem er das Aufstellen simplifizierender Kausalbeziehungen kritisiert:

»Die Tatsache, daß die Mutter ihr Kind in dieser oder jener Weise ›abgelehnt‹ hat, ist häufig in gradliniger Kausalbeziehung und ohne Unterschied für nahezu all die verschiedenen Formen späterer pathologischer Entwicklungen und besonders für Ich-Störungen verantwortlich gemacht worden.«

2.5.5 Die sekundäre Autonomie

Hartmann stellt den primär autonomen Ich-Apparaten die Konzeptualisierung einer sekundären Autonomie an die Seite. Die Ich-Psychologen haben den Zusammenhang zwischen den Trieben und der Strukturierung des Ichs nie bestritten. Sie schreiben den Trieben eine entscheidende sekundäre Rolle zu, indem sie annehmen, dass die Frustration der Triebe zur Organisation des Ichs beiträgt und eine sogenannte sekundäre Autonomie entstehen lässt (Fonagy & Target 2006). Mit dem Einsetzen von Denkprozessen, die den Aufschub von Triebabfuhr einschließen, dient die Intelligenz dem Ich, indem sie Wahrnehmungen und Gedächtnisspuren organisiert und damit sinnvolles Handeln ermöglicht. Mit dem Fortschreiten dieses Prozesses verändern gewisse Verhaltensformen ihre Funktion.

Blanck & Blanck (1985, S. 48) sprechen von einem Funktionswandel, dessen Endergebnis die sekundäre Autonomie sei. Am Beispiel der Reinlichkeitsgewöhnung erläutern sie diesen Vorgang: Während die Reaktionsbildung während der Sauberkeitserziehung zunächst einen Abwehrmechanismus darstellt, erlangt er eine adaptive Funktion, wenn die hygienischen Gewohnheiten und Ordnung selbst zum Zweck der Aktivität werden. Durch die Änderung der Funktion werden die hygienischen und ordnungstiftenden Aktivitäten selbst lustvoll.

Die aus dem Funktionswandel resultierende sekundäre Autonomie liefert den Schlüssel zum Verständnis von Abwehr, Anpassung und Leistungsfähigkeit des Ichs. Dies lässt sich an einem weiteren Beispiel, dem lustvollen Gestalten disziplinierten psychotherapeutischen Verhaltens, anschaulich aufzeigen (Blanck & Blanck 1985, S. 27): Sobald ein Therapeut über genügend Kompetenz und Erfahrung verfügt, können Spontaneität und disziplinierte Technik Hand in Hand gehen. Er kann sich dem Patienten gegenüber unbefangen verhalten, ohne dass sein berufliches Wirken darunter leidet. Seine Reaktionen erwerben dann sekundäre Autonomie. Wenn das Berufs-Ich seine sekundäre Autonomie gewonnen hat, funktioniert es selbstständig und bereitet Vergnügen.

Aus der Perspektive primärer und sekundärer Autonomie lassen sich unterschiedliche **Gruppen von Ich-Funktionen** unterscheiden (Mertens 2010, S. 117 f.):

- primär autonome Leistungen wie Wahrnehmung, Motilität, Denken, Sprechen, Antizipieren
- adaptive Leistungen wie Realitätsprüfung, Realitätssinn, Unterscheidung von Halluzination und Realität
- trieb- und affektregulierende sowie kontrollierende Leistungen wie Enttäuschungstoleranz, Warten können, Modulation des Affektausdrucks
- beziehungsherstellende und -aufrechterhaltende Fähigkeiten wie freundliches In-Kontakt-Treten, sich für einen anderen Menschen nicht nur zu Zwecken der Triebbefriedigung langfristig interessieren und ihm zugewandt bleiben können
- kognitive Leistungen wie adäquate Verarbeitung von Wahrnehmungseindrücken, logisches Denkvermögen

Ausgehend von den vielfältigen Kombinationen, in denen die Ich-Funktionen auftreten, fassen Ehlers & Holder (2007, S. 22) die Ich-Funktionen zu **drei Kategorien** zusammen:

- Fähigkeiten zur Anpassung
- Fähigkeiten zur Realitätsprüfung
- Fähigkeiten zur Abwehr

Der Begriff der »Ich-Stärke« wurde bereits Ende der 1920er-Jahre geprägt, ergänzt durch die dazugehörigen Begriffe der »Ich-Schwäche« und der »Ambivalenztoleranz«. Zur sogenannten synthetisierenden Funktion des Ichs zählen dessen vermittelnde und integrierende Fähigkeiten, sowohl die bewussten Anpassungsvorgänge als auch die zumeist unbewussten Abwehrmechanismen.

2.5.6 Streben nach einer Psychoanalyse als einer Allgemeinen Psychologie

Hartmanns Modell postuliert, den diagnostischen Blick nicht nur auf die Konflikte und die unbewussten Fantasien zu richten, sondern vor allem auf die optimale Entwicklung des Ichs und entsprechend auf die Beeinträchtigungen von Ich-Funktionen. Das Funktionieren des Ichs soll über seine Abwehrfunktion hinaus in Betracht gezogen werden. Hartmann Ziel war es, durch seine Konzipierung der Ich-Psychologie die Psychoanalyse zu einer **Allgemeinen Psychologie** weiterzuentwickeln und damit den Anschluss an die akademische Psychologie seiner Zeit herzustellen, die weit mehr umfasste als nur die klinische Betrachtung neurotischer Entwicklungen. Mit der Postulierung primär autonomer Ich-Apparate, der Betonung, wie hervorragend ein Kind bereits im Säuglingsalter an eine durchschnittlich zu erwartende Umwelt durch seine angeborenen Fähigkeiten angepasst ist, und mit der Konzeptualisierung einer sekundären Autonomie schien dies auch geglückt zu sein. Die Auffassung, dass die Ich-Entwicklung nicht als Psychologie des Konflikts zu verstehen sei, sondern aufgrund ererbter Ich-Eigenschaften und Einwirkungen der Außenwelt vonstattengehe, bot die Möglichkeit, eine **Psychologie der**

normalen Entwicklung zu formulieren und damit Anschluss an andere Wissenschaften zu finden.

Aber Hartmann brachte ja auch die genuin psychoanalytische Perspektive des Triebkonfliktes ein, der jederzeit zur Beeinträchtigung der autonomen Ich-Funktionen führen konnte. Damit war die Rezeption der Ich-Psychologen in der akademischen Psychologie dann doch sehr begrenzt (Mertens 2010). Allerdings hat Hartmann der entwicklungspsychologischen Forschung kräftige Impulse gegeben; viele psychoanalytische Entwicklungs- und Kleinkindforscher wie z.B. René Spitz, Robert Emde oder Daniel Stern betrachten sich als seine Schüler und sprechen von »Hartmanns Pionierleistungen« (Mertens 2010, S. 122).

Von der primären Autonomie der Ich-Apparate ist eine deutliche Parallele zu den Befunden der Säuglings- und Kleinkindforscher zu ziehen, die keine fünfzig Jahre später nachweisen konnten, dass Säuglinge bereits von Geburt an über zahlreiche Kompetenzen in diesen Bereichen verfügen (▸ Kap. 10). In Übereinstimmung mit Freud forderte Hartmann (1939a [1970], S. 87), dass die anhand klinischer Befunde gefassten Meinungen durch auf Beobachtung beruhenden Untersuchungen gestützt werden sollten:

»Und für eine allgemeine Entwicklungspsychologie, wie viele von uns sie heute von der Analyse erwarten, ist die Einbeziehung auch dieser Gebiete eine notwendige Voraussetzung – Einbeziehung in dem oben gekennzeichneten Sinn, d. h. Neubearbeitung dieser von der außeranalytischen Psychologie vielfach durchforschten Gebiete aus dem Blickpunkt und mit den Mitteln der Psychoanalyse. Daß damit die direkte Beobachtung von Entwicklungsvorgängen durch den Analytiker (also vor allem die direkte kinderpsychologische Beobachtung) an wissenschaftlicher Bedeutung für die Analyse gewinnt, versteht sich von selbst.«

2.5.7 Die intrasystemischen Konflikte

Der bereits bekannte Begriff des intersystemischen Konfliktes (zwischen Es, Ich und Über-Ich) wird durch Hartmanns Vorstellung intrasystemischer Konflikte erweitert (Hartmann 1951 [1997]). Erst die systematische Untersuchung seiner unterschiedlichen Funktionseinheiten ermöglicht ein präziseres Verständnis des Ichs und schafft die Voraussetzung, das Ich eines Patienten gezielt zu stärken. Hartmann plädiert dafür, dass eine Einschätzung der Ich-Stärke erst dann vollständig sei, wenn die intrasystemischen Strukturen berücksichtigt werden würden. Das heißt, es müsse dem Überwiegen gewisser Ich-Funktionen gegenüber anderen gezielt Rechnung getragen werden (Hartmann 1951 [1997], S. 148). Ein häufiges Beispiel besteht in der Beeinträchtigung der autonomen Funktionen wie dem Denken, der Wahrnehmung oder der Erinnerung durch das Wirken von Abwehrmechanismen.

Ein weiteres Beispiel für intrasystemisches Denken liegt dem Konzept der **therapeutischen Ich-Spaltung** (Sterba 1974) zugrunde: In der Therapie ist der Patient aufgefordert, sich einerseits auf einen regressionsfördernden Prozess einzulassen und kindliches Erleben einschließlich von Übertragungen zuzulassen. Gleichzeitig besteht aber die Anforderung, die Als-ob-Modalität aufrechtzuerhalten, die dann Selbstbeobachtung und Selbstreflexion erst ermöglicht. In diesem Falle stehen die beiden unterschiedlichen Ich-Anteile in einer synergistischen Beziehung zueinander; das erst genannte Beispiel veranschaulicht eine antagonistische Beziehung unterschiedlicher Ich-Funktionen.

In der Definition der Konfliktachse der Operationalisierten Psychodynamischen Diagnostik (Arbeitskreis OPD 2006) betonen die Autoren ausdrücklich, dass auch intrasystemische Konflikte abgebildet werden.

Nicht selten lässt sich bei Patienten eine **antagonistische Beziehung** beobachten, wenn z. B. die autonomen Strebungen völlig überwiegen und dies zu Lasten der Vernachlässigung von Abhängigkeitsbedürfnissen geht. Solch eine intrasystemische Dysbalance begünstigt das Auftreten von Depressionen und psychosomatischen Störungen.

2.5.8 Die Abwehrmechanismen in der Ich-Psychologie

Wie schon an mehreren Stellen angeführt, stellt die Abwehr einen genuinen Bestandteil der Ich-Psychologie dar. Hartmanns Ich-Psychologie geht in deren Entpathologisierung noch einen Schritt weiter als Anna Freud. Die Ich-Psychologie beschäftigt sich weniger mit der Abwehrdynamik und konzentriert sich stattdessen auf die Ich-funktionellen Voraussetzungen, die der Mensch von Geburt an mitbringt und die therapeutisch gefördert oder ersetzt werden müssen. Im Gegensatz zur Triebpsychologie verliert der Abwehrbegriff in der Ich-Psychologie deutlich an Brisanz: Die Anpassung des Individuums erfolgt primär durch die autonomen Funktionen und kann durchaus auch konfliktfrei verlaufen (Küchenhoff 2014).

2.6 Klinische Implikationen der Ich-Psychologie

Der Begriff der Ich-Psychologie nimmt Bezug auf eine bestimmte Ausrichtung der psychoanalytischen Technik, die sich darum bemüht, den Notwendigkeiten, die in der Behandlung schwer gestörter Patienten entstehen, gerecht zu werden. Die Beschreibung von gelungener wie auch misslungener Anpassung unter dem Aspekt der Funktionsfähigkeit des Ichs erweist sich für die Psychotherapie schwerer gestörter Persönlichkeiten als sehr bereichernd. Erst die präzise Beschreibung der Ich-funktionalen Defizite dieser Patienten ermöglichte es, Modifikationen der psychoanalytischen Technik zu entwickeln, die Voraussetzung für eine erfolgreiche Behandlung dieser schwer beeinträchtigten Patienten sind (Hartkamp 2014).

In ihrem Buch »Angewandte Ich-Psychologie« (1985) führen Gertrude und Rubin Blanck aus, wie die zeitgenössischen Ich-psychologischen Forschungen für die psychotherapeutische Praxis nutzbar sind. Die beiden Autoren grenzen Psychoanalyse und Psychotherapie voneinander ab und betonen, dass nur das intakte Ich des Patienten für die Methode der freien Assoziation, der Aufhebung von Verdrängungen der Übertragungsdeutung u. Ä. zugänglich sei (Blanck & Blanck 1985). Wenn das Ich hingegen durch Entwicklungsschäden modifiziert ist, die sogar die Ausbildung einer neurotischen Struktur verhindern, wie dies für »Borderline-Fälle« der Fall sei, könne die psychoanalytische Technik nicht mit Erfolg angewendet werden.

»Jede therapeutische Methode wird von ihrem Ziel diktiert. Psychoanalytische Verfahrensweisen waren eigens dazu bestimmt, das Unbewußte bewußt zu machen und dadurch eine Strukturveränderung herbeizuführen (Änderung der Beziehungen zwischen Es, Ich und Über-Ich). Diesem Zweck werden alle ablenkenden Ziele untergeordnet […] In der Psychoanalyse ist die Ich-Bildung gewöhnlich ein Nebenprodukt des wichtigsten

technischen Vorsatzes. In der Psychotherapie besteht die Behandlung an sich im Versuch, das geschädigte Ich zu heilen. Die Ich-Bildung wird zum eigentlichen Behandlungsgegenstand, und es müssen Verfahren entwickelt werden, die speziell diesem Ziel dienen.« (Blanck & Blanck 1985, S. 23)

Im Zentrum der Ich-Psychologie steht die innere Selbstregulierung. Die Diagnostik des Entwicklungs- und Reifegrades der autonomen Ich-Funktionen ist entscheidend für die Entstehung sowie für die Beurteilung einer psychischen Störung. Der Zustand der Ich-Funktionen bestimmt die zeitliche Einordnung der Störung (»früh« oder »ödipal«), aber auch deren Schwere, die über die Einschätzung des Strukturniveaus kenntlich gemacht wird:

»Stets ist die seelische Störung um das Bild zentriert, welchen Grad der Abhängigkeit bzw. Unabhängigkeit das Ich in seiner Entwicklung von den Trieben, dem Über-Ich und der Außenwelt erreicht hat.« (Giesers & Pohlmann 2010, S. 652)

Werke von Heinz Hartmann, Ernst Kris und Rudolph Loewenstein bildeten den Grundstock der Ich-Psychologie, Edith Jacobson (1973), Margaret S. Mahler (1980 [2008]; ▶ Kap. 7) und René A. Spitz (1974) haben insbesondere den entwicklungspsychologischen Aspekt weiter ausgearbeitet, die Beiträge von Otto F. Kernberg und Heinz Kohut verdeutlichen den Gewinn, den die Nutzung Ich-psychologischer Grundlagen für die Behandlung schwerer Krankheitsbilder erzielte. Die klinischen Weiterentwicklungen mit der Betonung der Ich-Entwicklung und der verschiedenen Ich-strukturellen Kompetenzen haben zu bedeutsamen, heute unverzichtbaren Neuerungen geführt, wie z. B. zum Konstrukt der Ich-Stärke, zu Kernbergs Niveaus der Persönlichkeitsorganisation (Caligor & Clarkin 2013; Kernberg & Levy 2011) bis zur gegenwärtigen Konzeptualisierung der Strukturachse der OPD (Arbeitskreis OPD 2006). Die Ich-Psychologie spielt als Grundlage moderner strukturbezogener Behandlungsansätze wie der Übertragungsfokussierten Psychotherapie (Transference-Focused Psychotherapy, TFP; Clarkin et al. 2008; Yeomans et al. 2017) oder der Strukturbezogenen Therapie (Rudolf 2004, 2013i) eine große Rolle (s. u.). Fürstenau stellte schon 1977 die Forderung auf, der Psychotherapeut müsse sich im psychotherapeutischen Prozess aus klinischer Sicht die Frage stellen, ob und welche strukturellen Abweichungen des Ichs des jeweiligen Patienten vom »fiktiven Normal-Ich« (Freud 1937c [1999], S. 80) vorlägen. Die psychoanalytisch-interaktionelle Methode (PiM; Heigl-Evers & Ott 1996) kann im deutschsprachigen Bereich als eine der ersten Modifikationen der psychoanalytischen Technik angesehen werden, die in besonderer Weise den Notwendigkeiten der Behandlung strukturell Ich-gestörter Patienten Rechnung trägt (▶ Kap. 15).

2.7 »Es gibt im Gehirn keine Zentrale«

Unter dieser Überschrift setzt sich Deneke ausführlich mit der psychoanalytischen Strukturtheorie auseinander und kritisiert die Bedeutung von »Ich« und »Selbst« als »zentralistische Suprastrukturen« (Deneke 2013, S. 21 ff.). Der Autor bezieht sich auf die neurobiologische Forschung und weist nach, dass die Konzeption von »Ich« und »Selbst« als übergeordneten Instanzen als wissenschaftliche Position nicht haltbar ist. Jeder Mensch verfügt über eine zumindest präreflexive Gewissheit, eine Art Zentrum in sich zu haben, das ihn als Person ausmacht und das im unmittelbaren Erleben einfach er selbst ist. Somit ist das Empfinden, ein »Ich« oder ein »Selbst« zu haben, eine psychische Realität. Diese gefühlte Evidenz sagt aber noch lange nichts darüber aus, dass ein solches Zentrum auch tatsächlich existiert. Es sind Konstrukte, von Menschen erdachte Hilfskonstruktionen, auf die anhand von Beobachtungen oder mittels empirischer Daten nur rückgeschlossen werden kann, die sich selbst aber der Beobachtung und damit einer Validierung entziehen. In der psychoanalytischen Literatur würden sie meistens aber so konzipiert, als stünde ihre Realpräsenz außer Frage, teilweise würden sie nahezu wie ein Organ (s. o.) behandelt. Deneke (2013, S. 24) verweist darauf, dass Freud das Ich mit einer Eindringlichkeit beschrieben habe (1933/1999, S. 85; ▸ Kap. 1), dass man es geradezu bildlich wahrnehmen könne:

»*Vereinfacht ausgedrückt besetzte man die Chefposition mit dem ›Ich‹, subordinierte ihm in größerer Zahl zuzuarbeitende Abteilungen und vertraute darauf, dass jetzt, nachdem die Chefposition besetzt war, das Unternehmen arbeits- und funktionsfähig sein würde. Man fragte sich nicht, wie der Chef das Unternehmen leitet, wie er und seine Abteilungen und die Abteilungen untereinander kommunizieren, interagieren und sich abstimmen, Entscheidungen planen und in die Tat umsetzen.*« (Deneke 2013, S. 22)

Im analytischen Modell kann das »Ich« seine Vermittlungsaufgaben zwischen Es, Über-Ich und Realität nur wahrnehmen, weil ihm bestimmte Inhalte und Funktionen zugeordnet werden. Ohne Inhalte und Funktionen, so lautet die logische Schlussfolgerung, gäbe es kein Ich. Die Inhalte und Funktionen sind aber existent in einer Weise, dass sie der direkten Beobachtung zugänglich sind.

Um nun die Widersprüchlichkeit nicht allzu groß werden zu lassen, muss dem Konstrukt »Ich« auf irgendeine Weise doch eine Eigenständigkeit zugeschrieben werden: »*Konstrukte sind aber nur so lange haltbar, als keine empirischen Ergebnisse vorliegen, die ihnen widersprechen.*« (Deneke 2013, S. 23).

Dieser Satz Denekes beinhaltet einiges an Zündstoff, da der hermeneutisch-konstruktivistische Ansatz der Psychoanalyse einer anderen Diskurswelt zuzuordnen ist als der objektivierend-empirischen. Leuzinger-Bohleber & Pfeifer (2013) sprechen von einem »Kategorienfehler« (▸ Kap. 10), der nur allzu leicht begangen werde, wenn man erklärende neurobiologische Erkenntnisse mit den auf das Sinnverstehen der unbewussten Funktionsweise der menschlichen Psyche ausgerichteten psychoanalytischen Konzepten und Modellen erkenntnistheoretisch gleichsetzt.

Eine andere Möglichkeit, eine Annäherung an die verschiedenen Auffassungen herzustellen, besteht in der Unterscheidung zwischen einem starken und schwachen neurobiologischen Reduktionismus. Einer stark reduktionistischen Position folgend wäre unser gesamtes Erleben ausschließlich als neurowissenschaftlich hinreichend aufgeklärt zu verstehen, wenn es gelänge, die Hirnaktivitäten komplett zu erfassen, die mit dem Erleben identisch sind. Ein schwacher neurobiologischer Reduktionismus beruft sich zwar darauf, dass es ohne Hirnprozesse keine seelisch-geistigen Phänomene gäbe, aber das Gehirn ist bekanntlich nicht das Mentale. Die bestehende Erklärungslücke gilt weiterhin, auch wenn geistig-seelische Vorgänge ohne Hirnprozesse nicht möglich sind.

Vor dem Hintergrund dieser Ergänzungen ist dann Denekes neurobiologisch untermauerte These vom Fehlen einer Zentrale als übergeordneter letztinstanzlicher

Einheit weiter zu verfolgen. Der Autor bezieht sich auf Freud, der schon in den 1920er-Jahren vieles hellsichtig vorweggenommen hatte:

»*Die Mängel unserer Beschreibungen würden wahrscheinlich verschwinden, wenn wir anstatt der psychologischen Termini schon die physiologischen oder chemischen einsetzen könnten*« (Freud 1920g [1999], S. 268). Oder: »*Die Biologie ist wahrscheinlich ein Reich der unbegrenzten Möglichkeiten, wir haben die überraschendsten Antworten von ihr zu erwarten und können nicht erraten, welche Antworten sie auf die von uns an sie gestellten Fragen einige Jahrzehnte später geben würde. Vielleicht gerade solche, durch die unser ganzer künstlicher Bau von Hypothesen umgeblasen wird*« (Freud 1920g [1999], S. 268 f.). Und: »*Solche und ähnliche Vorstellungen gehören zu dem spekulativen Überbau der Psychoanalyse, von dem jedes Stück ohne Schaden und Bedauern geopfert oder ausgetauscht werden kann, sobald seine Unzulänglichkeit erwiesen ist*« (Freud 1925d [1999], S. 58).

Neurobiologisch betrachtet gibt es zwar kein real existierendes Ich, wohl aber sog. Konvergenzzonen in einem biologischen System Gehirn (Damasio 2000; LeDoux 2003), innerhalb dessen Resultate von Hirnprozessen integriert werden. Solche Konvergenzzonen sind z. B. der Thalamus, der Hippocampus oder das sog. Arbeitsgedächtnis im Bereich des lateralen präfrontalen Kortex: »*Es gibt kein einzelnes zentrales Areal, dem alle anderen Areale ausschließlich berichten, weder im visuellen noch in einem anderen System* (zit. n. Kandel 2006, S. 410 f.). Argumentierend aus einer schwach reduktionistischen Position gibt es nur wenige psychoanalytische Konstrukte, die aus Denekes Perspektive Bestand haben (Deneke 2013). Die Abwehrlehre, das Hauptbestimmungsstück der Ich-Psychologie, gehört dazu; sie beinhaltet: »... *die unabweisbare Tatsache, dass Menschen dazu neigen, unerträgliche Aspekte ihrer Wirklichkeitserfahrung aus ihrem Wachbewusstsein zu eliminieren oder sie so umzudeuten, zu verschleiern, zu beschönigen oder sonst wie zu bearbeiten, dass sie sie ertragen können*« (Deneke 2013, S. 4; ▶ Prolog).

2.8 Aktuelle Definition und Klassifikation der Abwehrmechanismen

2.8.1 Aktuelle Definitionen

Nach dieser kurzen Auseinandersetzung zum Verhältnis zwischen Psychoanalyse und Neurobiologie kehren wir nun in die Diskurswelt der traditionellen Psychoanalyse zurück. Man kann sagen, dass die Theorie der Abwehrmechanismen als wesentlicher Beitrag der Ich-psychologischen Orientierungen sicherlich eine der fruchtbarsten und am meisten – heute auch außerhalb der Psychoanalyse – akzeptierten Teile der psychoanalytischen Theorie darstellt (Mentzos 2009, S. 45). War sie zunächst integrativer Bestandteil der triebtheoretisch fundierten Konflikttheorie, welche die Dynamik und den intrapsychischen Widerstreit psychischer Interessen als Grundlage intrapsychischer Konflikte und der Entwicklung ganz allgemein ansieht, spielt das Abwehrkonzept heute in allen Psychologien der Psychoanalyse eine bedeutende Rolle.

Während Anna Freud herausstellte, dass Abwehr per se nicht pathologisch sei und dass nicht nur Triebe, sondern auch die äußere Realität abgewehrt werden könne, betont Hoffmann (1987), dass auch **Affektzustände** zum Gegenstand der Abwehr werden. Der Autor gibt eine sehr umfassende Beschreibung, indem er Abwehr als

Regulationsprinzip versteht, das nicht nur zur Vermeidung von Unlust, sondern auch zur Verbesserung des Selbstbildes und des Lustgewinns aus befriedigenden Ich-Funktionen eingesetzt werde.

Mentzos (1996, S. 191) definiert den erweiterten Abwehrbegriff wie folgt:

> »Unter Abwehr versteht man im psychoanalytischen Kontext alle diejenigen – zumeist unbewußt automatisch verlaufenen – Prozesse bzw. Mechanismen, welche der Entlastung des Ichs von unlustvollen Gefühlen und Affekten (bzw. den dazugehörigen kognitiven Inhalten) dienen. Diese Entlastung – und das ist das Wesentliche – erfolgt mittels Unbewußtmachung oder Vermeidung der Bewußtmachung. Es geht an erster Stelle um Abwehr von Angst, aber auch von Trauer, seelischem Schmerz, depressivem Affekt, Scham, Schuldgefühlen, Wut usw. Da die Affekte, die hier abgewehrt werden, zunächst eine ›sinnvolle‹ Signalfunktion haben (sie signalisieren auf diese unlustvolle und dadurch eindringliche Weise dem Ich, daß ›etwas nicht in Ordnung ist‹), könnte man zu der Schlußfolgerung gelangen, daß die Abwehrmechanismen daher dysfunktionale und maladaptive Vorgänge sein müssen. Dies ist jedoch nur zum Teil richtig. Wie noch zu zeigen sein wird, stellen vielfach die Abwehrmechanismen trotz ihrer verdeckenden Funktion oft unter den gegebenen Umständen beachtenswerte Ich-Leistungen dar.«

Anschauliche **Beschreibungen** der Abwehrmechanismen, die am verbreitetsten sind, finden sich z. B. bei Klußmann (1988, S. 16 ff.) und bei Ehlers (2008, S. 16 ff.).

Klußmann geht beispielhaft von der Situation aus, dass ein Kind einen Keks essen möchte – das ist das Es-Motiv –, der sich in einem verschlossen Schrank befindet, für den der Schlüssel fehlt. Das Kind erlebt heftige Unlust und antwortet mit Aggression, indem es Wutanfälle bekommt und gegen die Schranktür tritt. Ein Über-Ich-Impuls vermittelt dem Kind aber dann, dass die Eltern es verboten haben, zu dieser Zeit einen Keks zu essen. Mobilisiert das Kind nun unbewusst z. B. **Verdrängungsmechanismen,** wird es so tun, als gebe es den Keks nicht, es schaltet eine wichtige Realität aus und leugnet sie partiell. Verarbeitet das Kind diese Konfliktsituation über **identifikatorische Vorgänge,** wird es die Tätigkeit der Mutter nachahmen, die während der Arbeit zu dieser Zeit auch nicht essen kann. Eine andere Möglichkeit besteht in der **Verschiebung** der Affekte. Das Kind, das den Keks nicht bekommen kann, lässt seine Wut an den Spielsachen aus. Auf diese Weise dekliniert der Autor sämtliche Abwehrmechanismen durch, inklusive der in den Bereich des Gesunden zu rechnenden **Sublimierung.** Hier veredelt das Kind seinen Impuls, einen Keks zu essen, indem es sich ein Schlaraffenlandmärchen ausdenkt und besonders intensiv liest oder Musik hört (»Ohrenschmaus«).

Die klinisch wichtigsten Ausdifferenzierungen der Abwehrtheorie haben wir der **Objektbeziehungstheorie** zu verdanken, insbesondere Kernberg und seinen Mitarbeitern (Kernberg 1981). Kernberg bezieht sich auf Melanie Klein (▶ Kap. 6) und geht davon aus, dass schon ein Säugling über ein rudimentäres funktionsfähiges Ich verfügt. Dieses Ich ist in der Lage, frühe und allerfrüheste Abwehrformationen zur Bewältigung der aus dem Todestrieb resultierenden angeborenen Aggression zu mobilisieren. Dies sind vor allem die Abwehrvorgänge der paranoid-schizoiden Position: die Projektion und die Introjektion, die unser heutiges Verständnis der Psychosen und schweren Persönlichkeitsstörungen entscheidend bereichert haben. Kernberg erweitert den Gegenstand der Abwehr, der sich nicht nur auf Triebrepräsentanzen, sondern auch auf die Selbst- und Objektrepräsentanzen bezieht.

Der Mechanismus der **Spaltung** beinhaltet einen Abwehrvorgang, in dem z. B. widersprüchliche Selbstrepräsentanzen wie etwa Wut- und Schuldgefühle voneinander getrennt gehalten oder Selbst- und Objektrepräsentanzen einem ständigen Wechsel externalisiert werden (▶ Kap. 3, Kap. 21). Abwehrvorgänge werden nicht mehr als nur intrapsychische Veränderungen angesehen, sondern kommen auch interpersonell zur Darstellung, sodass von interpersonaler oder auch psychosozialer Abwehr gesprochen wird (vgl. z. B. Willi 1975).

Das klinisch wohl wichtigste interpersonelle Abwehrarrangement besteht in der **projektiven Identifizierung** (Weiß 2008), die einbezieht, dass es unter dem interaktionellen Druck, der mit der Projektion des Negativen einhergeht, per Induktion zu einer innerpsychischen Veränderung des Gegenüber kommt, die den Inhalten der Projektion entspricht. Es werden also die »bösen Selbstanteile« durch Projektion externalisiert; dadurch entstehen gefährliche Objekte, gegen die der Patient den Kampf aufnimmt, indem er sich mit ihnen identifiziert und auch zum Aggressor wird, allerdings in der bewussten Überzeugung, zuerst angegriffen worden zu sein. Dies ist z. B. der Fall, wenn ein Patient seine unerträglichen aggressiven Gefühle auf den Therapeuten projiziert, diesen mit seiner negativen Affektivität kontaminiert und somit, zumindest vorübergehend, dessen empathisches und reflektierendes therapeutische Ich infiziert, sodass der Therapeut tatsächlich gereizt oder ärgerlich reagiert. In einem zweiten Schritt identifiziert sich dann der Patient mit der Aggression des Therapeuten und greift diesen an, allerdings in der subjektiven Gewissheit, sich nur berechtigterweise gegen die Angriffe des Therapeuten zu wehren.

2.8.2 Klassifikation und Systematik der Abwehrmechanismen

Trotz vielfältiger Ansätze (vgl. Krause 2012, S. 376 ff.; Küchenhoff 2014) existiert bis heute keine verbindliche Klassifikation der Abwehrmechanismen. Auch der Einsatz empirisch-klinischer Beobachtungs- und Ratingverfahrens hat diese Situation nicht nachhaltig verbessert. Vaillant (1992) gibt einen Überblick über die amerikanische Methodenentwicklung und hat sieben bzw. fünf dieser Erhebungsmethoden im Hinblick auf eine übereinstimmende Erfassung von Abwehrmechanismen überprüft. Von den 17 wichtigsten Abwehrmechanismen werden nur die folgenden sieben von allen genannt: Ausagieren, Verschiebung, Intellektualisierung, Wendung gegen das Selbst, Projektion, Verdrängung und Unterdrückung. Eine ganze Reihe von definierten Abwehrmechanismen taucht jeweils nur in einem Erhebungssystem auf. Hentschel et al. (1993) stellen die europäischen Entwicklungen dar, die insbesondere auch von Ehlers et al. (1995) beeinflusst wurden. Es wird eine Klassifikation vorgeschlagen, welche die Abwehrdimensionen nach den Quellen der Abwehr einteilt: Über-Ich-Aktivität, Triebabwehr, Abwehr von Affekten, Triebverschiebung und narzisstische Abwehr. Ehlers (2014, S. 14 ff.) definiert insgesamt 19 Abwehrmechanismen, die den folgenden vier Kategorien zugeordnet werden:

- psychotische Abwehr (z. B. illusionäre Projektion)
- unreife Abwehr (z. B. neurotische Projektion, Verleugnung der äußeren Realität, Ausagieren)
- neurotische Abwehr (z. B. Verdrängung, Verleugnung der inneren Realität, Verschiebung, Rationalisierung)
- reife Abwehr (z. B. Humor, Altruismus, Sublimierung)

Wie Hartmann (s.o.) unterscheidet auch Krause (2012, S. 381 ff.) inter- von intrasystemischen bzw. – in Krauses Begrifflichkeit – intra- von interstrukurellen Konflikten. Kennzeichnend für den intrastrukturellen Konfliktmodus ist die Möglichkeit der Regulierung intrapsychischer Spannungen und Ängste durch kognitiv-mentale Vorgänge, die durchaus auch affektive Veränderungen einschließen können. Aus einem inter- oder intrastrukturellen Konflikt kann auch ein interpersoneller werden, wie dies bei schwerer persönlichkeitsgestörten Patienten häufig beobachtet wird (▶ Kap. 21); dann schließt die Abwehr soziale Anteile mit ein, wie dies z.B. bei der projektiven Identifizierung der Fall ist. Ausgehend von diesen Überlegungen schlägt Krause folgende Einteilung vor:

1. inter- und intrastrukturelle Konflikte und deren Handhabung durch vorwiegend kognitive Abwehrformen: z.B. Verleugnung, Verdrängung, Dissoziation, Projektion
2. inter- und intrastrukturelle Konflikte und deren Handhabung durch handlungsorientierte Abwehrformen: z.B. Reaktionsbildung, Ungeschehenmachen
3. Abwehrformationen und deren Handhabung durch veränderte Formen des affektiven Prozesses: z.B. Affektisolierung, Konversion, Affektersetzung
4. interpersonelle Abwehrformationen: z.B. Spaltung, projektive Identifizierung, Kollusion

In zahlreichen Forschungsarbeiten wurde versucht, die Nutzung spezifischer Abwehrmechanismen mit umschriebenen psychischen Störungen in Verbindung zu bringen (vgl. Ehlers 2014). Die Ergebnisse sind sehr heterogen und auch aufgrund der unterschiedlichen Untersuchungsmethodik kaum überschaubar. An dieser Stelle soll eine Übersicht von Eckhardt-Henn et al. (2009, S. 59) zitiert werden, in welcher in Anlehnung und Weiterführung der Überlegungen Freuds Neurosetypen den Abwehrformen zugeordnet werden (▶ Abb. 2-1).

Diese Zuordnung versucht, über den phänomenal-deskriptiven Ansatz in der Beschreibung von spezifischen psychischen Störungen hinauszugehen und die psychodynamische Perspektive zu nutzen, um Krankheitsbilder von ihrer inneren Dynamik her zu verstehen. Gleichwohl betonen die Autoren, dass im Prinzip bei jeder Neuroseform jeder Abwehrmechanismus auftreten kann.

Am ehesten haben sich Einteilungen nach dem Grad ihrer Reife und damit der Reife der Funktionsfähigkeit des Ichs bewährt. Reife oder Unreife eines Abwehrmechanismus werden daran bemessen, welcher Grad der Regression, also des Zurückgreifens auf frühere Entwicklungsstufen, vorliegt (Mentzos 2009). Pragmatisch lässt sich die Reife bzw. Unreife der Abwehr durch die Beantwortung der Frage, »[...] was ein Abwehrvorgang den psychophysischen Organismus kostet« (Mentzos 2009, S. 45), einschätzen. Auch wenn Abwehrmechanismen zunächst einmal normal und ubiquitär sind und Angst ersparen, so kosten sie doch Freiheit und Lebendigkeit. Nach Klußmann (1988, S. 18) führen sie in unterschiedlicher Ausprägung zu

- Realitätsverlust,
- dynamischem Kräfteverlust,
- schweren Charakterveränderungen,
- Körperstörungen.

Diese intrapsychischen Veränderungen gehen natürlich mit Problemen in Beziehungen einher, weil sie die interaktionellen Fähigkeiten, insbesondere auch die Wahrnehmungsfähigkeit, mehr oder weniger stark beeinträchtigen.

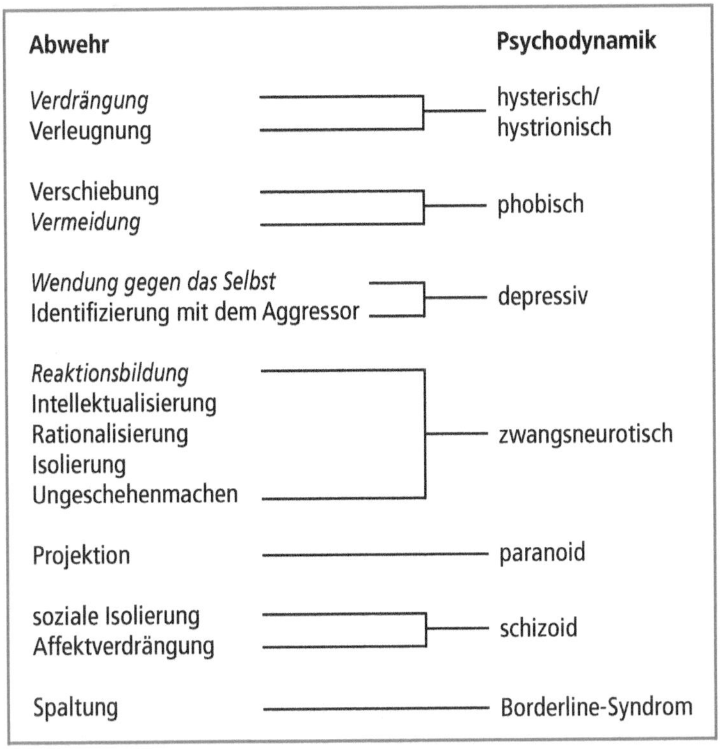

Abb. 2-1 Relative Dominanz von Abwehrmechanismen bei verschiedenen Neurosetypen (»typische« Abwehr ist *hervorgehoben*; nach Eckhardt-Henn et al. 2009)

Die Reife der Abwehrmechanismen ist ein wesentliches Kriterium z. B. in der Diagnostik der **Niveaus der Persönlichkeitsorganisation**, wie Kernberg (z. B. 2000) sie definiert hat. So wird die Borderline-Persönlichkeitsorganisation durch das Überwiegen von Abwehrmechanismen geprägt, die um die Spaltung herum organisiert sind (▸ Kap. 15).

Mentzos (1996, S. 195 ff.; 2009, S. 47) formuliert **fünf Ebenen**, auf denen er die unterschiedlichen Abwehrmechanismen einordnet (▸ Tab. 2-1):

- Auf der ersten Ebene stehen die vorwiegend bei Psychosen vorkommenden Abwehrmechanismen, die eine grobe Verzerrung der Realitätswahrnehmung implizieren.
- Auf der zweiten Ebene finden sich die relativ »unreifen« Mechanismen, die aber keine grobe Verzerrung der Realitätswahrnehmung beinhalten wie diejenigen der ersten Ebene. Der Realitätsbezug bleibt erhalten.
- Der dritten Ebene werden die reifen psychoneurotischen Abwehrmechanismen zugeordnet.
- Die vierte Ebene enthält das reife Coping und andere gesunde Verarbeitungsformen wie Sublimierung oder Humor.
- Auf der fünften Ebene finden sich die psychosozialen Abwehrarrangements, welche die äußere psychosoziale Realität, insbesondere auch die Bezugspersonen, nicht nur in der Vorstellung und Fantasie, sondern auch faktisch in den Abwehrvorgang einbeziehen.

In dieser Systematik fehlen die typischen psychosomatischen Abwehrvorgänge der

Tab. 2-1 Systematisierung der Abwehrmechanismen (nach Mentzos 2009, S. 47)

Ebene	Beschreibung der Abwehrmechanismen
I	• psychotische Projektion (z. B. Verfolgungswahn) • psychotische Introjektion (z. B. Glaube, Jesus zu sein) • psychotische Verleugnung (z. B. manische Phänomene) • psychotische Abspaltung (z. B. bei der psychotischen Depersonalisation)
II	• nicht-psychotische Projektion, Spaltung, Verleugnung usw. • Identifikation als Abwehr, insbesondere projektive Identifikation
III	• Intellektualisierung, Rationalisierung, Affektualisierung • Verschiebung, Verlagerung, Verdrängung usw. • Ungeschehenmachen, Wendung gegen das Selbst, Reaktionsbildung
IV	• reifes Coping, Sublimierung, Humor
V	• psychosoziale Abwehr

Konversion und der **Somatisierung**. Die Konversion wird typischerweise als reifer Abwehrmechanismus verstanden, während die Somatisierung meistens der Ebene der unreifen Mechanismen zugeordnet wird.

Zum Abschluss der Beschäftigung mit den Abwehrmechanismen soll noch ein kurzer Blick auf die Unterscheidung zwischen Coping und Abwehr gerichtet werden. Zunächst ist es wichtig, sich zu vergegenwärtigen, dass das Coping ein verhaltenstherapeutisch inspiriertes Konzept darstellt und damit auf anderen theoretischen Grundannahmen basiert als das psychoanalytische Abwehrkonzept. Auch wenn eine klare Grenzziehung nicht möglich ist, lassen sich doch bedeutsame Unterschiede herausstellen:

- Coping-Strategien werden bewusst, absichtsvoll und zielgerichtet eingesetzt; bei der Nutzung von Abwehrmechanismen hingegen handelt es sich definitionsgemäß um ein unbewusstes Geschehen.
- Abwehrprozesse verändern bevorzugt die innere repräsentionale Wirklichkeit, Bewältigungsprozesse demgegenüber eher die äußere Wirklichkeit faktischer Gegebenheiten (Deneke 2013, S. 206).

Kächele & Steffens (1988) betonen, dass Abwehr und Coping nicht als Gegensätze, sondern als sich ergänzende Regulationsprozesse aufzufassen sind, die dazu dienen, die psychische Funktionsfähigkeit zu erhalten und auch unter belastenden Bedingungen eine Anpassung an die Realität zu ermöglichen. Eine angemessene Bewältigung schwerer körperlicher Krankheit z. B. erfordert meistens ein gewisses Ausmaß an Verdrängung von Angst, um sich auf der Handlungsebene dann adaptiv bzw. compliant verhalten zu können.

2.9 Kritische Würdigung der Ich-Psychologie

Ich-psychologische Orientierungen gehen von der Ubiquität menschlicher Konflikthaftigkeit und der Zentralität der Kompromissbildungen für das psychische Funktionieren aus. Die Kritik der zeitgemäßen, nicht Ich-psychologisch ausgerichteten Psychoanalyse richtete sich vor allem darauf, dass die Ich-Psychologie mit ihrer Betonung der Kompromissbildungen eine Anpassungspsychologie im Sinne einer Anpassung an die soziale Umwelt sei und dass damit der Psychoanalyse »der kulturkritische Stachel« (Adorno 1972) gezogen werde. Anpassung wurde allerdings häufig nur im passiven Sinn an eine immer stärker soziologisch aufgefasste Realität verstanden und vernachlässigte den intrapsychischen Aspekt. Ich-psychologische Konzeptualisierungen betrachten jede menschliche Handlung jedoch viel komplexer als einen Kompromiss zwischen Triebimpulsen und Wünschen, den Wertvorstellungen des Über-Ich und Ich-Ideals sowie den Anforderungen der jeweiligen Realität:

> »Damit wird die zentrale Rolle der Anpassungsbemühungen des Ichs während der Entwicklung und während des therapeutischen Prozesses betont« (Mertens 2009, S. 114).

Der Entwicklungsstand und das Integrationsniveau der Ich-Funktionen entscheiden maßgeblich darüber, wie eine Person mit andrängenden Wünschen umgehen kann.

Das Ich ist bei seiner lebenslangen Herausforderung der Vermittlung ständig mehr oder weniger vom Scheitern bedroht, was sich in der Ausbildung von Störungen – sei es in Form von Psychosen, psychosomatischen Störungen, Persönlichkeitsstörungen oder Neurosen – zeigt: Damit ist Psychopathologie auch immer eine Ich-Psychologie (Jeron 1997). Das große Verdienst der Ich-psychologischen Konzeptualisierungen besteht darin, dass sie die theoretische Basis für modifizierte Behandlungen schwerer gestörter, insbesondere persönlichkeitsgestörter Patienten lieferten und heute als Grundlage der störungsspezifischen Behandlungsansätze, z. B. von Borderline-Patienten, nicht mehr wegzudenken sind (s. o.; ▶ Kap. 15, Kap. 21).

Die Ich-Psychologie lenkte die therapeutische Aufmerksamkeit verstärkt auf die Faktoren, die den Zugang mentaler Inhalte zum Bewusstsein beeinflussen (Hartkamp 2014, S. 399 ff.). Hierzu zählen neben den reiferen Abwehrmechanismen beispielsweise auch die Veränderung von Ich-Zuständen, wie sie im Zusammenhang mit Fragmentierungsprozessen vorkommen, Regressionen bezüglich des Niveaus der Denkfunktionen bis hin zu präoperationalem Denken oder das Ausmaß, in welchem die Kommunikation anstelle des verbalen Dialogs vom Handlungsdialog, sogenannten Enactments, bestimmt wird. Ziel der genuinen Ich-psychologisch inspirierten analytischen Behandlung ist die Bewusstmachung und Linderung der unbewussten Ängste, denen sich allerdings Abwehrmechanismen und Widerstände entgegensetzen. Der Schwerpunkt der Betrachtung liegt

> *»[...] in der gegenwärtig beobachtbaren Eigendynamik der intrapsychischen Aushandelungsprozesse und Kompromissbildungen zwischen Wünschen, Abwehrvorgängen, Über-Ich-Impulsen und Realitätsgesichtspunkten.«* (Mertens 2009, S. 115)

Dies trug der Ich-Psychologie zusätzlich den Vorwurf ein, die Psychoanalyse auf eine reine »Abwehrpsychologie« zu reduzieren und den triebtheoretischen Schwerpunkt zu vernachlässigen. Ein weiterer Kritikpunkt bezieht sich darauf, dass interpersonelle Einflüsse nur eine untergeordnete Rolle spielen, was die Ich-Psychologie in die Ein-Person-Psychologien einordnet. In seiner fiktiven Diskussion zwischen Vertretern unterschiedlicher psychoanalytischer Schulen schreibt Mertens (2010, S. 123), dass die Ich-Psychologie in den 1950er und 1960er-Jahren alle Konzepte, die nicht in das »Hartmannsche Prokrustes-Bett« passten, kurzerhand diskriminiert hätte. Dazu habe insbesondere das interpersonale Denken von Harry Stack Sullivan, Clara Thompson und Karen Horney gezählt.

Mit seinem Bestreben, den Anschluss der Psychoanalyse an die akademische Psychologie herzustellen, ist Hartmann zwar weitgehend gescheitert, dennoch hat er zumindest ansatzweise den steinigen Weg zur Anerkennung empirisch-beobachtender Forschung in der Entwicklungspsychologie geebnet (▶ Kap. 10). Sein Konzept der angeborenen Ich-Apparate findet sich in den entsprechenden Ergebnissen wieder, dass der »kompetente Säugling« von Beginn des Lebens an über perzeptuelle, kognitive und affektive Fähigkeiten sowie über Handlungs- und Interaktionskompetenzen verfügt. Hartmanns Konzeptualisierungen beinhalten ein deutliches Abrücken vom Freudschen Postulat, dass ein Kind nur widerwillig seine halluzinatorische Wunschwelt aufgibt, und belegten den Autor »mit dem Bannstrahl des Positivismus« (Mertens 2010, S. 116).

2.10 Zusammenfassung

- Die Ich-Psychologie betrachtet den Menschen unter den Gesichtspunkten der Fähigkeit zur Anpassung und Realitätsbewältigung sowie der Abwehrprozesse.
- Die Ich-Psychologie beschäftigt sich mit der Frage, wie es Menschen gelingt, sich an die Welt, in der sie leben, anzupassen.
- Freud zufolge entwickelt sich das Ich mit seinen Funktionen der Abwehr, der Realitätsprüfung, der Wahrnehmung, des Gedächtnisses, der Aufmerksamkeit und des Urteilsvermögens als Folge der Frustration von Triebwünschen; das Ich müsse dem Es abgerungen werden.
- Bereits in den ganz frühen Arbeiten Freuds taucht der Begriff der Abwehr auf. Es ist allerdings das Verdienst Anna Freuds, zu einer Präzisierung und Systematisierung des Abwehrkonzeptes beigetragen zu haben.
- Anna Freud stellt den Konflikt mit der Realität den Konflikten des Ichs mit dem Es und dem Über-Ich an Wichtigkeit für die Analyse gleich und erweitert damit den Einsatzbereich der Abwehrmechanismen.
- Die Abwehrmechanismen sind die bekanntesten Teile psychodynamischen Denkens, die auch die weiteste Verbreitung in außeranalytischen Modellen und Theorien gefunden haben.
- Trotz vielfältiger Ansätze existiert bis heute keine verbindliche Klassifikation der Abwehrmechanismen. In Weiterführung der Überlegungen Freuds kann allerdings eine Zuordnung der relativen Dominanz von Abwehrmechanismen bei verschiedenen Neurosetypen vorgenommen werden.
- Am besten haben sich Einteilungen nach dem Grad der Reife der Abwehrmechanismen und damit der Reife der Funktionsfähigkeit des Ichs bewährt.
- Zusätzlich zur Unterscheidung zwischen »reifen« und »unreifen« Mechanismen werden intrapsychische und interpersonelle Abwehrstrategien voneinander differenziert.
- Hartmann gilt zusammen mit seinen Mitarbeitern Ernst Kris und Rudolph Loewenstein als »Vater der modernen Ich-Psychologie«.
- Während bei Freud das Ich aus dem Es entsteht, postuliert die Ich-Psychologie Hartmanns, dass sich bestimmte seelische Funktionen auf der Basis angeborener Gegebenheiten, die »primären Ich-Apparate«, innerhalb von bedeutsamen emotionalen Beziehungen entfalten und

dann eine zunehmende funktionale Selbstständigkeit erlangen.

- Hartmanns Bestreben, insbesondere mit der Konzeptualisierung der entwicklungspsychologischen Grundlagen seiner Ich-Psychologie die Psychoanalyse in den Stand einer allgemeinen Psychologie zu heben und sie an die akademische Psychologie anschlussfähig zu machen, muss als gescheitert angesehen werden.
- Die Ich-Psychologie erntete nach ihrer Hochphase viel Kritik: Sie sei eine Anpassungspsychologie und nehme der Psychoanalyse ihren »kulturkritischen Stachel«.
- Das große Verdienst der Ich-psychologischen Konzeptualisierungen besteht darin, dass sie die theoretische Basis für modifizierte Behandlungen schwerer gestörter, insbesondere persönlichkeitsgestörter Patienten lieferten und heute als Grundlage der störungsspezifischen Behandlungsansätze, z. B. von Borderline-Patienten, nicht mehr wegzudenken sind.

Ausgewählte Tipps zum Weiterlesen

Blanck G & Blanck R. Angewandte Ich-Psychologie. 3. Aufl. Stuttgart: Klett-Cotta 1985.

Freud A. Das Ich und die Abwehrmechanismen. *1936*. 12. Aufl. München: Kindler 1980.

Hartmann H. Ich-Psychologie und Anpassungsproblem. *1939a*. Stuttgart: Klett 1970.

Krause R. Allgemeine psychodynamische Behandlungs- und Krankheitslehre. Grundlagen und Modelle. 2. Aufl. Stuttgart: Kohlhammer 2012.

Mertens W. Psychoanalytische Schulen im Gespräch. Band 1: Strukturtheorie, Ichpsychologie und moderne Konflikttheorie. Bern: Huber 2010.

3 Objektbeziehungstheorien

Mathias Kohrs

Inhalt

3.1 Entwicklung der Objektbeziehungstheorien im geschichtlichen Kontext

Wie der Name des Kapitels erkennen lässt, ist auch hier keine einheitliche, geschlossene Theorie zu beschreiben. Vermutlich bilden die Objektbeziehungstheorien sogar die am weitesten diversifizierte Perspektive innerhalb der Psychoanalyse, so dass man keinesfalls von **einer** Schule sprechen kann. Schon eine umfassende Darstellung der verschiedenen Konzeptionen würde den Rahmen dieser Arbeit sprengen, denn bereits die Kriterien, nach denen sie sich unterscheiden, sind nicht leicht festzulegen. Gute Übersichtsdarstellungen finden sich bei Fonagy & Target (2015), Grabska (2009), Hinz (2014) und Kernberg (1997b).

Historisch lässt sich die Entstehung der modernen Objektbeziehungstheorie auf die intensiven Auseinandersetzungen in der British Psychoanalytical Society nach dem Zweiten Weltkrieg zurückführen, die sich insbesondere um die Fragen präödipaler Phasen, frühkindlicher Pathologie und die Rolle der realen Umwelt in Bezug auf die Entstehung der psychischen Innenwelt entwickelten.

Die Objektbeziehungstheorien stellen einen wesentlichen Erweiterungsschritt in der psychoanalytischen Metatheorie dar. Unter gewissen Gesichtspunkten könnte man alle heutigen psychoanalytischen Ansätze in ihrer je speziellen Weise auf die Objektbeziehungstheorie zurückführen. Es lässt sich zeigen, dass die damit verbundenen Erweiterungen, aber auch die Konflikte und teilweise kaum zu überbrückenden Differenzen hinsichtlich entwicklungspsychologischer, pathogenetischer, insbesondere aber behandlungstechnischer Konsequenzen bis in die Zeit Freuds zurückreichen.

Die damit verbundenen Überlegungen, Schwierigkeiten und Paradoxien eignen sich gut, um eine Frage darzustellen, die in allen theoretischen Konzeptionen eine zentrale Stellung einnimmt: die komplexe Beziehung der inneren und äußeren Realität in Bezug auf entwicklungspsychologische, pathogenetische und behandlungstechnische Überlegungen und Konzepte.

Eine übergreifende Formel für die verschiedenen Objektbeziehungstheorien zu finden ist nicht leicht, am überzeugendsten ist vielleicht die von Giesers & Pohlmann (2010, S. 653) gewählte:

> »Zentral in diesen Theorien ist der Gedanke der strukturstiftenden Wirkung des Objekts.«

Wie zu zeigen ist, unterscheiden sich die Vorstellungen aber spätestens bei der Frage, was genau man sich unter einem Objekt vorstellen müsse und welcher Art seine Wirkung, aber auch sein intrapsychischer Werdegang, sein Schicksal sei.

Eine umfassendere Definition der Objektbeziehungstheorien findet sich in der Arbeit von Greenberg & Mitchell (1983).

> Es handele sich um Theorien, die »die Beziehung zwischen realen, äußeren Personen und den inneren Imagines und Residuen der Beziehungen zu ihnen sowie die Signifikanz dieser Beziehungsniederschläge für das psychische Funktionieren erforschen« (S. 12; Übersetzung bei Fonagy & Target 2015, S. 153).

In ihren Konsequenzen für die Weiterentwicklung der psychoanalytischen Behandlungstechnik findet mit den Objektbeziehungstheorien der Übergang von der **Ein-Person-Psychologie** zur **Zwei-Personen-Psychologie** statt. Hier liegt einer der großen Fortschritte hinsichtlich der Konzeptualisierung des komplexen Geschehens in der Behandlungssituation, die ja eine – wenn auch höchst spezielle – Beziehungssituation ist.

Wie kam es zu dieser Entwicklung?

Verschiedenen Autoren (z. B. Hinz 2014) stimmen darin überein, dass die Behandlungsprobleme in den Psychoanalysen die Dynamik der Übertragung und Gegenübertragung immer weiter in den Vordergrund treten ließen. Fonagy und Target (2015, S. 155) meinen,

> »[...] dass sich die Psychoanalyse infolge eines wachsenden Drucks auf die Behandler, klinische Phänomene unter dem Blickwinkel des Patienten zu erforschen, einer Metapsychologie angenähert hat, die in Objektbeziehungen gründet.«

Es wuchs das Interesse an der komplexen **Wechselwirkung intrapsychischer und interpersoneller Vorgänge**, die sich in der ausschließlichen Fokussierung auf die Konflikthaftigkeit triebhafter Impulse im Widerstreit mit Über-Ich und Ich nicht mehr adäquat beschreiben ließen.

Eine weitere Rolle spielte sicher auch die zunehmende Beschäftigung mit den **präödipalen Entwicklungsstufen**. Freuds Konzeption der intrapsychischen Konflikte in der Bewältigung, Integration und Reifung aggressiver wie libidinöser Strebungen ist um den ödipalen Konflikt, in gewisser Weise *auf ihn hin* zentriert, da er für ihn den Kernkomplex der Neurose darstellte (▶ Kap. 5, Kap. 13). Die Reifungsstufen der Triebentwicklung laufen bei ihm auf den ödipalen Konflikt zu, münden in ihn und erreichen ihre Bestimmung im Untergang der ödipalen Ansprüche. Freud untersucht und beschreibt in diesem entwicklungspsychologischen Zusammenhang **Triebschicksale:** Erst mit dem Untergang des Ödipus lösen sich die Selbsterhaltungstriebe endgültig von der nun reifen genitalen Sexualität und der Mensch ist zur vollen Objektbeziehung fähig.

Hier wird bereits deutlich: Im Gegensatz zur häufig geäußerten Auffassung, Freud habe sich nicht mit der Objektbeziehung beschäftigt, sollte verstanden werden, dass er das sehr wohl und sehr grundlegend getan hat, allerdings aus der Perspektive einer triebtheoretischen Ein-Person-Psychologie.

Sehr knapp formuliert hat Freud festgestellt, dass der Mensch im Laufe der Entwicklung seiner psychosexuellen und aggressiven Triebstufen je ganz spezifische Objektbeziehungen eingeht. Als Beispiel sei die »kannibalische« Objektbeziehung der oralen Phase der infantilen Sexualorganisation genannt, in der man sein Objekt eben noch »zum Fressen gern« hat.

Für Freud selbst war das Objekt dabei zunächst im Kontext seiner triebtheoretischen Überlegungen ein sekundärer Faktor, nur zur Abfuhr der Triebspannung erforderlich und prinzipiell austauschbar. Letztlich eignet sich aus der triebtheoretischen Perspektive fast alles zum Objekt der Triebabfuhr: das Gegenüber, fantasierte Teilobjekte, der eigene Körper, Größenfantasien usw.

Freud formulierte nun die Entwicklungsaufgabe des Menschen als den Weg vom Autoerotismus über die narzisstischen Besetzungen zur reifen Objektbeziehung und dabei vom partiellen Objekt (Brust, Haut, Körperöffnung usw.) des noch ebenso partiellen Triebes (oral, anal usw.) zum ganzen Objekt der genitalen Entwicklungsstufe (zur Kongruenz der Konzepte *Partialtrieb* bei Freud und *Partialobjekte* bei Abraham und Klein (vgl. Schoenhals Hart 2014).

Der Schwerpunkt lag also auch in Bezug auf die Entwicklung der Objektbeziehungskompetenz deutlich auf der **intrapsychischen Perspektive**. Wie Bacal & Newman (1994, S. 20) zeigen, lässt sich an Freuds fortgeschritteneren behandlungstechnischen Konzeptionen des *Widerstandes*, der *Übertragung* und *Gegenübertragung* erkennen, dass er im Hinblick auf die Behandlungssituation durchaus zunehmend eine interpersonelle objektbeziehungstheoretische Perspektive einnahm. Nur im Hinblick auf seine Metatheorie habe er am Trieb-Abwehr-Paradigma, also einer Ein-Person-Perspektive, festgehalten.

Die von Freud im Zusammenhang mit verschiedenen Pathologien beschriebenen regressiven Strebungen, Fixierungen usw. stellen in der Regel **neurotische Bewältigungsversuche auf relativ hohem Niveau** dar, die im Kontext einer nicht gelungenen und dann z. B. regressiv abgewehrten Bewältigung des ödipalen Entwicklungskonflikts verstanden werden. Entsprechend entwickelte er eine psychoanalytische Behandlungstechnik, die auf freier Assoziation, der Entwicklung einer Übertragungsneurose sowie der deutenden Aufdeckung unbewusster Prozesse basierte.

Nach heutiger Einschätzung eignet sich dieser Ansatz jedoch nur sehr begrenzt für die Behandlung der schweren Pathologien. Diese zeichnen sich in der Regel insbesondere durch weitreichende Einschränkungen in der Selbstregulation und gleichermaßen weitgehende Beeinträchtigungen in der Aufnahme und Aufrechterhaltung stabiler Beziehungen aus. Weiterhin dominieren häufig erkennbar destruktive Tendenzen in der Beziehung zu sich und anderen. Insgesamt verweisen diese Störungsbilder, die man heute überwiegend als **Persönlichkeitsstörungen** konzeptualisiert, zumeist schon bei oberflächlicher Anamnese auf grundlegende strukturelle Beeinträchtigungen. Man sprach daher auch lange von **frühen Störungen**, deren Ursprung eher in den frühkindlichen Entwicklungsphasen mit dyadischer Beziehungsstruktur zu suchen sei und eben nicht im triangulären Konfliktdrama der ödipalen Zeit.

Von dieser Grundannahme aus lassen sich mit Fonagy & Target (2015, S. 155) folgende Gemeinsamkeiten aller Objektbeziehungstheorien erkennen:

- Schwere Pathologien entstehen in den ersten drei Lebensjahren, d. h. **präödipal**.
- Psychische Entwicklung besteht vor allem in einer wachsenden *Komplexität* der Objektbeziehungen.
- Die Reifungssequenz der Objektbeziehungen ist *kulturübergreifend*, wird jedoch durch individuelle pathologische Erfahrungs- und Verarbeitungsprozesse u. U. entscheidend beeinträchtigt.
- Die individuellen Muster der frühen Objektbeziehungen zeigen eine *hohe Kontinuität* und Wiederholungstendenz über das gesamte Leben.
- Gesunde wie pathologische Elemente der frühen Beziehungsmuster lassen sich in der *Beziehungsdynamik* zwischen Patient und Therapeut untersuchen und bearbeiten.

Freud selbst hat niemals Kinder behandelt. Seine grundlegende triebtheoretische Entwicklungskonzeption der stufenweisen libidinösen Entwicklung entstand aus dem Rückschluss aus psychoanalytischen Behandlungen erwachsener neurotischer Patienten. Das hat ihm vielfach den Vorwurf der **adultomorphen** und **pathomorphen Theoriebildung** eingetragen.

In der Nachfolge Freuds wurden dann zunehmend psychoanalytische Erfahrungen aus der unmittelbaren Behandlung und Beobachtung von Kindern publiziert. Genannt seien hier exemplarisch Melanie Klein und Anna Freud, später natürlich Margaret S. Mahler, John Bowlby, Daniel Stern und Peter Fonagy (▶ Teil II, insbes. Kap. 9–11). Dabei bildeten sich von Beginn an prinzipiell zwei grundsätzliche Positionen aus, die sich in der Weiterentwicklung ihrer Konzepte bis heute verfolgen lassen.

Es ist anschaulich, sich diese beiden psychoanalytischen Denklinien als eine **»väterliche«** und eine **»mütterliche« Psychoanalyse**, insbesondere im Hinblick auf die Objektbeziehungstheorien, vorzustellen (Hohage 2011, Persönliche Mitteilung). Fonagy unterscheidet in Anlehnung an Friedman (1988) »harte« von »weichen« Objektbeziehungstheorien (zit. n. Fonagy & Target 2015, S. 155) und beschreibt in Anlehnung an Akhtar (1992) die beiden Ansätze auch nach ihrem ganz unterschiedlichen Menschenbild, dem »klassischen« und dem »romantischen« (S. 156 f.).

Die beiden Richtungen lassen sich konzeptualisieren, indem man sie hinsichtlich dreier zentraler Kriterien differenziert (nach Kernberg 1997b):

- der Integration der Freudschen **Triebtheorie**, insbesondere im Hinblick auf die Frage, ob Objektbeziehungen Derivate der Triebe sind oder ein eigenes Motivationssystem darstellen
- der Konzeption der **Aggression**
- der Rolle und Funktion des äußeren, sogenannten **realen Objekts**

Im Folgenden sollen exemplarisch Autoren vorgestellt werden, deren Theorien sich bis heute als besonders einflussreich erwiesen haben und die damit entscheidend zur Ideenbildung innerhalb des psychoanalytischen Theoriegebäudes beitrugen.

3.2 Melanie Klein: Primärer Neid und Destruktivität

Melanie Klein muss als die Autorin gelten, die – unter Beibehaltung zentraler triebtheoretischer Annahmen – als Erste eine konsequente und generelle Objektbeziehungstheorie formulierte.

Klein stellt in der Unterscheidung der »väterlichen« und »mütterlichen« Psychoanalyse die Fortsetzung der Freudschen, »väterlichen« Position innerhalb der Psychoanalyse dar. Auch sie sieht, wie Freud, den Menschen entscheidend mit der Entwicklungsaufgabe konfrontiert, überwältigende triebhafte intrapsychische und -organismische Bewegungen zu integrieren, welche die psychische Welt fortwährend bedrohen.

Sie leugnet keineswegs die Rolle der Eltern, die ihr Kind in dieser Entwicklung in spezifischer Weise begleiten und dabei eher hilfreich oder destruktiv wirken können:

»Die Tatsache, daß eine gute Gefühlsbeziehung zur Mutter und zur Umwelt schon dem ganz kleinen Kinde hilft, seine paranoiden Ängste zu überwinden, wirft ein neues Licht auf die Bedeutung seiner frühesten Erlebnisse.« (Klein 1962 [1997], S. 88)

Zentral im kleinianischen Denken ist bis heute die Position, Beschreibungen der Eltern und anderer Objekte stets als Ausdruck intrapsychischer Welten zu begreifen, die grundsätzlich nicht auf äußere, konkrete Wahrheiten verweisen, sondern auf die jeweilige innere Situation des Patienten im Ringen mit seiner Destruktivität (► Kap. 6).

Melanie Klein hält also am Primat der Triebe fest, insbesondere am Todestrieb der späten Freudianischen Konzeption. Aus diesem leitet sie die genuin menschliche Destruktivität ab, sie ist für Klein ein Versuch, die intrapsychische, gegen das Selbst gewandte Zerstörungstendenz von sich weg und in die Außenwelt zu lenken.

Entscheidend ist, dass die destruktive Aggression im kleinianischen Verständnis *nicht* auf externe Traumatisierungen zurückgeht.

Vielmehr geht Klein davon aus, dass bereits in der frühen Beziehung des Säuglings zum *Teilobjekt* der *»unerschöpflichen und immer gegenwärtigen Brust«* (Klein 1962 [1997], S. 225) unvermeidliche Enttäuschungen zu rachsüchtigen und hasserfüllten Impulsen gegenüber dieser »bösen« – weil enttäuschenden – Brust führen. Daraus resultiert der **Neid** des Säuglings auf das frühe Teilobjekt der mütterlichen Brust:

»[…] weil das Kind das Gefühl hat, daß sie alles besitzt, was es begehrt, und daß sie über einen unbegrenzten Strom von Milch und Liebe verfügt, den sie für ihre eigene Befriedigung zurückhält. Dieses Gefühl vergrößert sein Erleben von Enttäuschung und Haß. Wenn der Neid übermäßig groß ist – was anzeigen würde, daß die gewöhnlichen paranoiden und schizoiden Züge stark sind –, kommt es zu einer Störung der Beziehungen zur Mutter.« (Klein 1962 [1997], S. 227)

Klein zufolge existiert jedoch auch ein **primärer Neid**, der sich nicht auf das versagende böse Objekt, sondern gerade im Gegenteil auf das gute Objekt richtet, das angegriffen, seiner guten Inhalte beraubt und letztlich zerstört werden soll. Ausgangspunkt dieser destruktiven Dynamik ist die Unfähigkeit des Säuglings, eine abhängige Getrenntheit vom guten Objekt zu tolerieren.

»Der Neid ist ein direkter Angriff auf Objekt*beziehungen,* durch den Omnipotenz und Selbstidealisierung bewahrt werden sollen, nicht nur ein Angriff auf das Objekt, weil dieses eine Befriedigung versagt.« (Hinshelwood 1991 [2004], S. 255; Hervorhebung i. O.)

Dieser angeborene Prozess stellt das Kind vor eine komplexe Entwicklungsaufgabe, da es das gute Objekt vor den eigenen feindseligen Bestrebungen schützen muss. Es bedient sich dazu spezifischer Abwehroperationen, insbesondere gegen den Neid – Omnipotenz, Verleugnung, Spaltung und Idealisierung/Entwertung –, die häufig die unbewusste Grundlage biografischer Narrative werden.

Schilderungen traumatischer Prozesse verweisen dabei Klein zufolge stets auf intrapsychische Prozesse vor dem Hintergrund der **paranoid-schizoiden Position**, die im Wesentlichen auf einer in gute und böse Objekte gespaltenen Objektbeziehungswelt beruht und in der das Kind unerträgliche Aggression externalisieren muss (▸ Kap. 6).

Moderne kleinianische Autoren, z. B. Krejci (1999), verweisen im Hinblick auf die Funktion der Eltern vor allem auf die Bedeutung ihrer (unbewussten) Fantasien:

»*Vater und Mutter beeinflussen durch die Phantasien, die sie über ihr Kind als individuelles Geschöpf haben – oder nicht haben –, und durch ihr von ihren Phantasien geprägtes Verhalten dem Kind gegenüber das Wachstum seiner Kräfte.*« (Krejci 1999, S. 32)

Therapeutische Implikationen

Der therapeutische Prozess kleinianischer Prägung bezieht sich vor allem auf die Aktivierung archaischer intrapsychischer Objektbeziehungen sowie der Abwehrprozesse gegen diese im Rahmen der Übertragungs-Gegenübertragungs-Beziehung zum Therapeuten. Dabei kommt einem spezifischen Mechanismus besondere Bedeutung zu, der **projektiven Identifizierung** (▸ Kap. 6). Sie beschreibt sowohl einen intrapsychischen Vorgang, der unerträgliche eigene Impulse und Zustände in das Objekt hinein externalisiert und so abwehrt, als auch einen interpersonellen Prozess, der tatsächlich zu Veränderungen im Selbsterleben wie auch im Verhalten des Gegenüber führt. Im Übertragungs-/Gegenübertragungsprozess ist die projektive Identifizierung außerordentlich schwierig zu handhaben, da permanent die Grenzen zwischen Selbst und Objekt aufgehoben werden. Es ist hilfreich, sie nicht als primär pathologischen Vorgang, sondern als einen sehr frühen vorsymbolischen Bewältigungs- und Kommunikationsmodus zu sehen. Sie erstreckt sich über ein Kontinuum von einem nahezu gewalttätigen Pol mit dem Ziel völliger Kontrolle über das Objekt zu einem gesunden Pol mit dem Entwicklungsziel, durch das Containing unerträglicher Zustände im Objekt mit diesem letztlich darüber kommunizieren zu können (vgl. Bion 1962 [1990b]; Hinshelwood [1991] [2004], S. 271).

Entscheidend ist der Umgang des Therapeuten mit diesen Prozessen: Sie sollen vor allem im Hinblick darauf untersucht, gedeutet und begleitet werden, wie weit sie eine erkennbar sich entwickelnde Integration der frühen, gespaltenen archaischen Objektbeziehungen oder aber eine Fixierung auf diese abbilden. Sämtliche Schilderungen, biografischen Narrative, Beschreibungen wichtiger Objekte usw. werden in dieser Hinsicht als die Abbildung innerer Prozesse verstanden. Die Bedeutung konkreter biografischer Ereignisse tritt dagegen eher in den Hintergrund.

Diese Ausrichtung hat immer wieder zu intensiven Diskussionen geführt. Kritisiert wird vor allem die zu strenge und konfrontative Ausrichtung kleinianischer Therapien, die intersubjektive Prozesse, den Beitrag des Behandlers auf den Beziehungsprozess sowie real erlittene Traumata nicht ausreichend würdigten. Kleinianer argumentieren dagegen, dass nur die Bearbeitung der intrapsychischen Prozesse, insbesondere die Integration der destruktiven Spaltungsprozesse zugunsten reiferer Objektbeziehungen zur Überwindung schwerer Pathologien führen könne. Eine übermäßige Bestätigung des Patienten – beispielsweise in seiner Identität als Opfer früherer Traumatisierungen – würde die Spaltung in gute und böse Objektbeziehungen noch weiter fixieren und die Aneignung der eigenen Aggressivität letztlich sogar verhindern.

3.3 Michael Balint: Die primäre Liebe und die Grundstörung

Im Gegensatz zu dieser »väterlichen« Linie, die Fonagy als »harte« Objektbeziehungstheorie beschreibt und deren zentrale Dimension in der Konfrontation mit einem hohen Maß an Hass und destruktiver Aggression liegt, ist bereits zur Zeit Freuds eine parallele Entwicklung zu beschreiben. Einer der wichtigsten Schüler Freuds, der ungarische Psychoanalytiker Sándor Ferenczi, hatte – wohl als Erster – in entscheidenden Fragen des entwicklungspsychologischen Menschenbildes und später auch der Behandlungstechnik eine kritische, zeitweise auch oppositionelle Position entwickelt, die durchaus zu Krisen in der Beziehung zu Freud führte.

Ferenczi und in seiner Nachfolge sein Analysand und Schüler Michael Balint widersprachen dem von Freud sehr patriarchalisch und dogmatisch verordneten Primat des Ödipuskomplexes in der Dynamik der neurotischen Erkrankungen. Ebenso wandten sie sich entschieden gegen die bereits damals recht festgelegten Behandlungsregeln der strikten Abstinenz und Neutralität sowie der reinen Technik der Übertragungsanalyse durch Deutungen.

Sie betonten in je eigener Weise präödipale, frühkindliche Beziehungsformen und Störungen, die sich aus dieser Zeit dyadischer Beziehungen, typischerweise zwischen Mutter und Kind, entwickelten. Beide hoben die Bedeutung der konkreten, realen Erfahrung mit der Mutter hervor. In diesem Zusammenhang wurde auch die von Freud zurückgestellte Bedeutung des real erfahrenen frühkindlichen Traumas wieder neu bewertet.

Balint ging in seinem Konzept der Grundstörung (Balint 1968 [2012]) davon aus, dass ein Mangel an primärer Liebe in der Beziehung zwischen Mutter und Säugling zu einer derart schweren Pathologie führe, dass eine psychoanalytische Behandlung im abstinenten Setting, die überwiegend auf Deutungen einer übertragungsneurotischen Dynamik basierte, ihnen nicht helfen könnte.

Im Gegenteil sei eine sehr viel zugewandtere Behandlungstechnik erforderlich, an der sich bereits Ferenczi versucht hatte. Dieser ging dazu über, das abstinente Setting zu verändern, erfüllte den Patienten Wünsche, verlängerte Sitzungen usw. Wie wir heute wissen, scheiterte er mit diesen, im Rückblick naiven Versuchen, denen die Psychoanalyse allerdings wesentliche und bis heute einflussreiche Erkenntnisse über die Beziehungsdynamik der Behandlungssituation verdankt. Unter anderem ist der Begriff der **Gegenübertragung** auf Ferenczi zurückzuführen, der ihn 1908 in einem Brief an Freud erstmals erwähnt (Roudinesco & Plon 2004, S. 328).

Insgesamt betonen Ferenczi wie auch Balint die große Bedeutung der konkreten frühen Beziehungserfahrungen, insbesondere mit der Mutter. Sie begründen damit eine Richtung der psychoanalytischen Theoriebildung, die sich in verschiedenster Weise mit den frühen Prozessen der dyadischen Mutter-Kind-Beziehung befasst.

Balint ging in seinen Hypothesen so weit, dass er sämtliche Äußerungsformen der infantilen Sexualität, die Freud beschrieben hatte, wie auch kindlicher Aggression und Destruktivität nicht als Ausdruck letztlich normaler Triebaspekte und kindlicher Entwicklungsstufen, sondern als Resultat einer entgleisten Beziehung zwischen Kind und Eltern verstand (Balint 1965 [1997], S. 52 ff.). Darin nahm er entsprechende Perspektiven der **Selbstpsychologie** vorweg, die Jahrzehnte später von Kohut entwickelt wurden (Bacal & Newman 1994, S. 156; ► Kap. 4). Seiner Auffassung nach gibt es bei gesunder Entwicklung kaum Anzeichen prägenitaler Sexualität, stattdessen dominierten zärtliche Bestrebungen das Beziehungsleben des Kleinkindes.

Auch das Konzept des **primären Narzissmus** als einer Phase ausschließlicher Selbstbezogenheit lehnte Balint ab und ersetzte es durch die Vorstellung einer angeborenen intensiven Bezogenheit auf die Umwelt. Diese erlebe der Säugling zunächst in einer »harmonischen Verschränkung« als *primäre Substanzen* oder *Primärobjekte*, denen es bedingungslose Liebe entgegenbringe und ebenso unterstelle. Diesen Zustand der primären Objektbeziehung konstelliert Balint also als **primäre Liebe**, d. h. als einen *präambivalenten* Zustand, der als Grundlage einer gesunden Entwicklung unverzichtbar sei. Narzisstische Phänomene stellen für Balint eine sekundäre, defensive Reaktion auf unvermeidliche Brüche in dieser Beziehung dar. Die andere Reaktionsweise wäre die aktive Objektliebe, in der das Kind dem Objekt zu gefallen sucht, um ebenfalls geliebt zu werden.

Im Unterschied zum Bereich der ödipalen Pathologie, in dem ungelöste unbewusste Konflikte das Feld bestimmen, geht Balint bei traumatischen Erfahrungen im Bereich der dyadischen präödipalen Objektbeziehung von der Pathologie einer **Grundstörung** aus, die sich anders äußere. Sie sei vor allem durch Zustände der Leere und Sinnlosigkeit und ein grundlegendes Gefühl eines existenziellen Mangels gekennzeichnet und könne sich typischerweise in zwei Charakterentwicklungen zeigen (Balint 1965 [1997], S. 183):

- Der **oknophile Charakter** klammert sich an sein Objekt und entwickelt überwältigende Ängste, wenn das Objekt seinen Erwartungen nicht entspricht. In der therapeutischen Übertragungssituation führt dies häufig zum Wechsel zwischen hohen Ansprüchen an den Behandler, der den frühen Mangel in der Regression aufheben soll, und überwältigenden Ängsten, das infantile Trauma erneut zu durchleben.
- Der **philobatische Charakter** weicht Objektbeziehungen eher aus und versucht, den ersehnten Primärzustand z. B. im Kontakt mit »freundlichen Weiten« oder einer idealisierten Natur zu erleben. Er sucht selten die Therapie auf.

Therapeutische Implikationen

Balint lehnte die klassische analytische Behandlungstechnik im Sinne einer Ein-Person-Psychologie ab. Er betonte demgegenüber – durchaus im Sinne moderner Intersubjektivisten – den Beitrag des Therapeuten zur Beziehung. Er sprach bereits 1949 von der Notwendigkeit, die psychoanalytische Theorie, die aus einer »Einkörper-Psychologie« stamme, vor allem im Hinblick auf die Behandlungssituation zu erweitern, »die doch im wesentlichen eine Zwei-Personen-Situation ist« (Balint 1965 [1997], S. 271). Er ging davon aus, dass die o.g. frühen Störungen nur zu behandeln seien, wenn es dem Patienten ermöglicht würde, auf die frühe vorsprachliche Ebene der Grundstörung zu regredieren. Deutungen auf dieser Ebene seien sinnlos oder störend. Zentral sei dagegen die Aufgabe, sich als Behandler im Sinne des primären Objektes benutzen zu lassen. Deutungen in dieser Phase enthielten die große Gefahr, dass der Patient sich erneut einem übermächtigen Objekt ausgeliefert sehe, was zu einer Retraumatisierung führen könne.

Balint war sich der Gefahr einer malignen und endlosen Regression in Richtung auf infantile Triebbefriedigung wohl bewusst. Er unterschied scharf zwischen einer »Regression mit dem Ziel der Befriedigung« und der »Regression mit dem Ziel des Erkanntwerdens« (Balint 1968 [2012], S. 176ff.) und entwickelte eine Behandlungsstrategie, die sowohl Deutung als auch Beziehung ernst nahm und die auf einen »Neubeginn« in der intrapsychischen Objektbeziehung des Patienten abzielte.

3.4 William Fairbairn: Die Suche nach dem Objekt

Fairbairns Modell stellt vermutlich das früheste und radikalste Beispiel einer Objektbeziehungstheorie dar, die sich konsequent von der freudianischen Triebtheorie abwendet bzw. diese radikal neu interpretiert. Es wird hier vorgestellt, da es in mancher Weise den Vorläufer späterer Theorien darstellt und das Prinzip einer Objektbeziehungstheorie gut veranschaulicht.

Fairbairn lebte und arbeitete weitgehend isoliert von der psychoanalytischen Gemeinschaft in Edinburgh und war kein offiziell ausgebildeter Psychoanalytiker. Dadurch dauerte es einerseits recht lange, bis seine Ideen rezipiert wurden. Andererseits, wie Bernhard F. Hensel und Rainer Rehberger in ihrer Einführung zu der von ihnen herausgegebenen Aufsatzsammlung »Das Selbst und die inneren Objektbeziehungen« ausführen (Fairbairn 2001, S. 7ff.), ermöglichte ihm diese geografische wie innere Distanz vermutlich auch die Ausarbeitung einer Theorie, die einer Häresie gleichkam. Winnicott sprach von *»knocking Freud«* (Fairbairn 2001, S. 8). Für Hensel und Rehberger »ist Winnicott der hervorragendste Kliniker der Objektbeziehungspsychologie, während Fairbairn (auch mit den Worten Bowlbys) zum entschiedensten Theoretiker geworden ist« (Fairbairn 2001, S. 8). Sie zeigen, dass Fairbairn zentrale Thesen und Konzeptionen späterer psychoanalytischer Schulen, z.B. der Bindungstheorie, der Ich- wie der Selbstpsychologie, z.T. um Jahrzehnte vorwegnahm, häufig allerdings – wie im Falle Kohuts – ohne je zitiert zu werden.

Für Fairbairn ist die Libido keine unbewusste Triebkraft, sondern eine »Funktion des Ichs« (Fairbairn 2001, S. 275), deren Ziel nicht die Triebbefriedigung sei, sondern die Suche nach dem Objekt.

Daraus resultiert eine ganz eigene entwicklungstheoretische Konzeption, deren zentrale Idee auf einem spezifischen Verständnis der Internalisierung der frühen infantilen Erfahrungen des Menschen mit seinen primären Objekten beruht (eine ausführliche Zusammenfassung findet sich bei Bacal & Newman 1994, S. 169 ff.):

»Ich wage die Behauptung, dass das, was primär verdrängt wird, weder Triebregungen sind, die unerträgliche Schuldgefühle aktivieren, noch Erinnerungen, die mit unerträglicher Unlust verbunden sind, sondern unerträglich schlechte, internalisierte Objekte.« (Fairbairn 2001, S. 92; Hervorhebung i. O.)

Ähnlich wie Klein geht auch Fairbairn von einer frühen schizoiden Organisation aus, die von einer Spaltung der psychischen Funktionen bestimmt ist (Fairbairn 2001, S. 31 ff.). Sie sei jedem Menschen zu eigen und basiert auf einer *präambivalenten* Partialobjektbeziehung zur mütterlichen Brust, in der der Säugling nur die Wahl habe, zu saugen oder nicht zu saugen, zu lieben oder nicht zu lieben. Erst in der späteren oralen Phase habe das Kind die Wahl, zu lieben oder zu hassen, zu saugen oder zu beißen, woraus sich dann eine *ambivalente* Objektbeziehung – nun zu einem vollständigeren Objekt – und entsprechend reifere intrapsychische Konflikte im Sinne einer depressiven Situation entwickelten.

Fairbairns Verständnis der schweren Persönlichkeitsstörungen bezieht sich vor allem auf Störungen in der frühen schizoiden Situation, in der es aufgrund von Enttäuschungen und Entbehrungen durch ein Versagen der primären Objekte zu einer pathologischen Dynamik kommen kann. Entscheidend ist Fairbairns grundlegendes Verständnis der **Internalisierung** als einer »Abwehrmaßnahme, die das Kind erstmals in der Beziehung zu seinem ersten Objekt (der Mutter und ihrer Brust) einsetzt, wenn es diese als unbefriedigend erlebt« (Fairbairn 2001, S. 275).

Um die Vorstellung eines guten äußeren Objektes – in Beziehung zu einem guten, libidinösen Ich – zu erhalten, komme es zu einer Spaltung der Objektvorstellungen und entsprechend auch zu einer Spaltung des Ichs. Resultat sei eine komplexe intrapsychische Situation, die aus drei verschiedenen, voneinander gespaltenen Objektbeziehungen besteht:

- ein verdrängtes libidinöses Ich in Beziehung zu einem erregenden, libidinösen Objekt
- ein ebenfalls verdrängtes antilibidinöses Ich in Beziehung zu einem zurückweisenden, antilibidinösen Objekt
- ein bewusstes zentrales Ich in Beziehung zu einem Idealobjekt, dem Ich-Ideal

Selbstverständlich sind Enttäuschungen in den frühen Objektbeziehungen und die entsprechenden o. g. Verarbeitungsprozesse im frühen Leben jedes Menschen präsent. Entscheidend für die Fixierung der schizoiden Situation und eine nachfolgende schizoide Pathologie ist das Überwiegen von Versagung und Deprivation in der frühen Kindheit.

Sie führt im Verständnis Fairbairns zu einer psychischen Katastrophe, die Balints Grundstörung vergleichbar ist und in einem ständigen Angriff des antilibidinösen Ichs auf die bedürftige Seite des Ichs zu einer schweren Reifungsstörung in der Integration psychischer Funktionen führt. Fairbairn geht davon aus, dass diese Dynamik nicht nur den offenkundigen Schizoiden Persönlichkeitsstörungen zugrunde liege, sondern sich bei gründlicher Analyse auch als Hintergrund vermeintlicher ödipaler neurotischer Prozesse erkennen lasse. Diese gingen letztlich immer auf frühe Störungen in der Beziehung zur Mutter zurück. Dabei würde die o. g. intrapsychische Spaltung erneut reaktiviert und nun auf zwei Elternobjekte übertragen, von denen eines als erregend, das andere als zurückweisend konstelliert würde (vgl. Bacal & Newman 1994, S. 179 f.).

Die Entwicklung gravierender schizoider Charakterformen führt Fairbairn grundsätzlich auf die Erfahrung zurück, von der Mutter gleichgültig, distanziert oder im Sinne eines narzisstischen Besitzes behandelt zu werden. Das Kind identifiziere sich mit diesen Eigenschaften und entwickele einerseits ein defensives Gefühl innerer Überlegenheit sowie eine Tendenz zur partialobjekthaften Benutzung anderer Menschen, etwa zur sexuellen Befriedigung bei gleichzeitiger Entemotionalisierung. In der Tiefe entstehe aber eine »zutiefst tragische Situation« (Fairbairn 2001, S. 53) auf dem Boden des grundlegenden schizoiden Konflikts: zu lieben oder nicht zu lieben.

Nicht zu lieben bedeutet vor diesem Hintergrund den Verlust der ersehnten Objektbeziehung, zu lieben stellt aber eine ebenso große Gefahr dar: den Verlust der wertvollsten Gefühle, die in einem Vakuum der Nicht-Antwort verloren gehen.

Diese Situation führe überdies zu dem unbewussten Schluss, die eigene Liebe sei etwas Böses, Gefährliches (Der Wolf im Rotkäppchen; vgl. Fairbairn 2001, S. 54), das die Beziehung und das Objekt zerstören werde, sodass der emotionale Kontakt immer weiter reduziert würde, was zu den grundlegenden Zuständen der Leere und Sinnlosigkeit führe (vgl. Bacal & Newman 1994, S. 185 f.).

Im Unterschied zu dieser *schizoiden Organisation* sieht Fairbairn den Grundkonflikt auf der *depressiven Stufe* im Widerstreit zwischen Liebe und Hass: Der depressive Patient fürchte die Zerstörung durch den Hass, der unweigerlich durch die Liebe aktiviert würde.

Wegen der offenkundigen Ähnlichkeit seines Konzeptes mit dem kleinianischen Verständnis infantiler Prozesse sei auf den fundamentalen Unterschied hingewiesen: Die intensive Ausprägung der dargestellten *schizoiden* wie auch der späteren *depressiven Organisation* geht bei Fairbairn ausdrücklich auf das fortgesetzte Versagen der Mutter in der frühen oralen Bedürftigkeit des Säuglings zurück. Bei Klein hingegen handelt es sich um schicksalhafte, unausweichliche Phasen, die konstitutionell determiniert seien und von der frühen oralen Triebhaftigkeit des Kindes bestimmt würden (vgl. Bacal & Newman 1994, S. 185).

Therapeutische Implikationen

Seiner Konzeption der schizoiden Prozesse folgend, zielt Fairbairns Therapieentwurf darauf ab, unbewusste Spaltungsprozesse zu integrieren.

Dazu sei es von entscheidender Bedeutung, die *»unbewussten, ›vergrabenen‹ schlechten Objekte freizusetzen, die internalisiert wurden, weil sie ursprünglich unverzichtbar erschienen, und die verdrängt wurden, weil sie ursprünglich unerträglich schienen«* (Fairbairn 2001, S. 105; Hervorhebung i. O.).

Dazu müsse der Therapeut unbedingt als gutes Objekt erlebt werden, um sich den erheblichen Ängsten aussetzen zu können, die mit einer Reaktivierung der bösen Objektbeziehungen verbunden seien.

Deutungen seien unbedingt im Hinblick auf Objektbeziehungen, nicht im Hinblick auf Triebbefriedigungen zu geben. So seien libidinöse Wünsche und Impulse als Ausdruck der Liebe zum Objekt und damit letztlich als »gut« zu interpretieren.

Prozesse im Zusammenhang mit Schuld und Schlechtigkeit seien als Beziehungen zu »schlechten« Objekten zu verstehen bzw. aus Situationen heraus zu deuten, die von schlechten Objekten beherrscht würden.

Deutungen der Aggression seien nur mit äußerster Vorsicht anzuwenden, da sie meist das Gefühl, schlecht zu sein, reaktivierten.

3.5 Donald W. Winnicott: Umwelt und Objekt

Von besonderer Bedeutung ist das Werk Winnicotts, der sich mit der Entwicklung des Säuglings und Kleinkindes im Hinblick auf die Entfaltung seines psychischen Binnenraums befasst und diese vor allem hinsichtlich der sich langsam aufbauenden Fähigkeit untersucht, allein zu sein, d. h. von äußeren, konkret anwesenden Objekten unabhängig zu werden.

Damit legt er einen Grundstein für die moderne **Strukturdiagnostik**. Gerade diese Fähigkeit – in konstruktiver Weise auch konflikthafte intrapsychische Prozesse tolerieren und regulieren zu können – fehlt nämlich den strukturell schwer gestörten Patienten, die wir heute in großer Zahl behandeln und die vor allem auf konkrete interpersonelle Inszenierungen angewiesen sind, um ihre Affekte annähernd zu regulieren.

Dabei erarbeitet Winnicott sehr komplexe Wechselwirkungen zwischen der Fantasiewelt der Mutter, ihrem konkreten Verhalten und der Entwicklung der psychischen Realität des Kleinkindes. Es gelingt ihm, differenziert darzustellen, in welcher Weise sich die Mutter zunächst als Objekt *benutzen* lassen und sich auch dem Hass des Kindes sowie seinen destruktiven Impulsen aussetzen muss, um diese Angriffe dann psychisch zu überleben. Erst durch wiederholte Erfahrungen dieser Art entsteht im Kind dann die Vorstellung eines wirklich von ihm getrennten Objektes, dessen Existenz in der äußeren Realität anerkannt und das kreativ *verwendet* werden kann.

Nach Winnicott durchlebt das innere Objekt des Kindes und damit seine intrapsychische Objektbeziehung folgende Stufen:

- »Es gibt den Säugling gar nicht.« Diese berühmt gewordene Formel verdichtet Winnicotts Überzeugung: »*Der Säugling und die ›Mutterpflege‹ bilden zusammen eine Einheit*« (Winnicott 1965 [2006], S. 50; Hervorhebung i. O.), nach der die gesamte Existenz des ganz kleinen Kindes von der Responsivität der Mutter, ihrer empathischen Einstimmung auf seine Bedürfnisse abhänge. Das Kind erlebe die Mutter dabei als *subjektives Objekt*, lehne sie aber noch nicht als »*Nicht-Ich*« ab, es werde gewissermaßen also »*selbst zur Brust (oder Mutter)*« (Winnicott 1971 [2015], S. 93). Diese Vorstellung Winnicotts kommt dem selbstpsychologischen Konzept des *Selbstobjekts* sehr nahe (► Kap. 4). Er versucht damit seiner Einschätzung gerecht zu werden, dass der Säugling sehr wohl ein Objekt erlebt, dieses aber noch nicht als von sich getrennt erfahren kann, sondern wohl eher als eine »Erweiterung des Selbst« (Bacal & Newman 1994, S. 230). Seiner Beobachtung nach lebt der Säugling noch in einer frühen *mütterlichen*

Umwelt, die überwiegend von Verschmelzungszuständen bestimmt ist.

- Auf dieser frühen Stufe ist der Säugling in Hinblick auf seine Reifung auf zwei sehr unterschiedliche Fähigkeiten der Mutter angewiesen, in denen er sie auch gewissermaßen als zwei Mütter erlebt (Winnicott 1965 [2006], S. 96 ff.):
- Sie muss als *Umweltmutter* empathisch, lebendig und fürsorglich bleiben. Ihr gelten nach Winnicott alle zärtlichen Empfindungen, sofern genügend zärtliches Miteinander erfahren wird.
- Sie muss auch als *Objekt-Mutter* zur Verfügung stehen, der die triebhaften (libidinösen und aggressiven) Erregungen gelten, die der Säugling an ihr befriedigen und abführen will.
- Ein wichtiger Entwicklungsschritt des Säuglings besteht nun in der Fähigkeit, die Mutter als getrenntes Wesen, als ein *Nicht-Ich* wahrzunehmen und als solches zu *verwenden*. Dazu muss die reale Mutter in ihrer Funktion als *Objekt-Mutter* den triebhaften Angriffen des Kindes, vor allem seinen destruktiven Impulsen, standhalten. Erst dadurch modifiziert sich die Fantasie des Kindes, die Mutter zu zerstören – sie z. B. gierig zu verzehren –, in Richtung auf eine Fähigkeit zur *Besorgnis (concern)* um das Objekt, der Rücksichtnahme und Wiedergutmachung. Es handelt sich um einen kontinuierlichen Wandlungsprozess, der etwa vom fünften bis fünfzehnten Lebensmonat erfolgt. Er ist auch davon abhängig, dass die *Umweltmutter* dem Säugling weiterhin ausreichend empathisch zur Verfügung steht. Gelingt ihr dies nicht, muss der Säugling fürchten, seine existenzielle Grundlage durch triebhafte Impulse zu zerstören. Hier wird erkennbar, dass sich Winnicotts Vorstellungen aus denen Melanie Kleins entwickelt haben. Auch für ihn stellen Aggression und Destruktivität nicht nur Reaktionen auf unvermeidbare Frustrationen oder ein Versagen der primären Objekte dar, sondern sind vitale Entwicklungsfaktoren in Bezug auf die sich entfaltenden Objektbeziehungen. Zentral ist für ihn die Vorstellung, *»daß Destruktion ihre Rolle bei der Entstehung der Realität spielt, indem sie das Objekt außerhalb des Selbst ansiedelt«* (Winnicott 1971 [2015], S. 106). Allerdings lehnt er die Bezeichnungen »paranoid-schizoid« und »depressiv« ab, sondern spricht von der Phase der *erbarmungslosen* – d. h. um das Objekt noch nicht besorgten – Tendenzen des Säuglings und der o. g. Stufe der Besorgnis. Der wesentliche Unterschied zu Melanie Klein besteht in der zentralen Rolle, die Winnicott der realen Mutter und der »ausreichend guten Bemutterung« (Winnicott 1965 [2006], S. 231) beimisst.
- Analog zur Entwicklung der *Objektbeziehung* von einer Welt der subjektiv wahrgenommenen Objekte zu solchen, die objektiv – also als Teil der äußeren Realität – wahrgenommen und je nach ihrer Eignung *verwendet* werden können, vollzieht sich die Entwicklung des Selbst. Der gesunden Entwicklung des **wahren Selbst** in Richtung auf das Erleben der individuellen Lebendigkeit, insbesondere im Kontext der eigenen Kreativität und Besonderheit, stellt Winnicott die Pathologie des **falschen Selbst** als eine frühe Entwicklungspathologie gegenüber (vgl. Tenbrink 2014).
- Er versteht es als defensive Struktur, die das wahre Selbst des Kindes vor unempathischen Übergriffen der Mutter schützen soll. Es erscheint häufig als übermäßige Gefügigkeit gegenüber den Erwartungen der Umwelt. Wie Bacal

zeigt, entwickelt sich in Winnicotts Verständnis das *falsche Selbst* also »als Reaktion auf das Versagen der Umwelt und ist nicht zwangsläufig schwach oder fragmentiert; es hat seine Authentizität verraten, indem es Umweltansprüchen *willfährig Folge leistete*, um sich der Unzulänglichkeit des Selbstobjekts anzupassen« (Bacal & Newman 1994, S. 239; Hervorhebung i. O.). Winnicott befasst sich ausführlich mit dem Abwehr- und Bewältigungsaspekt dieser psychischen Formation, die er als extreme Ausprägung eines gesunden kompromissfähigen und gefügigen Anteils des wahren Selbst versteht. Er fasst äußerst prägnant zusammen:

»Es ist leicht zu erkennen, daß diese Abwehr durch ein falsches Selbst manchmal die Grundlage für eine Art von Sublimation sein kann, wie z. B. wenn ein Kind zum Schauspieler heranwächst. Was Schauspieler angeht, so gibt es jene, die sie selbst sein und auch Schauspieler sein können, während es andere gibt, die nur schauspielern können, und die völlig orientierungslos sind, wenn sie nicht in einer Rolle stecken und wenn man sie nicht schätzt oder ihnen Beifall zollt (sie als existent anerkennt).« (Winnicott 1965 [2006], S. 196)

Eine weiterführende und differenzierte Auseinandersetzung mit dem Konzept des wahren und falschen Selbst, vor allem in Hinblick auf therapeutische Implikationen, findet sich bei Lesmeister (2009).

- Ein weiterer wesentlicher und vermutlich der bekannteste Beitrag Winnicotts zum Verständnis der Evolution frühkindlicher Objektbeziehungen ist seine Konzeption der **Übergangsphänomene** und **Übergangsobjekte** (Winnicott 1953a, S. 89 ff.; 1971/2015, S. 10–36). Er beschreibt damit einen intermediären Erfahrungsraum zwischen innerer und äußerer Realität, der sich etwa ab dem vierten bis zwölften Lebensmonat allmählich herausbildet. Er ermöglicht dem Kind zunehmend Erfahrungen, die »für den Beginn einer Beziehung zwischen Kind und Welt erforderlich« (Winnicott 1971 [2015], S. 24) sind, indem sie eine Brücke zwischen innerer und äußerer Welt bilden. Die Entwicklung beginnt mit der Verknüpfung autoerotischer Aktivitäten wie dem Daumenlutschen mit taktiler Stimulation durch bestimmte Objekte – dem Deckenzipfel o. Ä. – und dem Singen bestimmter Lieder, die beruhigend und entängstigend wirken. Früher oder später gewinnt ein einzelnes Objekt – das *Übergangsobjekt* – an spezieller Bedeutung, die es nun für längere Zeit behält. Es stellt den ersten Besitz des Kindes aus dem Bereich des *»not-me«* (Winnicott 1971 [2015], S. 10) – des Nicht-Selbst – dar und muss ähnliche Funktionen erfüllen wie vorher die Mutter: Insbesondere muss es triebhafter Liebe und hasserfüllten Impulsen standhalten. Es darf von niemandem verändert werden, außer vom Kind selbst. Der *Übergangscharakter* dieses Objektes besteht nun eben darin, dass es für uns Erwachsene zwar der äußeren Welt angehört, für das Kind aber nicht. Es ist andererseits aber eben auch kein inneres Phänomen, »es ist keine Halluzination« (Winnicott 1971 [2015], S. 15). Da es einerseits die Beziehung zum äußeren Objekt (der Mutterbrust) widerspiegelt, andererseits Aspekte innerer Objekte enthält (der magisch introjizierten Brust), sich aber von beiden auch unterscheidet, erfüllt es eine zentrale Entwicklungsfunktion:

»Das Übergangsobjekt repräsentiert den

Übergang des Kindes aus einer Phase der engsten Verbundenheit mit der Mutter in eine andere, in der es mit der Mutter als einem Phänomen außerhalb seines Selbst in Beziehung steht.« (Winnicott 1971 [2015], S. 25)

- Tenbrink (2014) hebt hervor, dass *»bestimmte Personen, Gegenstände oder andere Phänomene [...] als Übergangsobjekte fungieren (können)«*, aber sich dafür auch eignen müssen, indem *»[...] sie einerseits dem Bereich des Nicht-Ichs angehören und andererseits sich den Bedürfnissen des Säuglings ausreichend anzupassen vermögen, also ihm gegenüber nicht zu sehr auf ihrer Eigenexistenz als Teil der äußeren Realität beharren«* (Tenbrink 2014, S. 997). Wie wir sehen werden, ist damit auch schon recht gut die spezifische Rolle des Therapeuten beschrieben, dem in der Behandlung strukturell gestörter Patienten die Aufgabe zukommt, einen derartigen Übergangsraum überhaupt zu ermöglichen.
- Es handelt sich bei diesem Übergang auch um die Entwicklungsaufgabe der allmählichen und phasengerechten **Desillusionierung** des Kindes. Damit bezieht sich Winnicott auf seine Vorstellung, dass die Mutter durch ihre ausreichende Empathie dem Kind die omnipotente Illusion ermöglichen *muss*, die Brust sei Teil seines Selbst, stehe unter seiner magischen Kontrolle, ja werde im Moment des dringenden Bedürfnisses durch eine »primäre Kreativität« stets wieder neu als subjektives Phänomen ›Brust‹ vom Säugling erschaffen. Erst wenn diese **Illusion** ausreichend zur Verfügung stand, ist auch eine erträgliche Desillusionierung möglich, die kontinuierlich und phasengerecht ablaufen muss und dem Kind die allmähliche Annäherung an eine »auf Realitätsprüfung beruhender, objektiver Wahrnehmung« (Winnicott 1971 [2015], S. 21) ermöglicht. Winnicott geht davon aus, dass diese Entwicklungsaufgabe, »die Akzeptierung der Realität als Aufgabe nie ganz abgeschlossen wird« (Winnicott 1971 [2015], S. 23) – und wer wollte ihm widersprechen?
  Im Verlauf einer gesunden Entwicklung wird den Übergangsobjekten allmählich die Besetzung entzogen. Sie werden aber weder vergessen, betrauert oder als psychische Funktionen verinnerlicht, sondern verlieren an Bedeutung, weil sich der intermediäre Raum der Übergangsphänomene auf den gesamten kulturellen Raum ausweitet. Winnicott geht davon aus, dass die Fähigkeit, diesen Übergangsraum und seine Phänomene kreativ zu nutzen, für die psychische Gesundheit des Menschen lebenslang unverzichtbar ist. In seiner Konzeptualisierung der Bedeutung von Spiel und Kreativität für die emotionale Gesundheit, die Beziehungsfähigkeit und intellektuelle Kapazität nimmt er dabei in interessanter Weise Überlegungen Fonagys zur Entwicklung der mentalen Welt und insbesondere zum Als-ob-Modus im kindlichen Spiel voraus (► Kap. 11).

Therapeutische Implikationen

Das Konzept Winnicotts wurde vor allem aus zwei Gründen relativ ausführlich dargestellt:

- Es stellt den einflussreichen Versuch dar, den Säugling in seiner triebhaften Natur und Entwicklung als ein von früh an bezogenes Wesen zu begreifen. Dabei löst sich Winnicott in entscheidender Weise vom kleinianischen Konzept, das den realen Funktionen der Mutter im Ver-

gleich zu intrapsychischen Funktionen des Kleinkindes nicht annähernd so große Bedeutung beimisst wie er.
- Winnicotts präzise Konzeptualisierungen der phasenspezifischen Entwicklung der frühkindlichen Objektbeziehungen erhellen die spezifischen Schwierigkeiten in der Therapie strukturell (früh-)gestörter Patienten. Je nach Grad der Regression erfordern diese infantilen Objektbeziehungsstrukturen nämlich ganz unterschiedliche Funktionen seitens des Therapeuten. Diese werden im Folgenden kurz skizziert.

Wie zahlreiche andere Autoren der Objektbeziehungstheorien hat sich auch Winnicott in seinem Konzept besonders um das Verständnis für diejenigen schwer gestörten Patienten (aus dem Spektrum der schizoiden, narzisstischen und Borderline-Störungen) bemüht, die in einem klassischen analytischen Setting nicht gut zu erreichen waren.

Seiner Auffassung nach setzen dieses Setting und die dazugehörige Behandlungstechnik, die vor allem auf strenger Abstinenz und Neutralität des Analytikers sowie konsequenter Übertragungsdeutung beruht, eine stabile Struktur des Selbst voraus. Die o.g. Patienten verfügen vor dem Hintergrund schwerwiegender Defizite in der frühen Bemutterung nach Winnicotts Verständnis genau darüber nicht. Sie haben in der Regel unterschiedlichste defensive Strukturen ausgebildet, um ihr wahres Selbst vor traumatisierenden Übergriffen und psychotischen Störungen zu schützen.

Das *falsche Selbst* z.B. basiert häufig auf einer subtilen Willfährigkeit und passt sich auch im Rahmen psychotherapeutischer Behandlungen schnell den Erwartungen des Gegenüber an.

Winnicott weist daher darauf hin, dass unter diesen Umständen eine modifizierte Behandlung unbedingt erforderlich sei.

Der Prozess solle es dem Patienten ermöglichen, auf ein frühes Stadium seiner Objektbeziehung zu regredieren. Vom Behandler verlange dies, »mit dem Patienten aus der Position heraus zu kommunizieren, in die die Übertragungsneurose (oder -psychose) mich stellt« (Winnicott 1965 [2006], S. 217).

Was bedeutet das in der Arbeit mit diesen schwer gestörten Patienten?

- Der Behandler muss in einer frühen Objektbeziehungsübertragung davon ausgehen, dass Deutungen von *Wünschen* als traumatisch erlebt werden, weil sie ein Eindringen in den inneren Raum des Patienten darstellen und diesen mit seinen Vorstellungen – denen des Therapeuten! – anfüllen (Winnicott 1971 [2015], S. 118).
- Auf dieser frühen Stufe wird der Behandler vom Patienten überwiegend als *subjektives Objekt* (s.o.) wahrgenommen. Das bedeutet, dass er ihn als ein äußeres Objekt noch nicht *verwenden* kann, also aus Deutungen und ähnlichen Interventionen noch keinen Gewinn zieht.
- Die Behandlung muss sich auf das wahre Selbst des Patienten konzentrieren, das aus einer Position der frühen Abhängigkeit mit ihm kommuniziert. In dieser Kommunikation entwickelt sich im günstigen Fall ein intermediärer *Spielraum* zwischen Patienten und Therapeuten, den es zu schützen gilt. Hier nimmt Winnicott, wie Bacal aufzeigt, in seiner Konzeption des *Möglichkeitsraumes* moderne Vorstellungen eines *intersubjektiven Raumes* vorweg, »der durch die Überschneidung zweier Subjektivitäten konstituiert wird« (Bacal & Newman 1994, S. 252).

- Zentral ist Winnicotts Zielvorstellung, dass, wie in der frühen Säuglingszeit, der Patient mit dem Behandler gemeinsam in eine Objektbeziehungsphase eintritt, in der »Liebe und Haß zusammenfließen« (Winnicott 1958 [1983], S. 79). Erst wenn der Patient über eine längere Phase hinweg die Erfahrung mache, dass der Therapeut seine Angriffe und seine fantasierte Zerstörung überlebt, sich also weder rächt noch sich defensiv aus dem gemeinsamen Raum zurückzieht, könne er ihn als echtes Objekt im Rahmen der äußeren Realität des Nicht-Ich, also »außerhalb des Bereiches subjektiver Phänomene« (Winnicott 1971 [2015], S. 102), wahrnehmen und dann auch erst in seiner therapeutischen Funktion *verwenden*. Dies stellt einen zentralen Fortschritt in der Behandlung früh gestörter Patienten dar, da es den Übergang zum Realitätsprinzip gewissermaßen als schöpferischen Akt und nicht als etwas Aufgezwungenes ermöglicht. Erst durch diesen Schritt ist dem Patienten eine reifere Erfahrung seines Selbst in Abgrenzung zum Nicht-Ich-Objekt möglich (Winnicott 1971 [2015], S. 107).

3.6 Otto F. Kernberg: Die Organisation der Persönlichkeit

Kernberg gilt sicher zu Recht als einer der einflussreichsten psychoanalytischen Autoren der vergangenen Jahrzehnte. Das vorliegende Buch bezieht sich in verschiedenen Kapiteln auf ihn, insbesondere im Kontext der schweren Persönlichkeitsstörungen. Seine Arbeit »Borderline-Störungen und pathologischer Narzißmus« (1978/1983) war wegweisend für ein modernes Verständnis strukturell gestörter Patienten. Kernbergs Verdienst besteht vor allem darin, dass er das klassische psychoanalytische Instanzenmodell und das triebtheoretische Konfliktkonzept mit einer objektbeziehungstheoretischen Perspektive verband, die ein neues Verständnis schwerer Persönlichkeitsstörungen und eine modifizierte psychoanalytische Behandlungstechnik für diese Patienten ermöglichte.

Grundlage Kernbergs Neuformulierung ist seine Anerkennung der Affektdispositionen als angeborener Motivationssysteme (Kernberg 1976 [1997c], S. 86), die das frühe Erleben des Säuglings bestimmen. Seiner Auffassung nach entwickeln sich die psychische Drei-Instanzen-Struktur des Es-Ich-Über-Ich wie auch die duale Triebdynamik des Menschen (Aggression vs. Libido) auf dem Boden früher archaischer Objektbeziehungseinheiten, die jeweils aus *einem* intensiven (lustvollen *oder* unlustvollen) Affekt und archaischen, zunächst undifferenzierten Selbst- und Objektwahrnehmungen bestehen (▸ Abb. 3-1).

Für ein besseres Verständnis dieser Entwicklungskonzeption sei noch einmal betont, dass sich Kernberg in seiner Theorie der affektiven und kognitiven Entwicklung vor allem auf **Phasen intensiver (positiver wie negativer) Erregung** bezieht, die er we-

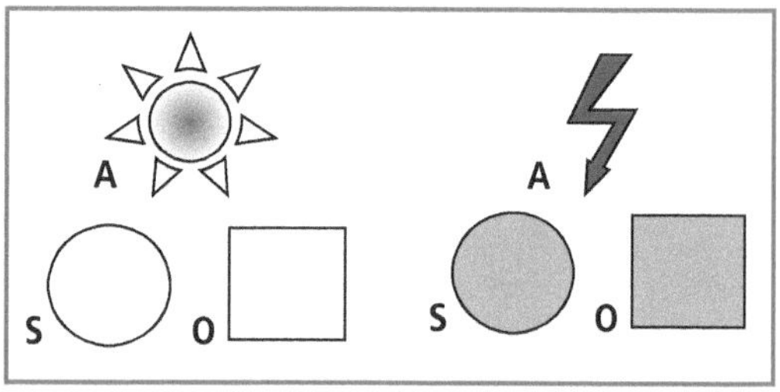

Abb. 3-1 Die archaischen Objektbeziehungstriaden
A = positiver bzw. negativer Affekt; S, O = archaische Vorläufer der jeweiligen Selbst- bzw. Objektrepräsentanz

gen der damit verbundenen Aktivierung wichtiger neurophysiologischer Funktionen für zentral entwicklungsfördernd in Bezug auf die Entstehung einer affektiven Subjektivität und den Aufbau einer inneren Welt hält (Kernberg 1992 [1997d], S. 31).

Die in der aktuellen Diskussion um die frühe Entwicklung häufig ins Feld geführten Ergebnisse aus der Säuglingsbeobachtung beziehen sich dagegen zumeist auf Prozesse in **Phasen ruhiger Aufmerksamkeit**, in denen offenbar tatsächlich bereits in sehr frühen Lebensphasen erhebliche Differenzierungsfähigkeiten nachweisbar sind, deren intrapsychische Verarbeitung bzw. Repräsentanz aber jeweils schwer zu verifizieren ist (▸ Kap. 10).

Kernberg dagegen geht es um die Ichstrukturelle und affektive Entwicklung unter der Wirkung intensiver archaischer Affekte:

> »Für unsere Darlegung ist die intensive, übermächtige Qualität früher Affekte und ihre Ausstrahlung auf alle anderen Wahrnehmungselemente der **Introjektion** der wichtigste Aspekt.« (Kernberg 1976 [1997c], S. 32; Hervorhebung i. O.)

Introjektion ist für Kernberg in diesem Zusammenhang der wesentliche und früheste Vorgang der Verinnerlichung früher Erfahrungen innerer und äußerer Realität:

> »*Introjektion* ist die früheste, primitivste und fundamentale Ebene in der Organisation von Internalisierungsprozessen. Sie ist die Reproduktion und Fixierung einer Interaktion mit der Umgebung mit Hilfe eines strukturierten Bündels von Gedächtnisspuren, das mindestens drei Komponenten enthält: 1. ein Objektbild, 2. ein Selbstbild in Interaktion mit diesem Objekt, und 3. die affektive Färbung sowohl des Objektbildes als des Selbstbildes unter dem Einfluß der Triebrepräsentanz zum Zeitpunkt der Interaktion.« (Kernberg 1976 [1997c], S. 25, Hervorhebung i. O.)

Aus den genannten Objektbeziehungseinheiten (»Selbst-Objekt-Affekt-Triaden«; Fonagy & Target 2015, S. 254) differenziert sich zum einen die duale Triebstruktur lustvoller und unlustvoller Gefühle und entsprechender Abfuhrimpulse heraus.

> Bei Kernberg stellen also die Affekte nicht einen Aspekt der primären Triebe dar, sondern sie sind die Grundlage, auf der sich die Triebstruktur, vor allem in ihrer Dualität um Liebe und Hass, überhaupt erst entwickeln kann.

Kernberg geht es jedoch in erster Linie um die Entwicklung der inneren Objektbeziehungen, deren Pathologie für ihn im Zentrum der schweren Persönlichkeitsstörungen steht. Dabei geht er unter Rückbezug auf Melanie Kleins Vorstellungen (▸ Kap. 6) und Jacobson (1973 [1998] davon aus, dass die geschilderten Internalisierungen affektiv hoch aufgeladener Erfahrungen zunächst voneinander getrennt verinnerlicht werden, »weil sie getrennt auftreten und weil das Ich unfähig ist, Introjektionen zu integrieren, die nicht von gleichen Valenzen aktiviert sind« (Kernberg 1976 [1997c], S. 32). Wie bereits erwähnt, liegt in dieser frühen entwicklungsbedingten Trennung lustvoller und unlustvoller Objektbeziehungserfahrungen auch der »Ursprung der Spaltung als Abwehrmechanismus« (Kernberg 1976 [1997c], S. 32).

Damit bezieht sich Kernberg auf Beobachtungen an schwer persönlichkeitsgestörten Patienten, in deren Behandlung er verstand, dass die **Spaltung** widersprüchlicher affektiver Beziehungserfahrungen nicht einfach einen strukturellen Defekt, also ein Defizit, darstellt, sondern besser als machtvoller Abwehrvorgang gegen archaische Untergangsängste verstanden wird. Die Spaltung ist in Kernbergs Verständnis im Verlauf der ersten beiden Lebensjahre ein notwendiger Bewältigungsmechanismus, der in der normalen Entwicklung bei der Lösung komplexer Aufgaben hilft.

Er geht davon aus, dass in dieser frühen Abwehrleistung durch Spaltung auch der erste »Ich-Zustand« (Kernberg 1976 [1997c], S. 33) entsteht (▶ Abb. 3-2). Er bestehe in der Errichtung einer ersten, nur-guten Selbstrepräsentanz (»das ›gereinigte Lust-Ich‹«; Kernberg 1976 [1997c], S. 33), die unter Verschmelzung der positiven Introjekte sowie realer positiver Aspekte der primären äußeren Objekte entstehe. Diese erste Ich-Leistung, die im Grunde in einer frühen Gruppierung oder Sortierung archaischer Objektbeziehungselemente zu ersten Selbst- und Objektdifferenzierungen besteht, beinhaltet vor allem eine Ausstoßung der beängstigenden Selbst-Objekt-Affekt-Einheiten. Es entsteht eine intrapsychische Konstellation, die Melanie Kleins Vorstellung der **paranoiden Position** (▶ Kap. 6) sehr nahe kommt: Einerseits wird die erste Repräsentanz des Selbst zunächst per Ausstoßung von beängstigenden negativen Introjekten entlastet, andererseits entstehen dadurch beängstigende, projektiv aufgeladene Objektimagines, die eine bedrohliche Verfolgungskonstellation bilden.

Kernberg geht davon aus, dass die Spaltung etwa ab dem dritten Lebensmonat als aktive Abwehr von Angst eingesetzt wird, zwischen dem sechsten und zwölften Monat einen funktionalen Höhepunkt erreicht (»Acht-Monats-Angst« vor Fremden, auf die

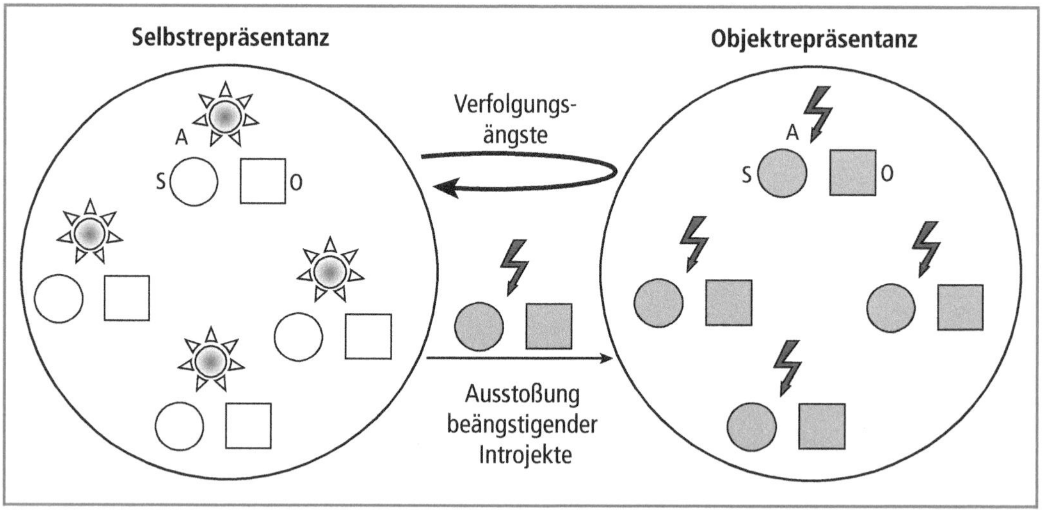

Abb. 3-2 Die archaische Objektbeziehungsmatrix: Spaltung als erste Ich-Leistung und erster Ich-Zustand
A = positiver bzw. negativer Affekt; S, O = archaische Vorläufer der jeweiligen Selbst- bzw. Objektrepräsentanz

sämtliche negativen Affekte der Nicht-Mutter-Situation, also einer beängstigenden Verlassenheit, projiziert werden) und zu Beginn des dritten Lebensjahres allmählich verschwindet.

Wegen der zentralen Bedeutung der nächsten anstehenden Entwicklungsaufgabe ist es notwendig, das Wesen der o.g. archaischen Objektbeziehung zu verstehen. Kernbergs Modell basiert auf der Annahme einer frühen undifferenzierten Phase der Entwicklung, in der es *noch kein Ich* gibt und in der »die Objektbeziehungen [...] als essentieller Ichorganisator angesehen (werden), der lange vor der Differenzierung von Selbst und Objekten aktiv ist« (Kernberg 1976 [1997c], S. 36).

Der archaische Charakter dieser Matrix besteht nun

- in ihrem Aufbau aus Objektbeziehungstriaden, die noch aus undifferenzierten Selbst-Objekt-Affekt-Einheiten bestehen, und
- einer Spaltung in Nur-Gute und Nur-Böse Repräsentanzen, die zunehmend als Abwehr eingesetzt werden kann und in der
- zunehmend archaische Introjekte mit realen (guten und frustrierenden) Aspekten der äußeren Objekte vermischt werden.

Ausgehend von der weiteren neurophysiologischen Entwicklung des Kindes, der entsprechenden Reifung seiner autonomen Ich-Funktionen, einer zunehmenden Realitätswahrnehmung und Differenzierung reiferer Formen der Introjektion hin zur **Identifizierung** kommt es etwa ab Beginn des dritten Lebensjahres zu einer zunehmenden Integration der ursprünglich gespaltenen Selbst-Objekt-Affekt-Introjekte sowie einer wachsenden Differenzierung der Selbst- und Objektvorstellungen.

Wie Kernberg betont (1976/1997c, S. 63), ist dieser zentrale Entwicklungsschritt davon abhängig, dass in der Erfahrung des Kindes befriedigende und moderat frustrierende Selbst-Objekt-Vorstellungen dominieren, da diese das Lernen und die allmähliche Unterscheidung der Objekt- von den Selbstkomponenten aktivieren.

Beim Überwiegen stark negativer, d.h. mit Angst und Wut verbundener Selbst-Objekt-Vorstellungen dagegen kommt es nach Kernberg zu einer Desorganisation dieser Entwicklung. Diese Fehlentwicklung ist paradigmatisch für die Entwicklung der **Borderline-Persönlichkeitsorganisation** und besteht in einer Fixierung der Spaltung als Bewältigungsstrategie, da die überwältigenden, ängstigenden und aggressiv bestimmten Selbst-Objekt-Strukturen von den libidinösen Introjekten dauerhaft getrennt gehalten werden müssen.

In der normalen Entwicklung dagegen wird die Spaltung allmählich überwunden und es kommt zu realistischeren, »ganzen« Vorstellungen des Selbst und seiner Objekte, in denen anerkannt wird, dass sowohl im Anderen als auch im Selbst libidinöse wie aggressive, also »gute« wie »böse« Zustände, Impulse, Fantasien und Absichten existieren (▶ Abb. 3-3).

Dieser Reifungsschritt ist für die weitere Entwicklung von entscheidender Bedeutung. Er entspricht der **depressiven Position** bei Melanie Klein (▶ Kap. 6) und ist mit erheblichen Labilisierungen und Belastungen des noch kleinen Kindes verbunden, das jetzt mit der Anerkennung der eigenen Aggressivität und entsprechenden Schuldgefühlen und Wiedergutmachungsimpulsen zu kämpfen hat. Es kommt zu regressiven Schwankungen, in denen erneut Spaltungen, vor allem Projektionen, eingesetzt werden, um z.B. die eigene Aggressivität mit

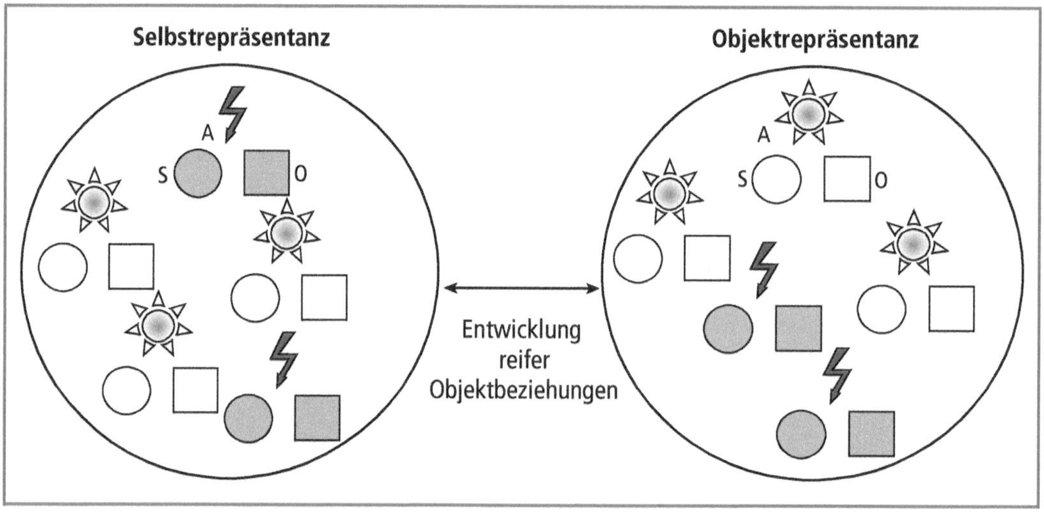

Abb. 3-3 Die Integration der Selbst- und Objektrepräsentanzen
A = positiver bzw. negativer Affekt; S, O = archaische Vorläufer der jeweiligen Selbst- bzw. Objektrepräsentanz

der bösen Außenwelt zu rechtfertigen (»Er hat angefangen!«).

Insgesamt aber kommt es im Rahmen der geschilderten Entwicklung zu einem erkennbaren allmählichen Rückgang der Spaltungsvorgänge, an deren Stelle die **Verdrängung** als reiferer Abwehrmechanismus tritt. Sie »besteht in der Zurückweisung eines Impulses oder seiner Vorstellungsrepräsentanz oder beider aus dem bewußten Ich« (Kernberg 1976 [1997c], S. 44) und stellt einen wirksameren Abwehrmodus dar, weil sie das Ich vor unerträglichen und beängstigenden Konflikten schützt, indem sie diese komplett aus dem Bewusstsein verbannt. Allerdings erfordert die Verdrängung einen erheblichen energetischen Aufwand, um die *Gegenbesetzung* der verdrängten Vorstellungen und Impulse aufrechtzuerhalten, sodass ein durch hohen Verdrängungsaufwand geschwächtes Ich Kernberg zufolge eher auf die Spaltung zurückgreifen muss.

Therapeutische Implikationen

Kernberg geht davon aus, dass bei allen Patienten, d. h. sowohl den neurotischen wie auch den Patienten mit schweren Charakterpathologien, bei ausreichend tiefer Regression die o. g. Selbst-Objekt-Affekt-Triaden in der Übertragungs-Gegenübertragungs-Dynamik auftreten und zu erheblichen Schwierigkeiten in der therapeutischen Situation führen können.

Kennzeichnend für die Patienten mit schweren Persönlichkeitsstörungen, insbesondere aus dem Spektrum der Borderline- und schweren narzisstischen Störungen (► Kap. 21, Kap. 22) ist jedoch die *Fixierung* auf die Spaltung als *wesentlichem* Abwehrmechanismus. Da es hier nicht zu der oben skizzierten Differenzierung und Integration der Selbst- und Objektrepräsentanzen und entsprechender Mäßigung der archaischen Affekte kommt, ist die Pathologie und insbesondere die Behandlungssituation von schweren Verzerrungen und intensiven, schnell wechselnden Affekten bestimmt, die häufig zu chaotischen Therapieverläufen, Abbrüchen und negativen therapeutischen Reaktionen führen.

Der von Kernberg entwickelte therapeutische Ansatz der *übertragungsfokussierten Psychotherapie* (Clarkin et al. 2008) geht auf sein Verständnis dieser frühen Objektbeziehungsdynamik zurück. Wenngleich Kernberg im Vergleich zu seinen früheren Arbeiten heute auch die Bedeutung realer Traumatisierungen, insbesondere des sexuellen und aggressiven Missbrauchs, für die Entstehung schwerer Pathologien sehr viel ausführlicher anerkennt (z. B. Kernberg 1992 [1997d], S. 42 ff.), betont er nach wie vor die Notwendigkeit, an der *intrapsychischen* Verfolgungssituation dieser Patienten zu arbeiten. Dazu ist es seiner Auffassung nach unbedingt erforderlich, die intensiven negativen Übertragungsprozesse möglichst früh zu deuten, und zwar im »Hier und Jetzt«, d. h. ausdrücklich *nicht* im Sinne und in Richtung einer genetischen Rekonstruktion vermeintlich realer biografischer Hintergründe.

Kernbergs Verständnis zufolge zeichnen sich die archaischen Übertragungen früher Objektbeziehungsrepräsentanzen gerade dadurch aus, dass Selbst- und Objektaspekte, d. h. Elemente der inneren und äußeren Realität, noch nicht sicher unterschieden, sondern konfundiert werden. Sie lassen seiner Meinung nach keinen Rückschluss auf die konkreten, realen infantilen Konflikte zwischen dem Patienten und seinen Eltern zu. Sie müssen als *innere* Realität des Patienten im Sinne einer Abwehrkonstellation gedeutet und nach und nach aufgelöst werden. Gleiches gilt für primitive Idealisierungen des Therapeuten, die ebenfalls der Sphäre infantiler Spaltungen in *nur-gut* und *nur-böse* entstammen und in der Regel eine Abwehr gegen massive Aggressionen und Neid darstellen.

Moderate Aspekte einer positiven Übertragung sollten Kernberg zufolge nicht gedeutet werden, um die Entstehung eines Arbeitsbündnisses zu fördern.

Da zu Beginn der Behandlung von Patienten mit einer Borderline-Persönlichkeitsorganisation häufig chaotische, leere und sinnlose Episoden das Geschehen bestimmen und die Therapie im Kern bedrohen, schlägt Kernberg ein **dreistufiges Konzept** vor. Es verfolgt das Ziel, die

> *»[…] primitiven Dissoziierungen der Selbst- und Objektvorstellungen aufzulösen und damit primitive Übertragungen – d. h. die internalisierten Objektbeziehungen der frühen Ebene, die in der Übertragung aktiviert werden – in Übertragungsreaktionen der höheren Ebene oder in eine integrierte, realistischere Form von internalisierten Objektbeziehungen umzuformen, die mit realen Kindheitserfahrungen verbunden sind«* (Kernberg 1992 [1997d], S. 164).

- Zunächst muss der Therapeut »den Charakter der primitiven oder Partial-Objektbeziehung […] rekonstruieren«, d. h. nach und nach aus einer scheinbar sinnlosen intrapsychischen und zwischenmenschlichen Situation eine »emotional signifikante, wenn auch stark verzerrte, phantastische Übertragungsbeziehung« (Kernberg 1992 [1997d], S. 165) kreieren.
- Dann muss diese Beziehung im Sinne o. g. Triaden als ein Geschehen zwischen einem Selbst- und einem Objektbild beschrieben werden, die unter einem benennbaren und aktuell erfahrenen Affekt miteinander kommunizieren. Dabei ist die Rollenverteilung häufig schnell wechselnd, Therapeut und Patient können verschiedene Aspekte der aktivierten Objektbeziehung in sich erleben.
- Im dritten Schritt muss die jeweils aktivierte Partial-Objektbeziehung mit anderen Partial-Objektbeziehungen in

Verbindung und letztlich integriert werden, bis der Patient nach und nach möglichst viele unterschiedliche, gegensätzliche und verwandte Aspekte seiner Selbst- und Objektrepräsentanzen zu höherer Komplexität integrieren kann.

Abschließend soll anhand eines längeren Zitats verdeutlicht werden, wie Kernberg – gerade im Hinblick auf die Reaktivierung verinnerlichter Objektbeziehungen in der Übertragung – das Verhältnis zwischen inneren und äußeren Objekten und Objektbeziehungen einordnet. Es verdeutlicht in treffender Weise die Verdichtung der äußeren und inneren Realität in den Internalisierungen der frühen Kindheit, die uns in der psychischen Struktur des heutigen Patienten begegnen:

»*Anders als die Theoretiker der zwischenmenschlichen Objektbeziehungen, wie etwa Sullivan [...] und Guntrip [...] und im Gegensatz zu Kohuts Selbst-Psychologie fasse ich verinnerlichte Objektbeziehungen nicht als Widerspiegelungen tatsächlicher ehemaliger Objektbeziehungen auf, sondern nehme an, daß sie sich aus realitätsgerechten und phantasierten – und oft stark verzerrten – Internalisierungen von solchen vergangenen Objektbeziehungen und aus Abwehrmaßnahmen gegen diese zusammensetzen, Abwehrmaßnahmen, die auf instinktbestimmte Triebabkömmlinge zurückgehen. Mit anderen Worten: Es besteht eine dynamische Spannung zwischen dem Hier und Jetzt, das die dynamische Struktur widerspiegelt, und den unbewußten genetischen Determinanten des Dort und Damals, die aus der vergangenen Entwicklungsgeschichte des Patienten herrühren.*« (Kernberg 1992 [1997d], S. 135)

3.7 Ein vergleichender Überblick

Es sollte deutlich geworden sein, dass sich die Objektbeziehungstheorien erheblich voneinander unterscheiden, insbesondere im Hinblick auf den Umgang mit der Aggression und das Verständnis der Bedeutung realer, d. h. konkreter äußerer Objekte, einschließlich des Therapeuten und die sich daraus ergebenden therapeutischen Implikationen.

An dieser Stelle sei darauf hingewiesen, dass eine wichtige psychoanalytische Schule – die *Selbstpsychologie* – selbstverständlich auch als eine, wenngleich sehr spezielle Version einer Objektbeziehungstheorie verstanden werden kann (► Kap. 4).

In Bezug auf den Umgang mit aggressiven Übertragungskonstellationen bilden die Konzepte Kleins und Fairbairns wohl den denkbar größten Gegensatz. Ein kleinianischer Therapeut würde im typischen Fall versuchen, dem Patienten bei der Überwindung seiner paranoid-schizoiden Position zu helfen, indem er sich zeitweise auch als böses Objekt zur Verfügung stellt, das die destruktiven Projektionen des Patienten aushält, ohne sich dafür zu rächen, aber auch ohne sie zu einer intersubjektiven Realität zu erklären. Eine Gefahr dieses Ansatzes kann darin bestehen, dass Patienten, denen die angestrebte Integration nicht gelingt, in eine retraumatisierende Dynamik geraten: Sie fühlen sich alleingelassen und von einem bösartigen Objekt mit aggressiven Deutungen verfolgt. Im ungünstigsten Fall perpetuiert eine maligne regressive Situation, aus der beide nicht mehr herausfinden.

Ein Therapeut im Fairbairnschen Konzept dagegen würde vermutlich eher dazu übergehen, die Destruktivität des reaktivierten bösen Objekts möglichst aus einer biografischen Situation herzuleiten, in welcher der Patient unter eben einem solchen

Tab. 3-1 Objektbeziehungstheorien im Überblick

	Metatheorie	Verständnis der Aggression	Bedeutung der realen Objekte
Melanie Klein	Weiterentwicklung Freuds letzter Triebtheorie, insbesondere hohe Bedeutung des Todestriebes und seiner Bewältigung	Ausdruck des Todestriebes	innere Objekte entsprechen den unbewussten Fantasien der jeweils aktiven intrapsychischen Position Charakter der Objekte hängt von der Triebbesetzung, nicht den realen Vorgängen ab
Michael Balint	basale präödipale Entwicklung auf dem Boden primärer Liebe	Ausdruck entgleister Beziehung	müssen als primäre Objekte responsiv zur Erfüllung archaischer Bedürfnisse zur Verfügung stehen
Donald W. Winnicott	Entwicklung der inneren Objekte und Objekte in charakteristischen Stufen, Triebe konstituieren die Objekte	Reaktion auf Objektversagen, aber auch zentraler Entwicklungsfaktor für die Etablierung verwendbarer Nicht-Ich-Objekte	Responsivität der primären Objekte bestimmt die Qualität der Objekte als Grundlage der Fähigkeit, allein zu sein
William Fairbairn	Abkehr von Freuds Triebtheorie die Libido als Ich-Funktion sucht das Objekt	Reaktion auf reale Versagung und Deprivation	bestimmen das Ausmaß der internalisierten bösen Objekte
Otto F. Kernberg	Affekte konstituieren die duale Triebstruktur	Ausdruck genetisch verankerter Disposition und/oder persistierender nichtintegrierter archaischer Repräsentanzen	bilden gemeinsam mit Fantasie- und Abwehrprozessen die Selbst- und Objektrepräsentanzen
Heinz Kohut	stufenweise Entwicklung der narzisstischen Selbstregulation ist zentral für die frühe Persönlichkeitsentwicklung	Ausdruck der kollabierten Selbst-Objektbeziehung und des Versuchs, die Selbstkohärenz zu stabilisieren	müssen als Selbstobjekte responsiv zur Verfügung stehen, suboptimale Frustration der Selbstobjektbedürfnisse führt zu narzisstischer Pathologie

Objekt bzw. einer solchen Objektbeziehung zu leiden hatte. Hier wiederum besteht u. U. die Gefahr, dass insbesondere unerfahrene Therapeuten eine internalisierte selbstdestruktive Tendenz des Patienten übersehen und mit ihm gemeinsam z. B. an einer Opferidentität festhalten, welche die problematische unbewusste Dynamik erneut externalisiert – eben ins Dort und Damals.

Abschließend soll ein tabellarischer Überblick versucht werden, der die vorgestellten Objektbeziehungstheorien hinsichtlich der eingangs genannten drei Kriterien differenziert (▶ Tab. 3-1):

- die Stellung zur Triebtheorie
- das Verständnis der Aggression
- die Bedeutung der realen, äußeren Objekte

3.8 Zusammenfassung

- Die Objektbeziehungstheorien stellen eine entscheidende Weiterentwicklung der Triebtheorie wie auch der Ich-Psychologie dar.
- Sie entstanden vor dem Hintergrund der wachsenden Einsicht in die psychoanalytische Behandlungsdynamik als einer *Zwei-Personen-Situation.*
- Eine weitere Motivation zur Entwicklung der neuen Konzeptionen stellten die wachsenden Erkenntnisse bezüglich *prädipaler Entwicklungsphasen* dar.
- Die wesentliche Erweiterung des triebtheoretischen Entwicklungsmodells besteht in der *zentralen Funktion der frühen Beziehungserfahrungen* in ihrer intrapsychischen wie interpersonellen Dimension für die Entwicklung innerer *Vorstellungen vom Selbst und seinen Objekten* sowie der Beziehungen zwischen ihnen.
- Mit diesem Schritt von einer Ein-Person- zu einer Zwei-Personen-Psychologie lösten sich einige Theoretiker weitgehend von der Triebtheorie, z. B. Fairbairn, während andere, z. B. Kernberg, an ihr festhielten und sie zu integrieren versuchten.
- Die Gemeinsamkeit aller Objektbeziehungstheorien liegt im Verständnis der *Übertragungs-Gegenübertragungs-Dynamik* wie auch der gesamten Pathologie des Patienten als einer unbewussten *Reinszenierung* internalisierter infantiler Beziehungserfahrungen, insbesondere aus präödipaler Zeit.
- Wesentliche Differenzen bestehen hinsichtlich der Interpretation dieser intrapsychischen Beziehungsmuster als mehr oder weniger präziser Abbildung konkreter biografischer Prozesse, insbesondere auch konkreter Personen (»Objekte«) mit ihren Eigenschaften oder als Ausdruck unbewusster infantiler Fantasien mit starken Verzerrungen eben dieser Erinnerungen.
- Daraus ergeben sich deutliche Unterschiede in den behandlungsstrategischen Konzeptionen, vor allem im Verständnis und im Umgang mit feindseligen Übertragungen, destruktiven Prozessen sowie der Regression im Allgemeinen.
- Dieser Unterscheidung folgend lassen sich die Objektbeziehungstheorien in »weiche« bzw. »mütterliche« Theorien – die eher stützend, strukturfördernd und gewährend intervenieren – und »harte« bzw. »väterliche« Konzeptionen – die eher aufdeckend, deutend und konfrontierend arbeiten – einteilen.

Ausgewählte Tipps zum Weiterlesen

Bacal HA & Newman KM. Objektbeziehungstheorien – Brücken zur Selbstpsychologie. Stuttgart: frommann-holzboog 1994.

Fonagy P & Target M. Psychoanalyse und Psychopathologie der Entwicklung. Stuttgart: Klett-Cotta 2015.

Grabska K. Objektbeziehungstheorien. In: Ehlers W & Holder A (Hrsg). Psychoanalytische Verfahren. Stuttgart: Klett-Cotta 2009; 79–132.

Krejci E. Psychogenese im ersten Lebensjahr. Tübingen: Edition Diskord 1999.

4 Die Selbstpsychologie

Annegret Boll-Klatt

Inhalt

4.1 Die Entwicklung der Selbstpsychologie im geschichtlichen Kontext

Die Selbstpsychologie ist eine Richtung der Psychoanalyse, die im Laufe der späten 1960er und frühen 1970er-Jahre von Kohut und seinen Schülern entwickelt wurde. Von Kohut selbst liegen auch in deutscher Übersetzung drei Bücher vor: »Narzißmus«, auf Deutsch erschienen 1976, »Die Heilung des Selbst«, deutsche Erstausgabe von 1979, und »Wie heilt Psychoanalyse«, in deutscher Sprache erschienen 1987.

Obwohl die Selbstpsychologie von orthodoxen Psychoanalytikern heftig kritisiert wurde und ihr Stern so schnell, wie er am psychoanalytischen Himmel aufgegangen war, auch wieder sank (s. u.), beschäftigen wir uns doch aus zwei Gründen ausführlich mit dieser Theorierichtung:

- In psychodynamischen Therapien strukturell schwerer gestörter Patienten ist die Übernahme selbstobjektaler Funktionen durch den Therapeuten unverzichtbar.
- Aber dieses Vorgehen – häufig auch mit den Begriffen der Nachreifung oder Nachbeelterung bezeichnet – darf nicht die gesamte Therapie ausmachen: zum einen weil Bedürfnisbefriedigung nur in Verbindung mit dosierter Frustration (s. u.) als therapeutisch wirksam gedacht werden kann, zum anderen weil die Arbeit mit und am (dynamischen) Unbewussten (► Prolog) weiterhin kennzeichnend für die Wirksamkeit der psychodynamischen Verfahren ist.

Die Selbstpsychologie gründet auf einer Weiterentwicklung psychoanalytischer Konzepte des Narzissmus und des Selbst. Freud (1914c [1999]) versteht in Anlehnung an den griechischen Mythos unter Narzissmus die Liebe, die man dem Bild von sich selbst entgegenbringt. Er unterschied ursprünglich nicht deutlich zwischen dem Begriff des

Ich und des Selbst; erst mit der Entwicklung der Strukturtheorie ist das Selbst nicht mehr mit dem Ich gleichzusetzen (Freud 1923b [1999]).

Kohuts Theoriebildung konzentrierte sich auf die Entwicklung des Selbst und seiner Störungen (▶ Kap. 8). Wie die Entstehung der objektbeziehungstheoretischen Konzeptualisierungen, so ist auch die Entwicklung der Selbstpsychologie untrennbar im Zusammenhang mit therapeutisch-technischen Problemen zu sehen, denen Kohut zunächst vor allem in der Behandlung narzisstischer Patienten begegnete. Ausgehend von Freuds Sicht galten ausgeprägt narzisstische Patienten wegen mangelnder Ödipalität und ausbleibender Übertragungen bis in die Mitte des letzten Jahrhunderts als nicht analysierbar. Als klassisch freudianisch ausgebildeter Psychoanalytiker behandelte Kohut zwar diese Patienten, stellte aber fest, dass der Erfolg unzureichend war. Kohut entschloss sich, seine Behandlungstechnik zu verändern, als Patienten trotz vermeintlich erfolgreicher Analyse wegen noch bestehender Symptome in seine Behandlung zurückkehrten (Milch 2001, S. 3). Er machte die Beobachtung, dass narzisstische Patienten in Zustände heftiger Desintegrationsängste gerieten, wenn sie in der Beziehung zum Analytiker einen empathischen Bruch erlebten. Dies geschah häufig schon bei geringfügigen Anlässen wie z. B. einer abgesagten Stunde oder eines Urlaubes des Analytikers und typischerweise in Situationen, in denen sich ein sehr empathischer Kontakt entwickelt hatte. Die Kohärenz und Lebendigkeit des Selbst des Patienten konnte wiedergewonnen werden, wenn die Bedeutung dieses Phänomens angesprochen, anerkannt und verstanden wurde (Lichtenberg et al. 2000, S. 176).

Kohut rückte ab von der freudianisch-klassischen Annahme des Primats der Triebe als motivationalen Strebungen, die der kindlichen Entwicklung zugrunde liegen. An deren Stelle setzte er die Annahme, dass der Erwerb eines kohäsiven Selbstzustandes, der mit einer immer größer und umfassender werdenden Selbstkohärenz einhergeht, für die Entstehung gesunder psychischer Strukturen entscheidend ist:

»Das zentrale Anliegen der Selbstpsychologie ist die Bedeutung der Schicksale des Selbst und der damit verbundenen subjektiven, bewussten und unbewussten Kindheitserfahrungen. Danach ist die strukturierende Kraft der menschlichen Psyche das Bedürfnis, sich in einer kohäsiven Konfiguration, dem Selbst, zu organisieren und Beziehungen mit der Umgebung herzustellen, die die Kohärenz, Vitalität und Harmonie des Selbst fördern und die als Selbstobjekte konzeptualisiert werden.« (Milch & Hartmann 2014, S. 868)

Schon Winnicott (1958 [1976]; ▶ Kap. 3) betonte die Zentralität des Selbst, dessen gesunde Entwicklung abhängig ist von einer befriedigenden Mutter-Kind-Beziehung, in der Wünsche und Omnipotenz-Illusionen des Kindes empathisch verstanden werden.

Im Zuge seiner Abkehr von der Triebtheorie setzte sich Kohut (1987) in seinem letzten Buch dann auch kritisch mit dem freudianischen Verständnis des Ödipuskomplexes auseinander. Er identifizierte eine Gruppe von Patienten, die durch eine Fixierung an ödipale Themen eine Fragmentierung oder Schwächung des Selbst abzuwehren versuchen, und stellte Freuds Modell auf den Kopf, indem er den auf der Triebtheorie basierenden Ödipuskomplex nicht als eine normale Entwicklungsaufgabe deutete, sondern ihn als eine Reaktion des Kindes auf die Unfähigkeit der Bezugspersonen, sich an seiner Entwicklung zu erfreuen und sie einfühlsam zu begleiten, ansah. Obwohl er an der zentralen Stellung der ödipalen Phase festhielt, betrachtete Kohut den ödipalen Komplex nicht als schicksalshaft: Ödipale Konflikte – wie alle anderen Konflikte auch – sind in Kohuts Theorie das Produkt eines schwachen, defekten Selbst; Kastrationsangst und Penisneid stellen Entwicklungen dar, die dem Kind von außen, sprich von unempathischen Bezugspersonen, aufgezwungen werden. Konflikte, die wir in der Psychopathologie beobachten können, sind demnach sekundäre Phänomene, die infolge einer strukturellen Schwäche des Selbst auftreten (Fonagy & Target 2006, S. 231 ff.).

Mitte der 1960er-Jahre sahen sich auch viele andere Psychoanalytiker zunehmend konfrontiert mit Patienten mit Arbeitsstörungen, Perversionen und hypochondrischen Ängsten, mit Leere, Depressionen und Sinnlosigkeitsgefühlen, die sich nicht besserten, wenn ihnen die Übertragung der auf den Psychoanalytiker gerichteten Triebwünsche oder ihre Übertragung als Abwehr gegen Triebwünsche gedeutet wurde. Kohut zufolge ließen sich auch diese Störungen im Zusammenhang mit einer Störung des Selbst verstehen. Ermann (2009) bringt Phänomene des Wandels der Psychopathologie in Verbindung mit gesellschaftlichen Entwicklungen:

»*[…]* [dazu; Anm. d. V.] *haben die grundlegenden Veränderungen der Lebensbedingungen im Verlauf des 20. Jahrhunderts beigetragen, denn Psychoanalyse ist stets eine Antwort auf die politischen und sozialen Verhältnisse, unter denen der Einzelne sich entwickelt und lebt. Sie haben insbesondere einen Menschentyp hervorgebracht, der heute mehr durch Selbstwert-, Identitäts- und Bindungsprobleme geprägt ist und unter ihnen erkranken kann als durch Trieb- und Normenkonflikte, die zu Freuds Zeiten als maßgeblich prägende Faktoren galten. Der damalige ödipale ist von einem postödipalen, narzisstischen Sozialisationstyp abgelöst worden.*« (Ermann 2009, S. 7)

Wie viele andere psychoanalytische Theorien ist auch die Selbstpsychologie kein in sich geschlossenes kohärentes Ganzes. Ähnlich wie Freud überarbeitete und veränderte auch Kohut seine theoretischen Positionen und Begriffsdefinitionen im Verlauf seines Schaffens. Am Konzept des Selbstobjektes lässt sich dies am deutlichsten aufzeigen. So ist es schwierig, die Selbstpsychologie verbindlich zu definieren und einzuordnen. Uneinigkeit herrscht z. B. in Bezug auf die Frage, ob die Selbstpsychologie den Objektbeziehungstheorien oder der Ich-Psychologie zuzuordnen ist. Für Bacal & Newman (1994) besteht kein Zweifel an einer objektbeziehungstheoretischen Ausrichtung, weil deren Grundlagen für das psychoanalytische Verständnis von Beziehung zentral seien. Auch Junker (2005) betont diesen Standpunkt, wenn er darauf verweist, dass Kohut aus dem derzeit eher abschätzig gebrauchten Begriff des Narzissmus ein beziehungspsychologisches Konzept entworfen hat. Andere Theoretiker (z. B. Ornstein 1991; Wolf 1988) ordnen sie den Ein-Person-Psychologien zu und sehen die enge Verbindung mit den Strukturtheorien. Kohut selbst verstand in seinem späten Werk die Selbstpsychologie als eine Weiterentwicklung der Ich-Psychologie und nutzte damit die Tradition der Ich-Psychologie, die ja ohne Bruch und ohne schwere Anfeindungen aus der psychoanalytischen Vergangenheit hervorging. Er traf aber eine Unterscheidung des Menschenbildes: Nach Kohut interessiert sich die Selbstpsychologie für den **»tragischen Menschen«**, wohingegen die Ich-Psychologie ebenso wie die Triebtheorie den **»schuldigen Menschen«** (Wallerstein 2001) in das Zentrum ihrer Überlegungen stellt:

»Der schuldige Mensch lebt entsprechend seines Lustprinzips, indem er seine Triebe zu befriedigen sucht, was ihm allerdings nicht gelingt, weil dem die Umwelt und ihre Gebote sowie die daraus resultierenden Kräfte entgegenstehen. Der tragische Mensch ist der moderne Mensch, der seine angeborenen und erworbenen Muster des Kernselbst zu verwirklichen sucht, um ein kreatives und erfülltes Leben zu führen. Die Unfähigkeit dazu überschattet jedoch häufig die Erfolge, so dass er tragisch scheitert, weil seine inneren Potenziale ungelebt bleiben.« (Milch 2001, S. 3 f.)

4.2 Definitionen und Konzeptualisierungen des Selbst

4.2.1 Zur Geschichte des Selbst in der Psychoanalyse

Wie schon angedeutet, konzentrierte sich Kohuts Theoriebildung zunächst auf die Entwicklung des Selbst (▸ Kap. 8). In der einschlägigen Literatur findet sich eine umfangreiche Debatte zu unterschiedlichen definitorischen Ansätzen des Selbstbegriffs (vgl. z.B. Hoffmann 2007; Milch 2001). Hoffmann hält einen sehr differenzierten Rückblick auf die wenig bekannte Geschichte des Konzepts des Selbst und seiner Bedeutung für die Psychoanalyse. In die wissenschaftliche Psychologie wurde dieses Konzept bereits 1890 von James eingeführt, also lange bevor Psychoanalytiker begannen, sich mit dem Selbst zu beschäftigen. James (1890; zit. n. Hoffmann 2007) entwickelte das Konstrukt im Zusammenhang mit der Phänomenologie, basierend auf der Erfahrung, dass sich das Ich selbst zum Objekt der Wahrnehmung machen kann bzw. dass sich das Ich sich selbst gegenüberstellen kann. James definierte das Selbst wie folgt: *»Alles, was im weitest möglichen Sinne ein Mensch sein eigen nennen kann […]«* (James 1890, S. 292, zit. nach Hoffmann 2011, S. 734). James unterschied schon zwischen willkürlichen und unwillkürlichen Handlungen des Selbst, was mit dem Konzept des Unbewussten völlig kompatibel gewesen wäre. Diese Konzeptualisierungen des Autors wurden jedoch später nicht aufgegriffen; bis heute sind die mit dem Selbst-Konzept verbundenen Probleme nicht eindeutig gelöst: nämlich die Frage des Verhältnisses von Ich und Selbst und die Frage, ob und wie dieses Selbst in Freuds Topik und sein Strukturmodell integriert werden kann. Um es vorweg zu nehmen: Auch Kohut hat dieses Problem nicht gelöst. Hoffmann (2007, S. 20) schreibt: *»Schließlich finde ich die Freiheit, mit der Kohut (›ohne Scham und Reue‹) auf eine konstruierende Definition des Selbst verzichtet, beeindruckend. Es gibt Konzepte von hoher kommunikativer Eindeutigkeit, wie zum Beispiel den Begriff der Psychose, die sich kaum stringent definieren lassen. Vielleicht gehört das Selbst auch zu diesen.«*

Um die Diskussion der angedeuteten Problematik zumindest ansatzweise nachvollziehen zu können, sollen einige markante Definitionen angeführt werden. Bereits 1933 schrieb Jung: *»Das Selbst ist eine dem bewussten Ich übergeordnete Größe. Es umfasst nicht nur den bewussten, sondern auch den unbewussten Psycheteil und ist daher sozusagen eine Persönlichkeit, die wir auch sind. […] Das Ich ist der einzige Inhalt des Selbst, den wir kennen. Das individuierte Ich empfindet sich als Objekt eines unbekannten und übergeordneten Subjektes.«* (Jung 1933, S. 15) Schon im Kapitel 2 wird auf die Unterscheidung von Ich und Selbst bzw. auf Hartmanns Arbeiten eingegangen. Demnach bezeichnet das Selbst »die eigene Person« und steht in einem Gegensatz zur

Struktur des Ich als einem »psychologischen System« (Hartmann 1950a [1997]). Das Selbst erstreckt sich über alle Instanzen; in topischer Hinsicht umfasst es Bewusstes und Unbewusstes. Somit ist das Selbst ein übergreifendes psychisches System; es ist Gesamtwahrnehmung der eigenen Persönlichkeit, »Was wir sind«, die aus dem Selbsterleben sowie aus bewussten und unbewussten Vorstellungen von uns selbst gebildet wird.

Hartmann versteht den Begriff des Selbst gleichbedeutend mit Person und unterscheidet ihn von Objekten als auch vom Ich im Sinne des Strukturmodells als eine übergeordnete Struktur, die alle anderen Instanzen umfasst (zit. n. Milch 2001, S. 56).

Aus dieser Perspektive kann man das Konzept des Selbst als Erweiterung der Freudschen Strukturtheorie verstehen; zentral ist die Unterscheidung von Ich und Selbst, die sich wie folgt treffen lässt:

Das Ich wird als das Operationszentrum in der Auseinandersetzung der unterschiedlichen intrapsychischen Strukturen sowie zwischen Innen- und Außenwelt verstanden. Das Ich ist Bestandteil der psychischen Struktur, während das Selbst mehr die Gesamtwahrnehmung der eigenen Persönlichkeit darstellt.

David Rapaport, den Hoffmann als den einzigen wirklichen Systematiker, den die Analyse besaß, bezeichnet, stützt Hartmanns Ausführungen: »*Das Selbst in seiner subjektiven Erfahrung ist etwas, das sich selbst beobachten kann. Das Ich kann das nicht. Das Ich ist etwas, das funktioniert. Es beobachtet sich nicht selbst. […] Man wird das Selbst innerhalb des psychischen Apparates so definieren müssen, dass es durch eine Ichfunktion beobachtbar ist, die gleichzeitig als eine Hilfsorganisation innerhalb des Selbst aufgefasst wird. […] Das Selbst kann man nicht einfach neu definieren. Seine Konzeption begleitet die Menschheit seit langer Zeit. Seine wesentliche Charakteristik besteht in seiner Fähigkeit, sich selbst zu beobachten.*« (Rapaport 1967; zit. n. Hoffmann 2007, S. 16) Damit ist das Selbst der phänomenalste bzw. der am phänomennahesten definierte Anteil von Ich, Es und Über-Ich und reiht sich nicht in die Strukturtheorie ein: »*Alle Versuche, dem Selbst explizit oder implizit einen psychoanalytischen Ort mit Bezug auf das Strukturmodell der Persönlichkeit zuzuweisen, führen unvermeidlich in die Probleme der Metapsychologie.*« (Stein 1966)

Auch Edith Jacobsons Auffassung zielt in dieselbe Richtung, wenn sie das Selbst als einen »*auxiliären deskriptiven Begriff*« bezeichnet, der auf die Person als Subjekt verweist im Unterschied zu den sie umgebenden Objekten (Jacobson 1964 [1992], S. 17).

Folgt man George S. Klein (1976), so lassen sich zwei psychoanalytische Theorie-Kategorien unterscheiden: zum einen eine klinikferne Metatheorie und zum anderen eine mit ihr nur locker verbundene klinische Theorie. Für Hoffmann besteht keine Frage, dass die Verwendung des Selbstkonzeptes in der Psychoanalyse etwas mit einer so definierten klinischen Theorie zu tun hat, deren Aussagen im Prinzip auch empirisch überprüfbar wären (Hoffmann 2007, S. 17). Solch einen Schritt in Richtung auf eine Überprüfbarkeit stellt die Entwicklung der Operationalisierten Psychodynamischen Diagnostik (OPD; Arbeitskreis OPD 2006) dar (► Kap. 14, Kap. 15): »*Als Selbst verstehen wir die Gesamtheit der inneren Bilder eines Menschen von sich selbst. Dieses ›Selbst-Identitäts-System‹ muss qualitativ unterschieden werden in den Bereich der Regulation von Selbstwertgefühl (Narzissmus) und in den Bereich der Selbstidentität.«* (Arbeitskreis OPD 2006, S. 249) Die OPD-Klassifikation differenziert zwischen Selbstkonflikten und der Verwendung des Selbstkonzeptes zur Präzisierung struktureller Störungen. Der theoretisch schwierigen und uneindeutigen Unterscheidung zwischen Selbst und Identität – auf die hier nicht weiter eingegangen werden kann – wird in der OPD-Konfliktachse Rechnung getragen, indem für das Identitätskonzept eine eigene operational definierte Konfliktkategorie erstellt wurde.

4.2.2 Die Konzeptualisierung des Selbst aus selbstpsychologischer Sicht

Kohut griff zunächst auf Hartmanns Begriff des Selbst zurück, der impliziert, dass das Selbst nicht mehr zu einer Instanz (wie z. B. dem Ich) gehört, sondern sich durch etwas die Instanzen Übergreifendes auszeichnet. Wenn wir nach Kohut vom Selbst sprechen, ist damit gemeint, dass wir es selbst sind, die sog. Selbstkonzeption. Diese wird gebildet aus dem Selbsterleben und aus den Vorstellungen, die das Individuum von sich selbst hat, die bewusst oder unbewusst, häufig auch kontrastierend sein können. In der psychoanalytischen Nomenklatur wird dafür der Begriff der Selbst- im Gegensatz zu den Objektrepräsentanzen verwendet. Wie leicht zu merken ist, verbirgt sich hinter diesen Formulierungen eine gewisse Tautologie, die nie ganz aufgeklärt werden konnte (Fonagy & Target 2006).

Kohut geht noch weiter und bietet zwei Ansätze zur Definition des Selbst. Der Autor schreibt:

»[...] eine Psychologie, in der das Selbst als Mittelpunkt des psychologischen Universums gesehen wird, und eine Psychologie, in der das Selbst als ein Inhalt eines psychischen Apparates gesehen wird« (Kohut 1976, S. 12).

Die Selbstpsychologie legt die Betonung auf den ersten der beiden Ansätze, d. h. auf eine Psychologie des Selbst im weiteren Sinne:

»[...] mit anderen Worten, einer Psychologie, die das Selbst in den Mittelpunkt stellt, seine Genese, seine Entwicklung und seine Bestandteile in gesundem und krankem Zustand untersucht. Doch der zweite Ansatz – eine Methode, die nur eine geringe Erweiterung der traditionellen Metapsychologie darstellt –, die Psychologie im engeren Sinne, bei der das Selbst als ein Inhalt des psychischen Apparates gesehen wird, wird immer da nicht vernachlässigt, wo die erklärende Kraft ihrer Anwendung angemessen ist.« (Kohut 1976, S. 13)

Kohut ersetzt also den Begriff des Ich durch den des Selbst. Es bleibt dadurch nicht mehr Objekt innerseelischer Prozesse, sondern wird zu deren Subjekt und unterliegt somit einer *Ontologisierung* (Jeron 1997, S. 167): Es wird zur Substanz und zum Subjekt in der Person gemacht, zum »Homunkulus«, wie Thomä (1980) schreibt. Damit erbt das Selbst dann genau jene Bedeutung des Ichs als Gesamtperson und leibseelische Einheit, die dem Ich in der Ich-Psychologie gerade abgesprochen wurde und womit wir wieder bei Freud wären, der – wie schon erwähnt – keine Unterscheidung zwischen Ich und Selbst getroffen hat. Auf einer deskriptiven Ebene außerhalb der komplexen und komplizierten metapsychologischen Diskussion versteht Kohut das Selbst als eine wissenschaftliche Verallgemeinerung der übersummativen

Einheit jener Erfahrungen, von denen wir sagen: »Das bin ich« (Kohut 1976).

Folgendes Zitat aus der Arbeit von Giesers & Pohlmann (2010, S. 656f.) veranschaulicht diese Auffassung:

»Das Selbst ist damit eine strukturierte Organisation von Erfahrungen, die der Person einen Sinn von sich verleihen. Das Selbst spüren wir, wenn wir ›gefasst‹ oder ›gut beieinander‹, aber auch wenn ›es uns zerreißt‹, wenn wir ›kopflos‹ und ›leer‹ sind. Nach einer Störung suchen wir, uns ›zu sammeln‹ oder wir suchen jemanden der uns ›aufrichtet‹ und uns ›beisammen hält‹ (Kohut 1975). Das Selbst ist also eine umfassende Struktur, die sich jeweils in allen alltäglichen Erfahrungen immer als etwas Überdauerndes und zugleich doch immer anders zeigt. Es geht bei Kohut um die Formen und Umformungen des Selbst im Laufe seiner Entwicklung.«

In Kohuts Selbstpsychologie bezeichnet das Selbst ein tiefenpsychologisch fundiertes Konzept, das sich auf den Kern der Persönlichkeit bezieht und das aus einer kohärenten und dauerhaften Konfiguration, gebildet durch die frühesten **Selbstobjekterfahrungen**, entsteht (▸ Kap. 8) sowie angeborenen und umweltbedingten Faktoren (Milch 2001, S. 292). Auf die häufig zitierte Unterscheidung zwischen einem »wahren« und einem »falschen« Selbst wird in Kapitel 8 ausführlicher eingegangen.

Nach Lichtenberg (1989) – ein moderner Selbstpsychologe – entwickelt sich das Selbst als ein Zentrum für die Initiierung, die Organisation und die Integration unterschiedlicher Motivationssysteme und der Erfahrung. Die Betrachtung des Selbst als Quelle triebunabhängiger motivationaler Strebungen wird in folgendem Zitat zum Ausdruck gebracht:

»Das Selbst ist dazu motiviert, eine sich selbst voran treibende, eigene Richtung zu verfolgen und der Persönlichkeit eine zentrale Bestimmung zu verleihen, die ihr ein Gefühl für den Sinn des persönlichen Lebens ermöglicht. Die eigenen Handlungen im individuellen Leben werden räumlich und zeitlich durch das Selbst als ein Kontinuum erlebt und geben dem Menschen das Gefühl des Selbstseins im Sinne eines unabhängigen Zentrums eigener Initiative und eigener Sinneseindrücke.« (Milch 2001, S. 292)

Mit diesen Konzeptualisierungen verbundene Weiterentwicklungen der Selbstpsychologie weisen in die Richtung des **Intersubjektivismus** und der **relationalen Psychoanalyse**, die sich auch aus der Selbstpsychologie heraus formiert haben. Kohuts Schüler (vgl. z. B. Lichtenberg et al. 2000) sahen dann später im Selbst nicht mehr eine Struktur, sondern ein Konzept der Konstruktion des Selbst als Neuschöpfung in der Beziehung. Erst in der Beziehung wird das erlebende Selbst Wirklichkeit und erlebt das Selbst Wirklichkeit. Wie zuvor Stolorow et al. (1987), so lösten sich auch Lichtenberg et al. (2000) von der Kohutschen intrapsychischen Sicht auf das Selbst als Struktur. Sie stellten das Selbst in einen an der zwischenmenschlichen Erfahrung orientierten, d. h. interpersonellen Zusammenhang. Die Idee eines Selbst als Struktur sei für sie zu mechanistisch und erlebnisfern gewesen (Ermann 2010, S. 53). Sie postulieren, dass die Organisation des Selbsterlebens im Zentrum stehe. Dies ist ein dynamisches Erleben, das sich erst in der Beziehung zu anderen konstelliert und sich im wechselseitigen Austausch zwischen Subjektivitäten vollzieht. Bacal & Newman (1994) vertreten mit ihren Umformulierungen und Ergänzungen am klarsten den Standpunkt, dass die Selbstpsychologie zu den Objektbeziehungstheorien zu rechnen sei. Die Objektbeziehungen bestimmen die Kohäsion des Selbst; deshalb muss in der Therapie der Fokus mehr auf den Objektbeziehungen und weniger auf den intrapsychischen Erfahrungen des Patienten liegen. Diese Standpunkte, die als Weiterentwicklungen der Selbstpsychologie zu verstehen sind, bilden die Basis für die sog. relationale Selbstpsychologie; Näheres siehe Milch (2001, S. 40) sowie Potthoff & Wollnik (2014).

Auch von Kohut werden dynamische intrapsychische motivationale Strebungen mitgedacht, wenn er von einem **bipolaren Selbst** spricht (Kohut 1979, S. 150 ff.), das eine individuelle Konstellation von Ambitionen, Idealen, Talenten und Fähigkeiten enthält, die das Selbst motivieren, und das in drei unterschiedliche Bestandteile aufgegliedert werden kann. Statt von Konflikten ist bei Kohut von Spannungen und ihren Folgezuständen die Rede. Abbildung 4-1 veranschaulicht das bipolare bzw. tripolare Selbst. Nach Kohut setzt sich die grundlegende Struktur des Selbst aus zwei Polen und einem dazwischenliegenden Spannungsbogen zusammen: Vom linken Pol in der Abbildung gehen die grundlegenden Strebungen nach Macht und Anerkennung aus, vom rechten Pol die leitenden Ideale. Die Ambitionen leiten sich aus dem Größenselbst ab, die Ideale aus der idealisierten Elternimago (▶ Kap. 8). Der optisch dargestellte Bogen zwischen den Polen aktiviert die basalen Fähigkeiten und Talente, die auch als ein dritter Pol aufgefasst werden können. Das Muster der Ambitionen, Fertigkeiten und Ideale und die Spannung zwischen diesen drei Komponenten führt zu Aktivitäten, die das individuelle Leben bestimmen. Ein ausgewogenes Selbst, das seine Kohärenz auch in belastenden Situationen aufrechterhalten kann, hat eine harmonische Struktur, in der sowohl die beiden Pole als auch die Talente und Fähigkeiten einigermaßen gleich stark vertreten sind und in einer der Entwicklung und der altersgemäßen Anforderungen förderlichen Wechselwirkung zueinander stehen (Milch 2001, S. 292 f.).

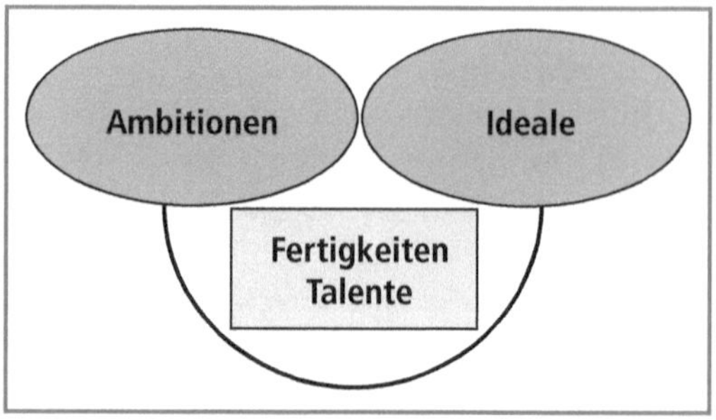

Abb. 4-1 Bipolares bzw. tripolares Modell des Selbst (nach Milch 2001, S. 60)

Ein Fallbeispiel soll illustrieren, wie bei einem narzisstisch strukturierten Patienten diese Balance ständig fragil war und dann durch eine schwere Krankheit vollends aus dem Gleichgewicht geriet.

Fallbeispiel »Grenzenlos«

Ein 57-jähriger Patient kommt mit einem schweren Herzinfarkt notfallmäßig zur stationären Aufnahme ins Herzzentrum. Es erfolgt sofort eine kardiologische Intervention zur Wiedereröffnung der verschlossenen bzw. verengten Herzkranzgefäße. Trotz des raschen Eingriffs kann eine ausgeprägte Schädigung des Herzmuskels nicht vermieden werden, sodass die Leistungsfähigkeit des Patienten aufgrund des Infarktes dauerhaft beeinträchtigt bleiben wird. Der Patient wird ärztlicherseits darüber ausführlich informiert.

Ohne sichtbare oder spürbare emotionale Reaktionen nimmt er diese Nachricht zur Kenntnis, fragt interessiert nach, bemüht, die medizinischen Hintergründe rational nachvollziehen zu können. Diese Haltung löst bei seiner Stationsärztin Sorge aus, sodass sie im Rahmen des psychosomatischen Konsiliar-Liaisondienstes ein psychotherapeutisches Gespräch anfordert.

Der Patient eröffnet das Gespräch mit einem detaillierten Bericht über die Intervention im Herzkatheterlabor. Beinahe gerät er ins Schwärmen, als er darüber spricht, mit welcher Ruhe und Präzision die Ärzte ihre Arbeit verrichtet hätten, wie viel Vertrauen ihm die wahrgenommene professionelle Routine aller Beteiligten vermittelt habe. Voller Stolz berichtet er, dass man ihn immer einbezogen habe, dass er am Bildschirm mithilfe der Erklärungen des Arztes jeden Schritt habe mitverfolgen können. Auf die vorsichtige therapeutische Frage, wie es ihm denn jetzt gehe, antwortet der Patient mit einer ausführlichen, durchaus von einer gewissen Selbstzufriedenheit unterlegten Darstellung seiner beruflichen Situation. Er sei ein hochqualifizierter Ingenieur, der von seiner Firma weltweit eingesetzt werde, wenn es mit den von der Firma produzierten Hightech-Geräten Probleme gebe. Die Schilderungen verdeutlichen, dass seine Tätigkeit nicht nur geprägt ist von einer gewissen Schwere der körperlichen Arbeit, sondern auch von ständigen Verschiebungen des Tag-Nacht-Rhythmus und von raschen Wechseln der Klimazonen, ganz zu schweigen von einer stetig hohen Herausforderung, in diesen kritischen Situationen, in denen es immer auch um viel Geld geht, möglichst sofort eine Lösung und dann auch noch die richtige parat zu haben. »Aber man ist ja Profi […]« – mit diesem Satz bagatellisiert er die zu vermutende Anstrengung, die dieses berufliche Leben ihm abverlangt, und erhöht sich unbewusst selbst, indem er nahezu grenzenlose Belastbarkeit für sich beansprucht.
In der Gegenübertragung löst er einerseits Bewunderung, Anerkennung, Respekt und auch ein Interesse aus, mehr aus dieser Welt der Technik und der Großkonzerne zu erfahren, andererseits aber auch ein Gefühl, als personales Gegenüber gar keine Rolle zu spielen und nur die Funktion eines Claqueurs zugewiesen zu bekommen. Dahinter verschwindet nahezu vollständig der Anlass des Gespräches, nämlich seine Krankheitsbewältigung vertiefend zu thematisieren und die subjektive Bedeutung der bleibenden körperlichen Beeinträchtigungen mit ihm zu reflektieren.
Vor diesem Hintergrund entscheidet sich die Therapeutin, dem Patienten einen zweiten Termin in der darauffolgenden Woche zu geben. Es dauert jedoch nur wenige Tage, bis sich die Stationsärztin erneut meldet und wegen erheblicher Schwierigkeiten in der Arzt-Patienten-Beziehung um weitere Mitbehandlung bittet. Mit kaum unterdrückbarer aggressiver Anspannung eröffnet der Patient schon vor dem Schließen der Tür dann das therapeutische Gespräch, indem er zunächst die gesamte Klinik heftig kritisiert und die Therapeutin massiv entwertet (»Sollen Sie jetzt ‹ne Gehirnwäsche bei mir machen?«). Er dringt darauf, ihn in eine höhere sportliche Belastungsgruppe einzuteilen, damit er »diesen Kinderkram mit all den Rentnern« nicht weiter mitmachen müsse. Die ihm ärztlicherseits angeratene Schonung hält er für einen Trick, um seine Aufenthaltsdauer zu verlängern (»[…] dann verdient die Klinik ja mehr. Aber nicht mit mir!«). Demonstrativ legt er seinen Terminkalender auf den Tisch und besteht darauf, dass die Therapeutin die eingetragenen Termine für seine weltweiten beruflichen Verpflichtungen zur Kenntnis nimmt.
In der Gegenübertragung vermittelt sich neben dem enormen inneren Druck, unter dem der Patient steht, auch sein Ringen darum, einen Rest an emotionaler Kontrolle zu bewahren und nicht – im wahrsten Sinne des Wortes – zu explodieren, sprich zu fragmentieren. Gleichzeitig imponiert er aber auch als ein Gefangener in seiner inneren Welt, zu der er keinen wirklichen Zutritt gewährt, sondern der Therapeutin eine klare Rolle zuweist, nämlich seine heftigen Aggressionen aufzunehmen, deren subjektive Nachvollziehbarkeit anzuerkennen und damit letztendlich auch seine Not zu begreifen, ohne diese jedoch als solche benennen zu dürfen.

Dieser Patient verfügt trotz seiner beeindruckenden Lebensleistung nicht über ein ausreichend **kohäsives Selbst**, das als Metapher für die kohärente Struktur eines gesunden Selbst altersentsprechende gesundheitliche Beeinträchtigungen bewältigen könnte, ohne von Fragmentierung – in diesem Fall ausgestaltet in Form aggressiver Durchbrüche – bedroht zu sein. Die Erkrankung labilisiert seine hinter den Ambitionen liegenden Größenfantasien unbegrenzter Belastbarkeit und Einmaligkeit, die kompensatorisch zur Stabilisierung des Selbstwertgefühls und der Selbstkohärenz so dringend benötigt werden. Auch die Selbsteinschätzung seiner Fähigkeiten und Talente wird durch die Krankheit gefährdet, sodass das mühsam etablierte und nur unter großen Anstrengungen über die Jahre aufrechterhaltene Gleichgewicht seines tripolaren Selbst zusammenzubrechen droht. Die Aggressionen des Patienten sind als Angst vor dem antizipierten psychischen Zusammenbruch zu interpretieren, als ein verzweifeltes Ringen, selbst um den Preis völliger Verleugnung wesentlicher Aspekte der Realität, seine Selbstkohärenz aufrechtzuerhalten. Der Patient ist der Überzeugung, dass – wie Kohut es formuliert – »die Welt mit Feinden angefüllt ist, die verächtliche Zielscheiben seines berechtigten Hasses sind« (Kohut 1976, S. 102). So ungünstig diese sekundär an bewusste Vorstellungsinhalte geknüpften Einstellungen in sozialer Hinsicht – hier im Hinblick auf die Arzt-Patient-Beziehung – auch sein mögen, so beschützen sie ihn doch, indem sie ihm eine gewisse Kontrolle über die diffusen archaischen Stimuli verschaffen, welche die Kohärenz des Selbst bedrohen. Als Metapher könnte man an den Versuch des Patienten denken, ein Wegziehen des Bodens unter seinen Füßen zu verhindern, weil er nun nicht mehr auf eine Arretierung in seinem Größenselbst zurückgreifen kann, um die so dringend benötigte Stabilisierung seines Selbstwertgefühls und seiner Selbstkohärenz zu gewährleisten. Die tief liegende Angst des Patienten besteht aus dem Grauen vor dem Verlust seines Selbst, »[…] der Fragmentierung und der räumlichen Entfremdung von Körper und Geist, dem Zusammenbruch seines Empfindens zeitlicher Kontinuität« (Kohut 1976, S. 99).

Im Zusammenhang mit den spezifischen Übertragungen narzisstischer Patienten wird nochmals auf dieses Fallbeispiel zurückgegriffen werden.

4.3 Zusammenfassende Darstellung der wichtigsten Begriffe der Selbstpsychologie

Mehrere Autoren (z. B. Köhler 1997, S. 116 ff.; Milch 2001, S. 283 ff.) geben eine Übersicht über die wichtigsten Begriffe der Selbstpsychologie und angrenzender Theorien. Die nachfolgende zusammenfassende Darstellung der wichtigsten Begriffe ist angelehnt an Ermann (2010, S. 36; ▶ Kap. 8).

- Das **Selbst** wird durch **Selbstrepräsentanzen** in der Vorstellungswelt verankert. Das Selbst enthält also bewusste, vorbewusste und unbewusste Vorstellungen über die eigene Person.
- Es ist mit einem Gefühl der Gewissheit für die eigene Person und für ihren Bestand verbunden, die als **Selbstgefühl** bezeichnet wird.
- Dieses Gefühl wird im Allgemeinen positiv bewertet und bildet die Voraussetzung für das **Selbstwertgefühl**, also der Wertschätzung der eigenen Person.
- **Selbst-Kohärenz** bezeichnet die Fähigkeit, eine schlüssige integrierte Vorstellung von sich zu bilden und aufrechtzuerhalten.
- Das **Selbstobjekt** meint den Anderen, der vorrangig im Dienste der Aufrechterhaltung der Selbst-Kohärenz erlebt und verwendet wird. Die Grenzen zwischen Selbst und Selbstobjekt sind unscharf und verwischt.
- **Fragmentierung** bezeichnet das Gegen-

stück zur Selbst-Kohärenz, d. h. die Auflösung des Selbst in einzelne, nicht mehr miteinander verbundene Teile. Fragmentierung kann bis zum vollständigen Verlust des Selbstgefühls führen.

- Kompensatorische Vorstellungen, die eine Fragmentierung abwehren, sind das **Größenselbst** und die **idealisierten Elternimago**. Sie entstehen durch Idealisierung und Projektion.
- Das Größenselbst bzw. die sich daraus entwickelnden Ambitionen und die idealisierte Elternimago, die dann in die Entwicklung der Ideale übergeht, bilden die beiden Pole des **bipolaren Selbst**.

4.4 Psychopathologie aus selbstpsychologischer Sicht

Im Unterschied zu Freud geht Kohut davon aus, dass Psychopathologie eine Folge spezifischer realer interpersonaler Ereignisse und dadurch ausgelöster Fantasien darstellt und nicht die Folge intrapsychischer Triebfantasien und -konflikte. Dementsprechend befinden sich im von Kohut konzeptualisierten Unbewussten keine abgewehrten Triebbedürfnisse, sondern unbefriedigt gebliebene Bedürfnisse nach Selbstobjekterfahrungen mit grandiosen und idealisierenden Fantasien, die sowohl defensive als auch kompensatorische Funktionen übernehmen können (Stenzel 2009, S. 196). So können sich das Größenselbst und die idealisierte Elternimago verhärten und das Selbstbild sowie die Beziehungen des Individuums beeinträchtigen, weil diese nicht in die sich später ausbildenden Strukturen integriert worden sind. Intensive Angst bzw. Desintegrationsangst spiegelt die Gefährdung der Selbstorganisation bzw. der Selbst-Kohärenz wider: »Es ist dies die Angst, nicht mehr zu wissen, wer man ist« (Fonagy & Target 2006, S. 233) bzw. die Angst, die in sich schlüssige, integrierte Vorstellung von sich selbst zu verlieren.

Kohut (1976) beschreibt Patienten mit Narzisstischen Persönlichkeitsstörungen als Menschen, die zwar über ein kohärentes, aber geschwächtes Selbst verfügen, das in bestimmten Bedrohungssituationen zu vorübergehenden Fragmentierungen neigt. Im Unterschied zu Kernberg charakterisiert Kohut seine narzisstischen Patienten nicht als infantil-anklammernd mit einer vorwiegend präödipalen Pathologie, die sich insbesondere in Wut und Abhängigkeit manifestiert, sondern als relativ kühle, distanzierte, unabhängige, hochkarätige Macher. Diese phänomenal zunächst grundverschiedenen Patientengruppen, die von den beiden Autoren als Narzissten oder Narzisstische Persönlichkeitsstörungen klassifiziert werden, erklären zumindest z. T. die großen Unterschiede in der psychodynamischen Konzeptualisierung der Störung und in den daraus sich ableitenden Behandlungsstrategien (▶ Kap. 22). Im Gegensatz zu Kernberg unterscheidet Kohut die Narzisstischen Persönlichkeitsstörungen konsequent von den Borderline-Störungen, die er als erfolgreiche Abwehr einer Psychose versteht. Im Unterschied zu Kernberg sieht er in narzisstischen Phänomenen keine pathologischen Fehlbildungen per se, sondern eine Entwicklungsarretierung, die durch inadäquate Reaktionen der Eltern auf den primären Narzissmus des Säuglings und später auf das grandiose Selbst und die idealisierte Elternimago zustande kommt. Die eingeschränkte Fähigkeit der Mutter, im Selbst-Selbstobjektgefüge die Grandiosität ihres Kindes zu spiegeln, zieht entweder die Abspaltung oder die Verdrängung der kindlichen grandios-exhibitionistischen Bedürfnisse nach sich. Unter diesen Umständen entziehen sie sich einer reifenden

Modifizierung durch »umwandelnde Verinnerlichung« (▶ Kap. 8), und die Grandiosität bleibt ohne Verbindung zum realitätsbezogenen Selbst (Fonagy & Target 2006, S. 236). So werden die Entwicklung vom kindlichen Größenselbst zu realistischem Ehrgeiz – den Ambitionen im tripolaren Modell – und die Entwicklung von der idealisierten Elternimago zu den Ich-Idealen verhindert (▶ Abb. 4-1).

Die **Verdrängung des Größenselbst** geht mit einer allgemeinen Verarmung der Persönlichkeit einher, die sich in einem fragilen Selbstwertgefühl, vagen Depressionen und einem Mangel an Initiative äußert. Die **Abspaltung des Größenselbst** bedingt die Phänomene, die wir als narzisstisch zu diagnostizieren gewöhnt sind: großspuriges, hochnäsiges, arrogantes und abweisendes Verhalten, das keinen Realitätsbezug aufweist und von der übrigen Psyche isoliert ist. Sowohl die Verdrängung als auch die Abspaltung ziehen das Selbstwertgefühl in Mitleidenschaft, eine Überempfindlichkeit gegenüber Kritik ist die unvermeidliche Folge. Die Psyche muss mit defensiver Wut und tiefer Scham reagieren, weil jede Beschränkung oder Grenze als Möglichkeit zur Enttarnung der tiefen Unzulänglichkeit des Selbst erlebt wird. Das Individuum bleibt auf ständige Stützung seines verletzlichen Kernselbst durch Spiegelung angewiesen (▶ Kap. 22). Indem der Patient des Fallbeispiels (»Grenzenlos«) spontan von seiner beruflichen Tätigkeit berichtet oder die Therapeutin nahezu zwingt, sich seinen gefüllten Terminkalender anzuschauen, fordert er unbewusst genau diese so dringend benötigte gratifizierende Spiegelung ein, u. U. aber eben auch die zutiefst befürchtete Zurückweisung heraus.

Zusammenfassend lässt sich sagen, dass aus der Sicht der Selbstpsychologie Narzisstische Persönlichkeitsstörungen durch folgende Faktoren entstehen können, die sich gegenseitig bedingen:

- Ausbleiben genügend guter Spiegelerfahrungen
- Mangel an Möglichkeiten zur Idealisierung der Bezugspersonen
- Behinderung der Rücknahme von Größenfantasien und Idealisierungen durch unempathische Frustrationen

Ermann (2010, S. 40) definiert die Merkmale Narzisstischer Persönlichkeitsstörungen aus selbstpsychologischer Sicht wie folgt:

- Es gibt keine ausreichende Selbst-Kohärenz, sodass kompensatorische Größenfantasien bestehen bleiben.
- Vor allem aber bleibt der Andere idealisiert und wird in der Position und Funktion als Selbstobjekt fixiert.
- Größenselbst und Idealisierungen bleiben als unreife Elemente in der Psyche enthalten.
- Ein realistisches Selbstbild und reife Objektbeziehungen werden dadurch beeinträchtigt.
- Die Betroffenen bleiben auf die stützende Funktion des Selbstobjektes angewiesen, damit ihr Selbstgefühl nicht zusammenbricht.
- Wenn das Selbstobjekt nicht verfügbar ist, breiten sich Ängste vor Selbstverlust aus, die sich in Leere, Verzweiflung und Orientierungsverlust äußern und auf vielfältige Weise abgewehrt werden.

Kohut wendet sein Konzept des defizitären, verletzlichen Selbst, das sich als Folge unzureichender Selbstobjekterfahrungen ausgebildet hat, nicht nur auf narzisstische Störungen an, sondern auf sehr unterschiedliche psychische und psychosomatische Störungen. So soll z. B. die Droge von Patienten mit Abhängigkeitserkrankungen eine Lücke ausfüllen, die das primäre Objekt hinterlassen hat, indem es nicht fähig war, die Funktion der Spannungsregulierung im Säuglings- und Kleinkindalter adäquat auszuüben. Dies hat zu einer tiefen Enttäuschung am idealisierten Objekt geführt, in deren weiteren Verlauf die menschliche Umgebung als nicht vertrauenswürdig erlebt wird. Das Suchtmittel mit der Funktion des Selbstobjektes kann sich der Abhängigkeitserkrankte in eigener Regie und in der von ihm benötigten Dosis selbst zuführen, ohne Gefahr zu laufen, dass sich die traumatische Enttäuschungserfahrung am idealisierten Objekt wiederholt.

Auch die schweren hyperphagen Essstörungen lassen sich psychodynamisch durch Kohuts Theorie schlüssig erklären. Die Verstärkung der triebhaften oralen Gier ist eine Reaktion auf die Beeinträchtigung des Selbst; das Verschlingen großer Nahrungsmengen stellt den Versuch dar, ein Gefühl der Ganzheit zu erleben und Selbst-Kohärenz wiederherstellen, ohne auf ein menschliches Gegenüber angewiesen zu sein.

4.5 Selbstobjekt-Übertragungen

Kohuts großes Verdienst besteht u. a. auch darin, dass er die scheinbar nicht bestehende Fähigkeit zur Übertragung bei narzisstischen Patienten genauer analysiert und mit dem Konzept der Selbstobjekt-Übertragungen einer veränderten psychoanalytischen Sichtweise zugänglich gemacht hat. Thomä & Kächele (2006, S. 99) sprechen von »der glanzvollen Rehabilitation des Narzissmus durch Kohut«. Bei narzisstischen Persönlichkeiten handelt es sich dabei um Personen bzw. Patienten, die von ihren Entwicklungsvoraussetzungen her noch nicht dazu in der Lage sind, reife Objektbeziehungen oder Ganz-Objektbeziehungen auszubilden:

»*Patienten, die nicht dazu in der Lage sind, andere Menschen als Personen in ihrem eigenen Recht anzusehen, die sie als Ausdehnung ihres eigenen Selbst betrachten und über sie verfügen und bestimmen wollen, die einen großen Nachholbedarf an Zuwendung, Verstanden- und Versorgtwerdenwollen haben, entwickeln in der analytischen Situation ›Selbstobjekt-Übertragungen‹.*« (Mertens 2009, S. 193; Hervorhebung i. O.)

Während sich zunächst vor allem die psychoanalytischen Selbstpsychologen mit diesen besonderen Formen der Übertragung beschäftigten, ist das psychotherapeutische Arbeiten mit dem Konzept der Selbstobjekt-Übertragungen inzwischen auf breite Akzeptanz gestoßen. Ermann (2010, S. 42 f.) bezeichnet die Beschreibung der Selbstobjekt-Übertragungen als den entscheidenden Fortschritt in Kohuts Werk. Der Autor definiert sie als die Folge der schwer gestörten empathischen Reaktionen der Eltern mit der Folge, dass die Selbst-Kohärenz nicht sicher ausgebildet werden konnte und damit gegen die Bedrohung der Fragmentierung nicht ausreichend geschützt ist.

Abbildung 4-2 stellt die Konzepte der Übertragungsformen Freuds und Kohuts gegenüber.

Kohut (1987) selbst unterscheidet hauptsächlich drei Varianten der Selbstobjekt-Übertragungen:

- **Spiegelübertragung:** Hier verwenden die Patienten den Therapeuten als ein Selbstobjekt, das ihnen Bestätigung und Anerkennung zuteilwerden lässt und dadurch ihr Selbst stabilisiert.
- **Idealisierende (Eltern-)Übertragung:** Bei dieser Übertragung wird der Thera-

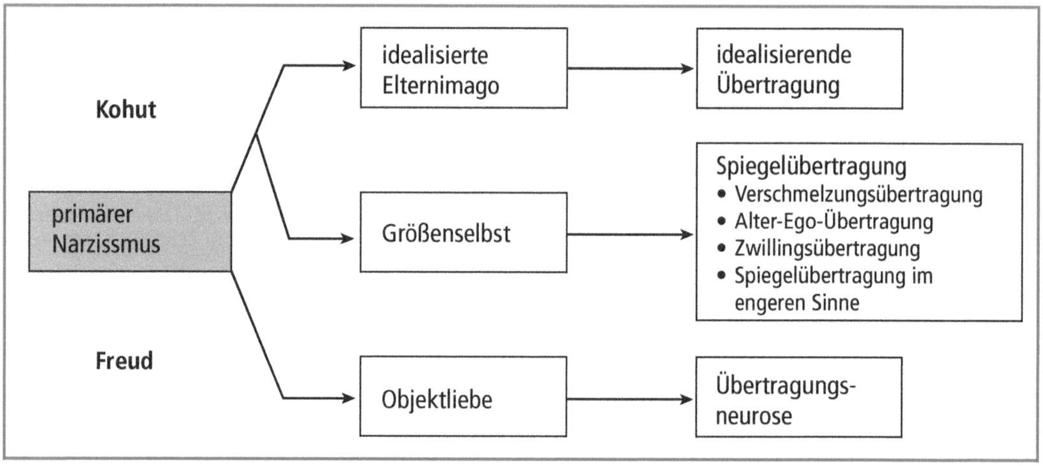

Abb. 4-2 Übertragungsformen bei Kohut und bei Freud (nach Milch 2001, S. 17)

peut idealisiert, wobei die Teilhabe am Idealobjekt das Selbst stabilisiert. Der Therapeut wird hier als Selbstobjekt verwendet, der die Idealisierung der Patienten annimmt.

- **Zwillingsübertragung (Alter-Ego-Übertragung):** Hier fungiert der Therapeut als ein Selbstobjekt, mit dem Übereinstimmung gesucht wird, gewissermaßen eine intensivierte Form der Spiegelung (»Ich bin wie Du!«). Seine Funktion besteht darin, den Zustand der Ungetrenntheit aufrechtzuerhalten und dadurch das Selbst zu stabilisieren.

Diese Übertragungen unterscheiden sich fundamental von den klassischen neurotischen Übertragungen nach dem Vorbild der infantilen Objektbeziehungen. Übertragen werden nach Kohut Bedürfnisse nach Bewunderung, Bestätigung, Anerkennung, schützender Anwesenheit, Zuwendung und Sicherheit.

Im oben dargestellten Fallbeispiel (»Grenzenlos«) lassen sich diese spezifischen Übertragungsformen gut identifizieren: Der Patient eröffnet das Gespräch mit der Schilderung einer hochgradig **idealisierenden Übertragung** auf die Ärzte im Herzkatheterlabor, die im hilft, tief greifende, sein Selbst bedrohende Ängste in Zusammenhang mit Abhängigkeit und Ausgeliefertsein abzuwehren. Die Identifizierung mit der vermeintlichen ärztlichen Allmacht und Omnipotenz schützt ihn davor, schwere Frustrationen früher Selbstobjektbedürfnisse erneut zu erleiden. Das Erleben in der Gegenübertragung, als Person für den Patienten völlig bedeutungslos zu sein und nur zur Bestätigung seiner eigenen Gedanken und Impulse gebraucht zu werden, weist auf eine **Alter-Ego- oder Zwillingsübertragung** hin. Die Therapeutin wird darüber hinaus als **Spiegel** benötigt, um seine berufliche Wichtigkeit und Leistungsfähigkeit anzuerkennen und zu bewundern. Diese Übertragungen verdeutlichen, dass der Patient in Anbetracht der gesundheitlichen Krise eine intensive Sehnsucht nach Gesehen- und Verstandenwerden sowie nach unbedingter Teilung nicht nur der Aufmerksamkeit, sondern auch seiner Standpunkte und Überzeugungen entwickelt. Er ahnt, dass ihm seine hektischen beruflichen Aktivitäten in Zukunft nicht mehr zur Verfügung stehen werden, um die tief liegende innere Leere in sich selbst zu füllen. So macht der Patient intensiven Gebrauch von seiner Therapeutin in seinem Anliegen, dasjenige zu bekommen, was er zur Besserung seines Leidenszustandes so dringend benötigt, weil sein Selbst, das Strebungen, Interessen, Ideale und ein Bedürfnis nach einem kohärenten Erleben umfasst, sich in einem sehr unvollständigen Zustand befindet (Mertens 2009, S. 194).

4.6 Therapeutische Implikationen

Kohuts Entwicklungsmodell von Psychopathologie beruht auf einer Defizittheorie, die im Gegensatz zum klassischen Konfliktmodell der Neurosen steht:

> »Nicht der Widerspruch zwischen Trieb und Norm macht den Menschen krank, sondern der Mangel an empathischer Grunderfahrung« (Ermann 2010, S. 42).

Stenzel (2009, S. 196) charakterisiert die Grundlagen selbstpsychologischer Behandlungstechnik mit folgendem Satz:

»Kohut geht von der anthropologischen Grundannahme aus, dass Säugling und Umwelt aufgrund angeborener Adaptationsleistungen aufeinander abgestimmt sind und dass diese Adaptation sich auch im klinischen Umgang zwischen Analytiker und Analysand realisieren lassen kann.«

Empathie und Introspektion stehen somit im Mittelpunkt der Behandlungskonzeption. Die Überschriften zweier Kapitel in Kohuts Buch »Narzißmus« lauten: »Die therapeutische Wiederbelebung des allmächtigen Objektes« (1976, S. 55) und »Die therapeutische Wiederbelebung des Größen-Selbst« (1976, S. 127). Sie weisen deutlich auf die dem Therapeuten zugedachten Aufgaben hin: Begriffe wie Wachstum, Selbstheilung und Nachreifung beschreiben den therapeutischen Prozess, der sich einstellt, wenn der innere Mangelzustand des Patienten zunächst durch die Empathie bzw. stellvertretende Introspektion des Therapeuten erkannt und ins Bewusstsein transponiert werden kann. Am Ende dieses Prozesses, der oft über viele Jahre geht, soll der Patient dann so viel Introspektion erworben haben, dass er den Therapeuten als Stellvertreter nicht mehr braucht.

Kohut rückt deutlich ab von Freuds metapsychologischen Deutungskonzepten, die sich auf die Konflikthaftigkeit des Erlebens zentrieren. Therapeutisch bedeutet dies, dass sich effiziente therapeutische Interventionen auf die Art des Defizits konzentrieren sollen und versuchen müssen, eine therapeutische Umwelt bereitzustellen, welche die frühe Deprivation wiedergutmacht. Zum Heilungsvorgang in der Selbstpsychologie schreibt Kohut (1987, S. 109):

»Die Antwort lautet: als eine aus drei Schritten bestehende Bewegung; die beiden ersten Schritte können als Widerstandsanalyse und Entfaltung der Übertragungen beschrieben werden, während der dritte Schritt – der wesentliche, weil er das Ziel und Ergebnis der Heilung definiert – die Eröffnung eines Empathieweges zwischen Selbst und Selbstobjekt ist, spezifisch die Herstellung empathischen Eingestimmtseins zwischen Selbst und Selbstobjekt auf reifen erwachsenen Ebenen.«

Es geht also in erster Linie darum, dass der Therapeut Beruhigung und Spiegelung gewährleistet, die für die Heilung des Selbst unabdingbar sind. Die Hauptbetonung liegt nicht länger auf Einsicht und Deutung, sondern auf den erfahrungshaften Beziehungsaspekten, d. h., Deutungen sollen dem Patienten keine Einsichten vermitteln, sondern dem Therapeuten die Möglichkeit geben, vom Patienten als spiegelndes Selbstobjekt erfahren zu werden.

Vor diesem Hintergrund betrachtet Kohut die klinische Psychoanalyse/Psychotherapie als Möglichkeit, dem arretierten Selbst dabei zu helfen, seine Entwicklung zu vervollständigen. Dieser Prozess setzt drei Dinge voraus (vgl. Fonagy & Target 2006, S. 241 f.):

- die therapeutische Mobilisierung des arretierten Selbst in der Übertragung
- die Verwendung des Therapeuten als Selbstobjekt
- die umwandelnde Verinnerlichung dieses neuen Selbstobjektes in psychische Struktur

Durch eine »**optimale Responsivität**« des Therapeuten (Bacal 1985; zit. n. Milch 2001, S. 40) wird ein sicherer Rahmen geschaffen, in dem die Selbstobjektbedürfnisse des Patienten zum Ausdruck gebracht und Entwicklungsarretierungen aufgehoben werden können. Die »Heilung des Selbst«, wie Kohut sein Ziel im Titel seines maßgeblichen Buches (1979) bezeichnet, geschieht im Wesentlichen durch die **empathische Begleitung** des Patienten durch den Therapeuten in Beziehungskrisen zwischen ihnen, die dann entstehen, wenn die Verwendung des Therapeuten als Selbstobjekt je nach Übertragungskonstellation misslingt bzw. zu **Brüchen** führt. Die therapeutische Beobachtung ist auf solche Krisen und Unterbrechungen fokussiert. Die **dosierte Frustration** in der Selbstobjekterfahrung, die der phasenangemessenen und nicht allzu intensiven Frustration der kindlichen Bedürfnisse entspricht, leitet dann auch in der Therapie **umwandelnde Verinnerlichung** ein, die eine Nachreifung des Selbst ermöglicht. Wie schon erwähnt, bedient sich der Therapeut für die Durcharbeitung der beschriebenen narzisstischen Übertragungen der Einfühlung in die Bedürfniswelt des Patienten. Die Bedürfnisse werden in seinen Interventionen aufgenommen, gespiegelt und damit anerkannt.

Kommt es nun zu einer Unterbrechung dieses empathischen Verstehens und Spiegelns, tritt beim Patienten Angst auf, die als Angst vor dem Verlust der Selbst-Kohärenz zu verstehen ist. Solche Krisen können gleichsam repariert werden, wenn es gelingt, Ängste vor Fragmentierung des Selbst und die tiefer liegenden Wurzeln der therapeutischen Bearbeitung zugänglich zu machen. Das so gestaltete Nacherleben narzisstischer Krisen ermöglicht neue Reifungsschritte der Persönlichkeit, die den Patienten befähigen, den Therapeuten nach und nach aus der Funktion des Selbstobjektes zu entlassen. Die Behandlungsstrategie ist eingebettet in eine therapeutische Haltung, in der der Therapeut Wärme spüren und Mitgefühl erkennen lässt und durchaus auch als Mensch erlebbar wird.

Damit rückt Kohut deutlich von der klassischen neutralen Spiegelhaltung ab. Er befürwortet das Prinzip der Abstinenz, aber Neutralität und Anonymität dürften nicht bedeuten, dass der Therapeut nicht reagiert oder dass der Patient nichts über ihn wissen darf (Kohut 1979, S. 252 f.).

Entscheidend für die Entwicklung ist demnach nicht primär der altersadäquate Umgang mit sexuellen und aggressiven Triebbedürfnissen, sondern der Erwerb eines Selbstzustandes mit zunehmender Selbstkohärenz. Am Beispiel der veränderten Bewertung des Ödipuskomplexes, der bei Freud als Angelpunkt der Trieb- und Über-Ich-Entwicklung gesehen wird, soll Kohuts

Vorgehen veranschaulicht werden: Der Ödipuskomplex wird als Phase verstanden, in der das Kind vor der Aufgabe steht, sein Liebes- und Geltungsstreben in das Selbst zu integrieren. Diese Entwicklung misslingt, wenn Eltern unempathisch sind und auf ödipale Regungen mit Feindseligkeit oder eigenen narzisstischen Verführungsangeboten reagieren. Daraus resultiert eine Schwächung des kindlichen Selbst mit aggressiven und sexuellen Affekten, die ihrerseits nun abgewehrt werden müssen. Verdrängte ödipale Sexualität und Aggressivität sind somit im selbstpsychologischen Verständnis nicht Ausdruck phasenspezifischer Prozesse, sondern das Ergebnis von Abwehrprozessen, die das geschwächte Selbst schützen (Ermann 2010, S. 39 f.). Demnach wird der Therapeut nicht erlebt als ödipaler Vater, der mit Kastration droht, sondern ist als Bestandteil des Selbst, als Selbstobjekt, notwendig, damit das Selbst die Integrität lebenswichtiger Funktionen – vor allem die der Selbst-Kohärenz, aufrechterhalten kann (Lichtenberg et al. 2000, S. 177).

Kohut legte mit seiner Theorie und Behandlungstechnik ein neues psychoanalytisches Paradigma vor, das die Hegemonie des Ich-psychologischen Paradigmas zu der Zeit in den USA beendete. Nicht Konflikt und Konfliktlösung, sondern Defizite und ihre Aufarbeitung rückten jetzt in den Mittelpunkt. An die Stelle des *schuldigen* Menschen, wie er im ödipalen Drama personifiziert wird, rückt jetzt der *tragische* Mensch mit seinem nicht integrierten Selbst, das unter dessen Bedrohung zu Desorganisation und Fragmentierung neigt (vgl. Wallerstein 2001). Gegenüber dem im Widerstand befindlichen Patienten gibt es jetzt einen am Selbst leidenden Patienten, dem Anerkennung und Mitgefühl zustehen. Einerseits unterscheidet sich Kohuts Selbstpsychologie ausdrücklich von der *triebtheoretisch fundierten Konfliktpsychologie*, andererseits ist auch seiner Theorie die *Konflikthaftigkeit* menschlichen Lebens inhärent: Die Spannung zwischen grandiosen Wünschen nach Vollkommenheit und der Anerkennung der Unvollkommenheit des Alltages fungiert als lebenslanger narzisstischer Grundtonus.

4.7 Kritische Würdigung des Kohutschen Modells

Auch wenn Kohut dem Selbst eine eigenständige Motivationsstruktur zuschreibt und nicht den altersadäquaten Umgang mit sexuellen und aggressiven Triebbedürfnissen im Zentrum innerer Motivationen sieht, blieb er von den bedeutsamen freudianischen psychoanalytischen Konzepten seiner Zeit sehr beeinflusst – wie der psychischen Struktur, dem primären Narzissmus, der Verinnerlichung und der Besetzung. Dennoch muss man konstatieren, dass die Selbstpsychologie eine eigene und zugleich sehr bereichernde Denkrichtung der großen psychoanalytischen Schulen der Gegenwart darstellt (Giesers & Pohlmann 2010; Pine 1990; Wallerstein 1985). Die rasche Übersetzung von Kohuts Büchern vermittelt deren seinerzeit hohe Rezeption. *»Aber wie viele andere psychoanalytische Stars versank auch dieser Komet schnell wieder hinter dem Horizont, um anderen, und meines Erachtens weniger bedeutsamen Modellen in der Theorie Platz zu machen«* (Hoffmann 2007, S. 19). Hoffmann führt aus, dass Kohut wohl nie in der Psychoanalyse heimisch geworden sei, sich aber auch nur wenig um Integration bemüht habe. So verließ er klassische Positionen der Triebtheorie, bezog sich aber kaum auf andere psychoanalytische Theoretiker, wie z. B. auf Winnicott. Insgesamt hat sich die Vorstellung einer eigenen narzisstischen Dimension, die der Aufrechterhaltung des Selbstwertgefühls und des Sicherheitsstrebens dient, mit einer eigenen Entwicklungslinie aus der frühen Mutter-Kind-Interaktion heraus durchgesetzt (► Kap. 8; Fenner & Speidel 2002). Kohut erweiterte die Psychoanalyse um eine kohärente Theorie der Selbstentwicklung und hob hervor, dass befriedigende Objektbeziehungen für eine stabile Selbstkohärenz und ein gesundes Selbstwertgefühl unverzichtbar sind. Vielfältige psychopathologische Störungen, nicht nur die Narzisstische Persönlichkeitsstörung, sondern auch Depressionen, Essstörungen, Hypochondrie oder Ängste, sind demnach auf ein geschwächtes Selbst rückführbar. Im Zusammenhang mit der Beschäftigung mit dem Selbst und der Selbstwertregulation geriet der bis dato vernachlässigte Affekt der Scham überhaupt erst in den Fokus psychoanalytischer Aufmerksamkeit und wird heute dem Selbst als Leitaffekt zugeordnet. Sämtliche Pathologien werden als Ausdruck von Entwicklungsarretierungen konzeptualisiert und nicht von Konflikten. Abwehrmechanismen dienen grundsätzlich dem Selbstschutz; Übertragungsagieren und Widerstand bringen legitime Bedürfnisse zum Ausdruck. Um die Psychodynamik der Störung eines Patienten zu verstehen, müssen wir die Beziehung des Selbst zu seinen Selbstobjekten untersuchen. Damit ist Kohuts Theorie eine »grundlegende Neuformulierung«, radikaler als sämtliche alternativen Konzeptualisierungen, die zuvor von Psychoanalytikern aus Großbritannien oder den USA vorgestellt wurden (Fonagy & Target 2006, S. 249). Gedo (1991, S. 3) hält es für eine der *»Haupttugenden«* der Selbstpsychologie, dass sie sich vom Erbe der Metapsychologie befreit habe. Dies betreffe sowohl das Strukturmodell als auch die psychoökonomischen Postulate, an denen Hartmann noch konsequent festgehalten hatte. Die strenge Unterteilung zwischen dem tragischen und dem schuldigen Menschen (s. o.) ist jedoch nach Gedos Auffassung künstlich; er verweist dabei z. B. auf die Wirkung ödipaler Schicksale auf das Selbstwertgefühl und die Selbstkohärenz. In jeder psychodynamischen Therapie ist dieser Aspekt von Bedeutung: Probleme im Bereich von Selbstwert und Selbstkohärenz entwickeln sich nicht ausschließlich im Zusammenhang mit beeinträchtigten Selbst-Selbstobjektbeziehungserfahrungen, sondern z. B. auch als Folge einer inadäquaten Bewältigung der ödipalen Konstellation.

Kohut verlagert den Schwerpunkt der Behandlung weg von der Sexualität und der Aggression hin zu Sexualisierungen und Aggressivierungen, die im Dienste der Aufrechterhaltung der Selbstkohärenz ausgebildet werden. Dies brachte der Selbstpsychologie schon früh den Vorwurf der Triebferne und der Konfliktscheu ein (Milch & Hartmann 2008, S. 692). Obwohl sie das Paradigma der Arbeit mit den unbewussten Prozessen nie aufgegeben hat, wurde und wird die Selbstpsychologie von anderen psychoanalytischen Schulrichtungen in betont kritischer Betrachtung manchmal mit einer supportiven Psychotherapie gleichgesetzt, die durch den »Zuckerguss des Verstehens« gekennzeichnet sei.

Bezug nehmend auf die Ausführungen von Fonagy & Target (2006, S. 249 ff.) sollen einige kritische Einschätzungen des Kohutschen Modells weiter ausgeführt werden:

- **Die fehlende Spezifität:** Kohut erklärt jegliche Psychopathologie mit Defekten des Selbst und homogenisiert damit psychische Störungen. Dadurch verzichtet er auf eine Spezifität der Behandlung und geht davon aus, dass eine bestimmte Form der Therapie für einen schwer gestörten narzisstischen Patienten genauso wirksam sein wird wie für einen Patienten mit neurotischen phobischen Ängsten.

- **Übertriebene Erweiterung des Anwendungsbereiches der Kohutschen Technik:** Kohut führt jede Verstimmung oder den Zorn des Patienten in der Therapie auf ein Empathieversagen des Therapeuten zurück. Die Aggression des Patienten diene einzig und allein der Wiederherstellung seiner Selbstkohärenz. Faktoren, die ebenfalls eine Rolle spielen können, wie das Bedürfnis des Patienten, einen Bruch bzw. eine Unterbrechung zu vertiefen, um intensiven Ängsten ausweichen zu können, oder sein Bedürfnis, eine als wertvoll empfundene Beziehung zu zerstören, bevor sie ihm durch jemand anders weggenommen wird, werden nicht berücksichtigt.
- **Verwirrende Konzeptualisierungen der Selbstobjekte:** Zunächst betonte Kohut, dass es sich dabei um ein intrapsychisches Konstrukt handele und dies vergleichbar sei mit den Übergangsobjekten Winnicotts (Winnicott 1958 [1976]). Dann wiederum bezeichnet er als Selbstobjekte ganz eindeutig reale, in der Außenwelt existierende Personen. Damit wird das Selbstobjekt zweifelsfrei zu einem interpersonalen Konstrukt. In seinem letzten Buch »Wie heilt die Psychoanalyse« (1987) führt er aus, dass auch Aktivitäten wie Lesen oder Musikhören als Selbstobjektfunktionen dienen könnten. Nur in früher Kindheit würden sich Selbstobjektbedürfnisse auf konkrete Personen richten, im späteren Leben würden diese durch abstraktere Modalitäten übernommen. So könnte man letztendlich allem, was der Person ein gutes Gefühl vermittelt, eine Selbstobjekt-Funktion zuschreiben. Damit wäre das Konzept zirkulär und verliert in dieser Verallgemeinerung sein Erklärungspotenzial.
- **Einseitige Zuschreibung der Verantwortung für negative Entwicklungen an die Eltern:** Die Betonung der pathogenen Bezugspersonen ignoriert die Konstitution des Säuglings und seine Fähigkeit, auf die Umwelt verändernd einzuwirken. Die Ergebnisse der modernen Entwicklungspsychologie, wie sie durch die aktuellen genetischen und die Forschungen an Säuglingen erzielt wurden, sprechen eindeutig gegen einen naiven Environmentalismus (▸ Kap. 10).
Folgt man Kernbergs Ausführungen zum Narzissmus (▸ Kap. 22), ist besonders die Vernachlässigung der Sexualität und der aggressiv besetzten internalisierten Objektbeziehungen zu kritisieren: »*Leider gibt es mehr Dinge im Himmel und auf Erden als die, mit denen die Selbstpsychologie sich abgibt*« (Gedo 1991, S. 15).
Nach Gedos Auffassung liegt der Schwachpunkt der Selbstpsychologie in der Unterschätzung der Auswirkungen einer vorangegangenen Strukturierung auf die Regulierung des Verhaltens. So werde ein übertriebener Optimismus hinsichtlich der Möglichkeit, die Persönlichkeit mittels neuer (empathischerer) Erfahrungen zu verändern, begründet, ohne sich die Mühe zu machen, vorhandene pathogene Strukturen in sorgsamer Arbeit aufzulösen (Gedo 1991, S. 6).

4.8 Zusammenfassung

- Die Selbstpsychologie gründet auf einer Weiterentwicklung psychoanalytischer Konzepte des Narzissmus und des Selbst.
- Die Definition des Selbstkonzeptes in der Psychoanalyse ist sehr heterogen; weitgehende Übereinstimmung besteht dahingehend, dass dieses Konzept eher klinisch-deskriptiv einzuordnen ist und auf die Person als Subjekt verweist, dass das Selbst bewusste und unbewusste Anteile beinhaltet und dass es sich keiner Instanz des Strukturmodells zuordnen lässt.
- Kohuts Theoriebildung konzentriert sich auf die Entwicklung des Selbst und seiner Störungen.
- Kohut rückte von der freudianisch-klassischen Annahme des Primats der Triebe als motivationalen Strebungen, die der kindlichen Entwicklung zugrunde liegen, ab. An deren Stelle setzte er die Annahme, dass der Erwerb eines kohäsiven Selbstzustandes für die Entstehung gesunder psychischer Strukturen entscheidend ist.
- Die Abkehr von der Triebtheorie verdeutlicht sich in der Zentralität eines Selbst, dessen gesunde Entwicklung von einer befriedigenden realen Mutter-Kind-Beziehung abhängig ist, in der Wünsche und Omnipotenz-Illusionen des Kindes empathisch verstanden werden.
- Von zentraler Bedeutung für die Selbstentwicklung sind Selbst-Selbstobjekt-interaktionen. Selbstobjekte haben die Funktion, das Selbst zu stabilisieren; sie werden damit grundlegend unterschieden vom libidinösen Objekt der Triebwünsche.
- Die grundlegende Struktur des Selbst, das sog. bipolare Selbst, setzt sich aus den Polen der Ambitionen und der Ideale zusammen, die durch den Spannungsbogen der Fähigkeiten und Talente verbunden sind. Ambitionen entwickeln sich aus dem kindlichen Größenselbst, die Ideale aus der idealisierten Elternimago.
- Ein ausgewogenes Selbst, das seine Kohärenz auch in belastenden Situationen aufrechterhalten kann, hat eine harmonische Struktur, in der sowohl die beiden Pole als auch die Talente und Fähigkeiten einigermaßen gleich stark vertreten sind und in einer der Entwicklung und der altersgemäßen Anforderungen förderlichen Wechselwirkung zueinander stehen.
- Die Ursache unterschiedlicher psychischer Störungen sieht Kohut in inadäquaten Reaktionen der Eltern auf den primären Narzissmus des Säuglings und später auf das grandiose Selbst und die idealisierte Elternimago.
- Die eingeschränkte Fähigkeit der Mutter, im Selbst-Selbstobjektgefüge die Grandiosität ihres Kindes zu spiegeln, zieht entweder die Abspaltung oder die Verdrängung der kindlichen grandios-exhibitionistischen Bedürfnisse nach sich.
- Die Verdrängung des Größenselbst geht mit einer allgemeinen Verarmung der Persönlichkeit einher, die sich in einem fragilen Selbstwertgefühl, in vagen Depressionen und einem Mangel an Initiative äußert. Die Abspaltung des Größenselbst bedingt die Phänomene, die wir als narzisstisch zu diagnostizieren gewöhnt sind.
- Kohut hat die scheinbar nicht vorhandene Fähigkeit zur Übertragung narzisstischer Patienten genauer untersucht und das Konzept der Selbstobjekt-Über-

tragungen einer veränderten psychoanalytischen Sichtweise zugänglich gemacht.

- Im Mittelpunkt selbstpsychologischer Behandlungskonzeptionen stehen Begriffe wie Wachstum, Selbstheilung und Nachreifung. Die Hauptbetonung liegt nicht länger auf Einsicht und Deutung, sondern auf den erfahrungshaften Beziehungsaspekten.
- Effiziente therapeutische Interventionen sollen sich auf die Art des Defizits konzentrieren. Es soll eine therapeutische Umwelt bereitgestellt werden, welche die frühe Deprivation wiedergutmacht.
- Die dosierte Frustration der Selbstobjektbedürfnisse sowie die reparierende Bearbeitung von Brüchen in der Therapie leiten umwandelnde Verinnerlichungen ein, die eine Nachreifung des Selbst ermöglichen.
- Kritische Einschätzungen der selbstpsychologischen Konzeptualisierungen richten sich vor allem auf die fehlende Spezifität, die sich sowohl auf die Pathogenese als auch auf die Behandlung psychischer Störungen bezieht.
- Kritikern zufolge handelt es sich um eine übertriebene Erweiterung des Anwendungsbereiches der Kohutschen Technik, wenn jede Verstimmung oder der Zorn des Patienten in der Therapie auf ein Empathieversagen des Therapeuten zurückgeführt wird.
- Insgesamt besteht heute jedoch Einigkeit dahin gehend, dass die Selbstpsychologie eine eigene und zugleich sehr bereichernde Denkrichtung der großen psychoanalytischen Schulen der Gegenwart darstellt.

Ausgewählte Tipps zum Weiterlesen

Hartmann HP, Milch WE, Kutter P & Paal J (Hrsg). Das Selbst im Lebenszyklus. Gießen: Psychosozial 2007.

Kohut H. Narzißmus. Eine Theorie der psychoanalytischen Behandlung narzißtischer Persönlichkeitsstörungen. Frankfurt/M.: Suhrkamp 1976.

Kohut H. Wie heilt die Psychoanalyse? Frankfurt/M.: Suhrkamp 1987.

Lichtenberg JD & Kutter P (Hrsg). Selbstpsychologie. Weiterentwicklungen seit Heinz Kohut. München, Wien: Internationale Psychoanalyse 1989.

Mertens W. Psychoanalytische Schulen im Gespräch. Band 2: Selbstpsychologie, Post-Selbstpsychologie, relationale und intersubjektive Kritik. Bern: Huber 2011a.

II »Die Pathogenese rekapituliert die Ontogenese«: Die vier Kinder der Psychoanalyse und ihre Nachkommen

5 Freuds triebtheoretische Entwicklungspsychologie: Psychosexualität und Phasenlehre

Mathias Kohrs

Inhalt

5.1 Einführung

»Man darf ja bekanntlich bezweifeln, ob irgend eine psychische Bildung wirklich voller Zerstörung anheimfällt.« (Freud 1937d [1999], S. 46)

Die Bedeutung entwicklungspsychologischer Modelle für die Krankheitslehre und die Behandlungskonzepte psychodynamischer Verfahren ist uns heute selbstverständlich. Schon im Alltagswissen wird inzwischen davon ausgegangen, dass seelische Probleme auf Vorgänge und Erfahrungen in der Kindheit zurückzuführen sind.

Allerdings dient die lineare Kausalität, die häufig in der populärwissenschaftlichen Literatur zwischen bewusster Erinnerung an vermeintliche Erfahrungen der Kindheit und aktuellen Störungen hergestellt wird, meist eher dem Bedürfnis nach entlastender Erklärung als der Bereitschaft, sich auf die komplexen und widersprüchlichen Verhältnisse unbewusster Dynamik einzulassen, die in diesem Teil skizziert werden sollen.

Was macht nun die Entwicklungspsychologie für die psychoanalytischen Verfahren so zentral? Die Bedeutung liegt vor allem in Freuds Entdeckung, dass die Sprache des Unbewussten, die uns in Träumen, Fehlleistungen und vor allem eben in den Symptomen unserer Patienten begegnet, am ehesten mit den zunächst unverständlichen Hieroglyphen einer unbekannten Schrift zu vergleichen sei, wie man sie bei archäologischen Ausgrabungen freilegt (Freud 1937d [1999], S. 45 ff.).

Die Frühzeit – oder Vorzeit –, aus der diese Sprache stammt, und darauf weist Freud an etlichen Stellen seines Werks immer wieder hin, entspräche nun der frühesten Kindheit. Erinnerungsspuren aus dieser Zeit würden niedergelegt in der Verdrängung des Unbewussten, könnten aber jederzeit an die Oberfläche drängen. Im Falle ungelöster und aktuell aktivierter intrapsychischer Konflikte käme es typischerweise zum Durchbruch dieser archaischen Inhalte. Verbotene Wünsche, unlösbar verwoben mit Ängsten, realen Erinnerungen, wiederum unentwirrbar vermischt mit Fantasien, äußerten sich dann in rätselhaften Verhaltensweisen und Beziehungsmustern, die es in der Therapie durchzuarbeiten gilt:

> »Er [der Analytiker; Anm. d. V.] hat das Vergessene aus den Anzeichen, die es hinterlassen, zu erraten oder, richtiger ausgedrückt, zu konstruieren [...] Seine Arbeit der Konstruktion oder, wenn man es so lieber hört, der Rekonstruktion, zeigt eine weitgehende Übereinstimmung mit der des Archäologen, der eine zerstörte und verschüttete Wohnstätte oder ein Bauwerk der Vergangenheit ausgräbt.« (Freud 1937d [1999], S. 45)

Ohne die Kenntnis frühkindlicher Entwicklungsprozesse lassen sich also aus psychoanalytischer Sicht neurotische Störungen der Persönlichkeit nicht verstehen. *Störung* in unserem Sinne ist immer auch ein historischer Prozess, uns begegnet das Narrativ eines Lebens, dem wir als Therapeuten gerecht werden müssen und das sich nicht aus der reinen Symptomatik heraus begreifen und behandeln lässt.

Man kann dieser Frage nicht ohne einen kurzen historischen Exkurs nachgehen.

Die Beschäftigung mit der Kindheit als eigener Lebensphase mit spezifischen Bedürfnissen, Entwicklungsprozessen, phasentypischen Potenzialen und Begrenzungen – für uns heute vollkommen selbstverständlich – bildete sich wissenschafts- und kulturgeschichtlich erst im Laufe des 19. Jahrhunderts allmählich heraus.

Ariés und Duby gehen in ihrem sehr lesenswerten fünfbändigen Werk zur »Geschichte des privaten Lebens« (1993) davon aus, dass man erst seit dem 19. Jahrhundert im Kind eine spezifische Person sehe, die etwas anderes sei als ein zukünftiger Erwachsener und deren Entwicklung man schützend begleiten müsse. So wurde erst 1841 in Frankreich die Arbeitszeit von Kindern in den Fabriken begrenzt (Ariés & Duby 1993, S. 154).

Angesichts dieses historischen Hintergrundes wird es verständlich, wie bahnbrechend Freuds Einsichten und Hypothesen bezüglich der grundlegenden seelischen Entwicklungsprozesse der Kindheit – der **Psychosexualität** – waren und wie kontrovers sie aufgenommen wurden und heute noch werden.

Was macht die psychoanalytische Entwicklungslehre nun so spezifisch und bedeutsam für unsere therapeutische Methode?

Vier Grundgedanken seien formuliert, die manchen Leser vermutlich redundant bis banal anmuten, die aber das Grundgerüst der heutigen psychodynamischen Psychotherapien bilden:

- Psychische Störungen haben eine Bedeutung und stehen in Verbindung zu Kindheitserfahrungen und den Schicksalen des Entwicklungsprozesses.
- Die Pathologie rekapituliert die Ontogenese.
- Kognitive, emotionale, behaviorale Aspekte der Pathologie haben psychische Ursachen und gehen aus vergangenen interpersonalen wie intrapsychischen Ereignissen hervor.
- Die Behandlung dieser Pathologie ist nur durch eine Reaktivierung, Bewusstwerdung und Durcharbeitung dieser bis dahin unbewussten Prozesse im Rahmen der therapeutischen Beziehung möglich.

Eine Beschäftigung mit der ursprünglichen triebtheoretischen Entwicklungspsychologie Freuds stößt heute schnell auf Befremden. Zu weit hat sich doch der aktuelle wissenschaftliche Diskurs gerade in der Entwicklungspsychologie in Zeiten der Säuglingsbeobachtung, der Neurobiologie und anderer bahnbrechender wissenschaftlicher Entwicklungen scheinbar von seinen Annahmen entfernt.

Warum sollte man sich also noch einmal Freuds Konzeption zuwenden? Ist sie nicht veraltet? Eine Kollegin kommentierte, wenn sie Studenten Elektrizität erklären wolle, würde sie auch nicht bei Galvanis Froschexperimenten im 18. Jahrhundert beginnen.

Um es kurz zu machen: Die Autoren halten eine Erarbeitung und Aneignung der Freudschen Entwicklungstheorie in der Ausbildung in einem psychodynamischen Verfahren für unverzichtbar.

Zum einen stellt sie eben nicht nur eine von vielen denkbaren Entwicklungspsychologien dar. Sie ist vielmehr »die Grundlage, der Ausgangs- und Referenzpunkt der psychoanalytischen Trieb- und Konflikttheorie« (Müller-Pozzi 2008, S. 25). Auch die Trieb- und Konflikttheorie haben ja im Laufe der Jahrzehnte zahlreiche Modifikationen und Erweiterungen erfahren, ohne dass eine Beschäftigung mit ihnen dadurch obsolet geworden wäre.

Zum anderen verstehen die Autoren die Entwicklung psychoanalytischer Konzeptionen insgesamt weniger im Modell aufeinanderfolgender *Phasen*, die einander ablösen, sondern eher im Sinne eines *Stufen- bzw. Schichtenmodells*, in dem jede neue Entwicklung auf der früheren aufbaut und diese einschließt, gewissermaßen modifizierend mitnimmt (Boll-Klatt 2011).

5.2 Sexualität bei Freud: Das Konzept der Psychosexualität, der Partialtriebe und erogenen Zonen

Die bereits angeführte aktuelle Kritik der freudschen Trieblehre und insbesondere seiner triebtheoretischen Entwicklungspsychologie beruht vielfach vor allem auf einem populärwissenschaftlichen Missverständnis seiner Auffassung von Sexualität: nämlich der Gleichsetzung von Sexualität mit genitaler Sexualität, Koitus, dem sexuellen Erleben Erwachsener usw.

Von diesem Missverständnis ausgehend, gelangt die entsprechende Argumentation leicht zu den bekannten entwertenden Schlüssen, die Psychoanalyse führe alles auf die Sexualität zurück, folge einem irrationalen »Pansexualismus« (Freud 1905d [1999], S. 32) und unterstelle selbst Kleinkindern im Wesentlichen sexuelle Motive, die denen der Erwachsenen vergleichbar seien.

Freud hatte jedoch ein ganz anderes Verständnis der menschlichen Sexualität entwickelt und dafür Jahrzehnte gebraucht.

Bereits früh erkannte er in seiner Arbeit mit hysterischen Patientinnen den Zusammenhang zwischen den Konversionssymptomen bzw. dissoziativen Prozessen und traumatisierenden sexuellen Erfahrungen in früher Kindheit. Er entwickelte daraus zunächst ein psychodynamisches Modell der Symptomentwicklung, das vor allem auf der Unfähigkeit des Kleinkindes basiert, die sexuelle Aktivität Erwachsener zu begreifen und entsprechende Erfahrungen zu verarbeiten.

In der fortschreitenden Entwicklung seiner therapeutischen Technik sah sich Freud veranlasst, diese sogenannte *Verführungstheorie* (▶ Kap. 1) aufzugeben. Er ging nun nicht mehr von tatsächlichen, konkreten

Traumatisierungen durch realen Missbrauch bzw. Verführung als *zentralem* pathogenem Faktor aus, wobei er die Realität und Pathogenität dieser Vorgänge niemals verleugnete, wie häufig unterstellt wird. Vielmehr integrierte er diese Prozesse in den größeren Zusammenhang seiner Konzeption infantiler Sexualität (Freud 1905d [1999], S. 91 f., S. 97).

In der Fortentwicklung seiner Theorie wandte sich Freud nun zunehmend den komplexen unbewussten Prozessen seiner Patienten zu. In deren Untersuchung wurde ihm der grundlegende Zusammenhang zwischen sexuellen Fixierungen in manifesten Perversionen bzw. in den unbewussten Wünschen und Ängsten neurotischer Patienten, frühkindlichen Mustern und Entwicklungsschritten deutlich.

In seinen »Drei Abhandlungen zur Sexualtheorie« (1905d/1999) erarbeitete Freud aus diesen Erkenntnissen das Fundament einer Theorie der psychosexuellen Entwicklung des Menschen, die trotz aller späterer Ergänzungen und Modifikationen lange das Rückgrat der psychoanalytischen Neurosenlehre bildete.

Wir werden noch mehrfach darauf hinweisen: Freud stellte keine Beobachtungen an Kleinkindern oder Säuglingen an! Er rekonstruierte seine Entwicklungsphasen aus der psychoanalytischen Behandlung erwachsener Neurotiker.

»Die Annahme der prägenitalen Organisationen des Sexuallebens ruht auf der Analyse der Neurosen und ist unabhängig von deren Kenntnis kaum zu würdigen.« (1905d/1999, S. 99)

Bezüglich konkreter Beobachtungen an Säuglingen und Kleinkindern äußerte sich Freud widersprüchlich. Einerseits habe »die Kindheitsbeobachtung […] den Nachteil, daß sie leicht mißzuverstehende Objekte« bearbeite (1905d/1999, S. 101), andererseits hielt er die Methode der Beobachtung für unverzichtbar (▶ Kap. 10). Vertiefende Überlegungen zu den methodischen Problemen der psychoanalytischen Entwicklungstheorien finden sich bei Krause (2012, S. 235 ff.).

Zentral waren für Freud folgende Einsichten:

- Es bestehen auffallende Parallelen zwischen den sexuellen Fixierungen, die er als *Perversionen* zusammenfasst, und verdrängten, d. h. zunächst unbewussten sexuellen Fantasien, Wünschen und Ängsten seiner neurotischen Patienten, die er in der psychoanalytischen Behandlung offenlegte.
- Sexuelle Perversionen stellen aber für Freud keine grundlegend pathologische Variante menschlicher Sexualität dar: *»Die alltägliche Erfahrung hat gezeigt, daß die meisten dieser Überschreitungen […] einen selten fehlenden Bestandteil des Sexuallebens der Gesunden bilden und von ihnen wie andere Intimitäten auch beurteilt werden.«* (Freud 1905d [1999], S. 59)
  Freud weist an zahlreichen Stellen darauf hin, dass er das Konzept der Perversion nicht moralisch und in scharfer Abgrenzung zur Normalität verstanden wissen will.
- *Perversion* bezeichnet zunächst deskriptiv sexuelle Erlebnis- und Verhaltensweisen, die im Hinblick auf das *Sexualobjekt* (z. B. in der Homosexualität) oder das *Sexualziel* (z. B. im Fetischismus) vom »normalen Sexualziel«, der »Vereinigung der Genitalien« (Freud 1905d [1999], S. 48) im Dienste der Fortpflanzung abweichen.
- Der *Brückenschlag zur Normalität* besteht für Freud in der zentralen Erkenntnis, dass ihm in den perversen Sexual-

objekten und -zielen Abkömmlinge der *infantilen Sexualität* begegneten. Diese sei allen Menschen gemeinsam, liege aller Sexualität zugrunde und könne im besten Fall einer gelingenden Entwicklung in der genitalen, reifen Sexualität des erwachsenen Paares integriert werden.

Freud beschreibt das Wesen der **infantilen Sexualität** zunächst exemplarisch und ausführlich am Beispiel des »Ludelns (Wonnesaugens)« (1905d/1999, S. 80 ff.), also des Daumenlutschens. Hier postuliert er bereits die folgenden drei Grundelemente:

- Die Handlungen der infantilen Sexualität sind durch das »Suchen nach einer – bereits erlebten und nun erinnerten – Lust bestimmt« (Freud 1905d [1999], S. 82).
- Sie folgen dabei in den prägenitalen Phasen zunächst den Funktionen der Lebenserhaltung, hier der Fütterung und Nahrungsaufnahme. Freud spricht in diesem Kontext von der **Anlehnung** der infantilen Sexualität an die Selbsterhaltung.
- Die kindlichen sexuellen Aktivitäten sind zunächst **autoerotisch**, richten sich also nicht auf ein äußeres Sexualobjekt.
- Entsprechend der jeweiligen Phase wird die infantile Sexualität durch eine spezifische **erogene Zone** dominiert. Diese bestimmt auch das Sexualziel der jeweiligen Phase, das in der »Befriedigung durch die geeignete Reizung der so oder so gewählten erogenen Zone« erreicht wird (Freud 1905d [1999], S. 85).

Wichtig für ein tieferes Verständnis der psychosexuellen Entwicklung ist Freuds Konzeption der **Partialtriebe:** Durch die Fixierung auf die jeweilige phasenspezifische erogene Zone und die entsprechenden Beziehungsmodalitäten entwickelt sich jeweils eine ganz typische **Objektbeziehung**, wie wir heute sagen würden. So hat der Säugling in Freuds Verständnis die wesentliche Beziehung zur Mutter als nährender Brust. Als ganzes, vollständiges Objekt – und erst recht als ein Subjekt mit eigenen Motiven – ist sie noch nicht erfahrbar. Die triebhaften Impulse richten sich also in den prägenitalen Phasen auf **Partialobjekte** (Teilobjekte), die aus den spezifischen Bedürfnissen des Kleinkindes intrapsychisch entstehen – man könnte auch sagen: halluzinatorisch fantasiert werden –, und integrieren sich erst im Verlaufe einer langen Entwicklung unter dem »Primat der Genitalien« (Freud 1905d [1999], S. 100) zur reifen Objektbeziehung, der Fähigkeit, einen ganzen Menschen zu begehren und zu lieben, sich also nicht nur auf den Aspekt des Anderen zu beziehen, der gerade Bedürfnisbefriedigung verspricht.

Hier ist auch die Frage des Narzissmus – etwa im Hinblick auf die selbst- bzw. objektbezogene Akzentuierung der Objektbeziehungen – berührt, dessen Entwicklung und Pathologie Freud ab 1914 in sein Entwicklungskonzept einarbeitet und die im Kapitel 22 eingehend erörtert wird.

Wie Mertens (1997a, S. 56) herausarbeitet, legte Freud mit seiner Arbeit 1905 so den Grundstein einer psychoanalytischen Entwicklungslehre. Erst seine Schüler (insbesondere Abraham, Erikson, Spitz) aber entwickelten daraus die Konzeption der prägenitalen Phasen zur vollen Blüte, indem sie die intrapsychischen Prozesse wie auch interpersonale Prozesse der Frühzeit weiter erforschten.

Diese Forschung wird bis heute fortgesetzt und einige dieser aktuelleren Einflüsse sind in die nachfolgenden Darstellungen eingeflossen. In der Vorstellung jeder der folgenden Entwicklungsphasen wird ein tabellarischer Überblick gegeben, der die Möglichkeit einer schnellen Orientierung bezüglich zentraler Dimensionen der psychosexuellen Entwicklung gibt. Diese Darstellungen sollen jedoch nicht den falschen und simplifizierenden Eindruck einer scharfen Abgrenzbarkeit der einzelnen psychosexuellen Phasen erwecken. Der Übergang der einzelnen Modi ist sicher eher als ein wechselvoller, oft zirkulärer Prozess vorstellbar. Insbesondere sei noch einmal darauf hingewiesen, dass sich die Modalitäten nicht in dem Sinne ablösen, dass die neuere die ältere annulliert. Die Modalitäten bauen eher aufeinander auf, enthalten sich gegenseitig und bilden im besten Fall ein Gewebe. Freud weist am Beispiel der reifen, genitalen Psychosexualität immer wieder darauf hin, dass diese in vieler Hinsicht die frühen Partialtriebe in sich aufnimmt, diese also nicht eigentlich aufhebt, sondern sozusagen legiert.

5.3 Erstes Lebensjahr: Oralität

Für Freud ist das erste Lebensjahr des Menschen im Hinblick auf seine psychosexuelle Entwicklung durch die erotischen Sinneseindrücke des wärmenden und sättigenden Milchstromes an der Mund- und Lippenschleimhaut, der **erogenen Zone** dieser Phase, bestimmt (► Tab. 5-1).

Die große Nähe des sinnlichen Erlebens und der existenziellen Versorgung durch die Nahrungsaufnahme veranlasste Freud dazu, diese Phase auch als die *kannibalische* zu bezeichnen (Freud 1905d [1999], S. 98). Die grundlegende Objektbeziehung, in Freuds Worten: das *Sexualziel*, besteht in der *Einverleibung* des Objektes. Man könnte auch sagen, man hat sein Objekt in dieser Zeit ›zum Fressen gern‹. Und hier liegt für Freud das Fundament dessen begründet, was später als *Identifizierung* mit den jeweiligen Objekten oder Objektanteilen eine so zentrale Rolle für den Aufbau der psychischen Struktur und damit der Persönlichkeit spielen wird.

Für Freud zeigt sich also die triebhafte Sexualität des Säuglings, die sich später und über viele Zwischenstufen zur genitalen Sexualität entwickeln soll, vor allem in der Lust des Saugens, Lutschens, Gestilltwerdens.

Ihm war allerdings sehr wohl bewusst, dass die Sinnlichkeit des Säuglings nicht auf die orale Zone beschränkt ist, sondern »daß jede beliebige andere Haut- und Schleimhautstelle die Dienste einer erogenen Zone auf sich nehmen kann« (Freud 1905d [1999], S. 84). So beschreibt Freud auch die Säuglingsonanie, die er im Zusammenhang mit Stimulationen während der Körperpflege (die Mutter als »erste Verführerin des Kindes«; Freud 1940a [1999], S. 115) ausgelöst sieht, insbesondere aber die generelle Sensitivität der gesamten Hautoberfläche wie auch die tiefere Muskelsensitivität.

Die große Nähe und wortlose Kommunikation in der frühen dyadischen Beziehung zur Mutter hatte lange zu Annahmen geführt, in dieser frühen Zeit der oralen Phase gebe es noch keine objektale Bezogenheit, der Säugling lebe gewissermaßen in ozeanischer Omnipotenz, er erkenne die Getrenntheit von seinen Objekten noch nicht an, sein inneres Erleben werde von archaischen Fantasien bestimmt.

Wie Mertens (1997a, S. 54 ff.) zeigt, weisen Befunde aktueller Säuglingsforschung heute eher auf gegenteilige Prozesse hin: Es bestehe offenbar bereits kurz nach der Geburt eine deutliche objektale Bezogenheit mit erkennbaren Fähigkeiten, zwischen dem Selbst und dem Anderen sowie die Mutter von anderen Menschen zu unter-

Tab. 5-1 Die orale Phase (nach Krause 1998, S. 126)

Psychosexuelle Entwicklungsstufe	1. Lebensjahr
Erogene Zonen und damit verbundene Formen des Lustgewinns	• Mundzone, Respirationsorgane, allgemeine Sensorik, Körperoberfläche (Tastempfindungen) • Lustgewinn durch Saugen, Beißen, Hineinnehmen, Reizung der Schleimhäute der Mundhöhle, Berührt- und Bewegtwerden
Phasenspezifische Objektbeziehung	• Selbst-Objekt-Trennung noch nicht etabliert; Körperrepräsentanz erst im Aufbau, Bindungsverhalten, symbiotische Verhaltensweisen • Wohlbefinden nur in Interaktion mit dem Pflegeobjekt möglich • Wohlbefinden muss durch dieses Objekt garantiert werden → daraus folgt hohe Abhängigkeit, die zeitweise in grandioser Verleugnung abgewehrt wird
Spätere Derivate	• phasenspezifische Eigenschaften: Einverleiben, Bekommen, Ergreifen, Inkorporieren (oral-aggressiv) → an sich reißen, Verschmelzen, sich eins fühlen, Trennen vs. Nichttrennen • erogene Zonen und damit verbundene Formen des Lustgewinns im sexuellen Verhalten (Partialtriebe und phasenspezifische Perversionen): Munderotik (Beißen), Fellatio, Cunnilingus, Hauterotik, Streicheln • Klassifikation von Verhaltensweisen in chronifizierten Charaktereigenschaften → Akzentuierung: Passivität, Gier, Ungeduld, rezeptive Abhängigkeit, Wunsch nach mütterlicher Betreuung und mütterlichem Schutz, oraler Neid auf andere, die mehr bekommen, Essstörungen, Fixierung auf Versorgen und Versorgtwerden → Ausfall: Unfähigkeit zur symbiotischen Verschmelzung, Fehlen der positiven Abhängigkeitsrelation, Fehlen der eigenen Mütterlichkeit, eigene Kinder sind Objekte des Neides, werden parentifiziert usw. • bevorzugte Formen der Abwehr bei Fixierungen bzw. Regressionen: primitive Abwehr, keine ausgebauten kognitiven Operationen und Strukturen vorhanden, Projektionen, wahnhafte Wahrnehmungen

scheiden. Andererseits lässt die neurologische Entwicklung zu diesem Zeitpunkt sicher noch kein symbolisches Fantasieleben zu. Bei diesbezüglichen Fantasien, Träumen usw. erwachsener Patienten, gelegentlich als »sichere Erinnerungen« berichtet, handelt es sich um Prozesse nachträglicher Bearbeitung aus späteren Entwicklungsphasen.

Bereits in der ersten Generation nach Freud hatten Psychoanalytiker versucht, die psychischen wie interaktionellen Prozesse dieser Zeit zu beforschen. So konnte Spitz (1965 [1983]) nachweisen, von welch herausragender, ja existenzieller Bedeutung die sinnliche Feinabstimmung zwischen Mutter und Kind in dieser frühen Zeit ist, in der die Grundlage des »Urvertrauens« (Erikson 1957 [2005]) oder eben im ungünstigen Fall ausbleibender »primärer Liebe« die Ursache der »Grundstörung« (Balint 1968 [2012]) gelegt wird.

Die basale, zunächst wohl eher passiv-rezeptive Erfahrung des Bekommens, Gehalten- und Geschaukeltwerdens, der ausreichenden, nicht überfordernden Stimulation in allen Sinnesbereichen scheint vor allem die Grundlage des späteren Verhältnisses zur eigenen leibseelischen Sinnlichkeit und der erotischen Beziehungs- und Erlebnisfähigkeit zu sein. In der zweiten Hälfte des ersten Lebensjahres kommt es jedoch nach der oral-rezeptiven Phase mit dem »Mund als Wiege der Wahrnehmung« (Spitz; zit. n. Mertens 1997a, S. 57) aufgrund des beginnenden Zahndurchbruchs bereits zur Entwicklung aktiver, oraler **Aggressivität**. Der Beziehungsmodus ist nun eher ein aktiv inkorporierender und er erfordert von Mutter und Kind die heikle Integration oral-aggressiver mit den sinnlich-bedürftigen Impulsen.

Freud sah beides, den Hunger und die Liebe, in der oralen Phase noch untrennbar verbunden. Aus heutiger Sicht müssen wir aber davon ausgehen, dass bereits gegen Ende der oralen Phase Liebe und Aggression im Rahmen der dyadischen Beziehung intrapsychisch wie auch zwischen Mutter und Kind konflikthafte Stimmungen konstellieren, von deren Ausgang viel abhängt. Vor allem wegen der vorsymbolischen und nichtsprachlichen Verankerung der hier gemachten Erfahrungen im impliziten Gedächtnis, dem »körperlichen Handlungsgedächtnis« (Mertens 1997a, S. 55), muss man davon ausgehen, dass grundlegende Annahmen über die existenzielle Berechtigung, da zu sein und aggressiv-lustvoll-gierig zu wollen (»Wolllust«?), ohne vom wichtigen Gegenüber zurückgestoßen zu werden, hier entstehen.

5.4 Zweites Lebensjahr: Analität

Am Beispiel der **Analität** lässt sich besonders deutlich Freuds Methode der Rekonstruktion entwicklungspsychologischer Prozesse aus der Erfahrung neurotischer Patienten zeigen (► Tab. 5-2). In seinem kurzen, anschaulichen Aufsatz »Charakter und Analerotik« (1908b/1999) arbeitet er anschaulich drei Eigenschaften einer spezifischen Patientengruppe heraus, die als **anale Trias** bekannt geworden sind und die er in einen engen Zusammenhang mit typischen Kindheitserfahrungen dieser Patienten während ihrer Sauberkeitserziehung stellt. Er beschreibt diese Patienten als *ordentlich, sparsam und eigensinnig*. Wenn man es etwas weniger höflich sagen möchte: Es sind häufig pedantische Menschen, geizig und rechthaberisch. Aus ihren Kindheitserinnerungen während der Analyse erfuhr Freud, dass sie als Kinder lange auf die Erregungen während der Darmentleerung fixiert geblieben waren und zur Stuhlverhaltung neigten, um dadurch ihren Lustgewinn zu steigern. Er beschreibt auch häufige Schilderungen anderer Formen der Schmutzlust, sodass er von einer Fixierung an der analen Erotik ausgeht, die ein typisches *Triebschicksal* durchlaufen habe: Auf dem Wege der *Reaktionsbildung* und/oder *Sublimierung* hätten diese Menschen die ursprünglichen sexuellen Ziele aufgegeben und die entsprechenden triebhaften Impulse nun auf kulturell akzeptablere Ziele (Ordnung, Sparsamkeit) umgelenkt *(Sublimierung)* bzw. im Falle stärkerer Fixierungen blockierende »Gegenmächte« *(Reaktionsbildungen)* errichtet. Mit anderen Worten: Aus der Lust am Schmutz wurden Scham, Ekel und strenge Moral entwickelt.

Gerade diese Gleichzeitigkeit scheinbar extremer Gegensätze im Rahmen der Ana-

Tab. 5-2 Die anale Phase (nach Krause 1998, S. 127)

Entwicklungs-stufe	2. Lebensjahr
Erogene Zonen und assoziierte Formen des Lustgewinns	• Ausscheidungsfunktionen, Geruchsorgan, Anus, Urethra, Abfuhrlust (Entladen, Eliminieren, Ausstoßen), Spannungslust
Phasenspezifische Objektbeziehung	• Selbst-Objekt-Trennung, erste Repräsentanzen von Selbst und Objekt entstehen • erste Abwendung vom Objekt, Autonomie vs. Objektabhängigkeit, Einführung der sozialen Modalität über die Sphinkterkontrolle • Kot als Partialobjekt: lust- und unlustbetonte Reaktion auf das Ausscheidungsprodukt (Ambivalenz!)
Spätere Derivate	• phasenspezifische Eigenschaften: Autonomie erhöht Wohlbefinden (Selbermachen), Kontrolle über die Objektbeziehung, Zurückhalten, Beharren, Objekt als Besitz, Territoriumsabgrenzung, Objektelimination (Ausstoßung oder Vernichtung), Aufbau einer mentalen Innenwelt, die für die Umwelt nicht zugänglich ist (Autonomie); egozentrisch assimilatorische Haltung (z. B. Allmachtsfantasien) • erogene Zonen und damit verbundene Formen des Lustgewinns im sexuellen Verhalten (Partialtriebe und Perversionen): anale Praktiken in der Sexualität, Koitus per anum, Fellatio, Riechen und Geruchsperversionen, Körperreinlichkeit und Geruchsbekämpfung als Reaktionsbildung gegen diese Tendenzen: Schaffung von Spannungslust, Hinausschieben der Endlust, unendliche Verlängerung der Vorlust • Klassifikation von Verhaltensweisen in chronifizierten Charaktereigenschaften → Akzentuierung in Form von Retention: Sparsamkeit, Geiz, nicht wegwerfen können, Ablehnung von Ausgaben für alles Vergängliche, Sorge um Zeitverlust, Sammeln, Lust am Betrachten des eigenen Besitzes etc. → Akzentuierung in Form von eliminativen Tendenzen: Ausstoßen von fremden Objekten, die nicht im eigenen Territorium sein dürfen → Akzentuierung in Form von Autonomie: Eigensinn, Trotz, Negativismus; passiver Typus der Eigenständigkeit: sich nicht beeinflussen lassen (kann z. B. Folge einer stark empfundenen, aber abgelehnten oralen Abhängigkeit sein, sogenannte Reaktionsbildung gegen passive Hilflosigkeit); ausgesprochene Selbstkontrolle, insbesondere der Gefühle; fantasieren der Autarkie der Allmacht, der Objektbeherrschung; Stotterer → Ausfall: Folgsamkeit, Unterwerfung, nicht behalten können; anale Passivität • Abwehr: Isolieren, Reaktionsbildungen,Ungeschehenmachen

lität wird von Freud an einigen Beispielen aufgezeigt. Sie wird uns als Ambivalenz noch häufiger beschäftigen.

So wird für ihn im Bereich des Unbewussten, der »archaischen Denkweise, [...] in den alten Kulturen, im Mythus, Märchen, Aberglauben, im unbewußten Denken, im Traume und in der Neurose das Geld in innigste Beziehung zum Drecke gebracht« (Freud 1908b [1999], S. 207), womit der Geiz oder im milderen Fall die gesellschaftlich akzeptierte Sparsamkeit die Nachfolge der Stuhlverhaltung angetreten hätten. Das Märchen vom »Dukatenscheißer« ist ein weiteres Beispiel für diesen Zusammenhang.

Freud entwickelt aus dem Verständnis der Triebschicksale der Analerotik hier also auch grundlegende Gedanken zur Charakterbildung:

»Die bleibenden Charakterzüge sind entweder unveränderte Fortsetzungen der ursprünglichen Triebe, Sublimierungen derselben oder Reaktionsbildungen gegen dieselben« (Freud 1908b [1999], S. 209).

Für seine entwicklungspsychologischen Überlegungen hinsichtlich der psychosexuellen Ontogenese entwickelt Freud in den »Drei Abhandlungen zur Sexualtheorie« (1905d/1999) sein Modell der Anlehnung stringent und noch expliziter als bezüglich der Oralität aus:

»Die Afterzone ist ähnlich wie die Lippenzone durch ihre Lage geeignet, eine Anlehnung der Sexualität an andere Körperfunktionen zu vermitteln. Man muß sich die erogene Bedeutung dieser Körperstelle als ursprünglich sehr groß vorstellen. Durch die Psychoanalyse erfährt man nicht ohne Verwunderung, welche Umwandlungen mit den von hier ausgehenden sexuellen Erregungen normalerweise vorgenommen werden, und wie häufig der Zone noch ein beträchtliches Stück genitaler Reizbarkeit fürs Leben verbleibt [...] Kinder, welche die erogene Reizbarkeit der Afterzone ausnützen, verraten sich dadurch, daß sie die Stuhlmassen zurückhalten, bis dieselben durch ihre Anhäufung heftige Muskelkontraktionen anregen und beim Durchgang durch den After einen starken Reiz auf die Schleimhaut ausüben können. Dabei muß wohl neben der schmerzhaften Empfindung die Wollustempfindung zustande kommen [...] Der Darminhalt, der als Reizkörper für eine sexuell empfindliche Schleimhautfläche sich wie der Vorläufer eines anderen Organs [des Phallus; Anm. d. V.] *benimmt, welches erst nach der Kindheitsphase in Aktion treten soll, hat für den Säugling noch andere wichtige Bedeutungen. Er wird offenbar wie ein zugehöriger Körperteil behandelt, stellt das ›erste Geschenk‹ dar, durch dessen Entäußerung die Gefügigkeit, durch dessen Verweigerung der Trotz des kleinen Wesens gegen seine Umgebung ausgedrückt werden kann. Vom ›Geschenk‹ aus gewinnt er dann später die Bedeutung des ›Kindes‹, das nach einer der infantilen Sexualtheorien durch Essen erworben und durch den Darm geboren wird.«* (Freud 1905d [1999], S. 86 f.; Hervorhebung i. O.)

Dieses längere Zitat enthält in kompakter Form bereits die Grundlage einiger zentraler Perspektiven auf diese Entwicklungsphase:

Zum einen weist Freud hier auf den beginnenden Prozess der **Autonomiegewinnung** hin, der neurophysiologisch in der wachsenden Beherrschung der willkürlichen Muskulatur begründet wird. Das Kind lernt zu stehen, zu laufen und seine Schließmuskeln zu beherrschen. Er skizziert so den *phasenspezifischen Entwicklungskonflikt*, sich den wichtigen Objekten und ihren Forderungen entweder zu unterwerfen oder trotzig zu widersetzen. Zum anderen differenziert sich damit in dieser Phase die Objektbeziehung in Richtung auf intensive **Ambivalenz**, die ursprünglich noch sehr enge Verbindung von Hunger und Liebe, Aggression und Begehren konturiert sich in Freuds Worten zu »Triebgegensatzpaare(n)«.

Diese Differenzierung setzt sich fort in wachsender Selbst-Objekt-Differenzierung sowie in einer beginnenden sexuellen Polarisierung, die nach Freud allerdings noch kein Bewusstsein von männlich/weiblich beinhaltet, sondern sich nach aktiv/passiv ordnet:

»Die Aktivität wird durch den Bemächtigungstrieb von seiten der Körpermuskulatur hergestellt, als Organ mit passivem Sexualziel macht sich vor allem die erogene Darmschleimhaut geltend; für beide Strebungen sind Objekte vorhanden, die aber nicht zusammenfallen.« (Freud 1905d [1999], S. 99)

In anderen Worten: Das Kind fühlt sich in erregender Weise durch die Prozesse seines Innenraums passiv stimuliert. Gleichzeitig kann es sich aufgrund der wachsenden Beherrschung muskulärer Aktivitäten zunehmend aktiv die Welt der äußeren Objekte aneignen. Diese Aktivität wird lustvoll und durchaus gewalttätig ausgeübt, vor allem die Bemächtigung wird genossen. Freud nannte diese prägenitale Organisationsstufe daher auch die *sadistisch-anale.*

Das (innere und äußere) Objekt soll also beherrscht werden, gleichzeitig wird aber auch das Hingeben, das Loslassen als lustvoll erlebt. Es ist die erste Erfahrung, etwas produzieren, schenken, geben zu können. Das bezieht auch andere Formen der Ausscheidung ein, man spricht daher auch von einer **urethralen Phase**.

Freud weist darauf hin, dass dieser Entwicklungsschritt auch die frühe »Sexualforschung« (1905d/1999, S. 95) des Kleinkindes beeinflusst, der die Entstehung der Kinder im Bauch und ihre Geburt mit den analen Prozessen gleichsetze. Diese Beschäftigung mit dem Innen und Außen, dem Selbst und dem Nicht-Selbst stellt eine zentrale Dimension dieser Phase dar und führt zu einer weiteren Ausgestaltung der Objektbeziehungen.

5.5 Drittes und viertes Lebensjahr: Präödipale genitale (phallisch-narzisstische) Phase

Ursprünglich hatte sich Freud in seinen »Drei Abhandlungen zur Sexualtheorie« (1905d/1999) überwiegend mit den Besonderheiten der prägenitalen infantilen Sexualität beschäftigt. Wie viele seiner zentralen Werke überarbeitete er auch dieses etwa zwanzig Jahre lang immer wieder und fügte neue Beobachtungen und Erkenntnisse hinzu. Die wesentliche Erweiterung bestand in der Erkenntnis,

»[...] daß häufig oder regelmäßig bereits in den Kinderjahren eine Objektwahl vollzogen wird, wie wir sie als charakteristisch für die Entwicklungsphase der Pubertät hingestellt haben, in der Weise, daß sämtliche Sexualbestrebungen die Richtung auf eine einzige Person nehmen, an der sie ihre Ziele erreichen wollen.« (Freud 1905d [1999], S. 100)

Damit deutet Freud nun auch bereits die konflikthafte ödipale Entwicklung an, die eben vor allem im Begehren des gegengeschlechtlichen Elternteils kulminiert, zu deren Konstellation das Kind aber noch erhebliche Entwicklungsarbeit erbringen muss (► Tab. 5-3).

Freud legt dar, dass die kindliche »Sexualforschung«, deren Ursprünge er ja bereits in der analen Phase beschreibt, nun zu einer Beschäftigung mit dem Genital, einer eingehenderen Untersuchung der Herkunft der Kinder und in vielen Fällen einer Konfrontation mit der elterlichen Sexualität führt. Er ging davon aus, dass der wesentliche Unterschied der kindlichen Sexualität dieser Phase zur reifen Genitalität des Erwachsenen darin bestünde, »dass für beide Geschlechter nur *ein Genitale*, das männliche, eine Rolle spielt. Es besteht also nicht ein Genitalprimat, sondern ein Primat des *Phallus*« (Freud

1923e [1999], S. 294; Hervorhebung i. O.). Das führte ihn dazu, diese Phase als »phallische Organisationsstufe« (Freud 1905d [1999], S. 100, Fußnote) zu bezeichnen, sie wurde auch als *phallisch-ödipale Phase* beschrieben. Diese Phase ist nach Freud durch eine ausgiebige Beschäftigung mit der Tatsache des »Penismangels« der Frauen und Mädchen (Freud 1923e [1999], S. 296) gekennzeichnet, den seiner Meinung nach beide Geschlechter zunächst als Ergebnis einer Kastration wahrnehmen.

In der konflikthaften Auseinandersetzung mit diesen Beobachtungen kommt es dann zunächst zu Versuchen, das Offensichtliche zu verleugnen. Es entstehen zahlreiche *Sexualtheorien*, die von den beängstigenden Kastrationsfantasien entlasten: Die Klitoris des Mädchens werde noch wachsen, die Mutter habe auch einen Penis, auch Männer könnten Kinder gebären.

Die mit der allmählichen Reifung wachsende Anerkennung der Tatsache der Penislosigkeit zumindest *mancher* Frauen (der »bösen«, durch Kastration bestraften nämlich) führt nun in Freuds Sicht zur entscheidenden Differenzierung in der psychosexuellen Entwicklung der Jungen und Mädchen: Der Junge entwickele, insbesondere im Rahmen der ödipalen Rivalität mit dem Vater, **Kastrationsangst**. Das Mädchen entwickele dagegen den **Penisneid**, den sie durch entsprechende Entwicklungsleistungen überwinden müsse, da sie sonst an

Tab. 5-3 Die präödipale genitale Phase (nach Krause 1998, S. 128)

Entwicklungsstufe	3.–4. Lebensjahr
Erogene Zonen und damit verbundene Formen des Lustgewinns	• Genitalzone, Erektivität des Penis, Erotisierung der Körperoberfläche und klitorale Stimulation bei Mädchen • Höhepunkt der ersten Masturbationsphase, Bewusstwerden des Geschlechtsunterschiedes, Fantasie des mütterlichen Phallus
Phasenspezifische Objektbeziehung	• Wunsch, vom Objekt der Beziehung bewundert zu werden, Imponierverhalten, Selbstgefühlssteigerung durch Exhibieren, Initiative, Werben, Verführen und Schaffen neuer Beziehungen außerhalb von Eltern und Geschwistern, Ausdehnung in Fantasieräume
Spätere Derivate	• phasenspezifische Eigenschaften: Erobern, Eindringen, Forschen, das Innere herausfinden, Verführen, Schmeicheln, Provozieren • erogene Zonen und damit verbundene Formen des Lustgewinns im sexuellen Verhalten (Partialtriebe und Perversionen): Penis und Klitoris, phallisch-exhibitionistische Praktiken, Onanie, Selbstbewunderung, Phallus- und Männlichkeitskulte, Verführen und Fallenlassen; Sucht nach körperlicher Bewunderung und Exhibition • Klassifikation von Verhaltensweisen in chronifizierten Charaktereigenschaften → Akzentuierung: Selbstsicherheit, Arroganz, Überheblichkeit, aggressiver Mut bei mangelnder Kontrolle aggressiven Verhaltens, Frauenverachtung; Zurschaustellen der eigenen Kraft, Eitelkeit → Ausfall: Demonstration der Friedfertigkeit zur Angstabwehr, Abwehr der sogenannten Frustrationsangst, Kampflosigkeit, mangelndes Durchsetzungsvermögen

phallische Fixierungen, z. B. ausschließliche klitorale Sexualität, gebunden bliebe und keine reife weibliche Genitalität mit einer libidinösen Besetzung der Vagina entwickeln könne.

Mit dieser Konzeption haben sich mehrere Generationen psychoanalytischer Forscher auseinandergesetzt. Zwei kritische Revisionen der freudschen Konzeption sollen im Folgenden hervorgehoben werden, da sie für eine zeitgemäße psychoanalytische Sichtweise unverzichtbar sind:

- Wie Mertens (1997a, S. 112 f.) unter Bezug auf Edgcumbe und Burgner (1975) herausarbeitet, ist die bei Freud durchgängige Gleichsetzung von phallisch und ödipal nach heutigem Wissensstand nicht aufrechtzuerhalten. Bevor es zu der bereits hochstrukturierten ödipalen Konstellation einer triangulären Objektbeziehung komme, müsse das Kind noch erhebliche Entwicklungsleistungen im Hinblick auf höhere Ich-Funktionen erbringen. Die psychosexuelle Entwicklungsstufe der frühen phallischen Phase enthalte diese Objektbeziehungskompetenz noch nicht. Sie sei durch die intensive Auseinandersetzung mit dem jetzt hochlibidinös besetzten und erregbaren Genital und der Entwicklung der Geschlechtsidentität bestimmt. Die teilweise dramatischen phallischen Verhaltensweisen dieser Episode, die vor allem exhibitionistischer und voyeuristischer Natur sind, benötigten zwar ein responsives und belastbares Gegenüber. Dieses werde aber vor allem zur Bestätigung gebraucht, in erster Linie dienten die phallischen Aktivitäten narzisstischer Bestätigung, die für die noch fragile psychosexuelle Differenzierung in männlich und weiblich und die Kompensation der Kastrationsängste dringend benötigt werde (»Guck mal, mein großes Gewehr!«). Edgcumbe & Burgner (1975) schlagen daher als Bezeichnung für diese Entwicklungsstufe die Bezeichnung *phallisch-narzisstisch* vor, die sich in der Literatur noch häufig wiederfindet.
- Aktuelle Entwicklungstheorien bestätigen vor allem die Bedeutung der kindlichen Auseinandersetzung mit der *Geschlechterdifferenz*. Die Zentrierung auf das männliche Genital ist aber immer wieder infrage gestellt und kritisiert worden. Diese Diskussion kann hier nicht annähernd wiedergegeben werden, hat aber zu einigen wesentlichen Modifikationen geführt. Eine zentrale Arbeit wurde von Fast (1996) vorgestellt, in der sie ein *Differenzierungsmodell* vorschlägt: Danach zentriere sich die kindliche Exploration nicht um die Frage des Phallus (Haben oder Nicht-Haben), sondern um die narzisstisch hochfragile *Anerkennung der Geschlechterdifferenz*, die für beide – Mädchen wie Jungen – die Aufgabe der frühen bisexuellen Grandiosität bedeute. Diese spiegele sich u. a. in den schon von Freud beschriebenen infantilen Sexualtheorien wider, in denen eben die Differenz noch geleugnet werde. Entscheidend in Fasts Modell ist die Auffassung, dass beide Geschlechter einen Differenzierungsprozess durchlaufen. Die narzisstische Dynamik des Neides wird auch von ihr anerkannt, allerdings steht dem Penisneid des Mädchens der Gebärneid des Jungen gegenüber.

In Anbetracht dieser Modifizierungen des freudschen Modells halten wir es wie Mertens (1997a, S. 116) nicht mehr für angemessen, von einer phallischen Phase zu sprechen, und folgen Mertens mit der Bezeichnung »präödipal genital« (vgl. auch Seiffge-Krenke 2017b, S. 84 ff.).

5.6 Fünftes und sechstes Lebensjahr: Ödipalität

Wegen der Bedeutung dieser für Freud zentralen und entscheidenden Phase wird sie etwas ausführlicher dargestellt. Erweiternde und diskursive Überlegungen zur heutigen Bedeutung des ödipalen Konflikts als Kernkonflikt aller neurotischen Störungen finden sich in Kapitel 13 dieses Buches.

Wie Mertens (1996, S. 14) ausführt, ist das Erreichen der vollen ödipalen Organisationsstufe nicht nur von der psychosexuellen Triebentwicklung abhängig, sondern erfordert auch das Erreichen einer gewissen Reife und Differenziertheit in den Ich-Funktionen. Insbesondere für die spätere Diskussion ist es daher wichtig, zu verstehen, dass es durchaus zu deutlichen ödipalen Entwicklungen bezüglich des sexuellen Begehrens und entsprechender Fantasien kommen kann, ohne dass eine volle Auseinandersetzung mit der triangulären Situation und den entsprechenden psychosexuellen Differenzierungen bereits möglich ist. Rohde-Dachser (1987, S. 773 ff.) unterscheidet in diesem Kontext den **»unreifen oder strategischen Ödipuskomplex«** von einem **»reifen Ödipuskomplex«**.

Für eine **reife Entwicklung** dieser Stufe müssen in der o. g. präödipalen (phallisch-narzisstischen) genitalen Phase für beide Geschlechter teilweise vergleichbare, aber auch partiell unterschiedliche Entwicklungsschritte überwiegend gelungen sein.

Bei den **Jungen** sind es vor allem folgende:

- Identifikation mit dem idealisierten Vater
- partielle Entidentifizierung mit der Mutter mit ausreichender Individuierung von ihr
- begonnene Auseinandersetzung mit der Geschlechterdifferenz und den entsprechenden Konflikten um Kastrationsangst und Gebärneid
- beginnende Konsolidierung eines narzisstisch besetzten und sexuell differenzierten und intakten Körperbildes

Bei **nicht ausreichender Bewältigung** dieser Entwicklungsaufgaben kann sich der Junge nicht auf die nun anstehenden, in der Folge beschriebenen ödipalen Prozesse einlassen. Insbesondere wird er bei unsicherer Identität z. B. *homophobe Abwehrformen* ausbilden und freundschaftliche Nähe mit Männern nicht aushalten. Oder er verweilt in unsicherer narzisstischer Position und wird keine konstruktive Rivalität und Konkurrenz tolerieren und gestalten können. Typischerweise kommt es dann zur Ausbildung einer narzisstischen Persönlichkeitsstruktur mit ständigem Vergleich aller Leistungen (»im Beruf, im Sport, im Bett«; Mertens 1996, S. 70). Diese Störungen werden heute u. U. manchmal vorschnell als »frühe« Störung diagnostiziert, obwohl evtl. vor allem der hier geschilderte Reifungsschritt nicht bewältigt wurde.

Bei den **Mädchen** sollten folgende Schritte weitgehend bewältigt worden sein:

- Entdeckung der genitalen und innergenitalen Welt (»Dornröschen«)
- Vertrautwerden mit dem Vater als gegengeschlechtlichem Objekt der Neugierde
- begonnene Auseinandersetzung mit Kastrations- und Penetrationsangst
- Bewältigungsschritte »Amazone« und »Sirene« (Erprobung der Kraft und Verführungsmacht mit dem Vater)
- Auseinandersetzung mit der Weiblichkeit und Sexualität der Mutter

Auch hier können **Entwicklungsdefizite** die weitere Entwicklung der ödipalen Dynamik ernsthaft beeinträchtigen. Für das

Mädchen ist es z.B. von besonderer Bedeutung, wie der Vater mit der ersten spielerischen Erprobung »sirenenhafter« und »amazonenhafter« Kräfte (Mertens 1996, S. 67) umgeht. Ist ihm eine spielerische, humorvolle und tolerante Antwort unter Wahrung der Grenzen möglich? Oder muss er das Mädchen aus Unsicherheit ängstlich/ärgerlich zurückweisen? Es kann auch zur »Sprachverwirrung« (Ferenczi 1932 [2004]) kommen, der Verwechslung kindlicher mit erwachsener Sexualität: Der Vater reagiert sexualisiert und sexualisierend, im schlimmsten Fall kommt es zu Grenzverletzungen. Die Entwicklung wird dann stagnieren, uns begegnen Patientinnen, die in Mertens Worten im »Dornröschen-, Amazonen- und Sirenenstatus« (Mertens 1996, S. 69) stecken geblieben sind.

Diese kurzen Ausführungen zeigen, dass eine zeitgemäße psychoanalytische Betrachtung der psychosexuellen Entwicklungsschritte die interpersonalen Prozesse mit den Eltern stets mitbedenken wird. Das gilt insbesondere auch für die nun zu beschreibenden ödipalen Entwicklungsschritte.

Etwa um das fünfte Lebensjahr kommt es zu deutlichen Veränderungen in den Fantasien und im Körpererleben der Kinder.

In den **Fantasien** geht es typischerweise darum, dass etwa der Junge *Mama heiraten* will und bezüglich seines Vaters Vorstellungen entwickelt, die auf dessen Elimination oder zumindest Entmachtung – also Kastration – hinauslaufen. Gleichzeitig kommt es zu beängstigenden Fantasien und Angstträumen, die als Strafängste, aber auch als Strafbedürfnis gedeutet werden können. Typischerweise treten wilde Tiere, Ungeheuer und ähnliche Wesen als Repräsentanten der Triebimpulse in diesen Träumen auf (das Monster unter dem Bett, die *wilden Kerle*). Ebenso bezeichnend ist es, dass meist der Vater oder eine Vaterrepräsentanz hier zu Hilfe gerufen wird.

Im **Körpererleben** lassen sich folgende Tendenzen und Unterschiede zusammenfassen:

- Jungen
  - Phallische Triebimpulse gehen über das Zeigen und Imponieren hinaus.
  - Körperliche Auseinandersetzungen nehmen zu: raufen, rempeln. Spiele verändern ihren Charakter: Ballspiele, ins Tor zielen, Autos zusammenstoßen lassen, Burgen werden erobert, Speere geworfen.
  - Es wird in den körperlichen Aktivitäten gezielt eine erotisierte Nähe zu anderen Kindern, auch den Eltern, evtl. sogar zu Haustieren, gesucht, in der aggressive phallische Erregung dominiert.
  - Das Objekt soll nicht mehr in erster Linie (anal) beherrscht, sondern erobert, gewonnen werden.
- Mädchen
  - Mädchen entwickeln ebenfalls ödipale Aggression, typischerweise weniger *machohaft*, eher »weiblich (z.B. Kratzen, an den Haaren ziehen)« (Mertens 1996, S. 72).
  - Der Körper wird als Zentrum von Kraft, Lust und Aktivität erlebt.
  - Die Aggression in ödipaler Rivalität ist selbstbehauptend und zielorientiert.
  - In der wachsenden Exploration des phallischen Modus wird in der Masturbation die genitale Weiblichkeit erfahren und entwickelt.

Freud hat die konflikthafte ödipale Dynamik kasuistisch zum ersten Mal in seiner

»Analyse der Phobie eines fünfjährigen Knaben« (1909b/1999) beschrieben.

Seine gesamte Konzeption baut auf der Analyse der Entwicklungsvorgänge im Jungen auf. Danach besteht der **vollständige Ödipuskomplex**, ausgehend von der Annahme der **bisexuellen Anlage** aller Menschen, nach Freud aus dem

- **positiven Ödipuskomplex**, der das heterosexuelle Begehren der Mutter und die Feindseligkeit gegen den Vater beschreibt,

und dem

- **negativen Ödipuskomplex**, der die homoerotische, eher passiv feminine Hingezogenheit zum Vater und die entsprechende Rivalität mit der Mutter umfasst.

Es ist von großer Bedeutung, diesen Gesamtkomplex zu bedenken, wenn über ödipale Prozesse und Konflikte reflektiert wird, da sonst die Gefahr besteht, die äußerst vielschichtige Dynamik dieser Phase nicht zu erfassen.

Der **zentrale intrapsychische ödipale Konflikt** besteht eben *nicht* einfach in der Konfrontation des Jungen mit der Tatsache, den Vater nicht besiegen und an seine Stelle treten zu können. Er besteht in der gleichzeitigen bzw. schnell alternierenden Existenz phasenspezifisch konfligierender Impulse in Bezug auf den Vater. Er wird geliebt, als idealisiertes Vorbild begehrt, für die Entidentifizierung von der Mutter dringend benötigt *und* er wird als Rivale in der fantasierten und erregenden Beziehung zur Mutter gehasst, gefürchtet und bekämpft.

Wenn man zu dieser komplexen Lage noch »die reziproken Affekte der Eltern gegenüber dem Kind hinzuzählt, und zwar gegenüber der Tochter wie dem Sohn, so beginnt man, das menschliche Konfliktpotential in seiner ganzen Fülle zu erfassen. Heterosexuelle und homosexuelle Liebe, homoaggressive und heteroaggressive Impulse vom Kind gegen beide Eltern und von jedem Elternteil gegen jedes Kind durchziehen wie ein Gewebe oder Netz alle Familienbeziehungen« (Rangell 1973; zit. n. Mertens 1996, S. 29).

Freud ging lange Zeit davon aus, dass die Umstände beim Mädchen im Grunde komplementär analog zu denen des Jungen seien. Erst in seiner Arbeit »Über die weibliche Sexualität« (Freud 1931b [1999]) erkennt er an,

> *»[...] daß unsere Aussagen über den Ödipuskomplex in voller Strenge nur für das männliche Kind passen und daß wir recht daran haben, den Namen Elektrakomplex abzulehnen, der die Analogie im Verhalten beider Geschlechter betonen will. Die schicksalhafte Beziehung von gleichzeitiger Liebe zu dem einen und Rivalitätshaß gegen den anderen Elternteil stellt sich nur für das männliche Kind her.«* (Freud 1931b [1999], S. 521)

Freud geht nun für den Jungen davon aus, dass im regelhaften Verlauf dieser Phase unter Anerkennung der Kastrationsdrohung die inzestuösen Wünsche untergehen, also verdrängt werden. Die Identifizierung mit den Forderungen, Verboten und Idealen des Vaters führen zur Bildung des *Über-Ich*, das dann in der weiteren Entwicklung der Latenz und Adoleszenz von der Verbindung zu den konkreten Personen gelöst werden muss, um zum strukturellen Bestand der Persönlichkeit des Heranwachsenden zu werden.

Dem letztgenannten Reifungsschritt ist erhebliche Bedeutung beizumessen, da die **Bedeutung eines reifen Über-Ich für die Autonomiebildung** hoch eingeschätzt wird:

»Das präautonome Überich soll den Menschen dazu bringen, zu tun, was man von ihm erwartet. Das autonome Überich ermöglicht es ihm, das Eigene zu denken und zu tun und die Grenzen zu respektieren, die ihm durch die Wünsche der anderen gesetzt sind. Die Fähigkeit, Verantwortung zu tragen, notfalls auch bewusst Schuld auf sich zu nehmen, ist Ausdruck der Überich-Autonomie.« (Müller-Pozzi 2004, S. 167)

Was sind aber Freud zufolge die **Unterschiede in der psychosexuellen Entwicklung des Mädchens?** Es seien nur einige zentrale Faktoren genannt:

- Der Prozess der Objektwahl und Identitätsbildung sei beim Mädchen nicht einfach komplementär. Sie müsse vielmehr einen *Objektwechsel* vollziehen, vom primären Mutterobjekt zum Vater – im Gegensatz zum *Identitätswechsel* beim Jungen (s. u.).
- Misslinge dieser Schritt, komme es in vielen Fällen zum Verbleib in der primären Mutterbindung, unterstützt durch die Freuds Meinung nach stärker ausgeprägte Bisexualität des Mädchens.
- Die Rivalität und Feindseligkeit gegenüber der Mutter entstammten nicht originär dem ödipalen Prozess, sondern der präödipalen Phase, seien daher sehr viel schwerer zu überwinden.
- Die Auswirkungen des Kastrationskomplexes seien beim Mädchen grundlegend andere. Sie würden den Ödipuskomplex nicht – wie beim Jungen – letztlich beenden, sondern könnten die ödipale Fixierung an den idealisierten Vater in vielen Fällen auf unbestimmte Zeit verlängern.

Diese Sicht der weiblichen psychosexuellen Entwicklung ist über Jahrzehnte äußerst kontrovers diskutiert worden (z. B. Benjamin 1990; Poluda 1999). Mertens fasst einige aktuelle Befunde zusammen (1996, S. 26):

- Der durchaus beobachtbare Penisneid sei partiell auch mit den der Männlichkeit attribuierten Privilegien in Zusammenhang zu bringen, so der größeren Autonomie des Jungen von der Mutter.
- Es seien sehr wohl Kastrationsängste bei Mädchen beschreibbar, die aber aufgrund der unterschiedlichen Anatomie anders zu begreifen seien. Sie treten z. B. in Form der *Penetrationsangst* auf mit der Fantasie, vom väterlichen Phallus genital beschädigt zu werden, evtl. verbunden mit Ängsten vor der Rache des Vaters für die eigenen phallischen Wünsche und Impulse. Letztere seien aber nicht primär als Abwehr, sondern auch als Teil einer gesunden Entwicklung zu verstehen (Mertens 1997a, S. 104, S. 135).
- Auch Mädchen zeigten starke Tendenzen, den Ödipuskomplex zu bewältigen und zu überwinden, würden allerdings, speziell in der Adoleszenz, von Vätern häufig darin behindert.
- Das Über-Ich der Frauen sei keineswegs schwächer ausgebildet als das der Männer, wie von Freud angenommen, allerdings anders strukturiert (▶ Kap. 13.3.2), (vgl. Poluda 1999).

Mertens (1996) fasst die Kontroverse mit der Bemerkung zusammen, die ödipalen Konflikte und Prozesse seien mit denen der Jungen letztlich nicht vergleichbar, allerdings aus ganz anderen Gründen, u. a. auch soziokulturellen, als Freud es vermutet hat.

5.7 Siebtes bis zehntes Lebensjahr: Latenzphase

Die Latenzperiode ist für Freud durch den »Untergang des Ödipuskomplexes« gekennzeichnet (1924d/1999). Der erste stürmische Ansatz der sexuellen Entwicklung unterliege der Verdrängung, die ödipalen Bestrebungen werden aufgegeben.

Dieser Entwicklungsschritt ist für Freud von allergrößter Bedeutung, denn jetzt entstehen im Zuge von Sublimierung und Reaktionsbildung aus den infantilen sexuellen Regungen moralische Einstellungen, Scham und Ekel. Diese »für die spätere persönliche Kultur und Normalität so bedeutsamen Konstruktionen« werden in seinem Verständnis weiter vom Zufluss infantiler Sexualregungen gespeist, »deren Energie aber – ganz oder zum größten Teil – von der sexuellen Verwendung abgeleitet und anderen Zwecken zugeführt wird« (Freud 1905d [1999], S. 78 f.).

Kurz gesagt: »Das Latenzkind ist ein kleiner Moralist und Gerechtigkeitsfanatiker, zumindest wenn es um andere geht« (Müller-Pozzi 2004, S. 166).

Die konfliktreichen und stürmischen psychosexuellen Triebimpulse der frühen Zeit unterliegen jetzt der kindlichen »Amnesie« (Freud 1905d [1999], S. 75). Daher stammen die unterschiedlich stark ausgebildeten, in der Regel aber weitreichenden Gedächtnislücken vieler Menschen bezüglich der Zeit vor dem sechsten bis achten Lebensjahr: Die mehr oder weniger gut integrierten psychosexuellen Entwicklungskonflikte müssen im Sinne der strukturellen Entwicklung vom Bewusstsein ferngehalten werden.

Durch die möglichst weitreichende Integration des Kastrationskomplexes entstehen allmählich belastbare Identifizierungen mit den Forderungen, Erwartungen und Wesenszügen der Eltern, die psychosexuelle Identität festigt sich.

Im gesunden Verlauf nehmen nun die ursprünglich heftigen Über-Ich-Ängste aus zwei Gründen allmählich ab:

- Es besteht wegen der o. g. Prozesse weniger Gefahr durch verbotene aggressive und libidinöse Triebimpulse.
- Das archaische, hochbedrohliche Über-Ich der frühen Kindheit integriert sich allmählich zum persönlichen Gewissen. Es wird damit zum Bestand der Persönlichkeit, kommt dem Ich näher, ist aber inhaltlich noch sehr an jeweilige Autoritäten gebunden.

Der beschriebene Prozess zeigt sich insbesondere an einer oft sprunghaften Entwicklung der Denkfähigkeit. Die in der Vorzeit oft noch magischen, *primärprozesshaften* Vorstellungen mit ihrer Gleichsetzung äußerer und innerer Realität und der Orientierung am *Lustprinzip* (das Pippi-Langstrumpf-Prinzip: ich denk mir die Welt, wie sie mir gefällt!) weichen allmählich dem *Sekundärprozess* mit der Anerkennung der äußeren Realität, wachsender Fähigkeit zum Aufschub triebhafter Befriedigung bzw. Befriedigungsfähigkeit *gerade* durch Sublimierung und wachsende Symbolisierungs- und Mentalisierungsfähigkeit (▸ Kap. 11).

Freud war sich der Tatsache sehr bewusst, dass es sich hier um einen idealtypischen Verlauf handelt,

»[...] von dem die Entwicklung des einzelnen meist an irgendeiner Stelle und oft in erheblichem Maße abweicht. Es bricht zeitweise ein Stück Sexualäußerung durch, das sich der Sublimierung entzogen hat, oder es erhält sich eine sexuelle Betätigung durch die ganze Dauer der Latenzperiode bis zum ver-

stärkten Hervorbrechen des Sexualtriebes in der Pubertät.« (1905d/1999, S. 79 f.)

Mertens (1996, S. 117 ff.) zeigt auf, dass die Entwicklung der psychosexuellen Identität gerade auch im Verlauf der Latenz erkennbar unterschiedliche Schwierigkeiten für Jungen und Mädchen bereithält:

- **Jungen** müssten immer wieder auftretende Kastrationsängste abwehren, die sich u. a. aus der grundsätzlich labileren psychosexuellen Identität (wegen des *Identitätswechsels*, auch Jungen sind zunächst mit der Mutter identifiziert!) erklären ließen. Dazu mobilisierten sie episodisch erneut den phallischen Narzissmus, erkennbar am Prahlen, der Abwertung von Mädchen u. Ä. Störungen des Entwicklungsprozesses äußerten sich bei Jungen eher in Lernstörungen und Verhaltensauffälligkeiten bei ungünstiger Bewältigung der Triebkonflikte.
- **Mädchen** verfügten über eine stabilere Kernidentität, da sie in der Geschlechterrolle nicht wechseln müssen wie die Jungen. Die Schuldgefühle des Mädchens entstünden in erster Linie wegen der »tendenziellen und vorübergehenden Wegwendung von seinem ersten Liebespartner, der Mutter« (Mertens 1996, S. 127), also im Zuge des *Objektwechsels*. Insgesamt müssten die Mädchen während der Latenz ihre ödipalen Strebungen nicht im selben Maße aufgeben wie die Jungen, also eine geringere Verdrängungsleistung erbringen. Störungen gingen deshalb eher in Richtung übermäßiger Schuldgefühle, die sich in masochistischen (z. B. Straf-)Fantasien und Träumen äußerten.

5.8 Adoleszenz: Der zweite Ansatz der Sexualität, Ablösung und Objektfindung

Freud widmet der Pubertät zwar die dritte seiner »Drei Abhandlungen zur Sexualtheorie« (1905d/1999). Diese Phase, deren Bedeutung ihm ganz sicher bewusst war, wird ansonsten jedoch in seinem Werk relativ knapp behandelt. Vor allem trug dazu wohl sein zentrales Interesse bei, neurotische Störungen im Kontext ungelöster ödipaler Prozesse und der Fixierung an prägenitale Formationen zu begreifen und zu beschreiben.

> Aus heutiger entwicklungspsychologischer Sicht kommt dieser Entwicklungsperiode außerordentliche Bedeutung zu: im Sinne einer zweiten Entwicklungschance, die durchaus erhebliche Defizite der bisherigen Phasen korrigieren kann, wie auch im Sinne einer Phase außerordentlicher Labilisierung mit hohem psychopathologischem Potenzial.

Wir widmen der Adoleszenz, wie der entwicklungspsychologische Aspekt der Pubertät heute genannt wird, aus diesen Gründen ein eigenes Kapitel (► Kap. 12).

Freud sah in der Pubertät vor allem den zweiten, durch biologische Reifung der äußeren und inneren Geschlechtsorgane induzierten Ansatz der Sexualität, der den vorübergehenden und relativen Frieden der Latenz beende. Dabei kam es ihm darauf an, sowohl den Anteil der infantilen als auch den der reifen sexuellen Triebimpulse an der Neuorganisation der Persönlichkeit zu verstehen:

»Die Normalität des Geschlechtslebens wird nur durch das exakte Zusammentreffen der beiden auf Sexualobjekt und Sexualziel gerichteten Strömungen, der zärtlichen und

der sinnlichen, gewährleistet, von denen die erstere in sich faßt, was von der infantilen Frühblüte der Sexualität erübrigt. Es ist wie der Durchschlag eines Tunnels von beiden Seiten her.« (Freud 1905d [1999], S. 108)

Entscheidend für das Gelingen der »Neuordnungen« (Freud 1905d [1999], S. 109) ist für Freud das Zusammenwirken aller Partialtriebe und erogenen Zonen unter dem Primat der Genitalzone. Was ist darunter zu verstehen? Freud beschreibt sehr ausführlich das Zusammenwirken der prägenitalen erogenen Zonen, z.B. des Auges, das auf gewisse »Reize« reagiere, wie auch der »tastenden Hand« (Freud 1905d [1999], S. 111), die ebenso zur Erzeugung und Steigerung der *Vorlust* beitrage. Der Prozess müsse im gesunden Fall dazu führen, dass es zur genitalen *Endlust* käme, um die volle Liebes- und Beziehungsfähigkeit herzustellen.

Zu Störungen, z.B. perversen Fixierungen, komme es, sobald die infantilen Partialtriebe erneut die Oberhand gewönnen. Der Betreffende bliebe dann an infantile erogene Zonen und partialtriebhafte Bedürfnisse gebunden und könne seine genitale Entwicklung nicht erreichen.

»Alle krankhaften Störungen des Geschlechtslebens sind mit gutem Rechte als Entwicklungshemmungen zu betrachten« (Freud 1905d [1999], S. 109).

Im Zuge seiner libidotheoretischen Konzeption der Pubertät stellt Freud abschließend bereits Überlegungen zu *Objektwahl*, die er auch *Objektfindung* nennt, an. Diese Überlegungen sind teilweise erstaunlich modern, von ihm selbst aber nicht sehr konsequent weitergeführt worden. Unter anderem geht Freud noch einmal auf die erste »Quelle sexueller Erregung und Befriedigung von erogenen Zonen« (1905d/1999, S. 124) ein, die das Kind während der Säuglingszeit durch die Mutter erfährt. Er geht dabei explizit auf die unbewussten Fantasien und Wünsche der Mutter ein, die diese Handlungen begleiten und für die spätere volle Entwicklung der psychosexuellen Liebesfähigkeit des Kindes von unverzichtbarer Bedeutung seien.

Die libidinöse Wiederbesetzung der bereits einmal überwundenen ödipalen Wünsche und Objekte während der Adoleszenz führe regelhaft zu einem Wiederaufflammen der entsprechenden Konflikte, die aber nun zu einem anderen Ausgang kommen sollen. Aufgrund der (hoffentlich) ausreichend ausgebildeten Autonomie und Reife des Adoleszenten stehe er nun vor der schwierigen Aufgabe, die Besetzung von den elterlichen Objekten abzuziehen und auf geeignete Partner seiner Generation zu übertragen.

Gelinge dies nicht, verbliebe also der Jugendliche »bei der vollen Kinderliebe« (Freud 1905d [1999], S. 128), komme es zu einer schwerwiegenden Stagnation in der sexuellen Entwicklung, da das inzestuöse Objekt eben nicht sinnlich begehrt werden dürfe.

Generell postuliert Freud die nicht aufgegebene »inzestuöse Objektwahl« (1905d/1999, S. 129) am Grunde jeder neurotischen Störung.

5.9 Zusammenfassung

- Die triebtheoretische Entwicklungspsychologie entstand nicht auf dem Boden systematischer Säuglings- oder Kleinkindbeobachtung, sondern basiert auf der Rekonstruktion unbewusster Prozesse aus der Behandlung neurotischer Patienten.

- Aus dem Studium sexueller Perversionen, abgewehrter Fantasien und Impulse seiner neurotischen Patienten und dem Verständnis der Traumarbeit entwickelte Freud sein Konzept der infantilen Sexualität.
- Entscheidend war die Erkenntnis der Ubiquität sogenannter perverser Fantasien und Triebimpulse, deren Abwehr zu den neurotischen Symptomen führe. Danach definiert sich die Grenze zwischen Gesundheit und Krankheit nach dem Grad der Integration dieser Impulse, die allen Menschen zu eigen sind.
- Von zentraler Bedeutung ist das Verständnis einer phasenspezifischen Reifung der infantilen Sexualität.
- Die Phasen definieren sich aus der biologisch vorgegebenen Befriedigung jeweils spezifischer Bedürfnisse und der entsprechenden *libidinösen Besetzung* bestimmter Körperzonen und -öffnungen, die so zu *erogenen Zonen* werden.
- Jede Phase beinhaltet neben den spezifischen körpernahen Formen des Lustgewinns bzw. der Frustration auch definierbare Entwicklungskonflikte, die sich aus den jeweiligen reifungsbedingten Objektbeziehungen ergeben. Wegen der äußerst vielschichtigen Dimensionen dieser Prozesse spricht man in diesem Kontext von der *Psychosexualität*, um den Unterschied zum umgangssprachlichen Verständnis der Sexualität zu kennzeichnen.
- Typische Konfliktpole sind neben der grundsätzlichen und lebenslangen Spannung zwischen dem *Lustprinzip* der Triebansprüche und dem *Realitätsprinzip* der Umwelt die zunehmende Differenzierung zwischen dem Selbst und seinen Objekten, die Geschlechterdifferenz, die Spannung zwischen existenzieller Abhängigkeit und wachsenden Autonomieansprüchen und die ebenfalls wachsende Differenzierung aggressiver (Selbsterhaltung) und libidinöser (Arterhaltung) Tendenzen.
- Die psychosexuelle Reifung kulminiert nach Freud im ödipalen Konflikt. Die Integration der infantilen Partialtriebe und der entsprechenden Partialobjekte zur genitalen Stufe impliziert eine wachsende Fähigkeit zur vollen Objektbeziehung. Daraus erwächst eine zunächst unlösbare, hochkonfliktuöse trianguläre Situation, der vollständige Ödipuskomplex.
- Die Bewältigung dieses Konfliktes durch Aufgabe der kindlichen Triebansprüche, die Identifikation mit den elterlichen Positionen und die Anerkennung der eigenen Kleinheit sowie des Ausschlusses aus der elterlichen Beziehung bilden das Fundament der strukturellen Reifung der kindlichen Persönlichkeit.
- Von zentraler Bedeutung ist die Entwicklung des reifen (ödipalen) Über-Ich als steuernder Instanz, welche die weitere Reifung der Persönlichkeit in Richtung Autonomie von den primären Objekten und infantilen Beziehungen fördert.
- Entwicklungsstörungen ergeben sich aus möglichen Fixierungen infantiler Triebansprüche und entsprechender Objektbeziehungen, die durch spätere Erfahrungen regressiv reaktiviert werden können. Dabei ist die Grenze zwischen neurotischen Prozessen und (relativer) Gesundheit stets fließend. Die pathologische Wirkung des nicht bewältigten infantilen Impulses entwickelt sich durch das Ausmaß der erforderlichen Abwehrleistung, die zu neurotischen Symptomen führen kann.

Ausgewählte Tipps zum Weiterlesen

Ariés P & Duby G (Hrsg). Geschichte des privaten Lebens. 5 Bände. Frankfurt/M.: Fischer 1993.

Fast I. Von der Einheit zur Differenz – Psychoanalyse der Geschlechtsidentität. Frankfurt/M.: Fischer TB 1996.

Mertens W. Entwicklung der Psychosexualität und der Geschlechtsidentität. Band 2: Kindheit und Adoleszenz. 2. Aufl. Stuttgart: Kohlhammer 1996.

Mertens W. Entwicklung der Psychosexualität und der Geschlechtsidentität. Band 1: Geburt bis 4. Lebensjahr. 3. Aufl. Stuttgart: Kohlhammer 1997a.

Poluda ES. Die psychosexuelle Entwicklung der Geschlechter im Vergleich. Forum Psychoanal 1999; 15: 101–19.

Seiffge-Krenke I. Die Psychoanalyse des Mädchens. Stuttgart: Klett-Cotta 2017b.

6 Melanie Klein und Wilfred Ruprecht Bion: Projektion und Introjektion – Archaische Objekte und die Entwicklung des Denkens

Mathias Kohrs

Inhalt

6.1 Melanie Klein im geschichtlichen Kontext

Melanie Klein stellte in großer Nähe zu Freuds späten Konzeptionen bezüglich des Todestriebes und inhärenter menschlicher Destruktivität eine erste Theorie der frühen Objektbeziehungen vor, die zwei wesentliche Neuerungen bot:

- Sie befasste sich erstmals mit der frühen Beziehung des Kindes zur Mutter und beschreibt die Entwicklung intrapsychischer Strukturen, Instanzen und Prozesse (Über-Ich und Ödipus) bereits in weit vorsprachlicher Zeit.
- Sie entwickelte ein Konzept der psychischen Entwicklung, das nicht mehr an Phasen der Triebentwicklung, sondern an einer Reifung der intrapsychischen Beziehungsfantasien und damit der Beziehungskompetenz orientiert ist.

Auch Freud hatte bereits früh die spezifischen Charakterzüge der Objektbeziehungen auf den verschiedenen Stufen der Triebbeziehung beschrieben. Dabei blieb aber das »Objekt das Variabelste am Trieb« (Freud 1915c [1999]).

Erfahrungen aus der Übertragungsdynamik der psychoanalytischen Situation ließen jedoch bald erkennen, dass dem Objekt doch weiter reichende Bedeutungen zukommen.

Freud trug diesen Erfahrungen in seiner Behandlungstechnik und -theorie bezüglich der Übertragung als Wiederholung von Objektbeziehungen Rechnung. Er veränderte jedoch nicht seine Triebtheorie im Hinblick auf die frühkindliche Entwicklung (vgl. Grabska 2009).

Melanie Klein ging nun in der jahrzehntelangen Entwicklung ihrer Konzeption weit über Freud hinaus. Dabei legte sie den Fokus ihrer Untersuchungen und Theoriebildung weniger auf die Bewältigung libidinöser Prozesse und Konflikte des Kindes.

Ihrer Auffassung nach besteht die zentrale Entwicklungsaufgabe des Kindes eher in der Bewältigung existenzieller Ängste in der Auseinandersetzung mit destruktiven Kräften, die Klein letztlich als **Derivate des Todestriebes** versteht.

Sie analysierte Kinder und Jugendliche mithilfe einer selbst entwickelten Spieltherapie. Dabei stellte sie bereits früh fest, dass das Fantasieleben ihrer Patienten offensichtlich von inneren Gestalten (Objekten) bevölkert war, deren Eigenschaften kaum mit denen realer Bezugspersonen in Deckung zu bringen waren.

Insbesondere fiel ihr im Fantasiespiel der Kinder auf, dass die Beziehungen zu diesen inneren Objekten von destruktiven und offensichtlich sadistischen Impulsen beherrscht waren, die sich in offenkundigen Verzerrungen der äußeren Realität zeigten.

6.2 Grundlagen kleinianischer Theoriebildung

In dem Versuch, die beunruhigenden und häufig verwirrenden unbewussten Prozesse dieser frühen psychischen Welt zu verstehen, konzeptualisiert Klein schon das Neugeborene als von Beginn an auf ein rudimentär bereits gewusstes Objekt – ein inneres Gegenüber – bezogen. Ebenso ist der Säugling ihrem Verständnis nach mit einem hereditär programmierten Wissen um ein Ich sowie primitiven Fähigkeiten zur Unterscheidung und sogenannten *frühen Abwehrstrategien* ausgestattet, die um spezifische unbewusste Fantasien herum organisiert sind.

Zentral ist die existenzielle Angewiesenheit des Säuglings auf ein Objekt zur Bewältigung der intrapsychischen Destruktivität, nach Kleins Verständnis einem Derivat des Todestriebes. Dieses erste Objekt, das das kleine Kind vor der Vernichtung rettet, es stillt und ihm Liebe gibt, ist im kleinianischen Verständnis die mütterliche Brust.

Dieses Objekt wird aber in einer zweiten, ganz anderen Funktion ebenso benötigt, mit deren Hilfe sich das Kind seiner destruktiven Impulse per *Projektion* entledigen kann, die es gewissermaßen jetzt dem mütterlichen *Partialobjekt* unterstellt.

Damit entsteht jetzt eine äußerst verwirrende intrapsychische Situation, die als **paranoid-schizoide Position** bezeichnet wird: Das Kind ist einerseits auf eine *gute Brust* bezogen, die es unbedingt braucht, daneben gibt es eine *böse Brust*, projektiv aggressiv-destruktiv aufgeladen, die hochbedrohliche Verfolgungs- und Vernichtungsängste auslöst.

Eine erste Orientierung und temporäre Bewältigung dieser komplexen Situation gelingt dem Kleinkind durch den Spaltungsmodus, der hier als *frühe, archaische, primitive Abwehrformation* verstanden wird. Er enthält eine erhebliche psychische Leistung des ganz kleinen Kindes, das stets darum ringt, die guten objektalen Erfahrungen von den bösen getrennt zu halten. Bott Spillius et al. (2011) sprechen hier von dem *»first act of the ego […] to split the breast into a ›good‹ and a ›bad‹ part«* (Bott Spillius et al. 2011, S. 269; Hervorhebung i. O.).

Warum ist dies so entscheidend? Im kleinianischen Verständnis ist der Säugling darauf angewiesen, ein idealisiertes Objekt erfahren zu können, das er in der Fantasie introjiziert (oraler Objektbeziehungsmodus). Um dieses gute Introjekt entsteht nach und nach der Kern eines Selbst. Im Rahmen dieser frühen Prozesse dominieren also gespaltene Objektvorstellungen mit ganz unterschiedlichen Beziehungen zu diesen *Partialobjekten*, aber ebenso eine gespaltene Repräsentanz des Selbst, das von unerträglichen Aspekten freigehalten wird.

Am Beispiel des Dilemmas *gute versus böse Brust* soll hier noch ein moderneres kleinianisches Verständnis der frühen infantilen Objektbeziehungen skizziert werden, wie es z. B. Hinshelwood (1991 [2004], S. 517 ff.) beschreibt. Es ist durchaus kompatibel mit modernen entwicklungspsychologischen Vorstellungen bezüglich der Affektregulation zwischen Mutter und Säugling, etwa bei Fonagy (▶ Kap. 10, Kap. 11). Danach erfährt der Säugling alle Lebensvorgänge in der unbewussten Fantasie als Beziehung zu einem als omnipotent fantasierten, konkreten inneren Objekt, dem von Geburt an, je nach der Empfindung, gute bzw. böse, also libidinöse oder aggressive Absichten unterstellt werden. Dies soll am Beispiel des Hungers veranschaulicht werden.

Sowohl die Erfahrung der wärmenden, sättigenden Milch im Bauch als auch der nagende Hunger werden als konkrete Objekte im Inneren erfahren, die etwas Erfahrbares bewirken. Insofern handelt es sich bei ihnen um die Vorläufer der reiferen *Objektrepräsentanzen*, denen diese Konkretheit fehlt (Hinshelwood 2004, S. 523).

Die abwesende Brust, die »no-breast« bei Bion (1990; nach Hinshelwood 2004, S. 518), die den Hunger nicht stillt, wird dann in der Fantasie zur *bösen Brust*, verfolgend, mit all den schmerzenden, hungrig nagenden, wütenden Empfindungen des Säuglings aufgeladen.

Durch die entwicklungsgemäße Reduktion dieser Objekte auf *eine* Erlebensqualität und damit in der Fantasie auf *ein* Motiv entsteht die bereits o. g. Teilobjekthaftigkeit der frühen Beziehungen.

An dieser Stelle soll kurz die Frage der **unbewussten Fantasien** erörtert werden, die in der kleinianischen Vorstellung so bedeutsam sind: Aus heutiger, neurobiologischer Sicht ist davon auszugehen, dass Fantasien im üblichen Verständnis, d. h. im Sinne visueller Vorstellungen, bei Säuglingen noch gar nicht auftreten können (Piaget 1936 [1975] [1937] [1975]). Einem modernen Verständnis nach handelt es sich aber bei diesen unbewussten Fantasien um konkrete Erfahrungen innerer, immer körperlicher oder zumindest körpernaher Erfahrungen.

> Hinshelwood definiert die *unbewussten Fantasien* als »die psychischen Repräsentationen jener somatischen Vorgänge, die die Triebe konstituieren, und körperlicher Sensationen, die als Beziehungen zu Objekten gedeutet werden, welche diese Sensationen verursachen« (2004, S. 38).

Diese frühen Repräsentationen lassen sich, einem heutigen Verständnis folgend, durchaus dem Bereich des impliziten Gedächtnisses zuordnen, in dem die frühesten, vorsprachlichen Erfahrungen abgebildet sind. Sie können jedoch nie bewusst und symbolisiert werden, sondern werden wohl stets im Modus der *Nachträglichkeit* mit bewussten Inhalten versehen, die aus späteren Zeiten stammen, oder sie werden als prozedurale Gedächtnisinhalte in der Übertragung aktualisiert (▶ Prolog).

Auch Erika Krejci (1999, S. 34 ff.) geht davon aus, dass diese unbewussten Fantasien körperlichen Erfahrungen entstammen. Sie konzeptualisiert die psychische Entwicklung *vor* der Kompetenz, »Gedanken über Gedanken zu bilden« (S. 45) als am Körper orientierter Modellbildung. Krejci folgt hier

Freud – »Das Ich ist vor allem ein körperliches« (1923b/1999, S. 253) – und zeigt, wie sehr die bei Klein zentralen unbewussten Fantasieprozesse der Introjektion und Projektion aus den ersten Körperfunktionen entwickelt oder abgeleitet werden:

»Einverleibung wird zur Introjektion, Ausscheidung zu Projektion, das Verschließen der Augen zur Verleugnung.« (Krejci 1999, S. 37)

Vergleichbar weisen Bott Spillius et al. (2011, S. 269) darauf hin, dass im Kleinianischen Verständnis die teilobjekthaften inneren Wahrnehmungen des Selbst und seiner Objekte die Form körperlicher Organe annehmen, denen die jeweiligen dominanten Affekte und Motive zugeschrieben werden.

Für ein vertieftes Verständnis dieser Prozesse kann hier auf Bollas (1987 [2014]) verwiesen werden, der in seinem Konzept des *Verwandlungsobjektes* sehr anschaulich macht, wie der Säugling und das kleine Kind zentrale und intensive primärobjekthafte Erfahrungen, z. B. eben das Stillen, mit seiner umfassenden Erfahrung des Gehaltenseins als komplette Verwandlung der gesamten existenziellen Befindlichkeit, damit seiner Seinsqualität erlebt und dabei die Anwesenheit eines alles verwandelnden, omnipotenten Objekts erfährt. Die Nähe zu religiösen Vorstellungen ist offenkundig. Bollas (1987 [2014]) weist darauf hin, dass diese Erfahrungen niemals bewusst werden. Sie sind seiner Einschätzung nach assoziativ an die Anwesenheit bestimmter Sinnesqualitäten, Geräusche, Gerüche, Klänge, Farben u. Ä. geknüpft. In der Behandlungssituation führt ein entsprechender regressiver Prozess den Patienten unter Umständen in die Nähe solcher Zustände, sodass die Inhalte des Besprochenen, auch bewusste Emotionen, vollkommen hinter der Erfahrung einer numinosen Atmosphäre zurücktreten, die in der Regel dann auch den Therapeuten berührt, sofern sie nicht abgewehrt werden muss.

Es sollte jetzt deutlich werden, dass kleinianische Konzepte auch ohne Rückgriff auf die problematische Todestriebtheorie nutzbar gemacht werden können. Hier wird der Schwerpunkt mehr auf die frühkindlichen Entwicklungsaufgaben in der Bewältigung überflutender Spitzenaffekte gelegt, die nur in einer ausreichend gelingenden Mutter-Kind-Dyade bewältigt werden können.

Dazu ist es noch einmal erforderlich, sich der doppelten Determinierung der frühen Objekte bewusst zu werden. Es ist von entscheidender Bedeutung, die o. g. Objekte nicht nur wegen ihrer partiellen Natur, sondern auch aufgrund ihrer Entstehung aus inneren Befindlichkeiten in einer Phase früher neurologischer Entwicklung und entsprechend eingeschränkter Wahrnehmung nicht mit den realen Personen, zumeist den Eltern, zu verwechseln. Gleichzeitig haben die konkreten Objekte der ersten Lebensphase in ihrem Verhalten und ihrer Haltung zum Kind natürlich wesentlichen Einfluss auf die Entstehung und vor allem das weitere Entwicklungsschicksal der inneren Objekte. Dies gilt vor allem für den entscheidenden Entwicklungsschritt aus der **paranoid-schizoiden Position** hin zur **depressiven Position**.

Wesentlich für ein Verständnis der kleinianischen Entwicklungstheorie ist der Begriff der **Position**, der sich von den triebtheoretischen Entwicklungsphasen Freuds abhebt. Steiner (1993 [2015], S. 49 ff.) betont, dass im Unterschied zu diesen psychosexuellen Phasen die Positionen bei Melanie Klein in einem dynamischen Verhältnis zueinander stehen. Sie folgen nicht einfach aufeinander, sondern befinden sich in einer Art Fließgleichgewicht miteinander, einem

»ständigen Austausch [...], so dass keine die andere vollständig oder dauerhaft dominiert« (Steiner 1993 [2015], S. 52).

6.3 Die paranoid-schizoide Position

Ihr endgültiges Konzept der paranoid-schizoiden Position, wie es heute verwendet und hier skizziert wird, hat Melanie Klein erst 1946 vorgestellt.

> Das Konzept der paranoid-schizoiden Position stellt den Versuch dar, die frühen Ängste des Säuglings, seine Bewältigungsversuche sowie die daraus resultierende intrapsychische Objektbeziehungsdynamik zu formulieren.

Entscheidend für die paranoid-schizoide Position ist die Angst des unreifen Ich vor der *Fragmentierung*, dem Zerfall der gerade erst entstehenden Kohärenz. Diese archaische Angst wird durch intensive destruktive Kräfte ausgelöst. Wie bereits dargestellt, muss man diese destruktiven Kräfte nicht zwingend aus dem Todestrieb herleiten. Sie lassen sich plausibler aus der noch kaum oder gar nicht entwickelten Fähigkeit des Säuglings verstehen, die schnell und intensiv andrängenden unlustvollen Empfindungen des Hungers, Schmerzes u. Ä. zu bewältigen. Wie Fonagy gezeigt hat, wird die Fähigkeit der Affektregulierung in einem langen und komplexen Prozess zwischen Mutter und Kind erworben. Zunächst befinden sich der Säugling und das kleine Kind aber im Zustand der »psychischen Äquivalenz« (Fonagy & Target 2006, S. 370; ▶ Kap. 11), in dem innere und äußere Realität mental nicht unterschieden werden und in dem es ständig zu Verzerrungen der Wahrnehmung kommt.

Klein geht nun davon aus, dass der Säugling die *ängstigenden inneren Zustände*, z. B. den *beißenden Hunger*, verschiedenen Objekten zuordnet, d. h. in sie hineinprojiziert, die so zu inneren und/oder äußeren Verfolgern werden können – daher die paranoiden Fantasien, die dieser Stufe ihren Namen geben. Analog entstehen aus den *angenehmen Erfahrungen* die *guten Objekte*, die zu Helfern in der inneren Objektwelt werden können. Die guten Objekte müssen durch intensive Idealisierung vor den bösen Aspekten und Objekten geschützt werden – daher sprechen wir von einer gespaltenen Objektwelt –, die aber gleichzeitig wegen der unbewussten Identifizierungen auch zu Spaltungen innerhalb des Ichs führen.

In ihrer entwicklungspsychologischen Vorstellung geht Klein davon aus, dass diese *Spaltung* der Objektwelt einer ersten primitiven Abwehr- und Bewältigungsstruktur entspricht, mit deren Hilfe die chaotische innere Welt der frühen Erfahrungen bewältigt oder zumindest organisiert werden soll.

Welche Rolle kommt nun in dieser frühen Struktur den äußeren Objekten zu? Zum einen müssen sie natürlich dafür sorgen, dass dem Kind ausreichend gute Erfahrungen zur Verfügung stehen, um die verfolgenden Erfahrungen aushalten zu können. Im kleinianischen Denken erhalten sie aber noch eine andere, psychisch womöglich noch bedeutsamere Funktion: Sie werden zu Empfängern der kindlichen Projektionen, mit deren Hilfe sich das unreife Ich der unerträglichen destruktiven Kräfte und Zustände entledigen will. Melanie Klein versteht die Projektion analog zur analen Objektbeziehung als Ausstoßung unverträglicher innerer Zustände. Diese Externalisierung führt natürlich zu verzerrten Imagines realer Objekte, die – aufgeladen mit destruktiven, bösen Eigenschaften – zu externen Verfolgern werden können, deren Rache zu fürchten ist. Daraus resultiert die Bezeichnung dieser Position.

In der Konzeptualisierung der frühen Abwehrmechanismen geht Klein in ihrem Verständnis der Projektion nun weit über Freud hinaus.

Klein geht von der unbewussten Fantasie des Kindes aus, sich nicht nur mittels Projektion von ängstigenden Inhalten befreien, sondern auf diesem Wege auch aggressiv und omnipotent in das Objekt eindringen zu können. Damit verbunden sind Fantasien, die toxischen Inhalte in das Objekt hineinzuzwingen, das Objekt seiner guten Eigenschaften zu berauben, es zu dominieren und zu kontrollieren. Diesen Abwehrmechanismus definierte sie 1946 als die **projektive Identifizierung**.

Spätere Autoren, z.B. Bion (1957 [1990] [1962][1990]) haben gezeigt, dass diesem Abwehrmechanismus auch eine wesentlich präverbale Kommunikationsfunktion zukommt. Er ermöglicht es dem Kind, der Mutter den eigenen psychischen Inhalt mitzuteilen, sofern sie unbewusst zum »Containing« (Bion 1959 [1990]) bereit ist, d.h. zur Aufnahme dieser Inhalte, die das Kind ohne ihre Hilfe noch nicht regulieren kann. Ist das Gegenüber nicht zur Introjektion dieser Inhalte bereit oder fähig, kann es zu exzessiven projektiven Prozessen kommen, die mit einer schweren Wahrnehmungsverzerrung verbunden sind.

Eine zeitgemäße Reflexion und Weiterentwicklung unterschiedlicher Aspekte der projektiven Identifizierung – insbesondere auch ihrer therapeutischer Implikationen – findet sich bei Frank & Weiß (2013).

6.4 Die depressive Position

Aufgrund der allgemeinen neurologischen, psychischen und körperlichen Entwicklung ist das Kind allmählich in der Lage, seine Eltern und sich selbst realistischer und vollständiger wahrzunehmen. Durch die Rücknahme der Spaltung und die Entstehung ganzer Objekte ändern sich auch die Verarbeitung und das Erleben der aggressiven Impulse. Es entsteht jetzt eine ganz neue Form der Angst:

»Die *Verfolgungsangst* [der paranoid-schizoiden Position; Anm. d. V.] ist eine Angst um das eigene Selbst, während die *depressive Angst* das Liebesobjekt betrifft« (Hinshelwood 2004, S. 209; Hervorhebung d. V.).

Jetzt muss also die eigene Ambivalenz bewältigt werden, die Existenz neidischer und destruktiver Affekte, die das gleichzeitig geliebte und begehrte Objekt bedrohen. Erneut entscheiden die intrapsychische Situation wie *auch* das Verhalten der äußeren Objekte sowie die Qualität der realen Beziehungen darüber, ob diese neuen, **depressiven Ängste** toleriert und bewältigt werden können. Im günstigen Fall führt das zur Entwicklung reiferer Abwehr- und Bewältigungsstrategien, die um die Fähigkeit und den Wunsch zur **Wiedergutmachung** zentriert und im Wesentlichen durch *Verdrängung* gekennzeichnet sind. Dadurch verlieren die aggressiven Impulse langsam an Bedrohlichkeit, da sie nicht mehr die psychische Realität dominieren. Dieser Prozess beinhaltet eine wachsende Zentrierung auf das *gute Objekt*, während der bisherige Fokus der psychischen Welt auf der Bewältigung des *verfolgenden – bösen – Objekts und der destruktiven Prozesse* lag. Dies bedeutet auch eine Rücknahme der intensiven und aggressiven projektiven Prozesse und die wachsende Fähigkeit zu reifer Introjektion, dem Vorläufer der späteren Identifikationsprozesse. Wesentlich ist, dass der beschriebene Prozess im gelingenden Fall mit der Fähigkeit verbunden ist, Getrenntheit zu bewältigen und gegebenenfalls zu betrauern.

Im entgegengesetzten Fall, wenn die auftretenden Ängste *um* das Objekt und die Beziehung nicht toleriert werden können, kommt es zu chronischen Rückzügen in die paranoide Position. Reifere Beziehungskompetenzen werden dann nicht entwickelt, es entsteht eine bizarre intrapsychische Welt, die weiter von der geschilderten Spaltung in Gut und Böse dominiert wird. Getrenntheit kann hier nicht toleriert werden, da sie zu unerträglichen Vernichtungsängsten führt, und es dominieren *manische Abwehrformen* (vgl. Spillius et al. 2011, S. 398 ff.), die vor allem eine grandiose Unabhängigkeit und Omnipotenz konstellieren.

Eine wesentliche Rolle in den kleinianischen Vorstellungen zur Psychopathologie spielt der *primäre Neid*. Er richtet sich, anders als die oben angesprochenen aggressiven und destruktiven Impulse, nicht gegen frustrierende Aspekte des Objekts, also gegen das böse Objekt, sondern gegen das gute Objekt.

Das Kind möchte selbst über die omnipotent erlebten Fähigkeiten der Mutter verfügen, Leben zu geben, zu erhalten, alles Gute in sich zu haben (▶ Kap. 3).

Persistiert dieser primäre Neid, führt er zu schweren strukturellen Entwicklungsstörungen, da er die Ausbildung eines idealisierten, nur guten Objekts im altersgemäßen Spaltungsmodus stört oder sogar verhindert. Damit gibt es kaum etwas Gutes, das introjiziert werden kann und Schutz gegen Verfolgungs- und Vernichtungsängste bieten könnte. Insbesondere kann im Rahmen dieser Dynamik kaum psychotherapeutische Unterstützung toleriert werden, da auch hier Abhängigkeit und Differenz toleriert werden müssten.

6.5 Exkurs: Bion und die Entwicklung des Denkens

Wilfred Ruprecht Bion ist sicher einer der bis heute einflussreichsten psychoanalytischen Autoren in der Nachfolge Kleins, insbesondere wegen seiner Konzeption bezüglich der Entwicklung des Denkens und seiner möglichen pathologischen Entgleisungen, z. B. durch projektive Verzerrungen der Realität oder Konkretismus. Das Modell ist bis heute von hohem Wert für ein Verständnis der spezifischen therapeutischen Probleme in der Behandlung von Patienten mit schweren Persönlichkeitsstörungen, bei denen gängige therapeutische Interventionen und Strategien häufig versagen. Es geht von einer Entwicklung des Denkens aus, das nicht von der Entwicklung affektiver Prozesse im Säugling sowie zwischen ihm und der Mutter zu trennen ist.

Bions Modell kann wegen seiner Komplexität hier nur verdichtet und in Schwerpunkten vorgestellt werden (nach Bion 1962 [1990b]):

- Bions basale Annahme ist die Existenz angeborener »Präkonzeptionen« – paradigmatisch die Erwartung einer Brust –, die er mit Kants noch »leeren Gedanken« vergleicht. In der Erfahrung der stillenden Brust füllt sich gewissermaßen dieses angeborene Wissen und wird zu einer »Konzeption«, verbunden mit einem Gefühl der Befriedigung.
- Entscheidend für die weitere Entwicklung ist der Prozess in der Folge unaus-

weichlicher Versagungen – hier das Realerlebnis der ausbleibenden Brust mit entsprechender Frustration, das innerlich, wie bereits oben beschrieben, als »no-breast« erfahren wird.
- Bei ausreichender Toleranz des Säuglings gegenüber dieser Versagung kommt es nun zur Ausbildung eines Gedankens (»keine Milch – der erste Gedanke«; Loch, zit. n. Kennel 1998, S. 137) sowie in der Folge zur Entwicklung eines Denkapparates, der diesen verarbeitet. Die Entstehung der Gedanken geht also nach Bion nicht vom Denkapparat aus, sondern ist eher ein körpernaher, fast noch somatischer, triebhafter Vorgang, im Sinne Freuds ein Ersatz für das verlorene Objekt bzw. die Befriedigung an ihm. Das Denken würde dann *»der Psyche unter dem Druck der Gedanken auf(ge)drängt«* (Bion 1962 [1990b], S. 226).
- Dieser Schritt begünstigt letztlich die Aneignung und Bewältigung des Realitätsprinzips durch funktionales Denken (Freud 1900 [1999], S. 607 ff.; ▸ Kap. 1) und damit auch von Handlungsschritten zur Überbrückung der Frustration hin zu einer reifen Bedürfnisbefriedigung mit zeitlichem Aufschub. Aus Erfahrungen kann so gelernt werden.
- Bei unzureichender Toleranz gegenüber Versagung wird die »abwesende Brust« nicht als ein Gedanke erkannt, sondern *»wird zu einem schlechten Objekt, ununterscheidbar von einem Ding an sich und nur wert, ausgeschieden zu werden«* (Bion 1962 [1990b], S. 229).
- Diese Situation begünstigt nun eine Tendenz, der frustrierenden Erfahrung durch spezifische Aktionen – insbesondere *übermäßige* projektive Identifizierung – auszuweichen. Diese verliert so ihre üblicherweise entwicklungsfördernde kommunikative Funktion zwischen Kind und Mutter (s. o.). Es entstehen stattdessen Manöver, um der unerträglichen Versagung durch die Realität auszuweichen. Diese sind ihrem Wesen nach permanente Angriffe gegen jedes Erleben von Raum, Zeit, Zweiheit (also Getrenntheit), da sie im Zusammenhang mit der unerträglichen Versagung stehen. Die Folge sind schwere Störungen in der Entwicklung des Denkens, insbesondere wird die Subjekt-/Objektunterscheidung nicht toleriert.
- Bei etwas milderer Intoleranz kommt es zwar nicht zu diesen hochdestruktiven Ausweichstrategien, das Realitätsprinzip wird aber auf andere Weise verleugnet, nämlich durch Aufrechterhaltung omnipotenter Vorstellungen mit dem Effekt moralischer Überlegenheit anstelle eines Lernens aus Erfahrung und der zunehmenden Fähigkeit, zwischen falsch und wahr zu unterscheiden.

Ein weiterer wesentlicher Schritt in Bions Theorie besteht in einer bereits recht präzisen Beschreibung einer frühen, vorsprachlichen Beziehungskommunikation zwischen dem Säugling und der Mutter in Bezug auf ein Gelingen bzw. das Scheitern der o.g. Prozesse.

Von zentraler Bedeutung ist ihm dabei die Fähigkeit der Mutter zur Rêverie, ihrem »träumerischen Ahnungsvermögen« als *»Empfangsorgan für das, was das Kind an Selbst-Empfindungen von seinem Bewußtsein empfängt«* (Bion 1962 [1990b], S. 231).

Zu beachten ist hier, dass Bion die Funktion *Bewusstsein* im engen Sinne Freuds benutzt, d. h. als »ein Sinnesorgan für die Wahrnehmung von psychischen Qualitäten« (Bion 1962 [1990b], S. 231), und gerade nicht im umgangssprachlichen Sinne einer hochentwickelten Fähigkeit zur Selbstreflektion. Der Säugling Bions kann allein noch keine Sinneseindrücke verarbeiten, er kann sie nicht träumen, symbolisieren, verdrängen, *»alle aus dem Selbst stammenden Eindrücke sind noch gleichrangig; alle sind bewußt«* (Bion 1962 [1990b], S. 231).

Der o.g. Säugling ähnelt in gewisser Weise manchen Patienten vom Borderline-Typ, die ihre beängstigenden inneren Wahrnehmungen auch nicht allein bewältigen können. Auch ihnen sind die verfolgenden Objekte und Zustände stets präsent, »bewusst« – Verdrängung steht als Bewältigungsmodus noch nicht zur Verfügung –, aber eben in durchweg gespaltener, projizierter und verwirrender Form.

Wenn die Beziehung zur Mutter (der Brust im Sinne Bions) gut ist, kann sie die Funktion der Aufnahme und Verarbeitung der ängstigenden Verfassungen wahrnehmen. Dazu wird die Mutter die im Prozess der normalen kommunikativen projektiven Identifizierung in sie verlegten rohen Sinneseindrücke, Impulse, ängstigenden Affekte usw. – *β-Elemente* in der Sprache Bions– nicht nur aufnehmen und tolerieren, sondern im Zuge des *Containment* durch ihre Fähigkeit zur *α-Funktion* in *α-Elemente* umwandeln:

»Diese haben nicht mehr konkret-sinnliche, sondern mentale Qualitäten, die vom Kind als nunmehr gewissermaßen psychisierte Äquivalente assimiliert werden können.« (Kennel 1998, S. 134 f.)

Auf diesem Wege reintrojiziert der Säugling gewissermaßen verstoffwechselte, verdauliche, bedeutungsvolle Emotionen und entwickelt im Zuge zahlreicher Wiederholungen allmählich eine eigene *α-Funktion*.

Bei einem Scheitern der beschriebenen Funktion kommt es nicht zu einer Internalisierung bedeutungsvoller Emotionen (positiver wie negativer Natur), sondern einer namenlosen Angst. Weiterhin internalisiert das Kind ein resonanzloses Objekt, das es absichtlich nicht versteht – und identifiziert sich mit diesem (Bion 1962 [1990b], S. 232). Hier liegt das Fundament für therapeutisch schwer zu beeinflussende destruktive innere Objekte, die jeden Entwicklungsfortschritt sabotieren.

Es sei bereits an dieser Stelle darauf hingewiesen, dass Bion in einer noch sehr abstrakten, tastenden Sprache Prozesse diskutiert, die wegen ihrer vorsprachlichen, frühkindlichen Natur bis heute sehr schwer zu konkretisieren sind. Gleichwohl nimmt er Resultate der Mentalisierungsforschung vorweg, die heute zu verblüffend ähnlichen Ergebnissen kommt (▶ Kap. 11).

Wenn weitere Parallelen oder Verknüpfungspunkte genannt werden, soll nicht der Anschein erweckt werden, dass es möglich sei, Bions Konzeptualisierungen unmittelbar an andere theoretische Konzepte anzubinden. Dafür ist seine Theorie zu spezifisch und einmalig in der Komplexität und Kompliziertheit ihrer Annahmen und Voraussetzungen. Dennoch ist es bemerkenswert, wie sehr Bion auf das sinnlich-körperliche Empfinden sozusagen als erster Währung der Entwicklung abhebt und damit doch den 30 Jahre später zu datierenden Befunden der Säuglingsforscher und insbesondere denen Sterns (▶ Kap. 10) sehr nahe kommt. Begriffe wie »verstoffwechseln« oder die »unverdauten« Elemente verweisen direkt auf eine Anlehnung an körperliche Prozesse.

Und weiter könnte man fragen, ob nicht die Präkonzeption des Säuglings, in der Umwelt eine Brust vorzufinden, vergleichbar ist mit der inzwischen nicht mehr zu leugnenden Annahme eines angeborenen Bindungsbedürfnisses (▶ Kap. 9). Mit dem Begriff der »Rêverie« skizziert Bion weiterhin bereits sehr spezielle Aufgaben, die auf Psychotherapeuten zukommen, wenn sie Störungen im geschilderten Bereich behandeln, in denen es weniger auf unmittelbar verbalisiertes Verstehen im Sinne differenzierter Mentalisierung ankommt. Es geht zunächst einmal darum, ein passendes Empfangsorgan, die Rêverie, einsetzen zu können, um Zugang zu den verstörenden, schwer erträglichen, verwirrenden und oft stark beängstigenden Zuständen Zugang zu bekommen, sie zu ertragen, dann diese zu prozessieren, sprich zu verstoffwechseln, um sie anschließend sprachlich symbolisiert dem Patienten in verdaubarer Form zurückzugeben (▶ Kap. 21).

Fallbeispiel: »Komisch, das hatte ich auch schon gedacht …«
Herr U., ein 32-jähriger Akademiker, begab sich wegen multipler psychosomatischer Symptome, ernster Konzentrations- und Arbeitsstörungen sowie immer wieder scheiternder Beziehungen in Behandlung. Er konnte im Prozess seine inneren wie äußeren Beziehungen kaum fokussieren und priorisieren, sondern wurde stets sehr schnell von einer Flut gleichzeitiger Ziele, Wünsche, Impulse und Ängste überschwemmt. Das führte zu großer Angst, die ihn zunächst zu immer hektischerer intellektualisierender Aktivität trieb, was ihn dann aber nur noch mehr lähmte. Sein einziger Ausweg waren am Ende heftige Wutattacken gegen die jeweilige Partnerin sowie innere hasserfüllte Anklagen gegen die jeweiligen beruflichen Vorgesetzten und Kollegen.
Der Patient verstand sehr wohl, dass er in seinen Vorwürfen und partiell hochpräzisen Beschreibungen der Defizite seiner Objekte überwiegend eigene Eigenschaften und Probleme bekämpfte, die er wie im wütenden Schwall projizierte. Diese Erkenntnis brachte aber keinerlei Entlastung oder Veränderung mit sich. Sie wurde nur in den selbstdestruktiven Strom kreisförmiger Gedanken eingespeist und verstopfte den affektiven inneren Prozess des Patienten noch mehr.
Mit Bions Worten: Es bestand *»Uneinigkeit zwischen dem Verdauungstrakt des Patienten und der Nahrung und zwischen dem Verdauungstrakt und seiner seelischen Ernährung«* (Bion 1987, zit. n. Hartung & Steinbrecher 2013, S. 65).
Im Sinne des o. g. Modells ließ sich verstehen, dass der Patient unter einer ernsten Beschädigung seines Denkapparates litt, basierend auf seiner weitgehenden Unfähigkeit, Frustrationen zu ertragen und aus ihnen zu lernen. Tatsächlich interessierte ihn seine hochkomplexe und anspruchsvolle Arbeit inhaltlich überhaupt nicht, sondern nur insofern, als sie ihm ein perfektes Leben (»Mein Haus, mein Cabrio, meine Familie …«) ermöglichen sollte. Dies wurde als narzisstisches Paradies aus strahlender Anerkennung und umfassender materieller, sexueller und sozialer Gratifikation beschrieben. Die Erfahrung, sich real immer weiter von diesem Ziel zu entfernen, wurde wie das konkrete Wirken einer bösen Brust verarbeitet, ihm wurde böswillig etwas vorenthalten. Wegen seiner Intoleranz gegenüber dieser Erfahrung aktivierte Herr U. umfassende Angriffe auf jedes Erleben von Getrenntheit, Schwäche, Misserfolg, sinnhafter Zuordnung von Ursache und Wirkung usw.
Beeindruckend war, dass dies nach außen kaum wahrnehmbar war, der Patient galt allenfalls als immer etwas überarbeitet und manchmal etwas »verplant«, allerdings verschlechterten sich die Bewertungen durch die Vorgesetzten zunehmend, weil Arbeitsziele immer weiter verfehlt wurden.
Die Behandlungssituation war lange dadurch gekennzeichnet, dass der Therapeut ausschließlich zuhören sollte. Interventionen wurden in der Regel höflich entgegengenommen, dann aber ignoriert oder in den Strom monologischer Ausscheidungen eingeleitet.
In der therapeutischen Beziehung äußerte sich die Dynamik dann zunehmend, wenn der Patient Bemerkungen des Therapeuten kommentierte, die potenziell irgendeinen Denkfortschritt, einen neuen Aspekt oder auch nur eine neue Perspektive enthielten. Er antwortete dann immer häufiger mit dem Satz: »Komisch, das habe ich eben gerade auch gedacht!«. Varianten waren »Hatten wir das nicht schon?«,

»Das denke ich schon seit Längerem«, »Ist mir auch schon aufgefallen« o. Ä.
Ohne hier jetzt weiter auf den offensichtlichen Kontext des unerträglichen Neids und des intrusiven Beraubens des Objekts einzugehen (vgl. *intrusive introjektive Identifizierung*; Plänkers 2013), soll auf die zentrale Pathologie in der ständigen Auflösung der Selbst-/Objektgrenzen verwiesen werden, die zum Kern des Abwehrsystems dieses Patienten zählte: Verleugnung der unerträglichen Getrenntheit und halluzinierte Omnipotenz/Allwissen. Erst als der Therapeut sich auf diese äußerst verwirrende und beunruhigende Situation einließ und sie dem Patienten entsprechend vermitteln – gewissermaßen vorverstanden füttern – konnte, setzte eine rudimentäre Beruhigung und eine spürbare erste Denkbewegung ein.
Die folgende schriftliche Mitteilung der entsprechenden Intervention soll nicht den Eindruck erwecken, es ginge genau um diese Worte oder diese Formulierung. Entscheidend war die Einlassung auf eine umfassend beängstigende und alles Denken vernichtende Atmosphäre, deren Bewältigung im Therapeuten einen Prozess an den Patienten gewissermaßen weitergab: »Wir besprechen seit Längerem, dass Sie häufig ihre eigenen Schwächen und Probleme an Ihren Mitmenschen bemerken und dort mit großer Heftigkeit bekämpfen. Ich verstehe aber erst jetzt, in der Verwirrung zwischen uns – wer nun eigentlich was denkt und zu wem sagt –, wie sehr Sie diese Verwechslung des Anderen mit Ihnen selbst immer mehr verwirrt und beängstigt. Jede noch so große Anstrengung, die Sie unternehmen, macht die Situation noch bedrohlicher und unverständlicher. Es ist, als ob Sie unverträgliche Nahrung ausspucken und sich dann immer wieder davon ernähren müssen.«

6.6 Klinische Implikationen – eine kritische Würdigung des kleinianischen Ansatzes

Es liegt auf der Hand, dass die tiefer gehende Auseinandersetzung mit den nach kleinianischen Konzepten durchgeführten Psychoanalysen und ihren langfristigen und äußerst subtilen Prozessen nicht der Praxis der tiefenpsychologisch fundierten Psychotherapie (TP) – dem am häufigsten praktizierten psychoanalytischen Verfahren – entspricht.

Das kleinianische Konzept der psychischen Entwicklung mit seiner daraus resultierenden eigenen Psychopathologie, Behandlungstheorie und -praxis ist heute auch im Kanon der psychoanalytischen Schulen durchaus umstritten. Es ist darüber hinaus vor allem für Berufsanfänger nicht leicht, sich die grundlegenden kleinianischen Auffassungen anzueignen. Erfahrungsgemäß stellt die Aufgabe der Vermittlung dieser Theorie Dozenten, speziell zu Beginn der Ausbildung, vor erhebliche Anforderungen.

Es gibt jedoch gewichtige Argumente, die für eine Integration kleinianischer Perspektiven in die Ausbildung und Praxis der tiefenpsychologisch fundierten Psychotherapie sprechen.

Die Bedeutung der objektbeziehungstheoretischen Konzeptionen in psychodynamischen Verfahren ist sicher unstrittig, denn die Objektbeziehungstheorie stellt nach wie vor die Basis vieler aktueller psychodynamischer Modelle dar. Dabei ist es insbesondere Kernbergs Ich-psychologisch fundierte Objektbeziehungstheorie, die stark auf Melanie Kleins Entwicklungspsychologie rekurriert (vgl. Fonagy & Target 2015, S. 253 ff.; Kernberg 1992 [1997d], S. 203 ff.).

Es gibt jedoch eine Tendenz, die psychoanalytische Objektbeziehungstheorie, insbesondere im Rahmen der Grenzen der tiefenpsychologisch fundierten Psychotherapie, in einer eher konkretistischen Weise anzuwenden und u. U. misszuverstehen.

Häufig lassen sich Kandidaten in ihren Ausbildungstherapien, z. B. in der Behandlung von schwer gestörten Patienten, agierend in eine Wunsch erfüllende Dynamik verwickeln und rationalisieren diese komplexe und oft verhängnisvolle Dynamik mit dem Versuch einer »korrigierenden Beziehungserfahrung«, die gerade für diese Patienten von entscheidender Bedeutung sei. In diesem Zusammenhang wird dann oft die bei strukturell gestörten Patienten erhebliche unbewusste Destruktivität nicht angemessen wahrgenommen bzw. gemeinsam projektiv abgewehrt (»Mobbing!«). In der Folge kommt es u. U. nur zu einem partiellen, bewusstseinsnahen Verständnis einer erheblichen Pathologie und die Behandlung führt nicht zu befriedigenden Ergebnissen.

Diese von den Autoren in den letzten Jahren in der Supervision zahlreicher Ausbildungs- und Prüfungsfälle beobachtete Tendenz weist vor allem auf das Missverständnis hin, die bewusst geschilderte Biografie oder auch die bewusstseinsnahe Übertragungs-Gegenübertragungs-Dynamik als konkreten Ausdruck – gewissermaßen die realistische Nachbildung – der ursprünglichen, gar frühkindlichen interpersonalen Beziehungserfahrungen einzuordnen. Hier bietet die Beschäftigung mit den kleinianischen Modellen die Möglichkeit, sich in die Komplexität psychoanalytischer Vorstellungen zur Entwicklung frühkindlicher Objektrepräsentanzen einzuarbeiten.

Zwei Schwerpunkte sollten gesetzt werden:

- die Verdeutlichung der Differenz und der Interaktion zwischen äußerer sowie innerer Realität und die *Verzerrung* der frühen Objektrepräsentanzen durch intrapsychische Konflikte
- die zentrale Bedeutung der *Integration destruktiver Prozesse* für das Schicksal der Objekt- und Selbstrepräsentanzen sowie die Ausbildung reifer Beziehungskompetenzen

Hier ergeben sich aus der Beschäftigung mit kleinianischen Entwicklungskonzepten sehr wesentliche Konsequenzen für ein Verständnis unbewusster Prozesse im Verlauf einer tiefenpsychologisch fundierten Psychotherapie, auch – oder sogar gerade – wenn diese nicht aufgedeckt werden sollen und können.

Aus moderner kleinianischer Perspektive wird die Behandlungssituation vor allem durch den Prozess der *projektiven Identifizierung* bestimmt. Sie stellt interpersonell die dominierende unbewusste Objektbeziehung des Patienten her und teilt dem Therapeuten damit Wesentliches über die vorsprachlichen Strukturen des Patienten mit. Das Gelingen therapeutischen Handelns hängt häufig davon ab, in welchem Umfang der Therapeut die teilweise schwer erträglichen, destruktiven Übertragungen überhaupt als solche wahrnimmt, sie verstehend toleriert (»Containment«) und in seinen Interventionen nutzbar machen kann.

Behandlungstechnisch erweitert Kleins Konzept der *projektiven Identifizierung* das Verständnis von Übertragungs- und Gegenübertragungsprozessen erheblich. Es zeigt sich gerade in der Therapie schwerer gestörter Patienten, dass ein Verständnis und die Deutung intensiver affektiver Beziehungsprozesse als Übertragung ganzer Objektbeziehungen (»Sie erleben mich wie ihre Mutter«; ▶ Fallbeispiel »Im Regen stehen gelassen«, Kap. 21) diese Patienten häufig überfordert und ihnen nicht gerecht wird. Patienten, die in den frühen Abwehrstrategien der paranoid-schizoiden Position fixiert sind, übertragen auf dem Wege der projektiven Identifizierung eher unerträgliche innere Zustände auf den Therapeuten, häufig verbunden mit einem unbewussten Machtgefühl.

Diese schwierigen Interaktionen sind mit einem fundierten Grundwissen um die o. g. Prozesse, insbesondere die überlebenswichtige Funktion der Entlastung von eigener Destruktivität, für den Behandler besser auszuhalten. Er ist dann weniger gefährdet, die Verleugnung entweder zu übernehmen oder in rationalisierende Interventionen überzugehen, um die schwer erträglichen Übertragungen zu beenden.

Die kleinianischen Positionen, die zu den intensivsten Kontroversen geführt haben, sind sicher das Konzept des Todestriebs und die bei einigen Kleinianern sehr weitgehende Interpretation nahezu *aller* Aspekte der biografischen wie interpersonalen Realität – gerade in der Behandlungsbeziehung – als Ausdruck unbewusster infantiler Fantasien.

Vor allem die Auseinandersetzung mit dem letzten Punkt bietet in allen supervisorischen Kontexten einen äußerst fruchtbaren Anstoß, sich immer wieder mit dem letztlich unauflösbaren – gleichzeitig unverzichtbaren – menschlichen Dilemma des Verhältnisses der inneren zur äußeren Realität zu befassen. Diese Frage wird jeden Psychotherapeuten vermutlich ein Berufsleben lang begleiten – und sollte es auch!

6.7 Zusammenfassung

- Die entwicklungstheoretischen Vorstellungen folgen nicht mehr den *Triebschicksalen* wie bei Freud (1915c [1999]), sondern dem Schicksal der früheren inneren Objekte, die in einem komplexen Prozess der Verinnerlichung und Entäußerung, *Introjektion* und *Projektion*, zum Aufbau der psychischen Strukturen führen und diese definieren.
- Der Säugling ist von Geburt an auf objekthaft organisierte Erfahrungen bezogen.
- Diese bestehen zunächst in den unterschiedlichen leiblich-affektiven Zuständen, die der Säugling als *gute* und *böse* Objekte konstelliert (die *gute Brust* ↔ der *nagende Hunger*).
- Die kontroversen frühen Repräsentanzen der Objekte – die *inneren Objekte* – wie auch des Selbst sind zunächst weitgehend von widersprüchlichen und überflutenden affektiven inneren Prozessen bestimmt und vom Säugling nicht zu einer realistischen Vorstellung ganzer Personen zu integrieren. Sie müssen per *Spaltung* voneinander getrennt gehalten werden, um die guten Objekte vor der Vernichtung durch die aggressiven Repräsentanzen zu bewahren.
- Diese frühe Entwicklungsstufe ist vor allem durch Prozesse der *Introjektion* und *Projektion* bestimmt, die den Modi der frühen Stoffwechselfunktionen (Inkorporation–Ausstoßung) folgen und noch keine klare Grenze zwischen Selbst und Objekten erlauben.
- Die Entlastung des frühen psychischen Systems durch projektive Prozesse, insbesondere die *projektive Identifizierung*, führt zur Aufladung innerer Objekte mit bedrohlichen Potenzialen, die zu einer inneren Verfolgungssituation führen.

Daher und wegen der dominierenden Spaltungsprozesse kennzeichnet Klein diese Organisationsstufe als *paranoid-schizoide Position.*

- Erst mit der wachsenden Fähigkeit des Säuglings, auch widersprüchliche Aspekte im Selbst und in den Objekten zu tolerieren, kommt es in der Ausbildung der *depressiven Position* gegen Ende des ersten Lebensjahres zur Integration der nur-guten und nur-bösen Repräsentanzen des Selbst und seiner Objekte. Das Kind muss anerkennen, dass es auch selbst feindselige Impulse zu verantworten hat, die seine guten Objektbeziehungen beschädigen können.
- Dadurch entstehen Prozesse der *Wiedergutmachung* und Trauer (Depression), die zur Abnahme spaltungsnaher, insbesondere projektiver Prozesse und damit zur Reifung realistischer Objektwahrnehmung und -beziehung führen.
- Die Funktion der realen Objekte, insbesondere der Mutter, liegt in der Fähigkeit, besonders in der paranoid-schizoiden Position des Kindes dessen projektive Prozesse und Inhalte zu tolerieren, ohne ihrerseits das Kind mit eigenen rachsüchtigen Impulsen zu belasten.
- Die *Positionen* bei Klein sind keine abzuschließenden Stufen, sondern lebenslang präsente intrapsychische Konstellationen. In krisenhaften Phasen, bei Reaktivierungen infantiler Konflikte o. Ä. ist die paranoid-schizoide Position in jedem Menschen aktivierbar und führt zu Verzerrungen der Selbst-, Objekt- und Beziehungswahrnehmung.
- Die Arbeiten Bions in der Nachfolge Kleins weisen darauf hin, dass Störungen in der frühen, vorsprachlichen Zeit der Mutter-Kind-Dyade zu spezifischen Denkstörungen führen, die die Verarbeitung frustrierender Erfahrungen, echtes Lernen und damit psychische Entwicklung annähernd vollständig verhindern. Diese Prozesse führen häufig zu ernsten Widerständen in der Therapie und stellen hohe Anforderungen an den Behandler.

Ausgewählte Tipps zum Weiterlesen

Bion W. Eine Theorie des Denkens. *1962.* In: Bott Spillius EB (Hrsg). Melanie Klein Heute. Band 1. Stuttgart: Klett-Cotta 1990b; 225–35.

Bollas C. Der Schatten des Objekts. Das ungedachte Bekannte: Zur Psychoanalyse der frühen Entwicklung. *1987.* 4. Aufl. Stuttgart: Klett-Cotta 2014.

Frank C & Weiß H. Projektive Identifizierung. 2. Aufl. Stuttgart: Klett-Cotta 2013.

Hinshelwood RD. Wörterbuch der kleinianischen Psychoanalyse. *1991.* 2. Aufl. Stuttgart: Klett-Cotta 2004.

Steiner J. Orte des seelischen Rückzugs. *1993.* 5. Aufl. Stuttgart: Klett-Cotta 2015.

7 Margaret S. Mahler: Autismus, Symbiose, Separation und Individuation

Annegret Boll-Klatt

Inhalt

7.1 Mahlers Untersuchungsmethodik

Wie schon in den Ausführungen zur Theorie Melanie Kleins aufgezeigt wurde (▶ Kap. 6), beinhaltet Freuds Phasenlehre als erste psychoanalytische Entwicklungspsychologie keine Konzeptualisierung der frühen Mutter-Kind-Interaktion. Dies hingegen ist das Kernstück der Mahlerschen Theorie.

> In Ergänzung zu Klein, deren theoretische Ausführungen sich auf die Bewältigung der frühen infantilen archaischen Ängste beziehen, konzentrierte sich Mahler vor allem auf die ersten Entwicklungsschritte, die zu einer Trennung von Ich und Nicht-Ich führen, von einer ursprünglichen Mutter-Kind-Einheit zur Separation und Individuation.

Mahler und ihre Mitarbeiter hatten es sich zum Ziel gesetzt, »Beweise« für die präverbalen Phasen der Selbst-Objekt-Differenzierung zu erbringen – und wenn diese schon nicht von letzter Gültigkeit seien, dann doch zumindest Annäherungswerte. Im Vergleich zu Melanie Kleins theoretischen Positionen, die hauptsächlich im neokleinianischen Gedankengut Bions relativ hohe Aktualität besitzen, werden Mahlers entwicklungspsychologische Konzepte vergleichsweise wenig rezipiert. Allerdings darf dabei nicht vergessen werden, dass die Arbeiten von Margret Mahler einen der wichtigsten theoretischen Zuflüsse für Kernbergs Objektbeziehungstheorie bilden. Dies ist auch der Grund, weshalb ihre Entwicklungspsychologie an dieser Stelle zur Darstellung kommt. Kritik an Mahlers Konzeptualisierungen, insbesondere der autistischen, dann aber auch der symbiotischen Phase, findet sich in Kapitel 10.

Sowohl Beobachtungen aus den Behandlungen erwachsener Patienten als auch von gesunden Kindern, aber auch von Kindern mit schweren Formen kindlicher Psychosen, vor allem autistischen Kindern und Kindheitsschizophrenien, bildeten die Basis für Mahlers theoretische Schlussfolgerungen. In ihrem Buch »Die psychische Geburt des Menschen – Symbiose und Individuation«, das 1980 in deutscher Sprache publiziert wurde, beschreiben Mahler und ihre Koautoren Pine und Bergmann ausführlich die Entwicklung und das Funktionieren ihres Forschungssettings (Mahler et al. 1980 [2008], S. 30 ff.). Mahlers Ziel war es, eine Arbeitsweise zu finden, die ihrer Meinung nach ein angemessenes Gleichgewicht zwischen frei schwebender psychoanalytischer Beobachtung und vorher festgelegter experimenteller Anordnung sicherte. Sie räumte von Beginn an ein, dass ihr dieses Vorgehen Kritik von beiden Seiten einbringen würde: vonseiten der Vertreter des psychoanalytischen Standpunktes und seitens empirischer Forscher (Mahler et al. 1980 [2008], S. 30).

Mahler und ihre Mitarbeiter wollten Beweise für die präverbalen Phasen der Selbst-Objekt-Differenzierung erbringen – und wenn diese schon nicht von letzter Gültigkeit seien, dann doch zumindest Annäherungswerte:

»Doch obwohl uns persönliche Berichte (aus den frühkindlichen Altersstufen) fehlen, (von älteren Krabbelkindern und Müttern erhalten wir sie durchaus) und wir gewiss keine Übertragungsbeziehung zu unseren Studienobjekten ohne innere Anteilnahme aufrechterhalten, beobachten wir doch mit einem ›psychoanalytischen Auge‹, geschult durch alle früheren Begegnungen mit intrapsychischem Leben, und widmen unsere Aufmerksamkeit den Entwicklungspfaden, die die vor uns liegenden Phänomene nahelegen.« (Mahler et al. 1980 [2008], S. 30 f.; Hervorhebung i. O.)

Aus der Sicht moderner Säuglings- und Kleinkindforschung trifft für Mahlers Modell ebenso wie für andere psychoanalytische Entwicklungsmodelle die **Kritik des Adulto- und Pathomorphismus** zu (▶ Kap. 10), d. h., dass die normale Entwicklung eines Kindes in Kategorien der Pathologie von Erwachsenen bzw. in den Kategorien schwer gestörter Kleinkinder beschrieben wird (vgl. Dornes 2004).

Aber – wie erwartet – erhielt Mahler Kritik nicht erst dreißig Jahre später von den Säuglingsforschern, sondern gleich nach dem Erscheinen ihrer Werke auch von Vertretern der klassischen Psychoanalyse, die in der Nutzung von Beobachtungsdaten ein unzulässiges Abweichen von der psychoanalytischen Methode monierten. So setzt sich Mahler dann auch mit der Kontroverse auseinander, ob es denn überhaupt legitim sei, Schlussfolgerungen über die präverbale Phase zu ziehen, die auf direkter Beobachtung von Säuglingen und Kleinkindern beruhen (Mahler et al. 1980 [2008]). Sie verteidigte dieses Vorgehen, indem sie darauf verwies, dass bei der Konstruktion eines Bildes vom Innenleben des präverbalen Kindes »koenästhetische Empathie« (S. 26) eine zentrale Rolle spiele. Natürlich sei die Richtigkeit der so entworfenen Konstruktionen nicht beweisbar, aber die Nützlichkeit, sie zu formulieren, sei offensichtlich. So ist die symbiotische Phase kein beobachtbarer Verhaltenszustand, sondern ein rückgeschlossener intrapsychischer Zustand. Der Begriff bezeichnet das primitive kognitiv-affektive Erleben des Säuglings in einem Stadium, in dem von einer Differenzierung zwischen dem Selbst und der Mutter noch nicht die Rede sein kann (Fonagy & Target 2006, S. 129 f.). Mahler und Mitarbeiter ziehen eine Parallele zwischen den Grundlagen herkömmlicher psychoanalytischer Theoriebildung, indem sie darauf verweisen, dass dem Ohr als psychoanalytischem Instrument der gleichschwebenden Aufmerksamkeit das Auge in der Kinderbeobachtung entspreche. Dieses Auge ist gerichtet auf den Körper in seinen Bewegungen. Die **»ausdrucksvolle Motilität«** (Mahler et al. 1980 [2008], S. 28), die Beobachtung mimischer, gestischer, motorischer und kinästhetischer Phänomene als Endprodukte innerer Zustände führten zu wesentlichen Erkenntnissen intrapsychischen Geschehens. Motorische und kinästhetische Pfade sind die wichtigsten Ausdrucks-, Abwehr- und Entladungswege; die Kommunikation erfolgt über diese Bewegungen.

7.2 Die Entwicklungsphasen nach Mahler

Den **Leitgedanken** der Mahlerschen Theorie veranschaulichen ihre folgenden Sätze:

»Die biologische und die psychische Geburt des Menschenkindes fallen zeitlich nicht zusammen. Die erste ist ein dramatisches, beobachtbares und genau umrissenes Ereignis, die zweite ein sich langsam entfaltender intrapsychischer Prozeß.« (Mahler et al. 1980 [2008], S. 13)

Die psychische Geburt datiert Mahler mit dem Auftauchen des Kindes aus einer symbiotischen Verschmelzung mit der Mutter, welche sie als **Separation** bezeichnet. Loslösung oder Getrenntheit werden als innerpsychischer Erwerb eines Gefühls von **Getrenntheit** von der Mutter und damit von der Welt im Allgemeinen betrachtet. Dieses Gefühl führt zu klar abgrenzbaren intrapsychischen Repräsentanzen des Selbst im Unterschied zu den Repräsentanzen der Objektwelt. Die Beschäftigung mit diesem Entwicklungsprozess beinhaltet die Auseinandersetzung mit dem *Gefühl* des Kindes, ein getrenntes Individuum zu sein, nicht mit der *Tatsache* der physischen Getrenntheit. Somit ist Getrenntheit ein *intrapsychischer* und nicht so sehr ein *Verhaltenszustand.*

Wenn wir von symbiotischen Zuständen sprechen, geht es dementsprechend nicht um anklammerndes Verhalten, sondern um ein Merkmal primitiven affektiv-kognitiven Daseins, in dem es keine Unterscheidung zwischen dem Selbst und dem Anderen bzw. der Mutter gibt.

Neben dem Begriff der Getrenntheit spielt der Begriff der **Identität** bei Mahler eine wichtige Rolle.

> Mahler definiert Identität als früheste Wahrnehmung des Daseinsgefühls, die möglich wird, wenn eine partielle Besetzung des Körpers mit libidinöser Energie erfolgt ist. Markiert wird nicht das Gefühl, »wer ich bin«, sondern »daß ich bin« (Mahler et al. 1980 [2008], S. 19).

Mahlers Identitätsbegriff ließe sich übersetzen als ein Gefühl, das der Philosoph Hermann Schmitz als **»Daseinsgewissheit«** bezeichnet (vgl. Boll-Klatt 1994), die der Säugling nach und nach ausbildet. Mahlers Entwicklungsmodell führt die Entwicklung des Selbst und der Objektbeziehungen auf die Triebschicksale zurück (s. u.). Aber im Unterschied zu Freud stellt sie heraus, dass das Durchlaufen der psychosexuellen Phasen hochgradig abhängig sei von der **konkreten, realen Mutter-Kind-Interaktion**, wobei insbesondere die frühe symbiotische Gratifikation des Säuglings durch die Mutter und deren emotionale Verfügbarkeit entscheidend seien. Mahlers Konzept stellt damit eine deutliche Erweiterung der bis dato vorliegenden psychoanalytischen Entwicklungsmodelle dar. Es ist jedoch gleichzeitig auch mit ihnen kompatibel, indem die klassische ödipale Theorie ergänzt wird und die Theorie der prägenitalen Triebe mit Mahlers Positionen vereinbar ist.

Mahler unterscheidet drei Phasen, die den **Trennungsprozess von Ich und Nicht-Ich** beschreiben:
- Phase des normalen Autismus
- symbiotische Phase
- Phasen des Separations- und Individuationsprozesses

Abbildung 7-1 fasst die folgenden unterschiedlichen Entwicklungsschritte auf dem Weg zur Selbst-Objekt-Differenzierung zusammen.

7.2.1 Phase des normalen Autismus (0–2. Monat)

Freud (1911b [1999], S. 229) beschreibt den Säugling in den ersten zwei Monaten als umhüllt von einer Schale, die die Metapher eines Vogeleis nahelegt. Der Säugling ist ein von der Außenwelt abgeschlossenes psychisches System; selbst seine Ernährungsbedürfnisse kann er autistisch befriedigen. Der Säugling befinde sich im »**Zustand halluzinatorischer Desorientiertheit**« (Mahler et al. 1980 [2008], S. 59 f.), in dem die Bedürfnisbefriedigung seinem eigenen allmächtigen autistischen Umkreis angehöre.

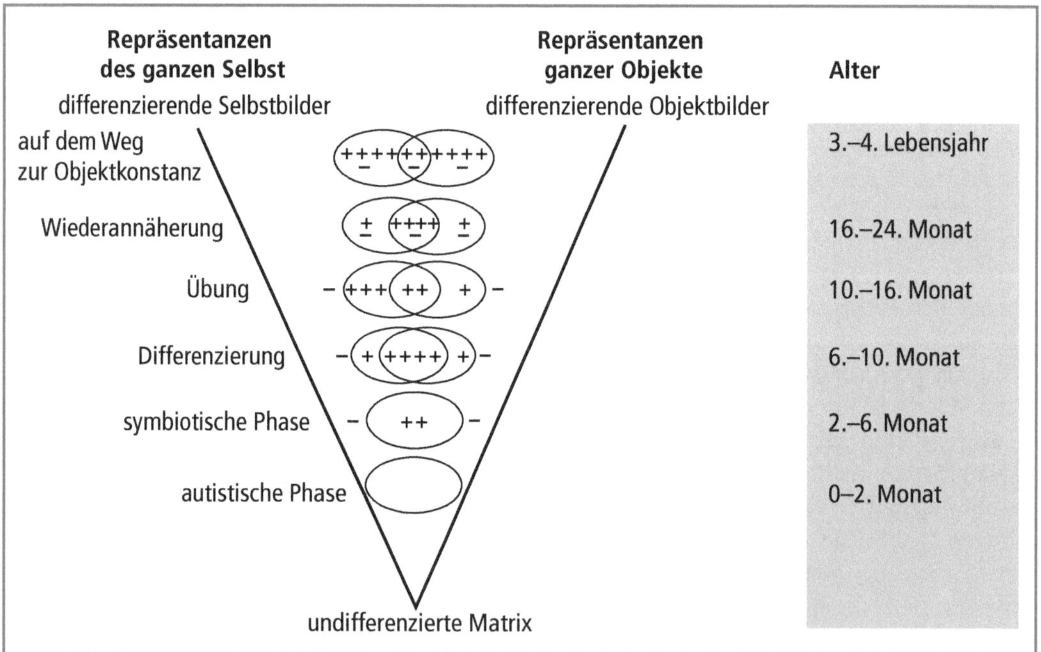

Abb. 7-1 Entwicklungsschritte auf dem Weg zur Selbst-Objekt-Differenzierung (nach Klußmann 1988, S. 33).
»+« und »–« kennzeichnen die jeweiligen »guten« und »bösen« Anteile des Selbst- und des Objektbildes.

Eine **Reizschranke** als eine angeborene Gleichgültigkeit gegenüber äußeren Reizen verhindert deren Eindringen und schützt vor extremen Stimulierungen, um das physiologische Wachstum zu erleichtern. Mit dem Begriff »normaler Autismus« konzeptualisiert Mahler metaphorisch den Zustand des kindlichen Sensoriums in dieser frühen Zeit, der durch eben diese Reizschranke gekennzeichnet ist.

Erinnerungsspuren, die gebildet werden, beziehen sich auf lustvolle und unlustvolle Erfahrungen, die sich im eigenen Körper vollziehen. Diese Erfahrungen fallen unter die *kindliche Amnesie*; heute weiß man aus neurobiologischen Forschungen, dass sie im impliziten Gedächtnis abgelegt werden. Während die Libido zunächst ausschließlich an körperliche Empfindungen im viszeralen Bereich geknüpft ist, kommt es durch die mütterliche Fürsorge zu einer progressiven Verschiebung weg vom Körperinneren hin zur Körperperipherie. Das über die Haut vermittelte sinnliche Erleben tritt jetzt in den Mittelpunkt der kindlichen Aufmerksamkeit.

Mahler greift Freuds Konzept des **primären Narzissmus** auf, differenziert es aber in zwei Phasen:

- den **absoluten primären Narzissmus** der ersten extrauterinen Lebenswochen mit der Unfähigkeit, die Mutter in ihrer vermittelnden Funktion überhaupt wahrzunehmen
- den **primären Narzissmus im Übergang zur symbiotischen Phase**, in welcher der Säugling beginnt, zumindest verschwommen wahrzunehmen, dass er die Befriedigung seiner Bedürfnisse nicht selbst herbeiführen kann

Letzteres zeigt sich in koenästhetischen Interaktionen wie dem Wenden des Kopfes zur Brust der Mutter oder dem Verfolgen der Bemutternden mit den Augen. Auch die stetige Abnahme der Saug-, Wühl- und Greifreflexe sowie des Moro-Reflexes zeigen diesen Entwicklungsfortschritt an. Wolff (1959), einer der ganz frühen systematischen psychoanalytischen Säuglingsbeobachter, führte den Begriff der **»wachsamen Untätigkeit«** ein. Er wies nach, dass Säuglinge in diesen Zuständen durchaus über eine Reaktionsfähigkeit auf äußere Reize verfügen. Diese flüchtige Reaktionsbereitschaft stelle nach Ansicht des Autors die Kontinuität zwischen der autistischen und den anderen Phasen her.

7.2.2 Symbiotische Phase (2.–6. Monat)

Kennzeichen dieser Phase ist eine »halluzinatorisch-illusorische somatopsychische omnipotente Fusion« (Mahler et al. 1980 [2008], S. 63) mit der Mutter.

Damit ist gemeint, dass ein schwaches Gewahrwerden des bedürfnisbefriedigenden Objektes einsetzt und sich der Säugling in einem Zustand einer undifferenzierten Verschmelzung mit der Mutter erlebt.

Dies schließt nicht aus, dass punktuell auch physische Trennung bemerkt werden kann, aber diese korrespondiert in diesen frühen Zeiten nicht mit einem Erleben der psychischen Getrenntheit. Die Dualunion ist umgegeben von einem Reizschutz, der die Grenze zur Außenwelt markiert und nur in den o.g. Zuständen untätiger Aufmerksamkeit eine gewisse Durchlässigkeit aufweist, sodass äußere Reize aufgenommen werden. Zusätzlich zu dieser Reizschranke schützt auch die libidinöse Besetzung des symbiotischen Milieus das sich entwickelnde, noch rudimentäre kindliche

Ich vor phasenunspezifischer Beanspruchung, vor allem vor traumatisierenden Erlebnisweisen. Innerhalb dieser Matrix von physiologischer und soziobiologischer Abhängigkeit oder – wie Mahler es ausdrückt – »[...] innerhalb des Umkreises der allmächtigen symbiotischen Zweieinheit« (Mahler et al. 1980 [2008], S. 65) können sich die Prozesse vollziehen, die für die Entwicklung eines funktionierenden Ich nötig sind. Den inneren Körperempfindungen kommt dabei eine hohe Bedeutung zu, sie bilden den Kern des sich formenden Selbst (Mahler et al. 1980 [2008], S. 66). Diese Vorstellung hat dreißig Jahre später der Säuglingsforscher Daniel Stern aufgegriffen und in seiner Theorie der Selbstentwicklung konsequent weiterverfolgt (2010a; ▶ Kap. 10). Mahler et al. (1980 [2008], S. 65) unterscheiden zwei Arten von **Körperrepräsentanzen**, aus denen dann das **Körperschema** gebildet wird:

- zum einen jene, die sich aus den *propriozeptiv-enterozeptiven Empfindungen* entwickeln und dem Körperinneren zugewandt sind
- zum anderen jene, die aus der *sensorisch-perzeptiven Besetzung* der Körperperipherie stammen und wesentlich zur Abgrenzung des Körper-Selbst vom Körper der Mutter beitragen

Mahler bezeichnet diese inneren Empfindungen als **Kristallisationspunkte für das Selbstgefühl**, um das herum sich das Identitätsgefühl formt (Mahler et al. 1980 [2008], S. 67). Gegen Ende der symbiotischen Phase nimmt der primäre Narzissmus zugunsten des sekundären Narzissmus ab. Das Kind beginnt jetzt, seinen Körper ebenso wie die Mutter als Objekt seines sekundären Narzissmus zu betrachten. Dies gelingt aber nur, wenn der Körper liebevolle Fürsorge durch die Mutter erhält; nur so kann eine adäquate libidinöse Besetzung des eigenen Körpers stattfinden.

Winnicott (1958 [1983], S. 417) nennt das Pflegeverhalten der mütterlichen Bezugsperson, »das primäre mütterliche Interesse«, den symbiotischen Organisator, die Hebamme der Individuation und damit der psychischen Geburt. Mahler sieht in der zufriedenstellend erlebten symbiotischen Phase die Quelle der positiven Gefühle gegenüber dem Selbst und dem Objekt, weil in ihr die infantilen Fantasien von einer mit der Mutter geteilten Omnipotenz wurzeln (vgl. Fonagy & Target 2006, S. 130).

7.2.3 Phase des Separations- und Individuationsprozesses

»Jede Mutter erschafft sich ihr Kind«, schreiben Fonagy & Target (2006, S. 130) und bringen damit zum Ausdruck, dass die symbiotische Dualunion zirkuläre Interaktionen durch wechselseitiges Signalisieren zwischen Mutter und Kind einschließt. Ein Baby verändert selektiv sein Verhalten in Reaktion auf die Reaktionen der Mutter und umgekehrt. Dieses sind die ersten Schritte zur **Subjekt-Objekt-Differenzierung** und zur späteren Fähigkeit, reife Objektbeziehungen eingehen zu können. Auch wenn diese Austauschprozesse in der symbiotischen Phase durchaus schon nachweisbar sind, kennzeichnet die Symbiose doch überwiegend den Zustand, in dem das Individuum nur körperlich geboren war. Erst im Zuge des Prozesses der **Separation** und **Individuation**, der zwischen dem fünften Monat und dem vierten Lebensjahr datiert werden kann, erfolgt die **psychische Geburt** (Dornes 2008b, S. 348 ff.).

Loslösung bzw. Separation und Individuation werden als zwei einander ergänzende Entwicklungen begriffen. Mit dem Begriff der Separation bezeichnen Mahler et al. (1980 [2008]) das Auftauchen des Kindes aus der symbiotischen Verschmelzung mit der Mutter. Individuation steht für den Entwicklungsschritt, in dem »[...] das Kind seine individuellen Persönlichkeitsmerkmale als solche annimmt« (Mahler et al. 1980 [2008], S. 14).

Der Spracherwerb sowie die Differenzierung und Erweiterung motorischer Fähigkeiten, insbesondere in Form des Greifens und Laufens, bilden eine wichtige Voraussetzung für diese intrapsychischen Veränderungen. In der kognitiv-affektiven Errungenschaft des Gewahrwerdens der Getrenntheit sieht Mahler die zentrale Voraussetzung für die Entwicklung einer »echten« Objektbeziehung (Mahler et al. 1980 [2008], S. 16).

Diese Zeit der Separation und Individuation ist wiederum in vier Subphasen untergliedert (Mahler et al. 1980 [2008], S. 72 ff.):

- Phase der Differenzierung und Entwicklung des Körperschemas
- Übungsphase
- Phase der Wiederannäherung
- Phase der Konsolidierung der Individualität und die Anfänge der emotionalen Objektkonstanz

Subphase 1: Differenzierung und Entwicklung des Körperschemas (5./6.–10. Monat)

Berührung und Körperkontakt haben eine zentrale Bedeutung für die Abgrenzung und die **libidinöse Besetzung** des kindlichen Körpers durch die Mutter. Die Kinder werden in dieser Phase zunehmend wacher und zielgerichteter.

Das Wahrnehmungssensorium erreicht einen länger anhaltenden Zustand der Wachheit und Munterkeit. Es lassen sich jetzt bevorzugt **Lächelreaktionen** der Mutter gegenüber beobachten, die als entscheidendes Zeichen zu werten sind, dass ein spezifisches Band zwischen Säugling und Mutter entstanden ist. Die **»Achtmonatsangst«** (Spitz 1965 [1983], S. 167 ff.) als eine für diese Phase spezifische Angst gegenüber Fremden zeigt an, dass das Kind jetzt zwischen Mutter und dem Fremden differenzieren kann. Spitz bewertet diese Veränderung als ein positives Reifungszeichen für das nun zur Verfügung stehende Differenzierungsvermögen; Mahler hingegen beschreibt, dass dieses Phänomen nur bei Kindern auftritt, deren symbiotische Phase nicht ungestört abgelaufen ist. Die Subjekt-Objekt-Trennung wird unterstützt durch die zunehmende **Beweglichkeit** des Kindes. Es kann jetzt nicht nur **bekommen**, sondern auch **nehmen**, z. B. sich Essen in den Mund stecken oder an den Haaren der Mutter ziehen. Die Mundschleimhaut ist nun nicht mehr nur erogene Zone (orale Phase), sondern auch ein suchendes und erkennendes Organ, das zur Erforschung und Eroberung der Welt gebraucht wird und nicht nur zur Nahrungsaufnahme oder der damit verbundenen Lustgewinnung. Das Kind erprobt die Loslösung, indem es z. B. den Körper von der Mutter wegstemmt. Konstruktiv-aggressive Tendenzen sind in unauflösbarer Weise verschränkt mit libidinösen Strebungen, wie es sich z. B. im aggressiven Anfassen und Habenwollen der Brust beobachten lässt.

Anfänglich kommt den Übergangsobjekten wohl eher die Funktion einer autoerotischen Stimulation zu. Dann werden sie heiß geliebt, aber auch misshandelt, und dürfen um keinen Preis verändert werden. Ihr Verlust erzeugt Angst und Trauer. Mit dieser ersten **Symbolbildung** ist dann neben der

Mutter eine reale Alternative zur Milderung von Angst und Spannung erschaffen worden.

Subphase 2: Übungsphase (10.–16. Monat)

Die frühe Übungsphase ist geprägt durch das Krabbeln, Watscheln und das sich Aufrichten, während der aufrechte Gang dann in der eigentlichen Übungsphase erlangt wird.

Das Üben **motorischer Fähigkeiten** ist libidinös hoch besetzt. Die Mutter muss dem seine Umgebung explorierenden Kind Freiheit geben, aber sie bleibt als »Heimatbasis« zum emotionalen Auftanken weiter enorm wichtig. Das Kind erlebt das selbstständige Erforschen seiner physischen Umwelt mit »Funktionslust« (Bühler 1928, S. 70 f.). Es entfernt sich von der Mutter im **narzisstischen Überschwang** über die neu errungenen Fähigkeiten und bricht im **narzisstischen Hochgefühl** zur Welteroberung auf. Dabei zeigt es eine bemerkenswerte Unempfindlichkeit gegenüber Frustrationen, z. B. wenn es immer wieder hinfällt. Es ist die Aufgabe der Mutter, sowohl verfügbar zu sein, wenn sie gebraucht wird, als auch das kindliche Interesse am Üben zu fördern und die Distanzierungsversuche ihres Kindes zu akzeptieren.

Vier unterscheidbare, miteinander verknüpfte Entwicklungen ermöglichen die ersten Schritte zur **Individuation** und damit die **Flucht aus der Verschmelzung:**

- Differenzierung vom Körper der Mutter
- narzisstische Besetzung der Körperfunktionen und des ganzen Körpers
- Schaffung einer spezifischen Bindung an die Mutter
- Wachstum und Funktionieren der autonomen Ich-Funktionen

Subphase 3: Wiederannäherung (16.–24. Monat)

Die freie Fortbewegung und die begriffliche Intelligenz mit dem Spracherwerb lassen sich als die beiden »Hebammen der psychischen Geburt« (Mahler et al. 1980 [2008], S. 101) bezeichnen. Die kognitiven Fortschritte führen jedoch auch dazu, dass die Größenfantasien der Übungsphase nicht mehr aufrechtzuerhalten sind, eine vollständige Rückkehr zur Mutter aber wegen des befürchteten Autonomieverlustes ebenfalls unmöglich ist. So ändert sich dann das Bild:

»Die allgemeine Hochstimmung weicht einer quengeligen Unzufriedenheit. Die kognitive Reifung macht dem Kind nun verstärkt seine Kleinheit in der Welt bewußt.« (Dornes 2008b, S. 349)

Durch das neu auftauchende Wort »Nein« wird die sich entwickelnde Selbstständigkeit verteidigt; Spitz (1954 [1973]; zit. n. Fonagy & Target 2006, S. 130) nennt dies eine **»Verneinungsgeste«**. Das Kind entdeckt aber auch, dass die Welt nicht ihm gehört, und wird sich der Getrenntheit von der Mutter bewusster, sodass es zu einem Anwachsen der Trennungs- und Verlustangst kommt. Die konflikthafte innere Situation bildet sich z. B. in den Beschattungs- und Weglaufmustern dieser Phase ab.

Das Kind zeigt mit seinem widersprüchlichen Verhalten seine innere **Ambivalenz** zwischen Aufrechterhaltung der Autonomie und Wiedervereinigung mit der Mutter. Die **Objektwelt** ist aufgespalten in die »gute« und die »böse« Mutter. Das Verhalten des Kindes ist *ambitendent*, es stößt die Mutter weg und klammert sich Momente später an sie.

Es ist nun die Aufgabe der Mutter, dem Kind so viel Autonomie und Genuss daran zu erlauben, wie es vertragen kann, gleichzeitig als Stütze, Zuflucht und Sicherheit zur Verfügung zu stehen und an den Eroberungen Anteil zu nehmen. Von den Eltern ist in dieser Zeit eine erhöhte Toleranz für das anstrengende kindliche Verhalten gefordert. Das Kind will z. B. hochgenommen werden, ist damit aber auch nicht zufrieden, sondern will im nächsten Moment wieder herunter. Weder Nähe zur Mutter (Symbiose) noch Abstand zu ihr (wie in der Übungsphase) sind jetzt passend, stattdessen findet sich ein unentschlossenes Schwanken zwischen beidem. Für die Integration von »gut« und »böse« in der inneren Objektwelt ist es wichtig, dass Trennungsreaktionen durch gemäßigte Affekte gekennzeichnet sind und die libidinösen Valenzen statt der aggressiven vorherrschend sind.

Mahler et al. (1980 [2008]) beobachteten, dass manche Mütter auf ihre zurückkehrenden Kinder mit Aggression und Rückzug reagierten und dass das Verhalten dieser Kinder Borderline-ähnliche Züge trug. Unerbittliches Anklammern und negativistischer Rückzug stehen unverbunden nebeneinander und machen die Herstellung einer optimalen Distanz unmöglich. Eine unstillbare Sehnsucht nach Verschmelzung mit der Mutter bleibt erhalten, geht jedoch gleichzeitig einher mit der Angst vor einer solchen Fusion. Die **Selbst- und Objektrepräsentationen** bleiben gespalten und verhindern den Erwerb von Objektkonstanz und Identität.

Die Verantwortung des Vaters ist gefordert, dem Kind aus dieser unheilvollen Verstrickung mit der Mutter herauszuhelfen (Masterson 1992). Mahler et al. (1980 [2008]) zufolge leistet der Vater insbesondere im Spiel jetzt einen wichtigen Beitrag zur Loslösung und Individuation.

Diese **Triangulierung** der frühkindlichen Beziehung um den achtzehnten Monat herum markiert einen wesentlichen Bestandteil des Weges, der das Kind aus der Symbiose herausfinden lässt, und erweitert Freuds Konzept der ödipalen Konstellation.

Subphase 4: Konsolidierung der Individualität und Anfänge der emotionalen Objektkonstanz (24. Monat bis 4. Lebensjahr)

Die zweifache Hauptaufgabe des Kindes in dieser Zeit besteht zum einen in der Erringung einer bestimmten **Individualität** und zum anderen in der Erlangung eines gewissen Maßes an **Objektkonstanz**.

> Nicht mehr Ablenkung und Verleugnung wie zwischen dem zehnten und achtzehnten Lebensmonat lassen die Abwesenheit der Mutter ertragen, sondern die Internalisierung des Mutterbildes, also die Schaffung einer **inneren Repräsentanz** der Mutter, die jetzt Sicherheit verleiht, ohne dass die Mutter als Realperson präsent ist.

Die Objektkonstanz beinhaltet aber nicht nur die Bewahrung der Repräsentanz des abwesenden Liebesobjekts, sondern auch die Vereinigung von »gutem« und »bösem« Objekt zu einer Gesamtrepräsentanz. Das Kind kann nun Trennungen von der Mutter ertragen, ohne sie dafür zu hassen (libidinöse Objektkonstanz). Gleichzeitig verfügt es über die Fähigkeit, sich selbst zu beruhigen, ohne unter dem Ansturm der Affekte die Selbstkohärenz zu verlieren (libidinöse Selbstrepräsentanz). Anders, als es die Zeitangaben in der Überschrift vermuten lassen, sind Entwicklungsschritte niemals abgeschlossen, weshalb Mahler und ihre Mitarbeiter auch die Bezeichnung »auf dem Weg zur libidinösen Objektkonstanz« verwenden (Mahler et al. 1980 [2008], S. 141).

Mahlers Definition dieser Phase enthält keine Beschränkung auf das Anale, gleichwohl kommt **analen Themen** eine wichtige Bedeutung zu. Ein mäßiger wiederkehrender Negativismus (»Trotzhaltung«) ist erforderlich für die Weiterentwicklung der Autonomie (Mentzos 1996, S. 97 f.), »Ich bin, was ich bekomme« wird zu »Ich bin, was ich will« (Erikson 1959 [1976]). Gehorsam (Fremdbestimmung) und Autonomie (Selbstbestimmung) geraten miteinander in Konflikt; unausgewogene Reaktionen der Eltern führen zu Fixierungen an anale Positionen. In dieser Phase lassen sich bei günstiger Bewältigung der Entwicklungsaufgaben auch Anzeichen für die Entwicklung von **Über-Ich-Vorläufern** beobachten, die auf die Verinnerlichung elterlicher Gebote hinweisen. Die psychosexuelle Entwicklung ist darüber hinaus gekennzeichnet durch die Entdeckung des Geschlechtsunterschiedes, was auf den Übergang zur Ödipalität hinweist.

7.3 Klinische Implikationen

Dornes (2008a) resümiert, dass Mahlers Hypothese eines auf die Symbiose folgenden Individuationsprozesses eine heuristisch fruchtbare Idee von erheblichem ästhetischem Wert beinhalte, die einiges an Forschung inspiriert habe. Deren Ergebnisse seien zum Teil bestätigender, zum Teil auch nicht bestätigender Art. Eine ausführliche Auseinandersetzung mit der heutigen Bedeutung insbesondere der Konzepte des Autismus und der Symbiose Mahlers findet sich im Kapitel 10 zur Säuglings- und Kleinkindforschung.

Auch wenn die Ergebnisse dieser Forschungen nahelegen, dass es weder eine autistische noch eine symbiotische Phase gibt, kann man von einer hermeneutischen Teilrehabilitierung insbesondere des Symbiosekonzeptes sprechen, das dann in konstruktivistischen Theorien und Modellen durchaus seinen Platz hat. Diese Auffassung findet sich in der Empfehlung von Mahler et al. (1980 [2008]) wieder, sich auf die klinische Nützlichkeit der Ergebnisse zu konzentrieren, statt in Kontroversen stecken zu bleiben.

In Bezug auf das **psychotherapeutische Vorgehen** besteht einer der wichtigsten Vorzüge darin, dass Mahler die in den Objektbeziehungstheorien postulierte Zwei-Personen-Psychologie bestärkte, d. h., die Behandlungssituation als eine Entwicklungssituation zu verstehen, in der Konflikte im Zusammenhang mit Separation und Individuation in der direkten Interaktion mit der realen Person des Therapeuten/Analytikers erlebt, verstanden und gelöst werden können (Fonagy & Target 2006, S. 139). Ohne den Rückgriff auf Mahlers Konstruktion der kindlichen Entwicklungsprozesse im Hinblick auf die Differenzierung von Subjekt und Objekt wären wir um ein entscheidendes Element ärmer, das uns eine verlässliche innere Basis bietet, schwere, sich direkt in der therapeutischen Beziehung manifestierende Pathologien in unserem mentalen Binnenraum zu halten und mit den Patienten beständig um ein Verstehen zu ringen, statt das pathogene Narrativ durch handelnde Interventionen fortzuschreiben. Der Rückgriff auf Theorien, bzw. auf theoretische Konstruktionen, repräsentiert in den dyadischen therapeutischen Interaktionen immer wieder den *Dritten im Bunde*, der es ermöglicht, sich in das innere Chaos der Patienten zu involvieren, und gleichermaßen davor schützt, sich darin zu verstricken. Die Gefährdungen,

z. B. durch ein allzu konkretistisch-bedürfnisbefriedigendes Vorgehen bei Patienten mit sich abbildender oraler Mangelversorgung einen regressiven Sog zu wecken, der dann im therapeutischen Prozess zu symbiotischen Verschmelzungssehnsüchten und -ängsten oder – im pathologischen Fall – zu einer Auflösung von Ich-Grenzen im Rahmen eines psychotischen Erlebens führt, können durch die bewusste Kenntnisnahme und Reflexion der Erkenntnisse Mahlers abgemildert werden.

Individuation kann nur gelingen, wenn das Kind über einen verlässlichen inneren Bezugsrahmen verfügt, dessen es sich bei der Mutter emotional und perzeptuell rückversichern kann. Mahler geht davon aus, dass schwere Formen der kindlichen Psychose wie infantiler Autismus oder Kindheitsschizophrenien auf Fixierungen in der symbiotischen Phase zurückgeführt werden können. Während es beim primären Autismus eine seelenlose eisige Wand zwischen Subjekt und menschlichem Objekt gebe, handele es sich bei der symbiotischen Psychose um eine Verschmelzung und fehlende Differenzierung zwischen dem Selbst und dem Nicht-Selbst, um ein völliges Verwischen von Grenzen. Ergänzend sprechen Mahler et al. (1980 [2008], S. 24) von **»bleibenden charakterlichen Narben«**, die eine massiv beeinträchtigte symbiotische Phase hinterlässt; diese Narben äußern sich beispielsweise in allgemeiner Lieblosigkeit, destruktiver Aggressivität, Beeinträchtigungen der kognitiven Entwicklung oder einem gedankenlosen Hedonismus. Die **Schizoide Persönlichkeitsstörung** lässt sich in Mahlers Bezugsrahmen primär als eine Folge massiver Vernachlässigung in der autistischen Phase beschreiben. Der Säugling kann diese Phase nicht überwinden, sodass auch das befriedigende Durchlaufen der symbiotischen Phase verhindert wird. Es kann kein Objekt libidinös besetzt werden und sich infolgedessen auch keine positive Objektrepräsentanz bilden. Damit fehlen die basalen Voraussetzungen für ein Gelingen der kindlichen Entwicklungsschritte in den Subphasen der Separation/Individuation. Ein fragmentiertes Daseinsgefühl, eine verarmte Affektivität, die Unfähigkeit, befriedigende Beziehungen einzugehen und aufrechtzuerhalten, oder auch sinnleeres hedonistisches Verhalten sind die pathologischen Folgen im Erwachsenenalter. Fonagy & Target (2006, S. 130) heben aber auch die **Resilienz** und die Fähigkeit von Kindern hervor, selbst unter widrigsten Bedingungen Müttern noch positive Reaktionen zu entlocken. Klinisch spielt dieser Hinweis eine wichtige Rolle im Zusammenhang mit Patienten, die mit einem Narrativ der schweren Mangelversorgung in die Therapie kommen, dann aber doch über eine in Anbetracht der biografischen Voraussetzungen erstaunlich gute psychische Funktionsfähigkeit verfügen. Objektbeziehungstheoretisch verstanden weist diese Beobachtung in die Richtung der Bedeutung der internalisierten Selbst-Objektbeziehungen (▶ Kap. 3), die eine ganz andere Tönung haben können, als die Berichte über die vermeintliche kindliche Realität es vermuten lassen.

Die **Subphase der Wiederannäherung** wird von Anhängern der Mahlerschen Theorie als kritische Phase für die Persönlichkeitsentwicklung betrachtet (Fonagy & Target 2006, S. 133). Für die narzisstischen Störungen ist die Vorstellung bedeutsam, dass die Ambitendenz des Kindes, also sein Schwanken zwischen Autonomie und Verschmelzung, die in der Wiederannäherung ihren Höhepunkt erreicht, bei der Mutter keine adäquate emotionale Unterstützung findet und damit die **kindliche Omnipotenz** (▶ Kap. 4) zusammenbricht. Dies führt zu einer Fixierung: Entweder werden

Objekte gemieden bzw. können nur toleriert werden, wenn sie kontrolliert werden, oder es besteht eine Sehnsucht nach einer symbiotischen Verschmelzung mit einem vollkommenen Objekt.

Unverzichtbar ist Mahlers Konzeptualisierung der Wiederannäherung für das Verständnis der **Borderline-Persönlichkeitsstörungen**. Für ein gesundes Durchlaufen dieser Phase ist es wichtig, dass die Mutter sowohl die Bedürfnisse ihres Kindes nach Autonomie und Distanzierung als auch nach Nähe und Abhängigkeit emotional wohlwollend befriedigen kann. Spätere Borderline-Patienten haben als Kleinkinder häufig die Erfahrung gemacht, dass ihre Mütter mit Aggression oder Rückzug reagierten, wenn sie sich wieder annäherten. Auswirkungen dieser Konflikte der Wiederannäherungsphase zeigen sich in einer unstillbaren Sehnsucht nach einer Verschmelzung mit der Mutter, die gleichzeitig mit der Angst vor einer solchen Fusion einhergeht und deshalb oft aggressiv bekämpft werden muss. Die Selbst- und Objektrepräsentanzen bleiben gespalten, Objektkonstanz und das Gefühl der Daseinsgewissheit bzw. der Identität im Sinne Mahlers können sich nicht adäquat entwickeln. Die Pathologie der Wiederannäherungsphase zeigt sich im Erwachsenenalter dann darin, dass unerbittliches Anklammern und negativistischer Rückzug die Gestaltung von Beziehungen – die therapeutischen eingeschlossen – dominieren (▶ Kap. 21). Ein Titel aus der umfangreichen Selbsthilfeliteratur für Borderline-Patienten veranschaulicht paradigmatisch dieses innerpsychische Dilemma: »Ich hasse Dich – verlass mich nicht« (Kreismann & Strauss 2012).

7.4 Zusammenfassung

- Die Konzeptualisierung der frühen Mutter-Kind-Interaktion bildet das Kernstück der Theorie Mahlers.
- Mahler konzentrierte sich vor allem auf die frühen Entwicklungsschritte, die zu einer Trennung von Ich und Nicht-Ich führen, von einer ursprünglichen Mutter-Kind-Einheit zur Separation und Individuation.
- In Ergänzung zur biologischen Geburt des Kindes spricht Mahler von der *psychischen Geburt*, die in einem sich langsam entfaltenden intrapsychischen Prozess erfolge.
- Sowohl Beobachtungen aus den Behandlungen erwachsener Patienten als auch von gesunden Kindern, aber auch von Kindern mit schweren Formen kindlicher Psychosen bildeten die Basis für Mahlers theoretische Schlussfolgerungen.
- Die *ausdrucksvolle Motilität*, d. h. die Beobachtung mimischer, gestischer, motorischer und kinästhetischer Phänomene als Endprodukte innerer Zustände, führte zu wesentlichen Erkenntnissen intrapsychischen Geschehens des Säuglings und Kleinkindes.
- Mahler unterscheidet drei Phasen, die den Trennungsprozess von Ich und Nicht-Ich beschreiben: die Phase des normalen Autismus, die symbiotische Phase sowie die Phase des Separations- und Individuationsprozesses.
- Der Prozess der Separation und Individuation beinhaltet sehr unterschiedliche Reifungsschritte und wird wiederum in vier Subphasen unterteilt: Differenzierung, Übungsphase, Wiederannäherung sowie Konsolidierung der Individualität und die Anfänge der emotionalen Objektkonstanz.

- Können diese Phasen nicht adäquat durchlaufen werden, resultieren daraus z. T. schwere Pathologien bis hin zu infantilem Autismus und kindlichen Psychosen.
- Darüber hinaus spricht Mahler von bleibenden *charakterlichen Narben*, die zur Ausbildung von Persönlichkeitsstörungen im Erwachsenenalter führen können. Die Subphase der Wiederannäherung spielt in diesem Zusammenhang eine besonders wichtige Rolle, z. B. in der Entwicklung einer Borderline-Persönlichkeitsstörung.
- In Bezug auf das psychotherapeutische Vorgehen besteht einer der wichtigsten Vorzüge darin, dass Mahler die in den Objektbeziehungstheorien postulierte Zwei-Personen-Psychologie bestärkte.

Ausgewählte Tipps zum Weiterlesen

Dornes M. Der kompetente Säugling – die präverbale Entwicklung des Menschen. 11. Aufl. Frankfurt/M.: Fischer 2004.

Freud S. Zur Einführung in den Narzißmus. *1914c*. GW X. Frankfurt/M.: Fischer 1999.

Mahler MS, Pine F & Bergmann A. Die psychische Geburt des Menschen – Symbiose und Individuation. *1980*. 19. Aufl. Frankfurt/M.: Fischer 2008.

Mentzos S. Neurotische Konfliktverarbeitung. Einführung in die psychoanalytische Neurosenlehre unter Berücksichtigung neuer Perspektiven. Frankfurt/M.: Fischer 1996.

Seiffge-Krenke I. Psychotherapie und Entwicklungspsychologie – Beziehungen: Herausforderungen, Ressoucen, Risiken. 2. Aufl. Heidelberg: Springer 2009.

8 Heinz Kohut: Entwicklung der narzisstischen Regulation

Annegret Boll-Klatt

Inhalt

8.1 Die Ursprünge des Selbst

Als Denkrichtung stellt Kohuts Selbstpsychologie (▶ Kap. 4) eine der großen psychoanalytischen Schulen der Gegenwart dar (Giesers & Pohlmann 2010; Wallerstein 1985), die wesentliche Weiterentwicklungen psychoanalytischer Konzepte des Selbst und des Narzissmus beinhaltet.

> **Narzissmus** ist gemäß Hartmann (1950b [1997]) definiert als die libidinöse Besetzung des Selbst, wodurch die Verwendung des Begriffs in einem nicht-pathologischen Sinne zum Ausdruck gebracht wird.

Kohuts Theoriebildung konzentrierte sich zunächst auf die Entwicklung des Selbst. Innerhalb der Psychoanalyse stellte der Autor den erlebnisnahen Teil des Selbst am stärksten in den Vordergrund, indem er die Bedeutung der Schicksale des Selbst und der damit verbundenen subjektiven, bewussten und unbewussten Kindheitserfahrungen betonte (Milch & Hartmann 2008). Danach entwickelt sich das Selbst im Zusammenhang mit bestimmten *realen interpersonellen Erfahrungen* von archaischen zu reifen Formen (Ludwig-Körner 2008). Das Konzept des Selbst stellt zunächst einmal auch eine Erweiterung der Freudschen Strukturtheorie dar, die eine Unterscheidung von Ich und Selbst wie folgt trifft: Das Ich wird als das Operationszentrum in der Auseinandersetzung zwischen Innen- und Außenwelt verstanden. Es ist Bestandteil der psychischen Struktur, während das Selbst mehr die Gesamtwahrnehmung der eigenen Persönlichkeit umfasst (▶ Kap. 4). Kohut schuf eine selbstpsychologisch ausgerichtete Entwicklungspsychologie, indem er neben der Entwicklungslinie der Triebe und der Objektbeziehungen eine eigene Entwicklungslinie des Narzissmus formulierte. Damit grenzte sich Kohut deutlich gegen Kernbergs Konzept ab (▶ Kap. 22); der Narzissmus bei Erwachsenen wird von Kohut nicht mehr per se als pathologisch angesehen und nicht auf Abwehrprozesse zurückgeführt (Milch 2001, S. 65).

Der Autor rückte ab von der ursprünglich freudianisch-klassischen Annahme des Primats der Triebe als motivationalen Strebungen, die der kindlichen Entwicklung zugrunde liegen. An deren Stelle setzte er die Annahme, dass der Erwerb eines kohäsiven Selbstzustandes, der mit der Erfahrung einer immer größer und umfassender werdenden Selbstkohärenz einhergeht, für die Entstehung gesunder psychischer Strukturen entscheidend ist.

»Steht in der klassischen Trieb- und Strukturtheorie Freuds der Konflikt zwischen Triebbedürfnissen und gesellschaftlichen, im Über-Ich deponierten Normen mit dem Ich als einer regulierenden und adaptiven Struktur im Mittelpunkt der Betrachtung, so ist es in der selbstpsychologischen Orientierung die mit Kohut (1976, 1979, 1987) ihren Anfang nahm, die Konstituierung des Selbst, das aufgrund mangelhafter oder verzerrter elterlicher Empathie als schamhaft, zerbrechlich und fragmentierend erlebt wird.« (Mertens 2009, S. 195)

Nach Kohuts Auffassung ist eine Psychologie des Selbst entbehrlich oder sogar unbrauchbar bei psychologischen Zuständen, in denen das Selbst entweder nicht oder nur in rudimentärer oder Restform existiert, wie dieses etwa in allerfrühester Kindheit und bei gewissen Zuständen schwerer Desorganisation und Regression, z. B. in der Psychose, der Fall ist. Relativ unwichtig ist eine Psychologie des Selbst auch bei psychischen Zuständen, in denen die Selbstkohärenz fest und die Selbstannahme optimal etabliert sei, z. B. beim Durchlaufen der ödipalen Phase eines Kindes, dessen Selbst sich gesund entwickelt hat. Auch bei den klassischen strukturellen Neurosen, bei denen die Kohärenz des Selbst nicht gestört ist und sich die Schwankungen von Selbstannahme und Selbstwertgefühl innerhalb normaler Grenzen bewegen, sei – Kohut zufolge – eine Psychologie des Selbst unnötig (Kohut 1976, S. 90 f.). Unverzichtbar sei sie allerdings immer dann, wenn jene Zustände untersucht werden würden, in denen Erfahrungen der gestörten Selbst-Annahme und/oder der Fragmentierung des Selbst den Mittelpunkt des psychischen Zustandes bildeten, wie dieses bei den Narzisstischen Persönlichkeitsstörungen par excellence der Fall sei.

Eine **Psychologie des Selbst** ist also immer dann anwendbar, wenn sich ein Selbst als effizientes, unabhängiges Zentrum von Antrieben zumindest teilweise etabliert hat und als Brennpunkt von Wahrnehmungen und Erfahrungen – einschließlich des Erlebens eines pathologisch erhöhten oder verringerten Selbstwertgefühls – funktionieren kann.

Ähnlich wie Freud hat auch Kohut in seinen Schriften seine Theorie immer weiterentwickelt, ohne dezidiert vorausgegangene Auffassungen deutlich zu verwerfen. Auf der Basis neuerer Erkenntnisse formulierte er dann eine allgemein anwendbare klinische Theorie, der zufolge alle psychischen Störungen als Störungen des Selbst und seiner Entwicklung aufgefasst werden könnten (► Kap. 4).

Kohut erkennt zwar an manchen Stellen seines Werkes die erklärende Kraft des Strukturmodells und die Bedeutung der intrapsychischen (Trieb-)Konflikte an, betont aber, dass das Studium von Genese und Entwicklung des Selbst, seiner Bestandteile, seiner Ziele und Störungen helfe, neue Aspekte des psychischen Lebens zu erkennen und in Bereiche größerer psychologischer Tiefe vorzudringen (Kohut 1976, S. 94).

Kohuts Theorie der ganz frühen Entwicklung steht der Freudschen recht nahe (Freud 1914c [1999]; Kohut 1977):

> Der **primäre Narzissmus** wird von Freud und Kohut als ein Stadium definiert, in dem Neugeborene die Welt in erster Linie narzisstisch erleben, d. h. in einem allgemeinen Zustand der autoerotischen Seligkeit und Allmacht ohne eine Unterscheidung von Selbst und anderen.
> »Der primäre Narzißmus bezeichnet einen frühen Zustand, in dem das Kind sich selbst mit seiner ganzen Libido besetzt. Der sekundäre Narzißmus bezeichnet eine Rückwendung der von ihren Objektbesetzungen zurückgezogenen Libido.« (Laplanche & Pontalis 1973, S. 320 f.)

Nach Kohuts Auffassung entsteht der Kern des Selbst aus der Entwicklung eigenständiger narzisstischer Strebungen, die unabhängig von der Objektliebe zu sehen sind und auch nicht irgendwann in Objektliebe aufgehen. Kohut zufolge taucht der Säugling aus dem Zustand des primären Narzissmus erst auf, wenn er wahrzunehmen beginnt, dass die Befriedigung seiner Bedürfnisse einer äußeren Quelle entstammt. Es erfolgt eine emotionale Besetzung des (Mutter-)Objektes, die mit deren Idealisierung einhergeht. Im Unterschied zu Freud geht Kohut davon aus, dass die Entwicklung auf einem angeborenen archaischen Selbstpotenzial beruht, dem **Selbst in statu nascendi**, also einem prä-psychologischen Stadium des Selbst (Kohut 1977). Das Selbst beginnt sich nach seiner Ansicht deshalb zu entwickeln, weil der Säugling von einer empathischen Bezugsperson so behandelt wird, als sei er bereits ein Selbst:

»Ich schlage vor, daß wir die Untersuchung der Frage der Existenz eines rudimentären Selbst in der frühesten Kindheit von einem vielleicht überraschenden Ausgangspunkt aus in Angriff nehmen, nämlich indem wir betonen, daß die menschliche Umgebung auch auf das jüngste Baby so reagiert, als habe es bereits ein solches Selbst gebildet.« (Kohut 1976, S. 94)

Kohut spricht von einer primären empathischen Verschmelzung zwischen dem Kind und der primären Bezugsperson, der er die Funktion eines **Selbstobjektes** (s. u.) zuschreibt. Als Ursprungspunkt des ersten rudimentären Selbst des Kindes sieht er den Zeitpunkt an, zu dem innerhalb der Matrix gegenseitiger Empathie zwischen dem Kind und seinem Selbstobjekt die angeborenen Möglichkeiten des Kindes und die Erwartungen des Selbstobjektes zusammentreffen, wie dieses bereits geschehe, wenn die Mutter zum ersten Mal ihr Baby anschaue und mit ihm in Kontakt ist. Das Kern-Selbst werde nicht durch bewusste Ermutigung, bewusstes Lob und bewusste Entmutigung und Missbilligung geformt, sondern durch diese tief verankerte Art der Reaktion der Selbstobjekte. Kohut (1976, S. 96) bezeichnet dieses **Selbst in statu nascendi** als ein **virtuelles Selbst:**

»Das virtuelle Selbst umschreibt die Vorstellungen der Eltern über ihr zukünftiges Kind, wie sie durch innere Bilder, mit denen sie dem Neugeborenen begegnen, zum Ausdruck kommen. Die Vorstellungen der Eltern können die nativen Selbstpotenziale des Kindes ansprechen oder auch nicht und somit bestimmte Seiten seines Selbst fördern und andere unbeachtet lassen.« (Milch 2001, S. 294)

Die inneren Zustände, die dieses Selbst in statu nascendi vor der Ausreifung des zentralen Nervensystems und vor der Etablierung der Sekundärvorgänge kennzeichnen, können nur in Spannungsbegriffen beschrieben werden. Diese Zustände werden in Form eines Spannungsanstiegs oder Spannungsabfalls erlebt, nicht als spezifische verbalisierbare Fantasien, wie es nach Kohuts Meinung der kleinianische Fehlschluss nahelege (▶ Kap. 6). Vergleichbar der viel später entwickelten Theorie der verschiedenen Stufen des Selbstempfindens (Stern 2010a; ▶ Kap. 10) stellt Kohut damit das **körperliche Erleben des Säuglings** in den Mittelpunkt der frühen Selbstentwicklung.

»*Aus den Erwartungen und Zuschreibungen der Eltern an das zukünftige Selbst des Föten bzw. Neugeborenen (›virtuelles Selbst‹ bei Kohut) und aus seinen mitgebrachten Fähigkeiten entwickelt das Kind im Austausch mit der Betreuungsperson ein Empfinden seiner selbst, ein Vorläufer des Selbstgefühls. Ein reifes Selbstgefühl setzt kognitive Strukturierung der Affekte und eine auf das Objekt bezogene Selbstreflexivität voraus.*« (Ludwig-Körner 2014, S. 854; Hervorhebung i. O.)

Frühe Entwicklungskerne, die an das lustvolle Erleben eigener Körperteile geknüpft sind, bilden die archaische narzisstische Konfiguration, die als Vorläufer des **Größenselbst** verstanden werden kann. Junker (2005, S. 107) schreibt, dass das Größenselbst in seinen Anfängen aus einem nicht näher bezeichneten Konglomerat von primärem Narzissmus und einem selbstbezogenen Verlangen nach Zuwendung bestehe.

8.2 Das Selbstobjekt als zentraler Begriff der Selbstpsychologie

Zentraler Begriff der Selbstpsychologie ist das Selbstobjekt.

> Das Selbstobjekt wird als ein Objekt verstanden, das – oder eine Person, die – von einem Subjekt im Dienste seines Selbst benutzt wird. Ein Selbstobjekt ist konkret definiert als eine Person, die dem Selbst notwendige, aber fehlende Funktionen bereitstellt.

Der Satz »John liebt Mary« bedeutet im Sinne des Kohutschen Selbstobjektes nicht, dass Mary Ziel einer Handlung des Subjektes John ist. Sie tut vielmehr etwas, das den Zustand von John beeinflusst: John erhält die Möglichkeit, seine Liebe zu sich selbst durch Mary aufrechtzuerhalten. Mary wird von John im Sinne der Funktion wahrgenommen; sie beeinflusst Johns Selbst (Lichtenberg et al. 2000, S. 177). Milch (2001, S. 65) stellt die Unterschiede klar heraus:

»*Bei dem Selbstobjekt handelt es sich um einen speziellen Aspekt jeder Objektbeziehung, der innere Funktionen und emotionale Stabilität für die Aufrechterhaltung der Selbstkohärenz bereitstellt, im Unterschied zu Beziehungen mit abgegrenzten Objekten, die vom (kohäsiven) Selbst aufgrund ihrer objektalen Eigenschaften benötigt werden.*«

Durch Spiegelungen aktiviert das mütterliche Selbstobjekt das angeborene Selbstpotenzial. Im Säugling entsteht so das Kern-Selbst, in das hinein die empathische Mutter das angeborene Selbstpotenzial kanalisiert. Die Aktivierung dieses Potenzials ist damit das Ergebnis gelungener früher Interaktionen, in denen die zentrale Bezugsperson dem Kind das Gefühl vermittelt, anerkannt und wertvoll zu sein.

> Die Funktion der Bezugsperson, die auf Empathie und Introspektion beruht, wird als **Spiegeln** bezeichnet.

Der Begriff des Spiegelns meint hier die empathische Reaktion der Bezugsperson auf die Äußerungen des Kindes, die diesem das Gefühl vermitteln, gewollt und willkommen zu sein. Dies geschieht zunächst vor allem auch averbal durch Blicke und Berührungen sowie paraverbal durch den Tonfall der Stimme. Verbal ist die Nennung des Namens des Säuglings ein emotionales Echo, das die Entstehung eines *selbstbegeisterten Bewusstseins* ganz wesentlich befördert.

Kohut versteht unter einem **Selbstobjekt** diejenige Dimension im Erleben eines Mitmenschen, die mit dessen Funktion als Stütze des eigenen Selbst, als Voraussetzung für die Entwicklung eines gesunden Narzissmus und für die Aufrechterhaltung eines stabilen Selbst einhergeht (Kohut 1987, S. 81).

Hier entsteht leicht das Missverständnis, dass es sich bei einem Selbstobjekt um eine konkrete Person handeln müsse. Selbstobjektfunktionen werden zwar oft von einer Person erfüllt, aber der Begriff des Selbstobjektes bezieht sich sowohl auf eine Erfahrung als auch auf eine innere Funktion, nämlich Selbstobjekterfahrungen für die eigene Kohäsion nutzen zu können:

»*Es handelt sich bei dem Selbstobjekt um eine intrapsychische Erfahrung, die sich von der interpersonellen Beziehung zwischen dem Selbst und seinen Objekten unterscheidet.*« (Milch 2001, S. 66)

Anders ausgedrückt: Die **Selbstobjektfunktion** impliziert eine Erfahrung, die dazu beiträgt, das Selbst zu entwickeln, zu strukturieren oder die Kontinuität des Selbstseins aufrechtzuerhalten (Wolff 1988).

Aus der Sicht des Selbst stellt das Selbstobjekt nur einen spezifischen Aspekt einer Objektbeziehung dar, der sich auf den Selbstzustand förderlich auswirkt. Durch **verwandelnde Internalisierungen** bzw. umwandelnde Verinnerlichungen (Kohut 1979; Milch 2001, S. 298) der Selbstobjektfunktion erwirbt das Kind nach und nach Fähigkeiten zur Selbstregulation: Etwas, was für einen getan wird, wandelt sich in etwas, das man für sich selbst tut; dies geschieht, wenn im Laufe geglückter Betreuung kleine Versehen in der Abstimmung passieren; wenn geringfügige Fehler phasenadäquat und nicht traumatisch sind, können diese **umwandelnden Verinnerlichungen** stattfinden. So erwirbt das Kind Funktionen, wie sich selbst zu beruhigen, sich selbst zu vergnügen, sich selbst zu füttern (Lichtenberg et al. 2000, S. 179). Die Selbstobjektfunktion muss demnach auch in Einschränkung, Impulskontrolle und Grenzziehung bestehen, damit eine Selbstkontrolle internalisiert werden kann.

Selbstobjekte haben somit die Funktion, das Selbst zu stabilisieren, sie sind damit grundlegend vom libidinösen Objekt der Triebwünsche zu unterscheiden. Kohut kennzeichnet den Unterschied zwischen Selbstobjekt und Objekt folgendermaßen:

»*[…] daß es fruchtbar ist, die Erfahrung des ›Ich‹ mit dem ›Du‹ in zwei getrennten Bezugsrahmen zu betrachten: (1) hinsichtlich der Rolle, die das ›Du‹ bei der Stützung der Kohärenz, Stärke und Harmonie des Selbst spielt, d. h. der Erfahrung des ›Du‹ als Selbstobjekt; und (2) hinsichtlich des ›Du‹ als (a) Ziel unseres Begehrens und unserer Liebe und (b) als Ziel unserer Wut und Aggression, wenn es den Weg zu dem Objekt versperrt, das wir begehren und lieben, d. h. des ›Du‹ als Objekt.*« (Kohut 1987, S. 81; Hervorhebung i. O.)

Selbstobjektbedürfnisse sind nicht an die

kindliche Entwicklung gebunden, sondern bleiben auch für den Erwachsenen essenziell. Sie seien so wichtig wie die Luft zum Atmen, um das Selbstgefühl aufrechtzuerhalten (Milch 2001, S. 66). Allerdings erlangen die Selbstobjektbedürfnisse verschiedene Reifegrade und können entlang einer Entwicklungslinie von archaisch bis reif eingeordnet werden (Wolf 1988). So benötigt ein Säugling reale Personen, durch deren abgestimmte Handlungen selbstfördernde Erfahrungen ermöglicht werden; ein Jugendlicher macht diese Erfahrungen in der Interaktion mit realen Objekten, aber auch mit Symbolen, die seiner adoleszenten Welt entsprechen, wie z. B. Idole, Kleidung, Musik, eine bestimmte Sprache, Computerspiele. Ein Erwachsener erhält die Befriedigung seiner Selbstobjektbedürfnisse sowohl aus Erfahrungen mit realen Personen als auch aus der symbolischen und kulturellen Welt, zu der Kunst, Musik, Literatur, Unterhaltungsmedien, Sport und Religion gehören können. Als Ausdruck der eigenen Talente und Fähigkeiten (▶ Kap. 4) ermöglicht auch die Ausübung eines Hobbys eine beruhigende und stärkende Selbstobjekterfahrung (Milch 2001, S. 66). Danach bleibt die Bedeutsamkeit des bzw. eines Selbst-Selbstobjektgefüges im ganzen Leben erhalten, wird nicht durch die Ausbildung von Objektkonstanz abgelöst. Mit Zunahme der Selbstkohärenz erwirbt das Subjekt dann auch die Fähigkeit, ein Objekt als Zentrum eigener, von sich selbst verschiedener Initiative zu akzeptieren. Nicht im Sichherauslösen aus Verschmelzungen und symbiotischen Bindungen besteht die Entwicklungsaufgabe, sondern in der Reifung, zu verstehen im Sinne einer Flexibilisierung von Selbstobjektbeziehungen (Wahl 1997).

Auch wenn der Begriff des Selbstobjektes zunächst eine interpersonelle Auffassung des Geschehens nahelegt, behält Kohut dennoch die intrapsychische Perspektive seiner Zeit bei, wie dies mit dem Zitat »John liebt Mary« (s. o.) veranschaulicht wurde. Danach beeinflusst Mary Johns Selbst; sie wird von John im Sinne der Funktion wahrgenommen und nicht als wechselseitige Bezogenheit zwischen »John-Selbst« und »Mary-Objekt« konzeptualisiert (▶ Kap. 4).

8.3 Pathogene Selbstobjekte

Bisher haben wir Selbstobjekterfahrungen immer positiv definiert – als unverzichtbare Erfahrungen, welche die Selbstkohärenz fördern. Nach diesem Verständnis würde ein negatives Selbstobjekt einen Widerspruch in sich selbst darstellen. Kohut (1987, S. 23) verwendet in seinem letzten Buch den Begriff des **»pathogenen Selbstobjektes«** und meint damit ein konkretes Objekt, sprich einen Elternteil, von dem das Kind Hilfe benötigt, dessen »Hilfe« aber schwerwiegende pathologische Auswirkungen hat.

Bindungs- und Beziehungstraumatisierungen aufgrund von narzisstischem, physischem oder sexuellem Missbrauch, verbalen Sexualisierungen und Aggressivierungen der Eltern den Kindern gegenüber führen zu schweren narzisstischen Verletzungen, sind aber, vordergründig betrachtet, förderlich für die Selbstkohärenz.

Auch diese »pathogenen Selbstobjekte« werden von Kindern zunächst als normal angesehen und zur Stabilisierung und Kohärenzförderung des Selbstzustandes genutzt. Dem Zustand zunehmender Verzweiflung versucht das Kind dadurch zu begegnen, dass es sich zwanghaft bemüht, sich völlig auf die psychische Strukturierung der Bezugsperson einzustellen. Es entsteht eine

»**Ersatzkohäsion**« (Milch 2001, S. 77) aufgrund einer pathologischen Anpassung, die aber langfristig katastrophale Folgen für das Selbstwertgefühl und die gesamte Selbstentwicklung hat.

Kohut (1987) nutzt die Analogie, dass Selbstobjekterfahrungen so notwendig für die Entwicklung seien wie die Luft zum Atmen. Luft kann auch nicht negativ sein, sondern nur über ihr Fehlen negativ definiert werden. Selbstobjekte sind somit nur in dem Sinne zu verstehen, dass sie dem Selbst Erfahrungen ermöglichen, welche die Kohärenz fördern, auch wenn diese keine gesunde ist, sondern eine Notlösung in Anbetracht der traumatisierenden kindlichen Lebenssituation darstellt. Das Kind ist gezwungen, sich völlig auf die psychische Strukturierung der Bezugsperson einzustellen und Abstand zu nehmen von eigenen Wahrnehmungen und Gefühlen, die eine ständige Gefahr für die eigene Sicherheit darstellen. Die Ersatzkohäsion wird für diese Kinder zu dem einzigen Modell vorhersehbarer sicherer Erfahrungen.

Wenn diese Kinder die pathogenen Erfahrungen als für sich »normal« zur Selbststabilisierung einsetzen, wird vordergründig die Selbstkohärenz gefördert, allerdings um den Preis katastrophaler Folgen für das Selbstwertgefühl und die gesamte Selbstentwicklung bis hin zu späterer schwerer Depression, Suizidalität und psychosomatischen Störungen.

Aber auch der eigene destruktive und selbstdestruktive Gebrauch von Selbstobjekten in späteren Lebensphasen muss damit in Verbindung gesehen werden. Süchtiges Verhalten oder die Entwicklung ausbeuterischer Kontrolle in zwischenmenschlichen Beziehungen spiegeln die Erfahrungen mit den »pathogenen Selbstobjekten« wider. Wenn die Ersetzung dessen, was ein Kind denken und fühlen könnte, durch das, was es denken und fühlen sollte, zu einem dauerhaften Bestandteil der eigenen Persönlichkeit wird, führt dies zu pathologischen, völlig automatisch ablaufenden Anpassungen. Daraus entwickelt sich dann häufig die Kernpathologie von Selbststörungen, die dem sehr nahe kommt, was Winnicott (1965 [2002], S. 196) als »das falsche Selbst« (s. u. ▶ Kap. 3;) bezeichnete.

Zusammenfassend lässt sich sagen, dass Kohuts psychologisches System, welches Selbstobjekt-Bedürfnisse, Selbstobjekt-Funktionen sowie Selbst-Selbstobjekt-Beziehungen fokussiert, letztendlich darauf abzielt, dass die Bindung an ein bedürfnisbefriedigendes Objekt die einzige Norm menschlichen Daseins darstellt sowie die einzige Quelle bedeutsamer Motive und die einzig mögliche Ursache für pathogene Entwicklungen ist.

8.4 Exkurs: Das wahre und das falsche Selbst

Winnicotts Unterscheidung in ein »wahres« und ein »falsches« Selbst geht wahrscheinlich auf Rank bzw. auf Horney (1975) zurück. Das **wahre Selbst** bei Winnicott ist ein somatopsychisches Phänomen und weniger eine psychische Entität, und damit kommt er der Auffassung Daniel Sterns sehr nahe (▶ Kap. 10). Die Säuglings- und Kleinkindforscher schreiben dem Säugling von Geburt an drei genetisch verankerte Fähigkeiten zu, die sozusagen grundlegend für die Konstituierung und Entwicklung eines (auftauchenden) Kernselbst sind: die Affektivität, das Erleben von Urheberschaft und die Kohärenz, d. h. die Kontinuität in der Zeit. Das **falsche Selbst** hingegen wird bei Winnicott ausschließlich als Abwehrorganisation beschrieben. Diese dient z. B. bei einer viel zu frühen Übernahme einer Versorgeridentität, die eine Entwicklung eines »falschen Selbst« befördert, als konsequenter Schutz, um nicht den Schrecken des fehlenden Halts und des Alleingelassenwerdens anheim zu fallen (Hoffmann 2007). Es handelt sich sozusagen um eine erzwungene Identifizierung mit den Primärobjekten, die hinter dem plakativen Begriff des falschen Selbst steht.

In der Selbstpsychologie haftet dem Begriff des »wahren Selbst« etwas Idealistisches an, etwas das, wie *»eine verzauberte Nymphe«* (Hoffmann 2007, S. 14) auf seine Befreiung wartet. Karen Horney schreibt: *»Das wahre Selbst […] ist die ›ursprüngliche‹ Kraft, die uns zur persönlichen Entwicklung und Erfüllung drängt und mit der wir wieder eine volle Identifikation erlangen können, wenn wir von den lähmenden Fesseln der Neurose befreit sind.«* (Horney 1975, S. 176) Es geht um Selbstwerdung mit der Vorstellung, dass nicht man selbst, sondern andere für die eigenen Probleme verantwortlich sind. Hoffmann (2007, S. 14) nennt dies eine Verführung und verweist insbesondere auf die Bücher von Alice Miller (1983a, b, 2017). Selbstwerdung sei aus seiner Sicht ausnahmslos ein Kompromiss zwischen verschiedenen Anforderungen, Möglichkeiten, Veranlagungen, Talenten und auch der erforderlichen Selbstdisziplin, diese umzusetzen. Das Konzept des wahren Selbst im Kohutschen Sinne kann auch mit einer Neuauflage von Rosseaus *»edlem Wilden«* als unschuldigem Säugling verglichen werden (Gedo 1991, S. 8). Es verleitet dazu, die Illusion, was man hätte alles werden können, wenn nur die Liebe der Eltern bzw. deren selbstobjektale Funktion (s. u.) befriedigender gewesen wäre, aufrechtzuerhalten. Damit verkommt die Idee von einem »wahren Selbst« zu einem Klischee oder einem Abziehbild narzisstischer Wünsche und Fantasien. Die Dichotomie von »wahr« und »falsch« verführt weiterhin zu dem Gedanken, dass der Betreffende eine Ahnung von dem Wahren hat. Die traurige Wahrheit sieht anders aus: Das »falsche« Selbst ist für dessen Träger genauso wahr wie das angeblich wahre. Diese Tatsache ist völlig kompatibel mit Winnicotts Konzeptualisierung des falschen Selbst im Sinne einer Abwehrformation. Natürlich können auch weitgehend bewusste soziale Anpassungsleistungen dem »falschen Selbst« zugeordnet werden. Diese sind aber zumeist Ich-dyston und therapeutisch leicht zu identifizieren, da sie oft einer bewusstseinsnahen Liebesverlustangst entspringen.

Lesmeister (2009, S. 98 ff.) hält ein Plädoyer für die psychologische Relevanz, ja sogar für die Unentbehrlichkeit der Idee vom wahren Selbst, und faltet die Begründungslinien nach zwei Seiten auf: (1) der pragmatischen der psychotherapeutischen Praxis und (2) der konzeptionell-theoretischen. Die Erstgenannte belegt er mit der Erfahrung, dass z. B. Patienten häufig mit dem Anliegen zur Therapie kommen, »mehr zu mir selbst zu finden« oder »herauszufinden, wer ich eigentlich bin« sowie »mehr zu spüren, was ich eigentlich will«. Als Therapeuten stimmen wir dem meistens zu, auch wenn dies nicht gerade eine operational formulierte Zielsetzung darstellt. Diese Zustimmung gründet in einem spontan und intuitiv geteilten Vorverständnis von der Wirklichkeit einer inneren Position, die als »wahres Selbst« beschreibbar ist. Die angestrebte Selbstfindung dient als Metapher, die genauso gut oder schlecht nutzbar ist wie die Vorstellung von Patienten, ihre Depressionen loswerden zu wollen. Allerdings darf dieses wahre Selbst nicht verstanden werden als eine metaphysische Verdinglichung, indem man davon ausgeht, dass es sich dabei um ein präexistentes und in sich schon fertiges Substrat der Persönlichkeit handele (Lesmeister 2009, S. 101): Das wahre Selbst beruht auf dem ererbten Potenzial, »*[...] das eine Kontinuität des Seins erlebt und auf diese Weise in seiner Geschwindigkeit eine personale psychische Realität [...] erwirbt*« (Winnicott 1960 [1984], S. 59). Das wahre Selbst bei Winnicott (s. o.) ist bedeutungsgleich mit einem naturhaft veranlagten Potenzial, der »sensomotorischen Lebendigkeit«, das in sich gut und gesund ist. Zu dieser gesunden Lebendigkeit gehören auch »spontane aggressiv-destruktive Gesten« (Winnicott 1960 [1984], S. 189 ff.). Die Konstitution der Persönlichkeit und deren Entwicklung gestalten sich umso gesünder, je nachhaltiger und ungebrochener sich diese primäre Natur im Lebensprozess des Individuums verwirklicht, d. h. zunächst verkörperlichen kann. Das »falsche Selbst« entsteht als Folge des Unvermögens der primären Bezugsperson, »*der Geste des Säuglings zu begegnen*« (Winnicott 1960 [1984], S. 189 ff.); stattdessen setzt sie ihre eigene »Geste« ein, die durch ein Sich-Fügen des Säuglings sinnvoll gemacht wird. Dieses erzwungene Sich-Fügen des Säuglings ist der Beginn und setzt sich in allen Graden der Unterwerfung unter die Anpassung an das Fremde fort, das dann via Introjektion und Identifizierung den Platz des Eigenen annehmen kann. In Übereinstimmung mit Kohuts Annahmen ist das falsche Selbst, gekennzeichnet durch Gefühle der Leblosigkeit, Starre, Sterilität, des Unecht- und Unwirklichseins, eine Folge der Abstimmungs- und Regulationsstörung in der frühen Mutter-Kind-Dyade. Wenn es allerdings um die Frage geht, wie sich dieses wahre Selbst auf der Ebene der psychischen Realität ausdrückt, weicht Lesmeister von Kohut deutlich ab, wenn er die triebhaft-affektiven Regungen eines Säuglings bzw. Kleinkindes neben den Strebungen des primären gesunden Narzissmus anführt. Verwiesen sei an dieser Stelle auf den Begriff des »konstitutionellen Selbst«, wie er von Fonagy (▸ Kap. 11) verwendet wird, der aber dicht an Winnicotts Definition des »wahren Selbst« angesiedelt ist. Auch Holdereggers Konzept der primären Lebensorganisation (Holderegger 2002), das vor allem auf die moderne Hirn- und Affektforschung Bezug nimmt, stellt eine entwicklungspsychologische Ausarbeitung der Selbstkonstitution unter naturalistischen Prämissen dar. Auch wenn Holderegger den Begriff des »wahren Selbst« nicht verwendet, enthält sein Konzept den Entwurf einer prämordialen somatopsychischen Organisation, welche die Matrix einer lebendigen und produktiven Selbstfunktion bildet.

Zusammenfassend kann man sagen, dass das »wahre Selbst« nicht eine schon in welcher Form auch immer bestehende, »präexistente« Individualität bezeichnet, sondern viel mehr so etwas wie eine psychosomatische Erstausstattung, die von Beginn an im Feld intersubjektiver Austauschprozesse mit einer mehr oder weniger resonanzfähigen personalen Umwelt steht. Bollas (1991) hat diese Konzeptualisierungen weiter präzisiert, indem er sich mit dem »ererbten Potential« Winnicotts intensiv auseinandersetzt. Er prägt den Begriff des »*persönlichen Idioms*« (Bollas 1987/2012) und definiert es als die eigentliche Grundlage des wahren Selbst. Bollas versteht es als ein genetisches Muster individueller Dispositionen, welche die Kernstruktur der Persönlichkeit repräsentieren. Es bedarf allerdings der konkreten Aktualisierung im intersubjektiven Austausch mit der frühen mütterlichen Umwelt: »*As a genetically biased set of dispositions, the true self exists before object relating. It is only potential, however, because it depends upon maternal care for its evolution.«* (Bollas 1991, S. 9)

8.5 Die Entwicklungslinie des Narzissmus

Erfahrungen, die eine gesunde Stärkung des Selbst fördern, bestehen nun aber nicht nur aus dem Erleben einer grundlegenden guten Abstimmung zwischen dem Selbst und den Selbstobjekten, sondern auch im Erleben eines wiederholten, nicht traumatischen Versagens von Selbstobjekten, das Kohut als **optimale oder dosierte Frustration** bezeichnet (Kohut 1979, S. 113 f.). Erst die Unfähigkeit der Mutter, seine narzisstischen Bedürfnisse komplett zu befriedigen, zwingt das Kind gewissermaßen dazu, das Stadium des primären Narzissmus aufzugeben und sich mit dem mütterlichen Verhalten zu identifizieren.

Abbildung 8-1 veranschaulicht die Entwicklungslinie des Narzissmus mit ihren speziellen Konfigurationen. Wenn es zu den unvermeidbaren Brüchen in der ansonsten empathischen Betreuung durch die Bezugsperson kommt und somit ein Bruch des paradiesischen primär narzisstischen Zustandes eintritt, versucht das Kind seine eigenen Vollkommenheit wiederherzustellen, indem es zwei Systeme narzisstischer Allmacht erlebt: ein **»narzisstisches Selbst«**, auch als grandioses Selbst oder Größenselbst bezeichnet, das sich aus der Abwehr des Gewahrwerdens der eigenen Verletzlichkeit entwickelt, und die **»idealisierte Elternimago«**, in der die Idealisierung der Eltern ihren Niederschlag findet. Das Größenselbst verlässt sich auf das bestätigende Objekt, das die Bedürfnisse des Kindes nach Bewunderung und Zustimmung spiegelt. Das grandiose Selbst sucht die Bewunderung – in Kohuts viel zitierten Worten – durch **»den Glanz im Auge der Mutter«** (Kohut 1976, S. 252). Das Kind oszilliert zwischen der Wahrnehmung der Mutter als einer anderen und dem Erleben des Einsseins mit dem Selbstobjekt. Hieraus bildet sich eine idealisierte Mutterimago, die ein Gefühl des Wohlbefindens vermittelt. Die **idealisierte Elternimago** entsteht durch die kindliche Projektion eines Teils der eigenen ursprünglichen Vollkommenheit, Macht und Perfektion auf die Eltern (vgl. Milch 2001, S. 12).

Sowohl das Größenselbst als auch die idealisierte Mutter sind also Transformationen des primären Narzissmus. Die Entstehung des Ersteren setzt die mütterliche Funktion des Spiegelns voraus, die zweite die Bereitschaft der Mutter, sich idealisieren zu lassen (Fonagy & Target 2006, S. 229).

Übergroße Bescheidenheit der Eltern, die es ihnen verbietet, ihre wirklichen Stärken und Vorteile auch herauszustellen und realistisches Lob dafür entgegenzunehmen, sowie auch real defizitäre Eltern, die kaum zu idealisieren sind, enthalten ihren Kindern etwas Wichtiges vor. Lassen die Eltern es zu, dass ihr Kind sie bewundert, kann es selbst ein gutes Selbstgefühl entwickeln in dem Sinn, dass es auch ein Recht darauf hat, selber bewunderungswürdig zu sein. Will das Kind den großen Vater bewundern, dann sollte er sich bewundern bzw. idealisieren lassen.

Das Kind wird selbst herausfinden, dass weder Vater noch Mutter allmächtig sind. Dies geschieht unter dem Druck der unvermeidbaren Enttäuschungen; die idealisierte Mutterimago wird nach und nach aufgegeben und durch die reale Mutter ersetzt.

Eine weitere Entwicklungslinie der idealisierten Elternimago betrifft die Ausformung eigener Ideale, wohingegen das Größenselbst transformiert wird in die Ambitionen, die als Ziele und gesunder Ehrgeiz das Leben der erwachsenen Person prägen (► Kap. 4). Bei den Idealen handelt es sich um die Internalisierung des idealisierten Narzissmus und bei den Ambitionen um die Modifikation des exhibitionistischen Narzissmus des Größenselbst (► Abb. 8-1).

»*Unter günstigen Entwicklungsbedingungen werden Exhibitionismus und Größenfantasien des archaischen grandiosen Selbst phasenspezifisch adäquat in die erwachsene Persönlichkeit integriert und fördern die ichsyntonen Ambitionen, die Freude an der eigenen Aktivität und das Selbstgefühl. Unter ähnlich günstigen Bedingungen wird auch die idealisierte Elternimago in die Gesamtpersönlichkeit integriert. Als idealisiertes Überich introjiziert, wird sie zu einem wichtigen Bestandteil der psychischen Organisation.*« (Milch 2001, S. 13 f.)

Die Darstellung des bipolaren bzw. tripolaren Modells in Kapitel 4 (► Abb. 4-1) verdeutlicht den Spannungsbogen zwischen den Ambitionen und den Idealen, der die basalen Fähigkeiten und Talente eines Individuums aktiviert. Ein ausgewogenes Selbst bzw. ein tragfähiges Selbstwertgefühl resultiert aus einer ausgewogenen Balance zwischen diesen drei Polen.

8.6 Zusammenfassung

- Kohut schuf eine selbstpsychologisch ausgerichtete Entwicklungspsychologie, indem er neben der Entwicklungslinie der Triebe und der Objektbeziehungen eine eigene Entwicklungslinie des Narzissmus formulierte.
- Ausgehend von einem Stadium des primären Narzissmus bei Neugeborenen, steht Kohuts Theorie der ganz frühen Entwicklung der Freudschen Theorie recht nahe.
- Kohut zufolge taucht der Säugling aus dem Zustand des primären Narzissmus erst auf, wenn er wahrzunehmen beginnt, dass die Befriedigung seiner Bedürfnisse einer äußeren Quelle entstammt; es erfolgt eine emotionale Besetzung des (Mutter-)Objektes, die mit deren Idealisierung einhergeht.
- Im Unterschied zu Freud vertritt Kohut

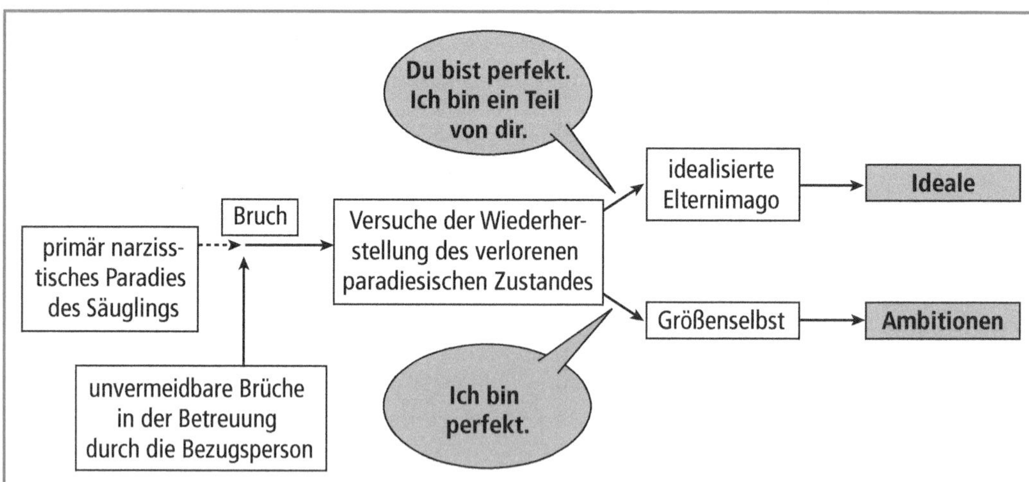

Abb. 8-1 Die Entwicklungslinie des Narzissmus (nach Milch 2001, S. 14)

die Auffassung, dass die Entwicklung auf einem angeborenen archaischen Selbstpotenzial beruht, dem Selbst in statu nascendi, also einem prä-psychologischen Stadium des Selbst.

- Von zentraler Bedeutung für die Selbstentwicklung sind Selbst-Selbstobjektinteraktionen. Selbstobjekte haben die Funktion, das Selbst zu stabilisieren; sie sind damit grundlegend vom libidinösen Objekt der Triebwünsche zu unterscheiden.
- Kohut versteht unter einem Selbstobjekt diejenige Dimension im Erleben eines Mitmenschen, die mit dessen Funktion als Stütze des eigenen Selbst, als Voraussetzung für die Entwicklung eines gesunden Narzissmus und für die Aufrechterhaltung eines stabilen Selbst einhergeht.
- Ein pathogenes Selbstobjekt ist kein Widerspruch in sich. In Analogie zur Atemluft, die auch nicht negativ sein kann, können auch Selbstobjekte nur über ihr Fehlen negativ definiert werden.
- Über das Einwirken pathogener Selbstobjekte entsteht eine »Ersatzkohäsion« des Selbst, die in Anbetracht einer traumatisierenden Lebenssituation eines Kindes eine Notlösung darstellt, aber für vielfältige psychische Störungen prädisponiert.
- Die optimale oder dosierte Frustration der narzisstischen Bedürfnisse des Kindes ist Voraussetzung für Weiterentwicklung und Reifung.
- Durch die Ausbildung zweier Systeme – des Größenselbst und der idealisierten Elternimago – versucht das Kind bei Auftreten der unvermeidbaren Brüche in der ansonsten empathischen Beziehung zur Bezugsperson die eigene Vollkommenheit wiederherzustellen.
- Die optimale Frustration des Größenselbst und der Verschmelzungswünsche mit der idealisierten Elternimago setzt dann die Entstehung zweier Strukturen in Gang: erstens die Ambitionen, die als Ziele, als gesunder Ehrgeiz und Freude an der eigenen Aktivität das Leben des erwachsenen Individuums prägen, und zweitens die eigenen Ideale, die sich aus der in die Gesamtpersönlichkeit integrierten Transformation der idealisierten Elternimago entwickeln.

Ausgewählte Tipps zum Weiterlesen

Kohut H. Narzißmus. Eine Theorie der psychoanalytischen Behandlung narzißtischer Persönlichkeitsstörungen. Frankfurt/M.: Suhrkamp 1976.

Kohut H. Die Heilung des Selbst. Frankfurt/M.: Suhrkamp 1979.

Lesmeister R. Selbst und Individuation. Frankfurt/M.: Brandes & Apsel 2009.

Milch W. Lehrbuch der Selbstpsychologie. Stuttgart, Berlin: Kohlhammer 2001.

Miller A. Das Drama des begabten Kindes und die Suche nach dem wahren Selbst. Frankfurt/M.: suhrkamp taschenbuch 2017.

Wolf ES, Ornstein A & Ornstein PH, Lichtenberg JD, Kutter P (Hrsg). Selbstpsychologie. Weiterentwicklungen seit Heinz Kohut. München, Wien: Internationale Psychoanalyse 1988; 1–25.

9 Entwicklungspsychologische Grundlagen und wichtige Konzepte der Bindungstheorie

Annegret Boll-Klatt

Inhalt

9.1 Geschichtlicher Kontext: Zählt die Bindungstheorie zu den psychodynamischen Theorien?

Klassische psychoanalytische Ausrichtungen haben durchaus schon früh von der Beobachtung des Säuglingsverhaltens profitiert, auch wenn diese nicht mit dem systematischen und strukturierten Vorgehen des induktiven Ansatzes der Säuglings- und Kleinkindforscher (▸ Kap. 10) vergleichbar waren. Sie alle gingen von den in der klinischen Arbeit mit Erwachsenen gewonnenen Beobachtungen und daraus abgeleiteten Hypothesen aus und untersuchten dann die frühe Kindheit.

Der umgekehrte Fall – dass Ergebnisse der Säuglings- und Kleinkindforschung als Basis genutzt wurden, von der aus dann psychodynamische Theorien und ein Verständnis der psychotherapeutischen Behandlung entwickelt wurden – ist sehr viel seltener. Der Begründer der Bindungstheorie, der englische Kinderanalytiker John Bowlby, gehört zu diesen Ausnahmen. Wesentliche Teile des Werkes Bowlbys liegen in drei auch ins Deutsche übersetzten Büchern vor (Bowlby 1975, 1976, 1983).

Die Bindungstheorie nimmt heutzutage

unter den psychodynamischen Theorien eine Sonderstellung ein, weil sie – wie Fonagy und Target (2006, S. 313) es formulieren – als einzige die Kluft zwischen der allgemeinen Psychologie und der klinischen psychodynamischen Theorie überbrückt. Thomä & Kächele (2006, S. 46) heben Bowlbys besondere Stellung innerhalb der Gruppe der Objektbeziehungstheoretiker hervor und bezeichnen seine Untersuchungen als eine Anreicherung der Objektbeziehungstheorien.

Diese Verortung der Bindungstheorie im Kanon der psychoanalytischen Theorien ist jedoch alles andere als eine von Beginn an bestehende Selbstverständlichkeit. Mit seinem Vortrag »Grief and mourning in infancy and early childhood«, den Bowlby 1959 vor der Britischen Psychoanalytischen Vereinigung hielt und worin er die psychoanalytische Sicht der frühen Entwicklung unmissverständlich kritisierte, löste er eine Jahrzehnte andauernde theoretische Verstimmung in Analytikerkreisen aus. In den Standardwerken der Psychoanalyse wurden sein Werk und die Bindungstheorie über mindestens dreißig Jahre nicht wirklich rezipiert. Es wurde Bowlby vorgeworfen, den puren Behaviourismus zu vertreten und die Bedeutung der Fantasien außer Acht zu lassen, die Melanie Klein in den Mittelpunkt der psychischen Entwicklung des Säuglings stellte. Im Unterschied zu Klein, die die versagenden, unfähigen Mütter fokussierte, richtet die Bindungstheorie ihre Aufmerksamkeit primär auf die »fähigen« bzw. die »feinfühligen Mütter« (Strauß 2014, S. 14 f.). Allen voran verurteilte Anna Freud (1960) Bowlby dahin gehend, dass er sich nur mit beobachtbarem äußerem Verhalten befasse, nicht aber mit dem eigentlichen Gegenstand psychoanalytischer Forschung, nämlich den intrapsychischen Prozessen. Insbesondere kritisierte sie die fehlende metapsychologische Interpretation der zugrunde liegenden Dynamik in Begriffen der Triebtheorie. Sie zielte dabei vor allem auf die Konzeption der Bedeutung des Ödipuskomplexes als Ausgangspunkt aller Neurosen ab. Im Gegensatz zu Freud vertrat Bowlby die Auffassung, dass Sicherheit und nicht Sexualität das zentrale Thema der Eltern-Kind-Beziehung sei. Holmes (2012) führt aus, dass die Bindungstheorie Annahmen zur infantilen Sexualität radikal infrage stellte.

Auch im deutschen Sprachraum fand Bowlby zunächst kaum positive Resonanz. Eine Ausnahme bildete beispielsweise Sven Olaf Hoffmann (1986), der schon relativ früh Bowlbys Werk zu würdigen wusste. Hoffmann war in erster Linie im Kontext der universitären psychoanalytisch ausgerichteten Psychosomatik tätig und daher auch gegenüber empirischer Forschung aufgeschlossen. Er erkannte, dass es sich bei der Bindung um ein Bedürfnis handelt, das sich unabhängig von sonstiger Bedürfnisbefriedigung, gemeint ist die Triebbefriedigung, entwickelt:

»Das emotionale Band zwischen Mutter und Kind ist Ausdruck der Wirkung eines in der Evolution erworbenen Verhaltenssystems (Bindung/attachment). Dieses Verhaltenssystem ist präformiert und wird durch die Interaktion mit anderen Systemen in ständiger Wechselwirkung zur sozialen Umwelt, besonders zur Mutter aktiviert.« (Hoffmann 1986, S. 10)

In der psychologischen Forschung wurde die Bindungstheorie hauptsächlich von Entwicklungspsychologen aufgegriffen und empirisch validiert. Schon Mitte der 1960er-Jahre wurde die Grundlage für ein entwicklungspsychologisches Pendant zur klinischen Bindungsforschung gelegt und damit ein Prozess angestoßen, der über eine Generation hinweg anhielt. Die Arbeitsgruppe um Karin und Klaus E. Grossmann hat in Deutschland zwei große Längsschnittstudien durchgeführt, die auch international viel Beachtung fanden (Grossmann et al. 1997).

Im Folgenden soll aufgezeigt werden, wie die theoretische Weiterentwicklung der Bindungstheorie und ihre empirische Überprüfung sowie die Konkretisierung der Bezüge zur Objektbeziehungstheorie, zur Entwicklungs- und Persönlichkeitspsychologie sowie zur Klinischen Psychologie dazu beigetragen haben, dass sie sich mehr und mehr als wissenschaftliche Konzeption auch in Analytikerkreisen etablierte. »Bindungstheorie hat Konjunktur«, schreibt Ermann (2010, S. 87). Er verweist auf Dornes (2004), der diese Entwicklung darauf zurückführt, dass das Konzept der Bindungssicherheit Grundbedürfnisse anspricht, die heute wichtiger seien als Triebbedürfnisse:

»*Die Krux unserer Tage ist nicht mehr die Unterdrückung von Trieben, sondern die Orientierungs- und Zugehörigkeitsprobleme in einer postmodernen Welt der Beliebigkeit.*« (Ermann 2010, S. 87)

Fonagy (2001) setzte sich ausführlich mit dem Verhältnis von Bindungstheorie und Psychoanalyse auseinander und kommt zu dem Schluss, dass viele Überschneidungen existieren zwischen Konzepten aus unterschiedlichen Teiltheorien der Psychoanalyse und bindungstheoretischen Konstrukten und dass es damit durchaus einen »common ground« gibt. Als Beispiele führt er u. a. die Annahme von Bindung als Phänomen und Motiv, Hypothesen über die interaktionellen Determinanten sicherer Bindung und die weitreichenden Folgen eines spezifischen Bindungsstatus an (vgl. Strauß 2014, S. 19). Nachdem die Bindungstheorie zuerst nur als Entwicklungspsychologie rezipiert wurde, begann sie sich dann als klinische Bindungsforschung in den 1980er- und 1990er-Jahren zunächst als zartes Pflänzchen in der Psychotherapie und Psychosozialen Medizin auszubreiten (Strauß & Schauenburg 2017, S. 17). Eine generell auf Akzeptanz und Versöhnung abzielende Entwicklung hat dazu geführt, dass heutzutage sowohl die auf der Bindungstheorie basierende Psychopathologie als auch die Implikationen bindungstheoretischer Konzeptualisierungen für die psychotherapeutische Behandlung aus den psychodynamischen Therapieverfahren nicht mehr wegzudenken sind: »*Die klinische Bindungsforschung hat ihren Platz in der klinischen Psychologie, der Psychotherapie und der Psychosomatik gefunden und sich dort inzwischen fest etabliert*« (Schauenburg & Strauß 2017, S. 343).

9.2 Postulate der Bindungstheorie

In einem Vortrag aus Anlass seiner Ehrenpromotion in Regensburg im November 1989 berichtete Bowlby, dass er zu Beginn seiner Berufstätigkeit als Arzt in einem Kinderheim (wo Kinder vorübergehend untergebracht waren, wenn z. B. die Mütter in die Klinik kamen) sowie in einer Kinderklinik gearbeitet habe, wo er die Reaktionen der Kleinkinder auf ihre Mütter nach längerer Trennung beobachtete. Ihm war dabei aufgefallen, dass sich die Kinder nicht so verhielten, als ob sie ihre Mütter nicht wiedererkannten, was der allgemeinen Meinung entsprach, sie also als Fremde behandelten, sondern sie aktiv vermieden und ihnen aus dem Weg gingen. Unter anderem auch, um diese Beobachtungen besser zu verstehen, ließ Bowlby sich dann zum Psychoanalytiker ausbilden und entwickelte zunächst ein intensives Interesse an der Objektbeziehungstheorie von Melanie Klein. Allerdings machte er im Zuge seiner Arbeit an der Londoner Tavistock-Klinik durchgängig die Erfahrung, dass eine ausschließliche Fokussierung auf die Fantasien der Kinder für das Verständnis der vorgefundenen psychopathologischen Störungen nicht ausreichend war. In intensiver Auseinandersetzung mit der Psychoanalyse griff er wesentliche Grundgedanken über den Einfluss früher Beziehungserfahrungen auf die weitere individuelle Entwicklung auf. Konkrete vergangene oder aktuelle Familienereignisse wie z. B. Vernachlässigung durch die Eltern oder lange Trennungszeiten schienen ihm von zentraler Bedeutung zu sein. Bowlbys Hauptinteresse richtete sich auf die Auswirkungen und Reaktionen, die Kleinkinder auf **reale** Trennungen von der Mutter bzw. einer engen Bindungsfigur erfahren (Buchheim 2002, S. 15). Als Ergebnis formulierte er die Bindungstheorie und betonte darin die Bedeutung der mütterlichen Präsenz für die kindliche Entwicklung. Bowlby konzipierte seine Theorie von Beginn an als eine klinische Theorie, die erklären sollte, warum

»[...] viele Formen von emotionalen und Persönlichkeitsstörungen, einschließlich Angst, Wut, Depression und emotionale Entfremdung, durch ungewollte Trennung und Verlust ausgelöst werden.« (Bowlby 1976, S. 57)

Die Bindungstheorie basiert auf der Ethologie, indem sie ein universelles menschliches Bedürfnis nach einer engen emotionalen Bindung postuliert, das eine das Überleben sichernde Funktion besitzt:

»Es gibt ein biologisch angelegtes Bindungssystem, das die Jungen einer Spezies, darunter auch die der Spezies Mensch, dazu veranlasst, im Falle einer Gefahr, sei sie von innen oder von außen kommend, bei Älteren (Eltern) Schutz zu suchen, im Falle des Menschen bei der von Bowlby sogenannten ›Bindungsperson‹, d. h., derjenigen Bezugsperson, mit der das Neugeborene in seinen allerersten Lebensmonaten den meisten Kontakt hatte.« (Köhler 1998, S. 369; Hervorhebung i. O.)

Somit hat die Bindungstheorie ebenso wie die klassische (triebtheoretische) Psychoanalyse einen biologischen Fokus: Selbsterhaltung bzw. Erhaltung der Art. Bowlby hielt die Versorgung des lebensuntüchtigen Säuglings inklusive des Schutzes vor Feinden für die biologische Funktion des Bindungsverhaltens; das Repertoire von angeborenen Verhaltensweisen wie Lächeln, Weinen und Anklammerung, welches die Bindung aufrechterhält, beschrieb er mit dem aus der Ethologie stammenden Begriff des **Verhaltenssystems**. Dieser Begriff impliziert eine inhärente Motivation, die nicht auf einen Trieb zurückgeführt werden kann. Zentral in der Bindungstheorie ist das Vorhandensein eines eigenständigen biologisch begründbaren Motivationssystems, mit dem ein Neugeborenes Bindungen herstellt und aufrechterhält. Ein Säugling kann Bindung nicht von sich aus beenden, wohl aber die körperliche Nähe zu einer Bindungsperson verringern. Insbesondere auch die Experimente von Harry Harlow (Blum 2010) können zur Erklärung herangezogen werden, warum Bindung nicht kausal mit Ernährung zusammenhängt. Harlows Jungäffchen hielten sich vorzugsweise bei einer mit Frottee bekleideten Mutter-Attrappe auf oder suchten diese auf, wenn sie verängstigt waren. Sie gaben ihr vor einer nährenden Mutter-Attrappe eindeutig den Vorzug. Die Grundannahme eines Bindungsbedürfnisses außerhalb der Versorgungsbedürfnisse bzw. der Selbsterhaltungstriebe ist entscheidend, um die hitzige Kontroverse zwischen Psychoanalyse und Bindungstheorie zu verstehen. Fonagy & Target (2006, S. 316) weisen darüber hinaus noch auf einen subtilen, aber wesentlichen Unterschied zur Objektbeziehungstheorie hin, z.B. in der Konzeption von Fairbairn (2001; ▸Kap. 3), indem sie herausstellen, dass das Ziel des Kindes nicht das Objekt, sprich die Mutter, ist, sondern eine innere Verfassung oder ein Empfinden, also ein körperlicher Zustand, der sich durch die Aufrechterhaltung eines gewünschten Grades an Nähe zur Mutter beim Kleinkind einstellt. Dies ist der oft zitierte »sichere Hafen« bzw. die sichere Basis, von der aus dann das Kind aufbrechen kann, um die Welt zu erkunden.

Eine weitere wichtige Grundannahme der Bindungstheorie gründet in dem Postulat, dass dem Bindungsverhaltenssystem ein **Explorationsverhaltenssystem** gegenübersteht, das auf Erkundung und Selbstbehauptung in der Umwelt ausgerichtet ist. Dieses System wird aktiviert, wenn Nähe in ausreichender Weise hergestellt wurde und die Situation ungefährlich erscheint. Der Säugling bzw. das Kleinkind wird sein Explorationsverhalten jedoch unterbrechen, wenn es merkt, dass sich die Bindungsperson aus seiner Nähe entfernt hat. Die Abwesenheit der Bindungsperson hemmt die Exploration und aktiviert das Bindungssystem. Fonagy & Target (2006) heben hervor, dass die Bindungstheorie streng genommen erst dadurch zu einer sinnvollen Entwicklungstheorie werden konnte, indem sie eben auch die Unterscheidung trifft, was Bindung nicht und was sie tatsächlich ist.

9.3 Mütterliche Feinfühligkeit

Die kanadische Bindungsforscherin Mary Ainsworth hat Bowlbys Theorie maßgeblich weiterentwickelt, indem sie das Konzept der mütterlichen Feinfühligkeit gegenüber den Signalen des Säuglings einführte und untersuchte (Ainsworth et al. 1978).

»*Das Konzept und die Messung von Feinfühligkeit gehen davon aus, dass alle Verhaltensweisen, Zustände und Äußerungen des Säuglings Informationsträger für die Bindungsperson sind, durch die sie das Kind kennenlernt und durch die sie Rückmeldung erhält, wie ihr eigenes Verhalten vom Kind bewertet wird.*« (Grossmann & Grossmann 2002, S. 299)

Mit der Fähigkeit der Feinfühligkeit nimmt die Mutter entscheidenden Einfluss auf die Qualität der Bindung, die ein Kind im ersten Lebensjahr entwickelt. Im Gegensatz zu den bis dato bestehenden psychoanalytischen Theorien rückte Ainsworth das reale beobachtbare mütterliche Verhalten in den Fokus des Interesses, um kindliche Entwicklung in der präverbalen Zeit zu beschreiben und zu erklären. Die Angemessenheit des Verhaltens der Mutter, gemessen an der Feinfühligkeit ihrer Pflegehandlungen, galt als Prädiktor für das vom Kind zukünftig auszubildende Bindungsmuster.

Mary Ainsworth definierte **mütterliche Feinfühligkeit** vor über vierzig Jahren anhand folgender vier Merkmale (Ainsworth 1977, S. 299):

- Wahrnehmung des Befindens des Säuglings, d. h., die Mutter hat das Kind aufmerksam »im Blick«, ist geistig präsent und hat keine zu hohe Wahrnehmungsschwelle
- »richtige« Interpretation der Äußerungen des Säuglings aus seiner Sicht und gemäß seinem Empfinden und nicht gefärbt durch ihre eigenen Bedürfnisse
- »prompte« Reaktion, damit der Säugling zum Zusammenhang zwischen seinem Verhalten und der mütterlichen Handlung eine Assoziation bilden kann (im Sinne einer Kontingenzerfahrung)
- »Angemessenheit« der Reaktion, die dem Säugling gibt, was er braucht

Diese Kriterien verdeutlichen, dass sich die bemutternde Person auf die Individualität ihres Kindes einstellen muss, um eine beidseitig befriedigende Interaktion zu erreichen. Im Gegensatz zu Melanie Klein, die auf die intrapsychische Verarbeitung phasenspezifischer Frustration fokussiert, richtet die Bindungstheorie ihr Augenmerk primär auf die »fähigen«, d. h. die feinfühligen Mütter.

Ainsworth bezog sich aber nicht nur auf die mütterlichen Fähigkeiten, sondern speziell auf die **Interaktion zwischen Mutter und Kind**, womit auch dem Kind Kompetenzen zugesprochen werden (Strauß et al. 2010, S. 38).

Es ist die **Passung** zwischen beiden, auf die es ankommt. Eine Mutter in sicheren Bindungen reagiert gleichermaßen feinfühlig sowohl auf Bindungs- als auch auf Explorationsverhalten ihres Kindes. Somit unterscheidet sich Feinfühligkeit kategorisch von Überbehütung und Verwöhnung.

Das Erleben von Nähe, Zuverlässigkeit und Vorhersagbarkeit ermöglicht es dem Kind, seine Umgebung frei zu explorieren. Die übergeordnete Funktion des Bindungsverhaltens eines Kleinkindes besteht in der **Deaktivierung des Bindungssystems** durch die erreichte Zuwendung der Bindungsperson. Daraus resultiert dann eine Aktivierung des Explorationssystems, sodass das Kind wieder erkunden und mehr über die äußere Wirklichkeit lernen kann. Idealerweise sollten sich Bindungs- und Explorationsverhaltensweisen die Waage halten (Grossmann & Grossmann 1994).

9.4 Vom Bindungsverhalten zum Konstrukt »Bindung« als innerer Repräsentanz

9.4.1 Internale Arbeitsmodelle als bindungsrelevante Organisationsmuster

Es wurde schon näher ausgeführt, dass das Bindungsverhalten in einem biologisch begründeten Bindungsverhaltenssystem organisiert ist. Aufgrund der kindlichen Interaktionserfahrungen mit den Bindungspersonen kommt es zu einer zunehmenden Ausdifferenzierung in Form kognitiv-emotionaler Schemata, die Erwartungen, Motivationen sowie Handlungs- und emotionale Reaktionsbereitschaften umfassen – jeweils mit dem Ziel, Nähe und auch Distanz zur Bindungsfigur herzustellen bzw. aufrechtzuerhalten (Strauß et al. 2010, S. 44). Letztlich kommt es auf die (reale und psychische) **Erreichbarkeit** an. Wenn es nur um die Nähe ginge, wäre kein genügender Raum für das Erkunden vorhanden; gerade das Wissen um die vorhandene oder fehlende Erreichbarkeit ist ein wesentliches Moment für gelungene oder nicht gelungene Bindung.

Für diese Schemata prägte Bowlby den Begriff der »**inner working models**«, der »**inneren bzw. internalen Arbeitsmodelle**« (häufig als iAM abgekürzt), die nach seiner Vorstellung die mentalen Repräsentationen von Bindung abbilden (Zimmermann 2002).

»Innere Arbeitsmodelle von sich und den Bezugspersonen entwickeln sich aufgrund tatsächlich erlebter Erfahrungen. Nach Bowlbys Ansicht generalisieren Kinder die Erfahrung von Unterstützung und Wertschätzung oder auch Zurückweisung durch die Bezugspersonen in Bezug auf die Erwartung allgemeiner Wertschätzung bzw. Ableh-

nung durch andere. Kernpunkte des Arbeitsmodells von sich selbst sind die Vorstellung der eigenen Person als liebenswert und akzeptabel (oder nicht) und die Erwartung eigener Effektivität in der Auslösung von Reaktionen bei anderen.« (Becker-Stoll 2002, S. 198)

Das Kind konstruiert somit Stück für Stück seine eigene innere Welt und Wirklichkeit und schließt dabei die Sichtweise seiner Bezugspersonen ein. Innere Arbeitsmodelle werden als Organisationsstrukturen aufgefasst, die im Kontext von Bindungserfahrungen entstehen und Aufmerksamkeit, Gedächtnis, Handlungen und später auch die Sprache beeinflussen. Sie lassen sich auch als generalisierte Repräsentanzen erlebter Ereignisse verstehen, die sowohl affektive als auch kognitive Komponenten enthalten. Bowlby schreibt:

»Die dyadischen Erfahrungen werden im Laufe der Entwicklung als Pläne mit gesetzten Zielen (zielkorrigiert) organisiert und als Arbeitsmodelle der Umwelt, der Bindungsperson und der eigenen Person, also inneren ›kognitiven Landkarten‹ von bindungsrelevanten Erfahrungen entworfen. […] Je nach tatsächlichen Erfahrungen in bindungsrelevanten Situationen bildet sich das Kind Arbeitsmodelle bzgl. der Verfügbarkeit der Bindungsperson und der Einschätzung des Selbst als liebenswerte und wertvolle Person. […] Einmal gebildet, existieren die Arbeitsmodelle z. T. außerhalb des Bewußtseins und neigen, obwohl nicht unveränderbar, zu deutlicher Stabilität.« (Bowlby 1976, S. 97; Hervorhebung i. O.)

Bei den inneren Arbeitsmodellen handelt es sich um aktive Konstruktionen des Kindes, die auf Erfahrungen basieren, wie Umwelt und Bindungspersonen funktionieren. Die frühen Interaktionen finden ihren Niederschlag in **Repräsentanzen vom erwartbaren Verhalten** der Bezugsperson und von eigenen Verhaltensstrategien ihr gegenüber. Von großer klinischer Relevanz ist die Erkenntnis, dass die Erfahrungen in der Dyade sowohl Auswirkungen auf das Selbstwertgefühl des Kindes als auch auf seine Fähigkeit zu einer ausgewogenen Affektregulation haben.

Um die Dynamik der internalen Arbeitsmodelle zu verstehen, haben Main et al. (1985) eindrucksvoll herausgearbeitet, wie diese dyadischen Erfahrungen die Informationsverarbeitung im Einzelnen beeinflussen.

> Die Beschreibung bzw. Definition von Main et al. (1985) sieht im internalen Arbeitsmodell eine Anzahl von bewussten und unbewussten Regeln für die Organisation von Informationen über bindungsbezogene Erfahrungen, Gefühle und Vorstellungen einschließlich einer Gedächtnisorganisation, die den Zugang zu diesen Informationen erleichtern oder erschweren kann.

Spätestens hier kann man sehr genau nachlesen, dass die internalen Arbeitsmodelle keineswegs simplifizierte innere Abbildungen realer äußerlicher Ereignisse sind, sondern dass sie sich aus einem komplexen Zusammenspiel objektiver und subjektiver sowie bewusster und unbewusster Faktoren entwickeln.

9.4.2 Die Identifizierung von Bindungsmustern anhand der »Fremden Situation«

Während Bowlby seine Schlussfolgerungen vor allem aufgrund seiner Beobachtungen an Kindern zu Auswirkungen lange andauernder Trennungen zwischen Mutter und Kind gezogen hatte, widmete sich Ainsworth der Beobachtung kindlichen Verhaltens in kurzen Trennungssituationen. Sie entwickelte das **Paradigma der »Fremden Situation«**, einer experimentellen Laborsituation oder – wie Grossmann & Grossmann (2002, S. 302) es nennen – ein »provoziertes Mini-Drama«, in dem zwölf bis achtzehn Monate alte Kinder zwei, wenige Minuten andauernden Trennungen von der Bezugs- bzw. Bindungsperson ausgesetzt und mit einer fremden Person konfrontiert werden. Es werden insgesamt acht Episoden unterschieden: Das Experiment beginnt damit, dass Mutter und Kind zusammen einen Raum mit Spielsachen betreten, und endet mit der Episode, dass die Mutter nach der zweiten kurzen Trennung zurückkehrt und der Fremde den Raum verlässt.

Die Auswertung erfolgt anhand definierter Kriterien des kindlichen Verhaltens. Im Zentrum des Interesses steht das Verhalten des Kindes, wenn die Mutter nach den kurzen Trennungen in den Raum zurückkehrt. An den unmittelbaren Reaktionen des Kindes auf die zurückkehrende Bindungsperson lässt sich seine Erwartung an sie als Quelle der Beruhigung ablesen. Das Verhalten während der Wiedervereinigung wird mithilfe von vier Skalen beurteilt:

- »Nähe suchen«
- »Nähe erhalten«
- »aktiver Widerstand gegen Nähe und Kontakt«
- »Vermeidung von Nähe und Kontakt«

Es ließen sich zunächst drei Gruppen unterschiedlichen Bindungsverhaltens differenzieren:

- sicher gebundene Kinder
- unsicher-vermeidend gebundene Kinder
- unsicher-ambivalent gebundene Kinder

Häufig werden die beiden unsicheren Bindungsklassifikationen zusammengefasst und der sicheren Bindung gegenübergestellt. Main (2001) bezeichnete diese traditionellen Klassifikationen als **organisierte Typen kindlicher Bindung**. Die Bezeichnung »organisiert« bezieht sich darauf, dass bereits das Krabbelkind nicht bewusst gesteuerte, »prozedural« genannte Verhaltensstrategien und Kommunikationsweisen entwickelt hat, um mit Trennungsstress umzugehen. Es handelt sich um bestmögliche Strategien, um das Bindungsbedürfnis zu befriedigen.

Strauß & Schwark (2008, S. 25) definieren alle **organisierten Bindungsmuster** als realistische Adaptationen an die Umgebung und an die versorgenden Personen.

Die Gewichte der in Abbildung 9-1 dargestellten Waage symbolisieren die angenommenen, in einem Spannungsfeld befindlichen Grundbedürfnisse nach Bindung und sozialer Geborgenheit einerseits und Bedürfnisse nach Exploration und Kompetenzerleben andererseits. Die *ambivalente Bindung* ist gekennzeichnet durch ein überstarkes Bedürfnis nach Bindung, die *vermeidende Bindung* überbetont die Exploration. Eine *sichere Bindung* basiert auf dem Gleichgewicht beider Grundbedürfnisse. Dass Bindungsqualität auch **Emotionsregulierung** beinhaltet, wird anhand der ambivalenten und der vermeidenden Bindung deutlich. Die ambivalente Form der kindlichen Unsicherheit »übertreibt« Bindungsverhalten, wie Schreien, Strampeln, Veränderungen der Hautfarbe, Weinen und Anklammern, die vermeidende Form »untertreibt« diese Bindungssignale (Grossmann & Grossmann 2002, S. 303).

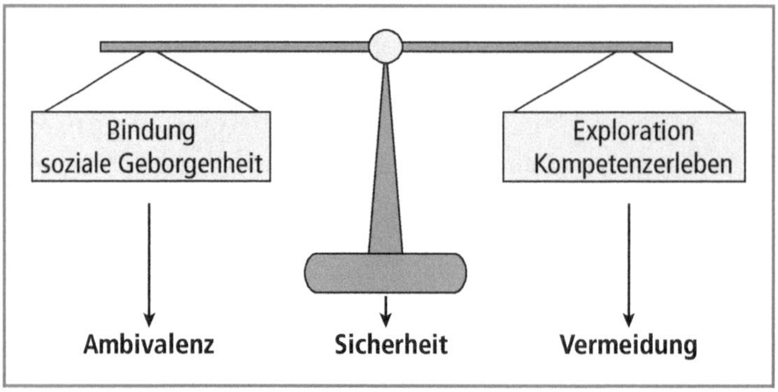

Abb. 9-1 Verdeutlichung der drei Bindungstypen Ambivalenz, Sicherheit und Vermeidung am Modell einer Waage (nach Strauß 2014, S. 27)

International werden durchweg 50–80 % der Untersuchten der sicheren Bindungsqualität zugeordnet, 30–40 % werden als unsicher-vermeidend klassifiziert und zwischen 3 und 15 % als ambivalent.

Einige Kinder konnten den drei klassischen Kategorien nicht zugeordnet werden. Main & Solomon (1986) reanalysierten das Material und konnten auch bei diesen Kindern typische Muster identifizieren, die sie als **desorganisiert** oder **desorientiert** bezeichneten.

Eigentlich kann in diesem Zusammenhang von »typischen Mustern« nicht die Rede sein, weil gerade die Erscheinungsformen der Desorganisation und Desorientierung ausgesprochen uneinheitlich sind, sodass man »desorganisiert und desorientiert« eher mit dem Fehlen eines »Musters« charakterisieren und besser von einer Reihe charakteristischer Verhaltens- und Erlebensweisen sprechen sollte. Dazu gehören z. B. widersprüchliche Verhaltensweisen, die diese Kinder zeigten: So deuteten sie zwar eine Wiedervereinigung an, wechselten aber auf halbem Weg zur Mutter die Richtung und vergrößerten den Abstand. Neben stereotypen Verhaltensweisen wurden auch Bewegungen beschrieben, die sie scheinbar mitten im Ablauf erstarren ließen. Als Ursache geht man von gravierenden Störungen des Bindungsverhaltens aus, die dazu führen, dass diese Kinder bei Aktivierung des Bindungssystems nicht auf eindeutige Verhaltensstrategien im Bindungsverhalten zurückgreifen können. Dieses Muster ist überzufällig häufig in klinischen Gruppen anzutreffen.

Die pathogene Bedeutung des Bindungsmusters zeigt sich darin, dass es besonders zuverlässige Vorhersagen verschiedener Entwicklungsstörungen einschließlich psychiatrischer Erkrankungen erlaubt. Main & Hesse (1990) nehmen an, dass **desorganisierte Bindungsstrategien** durch unverarbeitete traumatische Erfahrungen der Eltern bewirkt werden. Transgenerationale Studien haben einen Zusammenhang zwischen elterlichen unverarbeiteten Traumata bzw. Verlusten, gemessen mit dem Erwachsenen-Bindungsinterview (s. u.), und kindlicher »Desorganisation« in der »Fremden Situation« mehrfach nachgewiesen (Buchheim 2002). Bedeutsame unverarbeitete Verluste betreffen vor allem Verluste von Bindungspersonen vor dem vierzehnten Lebensjahr sowie Verluste zwei Jahre vor und nach der Geburt des Kindes. Wenn ein Kind mit aktiviertem Bindungssystem sich an die Bindungsperson wendet, die dann aufgrund ihrer eigenen unverarbeiteten

Traumata und Verluste nicht in der Lage ist, eine sichere Basis zur Verfügung zu stellen, sondern für das Kind unvorbereitet ihrerseits ängstliches oder ängstigendes Verhalten zeigt, gerät das Kind in einen Konflikt, den es selbst nicht lösen kann. Sie erleben die Bindungsperson zugleich als Quelle von Angst und Beruhigung, sodass mit der Stimulierung des Bindungssystems sehr widersprüchliche Motivationen aktiviert werden und somit das gesamte System destabilisiert wird. Diese Kinder verfügen in der Trennungssituation über keine Bewältigungsstrategie, sie können weder Nähe herstellen noch sich ablenken. Eine ausführliche Darstellung dieser sogenannten **»frightening-frightened Kollusion«** findet sich im Zusammenhang mit den Ausführungen zur bindungstheoretischen Sicht auf die Entstehung der Borderline-Persönlichkeitsstörung (► Kap. 21). Den genauen Ablauf des Fremde-Situation-Tests und auch die einzelnen Kategorisierungsmerkmale für die Bindungstypen einschließlich des unsicher-desorganisierten beschreiben Kirchmann et al. (2017, S. 103 f.). Dort werden auch Verfahren zur Erhebung von Bindungsmerkmalen für die Altersgruppe der Zwei- bis Achtjährigen aufgeführt. Die Verfahrensklassen reichen von experimentellen Wiedervereinigungs-Situationen (analog »Fremde Situation«) über symbolisch-projektive Verfahren bis hin zur Verwendung von Q-Sort-Methoden (Kirchmann et al. 2017, S. 105).

9.4.3 Das »Adult Attachment Interview« (AAI) bzw. das Erwachsenen-Bindungsinterview

Ein weiterer wichtiger Meilenstein im Zuge der Ausweitung der Beobachtungen von der Verhaltens- zur Repräsentanzenebene innerhalb der Bindungstheorie wurde im Zusammenhang mit der Entwicklung des »Adult Attachment Interview« (AAI; George et al. 1985) gelegt. Als sogenanntes »Erwachsenen-Bindungsinterview« wurde es von Fremmer-Bombik et al. ins Deutsche übertragen (Fremmer-Bombik 1995; Fremmer-Bombik et al. 1989).

Das Interesse an der Erfassung von Bindung bei Erwachsenen entstand im Rahmen der transgenerationalen Bindungsforschung, welche die Weitergabe elterlicher Bindungserfahrungen an die nächste Generation untersucht. Das »Adult Attachment Interview« ist ein halbstrukturiertes Interview, in dem Personen darüber befragt werden, wie sie heute, also retrospektiv, zu den Bindungserfahrungen ihrer Kindheit stehen und welche Einstellung sie heute in Bezug auf die Bedeutung von Bindungsbeziehungen haben. Nach Ansicht der Autoren stellt die Art der Befragung einen gewissen »Überraschungsüberfall auf das Unbewusste« dar (Köhler 1998, S. 373). Die sprachanalytische Auswertungsmethodik, anhand derer die Klassifizierung erfolgt, fokussiert hauptsächlich die Sprachkohärenz der Schilderungen und den Diskurs mit dem Interviewer, nicht so sehr den Inhalt. Das Erwachsenen-Bindungsinterview erfasst die aktuelle Verarbeitungsstrategie vergangener und gegenwärtiger Bindungserfahrungen; es gilt bis heute als Standardmethode in diesem Bereich und weist eine hohe prädiktive Validität auf. Allerdings dauert das Interview ein bis drei Stunden, die Auswertung sechs bis acht Stunden. Dieser hohe Zeitaufwand macht das Interview für die tägliche psychotherapeutische Praxis ungeeignet.

Bevor das Erwachsenen-Bindungsinterview entwickelt war, galt die Angemessenheit des Verhaltens der Mutter, gemessen an der Feinfühligkeit ihrer Pflegehandlungen, als Prädiktor für das vom Kind auszubildende Bindungsmuster. Es zeigte sich jedoch, dass das beobachtbare mütterliche Verhalten nur etwa halb so gute prognostische Ergebnisse, bezogen auf das Bindungsmuster des Kindes, erzielte wie die aus dem Erwachsenen-Bindungsinterview gewonnenen Kategorien. In mehreren prospektiven Längsschnittstudien konnte die Bindungsentwicklung ihrer Kinder aufgrund der Bindungsrepräsentationen der schwangeren Mütter zu 75 % vorhergesagt werden (Buchheim 2002). Selbst wenn das Interview bei schwangeren Erstgebärenden durchgeführt wird (Fonagy et al. 1991), lässt sich aufgrund der bindungsrelevanten Einstellung der werdenden Mutter zu ihrer eigenen Mutter mit etwa 80%iger Sicherheit prognostizieren, welche Art von Bindung an seine Mutter das noch nicht geborene Kind aufbauen wird.

Das bedeutet, dass das Bindungsmuster hauptsächlich der Mutter zu einem sehr hohen Prozentsatz auf die nächste Generation übertragen wird. Diese transgenerationale Weitergabe von Bindungsqualitäten kann inzwischen als gesicherter Befund der Bindungsforschung betrachtet werden (Köhler 1998, S. 374).

Köhler (1998, S. 373) setzt das mütterliche Verhalten gegenüber ihrem Kind in Bezug zu ihrem Bindungsstil (▸ Tab. 9-1).

Die Vorhersagen lassen sich noch verbessern, wenn man als Auswertungsmethode die von Fonagy et al. (1991) entwickelte und von Daudert (2002) für den deutschen Sprachgebrauch bearbeitete **Skala zur selbstreflexiven Kompetenz** (die sog. »Reflective Self Functioning Scale«) verwendet. Diese Skala ermittelt die Reife der Einfühlungsfähigkeit bzw. Empathie der befragten (erwachsenen) Person. Demnach entsteht das kindliche Bindungsmuster in

Tab. 9-1 Mütterliches Verhalten gegenüber dem Kind in Abhängigkeit von ihrem Bindungsmuster (nach Köhler 1998, S. 373)

Bindungsmuster	Verhalten gegenüber dem Kind
Autonom	• vorhersehbar • angemessen • einfühlsam
Unsicher-distanziert	• unvorhersehbar • unangemessen • Hilfebedürfnisse des Kindes ablehnend • Freude und Begeisterung beim Kind ermutigend
Verstrickt	• unvorhersehbar • unangemessen • bester Fit u. U. bei Angstverhalten des Kindes
Unverarbeitetes Trauma	• gelegentlich für das Kind unerklärliche Absencen • furchterregend • angsterfüllt

Abhängigkeit von der Einfühlungsgabe der Bezugsperson, wohingegen man zunächst die Entwicklung des spezifischen Bindungsmusters als Folge der Feinfühligkeit im Verhalten der Mutter gegenüber dem Kind sah.

Tabelle 9-2 enthält die Charakteristika der verschiedenen Bindungsstrategien bei Kindern und entsprechende Bindungsrepräsentanzen bei Erwachsenen (Strauß & Schwartze 2016, S. 107).

Vergleichbar der anfänglichen Auswertungssituation der »Fremde Situation« mit einer Gruppe von zunächst nicht klassifizierbaren kindlichen Bindungsverhaltensweisen gab es auch im »Adult Attachment Interview« eine Kategorie von Personen, die als »nicht-klassifizierbar« eingestuft wurden. Sie zeichnen sich dadurch aus, dass sie in hohem Maße gleichzeitig deaktivie-

Tab. 9-2 Charakteristika verschiedener Bindungsstrategien bei Kindern und entsprechende Bindungsrepräsentanzen bei Erwachsenen (aus Strauß & Schwartze 2016, S. 107)

Kind	Erwachsene(r)
Sicher • kann positive und negative Gefühle zeigen • durch Trennung gestresst, zeigt Stress • aktive Begrüßung bei Wiedervereinigung • kann beruhigt werden • wendet sich nach Beruhigung dem Spiel zu	**autonom** • offene, kohärente und konsistente Erzählungen • Fähigkeit zur Reflexion • Integration guter und schlechter Erfahrungen und entsprechender Gefühle • eher positive Sicht des Selbst und Anderer • Vertrauen zu Bezugspersonen • Achtung von Bindung
Unsicher-vermeidend • umgeht schmerzvolle Zurückweisung durch Vermeidung • zeigt keine offenen Anzeichen von Stress • ignoriert Bindungsperson bei Wiedervereinigung • Aufmerksamkeit stark auf Exploration gerichtet	**unsicher-distanziert** • Angaben sind kurz, inkohärent und unvollständig • manchmal Idealisierung der Kindheit • Erinnerungslücken • Affektarmut, Überregulation des Affekts • Bemühen um Unabhängigkeit • negative Sicht Anderer • Abwertung von Bindungen
Unsicher-ambivalent • zeigt ausgeprägte Affekte wie Angst, Wut • ist stark gestresst und schlecht zu beruhigen • Suche nach Kontakt und Nähe bei gleichzeitiger Abwendung von der Bindungsfigur • Aufmerksamkeit stark auf Bindung gerichtet	**verstrickt** • inkonsistente Darstellung von Beziehungserfahrungen (ungeordnet, strukturlos, endlos, irrelevant, verwirrend) • überflutet von Erinnerungen, in problematische Geschichte verstrickt • affektreiche Selbstdarstellung, Unterregulation des Affekts • starke Betonung von Beziehungserfahrungen
Desorganisiert • zeigt unvereinbare Verhaltensweisen, Phasen von Starrheit, Angst gegenüber Elternteil • verfügt bei Trennung über keine Verarbeitungsstrategie • kann weder Nähe herstellen noch Ablenkung suchen	**unverarbeitetes Trauma** • Erzählungen von nicht-verarbeiteten traumatischen Erlebnissen auf verwirrte und desorganisierte Weise • »Fehler« in Beschreibungen • »Brüche« im Affekt • sprachliche Abweichungen vom Gesamteindruck (Inkohärenzen, fehlerhafte Sprache, gekünsteltes Sprechen, irrationale Zusammenhänge) als Indikatoren für das Eindringen dissoziierter Gedächtnisinhalte

rende und hyperaktivierende Strategien zeigen, z. B. Idealisierung der frühen Bezugsperson bei gleichzeitig bestehendem Ärger. Die Bezeichnung »Unverarbeitetes Trauma« (▶ Tab. 9-1) bezieht sich auf das Vorliegen unverarbeiteter Verlust- und/oder Missbrauchserfahrungen. Die Auswertung des AAI liefert deutliche Hinweise auf traumatisierende Bindungserfahrungen; dazu zählen Anzeichen von Desorientierung im Denken und im sprachlichen Diskurs sowie eine Desorganisation auf der Verhaltensebene. Buchheim (2002, S. 218) vermutet, dass diese Kategorie zunehmend bei schwer gestörten Patienten zu vergeben ist, wie dies einer Studie mit Gewalttätigen zu entnehmen sei. Zwei Persönlichkeitsstörungen sind im Hinblick auf das Vorliegen einer desorganisierten Bindung inzwischen gut untersucht, und zwar die Borderline- und die paranoide Persönlichkeitsstörung. Insgesamt kann aber festgehalten werden, dass zu fast allen anderen Persönlichkeitsstörungen nur wenige empirische Befunde zu den Zusammenhängen mit Bindung vorliegen (Neumann 2017, S. 190 ff.).

9.5 Die Rolle des Vaters in der Bindungsentwicklung

Die meisten Kinder haben mehr als eine Bindungsperson, aber nicht beliebig viele. Neben der Mutter ist dies in erster Linie der Vater, aber auch eine Großmutter, Tante, ältere Geschwister oder eine außerfamiliäre Tagesmutter können dazu zählen. Besteht eine sichere Bindung zu diesen Personen, so lassen sich Kleinkinder durchaus von ihnen trösten und beruhigen.

Vier Kriterien lassen auf das Bestehen einer Bindungsbeziehung schließen:

- Das Kind nutzt eine Bindungsperson als »sicheren Hafen« in fremder oder bedrohlicher Umgebung als Flucht- bzw. Rückzugspunkt.
- Es protestiert gegen eine fantasierte oder reale Trennung und gerät in eine emotionale Erregung, die am besten durch die engste Bezugsperson beruhigt werden kann.
- Gleichzeitig ermöglicht die durch die Bezugsperson vermittelte Sicherheit aber auch die Basis zur Exploration.
- Wendet sich die Bezugsperson einem anderen Kind zu, reagiert es mit Eifersucht.

Fehlen diese Anzeichen, besteht wahrscheinlich keine Bindung zu dieser Bezugsperson (Grossmann & Grossmann 2004, S. 219).

Bereits Ainsworth (1967) sprach von einer **Hierarchie von Bindungspersonen**, d. h. jedes Kind bevorzugt eine bestimmte Bezugsperson, wenn sein Bindungssystem aktiviert ist. Es akzeptiert aber auch die übrigen Bindungspersonen, sodass es die Trennung von der primären Bindungsperson bzw. deren Nicht-Verfügbarkeit besser überstehen kann als ohne Hilfe. Alternative Bindungspersonen werden natürlich besonders bei Verlust der primären Bindungsperson wichtig. Damit rückt die Rolle der Väter in den Fokus der Aufmerksamkeit. Allerdings wurde dem Einfluss der Väter im Bindungskontext relativ wenig Aufmerksamkeit in der Forschung geschenkt. So wurden in der 10 000 AAIs umfassenden Metaanalyse von Bakermanns-Kraneburg & van Ijzendoorn (2009) nur 13 Studien an Vätern identifiziert. Allerdings entsprach die Verteilung der Bindungsklassifikationen derjenigen der Mütter (Seiffge-Krenke 2017a, S. 147). Ainsworth (1967, S. 353) stellte fest, dass bereits einjährige Kinder über eine Bindungsbeziehung zum Vater verfügten, auch wenn dieser häufig abwesend war. Sie sprach von einer besonderen Qualität der Vater-Kind-Interaktionen, die für die Bindung bedeutsamer sei als deren Häufigkeit.

Im Zuge der Entwicklung, dass zunehmend auch Väter in die Fürsorge und Pflege ihrer Kinder schon von Geburt an einbezogen sind, könnte man vermuten, dass es kaum Unterschiede zwischen mütterlichen und väterlichen Interaktionen mit ihrem Kind gibt. Dem scheint aber nicht so zu sein.

Mütterliche feinfühlige Fürsorge sagt die Kind-Mutter-Bindungsqualität in der »Fremden Situation« vorher.

In einer sicheren Bindung sind Mütter der ruhende Pol, zu dem man bei Bedrohung zurückkehren kann.

Das väterliche Gesamtengagement (Anwesenheit bei der Geburt, Responsivität in der Interaktion mit dem Säugling, Spielqualität im ersten Lebensjahr) hatte hingegen keinen Einfluss auf die Prognose der Kind-Vater-Bindungsqualität in der »Fremden Situation«.

Väter scheinen aber in der Spielbeziehung zu ihren Kindern eine aktivere, anleitende Rolle einzunehmen, wofür der Begriff der Spielfeinfühligkeit geprägt wurde. Die **Spielfeinfühligkeit des Vaters** bildet die Beziehung zum zweijährigen Kind besser ab als die »Fremde Situation« mit achtzehn Monaten (Grossmann & Grossmann 2002, S. 306). Somit lässt sich das Konzept der Feinfühligkeit in eine Feinfühligkeit bei Bedrohung der Sicherheit eines Kindes und eine Feinfühligkeit während des Explorationsverhaltens differenzieren. Väterliche Spielfeinfühligkeit beeinflusst vornehmlich das Explorationssystem des Kindes ab dem zweiten Lebensjahr, bahnt sich aber nachweislich bereits im ersten Lebensjahr an. Studienergebnisse weisen darauf hin, dass die Väter andere, aufregendere Dinge mit ihren Kindern tun als üblicherweise die Mütter. Der Vater leitet das Kind eher zur Exploration an und fordert zur Neugierde in Bereichen auf, die für das Kind allein möglicherweise zu gefährlich wären und die es sich nur mit väterlicher Unterstützung zutraut (Strauß 2014, S. 52). Dadurch erlernt das Kind basale Überlebensstrategien, um angsterregende Situationen zu bewältigen.

Mangelnde Spielfeinfühligkeit hingegen drückt sich z. B. in rigiden Vorschriften und Reglementierungen oder in Desinteresse aus.

Die Spielfeinfühligkeit der Väter dürfte einen erheblichen Einfluss auf das Selbstwertgefühl haben; darüber hinaus fördern Väter die Selbstständigkeit eines Kindes und vermitteln ihm Modelle von außerfamiliären Beziehungsmustern. Obwohl beide Elternteile durchaus beide Funktionen mehr oder weniger feinfühlig übernehmen können, tragen sie doch jeder auf seine besondere Weise zur Sicherheit und dem Vertrauen des Kindes in andere und sich selbst bei Es gibt eine Reihe von Belegen, dass die Väter eine kompensatorische Funktion übernehmen können, wenn die Mutter-Kind-Beziehung problematisch ist (Pace et al 2012; Seiffge-Krenke 2016). Eine immer wieder gestellte Frage bezieht sich auf die Veränderungen kindlicher Bindung, wenn nur ein Elternteil zur Verfügung steht. Engagierte alleinerziehende Mütter scheinen den fehlenden Part des Vaters auszugleichen; ob dies auch wechselseitig gilt, ob also auch die Väter den sonst den Müttern zugeschriebenen Part des ruhenden Pols mitübernehmen können, wird zukünftig empirisch zu klären sein (Strauß 2014, S. 53).

Mütterlich-schützende Nähe und väterliche Förderung der kindlichen Neugier sind komplementäre Funktionen, die beide notwendig sind, damit Kinder positive Beziehungen aufbauen können.

9.6 Zusammenfassung der Grundannahmen der Bindungstheorie

Die knappste Formulierung der Grundkonzeption der Bindungstheorie durch Bowlby (1988; Übersetzung d. A.) lautet: »*Von der Wiege bis zur Bahre fühlen wir uns alle am glücklichsten, wenn unser Leben als eine Reihe von Ausflügen organisiert werden kann, die kürzer oder länger dauern und die von einer sicheren Basis ausgehen, die uns von Bindungspersonen bereitgestellt wird.*« (Strauß & Schwartze 2016, S. 105) Im Folgenden wird eine Übersicht über die zentralen Grundannahmen der Bindungstheorie gegeben, die verschiedenen Literaturquellen entnommen wurden (z. B. Grossmann & Grossmann 2004; Schmidt & Strauß 1996; Strauß & Schwartze 2016; Strauß et al. 2010):

- *Die Erfahrung der Präsenz einer primären Bezugsperson schützt vor Angstentwicklung.*
- *Die wahrgenommene Verfügbarkeit einer Bindungsperson bestimmt die Entwicklung des verinnerlichten Sicherheitsgefühls sowie die Qualität der Bindungsbeziehung.*
- *Bei einer Trennung von der Bezugsperson entwickelt das Kind Angst, wodurch dessen Bindungssystem aktiviert und dessen Explorationssystem deaktiviert wird. Ist das eine System aktiviert, kann das andere nicht gleichzeitig aktiv sein. Kinder mit verfügbaren Bezugspersonen neigen zu weniger intensiver oder chronischer Furcht.*
- *Das Vertrauen in die Zuverlässigkeit/Verfügbarkeit der Bindungsperson entwickelt sich im Säuglings-, Kindes- und Jugendalter und prägt die Bildung eines inneren Arbeitsmodells (IAM bzw. »Inner Working Model«, IWM); dieses Konstrukt spielt heute in fast allen Therapierichtungen – wenn auch mit anderen Bezeichnungen – eine Rolle. In psychoanalytischen Theorien würde man das innere Arbeitsmodell (IAM) als spezifische Repräsentanz auffassen, in kognitiven Theorien als Schema etc. Das Konstrukt entspricht im Wesentlichen auch Sterns »RIGs« (Representations of Interactions that have been Generalized;* ► *Kap. 10**).*
- *Die Erwartungen über die Verfügbarkeit bleiben ein Leben lang relativ stabil. Trotz seiner Veränderungsresistenz bleibt ein bedeutendes Veränderungspotenzial für positive sowie schädliche und traumatische Erfahrungen erhalten.*
- *Die Qualität früher Beziehungserfahrungen beeinflusst nachhaltig die spätere Entwicklung und das Funktionieren der Persönlichkeit.*
- *Die Bindung an mindestens eine schutzgebende, versorgende Bezugsperson ist biologisch notwendig, um die Überlebenschancen zu erhöhen. Das Bindungsverhaltenssystem steht somit anderen phylogenetisch relevanten Verhaltenssystemen wie Ernährung oder Sexualität gleichwertig gegenüber.*
- *Die Bindungstheorie bietet eine Modellvorstellung über mentale Abbildungen des eigenen Selbst, von anderen sowie deren Beziehungen zueinander, worüber Erwartungen und Verhaltenspläne gebildet werden.*
- *Die vielgestaltigen Erfahrungen bezüglich der Zuverlässigkeit und Empfänglichkeit der Bezugsperson sind ziemlich genaue Spiegelungen der tatsächlichen Erfahrungen. Die wiederholten realen Erfahrungen formen das – wie Stern (2010a) es bezeichnet – »Schema des Miteinanders«.*

Das Bindungsmuster bzw. die Strategien, die das Neugeborene im ersten Lebensjahr mit einer Bindungsperson erwirbt, wenn sein Bindungssystem aktiviert wurde, sind spezifisch und bleiben zumindest bis zur Pubertät konstant. Untersuchungen zeigen, dass kindliche Bindungsmuster, nachdem sie sich einmal fixiert haben, eine relativ hohe Stabilität aufweisen.

Mit einer kaum noch überschaubaren Fülle von Studien in sehr unterschiedlichen Anwendungsgebieten hat das Konzept »Bindung« seinen wissenschaftlichen Wert erwiesen, erhebt aber nicht den Anspruch, den ganzen Menschen zu erklären. Die scheinbar so leicht nachvollziehbaren, verhaltens- und beobachtungsnah formulierten Konzeptionen verleiten dazu, die Bindungsmuster für laienhafte Erklärungen menschlichen Verhaltens in allen möglichen Lebenssituationen zu benutzen – besser gesagt zu missbrauchen. Diese unkritisch-inflationären Ausweitungen bindungstheoretischer Positionen diskreditieren die Ergebnisse und Fortschritte seriöser Bindungsforschung. Unprofessionelle Auslegungen der Bindungstheorie lassen vor allem außer Acht, dass die Bindungsqualität einer Person gegenüber einer Bindungsfigur vor allem dann beobachtbar wird, wenn sich die Person in bedrohlichen Situationen befindet oder wenn sich im Rahmen realer oder fantasierter Trennungen die Nähe zur Bindungsfigur verändert.

Somit stellt die Bindungstheorie im weitesten Sinne eine Theorie zur Bewältigung von Angst dar, kann aber z. B. zur Sexualität keine Aussagen treffen.

Natürlich spielt **Sexualität** auch zur Aufrechterhaltung von Bindung eine Rolle, wie dies beim histrionischen Modus typischerweise der Fall ist. Auch die **Aggression** wird wenig berücksichtigt, obwohl Trennungen oder drohende Trennungen genauso wie die Ablehnung der Kontaktsuche des Kindes durch die Mutter bei der Wiedervereinigung nicht nur mit Angst, sondern auch mit Wut einhergehen. Die **Wut** dient als Protest, aber auch als Mittel, die Bindungsperson daran zu hindern, ihre Absicht, wegzugehen, auch umzusetzen. Somit kann aggressives Verhalten durchaus Ausdruck eines Bindungswunsches sein. In Therapien ist dies ein häufig zu beobachtendes Phänomen, wenn nämlich Patienten auf bevorstehende Unterbrechungen durch den Urlaub des Therapeuten aggressiv und wütend reagieren.

9.7 Klinische Bedeutung der Bindungsforschung

Bowlby wird häufig mit seiner enttäuschten Feststellung zitiert, seine Bindungstheorie werde speziell von Klinikern zu wenig rezipiert und kaum in die klinische Arbeit einbezogen (Strauß 2008, S. 7). Könnte er allerdings den heutigen Stand im Bereich der klinischen Bindungsforschung sehen, dann hätte er kaum noch Grund zur Unzufriedenheit.

Während zunächst umfangreiche entwicklungspsychologische Studien bei Gesunden durchgeführt wurden, hat sich im Verlauf der 1980er-Jahre eine sehr lebendige klinische Bindungsforschung entwickelt, die inzwischen eine kaum überschaubare Anzahl von Studien und Befunden generiert hat. Klinisch relevante Übersichtsartikel finden sich z. B. in Strauß et al. (2002), Strauß (2008) und in Brisch (2011). Unsichere Bindungsmuster sind nicht per se pathologisch, das zeigen auch die relativ hohen Raten von 40–50 % unsicherer Bindungsklassifikationen in nicht-klinischen Stichproben.

Im Sinne eines Vulnerabilitätskonzeptes lässt sich jedoch konstatieren, dass eine **unsichere Bindung** einen Risikofaktor darstellt, psychosoziale Probleme und/oder eine psychische Störung zu entwickeln.

Unsichere Bindung spielt in der Genese von Psychopathologie aber weder eine notwendige noch eine hinreichende Rolle. Zudem ist kritisch anzumerken, dass die meisten Studien querschnittlich konzipiert wurden und deshalb keine kausalen Schlüsse zulassen.

Unter dem Titel »Bindung in Psychologie und Medizin« haben Strauß und Schauenburg 2017 ein Handbuch herausgegeben, das sich den Grundlagen, der Klinik und der großen Anzahl von Studienergebnissen der klinischen Bindungsforschung widmet. Die Autoren beziehen sich auf das sog. »Modell der Interaktion zwischen genetischer Disposition und frühen Erfahrungen in der Programmierung eines vulnerablen Phänotypen mit Änderungen in neuronalen Schaltkreisen der Stressregulation« (► Abb. 9-2; nach Overfeld & Heim 2016, S. 61).

Die Verbundenheit mit einem hilfreichen (inneren) Anderen, die Bindungssicherheit, gilt als ein Protektivfaktor, Bindungsunsicherheit, insbesondere Bindungsdesorganisation, im Kleinkindalter als ein Risikofaktor. In *verschiedenen klinischen Populationen* wurden nur 5–10 % als *sicher gebunden* klassifiziert; in den Normalstichproben sind dies etwa 60 % (z. B. Dozier et al. 1999). Es liegen mittlerweile zahllose Studien vor, in denen die Frage geprüft wurde, ob bestimmte psychische Störungen gehäuft mit

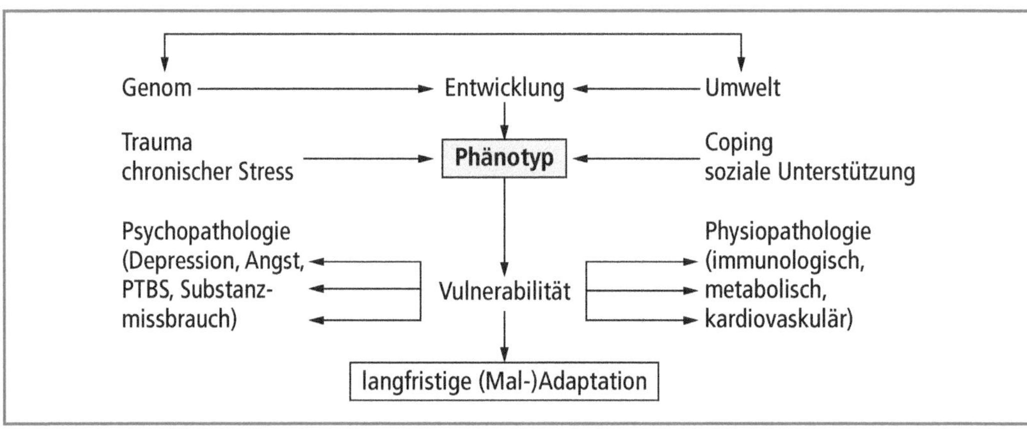

Abb. 9-2 Modell der Interaktion zwischen genetischer Disposition und frühen Erfahrungen in der Programmierung eines vulnerablen Phänotypen mit Änderungen in neuronalen Schaltkreisen der Stressregulation. Bei weiterem Stress kommt es zu einer mangelnden Anpassungsfähigkeit in diesen Schaltkreisen mit nachfolgend erhöhten physiologischen Stressreaktionen und Verhaltensänderungen, welche dem klinischen Phänotypen der Depression, Angststörungen und anderer traumaassoziierter Störungen entsprechen. Erfolgreiche Therapien sowie protektive Faktoren, wie Coping und soziale Unterstützung, können die Effekte früher Stresserfahrungen möglicherweise über Einflüsse auf die neuronale Schaltkreise verringern (übersetzt und modifiziert nach Ladd et al. 2000, S. 61).

spezifischen Bindungsmustern gepaart sind. Abgesehen von wenigen Ausnahmen hat sich diese Spezifität nicht gezeigt (Schauenburg & Strauß 2017, S. 347):

- Wie schon erwähnt, findet sich eine Häufung verstrickter Bindungsrepräsentationen und unverarbeiteter Verluste/Traumata bei Patienten mit einer Borderline-Persönlichkeitsstörung.
- Ein *unsicher-vermeidendes Bindungsmuster* kennzeichnet ca. 50 % der **psychosomatischen Patienten** (Waller & Scheidt 2008). In der Normalpopulation liegt dieser Anteil bei 15–20 %.
- Für Patienten mit **Depressionen, Schizophrenien** und **antisozialen Persönlichkeitsstörungen** liegt der Anteil *desorganisierter Bindungsmuster* bei etwa 50 %. Im Vergleich findet sich in diesen klinischen Gruppen eine höhere Rate (zwischen 15 und 30 %) *unsicher-vermeidend* gebundener Patienten (Strauß et al. 2010).

Wie schon erwähnt, sind Bindungsmerkmale zwar relativ konstant, aber durchaus keine unveränderbaren psychologischen Merkmale. Unter dem Einfluss schwieriger Lebensbedingungen, vor allem von Traumatisierungen, kann sich eine sichere Bindung durchaus in eine unsichere verwandeln. Der umgekehrte Fall – eine Veränderung von unsicher zu sicher gebunden – ist außer im Zuge einer psychotherapeutischen Behandlung weniger zu erwarten.

Diese Perspektive legt nahe, bei psychisch auffälligen Erwachsenen eher die gegenwärtige Bindungsklassifikation als Risikofaktor für die Entwicklung einer psychischen Störung aufzufassen und nicht die in der frühen Kindheit bestehende (Strauß et al. 2010, S. 74).

Der Zusammenhang zwischen Bindung und **Emotionsregulierung** ist in Verbindung mit psychischer Pathologie von besonderem Interesse (Buchheim 2002). Die Beschreibung der Bindungsmuster (s. o.) verdeutlicht, dass das Kind oder auch der Erwachsene in Abhängigkeit von der Qualität seiner Bindungserfahrungen gelernt hat, eine Situation realistisch oder eingeschränkt zu bewerten und seine Gefühle angemessen bzw. unangemessen zum Ausdruck zu bringen und zu regulieren:

»Eine sichere Bindungsrepräsentation zeigt sich auch in einer größeren Ich-Flexibilität, die sich in der situationsangemessen Regulierung von Gefühlen, Impulsen und Verhaltensweisen ausdrückt. Personen mit einer unsicheren Bindungsrepräsentation haben dagegen eine geringe Ich-Flexibilität, zeigen eher überschießende oder vermeidende Reaktionen, die in ihrer Intensität nicht zur Situation passen, was sich beispielsweise in nicht adäquater Ängstlichkeit und Feindseligkeit niederschlägt. […] also die Freiheit zu haben, trotz negativer Emotionen mentale Perspektiven zur Bewältigung zu finden, die mit geringerer emotionaler Belastung einhergehen.« (Buchheim 2002, S. 219)

Hier deutet sich der Übergang zum Mentalisierungskonzept (▶ Kap. 11) an. Es wurde schon beschrieben, dass die Ausprägung selbstreflexiver Fähigkeiten aufseiten der Bindungsperson einen sehr validen Prädiktor für die kindliche Bindungsqualität darstellt. Die sichere Bindung des Kindes hängt eng mit der Mentalisierungsfähigkeit der Mutter zusammen, d. h. mit ihrer Fähigkeit, das Verhalten ihres Babys auf seine zu vermutenden Gefühle und Intentionen zurückzuführen, bzw. inwieweit sie imstande ist, bei der Beurteilung des Inneren oder der Intentionen anderer von eigenen Vorurteilen abzusehen. Entscheidend ist also die Frage, ob und in welchem Ausmaß die

Mutter in der Lage ist, den Säugling und das Kleinkind als eigenständiges psychisches Wesen wahrzunehmen und seine inneren Vorgänge treffend zu interpretieren. Die spätere Fähigkeit des Kindes, solche psychischen Zustände zu repräsentieren, wird wiederum durch eine sichere Bindung direkt beeinflusst.

Eine adaptive Emotionsregulation ermöglicht es, die Umgebung realistisch wahrzunehmen und die auftauchenden Emotionen angemessen zu integrieren, also in der Lage zu sein, auch in einem negativen affektiven Zustand eine mentalisierende Aktivität aufrecht zu erhalten, die die emotionale Belastung relativiert.

Zur Veranschaulichung kann man eine Parallele zum Immunsystem ziehen: Die sichere Bindung stellt ein emotionales Äquivalent zum physischen Schutz dar, den das Immunsystem gewährt, und steht als Schutzfaktor dem Risikofaktor der unsicheren Bindung gegenüber. Nach Holmes (2012) besteht seelische Gesundheit aus Sicht der Bindungstheorie aus Empathie(fähigkeit), prosozialen Verhaltensweisen, einer guten Selbstregulation, einer Mobilisierung von Hilfe (falls diese notwendig ist), dem Zurechtkommen mit Intimität, aber auch aus der Fähigkeit, allein zu sein, und aus der Verfügbarkeit eines »*inneren Aussichtspunktes*«, mit dem Holmes treffend die Mentalisierung bezeichnet.

Strauß et al. (2010) definieren auf der Basis empirischer Forschungsbefunde vier Mediatoren, die mit einer sicheren Bindung nachweislich zusammenhängen und den möglichen Verlauf des Prozesses von frühkindlicher sicherer Bindung zu psychischer Gesundheit im Erwachsenenalter beeinflussen:

Demnach haben Menschen eine hohe Wahrscheinlichkeit, psychisch gesund zu sein, wenn ihre Emotions-/Stressregulation, die Selbstwertregulation, die soziale Kompetenz sowie ihre Partnerschaftzufriedenheit intakt sind und kritische Lebensereignisse ihnen ein bewältigbares Ausmaß psychischer Belastung zumuten.

Der enge Zusammenhang zwischen Bindungsrepräsentation und Mentalisierung wurde schon wiederholt dargestellt; neuere theoretische Ansätze fokussieren auf ein sog. **epistemisches Vertrauen**, das sich aus Bindungssicherheit und Mentalisierungsfähigkeit entwickelt (▶ Abb. 9-3). Epistemisches Vertrauen ist das basale Vertrauen in eine Bezugsperson als sichere Informationsquelle (Sperber et al. 2010). Fonagy & Allison (2014) betonen, dass die Bindungsbeziehung zwischen dem Kind und seiner Bezugsperson nicht nur in der Sicherung der physischen und psychischen Entwicklung eine wichtige Funktion einnimmt, sondern auch in der Entwicklung von epistemischem Vertrauen. Dieses Vertrauen bezieht sich auf die Verlässlichkeit interper-

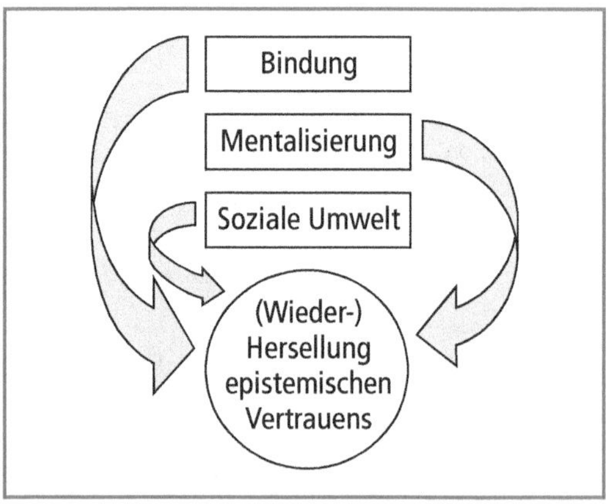

Abb. 9-3 Bindung, Mentalisierung und epistemisches Vertrauen (nach Strauß 2016)

sonell vermittelten Wissens. Mentalisierung, die Fähigkeit zur Reflexion, kann nachweislich die therapeutische Beziehung verbessern (Fonagy & Allison 2014) und eröffnet einen »epistemic superhighway« (Fonagy & Allison 2014) der Lernmöglichkeiten bei gleichzeitiger Verringerung der naturgegebenen Vigilanz bezüglich der Glaubwürdigkeit und Verlässlichkeit anderer (Bo et al. 2017). Corriveau et al. (2009) konnten in einer Studie zeigen, dass das epistemische Vertrauen eines Kindes in Zusammenhang mit Bindung steht. Unsicher gebundene Kinder trauen insgesamt der eigenen Wahrnehmung weniger als sicher gebundene Kinder. Besonders unsicher-desorganisiert gebundene Kinder geraten leicht in eine epistemische, angstgesteuerte, intensive Wachsamkeit (»epistemic hypervigilance«), da sie weder sich selbst noch den anderen (Mutter, fremde Person) vertrauen können. Die Komplexität sozialen Lebens beinhaltet eine ständige Herausforderung, zu entscheiden, was und wem ich trauen kann. Somit geht es einerseits um die Etablierung einer sicheren Bindung, andererseits aber auch um die Fähigkeit eines Kindes, zu wissen, wem es vertrauen kann und wie es adäquate – sprich vertrauensvolle – soziale Beziehungen mit anderen herstellen kann. In diesem Sinne erweitert Strauß (2016) ein Zitat, das Goethe zugeschrieben wird: »*Zwei Dinge sollen Kinder von ihren Eltern bekommen: Wurzeln und Flügel*« um den Zusatz: »*[…] und das Wissen darüber, wem sie vertrauen können*«.

9.8 Therapeutische Implikationen: Bindung und Psychotherapie

9.8.1 Integration der Bindungstheorie in die psychodynamischen Therapieverfahren

Sowohl die innerhalb der Bindungsforschung zu verzeichnende Akzentverschiebung von der Beobachtung der Verhaltensebene hin zur Analyse der Repräsentanzenebene als auch die langsame Akzeptanz empirischer Forschungsmethoden innerhalb der Psychoanalyse haben dazu beigetragen, dass die Psychoanalyse zunehmend akzeptiert, dass sie sich mit der Bindungstheorie auf demselben Terrain bewegt und die jahrzehntelange Fehde zwischen den Disziplinen als beigelegt gelten kann. In mehreren Arbeiten werden die Gemeinsamkeiten und Unterschiede herausgestellt und der Erkenntnisgewinn durch die Kombination der beiden Zugangsweisen betont (z. B. Kächele et al. 2006; Köhler 2002).

Wenn man bedenkt, dass die therapeutische Situation, in der ein Patient Hilfe sucht, genau der Situation entspricht, in der das Bindungssystem aktiviert wird, dann offenbart sich rasch die hohe Relevanz der Befunde, welche die klinische Bindungsforschung ermittelt hat. Psychodynamisch betrachtet bedeutet dies, dass der Patient seine Bindungsrepräsentanzen in die Übertragung einbringen wird. In einer Studie an stationären Patienten konnten Ehrenthal et al. (2013) nachweisen, dass bindungsrelevante Situationen nicht nur mit Therapiebeginn und -ende verknüpft sind, sondern z. B. auch im Zusammenhang mit der Thematisierung der therapeutischen Beziehung, mit Schweigen oder Provokationen eintreten. Sowohl die Befunde der Bindungsforschung als auch die der Säuglings- und Kleinkindforschung (► Kap. 10) betonen die Bedeutung der Reaktionsfähigkeit und Feinfühligkeit der Bezugspersonen sowie der Beziehungskohärenz für eine sichere Bindung, ebenso die Bedeutung der Feinabstimmung in der Beziehungsregulation und des Erlebens von Wirkmächtigkeit für die Entstehung eines positiven Selbsterlebens:

»*Sie [die Befunde; Anm. d. V.] beschreiben eindringlich, dass die Mechanismen der frühen Kommunikation auf Bestätigung angewiesen sind, um das gemeinsame Projekt der kindlichen Entwicklung voranzubringen. All dies gilt auch für die analytische Situation. Es rechtfertigt die Ansätze der zeitgemäßen Psychoanalyse, auch den psychoanalytischen Prozess als ein gemeinsames Projekt zu betrachten, das nur dann gelingen kann, wenn beide Beteiligte sich als Akteure auf der gemeinsamen Bühne verstehen, aufeinander reagieren und die Feinabstimmung gelingt.*« (Ermann 2010, S. 92)

Dabei gilt es, sich zu vergegenwärtigen, dass hier Grunderfahrungen in Beziehungen angesprochen werden, die überwiegend die frühkindliche Entwicklung in der präverbalen Phase betreffen. Diese Erfahrungen sind nicht im autobiografischen deklarativen Gedächtnis gespeichert, sondern hauptsächlich in Systemen des unbewussten implizit-prozeduralen Gedächtnisses. Im Rahmen der **Übertragungs- und Gegenübertragungsdynamik** werden die pathogenen Bindungsmuster in der therapeutischen Situation aktiviert und damit einer bewussten sprachlichen Symbolisierung zugänglich. Befunde von Grossmann & Grossmann (2002) betonen die Wichtigkeit des sprachlichen Diskurses und des Erwerbs einer kommunikativen Kompetenz für die Sicherheit von Bindung. Das bedeutet aber auch, dass unbewusst-implizit-prozedurales Wissen mit bewusst-explizit-deklarativem Wissen verknüpft ist. Die Herstellung und Stärkung dieser Verknüpfungen kennzeichnet den therapeutischen Prozess, der – so betrachtet – an Freuds »*talking cure*« denken lässt. Im Zuge einer Therapie werden vorsprachliche oder noch nicht in Sprache gebrachte Erfahrungen auf eine höhere Ebene gehoben, d. h., sie werden mithilfe des Therapeuten mentalisiert. So können sich Veränderungen im Bereich des »impliziten Beziehungswissens« (Köhler 2002) vollziehen, die neueren Erkenntnissen zufolge wesentliche Wirkfaktoren psychodynamischer Therapien darstellen. Dafür ist es unerlässlich, dass sich die pathogenen Bindungsmuster in der Übertragung konstellieren. Auch Verstrickungen, die durch negative prozedurale Gegenübertragungen in Szene gesetzt werden, sind als solche keine Katastrophen – im Gegenteil, sie sind bis zu einem gewissen Grade notwendig, damit die im impliziten Gedächtnis gespeicherten Grunderfahrungen überhaupt lebendig und vom Therapeuten bemerkt werden können. Ebenso wie es keine immer nur feinfühlige Bindungsperson gibt, wird auch ein Therapeut in seinen Reaktionen nicht durchgängig optimal feinfühlig auf seinen Patienten abgestimmt sein. Darum geht es auch nicht, sondern entscheidend ist, dass der Therapeut die Fähigkeit bewahrt, über seine Art des sogenannten Enactment bzw. des Mitagierens in der Gegenübertragung selbstkritisch nachzudenken und sich bemüht, die missglückte Beziehungserfahrung zu reparieren, den Sinn solcher Sequenzen vor dem Hintergrund der kindlichen Erfahrungen des Patienten zu verstehen und durch sprachliche Symbolisierung für den Patienten verstehbar zu machen (Ermann 2010).

In der Mentalisierungsbasierten Psychotherapie (MBT; Bateman & Fonagy 2003) werden diese Anforderungen sicherlich am stringentesten konzeptualisiert. Veränderung von Mentalisierung wird aber erst möglich, wenn in der Psychotherapie beides aktiviert wird – das Bindungssystem und die Mentalisierung. Die Parallele zwischen Entwicklungsprozessen und dem psychotherapeutischen Prozess verweist darauf, dass es der Gestaltung der therapeutischen Beziehung im Sinne einer sicheren Basis bedarf, um dem Patienten Exploration und Autonomie zu ermöglichen. Auf diese Weise generiert die therapeutische Beziehung Bedingungen, um dem Patienten die Entwicklung von epistemischem Vertrauen zu ermöglichen bzw. dieses zu fördern (vgl. Fongy & Allison 2014; Fonagy & Campell 2017).

Bei vielen Gemeinsamkeiten beinhaltet die Bindungstheorie aber auch eine **veränderte Sichtweise** des psychotherapeutischen Prozesses, die Schauenburg & Strauß (2002, S. 282) wie folgt zusammenfassen:

»*Es geht nicht mehr um Defizite, Streben nach Gratifikation unangemessener Triebwünsche oder dysfunktionale Kognitionen, sondern um die Suche nach Sicherheit mittels entsprechender interaktiver Strategien, die geprägt sind von unangemessenen, maladaptiven inneren Arbeitsmodellen.*«

Bei aller Faszination, die die Theorie und die empirischen Forschungsergebnisse zur Bindungstheorie ausüben, mag die Erkenntnis für Psychotherapeuten frustrierend sein, dass sich daraus keine eindeutigen Rezepte für Interventionen und Behandlungen ableiten lassen (Strauß 2014, S. 108). »*Nach dem heutigen Stand ist wohl eher davon auszugehen, dass die Bindungstheorie und die aus ihr abgeleitete Forschung zu einer differenzierten Reflexion der therapeutischen Haltung beitragen kann. Dies lässt sich zum einen im Hinblick auf basale psychotherapeutische Fertigkeiten im Sinne von Feinfühligkeit und interpersonaler Kompetenz vermuten, zum anderen auf konkrete Fertigkeiten im Umgang mit Bindungs- und Explorationsbedürfnissen der Patientinnen und Patienten.*« (Strauß 2014, S. 109).

Eine bindungstheoretisch ausgerichtete Psychotherapie vertritt keinen Absolutheitsanspruch, da sie anerkennt, dass es neben der Bindung noch andere relevante psychische Dimensionen und Motive gibt, insbesondere diejenigen, die auf Sexualität und Aggression fußen. Aufgrund ihrer empirisch-wissenschaftlichen Fundierung kollidiert eine bindungstheoretisch ausgerichtete Therapie nicht mit Schulenbildungen und kann für sich deklarieren, integrativ zu sein. Gleichzeitig stellt sie sich dem vorwiegend ökonomisch motivierten Trend des »kürzer, schneller, umgrenzter« in der Psychotherapie entgegen und grenzt sich damit von eng gefassten symptom- und störungsspezifischen Therapien ab:

»*Indem die Bindungstheorie deutlich macht, dass ein wünschenswerter Zuwachs an Bindungssicherheit als kurativer und protektiver Faktor bei psychischen Erkrankungen nur über die Veränderung des entsprechenden prozeduralen Gedächtnisses möglich ist, wird klar, dass dies in den meisten Fällen nicht in einer Kurzzeittherapie zu erreichen ist.*« (Schauenburg & Strauß 2002, S. 282 f.)

9.8.2 Bindung und der psychotherapeutische Prozess

Schon vor über fünfzehn Jahren plädierte Köhler (1998; 2002) eindringlich dafür, die Diagnose des Bindungsmusters zusätzlich zu diagnostischen Kriterien wie narzisstisch, oral, anal, ödipal etc. für das Verständnis und die Handhabung der Übertragung zu nutzen. Demnach wird ein Therapeut besser in der Lage sein, eine gute Passung mit seinem Patienten herzustellen und die Qualität der therapeutischen Beziehung zu sichern, wenn er über theoretische

Kenntnisse der Bindungsmuster verfügt und daraus ableiten kann, welche Bedürfnisse, Ängste, Abwehrmechanismen bzw. Verhaltensstrategien damit einhergehen. Aus der Perspektive der klinisch-empirischen Bindungsforschung liegen inzwischen eine Reihe von Befunden vor, die Aussagen zu ausgewählten Charakteristika von Personen mit unterschiedlichen Bindungsmustern treffen und für die therapeutische Beziehung relevant sind. Eine Übersicht findet sich in Tabelle 9-3.

Allerdings darf man nicht naiv davon ausgehen, dass ein Patient ein Bindungsmuster immer in reiner Form präsentiert. So verbirgt sich nicht selten hinter einer oberflächlich gezeigten Souveränität und Flexibilität ein **vermeidendes Bindungsmuster**. Bleibt diese Dynamik unerkannt und realisiert der Therapeut ein abstinentes Verhalten, entspricht er damit der prägenden Situation der Kindheit des Patienten und induziert so von sich aus die Wiederholung einer pathogenen Beziehungserfahrung. Bei einem **verstrickt gebundenen** Patienten werden anstelle von Idealisierungen der frühen Bindungspersonen, die vermeidend gebundene Patienten häufig zeigen, Klagen und Vorwürfe den Eltern gegenüber zunächst im Vordergrund stehen. Darüber hinaus erspüren diese Patienten schnell, wie sie sich beim Therapeuten »lieb Kind« machen können, um sich dadurch eine Befriedigung ihrer überhöhten Bindungsbedürfnisse zu sichern. Andererseits wirken sie dann aber oft auch wie eingesponnen in das Narrativ ihrer kindlichen Not, greifen therapeutische Interventionen kaum auf, fordern jedoch ständig mehr therapeutische Unterstützung. Patienten mit einem **unverarbeiteten Trauma** (Kategorie U, *unresolved trauma*) können dazu verleiten, die auftauchenden, oft bizarr und chaotisch wirkenden Einsprengsel als psychotische Phänomene einzuschätzen. Bindungstheoretisch interpretiert handelt es sich bei diesen Einsprengseln um Spuren der pathologischen Personen der kindlichen Umgebung dieser Patienten. In nicht-bindungsrelevanten Situationen, z. B. in beruflichen Kontex-

Tab. 9-3 Bindungsmuster und Patientenverhalten in der therapeutischen Situation (nach Strauß 2007)

Patienten mit vermeidender Bindung …	Patienten mit ambivalent/verstrickter Bindung …
• suchen seltener Hilfe • neigen zur Bagatellisierung von Problemen • sind weniger bereit, an interpersonalen Problemen zu arbeiten • zeigen häufiger Autonomiewünsche • lösen »unbehagliche«, feindselige Reaktionen aus • entwickeln weniger positive/kooperative Arbeitsbeziehung • schätzen andere in Gruppen weniger freundlich und dominant ein • bewerten gruppenspezifische Wirkfaktoren als weniger hilfreich • provozieren »dauernden Kampf um die Beziehung« • entwickeln weniger Vertrauen	• sind eher fordernd • übertreiben eher bei der Problembeschreibung • beschäftigen ihr Gegenüber und testen Grenzen • provozieren Feindseligkeit • vergessen ihr Gegenüber • entwickeln sehr starke Bindungen an Therapeuten • werden am ehesten für eine Therapie indiziert • wünschen sich intensivere und häufigere Kontakte

ten, können sie sehr gut und begabt funktionieren, ohne dass man ihnen ein »falsches Selbst« unterstellen müsste (Köhler 1998, S. 379). Anhand von zwei Fallbeispielen erfolgt hier eine klinische Illustration der Übertragungs- und Gegenübertragungsdynamiken im Zusammenhang mit unterschiedlichen unsicheren Bindungsmustern.

Fallbeispiel: Patientin mit einem vermeidenden Bindungsmuster – »Schlaue Bücher«

Eine verheiratete, kinderlose 50-jährige Frau kommt, von ihrer behandelnden Psychiaterin überwiesen, mit einer Vielzahl körperlicher Beschwerden in die Therapie. Sich andeutende depressive und ängstliche Symptome kennzeichnet sie als Zeichen eines »Burnout«. Als Lehrerin an einer Gewerbeschule sei sie hohen Stressbelastungen ausgesetzt. Sie versuche ständig, ihren Unterricht zu optimieren, um den Schülern ein Maximum an Wissen zu vermitteln. Diese Selbstidealisierung wird noch deutlicher, als die Patientin über ihre Kollegen spricht. Entwertungen und ein ausgeprägter Wunsch nach Kontrolle (»wie man Unterricht macht«) prägen ihre Ausführungen.

Aufgewachsen ist die Patientin in einer kleinbürgerlichen Familie mit einer als ständig unzufrieden, desinteressiert und missmutig erlebten Mutter und einem aus beruflichen Gründen häufig abwesenden Vater. Die Patientin beschreibt, dass sie viel allein gewesen sei. Sie habe früh lesen gelernt und sich als Kind häufig in die Welt ihrer Bücher zurückgezogen. Auch heute sei sie sich oft selbst genug. Außer der Beziehung mit ihrem Mann, mit dem sie eine relativ distanzierte, aber intakte Ehe führe, brauche sie keine anderen nahen Beziehungen.

Im Vordergrund der Kontaktaufnahme im Erstgespräch steht die Abwehr jeglicher psychischer Bedürftigkeit. Die körperlichen Symptome werden auf das Klimakterium zurückgeführt, das »Burnout« als nahezu unvermeidliche Folge eines nicht hinterfragten Anspruchs des Ich-Ideals deklariert. Noch im ersten Drittel des therapeutischen Kontaktes holt die Patientin ein von ihr sichtbar intensiv durchgearbeitetes Buch zum Thema »Stressmanagement« aus ihrer Handtasche und beginnt, einen Abschnitt daraus zu zitieren. In der Gegenübertragung löst dieses Vorgehen Distanz, aber auch Ärger, Desinteresse und Gleichgültigkeit aus. Rasch stellen sich bei der Therapeutin Überlegungen zur Indikation ein. Der Gedanke, ob die Patientin nicht besser von einem verhaltenstherapeutischen Vorgehen profitieren könnte, entspricht dabei einer Rationalisierung des therapeutischen Impulses, sie wegzuschicken und sich nicht länger mit der Patientin zu langweilen. Zusätzlich schleichen sich aber auch Zweifel in die Gegenübertragungsgefühle ein: Die Therapeutin spürt dezente Bedenken, vielleicht gar nicht kompetent genug zu sein, um mit den Inhalten ihrer »schlauen Bücher« mithalten zu können. Daneben entsteht dann aber auch das Bild der Patientin als einem selbstgenügsamen, klugen, aber auch stolzen kleinen Mädchen bzw. einer Frau, die ohne Hilfe von außen aus sich selbst heraus ihre Probleme meistern kann.

Die genauere Kenntnis der Merkmale eines vermeidenden Bindungsmusters hat es ermöglicht, die Distanziertheit und die von der Patientin in Szene gesetzte Unabhängigkeit in der Tiefe nicht als Abweisung zu verstehen, sondern dahinter die vermeidende Bindungsrepräsentanz zu erkennen. Diese Patientin verfügt über kein oder nur viel zu schwaches inneres Modell, dass sie von anderen Menschen Hilfe erwarten kann. Dieses Muster entspricht der frühen Lebenserfahrung mit Bezugspersonen, die wenig Nähe und Geborgenheit vermitteln konnten, und denen die Patientin dann ihrerseits im späteren Leben auch wenig Gelegenheit dazu gab und – wie sich in der therapeutischen Situation zeigte – auch heute noch nicht gibt.

Fallbeispiel: Patient mit einem verstrickt-ambivalenten Bindungsmuster – »Sowohl als auch«

Ein 32-jähriger, deutlich depressiver, ängstlich angespannter Patient kommt in die Therapie, um Lösungsmöglichkeiten für die Beziehungs-

probleme mit seiner Partnerin zu finden. In seiner Ehe fühlt er sich ständig missverstanden und häufig von seiner Frau dominiert. Sein Drängen, diese Konflikte zu diskutieren und seine Frau dazu zu bewegen, ihre problematischen Anteile am Zustandekommen der Konflikte als solche anzuerkennen, würde durchgängig an ihrer Verweigerung scheitern.
Der Patient ist das fünfte und jüngste Kind einer Akademikerfamilie und meint, er sei unerwünscht gewesen. Er erinnert sich an sehr widersprüchliche Beziehungssituationen: Zum einen sei er als »der kleine Prinz« mit Aufmerksamkeit und Zuwendung von Eltern und Geschwistern gleichsam überschüttet worden, zum anderen habe er sich in seinen eigenen kindlichen Bedürfnissen, insbesondere seinen Autonomiebestrebungen, kaum gesehen und nicht unterstützt gefühlt. Er habe sich schon im Vorschulalter seinem Großvater intensiv zugewendet, der aber früh verstorben sei. Im Zuge deutlicher sich selbst erhöhender Tendenzen berichtet der Patient, dass er spätestens seit seiner Pubertät die Position eines Ratgebers für alle anderen Familienmitglieder, insbesondere für die Mutter, innegehabt habe. Im Nachhinein fühle er sich besonders von seinem Vater, der sich nur wenig um seine Familie gekümmert habe, ausgenutzt und »missbraucht«.
In der therapeutischen Situation entfaltet sich rasch ein typisches Übertragungs- und Gegenübertragungsmuster: Der Patient appelliert intensiv an therapeutische Hilfe, zeigt sich tief verzweifelt in seiner Überzeugung, ein »unschuldiges« und hilfloses Opfer sowohl der Ursprungsfamilie als auch seiner Frau zu sein. Wohl im Sinne einer stellvertretenden Wiedergutmachung entsteht in der Therapeutin unwillkürlich der Impuls, sich für diesen sympathischen, aber auch sehr belasteten Patienten besonders anzustrengen. Immer mehr entspricht das Gegenübertragungsgefühl aber dann dem Erleben des Patienten. Parallel zur verstärkten Anstrengungsbereitschaft fühlt sich die Therapeutin in Anbetracht der Wucht der Bedürftigkeit und des Erwartungsdrucks zunehmend überfordert und ohnmächtig. Wenn auch sehr subtil eingestreut, so sind im weiteren Verlauf des Erstgesprächs dennoch die feinen Entwertungstendenzen und die Antizipationen des Patienten nicht zu überhören, dass man ihm nicht werde helfen können und ihn enttäuschen werde. Dies wiederum löst bei der Therapeutin Ärger und den Impuls aus, sich abzuwenden, verbunden mit der deutlichen Neigung, die anfängliche Zuwendung und das Interesse zurückzunehmen und eine strenge, fordernde Haltung, z. B. in Bezug auf eine klare Formulierung von Therapiezielen, einzunehmen. Aufkommende, daraus resultierende Schuldgefühle schlagen wiederum in einen Impuls um, jetzt die therapeutische Strategie zu wechseln und im Rahmen einer Krisenintervention aktiv nach »Lösungen« der Partnerschaftsproblematik zu suchen.
Wechsel der Therapeutin zwischen Wünschen nach einer betont intensiven Hinwendung zum Patienten inklusive eines Impulses zu hektischen, vermeintlichen Hilfsaktivitäten einerseits und dem Bestreben andererseits, innerlich auf Abstand zu gehen, sich in eine (pseudo-)professionelle Rolle zurückzuziehen, bilden das Bindungsmuster des Patienten in Form seiner unbewussten Erwartungen an die Bindungsperson bzw. an die Therapeutin sehr anschaulich ab.
Die Reflexion der Gegenübertragungsgefühle und -impulse vor dem Hintergrund des Wissens um ambivalent-verstrickte Bindungen hat es ermöglicht, eine empathische therapeutische Haltung aufrechtzuerhalten und nicht der Gefahr zu erliegen, die therapeutischen Interventionen im Sinne eines Gegenübertragungsagierens zu gestalten.

Schauenburg & Strauß (2002) führen aus, inwieweit die Bindungsforschung Hinweise liefern könnte, mit welchen therapeutischen Techniken und Interventionen Patienten mit spezifischen Beeinträchtigungen ihres Bindungsmusters besser geholfen werden könnte: Sie vermuten – und einige Studienergebnisse legen dies auch nahe –, dass **unsicher-vermeidend gebundene Personen** insbesondere von Interventionen profitieren, die ihnen die Erfahrung ermöglichen, dass Unterstützung, Interesse und Hilfe auf angemessene Art und Weise angeboten wird, und die ihnen ein Interesse an ihrer Person vermitteln. Den im Zuge der Deaktivierung des Bindungsmusters heruntergeregelten Affekten sollten therapeutische Interventionen entsprechen, die emotionales Erleben fokussieren und den Ausdruck von Gefühlen fördern. Es müsse darum gehen, Intimität und Sicherheit quasi zu importieren und dadurch Wege zu den affektiven Erfahrungen und Erinnerungen der Patienten zu finden. Demgegenüber benötigen **verstrickt gebundene Patienten** therapeutische Maßnahmen, die in erster Linie strukturieren helfen. Die Strukturierungshilfen müssen sich sowohl auf Erinnerungen als auch auf affektive Zustände beziehen. In erster Linie gehe es darum, therapeutische Wege zu finden, um die Konfusionen und Unsicherheiten in den Griff zu bekommen, die mit überwältigenden Gefühlen verbunden sind.

9.9 Zusammenfassung

- Nach heftigen Kontroversen hat sich die Bindungstheorie im letzten Jahrzehnt als wissenschaftliche Konzeption auch in psychoanalytischen Kreisen zunehmend etabliert.
- Die Bindungstheorie geht vom Vorhandensein eines biologisch begründbaren Motivationssystems aus, mit dem ein Neugeborenes Bindungen herstellt und aufrechterhält.
- Die Grundannahme eines Bindungsbedürfnisses außerhalb der Versorgungsbedürfnisse bzw. der Selbsterhaltungstriebe ist entscheidend, um die hitzige Kontroverse zwischen Psychoanalyse und Bindungstheorie zu verstehen.
- John Bowlby, der Begründer der Bindungstheorie, nutzt den aus der Ethologie stammenden Begriff des Verhaltenssystems; er stellt dem Bindungsverhaltenssystem ein Explorationsverhaltenssystem gegenüber. Für eine gesunde psychische kindliche Entwicklung sollte sich die Aktivierung dieser Systeme idealerweise die Waage halten.
- Die kanadische Bindungsforscherin Mary Ainsworth hat Bowlbys Theorie maßgeblich weiterentwickelt, indem sie das Konzept der mütterlichen Feinfühligkeit gegenüber den Signalen des Säuglings einführte und untersuchte.
- Aufgrund der kindlichen Interaktionserfahrungen mit den Bindungspersonen kommt es zu einer zunehmenden Ausdifferenzierung in Form kognitiv-emotionaler Schemata, den sogenannten internalen Arbeitsmodellen, die Erwartungen, Motivationen sowie Handlungs- und emotionale Reaktionsbereitschaften umfassen.
- Die Auswertung des kindlichen Verhaltens in der »Fremden Situation« ermöglichte es, drei unterschiedliche Gruppen zu differenzieren: Es lassen sich sicher gebundene, unsicher-vermeidend gebundene und unsicher-ambivalent gebundene Kinder unterscheiden.
- Zusätzlich zu diesen organisierten Typen kindlicher Bindung ließen sich sehr uneinheitliche Phänomene kindlichen Verhaltens beobachten, die auf das Fehlen eines typischen Musters hindeuteten. Diese wurden dann als desorganisierte Bindung bezeichnet.
- Das Interesse an Bindung bei Erwachsenen entstand im Rahmen der transgenerationalen Bindungsforschung, welche die Weitergabe elterlicher Bindungs-

erfahrungen an die nächste Generation untersucht. Das »Erwachsenen-Bindungsinterview« wurde entwickelt, um die Bindung von Erwachsenen zu erfassen.

- Bei Erwachsenen ließen sich vier Bindungsmuster identifizieren: sicher/autonom, abweisend/vermeidend, ambivalent/verstrickt und unverarbeitetes Trauma.
- Unsichere Bindungsmuster sind nicht per se pathologisch, das zeigen auch die relativ hohen Raten unsicherer Bindungsklassifikationen in nicht-klinischen Stichproben.
- Im Sinne eines Vulnerabilitätskonzeptes lässt sich jedoch konstatieren, dass eine unsichere Bindung einen Risikofaktor darstellt, psychosoziale Probleme und/oder eine psychische Störung zu entwickeln. Sie spielt in der Genese von Psychopathologie aber weder eine notwendige noch eine hinreichende Rolle.
- Es besteht ein enger Zusammenhang zwischen Bindungsrepräsentation und Mentalisierung; neuere theoretische Ansätze aus der Arbeitsgruppe um Fonagy fokussieren auf ein sog. epistemisches Vertrauen, das sich aus Bindungssicherheit und Mentalisierungsfähigkeit entwickelt.
- Es wird empfohlen, die Diagnose des Bindungsmusters den üblichen diagnostischen Kriterien hinzuzufügen; insbesondere das Verständnis und die Handhabung der Übertragungs- und Gegenübertragungsdynamik werden durch die Kenntnis des Bindungsmusters des Patienten bereichert.
- Inzwischen liegen sehr ausführliche und detaillierte Auseinandersetzungen mit Forschungen zu Bindungsaspekten und -prozessen bei verschiedenen Störungen vor (vgl. Strauß & Schauenburg 2017).
- Unsicher-vermeidend und unsicher-verstrickt gebundene Patienten profitieren wahrscheinlich unterschiedlich von verschiedenen therapeutischen Vorgehensweisen und Interventionen.

Ausgewählte Tipps zum Weiterlesen

Bowlby J. Bindung. Eine Analyse der Mutter-Kind-Beziehung. München: Kindler 1975.

Bowlby J. Trennung. Psychische Schäden als Folge der Trennung von Mutter und Kind. München: Kindler 1976.

Bowlby J. Verlust – Trauer und Depression. Frankfurt/M.: Fischer 1983.

Brisch KH. Bindungsstörungen. 13. Aufl. Stuttgart: Klett-Cotta 2015.

Strauß B (Hrsg). Bindung und Psychopathologie. Stuttgart: Klett-Cotta 2008.

Strauß B. Bindung. Gießen: Kohlhammer 2014.

Strauß B & Schauenburg H. Bindung in Psychologie und Medizin. Grundlagen, Klinik und Forschung – Ein Handbuch. Stuttgart: Kohlhammer 2017.

10 Die psychoanalytisch inspirierte Säuglings- und Kleinkindforschung

Annegret Boll-Klatt

Inhalt

10.1 Das Spannungsfeld zwischen der Entwicklungspsychologie des rekonstruierten und des beobachteten realen Kindes

Schon Ende der 1950er-Jahre wurden die ersten Arbeiten publiziert (Wolff 1959), mit denen der Beginn der psychoanalytischen Säuglings- und Kleinkindforschung datiert werden kann.

> Die Säuglings- und Kleinkindforschung ist eine direkt beobachtende Entwicklungspsychologie, die zu einer empirisch angeleiteten, psychoanalytisch inspirierten Theorie, insbesondere der **präverbalen Entwicklung**, beitragen möchte (Dornes 2004, S. 15).

Wenn wir uns mit der Kindheit der ersten eineinhalb Lebensjahre beschäftigen, haben wir es somit zunächst einmal immer mit zwei Kindern zu tun: dem rekonstruierten Kind klassisch psychoanalytischer Ansätze und dem realen beobachteten Kind der Säuglingsforschung. Die bisher dargestellten klassischen psychoanalytischen Theorien zur Entwicklungspsychologie rekonstruieren die kindliche Entwicklung der präverbalen und verbalen Phase.

Nach Freud, dessen Schwerpunkt die Psychopathologien im Zusammenhang mit der dysfunktionalen Bewältigung der ödipalen Konstellation bildeten (▶ Kap. 13), haben insbesondere Klein und Mahler die Wichtigkeit der präverbalen kindlichen Entwicklung für die seelische Gesundheit oder Krankheit im späteren Kindes- und Erwachsenenalter herausgestellt.

Die Psychoanalyse bereicherte ganz entscheidend das Wissen über das Seelenleben der Menschen, ihrer intrapsychischen konfligierenden Motivationen und deren potenzieller krank machender Valenzen. Lange verfügte sie über einen Alleinvertretungsanspruch für seelisches Erleben sowie dessen Entwicklung und hatte ihren Höhenflug in den 1970er-Jahren. Insbesondere die Geisteswissenschaften profitieren bis heute von psychoanalytischem Gedankengut, während die Naturwissenschaften dem skeptisch gegenüberstanden und -stehen. Im Zentrum ihrer Kritik bzw. Ablehnung stehen die nicht in wiederhol- und überprüfbaren Experimenten erhobenen Befunde.

Diese Kritik ist allerdings zu relativieren, wenn man berücksichtigt, dass die Aussagen der psychoanalytischen Entwicklungspsychologie ausschließlich an ihrer **klinischen Nützlichkeit** gemessen werden. Es besteht kein Anspruch auf inhaltliche Richtigkeit; Nützlichkeit und entwicklungspsychologische Richtigkeit können vollständig auseinanderfallen (Dornes 2003, S. 19f.). Altmeyer (2006, S. 85) bringt diese unterschiedlichen Perspektiven auf einen anschaulichen Nenner: Er unterscheidet in Anlehnung an Green (2000) den **Säugling im Patienten** vom **Säugling der Beobachtung**.

Zwischen Psychoanalyse und Säuglingsforschung bestand über Jahrzehnte eine unüberwindlich erscheinende Kluft, die aus der Zuspitzung der Frage resultierte, wer denn nun den »wahren« Säugling beschreiben könne. Diesem häufig mit wechselseitigen Entwertungen einhergehenden Streit lag eine merkwürdige Spaltung des Gegenstandsbereiches zugrunde: die Psychoanalyse als die Vertreterin der subjektiven Sphäre des Erlebens, der unbewussten Fantasien, der Einfühlung im Gegensatz zur objektiven Ebene des Verhaltens, der Interaktion, der Beobachtung aufseiten der Säuglingsforscher (Altmeyer 2006, S. 73).

Erst ab Anfang der 1980er-Jahre haben Psychoanalytiker mit einer systematischen Rezeption der Forschungsergebnisse begonnen. An die Stelle scharfer Fronten traten Diskussionen über Einzelfragen und die pragmatische Suche nach intelligenten Konzepten, die zu den empirischen Befunden passen, um Widersprüche zu klären, Übereinstimmungen zu erkennen und sich wechselseitig anzuregen. Diese Annäherung steht in enger Verbindung mit Weiterentwicklungen der Psychoanalyse, die insbesondere das Intersubjektive betonen, und einer Abkehr der Säuglingsforschung von einem allzu anspruchslosen Positivismus, der sich in diversen Schnullerexperimenten erschöpft. So wurde das freudianische Modell einer »heroischen Individuierungsgeschichte, die im ödipalen Drama als innerer Kampf zwischen Inzestwunsch und Kastrationsangst, Mordphantasien und Schuldgefühl inszeniert wird«, ergänzt von einer »romantischen Vision einer auf Einstimmung, Reziprozität und Anerkennung beruhenden Ontogenese« (Altmeyer & Thomä

2006, S. 14). Schon Balint (1965 [1997]) hat hervorgehoben, dass neben affektiv hochbesetzten Ereignissen auch eine weniger emotional aufgeladene Kommunikation des Säuglings mit der primären Bezugsperson bedeutsam ist, und ergänzte damit das Konfliktmodell durch das einer **harmonischen Verschränkung** von Mutter und Kind. Die Relevanz der Bedingungen der **realen Umwelt** eines Kindes, die neben den unbewussten Fantasien zusätzlich die Entwicklung beeinflussen, wurde von Kohut und vielen Objektbeziehungstheoretikern, insbesondere Winnicott (1965 [2002]; ▸ Kap. 3), verdeutlicht. Danach kommt der Säugling zwar auf die Welt mit dem Potenzial für eine Person mit einer einzigartigen Individualität, einem Selbstkern, das sich aber nur in der Beziehung zu einer haltenden Umwelt entwickelt, die von einer Mutter, die gut genug ist (»good enough mother«), bereitgestellt wird.

> Bei aller Wichtigkeit der Berücksichtigung des intersubjektiven Geschehens, insbesondere in der frühen Kindheit, ist aber immer wieder davor zu warnen, vereinfachende Kausalbeziehungen zwischen psychischen Störungen und spezifischen psychogenetischen Grundlagen herzustellen.

So ließe sich eine Borderline-Störung nicht eindimensional linear nur auf dysfunktionales Verhalten der Mutter in der Wiederannäherungskrise sensu Mahler im zweiten Lebensjahr zurückführen oder eine Narzisstische Persönlichkeitsstörung ausschließlich als Folge früher mütterlicher Empathiemängel konzeptualisieren. Selbst die empirisch sehr gut fundierte Bindungsforschung kann keine gesicherten Befunde für eine lineare Kausalität früher Beziehungserfahrungen und späterer Pathologie aufweisen. Anders als lange angenommen ist ein desorganisiertes Bindungsmuster eines Kindes kein valider Prädiktor für spätere Borderline-Störungen (Lyons-Ruth et al. 2011).

Der Wert der gegenwärtig anerkannten Entwicklungstheorien für psychodynamische Therapeuten soll durch diese Warnung jedoch nicht geschmälert werden. Auch wenn die Theorien nicht unmittelbar in konkrete Interventionen einfließen, so liefern sie doch wichtige Anhaltspunkte für die therapeutische Reflexion (Mertens 2011b, S. 824).

Es ist sicherlich das gemeinsame Verdienst psychoanalytischer Entwicklungstheoretiker und der Säuglingsforscher, dass heute die Bezogenheit des Menschen im Zentrum vieler moderner psychoanalytischer Konzeptualisierungen steht. Diesen Betrachtungsweisen zufolge lässt sich ein Mensch nur im Rahmen seiner Beziehungen verstehen; der einzige Weg, jemanden als Menschen kennenzulernen, führt über seine Interaktionen mit anderen Menschen; der Einzelne ist grundsätzlich nicht ohne die Gesamtheit seiner zwischenmenschlichen Beziehungen zu erfassen.

»Der Mensch ist keine Monade – er wird vielmehr in menschliche Beziehungen hineingeboren, gewinnt durch soziale Beziehungen hindurch ein Verhältnis zu sich selbst und zur Welt und bleibt bis ins hohe Alter auf solche Beziehungen angewiesen. Als Menschen werden wir gerade dadurch zu einzigartigen, unverwechselbaren Individuen, dass wir unsere ›Beziehungsschicksale‹ verinnerlichen und zum Aufbau unserer psychischen Struktur verwenden.« (Altmeyer & Thomä 2006, S. 8; Hervorhebung i. O.)

Weitere Meilensteine in der Veränderung der klassischen Psychoanalyse, die den interdisziplinären Diskurs mit den Säuglingsforschern beförderten, sollen hier kurz zusammengefasst werden:

- Anerkennung der kulturübergreifenden Primäraffekte neben der Lust-Unlust-Dimension
- neben den Triebkräften Anerkennung von Bindungsbedürfnissen
- neben den sexuellen ebenso die Anerkennung von narzisstischen Bedürfnissen und einem Streben nach Sicherheit
- Anerkennung weiterer seelischer Antriebskräfte, wie sie durch die Motivationssysteme von Lichtenberg konzeptualisiert wurden (Lichtenberg 1989; Lichtenberg et al. 2000)

Diese Ausführungen sollen zeigen, dass die ursprüngliche Polarität Psychoanalyse versus Säuglingsforschung in dieser Weise heute nicht mehr besteht. Ein Zitat von Baumgart (1991, S. 780) veranschaulicht die Unterschiede, aber auch deren sich ergänzende Qualität:

»Die Säuglingsforschung beschäftigt sich mit der Frage, wie subjektive Strukturen in der Frühzeit objektiv hergestellt und erarbeitet werden und welche biologischen und psychologischen Voraussetzungen dazu notwendig sind. Die psychoanalytische Entwicklungsforschung hingegen sucht zu ergründen, wie das in der Beziehung Erlebte subjektiv verarbeitet wird. Bei aller Unterschiedlichkeit von Inhalt und Methode ergänzen sich beide Forschungsrichtungen und lassen sich auf der Grundlage einer psychoanalytischen Sozialisationstheorie zueinander in Beziehung setzen.«

So kommt es einer Amalgamierung der unterschiedlichen entwicklungspsychologischen Wissensbestände gleich, wenn z. B. Kernberg (1997a) – durchaus in einer Linie mit Balint und Winnicott (s. o.) – die Dichotomie zwischen dem rekonstruierten und dem realen Säugling dahingehend überwindet, dass er eine Unterteilung in zwei unterschiedliche Erlebensformen des Säuglings vornimmt:

- dem **affektiven**, in hohen Spannungszuständen beschriebenen Säugling
- dem **kognitiven**, in niedrigen Spannungszuständen erfassten Säugling (s. u.)

Bewegungen im Spannungsfeld zwischen klassischer psychoanalytischer Entwicklungspsychologie und Säuglingsforschung markieren grundlegende Bewegungen zwischen der ausschließlichen Verwendung **hermeneutischer Methodik** in der theoretischen Reflexion narrativen Materials einerseits und **empirisch-objektivierender Forschung** andererseits (Leuzinger-Bohleber 1995). Zwei Zitate von Freud sollen belegen, dass die ganze Diskussion nicht neu ist. Schon Freud war der Auffassung, es sei nicht der ideale Zustand, wenn sich die psychoanalytische Erforschung der kindlichen Entwicklung von den bei Erwachsenen gewonnenen Erfahrungen beherrschen lasse. Er schreibt:

Das nur rekonstruierte Kind wäre »*[...] ein mythisches Kind, das in jeder Sitzung unbekümmert um die lebensgeschichtliche Spur, die es geschaffen hat, erschaffen wird – also eine Illusion eines Kindes, das, je nachdem, wie der Wind des Zufalls in der Kur weht, durch eine andere Illusion ersetzt werden kann*« (Freud 1909b [1999]; zit. n. Dornes 2004, S. 31).

Und:

»Die Kindheitsbeobachtung hat den Nachteil, daß sie leicht mißzuverstehende Objekte bearbeitet, die Psychoanalyse wird dadurch erschwert, daß sie zu ihren Objekten wie zu ihren Schlüssen nur auf großen Umwegen gelangen kann; in ihrem Zusammenwirken erzielen aber beide Methoden einen genügenden Grad von Sicherheit der Erkenntnis.« (Freud 1905 d [1999], S. 106)

Hartmann (1939a [1970]; ▶ Kap. 2), ein bedeutender Psychoanalytiker und Schüler Freuds, formulierte zuvor die Grenzen, auf die man stößt, wenn man die psychoanalytische Methode als einziges Mittel des Erkenntnisgewinns gelten lässt. Er verwies zum einen darauf, dass Psychoanalytiker gelernt haben, theoretische Erwartungen mit beobachtbaren Elementen zu verknüpfen, um frühe Kindheitserlebnisse zu rekonstruieren. Zum anderen gelange diese Vorgehensweise jedoch an ihre Grenzen, wenn man die präverbale und präsymbolische Zeit der ersten eineinhalb Lebensjahre zum Gegenstand der Aufmerksamkeit mache, da diese Zeit dem Prozess der verbalen Assoziation nur begrenzt zugänglich sei. An anderer Stelle postuliert Hartmann, dass sich Theorien präverbaler Entwicklungsstadien sowohl auf Daten der Rekonstruktion als auch auf solche, die aus direkter Beobachtung gewonnen wurden, stützen müssten (Hartmann 1939a [1970], S. 108 ff.; ▶ Abschn. 10.7).

10.2 Das rekonstruierte Kind im Vergleich mit dem realen beobachteten Kind

Stern (1985 [2010a]), Lichtenberg (1991), Emde (1991a, b), Fonagy & Target (2006) sowie von Klitzing (1998) sind – um nur einige Namen zu nennen – bedeutende Säuglings- und Kleinkindforscher der Jetztzeit. Martin Dornes kann im deutschsprachigen Raum als der Psychoanalytiker gelten, der sich am intensivsten mit der psychoanalytisch inspirierten empirischen Säuglings- und Kleinkindforschung auseinandergesetzt hat. 1993 erschien sein viel beachtetes Buch »Der kompetente Säugling« (11. Aufl. 2004); es folgten drei weitere. In seinen Büchern diskutiert Dornes alle wichtigen psychoanalytischen Konzepte unter dem Blickwinkel der Säuglings- und Kleinkindforschung. Dies reicht vom primären Narzissmus über Mahlers Autismus und Symbiose, die infantile Sexualität und das Unbewusste bis hin zur Mentalisierung.

Die begrenzte Zielsetzung der folgenden Ausführungen kann nur darin bestehen, einen Einblick in diesen zweiten Strang psychoanalytischer Entwicklungspsychologie zu geben, nicht den beeindruckenden Wissensschatz dieser Disziplin umfassend darzustellen. Im Fokus steht der Perspektivenwechsel, den die Ergebnisse der Säuglingsforschung insbesondere für die Betrachtung der ersten eineinhalb Lebensjahre nahelegen.

In der **klassischen psychoanalytischen Entwicklungspsychologie** gibt es kein »Standardmodell« (Altmeyer 2006, S. 80). Als Wurzeln der psychoanalytischen Entwicklungstheorien benennt Ludwig-Körner (2012) Sigmund und Anna Freud, Alice und Michael Balint, René Spitz, Margret Mahler, Melanie Klein, Wilfrid Bion, Donald Winnicott und Heinz Kohut. In der Literatur haben all diese »Babys« ihren Platz gefunden und tragen – neben aller Bereicherung, die diese Vielfalt beinhaltet – nicht unerheblich dazu bei, Verwirrung in den Köpfen von Therapeuten zu stiften. Die **Hauptinformationsquellen** zur Beschaffenheit der Wahrnehmungs- und Erlebniswelt dieser rekonstruierten Säuglinge bestehen in folgenden, aus Narrativen gewonnenen Theorien, die bereits in den vorangegangenen Kapiteln dargestellt wurden:

- Theorie der Reizschranke
- Theorie der halluzinatorischen Wunscherfüllung
- Theorie des Lust-Unlust-Prinzips
- Theorie der Triebe und der Psychosexualität

- Theorie der Entwicklung des kindlichen Narzissmus mit Omnipotenz- und Grandiositätserleben

Zusammenfassend hat die klassische Psychoanalyse den Säugling als eine »narzisstische Monade« (Altmeyer 2006, S. 79) konzeptualisiert, der, aus dem intrauterinen Paradies der Spannungslosigkeit kommend, in eine per se traumatisierende Umwelt hineingeboren wird. Die halluzinatorische Wunscherfüllung gelingt auf die Dauer nicht, und so muss sich der Säugling der Umwelt zuwenden, um seine Bedürfnisse zu befriedigen. In der symbiotischen Verschmelzung mit der Mutter wird die Bedürfnisspannung reduziert. Der Säugling sucht die rasche Spannungsabfuhr, um innere und äußere Reizzustände zu vermeiden. Die Kontaktaufnahme mit der Mutter findet – der Triebtheorie folgend – nur im Rahmen ihrer Still- und Befriedigungsfunktion statt. Der Trieb sucht die Befriedigung, das Objekt ist das Variabelste am Trieb (▸ Kap. 1).

Die unterstellte Objektlosigkeit des primärnarzisstischen Zustandes geht mit der libidinösen Besetzung eines undifferenzierten Es-Ich-Zustandes einher, der von Gefühlen der Grandiosität und Allmacht begleitet wird. Das affektive Erleben folgt dem Lust-Unlust-Prinzip, eng gekoppelt an steigende Bedürfnisspannung und Spannungsabfuhr. Affektausdruck wird als Epiphänomen des Triebgeschehens oder als Expression unbewusster Fantasien verstanden. Somit wird das Bild eines Säuglings entworfen, der hilflos und passiv seiner Triebnatur ausgeliefert ist. Die Metapher des Protoplasmatierchens (▸ Kap. 22) veranschaulicht die Auffassung einer selbstgenügsamen primärnarzisstischen Erlebniswelt, die Mahler (▸ Kap. 7) um die symbiotische Verschmelzung mit der Mutter, die vor der feindseligen äußeren Realität schützt, ergänzt hat.

Die Säuglingsforscher wenden ein, dass diesen Vorstellungen ein *»theoretikomorpher Mythos sowie ein pathomorphes und adultomorphes Aroma«* anhafte (Dornes 2003, S. 20), worauf sich die Kritik konzentriert (Dornes 2004, S. 23 ff.):

- **Theoretikomorpher Mythos:** Der Säugling ist so, wie die Theorie über ihn es vorschreibt. So war Mahler natürlich beeinflusst von Freuds Triebtheorie und seinem Postulat eines primären Narzissmus, den die Forscherin dann in ihrer Entdeckung und weiteren Konzeptualisierung des Autismus weitgehend bestätigte.
- **Adultomorphismus:** Der Säugling wird in Kategorien des Erwachsenen beschrieben (z. B. undifferenzierte Wahrnehmung, infantile Omnipotenz, halluzinatorische Wunscherfüllung).
- **Pathomorphismus:** Der normale Säugling wird in Begriffen aus der Erwachsenenpathologie beschrieben (z. B. autistisch, Reizschranke).

Ein Vergleich der Beschreibung der psychischen mit der motorischen Entwicklung veranschaulicht die Fragwürdigkeit der Formulierung von Entwicklungspsychologien auf der Basis der Narration psychisch kranker Erwachsener. Würde man in ähnlicher Weise vorgehen, um den Verlauf der motorischen Entwicklung eines Säuglings zu beschreiben, so müssten wir in Säuglings- und Kleinkindzeiten von einer normal-zerebralparalytischen Entwicklungsphase der Motorik sprechen.

Erwähnt werden muss allerdings die Tatsache, dass auch empirische Forschung niemals von theoretischen Vorannahmen frei sein kann, welche die Interpretation der Befunde dann natürlich beeinflussen. Die

Kluft zwischen objektiver Beobachtung und subjektivem Erleben gilt für die Erforschung des Seelischen generell und muss nach Stern (2010b, S. 17) überbrückt werden. Stern spricht von »Interferenzsprüngen«, gleich, welche Art von Empirie und Methodik in der Erhebung der Ausgangsdaten angewendet wird.

»Die Innenwelt des Säuglings und auch die von Erwachsenen gehört zu den unzugänglichen Residuen von Subjektivität, denen wir uns durch solche Erfindungen oder Sprünge immer nur mittelbar annähern können.« (Altmeyer 2006, S. 84)

Aus dem Blickwinkel der **Säuglings- und Kleinkindforschung** ist das Kind in dieser Lebensphase kein passives, undifferenziertes und seinen Trieben ausgeliefertes Wesen, sondern erscheint nun als aktiv, differenziert und beziehungsfähig, als Wesen mit Fähigkeiten und Gefühlen, die weit über das hinausgehen, was in den klassischen psychoanalytischen Entwicklungspsychologien für möglich und wichtig erachtet wurde. Der Begriff des **»kompetenten Säuglings«** (Stone et al. 1973) ist als Kurzcharakterisierung für diese neue Sicht gebräuchlich geworden.

»In meiner Sicht und in der der psychoanalytisch inspirierten zeitgenössischen Säuglings- und Kleinkindforschung sind Mutter und Kind nicht so sehr Triebobjekte füreinander als vielmehr Resonanzräume für eine Vielfalt von körperlichen und seelischen Bedürfnissen: physiologische Regulation, sinnliches Vergnügen, Neugier, Bindung, Kommunikation und vielleicht auch Anerkennung. Keines von ihnen sollte in seiner Bedeutung privilegiert werden.« (Dornes 2008a, S. 245)

Das reale Kind der Säuglingsforschung ist ein Kind mit perzeptueller, affektiver, Interaktions- und Handlungskompetenz sowie einer kognitiven Kompetenz, die sich aber deutlich von der Fähigkeit zu infantilen Fantasien im engeren Sinne unterscheidet.

10.3 Untersuchungsmethoden der Säuglings- und Kleinkindforschung

Die Säuglingsforscher haben eine Reihe von faszinierenden Experimenten entwickelt, mit deren Hilfe sie Säuglinge »gefragt« und ihr **beobachtetes Verhalten** als »Antworten« auf ihre »Fragen« verstanden haben. Natürlich lässt dieses Vorgehen den Einwand aufkommen, dass durch ein solches Vorgehen doch nur Verhalten beschrieben, nicht aber eine Aussage zum Erleben des Säuglings getroffen werden könne. Verhalten und Erleben sind bekanntlich zweierlei.

Dornes stimmt dem zu, wenn es um ältere Kinder oder um Erwachsene gehe, betont aber, dass dies nicht für den Säugling und das Kleinkind zutreffe. Hier sind Körper und Psyche noch so eng verbunden, dass sich die Empfindungen und das Erleben direkt im Verhalten ausdrücken. Ein Erwachsener in einem hohen intrapsychisch aggressiven Spannungszustand kann sich bemerkenswert unaggressiv verhalten. Ein Säugling kann das mit Sicherheit nicht:

> Gefühle können noch nicht verdrängt oder verborgen werden und deshalb geben mimische Gefühlsausdrücke, Körpermotorik und Verhaltensmanifestationen verlässliche Informationen über das Vorhandensein oder Nicht-Vorhandensein bestimmter Gefühle (Dornes 2003).

Aus folgenden Paradigmen werden experimentelle Anordnungen abgeleitet und als Untersuchungsmethoden vorrangig genutzt (Dornes 2004, S. 34 ff.):

- **Präferenzparadigma:** Hier wird dem Säugling ein Reiz präsentiert, z. B. das Gesicht der Mutter und das einer fremden Person. Gemessen wird die visuelle Fixierungsdauer. Unterschiedliche Fixierungszeiten werden als Indikatoren für unterschiedliche Präferenzen und als Beleg für das Vorhandensein einer differenzierten Wahrnehmungsaktivität und -fähigkeit gewertet.
- **Habituierungsparadigma:** Während der Präsentation eines Reizes wird die Zeit bis zum Erlahmen der Aufmerksamkeit gemessen, d. h. bis der Säugling habituiert. Wird dann ein neuer Reiz eingeführt, kehrt die Aufmerksamkeit zurück. Dies zeigt, dass Habituierung kein physiologischer Prozess ist, sondern dass der Säugling einen Unterschied zwischen beiden Reizen bemerkt und seine Sinnesrezeptoren durchaus nicht ermüdet sind, denn sonst würde er sich nicht mit erneuter Aufmerksamkeit dem neuen Reiz zuwenden können.
- **Überraschungsparadigma:** Methoden, die auf diesem Paradigma beruhen, werden angewendet, um zu erkunden, ob der Säugling feststehende Erwartungen hat und Abweichungen davon bemerkt. So konfrontiert man Säuglinge mit einem unmöglichen Ereignis, etwa in der Form, dass das Gesicht einer sprechenden Frau gezeigt wird, die hinter einer schalldichten Glasscheibe sitzt. Man spielt dann den Ton ihrer Stimme so ein, dass er nicht aus dem Mund, sondern z. B. von der Seite kommt. Schon im ersten Lebensmonat zeigen sich die Säuglinge irritiert, sodass man darauf schließen kann, dass sie erwarten, dass beides zusammengehört, und die Abweichung durchaus wahrnehmen. Ein weiteres Beispiel für ein Experiment, das auf dieses Paradigma zurückgeht, ist das sogenannte »Still Face Procedure«, in dem Mütter und Väter gebeten werden, mitten in der Interaktion mit z. B. drei Monate alten Säuglingen ein völlig unbewegtes, ausdruckloses Gesicht aufzusetzen und auf diese Weise die vorherige Interaktion zu unterbrechen. Säuglinge reagieren auf diese Veränderung abwechselnd mit Versuchen, die teilnahmslos wirkende Bezugsperson erneut zu aktivieren, Tendenzen, sich zurückzuziehen bis hin zur Bestürzung und Abwendung (Tronick et al. 1977).
- **Familiarisierungs-Neuheits-Methode:** Bei Anwendung dieser Methode werden z. B. zwei gleiche Reize paarweise präsentiert, beispielsweise zwei rote Kugeln. Erlahmt die Aufmerksamkeit, tauscht man eine Kugel durch eine neue Figur aus und präsentiert dem Säugling stattdessen einen gleichgroßen farblich identischen Würfel, kehrt die Aufmerksamkeit zurück. Wird jetzt der Würfel länger angesehen als die Kugel, gilt dies als Zeichen dafür, dass ein Unterschied zwischen beiden Figuren bemerkt wurde.

Schon aus der groben Beschreibung dieser Untersuchungsmethoden kann geschlossen werden, dass diese nur in **Zeiten wacher entspannter Aufmerksamkeit des Säuglings** durchführbar sind. Damit ist die Aussagekraft ihrer Ergebnisse auf diese Zustände begrenzt. Phasen sogenannter »high tension states«, wie sie wiederkehrend im Zusammenhang mit Durst, Hunger, Schmerz, Müdigkeit, Kälte oder Hitze auftreten, bleiben in diesen experimentellen Zugangsweisen unberücksichtigt.

10.4 Kompetenzen des Säuglings

10.4.1 Perzeptuelle und kognitive Kompetenz

Die visuelle Wahrnehmungsfähigkeit wurde bereits im Zusammenhang mit dem Präferenzparadigma und der Messung der Fixierungsdauer beschrieben. Andere Experimente beziehen sich auf die Diskriminationsfähigkeit.

Schon Neugeborene folgen einem sich bewegenden Objekt mit den Augen und können verschiedene Farben und Muster unterscheiden. Der Reizhunger ist so groß, dass sie sogar Fütterungsaktivitäten unterbrechen, wenn ein attraktiver visueller Reiz in ihrem Gesichtsfeld erscheint. Ab zwei bis vier Monaten werden richtige Gesichter von solchen unterschieden, in denen Mund, Nase und Augen falsch angeordnet sind, d. h., dass der Säugling zu diesem Zeitpunkt anscheinend die einzelnen Teile des Gesichts zu einer Gestalt zusammenfassen kann. Ab drei bis fünf Monaten können verschiedene mimische Gesichtsausdrücke wie Freude, Traurigkeit und Überraschung differenziert werden. Zeigt man Kindern ein freudiges Gesicht und danach ein ärgerliches, so behandeln sie beide Darbietungen richtig als Veränderungen eines Gesichtes.

Dieser Befund ist insofern hochinteressant, als die klassisches Psychoanalyse in ihrer Theorie der Teilobjekte davon ausgeht, dass der Säugling zu Beginn verschiedene »gute und böse Teilmütter bzw. Brustmütter« (▸ Kap. 6) wahrnimmt und diese unterschiedlichen Aspekte nicht als Daseinsformen ein und derselben Mutter erfährt.

Ähnliches bestätigen die Ergebnisse der **auditiven Wahrnehmung** sowie des **Geruchs- und Geschmackssinnes**.

Ein weiteres häufig untersuchtes Phänomen ist die **kreuzmodale Wahrnehmung** bzw. die intersensorische Koordination, d. h. die Fähigkeit, verschiedene Sinneswahrnehmungen miteinander in Verbindung zu setzen. Kreuzmodale Wahrnehmung funktioniert schon von Geburt an:

Gibt man zwanzig Tage alten Kindern einen Schnuller mit Noppen in den Mund und zeigt ihnen hinterher Bilder von zwei Schnullern – einen mit und einen ohne Noppen –, so ist die visuelle Fixierungsdauer für den genoppten Schnuller deutlich länger.

Die Koordination zwischen Gesehenem und Gefühltem verbessert sich deutlich mit zunehmendem Alter.

So hat man drei bis vier Monate alten Säuglingen parallel zwei unterschiedliche Filme vorgeführt und in der Mitte der beiden Monitore den Ton zu einem Film eingespielt. Die Fähigkeit zur Koordination von Gesehenem und Gehörtem lässt die Kinder visuell den Film bevorzugen, der zum Ton passt. Dieselben Beobachtungen kann man machen, wenn man einen unterbrochenen und einen durchgehenden Ton zu einer unterbrochenen oder durchgezogenen Linie in Beziehung setzt.

Was die **kognitive Entwicklung** des Säuglings angeht, bestehen auffallende Diskrepanzen zwischen den Annahmen der psychoanalytischen Entwicklungskonzeptionen und Piagets Theorie des frühen Denkens, die der kognitiven Entwicklungspsychologie zuzuordnen ist. Für Piaget (1936 [1975]) gibt es kein symbolisches Denken, d. h. kein Denken mithilfe von Bildern oder sprachlichen Zeichen, das sich in Abwesenheit konkreter Objekte entwickeln kann. Denken entsteht aus der Anwesenheit der Objekte und kann sich erst bei Kleinkindern ab einem Alter von 18 Monaten davon lösen. Globale Handlungsmuster ohne Vorstellungen führen schrittweise zur Entstehung des vorstellungsmäßigen Denkens, und das

Denken ist eher ein verinnerlichtes Derivat der Handlung als ein Handlungsersatz. Wenn diese Überlegungen zutreffen, gibt es keine infantilen Fantasien, mit deren Hilfe sich Säuglinge etwas herbei- oder hinwegfantasieren, sich abwesende Eltern oder vergangene Befriedigungssituationen halluzinatorisch vergegenwärtigen, Impulse und deren psychische Repräsentanzen projizieren oder introjizieren (Dornes 2004, S. 172). Infantile Grandiosität und halluzinatorische Wunscherfüllung sind Piaget zufolge erst deutlich später möglich, so man denn überhaupt von deren Existenz ausgeht.

10.4.2 Affektive Kompetenz

Affekte sind angeboren, sie rechnen zu einem zu einer Erbkoordination gehörigen, erweiterten psychologischen »Einzugsbereich« (Bischof 1989). Schon von Geburt an erlebt der Mensch verschiedene innere/emotionale Zustände – präziser formuliert müsste es heißen: *empfindet* der Säugling unterschiedliche Zustände –, deren Ziel es zunächst ist, Angenehmes zu erreichen und Unangenehmes zu vermeiden (Pauen 2011). Bis heute gibt es keine verbindliche Einteilung: Begriffe wie Affekt, Empfinden sowie Emotion und Gefühl werden weitgehend synonym gebraucht. Die Bezeichnung als Zustände würde es vielleicht am besten treffen, weil damit die Undifferenziertheit des Empfindens am ehesten zum Ausdruck kommt. Nur durch indirekte Schlüsse, ausgehend von physiologischen Messungen und/oder der Analyse von Mimik und Gestik, können Aussagen über Gefühlszustände und deren Entwicklung im Säuglingsalter gezogen werden. Das **Affektsystem** wird üblicherweise als eine funktionelle Einheit von fünf verschiedenen Komponenten definiert (Krause 1983; 1988):

- physiologische und neurohumorale Komponente
- Handlungskomponente, insbesondere die Innervation der Skelettmuskulatur
- Ausdruckkomponente, insbesondere Gesichtsausdruck, Stimme und Körperhaltung
- subjektive Empfindung/Wahrnehmung der ersten drei Komponenten
- Interpretation der subjektiven Erfahrung

Ausgehend von der Annahme, dass das Vorhandensein von Affekten und Affektausdrucksmustern beim Menschen einen Selektionsvorteil beinhalten muss, der das Überleben der Art fördert, fragte man sich, wie das im Einzelnen der Fall sein kann. Im Hinblick auf die phylogenetische Betrachtung der Affekte schreibt Krause (2012, S. 212):

»Bezogen auf eine menschliche soziale Umgebung, die durch ein Zusammenleben in kleinen Gruppen, Kinderaufzucht und gegenseitige Kooperation und Stützung gekennzeichnet werden kann, haben sich die Affekte als paradigmatische Formen der Objektbeziehungsregulierung mit hohem Überlebenswert erwiesen.«

Auf der Grundlage einer solchen darwinistischen Theorie (Izard 1991) lassen sich sieben sog. universale Basisemotionen (Pauen et al. 2012, S. 34) bereits in den ersten sechs bis acht Monaten unterscheiden; die Aufzählung erfolgt in der Reihefolge ihres Auftretens:

- Ekel
- Interesse/Neugier
- Überraschung
- Freude
- Traurigkeit
- Ärger
- Furcht

Diese Affekte basieren auf jeweils unterschiedlichen kulturinvarianten Ausdrucksmustern des Gesichts. Ekman und Friesen (1988; vgl. auch Ekman & Rosenberg 1997) haben eine systematische Inventarisierung menschlicher Gesichtsausdrücke vorgenommen und daraus das **»Facial Action Coding System« (FACS)** entwickelt, das sämtliche Muskelbewegungen des Gesichts erfasst. Mithilfe dieses Untersuchungssystems bzw. mit dem sog. Baby-FACS (Rosenstein & Oster 1988) ist es möglich, die verschiedenen muskulären Komponenten emotionaler Gesichtsausdrücke auch bei Säuglingen zu erfassen.

Die meisten Forscher verstehen das Emotionssystem als eine Art »Interface« (Krause 2012, S. 180) zwischen der Umwelt und dem sich entwickelnden Selbst des Kindes. Krause (2012) belegt ausführlich, dass der Signalanteil der Affekte bei Säuglingen bereits ab dem dritten Lebensmonat vorhanden ist. Die bei Säuglingen und Kleinkindern nachweisbaren Signalkonfigurationen, die mit einer jeweils spezifischen interpersonellen Wunschstruktur verknüpft sind, lassen sich drei Gruppen zuordnen (Krause 2012, S. 223):

- dem Bereich der Informationsverarbeitung
- dem Bereich der Bindung
- dem Interruptionbereich mit dem Wunsch nach Unterbrechung unerwünschter Aktivitäten

In den Informationsverarbeitungbereich gehören Interesse und Überraschung, in den Bindungsbereich Trauer und Freude und in den Interruptbereich Wut, Angst und Ekel. Die Affekte prägen ganz wesentlich die frühe Objektbeziehung, indem sie die Pflegeperson veranlassen, entsprechend den sich im Affekt ausdrückenden spezifischen Wünschen des Kindes zu handeln.

Komplexere selbstbezogene Emotionen wie Stolz, Scham, Neid, Schuld und Verlegenheit bilden sich im Laufe der Entwicklung im dritten Lebensjahr (vgl. z. B. Lewis 2000) mit zunehmender Entwicklung der Selbstreflexivität sowie der Fähigkeit zur sozialen Bewertung heraus und sind meist aus verschiedenen Basisemotionen zusammengesetzt. Das Entstehen dieser komplexen Gefühle ist an bestimmte Voraussetzungen geknüpft: Verfügbarkeit eines kognitiven Selbstkonzeptes, Fähigkeiten zur Selbstevaluation sowie zur Dezentrierung der eigenen Sichtweise. Fonagy und Mitarbeiter (z. B. Fonagy et al. 2007; ► Kap. 11) haben in hervorragender Weise herausgearbeitet, dass die Spezifität des inneren Erlebens des Kleinkindes über die emotionalen Reaktionen der Interaktionspartner auf ihre Emotionen definiert wird; dies gilt sowohl für die Basisaffekte als auch für die komplexeren Emotionen.

Spätestens hier stellt sich die Frage, ob es überhaupt legitim ist, von einem Affektausdrucksverhalten auf das Vorhandensein eines Affektes zu schließen. Dornes (2004, S. 113 ff.) kommt zu dem Schluss, dass die Forschung über Gesichtsausdruck und Gefühl sehr wohl begründete Aussagen über das Gefühlsleben von Säuglingen erlaube. Das gewichtigste Argument, das diese Annahme bestätigt, besteht in der **Feedback-Theorie des Gefühls** von Tomkins und Izard (Izard 1981; Laird 1984; Tomkins 1981). Es ist die Innervation der Gesichtsmuskulatur, die subjektiv als Gefühl empfunden wird. Dies gilt verstärkt für die präsymbolische Zeit, in der ja das Seelische noch gar keine vom Körperlichen unabhängige Existenz hat. Verschiedene Affektausdrücke im Gesicht führen zu einem unterschiedlichen sensorischen Input, der im Gehirn integriert und als verschiedenartige Gefühle gespürt wird. Rückmeldungen des autonomen Nervensystems wie Blutdruckerhöhung und Pulsbeschleunigung sind ebenfalls von Bedeutung, auch sie sind in einem gewissen Umfang emotionsspezifisch.

Gesichtsausdrücke produzieren also Gefühle, der primäre Auslöser des Gefühls ist der Gesichtsausdruck.

Krause (2012, S. 184 f.) beschreibt drei Module, die den beschriebenen sensorischen Input an das Gehirn liefern:

- Die **Interozeption** liefert uns prinzipiell bewusstseinsfähige Informationen über den Zustand unserer inneren Organe.
- Die **Propriozeption** versorgt uns mit Informationen über unsere eigenen Bewegungen durch entsprechende Rezeptoren in den Muskeln und für somatische Spannungszustände. Informationen aus dem Vestibulärapparat scheinen zentral für die Lokalisation unseres Körpers und seiner Bewegungen in Relation zur Schwerkraft und im Raum. Die Haut- und Gelenkrezeptoren sind für die Monitorierung unserer Bewegungen und die Stellung im Raum ebenfalls von zentraler Bedeutung.
- Die **Exterozeptoren** liefern Informationen über die Bewegungen externer Objekte.

Krause (2012, S. 212) schreibt dazu: »*Jedes Ausdruckssystem schafft Bewusstheit, weil es nicht die Handlung oder die Sache selbst ist, sondern ein Zeichen derselben. So ist der Affektausdruck das Vermittlungsscharnier zwischen konkreter Aktion und abstrakter Vorstellung.*«

Die **efferente** Theorie des Gefühls-Feedbacks wurde ergänzt durch eine **afferente Theorie**, welche die Auslösung von Gesichtsmuskelinnervationen erklärt. Folgt man der Theorie von Tomkins und Izard (Izard 1981; Laird 1984; Tomkins 1981), führen Auslöser wie Wahrnehmungen, Umweltereignisse, Erwartungen und später – etwa ab dem achtzehnten Lebensmonat – auch Fantasien zu bestimmten neuronalen Aktivitäten des Gehirns. Die Dichte der neuronalen Feuerung bewirkt eine bestimmte Innervation der Gesichtsmuskulatur und über die Feedbackschleife wieder einen bestimmten Affekt. Nach Tomkins (1981) kommt jeder Emotion ein spezifisches Dichtemuster neuronaler Erregung zu.

Erst ab einem Alter von etwa achtzehn Monaten können Emotionen auch durch Fantasien ausgelöst werden und symbolische Repräsentationen von Gefühlen nehmen dann zu. Die Affektforscher sind sich dahingehend einig, dass Gefühle und nicht Fantasien die frühesten Modi des Bewusstseins bilden. Die erste Form der Affekte ist sensorisch und präkognitiv. Krause (2012) spricht interessanterweise dann auch von unspezifischen Zuständen der Zufriedenheit, der Not und des Unbehagens, die die inneren Repräsentanzen der Expression der Basisaffekte darstellen. Diese Formulierung lässt Assoziationen zu Freuds Triebtheorie mit der Lust-Unlustkategorie aufkommen. Die von Krause sehr dezidiert ausgearbeitete Affekttheorie der Triebe, wonach die Affekte die Bausteine der Triebe sind, kann hier nicht weiter ausgeführt werden. Es sei auf den sehr lesenswerten Abschnitt 4.4 seines Buches verwiesen, in dem der Autor einen doppelten Integrationsversuch zwischen Psychoanalyse und Biologie sowie zwischen Trieb- und Affekttheorie beschreibt.

Zusammenfassend lässt sich sagen, dass die psychoanalytische Auffassung, wonach das Affektleben eines Säuglings zunächst undifferenziert und nur diffus nach den beiden Kategorien von Lust und Unlust unterschieden werden kann, revisionsbedürftig ist. Säuglinge verfügen über ein viel reichhaltigeres Repertoire an Gefühlen, das einerseits über den Gesichtsausdruck ausgelöst und andererseits darüber auch kommuniziert wird. Der kommunikative Anteil ist für einen Säugling überlebenswichtig, ist er doch auf ein konsistentes Signal- und Kommunikationssystem angewiesen, um seinen vorhandenen Zustand mitzuteilen und die Bezugsperson zu adäquaten, oft dringend benötigten Pflegehandlungen zu veranlassen.

10.4.3 Handlungskompetenz und Kontingenzerfahrung

Für Säuglinge hat das Erleben eines Zusammenhanges zwischen eigenen Aktivitäten und Veränderungen in der Außenwelt einen intensiven motivierenden Einfluss (Dornes 2004, S. 238). Dies konnte z. B. in einem viel zitierten Experiment von Papousek et al. (1985) gezeigt werden:

> Säuglinge können durch Kopfdrehungen das Aufflackern bunter Lichter oder die Gabe eines Schlucks Milch auslösen. Belohnt man ein dreimaliges Kopfdrehen nach links mit einem Schluck Milch, so stellt sich nach kurzer Zeit ein Lerneffekt ein, der bewirkt, dass der Säugling die Kopfbewegung häufiger ausführt. Auch wenn der Säugling satt ist oder wenn statt der Milch die bunten Lichter aufscheinen, sind Säuglinge bestrebt, diese Belohnungen zu erhalten. Die Kopfdrehungen, die diese positiven Folgen auslösen, werden begleitet von Lächeln und freudigen Vokalisierungen. Verändert man die Versuchsanordnung, werden auch die Säuglinge ihr Verhalten ändern und z. B. nur noch zweimal den Kopf drehen. Stellt sich auf ihrer Suche nach neuen Lösungen dann kein Erfolg ein, werden sie unruhig, die Motorik wirkt unkoordiniert und einige ziehen sich völlig aus der Experimentalsituation zurück.

Das Experiment zeigt, dass es nicht in erster Linie der Stimulus selbst ist – der Geschmack der Milch oder der Reiz der bunten Lichter –, der die Wiederholung des zu belohnenden Verhaltens veranlasst, sondern die Entdeckung des bewirkten Zusammenhangs. Auch der satte Säugling bewegt den Kopf, um zu sehen, dass die Milchflasche erscheint. Er trinkt dann nicht mehr, sondern lächelt. Ebenfalls für die Lichter gilt, dass das Herbeirufen für den Säugling das Interessante ist. Darin und in dem damit verknüpften Gefühl, etwas in der Außenwelt in vorhersagbarer und erwartbarer Weise bewirken zu können, liegt das Motivierende. Einerseits ist es also das Gefühl der Wirkmächtigkeit, das als intrinsischer Verstärker wirkt, und andererseits die Bestätigung einer Erwartung, die Außenwelt in einer bestimmten Weise beeinflussen zu können.

> Die Ergebnisse der Kontingenzexperimente lassen sich dahingehend interpretieren, dass Entdeckung einer vorhersagbaren Wirkung der eigenen Handlungen wichtig für die Entwicklung eines Willensgefühls und des Vertrauens in eigene Verhaltensweisen ist.
> Die Erfahrung von Nicht-Kontingenz gilt als Beispiel für narzisstische Traumata in der präverbalen Zeit und kann als verhaltensmäßiges Korrelat einer mangelnden empathischen Responsivität angesehen werden.

Es sind viele Möglichkeiten denkbar, wie mangelnde Kontingenzerfahrungen in der Genese unterschiedlicher Störungen eine wichtige Ursache darstellen z. B. bei narzisstischen Störungen, bestimmten Formen schwerer Depressionen oder auch phobischen Reaktionen (Dornes 2004, S. 239).

10.4.4 Fazit aus den empirischen Befunden zu den Kompetenzen des Säuglings

Alle diese Befunde stehen im Gegensatz zu psychoanalytischen Hypothesen einer normalen autistischen Phase oder des primären Narzissmus. Säuglinge verfügen weder über eine Reizschranke noch sind sie beständig versucht, Reize loszuwerden. Säuglinge suchen bereits von Geburt an die Stimulation und nicht das Nirwana. Die Wahrnehmung ist weder gänzlich undifferenziert noch ausschließlich koenästhetisch, d.h. nach Innen gerichtet. Die Fähigkeit zur kreuzmodalen Wahrnehmung bzw. das Erkennen des Säuglings, dass der Schnuller, an dem er saugt, derselbe ist wie der, den er sieht, spricht gegen eine anfänglich fragmentierte Selbst- und Objektwahrnehmung. Statt der Annahme, dass sich Wahrnehmungen und Empfindungen am Anfang des Lebens in der Psyche als voneinander isolierte Kerne und Repräsentanzen niederschlagen, die im weiteren Verlauf integriert und synthetisiert werden müssen, legen die Ergebnisse eine andere Auffassung nahe: Ursprünglich werden Ganzheiten (z.B. Gemeinsamkeit von Bild und Ton) wahrgenommen. Die Differenzierung dieser Ganzheiten in separate Empfindungen stellt das Ergebnis des Entwicklungsprozesses dar und nicht seinen Anfang. Nicht nur im Bereich der Wahrnehmung, sondern auch in dem der Affekte scheinen angeborene Fähigkeiten zu bestehen, die von Geburt an eine einheitliche und ganzheitliche Welt- und Selbsterfahrung ermöglichen. Untersuchungen zu den Vitalitätsaffekten belegen die Annahme. Folgt man der These der Säuglingsforscher, so ist die perzeptive und affektive sowie die handlungsbezogene Welt des Säuglings viel geordneter und von mehr Regelmäßigkeit durchzogen, als man geglaubt hatte.

10.5 Das Selbstempfinden als organisierendes Prinzip der Entwicklung

Unterschiedliche psychoanalytische Theorien postulieren verschiedene Organisationsprinzipien für die Selbstentwicklung. In der klassischen Psychoanalyse sind es die Triebe bzw. die Auseinandersetzung mit den Triebbedürfnissen, bei Melanie Klein sind es die Prozesse der Projektion und Introjektion, welche die frühe Selbst- und Objekterfahrung konstituieren und verwandeln; ähnlich bei Mahler und Kernberg, die weiter ausdifferenzieren, dass die Selbst- und Objektrepräsentanzen die intrapsychischen Niederschläge dieser Prozesse sind. Somit beschäftigen sich die Objektbeziehungstheoretiker natürlich mit dem Selbst- und Objekterleben, jedoch betrachten sie es zum Teil als eine Art sekundärer Begleiterscheinung der Trieb- und Ich-Entwicklung (► Kap. 3).

Daniel Stern, einer der bedeutendsten Säuglingsforscher, stellt das Selbstempfinden und dessen Entwicklung in das Zentrum seiner Untersuchungen.

> Das Selbstempfinden ist der zentrale Bezugspunkt und das organisierende Prinzip, aus dem heraus der Säugling sich selbst und die Welt der Objekte erfährt, verarbeitet, ordnet und organisiert. Die Empfindung von Selbst und Anderem setzt bei dem aus Beobachtungen erschlossenen, subjektiven Erleben des Säuglings an.

Die subjektiven Erfahrungen selbst sind die wichtigsten Bestimmungsstücke der von Stern entworfenen, auf der beobachtenden nicht-klinischen Säuglingsforschung basierenden Entwicklungspsychologie – im

Gegensatz zu jenen der psychoanalytischen Theorien, die das Ich und das Es in den Fokus stellen und daraus die subjektiven Erfahrungen ableiten.

Ausgehend vom **Bild des »kompetenten Säuglings«** (Stone et al. 1973) und der **Annahme einer »primären Intersubjektivität«** (Trevarthen 1978) hat Stern eine Entwicklungstheorie der frühen Kindheit erarbeitet, die im interdisziplinären Diskurs inzwischen breite Anerkennung findet. Während die generelle Bedeutung der primären Intersubjektivität für die Bildung des Selbst in der Forschung unumstritten ist, herrscht Dissens darüber, wie primär diese Intersubjektivität zu verorten ist (Bohleber 2011, S. 772). Der Auffassung, dass es sich dabei um eine angeborene Fähigkeit handelt, steht der Standpunkt gegenüber, dass diese früh erworben und durch die Mutter vermittelt wird. Die Entdeckung der Spiegelneurone durch Rizzolatti, Gallese und ihre Mitarbeiter Mitte der 1990er-Jahre (Bauer 2006) sowie die Forschung zu früher Nachahmung, die unmittelbar nach der Geburt beginnt, sprechen für die erstere Sichtweise. Während Stern zunächst davon ausging, dass die Intersubjektivität erst mit neun Monaten einsetzt, korrigiert er diese Auffassung in der neuen Einleitung seines Buches »Die Lebenserfahrung des Säuglings« (2010a) und spricht von nahezu von Beginn an vorhandener primärer Intersubjektivität.

Anhand der Ergebnisse eigener und der Untersuchungen anderer Säuglingsforscher unterscheidet Stern vier aufeinanderfolgende Stufen des Selbstempfindens von vier Stufen der Bezogenheit, welche die Entwicklung des Selbstempfindens von der Geburt bis zum fünfzehnten bis achtzehnten Lebensmonat bzw. lebenslang abbilden:

- die Stufe des auftauchenden Selbstempfindens bzw. der auftauchenden Bezogenheit zwischen null und zwei Monaten
- die Stufe des Kern-Selbst-Empfindens bzw. der Kernbezogenheit zwischen zwei und drei bis sieben und acht Monaten
- die Stufe des subjektiven Selbst bzw. der intersubjektiven Bezogenheit zwischen sieben und neun bis fünfzehn und achtzehn Monaten
- die Stufe des verbalen Selbst bzw. der verbalen Bezogenheit, Beginn mit fünfzehn bis achtzehn Monaten

Nach dem dritten Lebensjahr nimmt Stern eine weitere Stufe an, und zwar die des narrativen Selbstempfindens. Die beiden Dimensionen des Selbstempfindens und der Bezogenheit stehen in einem ständigen Austausch und kommen in den beiden Varianten eines abgegrenzten »self-versus-other« und eines verbundenen »self-with-other« vor.

Ebenfalls in der letzten Ausgabe seines Buches betont der Autor, dass es sich bei seinem Modell weder um ein Phasen- noch um ein Stufenmodell handele, sondern dass er es als ein Schichtenmodell verstanden wissen möchte. Während Stufenmodelle nahelegen, dass frühere Entwicklungsorganisationen nur auf dem Wege der Regression wieder zugänglich sind, impliziert ein Schichtenmodell ein Wachstumsmodell und damit ein Konzept paralleler Modelle. Damit soll ausgedrückt werden, dass nach und nach auftauchende Formen des Selbstempfindens sowie dazugehörige sozio-affektive Fähigkeiten und die Möglichkeiten des Zusammenseins mit anderen lebenslänglich aktiv bleiben und miteinander interagieren und nicht, dass das Neue bzw. das Weiterentwickelte das Frühere ablöst (Stern 2010a, S. II).

Das auftauchende Selbstempfinden Das auftauchende Selbstempfinden entwickelt sich zwischen der Geburt und dem Alter von zwei Monaten. Säuglinge machen in dieser Zeit eine qualitative Veränderung durch, indem sie anfangen, direkten Blickkontakt aufzunehmen, häufiger zu lächeln, Lächeln zu erwidern und sich davon anstecken zu lassen. Sie beginnen zu gurren (Stern 2010a, S. 61). Wie die klassische Psychoanalyse, so betrachtet auch Stern diese Phase hauptsächlich unter dem Gesichtspunkt von Körperempfindungen, Körperspannungen und deren Regulierung. Die Erfahrungen des Säuglings in dieser Phase sind körpernah und tragen zur Bildung eines Körper-Ichs bzw. eines Körper-Selbst bei. Das auftauchende Selbstempfinden ist präreflexiver Natur; somit existiert ein Selbstempfinden, das nicht auf das Vorhandensein eines reflexiven Ich-Bewusstseins angewiesen ist. Schon Freud schrieb, dass das Ich ein körperliches sei (Freud 1923e [1999], S. 294). Stern betont, dass alle mentalen Akte mit einem körperlichen Input einhergehen wie Arousal, Aktivierungszustände, Muskeltonus oder Entspannung. Weiteren Input aus dem Körper erfährt der Säugling durch all das, was der Körper tun muss, um die mentale Aktivität zu unterstützen und zu intensivieren, wie z. B. Bewegungen der Augen und des Kopfes, das Einnehmen bestimmter Körperhaltungen, Verlagerung im Raum und/oder Kontraktion bestimmter Muskeln. Der Körper tut niemals nichts, und darüber erhält der Säugling ein intensives propriozeptives Feedback. Diese Signale des Körpers sind die »nie verstummende Musik des Lebendigseins« (Stern 2010a, S. III).

Stern (2010a) vertritt die These, dass Säuglinge eine präformierte Fähigkeit besitzen, Integrationen herzustellen, und auch bereits mit dem Bedürfnis sowie der Fähigkeit geboren werden, abstrakte Repräsentationen aus den primären Wahrnehmungseigenschaften zu extrahieren. Er nennt drei unterschiedliche Fähigkeiten, die in der anfänglichen Wahrnehmungs- und Gefühlswelt für Ordnung sorgen und ein zusammenhängendes Selbstempfinden entstehen lassen (Dornes 2004, S. 82): die **kreuzmodale Wahrnehmung**, die **physiognomische Perzeption** und die **Vitalitätsaffekte**. Sie sind die »Grundbausteine des auftauchenden Selbst- und Objektempfindens« (Dornes 2004, S. 86), das aus der aktiven Anwendung der geschilderten Fähigkeiten entsteht.

Es gibt demnach keine anfänglich getrennte Hör-, Seh- und Fühlwelt, die dann im Laufe zu einer einheitlichen Welt koordiniert werden, sondern es besteht von Beginn an eine einheitliche Welt, die sich dann im Laufe der Entwicklung in viele Welten differenziert.

Das Empfinden eines Kern-Selbst, das Selbst gegenüber dem Anderen Mit zwei bis drei Monaten geschieht einer der beschriebenen Quantensprünge, sodass man als Beobachter den Eindruck gewinnt, es mit einem völlig anderen Wesen zu tun zu haben. Man hat das Gefühl, dass Säuglinge all ihre Kompetenzen nun ins Spiel bringen und sich für eine Weile auf eine interpersonale Situation konzentrieren können. Der Säugling scheint die interpersonale Bezogenheit unter einer organisierenden Perspektive zu erleben und zu gestalten. Stern schreibt:

> *»[...] die den Eindruck eines integrierten Empfindens seiner selbst als körperlichem Wesen erweckt, das vom Anderen getrennt ist, über Kohärenz verfügt, seine eigenen Handlungen und Affekte kontrolliert, ein Kontinuitätsempfinden besitzt und andere*

Personen als von ihm getrennte eigenständige Interaktionspartner wahrnimmt.« (Stern 2010a, S. 104)

Beobachtungsbeispiele (Boll-Klatt 2014b, S. 169 f.) sprechen eindeutig gegen eine Verschmelzung von Selbst und Objekt. Der Säugling in dieser Entwicklungsphase besitzt ein integriertes Empfinden seiner selbst und des Anderen. Das Kern-Selbst-Empfinden geht aus der Verbindung von vier verschiedenen Arten einer kognitiv-affektiven Selbsterfahrung hervor (Stern 2010a, S. 106 ff.):

- dem Empfinden, **Urheber eigener Handlungen** und Nicht-Urheber der Handlungen anderer Menschen zu sein
- dem Empfinden von **Selbstkohärenz**, d. h. ein vollständiges körperliches Ganzes zu sein sowohl in der Bewegung als auch in Ruhe
- der **Selbst-Affektivität** als dem Erleben regelmäßiger innerer Gefühlsqualitäten
- der **Selbstgeschichtlichkeit** als dem Gefühl der Dauer und der Einbindung in die eigene Geschichtlichkeit sowie dem Empfinden, trotz auftretender Veränderungen doch dieselbe Person zu bleiben

Entscheidend sind die Begriffe des Empfindens – im Unterschied zu »Konzeption«, »Kenntnis« – oder der Begriff des »Gewahrseins« des Selbst und des Anderen:

»Die Betonung liegt auf der greifbaren Erfahrungswelt von Substanz, Handlung, Sinneseindrücken, Affekt und Zeit. Das Selbstempfinden ist kein kognitives Konstrukt; es ist die Integration des Erlebens.« (Stern 2010a, S. 106 f.)

Ein auf dieser Grundlage erstellter Zeitplan würde das Auftauchen des Selbst wesentlich früher datieren, als es Mahler tut, und eine andere Reihenfolge der Entwicklungsaufgaben beschreiben: Danach erfolgt zuerst die Herausbildung des Selbst und des Anderen, erst danach werden verschmelzungs- und fusionsartige Erfahrungen möglich (Stern 2010a, S. 105).

Das Empfinden eines subjektiven Selbst Der nächste Quantensprung findet zwischen dem siebten und dem neunten Monat statt. Jetzt entdeckt der Säugling, dass er ein Seelenleben besitzt und dies auch für andere Personen zutrifft. Er gelangt zu der Erkenntnis, dass die innerseelischen subjektiven Erfahrungen mit anderen geteilt werden können. Dies kann Handlungsabsichten betreffen, z. B. wenn der Säugling einen Keks haben möchte und dieser Wunsch sich der Mutter mitteilt oder wenn Gefühlszustände oder Gegenstände der Aufmerksamkeit miteinander geteilt werden können. Diese Entdeckungen und Erfahrungen laufen darauf hinaus, dass der Säugling eine »Theorie« der getrennten inneren Befindlichkeit entwickelt:

»Erst wenn Säuglinge wahrnehmen können, dass andere Personen sich in einem inneren Zustand befinden oder ihn in sich aufrechterhalten können, der demjenigen ähnlich ist, den sie gerade in sich selbst wahrnehmen, wird ein gemeinsames subjektives Erleben, wird Intersubjektivität möglich. Der Säugling muss eine Theorie nicht nur der getrennten, sondern auch der ›berührungsfähigen getrennten Innerlichkeiten‹ entwickeln.« (Stern 2010a, S. 179; Hervorhebung i. O.)

Stern beschreibt diese »berührungsfähigen getrennten Innerlichkeiten« wie folgt:

»Was in meinem Kopf vorgeht, unterscheidet sich wahrscheinlich nicht allzu sehr von dem, was in deinem Kopf vorgeht und darum können wir uns das irgendwie (ohne Worte) mitteilen und auf diese Weise Intersubjektivität erleben.« (Stern 2010a, S. 179)

Diese erweiterte Selbstwahrnehmung, die Fähigkeit zur Bezogenheit und den Inhalten der Bezogenheit katapultiert den Säugling gleichsam in einen neuen Bereich, den der intersubjektiven Bezogenheit. Die Kern-Bezogenheit, die mit der Unterscheidung von Selbst und dem Anderen einhergeht, bildet das Fundament und ist die notwendige Vorbedingung, denn subjektive Erlebnisse können erst mit anderen geteilt werden, wenn die physische Getrenntheit von Selbst und Anderen nicht infrage steht.

Zur Herstellung von intersubjektiver Bezogenheit kommen natürlich nur subjektive Erfahrungen infrage, die keine Übersetzung in Sprache erfordern. Kommunikationsmittel bestehen in Gestik, Haltung und Gesichtsausdruck. Die drei wichtigsten **inneren Zustände**, die für das interpersonale Geschehen von großer Bedeutung sind, dabei jedoch kein Sprachvermögen voraussetzen, bestehen laut Stern (2010a, S. 185 ff.) in

- der gemeinsamen Ausrichtung der Aufmerksamkeit,
- der intentionalen Gemeinsamkeit und
- der Gemeinsamkeit affektiver Zustände.

Die Gemeinsamkeit affektiver Zustände beinhaltet die Frage, ob Säuglinge auch in der Lage sind, ihren sozialen Interaktionspartnern gemeinsam erlebbare affektive Zustände zuzuschreiben. Eine Gruppe von Forschern (z. B. Emde 1991a, b) hat ein Phänomen beschrieben, das sie als **»social referencing«** bezeichnen; gemeint ist damit »[…] eine affektive Kommunikation zweier Personen unter Bezugnahme auf ein äußeres Objekt« (Dornes 2004, S. 154). Ein bekanntes Beobachtungsbeispiel zur Überprüfung dieser Fähigkeit zur Bezugnahme nutzt die sogenannte **»visuelle Klippe«** (Boll-Klatt 2014b, S. 171 f.).

Die andere Form der Affektkommunikation ist die **Affektabstimmung (»affect attunement«)**. Diese Art der Interaffektivität erfolgt direkt zwischen Säugling und Bezugsperson, ohne auf ein äußeres Objekt bezogen zu sein. Folgendes Beispiel veranschaulicht diesen Vorgang:

> Ein neun Monate alter Junge schlägt mit wachsendem Vergnügen in einem bestimmten Rhythmus mit der Hand auf ein Spielzeug. Die Mutter begleitet dies mit freudigem Gesicht und dem lautmalerischen Äußern von »KAA-BAM«, wobei das lang gezogene »KAA« zum Heben des Arms passt, das »BAM« zum Fallen (Dornes 2004, S. 154 f.).

Stern (2010a) unterscheidet unterschiedliche Formen der Affektabstimmung. **»Communing attunement«** ist Intersubjektivität pur; es geht den Müttern bzw. den Bezugspersonen darum, etwas mit dem Kind zu teilen und gemeinsam zu haben, ohne den wahrgenommenen Zustand in irgendeiner Weise zu beeinflussen. Durch **»selective attunement«** verfolgen Eltern bestimmte Absichten, sie wollen beruhigen, anspornen, zur Wiederholung motivieren oder zum Aufhören veranlassen, indem sie auf bestimmte Affektäußerungen eingestellt sind, auf andere nicht. Dies kann als bewusster oder unbewusster Vorgang seitens der Bezugsperson geschehen. So kann z. B. die Mutter des Jungen, der mit der Hand mit expressiv-expansiver Freude auf sein Spielzeug schlägt, diese Aktivität ihres Kindes freudig unterstützend begleiten. Möglicherweise wird sie sich aber ganz anders verhalten, wenn ihr Sohn ebenso freudig seine Genitalien exploriert. Bloße Nichtbeachtung oder mimisch ausgedrücktes Missbehagen wird als Information über die Abneigung der Eltern durch das Kind aufgenommen. Auch ohne Verbot lernt es, welche Handlungen und Gefühle intersubjektiv teilbar sind und welche nicht. Es liegt nahe, von hier aus eine Verbindung zu den markierten

Spiegelungsprozessen des Mentalisierungskonzeptes, das im nächsten Kapitel dargestellt wird, zu ziehen.

Das Empfinden eines verbalen Selbst Im zweiten Lebensjahr taucht mit der **Sprache** ein neues Medium des Austauschs auf, durch welches das Selbst und Andere gemeinsame Bedeutungen hervorbringen können und sich damit einen neuen Bereich der Bezogenheit erschließen. Aber die Sprache ist ein »zweischneidiges Schwert« (Stern 2010a, S. 231). Sie treibt einen Keil zwischen zwei simultane Formen interpersonalen Erlebens: die Form, wie Interpersonalität gelebt wird, und die Form, wie sie dargestellt wird. Das Erleben in den Bereichen der auftauchenden, der Kern- und der intersubjektiven Bezogenheit bleibt weiterhin erhalten, ungeachtet der Sprache, die diese Bereiche des Selbsterlebens und der Bezogenheit nicht völlig mit einschließen kann.

Mit fünfzehn bis achtzehn Monaten beginnen Kinder, sich Dinge mithilfe von Zeichen und Symbolen vorzustellen oder psychisch zu repräsentieren. Sie können über Dinge und Personen kommunizieren, die nicht mehr anwesend sind, wie es sich besonders im symbolischen Spiel zeigt (Piaget 1945 [1975]).

Neben der verschobenen Nachahmung ist die **objektive Selbstsicht** eines der wichtigsten Gewinne dieses Lebensalters. Kinder beginnen sich selbst objektiv zu sehen, wie es im Zusammenhang mit kindlichem Verhalten vor dem Spiegel, mit dem Gebrauch verbaler Bezeichnungen für sich selbst – sowohl Nutzung des Namens als auch des Pronomens »Ich« – nachweisbar ist. Eine Verhaltensbeobachtung vor dem Spiegel soll diese neue Errungenschaft illustrieren:

Kinder im jüngeren Alter scheinen nicht zu wissen, dass sie im Spiegel ihr eigenes Bild sehen. Kinder nach dem achtzehnten Lebensmonat wissen es: Wenn man unauffällig einen roten Fleck auf ihrem Gesicht anbringt und sie dann in den Spiegel blicken lässt, tasten sie nach dem roten Fleck in ihrem Gesicht und nicht auf dem Spiegel. Anders sieht es bei jüngeren Kindern aus: Diese zeigen auf den roten Fleck auf dem Spiegel und nicht auf sich selbst.

Achtzehn Monate alte Kinder wissen anscheinend, dass sie »objektiviert«, d. h. in einer Form repräsentiert werden können, die außerhalb ihres subjektiv empfundenen Selbst existiert. Kinder beginnen nun auch von sich selbst zu sprechen und Pronomina zu gebrauchen (»ich«, »mich«, »meines«) und verdeutlichen damit, dass sie fähig sind, das Selbst zu objektivieren und so zu handeln, als wäre das Selbst eine begrifflich fassbare äußere Kategorie. Im Hinblick auf die sich einstellende Geschlechtsidentität erkennen die Kinder, dass das Selbst als objektive Entität anderen objektiven Entitäten, Junge oder Mädchen, zugeordnet ist.

10.6 Zur Kritik der Konzepte des primären Narzissmus und der Symbiose

Renommierte Psychoanalytiker wie Altmeyer, Thomä oder Mertens vertreten heute den Standpunkt, dass die **Theorie des primären Narzissmus** als psychologisches Leitkonzept aufgegeben werden sollte, da es nicht mehr zu dem zu passen scheint, was wir sonst von Säuglingen wissen. Gleiches gilt ihres Erachtens auch für Mahler, die mit ihrer **Entwicklungstrias von Autismus – Symbiose – Individuation** Freuds Ursprungsthese erweitert hatte. Mahlers Auffassung einer selbstgenügsamen primärnarzisstischen Erlebniswelt, die durch symbiotische Verschmelzung mit der Mutter gegen eine feindselige, bestenfalls gleichgültige Realität geschützt werden muss, lässt sich in dieser Form (s. u.) nicht mehr aufrechterhalten. 1985, wenige Tage vor ihrem Tod, gab Mahler bekannt, dass sie ihre Konzeption eines normalen Autismus aufgebe (zit. n. Köhler 2009, S. 47). Stern zufolge habe sie schon in den vorangegangenen Jahren bekundet, dass es besser gewesen wäre, statt von »normalem Autismus« von »awakening« zu sprechen (Ludwig-Körner 2012, S. 85). Altmeyer (2006, S. 77 f.) hebt hervor, dass in der Bezogenheit (»self-with-other«) das Objekt die Rolle eines Vermittlers von affektiven Selbstzuständen hat. Wie gezeigt wurde, geschieht dies über Prozesse der Spiegelung, der affektiven Einstimmung und der sprachlichen Kommunikation. Nach Stern nimmt der Säugling die objektiven Vorgänge mit anderen, die sein Selbst regulieren, als subjektive Empfindungen wahr, betont dabei aber, dass es sich dabei eben nicht um eine symbiotische Verschmelzung handele, weil das Gefühl der Urheberschaft beim Selbst bleibe (Stern 2010a, S. 153). Damit weist er das Konzept des primären Narzissmus und das einer symbiotischen Phase in der frühkindlichen Entwicklung zurück. Zwischen Subjektivität und Intersubjektivität postuliert Stern ein Verhältnis wechselseitiger Abhängigkeit, in dem aber die Intersubjektivität den entwicklungspsychologischen Vorsprung habe und verstärkend auf die Subjektivität einwirke (Altmeyer 2006, S. 78). Diese Reihenfolge unterscheidet sich deutlich von Mahlers Entwicklungspsychologie (▸ Kap. 7), in der Separation und Individuation erst aus der Phase der normalen symbiotischen Verschmelzung hervorgehen. Altmeyer (2006, S. 79) bringt es auf den Punkt: »Intersubjektivität hat dyadische, keine symbiotische Qualität.« Stern geht es nicht darum, die Symbiose durch die »Intersubjektivität« zu ersetzen und die Reihenfolge der Entwicklungsaufgaben umzukehren, sondern um die Feststellung, dass die Intersubjektivität gleichermaßen für die Erfahrung des Zusammenseins mit einem bedeutungsvollen Anderen wie für die Förderung von Autonomie und Individuation von entscheidender Bedeutung ist (Stern 2010 a, S. 183).

Im Gegensatz zu weitverbreiteten Auffassungen klassischer psychoanalytischer Theorien (z. B. Kernberg 1997c) besteht im ersten Lebenshalbjahr sowohl eine Selbstkohärenz als eine Empfindung, eine zusammenhängende psychische Existenz zu sein, die Ort und Sitz von Handlungen ist, als auch eine Objektkohärenz. Die Entstehung voneinander getrennter guter und böser Selbst- und Objektrepräsentanzen zwischen dem fünften und achtzehnten Monat, die sozusagen nebeneinander im psychischen Apparat zirkulieren, steht dazu im Widerspruch. Traditionellen Auffassungen zufolge kommt es erst in der Mitte des zweiten Lebensjahres zu einer langsamen Integration der diversen Selbstrepräsentanzen zu einer einheitlichen Selbstrepräsentanz bzw. der diversen Objektrepräsentanzen zu einer einheitlichen Objektrepräsentanz. Interessant ist in diesem Zusammenhang die Theorie von Klein (▸ Kap. 6), die ihre depressive Position bereits im Alter von vier bis sechs Monaten datiert. Klein hat herausgearbeitet, dass mit Beginn der depressiven Position die Konstruktion ganzer Objekte beginnt. Sie begründet diese Hypothese zwar nicht wahrnehmungspsychologisch, aber die Übereinstimmung in den Zeitangaben ist verblüffend. Klein ist die einzige Autorin in der klassischen psychoanalytischen Entwicklungspsychologie, die das Ende der Teilobjekte so weit vorverlegt, nämlich vom

18. auf den sechsten Lebensmonat (Dornes 2003, S. 98).

Zwei unterschiedliche Ansätze zur Rettung des Symbiosekonzeptes bzw. von Teilen dieses Konzeptes dürfen hier nicht unerwähnt bleiben.

Die **entwicklungspsychologische Teilrehabilitierung** hebt darauf ab, dass wir uns zwar von der Vorstellung einer symbiotischen Phase verabschieden müssen, dass es aber symbiotische Momente im ganz frühen Säuglingsleben gibt. Diese Auffassung beruht auf der Beobachtung, dass nur etwa 25% des Beobachtungszeitraumes bei Tageslicht durch ruhige und aktive Aufmerksamkeit geprägt sind. Nur in diesen Zeiten ist das Wahrnehmungssensorium des Säuglings intakt, sodass die Voraussetzung für all die beschriebenen weiteren Kompetenzen besteht. Eine veränderte innere Situation ergibt sich z. B. bei Hunger, Müdigkeit oder beim Füttern, die einen Zusammenbruch des differenzierten Selbst- und Objektempfindens bewirken. Hier kommt es dann zu symbiotischen Momenten, deren Bedeutsamkeit für die weitere Entwicklung von den elterlichen Reaktionen abhängig ist. Aber die Aufgabe der Illusion der Einheit zugunsten der Wahrnehmung der Getrenntheit ist auch bei der Annahme symbiotischer Momente keine universale Entwicklungsaufgabe. Ähnliches gilt für die Vorstellung von Teilselbsten und Teilobjekten. Auch diese können verstanden werden als Desintegrationsprodukte, wenn unter Spitzenaffekten die ursprünglich einheitliche Selbst- und Objektempfindung zusammenbricht. Der Verlust von Kohärenz geschieht also in sogenannten »High-Tension-States« und ist im Gegensatz zu einer normalen Entwicklungsphase als passagere Desintegration zu verstehen. Natürlich gilt hier der Einwand, dass Zustände in Spitzenaffekten auch »normale« Zustände in der Säuglingszeit sind.

Eine weitere Möglichkeit der Rehabilitie-

Tab. 10-1 Überblick zu den Unterschieden zwischen der Säuglingsforschung und der traditionellen psychoanalytischen Entwicklungspsychologie

Psychoanalytische Entwicklungspsychologie	Säuglingsforschung
• Konzentration auf den *Konflikt* und die möglichen pathogenen Konsequenzen • Wachstum und Entwicklung unter dem Aspekt des Gegeneinander, des *Zusammenstoßes von Kräften* • Interesse an den inneren Prozessen des Säuglings in sogenannten *»high tension states«* • Betonung der disruptiven Prozesse • Beschäftigung mit *Pathologie*; nur graduelle Unterschiede zwischen Normalität und Pathologie • eher mit Beobachtungen zu vereinbaren, die im *Kindesalter* gesammelt werden, als in der Säuglingszeit • Bedeutung der »späteren« *kindlichen Fantasien* über die »frühen« Erfahrungen	• Konzentration auf die *adaptiven Potenziale* des Säuglings, die wechselseitige Regulierung der Interaktion, ihr Zusammenpassen, ihre Harmonie • Betonung, dass Wachstum und Entwicklung aus einem *Zusammenspiel von Kräften* resultieren • Beobachtung des Säuglings in Phasen *wacher entspannter Aufmerksamkeit* • Betonung der integrativen Prozesse • *Normalität* der Mutter-Kind-Interaktion im Mittelpunkt; Vermeiden von pathomorphen Verzerrungen unserer Vorstellung von Normalität • keine Aussage über Validität klinischer Theorien als therapeutische Konstrukte

rung des Symbiosebegriffes ergibt sich, wenn er in eine **andere Diskurswelt** verlagert wird. Man würde ihn dann nicht entwicklungspsychologisch verstehen, sondern als ein narratives Schema, ein Konstrukt, das es ermöglicht, einen Sinn in klinischen Phänomenen wie Verschmelzungsfantasien zu sehen. Die **Metapher der Symbiose** würde dann einen Entwurf des Bildes einer Kindheit bereitstellen, der es ermöglicht, eine kontinuierliche und kohärente Lebensgeschichte zu konstruieren. Dies würde mit der schon erwähnten Konstruktion des Säuglings im jeweiligen psychisch kranken Erwachsenen vergleichbar sein, ohne jeglichen Anspruch, den Säugling an sich zu beschreiben. Dieser Ansatz würde konstruktivistisch-modernistischen Versionen der Psychoanalyse entsprechen, wie z. B. der Intersubjektivitätstheorie von Stolorow et al. (1987).

Tabelle 10-1 gibt einen zusammenfassenden Überblick über die grundlegenden Unterschiede in Richtung des Erkenntnisinteresses.

10.7 Neurobiologisch fundierte Zeitfenster der frühen Entwicklung

Neurobiologische Befunde der Gehirnentwicklung lassen erkennen (Roth 2002), dass unterschiedliche Hirnstrukturen in der frühen Persönlichkeitsentwicklung maßgeblich sind (vgl. auch Roth & Strüber 2012). Abbildung 10-1 zeigt, dass sich die Ausbildung der affektiven Hirnzentren in den ersten beiden Lebensjahren vollzieht, die kor-

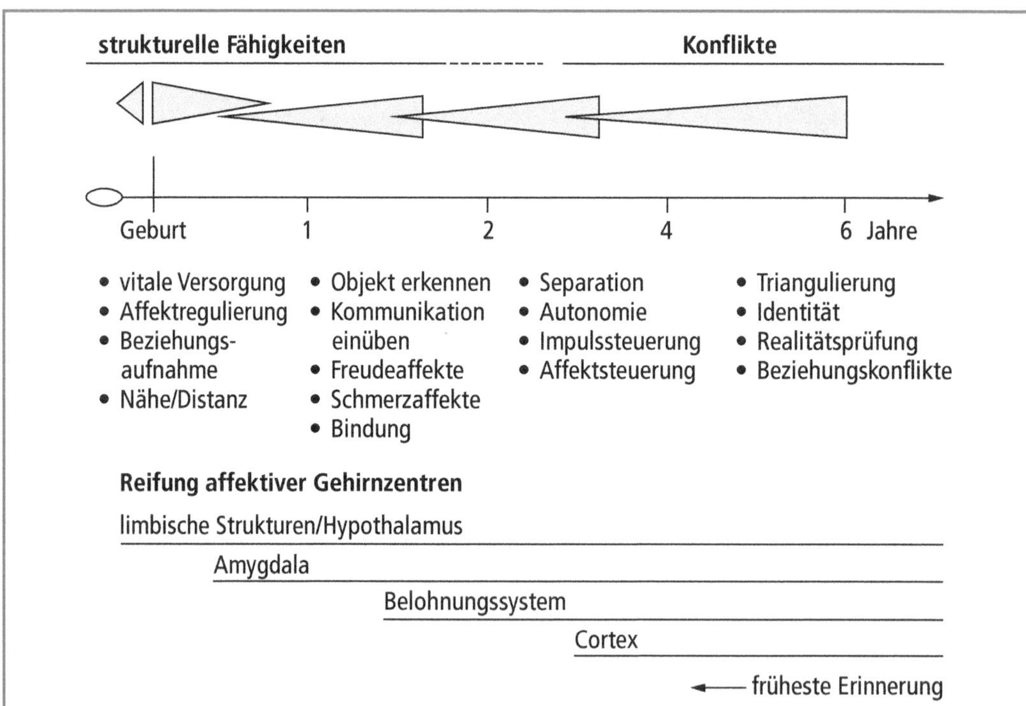

Abb. 10-1 Entwicklungsakzente in den frühen Lebensabschnitten (aus Rudolf 2014, S. 24)

tikale Reifung folgt dann im dritten bis vierten Lebensjahr und gilt erst mit über 20 Jahren als abgeschlossen. Prä- und postnatal reift die untere limbische Ebene, in der sich das Stressverarbeitungssystem etabliert. Es folgen dann in der frühen Kindheit die mittlere limbische Ebene mit der Amygdala, in der Bedrohungs- und Angsterfahrungen der frühen Beziehung erkannt und gespeichert werden. In den folgenden Jahren reifen das mesolimbische System, das mittels körpereigener Opiate das Belohnungssystem ausbildet und nun das Erleben von Freude an Bindung und den Schmerz des Verlustes erlebbar werden lässt. In der mittleren Kindheit reift der orbitofrontale Kortex soweit heran, dass mittels kognitiver Strukturen die Etablierung sozialer Regeln möglich wird.

Die Bezogenheit des Säuglings bzw. Kleinkindes von Beginn des Lebens an rückt die Passung zwischen dem Baby und der frühen Bezugsperson in den Mittelpunkt der Betrachtung. Fähigkeiten und Strukturen reifen nur zum einen nach einem genetischen Programm, frühe Erfahrungen finden in diesem Prozess ebenso ihren Niederschlag und können zu andauernden Veränderungen von Funktionen und auch Strukturen führen. Dies wurde z. B. für das Stressverarbeitungssystem und die damit verbundene Fähigkeit zur Affektregulation vielfach nachgewiesen. Durch weitere epigenetische Forschungen werden wir in den nächsten Jahren sicher noch erstaunliche Fakten erfahren.

10.8 Säuglingsforschung und Psychoanalyse – ein beispielhafter Diskurs um die wissenschaftstheoretische Ausrichtung der Psychoanalyse

Die sich in den 1990er-Jahren abzeichnenden Bemühungen um Integration und wechselseitige Befruchtung der psychoanalytisch inspirierten Säuglingsforschung und der »klassischen« Psychoanalyse sind nicht überall auf Zustimmung gestoßen.

Ein Beispiel für die vermeintliche Unüberbrückbarkeit der Gegensätze liefert die Kontroverse zwischen dem Säuglingsforscher Daniel Stern und dem französischen Psychoanalytiker André Green, die hier nur sehr verkürzt wiedergegeben werden kann (vgl. Dornes 2008a, S. 22 ff.): Green besteht auf der einzigartigen Forschungsposition des Psychoanalytikers und lässt als Erkenntnisquelle für Intrapsychisches nur die analytische Situation gelten. Säuglingsforschung dagegen stelle eine reine Interaktionstheorie dar, die prinzipiell gar nicht in der Lage sei, Intrapsychisches oder Unbewusstes zu erfassen. Das sei das Feld der Psychoanalyse, nämlich das Unbewusste im Analysanden zu erfassen. Damit interessiert den Analytiker gar nicht der Säugling selbst, sondern der »Säugling im Erwachsenen« bzw. – bei Kinderanalysen – »der Säugling im Kind« (Green 2000, S. 453).

Ähnlich argumentiert dann auch 14 Jahre später Berger (2015, S. 95), wenn sie betont, dass Beobachtung nichts über intrapsychische Prozesse aussagen könne; psychoanalytische Konzepte wie primärer Narzissmus, Omnipotenz, halluzinatorische Wunscherfüllung etc. seien schlicht inkompatibel mit Beobachtung. Des Weiteren wendet sie ein, dass die Interpretationen der Beobachtungen höchst subjektiv seien: Dadurch würden Säuglingsforscher keine Säuglinge beobachten, sondern sie »machen«. Fonagy – als Beispiel für einen »Brückenbauer« – hält sie entgegen, dass unterschiedliche erkenntnistheoretische Positionen in der Bindungstheorie zu wenig diskutiert würden, und stellt die Frage, ob unsichere Bindungen nicht vielmehr als Ausdruck der verinnerlichten Abwehr der Bezugsperson zu konzipieren seien denn als Folge ihres realen Verhaltens. In ihrem Fazit warnt Berger vor einer Amalgamierung der psychoanalytischen Entwicklungstheorie mit Erkenntnissen der Säuglingsforschung und verweist abschließend auf Winnicott (1965). Mit dessen Unterscheidung zwischen Säuglingsbeobachtung und Übertragung, zusammengefasst und zugespitzt in dem bekannten Zitat »*There is no such thing like a baby*«, sei die Frage eines möglichen Brückenschlags eigentlich schon erledigt. Altmeyer (2006, S. 81 f.) hebt hervor, dass mit der Betonung der Exklusivität des therapeutischen Prozesses, wie Green und auch Berger ihn fordern, jegliche interdisziplinäre Auseinandersetzung über psychoanalytische Konzepte wie primärer Narzissmus oder Autismus und Symbiose verweigert werden kann (▶ Abschn. 10.6).

Folgt man Green (2000), dann werde die Psychoanalyse nicht durch ihre Wissenschaftlichkeit ausgezeichnet, sondern durch eine spezifische Art zu denken. Die Reichweite solch einer Überzeugung ist erheblich bis hinein in eine wissenschaftspolitische Dimension, die Berger (2015) mit folgender Frage formuliert: »*Ob und inwieweit will sich die gegenwärtig stark kritisierte Psychoanalyse in den allgemeinen Wissenschaftsbetrieb einbringen, ihm widerstehen oder allenfalls ein quasi sektiererisches Dasein fristen?*«

Letztendlich treffen wir hier zum einen auf eine Neuauflage der altbekannten Kontroverse von vor 120 Jahren: Ist es die tatsächliche real erlebte Verführung oder die Fantasie? Zum anderen begegnet uns die schon von Berger gestellte Frage nach der Anschlussfähigkeit der Psychoanalyse an Nachbarwissenschaften, insbesondere an die Entwicklungspsychologie der akademischen Psychologie. Seiffge-Krenke (2009, S. 20 ff.) führt den Gedanken der unterschiedlichen wissenschaftstheoretischen Positionen konsequent weiter und unterscheidet eine im wesentlichen von der akademischen Psychologie inspirierte Entwicklungspsychologie von psychoanalytischen Entwicklungskonzeptionen bzw. klinisch-psychoanalytischen Entwicklungsperspektiven.

Der Nobelpreisträger Kandel (2006) betonte die Wichtigkeit von Neugier und Offenheit gegenüber neuen Erkenntnissen in den Nachbarwissenschaften als Grundvoraussetzung für innovative und kreative Entwicklungen in der Psychoanalyse. Die Säuglings- und Kleinkindforschung nimmt Kandel von seiner Kritik an der Psychoanalyse aus und anerkennt darin durchaus die Anstrengungen, psychoanalytisches Gedankengut mit empirischen Methoden zu überprüfen. Kandel (2006, S. 174) schließt mit folgendem Satz: »*Man sollte hoffen, dass die spannende und erfolgreiche Arbeit der gegenwärtigen Biologie die Forscherinstinkte der psychoanalytischen Gemeinschaft wiederbelebt und dass eine vereinheitlichte Disziplin von Neurobiologie, kognitiver Psychologie und Psychoanalyse den Weg zu einem neuen und tieferen Verständnis des Geistes ebnet.*«

In diesem Zusammenhang ist es z. B. hochinteressant, festzustellen, dass heutzutage Einigkeit zwischen verschiedensten Forschungsrichtungen – von der klassischen Psychoanalyse über Piaget bis hin zu den Kognitions- und Hirnforschern – dahingehend besteht, dass sich zu bestimmten Zeitpunkten der frühen und späteren Kindheit sprunghafte Veränderungen in kindlichen Verhaltensweisen und in ihren Fähigkeiten vollziehen; dies betrifft den zweiten, fünften, neunten Lebensmonat und den Zeitraum zwischen dem 15. und 18. Lebensmonat sowie das vierte bis fünfte Lebensjahr (Köhler 2009). Dabei scheint es sich einerseits um genetisch determinierte Entwicklungssprünge zu handeln, welche die Qualität von Quantensprüngen besitzen, mit denen jeweils ein anderes Integrationsniveau erreicht wird. Andererseits ist letztendlich aber die persönliche und geschichtliche Natur entscheidend, d. h. bedeutsam sind die Stimulierungen und Erfahrungen, die dem jeweils individuellen Säugling bzw. seinem Gehirn in diesen kritischen Phasen zufließen. Fonagy und Target (2006) plädieren beinahe leidenschaftlich dafür, dass Methoden, die in den modernen Sozial- und biologischen Wissenschaften gebräuchlich sind, Eingang fänden in psychoanalytisches Vorgehen der Datensammlung und dass der »enumerative Induktionismus« überwunden werde (Fonagy & Target 2006, S. 406 ff.). Folgt man den Vorstellungen der beiden Autoren, dann sollte die Psychoanalyse als Wissenschaft eine integrative Disziplin darstellen, die sich die Erkenntnisse möglichst zahlreicher Informationsquellen zunutze macht und sich auf die Schwierigkeiten konzentriert, mit denen subjektive Erfahrungsaspekte das Individuum im Laufe der adaptiven oder fehlangepassten Entwicklung konfrontieren. Auch Dornes (2004, S. 18) wendet sich ausdrücklich gegen die Dichotomisierung der Diskurswelten und bestärkt die Forderung von Fonagy & Target (2006, S. 429), nämlich die Erklärungen aus anderen Disziplinen zuzulassen. Aber die Tatsache, dass Beobachtungen und Daten auf völlig anderer Ebene als jene der Psychoanalyse angesiedelt sind, zwingt uns immer aufs Neue zur Beachtung des »Kategorienfehlers« (Leuzinger-Bohleber & Pfeifer 2013b, S. 29 ff.): Die Psychoanalyse zielt auf ein Sinnverstehen der unbewussten Funktionsweise der menschlichen Psyche und deren Auswirkungen auf beobachtbares Verhalten, ihr Forschungsgegenstand sind die unbewussten Fantasien und Konflikte. Eine mit einer zunehmenden Realisierung der wissenschaftlichen Anschlussfähigkeit einhergehende Gefahr sehen Leuzinger-Bohleber und Pfeifer in einer Unterwerfung an den Zeitgeist und einem inadäquaten Wissenschaftsverständnis des »Schneller – Billiger – Effizienter«, der nur durch kontinuierliche kritische Reflexion begegnet werden kann. Die Autoren schreiben: *»Dieses Spannungsfeld kann nicht aufgelöst werden, sondern nur ständig in interdisziplinären, intergenerationellen und internationalen Diskursen kritisch reflektiert werden.«* (Leuzinger-Bohleber & Pfeifer 2013b, S. 29 ff.)

10.9 Bedeutung der Ergebnisse der Säuglingsforschung für die psychodynamischen Psychotherapien

In Anlehnung an Dornes (2004, S. 244 f.) lassen sich eine Reihe von Punkten benennen, die den Nutzen der Säuglings- und Kleinkindforschung für die Therapie herausstreichen.

Grundlegend für die Einschätzung des therapeutischen Wertes dieser Forschungsergebnisse ist sicherlich die Auseinandersetzung mit der kontroversen Frage, ob **die innere oder die äußere Realität** entscheidet bzw. ob unsere Rekonstruktionen und Deutungen wirksamer sind, wenn der an der *objektiven* Realität gemessene Wahrheitswert optimiert wird. Das Kriterium ist die Wirklichkeit des Patienten – und diese umfasst nicht nur psychische, d. h. subjektive, sondern auch materielle, objektive Anteile. So zeigt die moderne Psychotraumatologie (▶ Kap. 16) sehr eindrucksvoll, dass es für die symptomatologischen und strukturellen Folgen von erheblicher Bedeutung ist, ob eine Kindesmisshandlung oder ein Inzest tatsächlich stattgefunden hat oder *nur* fantasiert wurde. Die Anerkennung der Realität der Traumatisierung stellt im Verlauf der Behandlung häufig einen entscheidenden Wendepunkt dar (Hirsch 1987). Eine *wahre* Rekonstruktion sollte deshalb immer die subjektive und die objektive Realität umfassen, d. h., dass es immer um beides geht: um die Anerkennung der objektiven Realität *und* um deren fantasiemäßige Bearbeitung.

Die Befunde der Säuglings- und Kleinkindforschung tragen dazu bei, die Genauigkeit von Rekonstruktionen im oben genannten Sinne zu verbessern, indem sie uns **Modellszenen** zur Verfügung stellen. Der »Fremde-Situation-Test« (▶ Kap. 9) und auch das Kontingenzparadigma (s. o.) repräsentieren solche Modellszenen, die sozusagen als innere Folien des Therapeuten helfen, die Erfassung der *objektiven* kindlichen präverbalen Realität anzureichern und zu optimieren.

Insbesondere das **Kontingenzparadigma** stellt uns eine neue Sicht auf die Entstehung von Pathologie zur Verfügung. So lässt sich z. B. die nicht-kontingente Stimulierung schon in den frühen Lebensphasen späterer Borderline-Patienten durchaus gewinnbringend mit der Mahlerschen Theorie der Störungsgenese in der Wiederannäherungsphase in Verbindung bringen. Mütter, die nicht in der Lage sind, die für diese Entwicklungsphase typischen Weglauf- und Beschattungsmuster in einer für das Kind vorhersagbaren Weise zu beantworten, sondern – wie dies bei Müttern späterer Borderline-Patienten durchaus nachweisbar ist – inkontingent und unberechenbar abwechselnd entweder mit übergroßer, vereinnahmender, Exploration verhindernder Nähe oder mit kühlem, distanziertem, oftmals strafendem Desinteresse auf die Eroberungen ihres Kindes reagieren, werden die sich entwickelnde Einheitlichkeit der inneren Welt des Selbst und der Objekte stören bzw. zerstören.

Der therapeutische **Wirkfaktor der Einsicht**, verstanden im Sinne eines umfassenden »Aha-Erlebnisses«, bestehend aus rationaler Erkenntnis, emotionaler Erfahrung und körperlichem Erleben, erhält im Zusammenhang mit dem Kontingenzparadigma noch einmal eine andere Fundierung: Durch Einsicht wird ein früher zerrissener Zusammenhang wiederhergestellt. Dies kommt einer Kontingenzerfahrung gleich, die mit positiven Gefühlen verbunden ist.

Einsicht im so verstandenen Sinne entspricht der **Erfahrung eines Gegenwartsmoments** (Stern 2010a), der das Selbstempfinden stärkt.

Die therapeutische Wirksamkeit empathischer Spiegelung beruht auf dem allgemein menschlichen Bedürfnis nach Wahrnehmung und Anerkennung des eigenen Gefühlszustandes. Die passgenaue Affektabstimmung, wie es beim **»communing attunement«** geschieht, ermöglicht dem Säugling die Erfahrung, dass innere Zustände keine privaten Ereignisse sind, sondern soziale und Beziehungsangelegenheiten. Sie gibt Antwort auf die Frage: Siehst du, was ich fühle? Das Bedürfnis nach Harmonie und dessen Befriedigung oder Anerkennung sind nicht nur wesentliche Bestandteile kindlicher Entwicklung, sondern auch therapeutischer Wirksamkeit.

Ähnliches gilt für therapeutische Interventionen, die auf Phänomene des **»social referencing«** zurückzuführen sind. Die Erfahrung des Patienten, dass sein Aufmerksamkeitsfokus vom Therapeuten geteilt wird, dass sie nicht nur beide dasselbe sehen, sondern es auch gemeinsam sehen, ermöglicht es ihm, sich vertiefend auch mit ängstigenden Aspekten seines inneren Erlebens auseinanderzusetzen.

Die Ergebnisse der Säuglings- und Kleinkindforschung vertiefen unser Verständnis für die Bedeutung der Objektbeziehungen in der **Entstehung und Behandlung von Persönlichkeitsstörungen**. Insbesondere bei der von Rudolf (2004) entwickelten Strukturbezogenen Therapie und der Mentalisierungsbasierten Therapie von Fonagy und Mitarbeitern (Allen et al. 2011) handelt es sich um therapeutische Umsetzungen dieser Befunde.

Darüber hinaus sensibilisieren sie uns für die **Wirkung präsymbolischer Traumata**, deren sensomotorische Aufzeichnung im impliziten, vorwiegend im prozeduralen Gedächtnis geschieht. Schwere, therapeutisch nur wenig zugängliche psychosomatische Störungen z. B. erhalten von hier aus betrachtet noch einmal eine ergänzende Verständnisgrundlage, welche die Behandlung ausgesprochen bereichert (▶ Kap. 18).

Last but not least ist damit der Nachweis erbracht, dass **die dyadisch interaktionelle Konzeption** des Prozesses der psychodynamischen Einzeltherapie der menschlichen Natur entspricht.

2012 veröffentlichten Stern und seine Arbeitsgruppe, The Boston Change Process Group, ihr Buch »Veränderungsprozesse«, in dem sie Psychoanalyse, Säuglingsforschung, kognitive Neurowissenschaften und Entwicklungspsychologie in der Einleitung und im Verständnis psychotherapeutischer Veränderungsprozesse vereinigen.

10.10 Zusammenfassung

- Die Säuglings- und Kleinkindforschung ist eine direkt beobachtende Entwicklungspsychologie, die zu einer empirisch angeleiteten psychoanalytisch inspirierten Theorie insbesondere der präverbalen Entwicklung beitragen möchte.
- Wenn wir uns mit der Kindheit der ersten eineinhalb Lebensjahre beschäftigen, haben wir es somit zunächst einmal immer mit zwei Kindern zu tun: mit dem rekonstruierten Kind klassisch psychoanalytischer Ansätze und dem realen beobachteten Kind der Säuglingsforschung – oder anders formuliert: mit dem *Säugling im Patienten* und dem *Säugling der Beobachtung.*
- Die zunächst als unüberwindlich erscheinende Kluft zwischen Psychoanalyse und Säuglingsforschung hat sich inzwischen aufgelöst bzw. deutlich verringert. Es wird anerkannt, dass sich beide Erkenntnismethoden – die hermeneutische Methodik in der Reflexion narrativen Materials einerseits und die empirisch-objektivierende Forschung andererseits – ergänzen.
- Die intersubjektive Bezogenheit steht nicht nur im Zentrum der Säuglings- und Kleinkindforschung, sondern auch vieler moderner psychoanalytischer Konzeptualisierungen.
- Es besteht Einigkeit dahingehend, dass neben dem intrapsychischen Geschehen intersubjektive Erfahrungen mit der realen Umwelt gravierenden Einfluss auf die kindliche Entwicklung ausüben.
- Mit der Unterscheidung des *»affektiven«*

und des *»kognitiven«* Säuglings wird der Bedeutung sowohl hochaffektiv besetzter Ereignisse als auch der harmonischen Verschränkung von Mutter und Kind Rechnung getragen.

- Die Säuglingsforschung hat vier Paradigmata formuliert, aus denen experimentelle Anordnungen abgeleitet und als Untersuchungsmethoden genutzt werden. Die Durchführung von Experimenten ist natürlich nur in Phasen wacher entspannter Aufmerksamkeit von Säuglingen möglich.
- Die Ergebnisse der Untersuchungen belegen, dass Säuglinge von Geburt an über perzeptuelle, kognitive und affektive Kompetenzen verfügen, dass sie Handlungen kompetent ausführen und eine Fähigkeit zur Kontingenzerfahrung aufweisen.
- Daniel Stern, einer der bedeutendsten Säuglingsforscher, kommt aufgrund empirischer Untersuchungsergebnisse zu dem Schluss, dass das Selbstempfinden den zentralen Bezugspunkt und das organisierende Prinzip darstellt, aus dem heraus der Säugling sich selbst und die Welt der Objekte erfährt, verarbeitet und organisiert.
- Stern formuliert zwischen der Geburt und dem achtzehnten Lebensmonat eine Entwicklungspsychologie mit vier aufeinanderfolgenden Stufen des Selbstempfindens und der Bezogenheit.
- Die Bezeichnung des *»kompetenten Säuglings«* basiert auf Forschungsergebnissen, die zeigen, dass die perzeptive, affektive und handlungsbezogene Welt sehr viel geordneter und von viel mehr Regelmäßigkeit durchzogen ist, als man bisher angenommen hatte. Von Geburt an sind Fähigkeiten zur einheitlichen Selbst- und Welterfahrung nachweisbar.
- Im Gegensatz zu weitverbreiteten Auffassungen klassischer psychoanalytischer Theorien der Teilselbste und Teilobjekte besteht im ersten Lebenshalbjahr eine Selbstkohärenz als eine Empfindung, eine zusammenhängende psychische Existenz zu sein, die Ort und Sitz von Handlungen ist, als auch eine Objektkohärenz.
- Die klassisch-psychoanalytischen Konzepte des primären Narzissmus, des Autismus und der Symbiose sind aus Sicht der Säuglings- und Kleinkindforschung nicht mehr haltbar.
- An die Stelle einer symbiotischen Phase als einer normalen Entwicklungsphase tritt die Annahme symbiotischer Momente, die dann eintreten, wenn das differenzierte Wahrnehmungssensorium zusammenbricht, wie dieses in affektiven Erregungszuständen, Müdigkeit oder auch beim Stillen der Fall ist. Auch auf die Selbst- und Objektkohärenz dürften diese Zustände eine desintegrierende Wirkung ausüben.
- Die Ergebnisse der psychoanalytisch inspirierten Säuglings- und Kleinkindforschung liefern vielfältige Belege für die Sinnhaftigkeit des Vorgehens in der psychodynamischen Psychotherapie und können unsere psychopathogenetischen und behandlungstechnischen Konzeptionen wirkungsvoll bereichern.
- Das Spannungsfeld zwischen Säuglingsforschung und Psychoanalyse markiert einen beispielhaften Diskurs um die wissenschaftstheoretische Ausrichtung der Psychoanalyse, der durch eine intensive Reflexion auf unterschiedlichen Ebenen kontinuierlich geführt werden sollte.

Ausgewählte Tipps zum Weiterlesen

Altmeyer M & Thomä H. Einführung: Psychoanalyse und Intersubjektivität. In: Altmeyer M, Thomä H (Hrsg). Die vernetzte Seele – Die intersubjektive Wende in der Psychoanalyse. Stuttgart: Klett-Cotta 2006.

Beebe B & Lachmann FM. Säuglingsforschung und die Psychotherapie Erwachsener. Stuttgart: Klett-Cotta 2006.

Dornes M. Die frühe Kindheit – Entwicklungspsychologie der ersten Lebensjahre. 7. Aufl. Frankfurt/M.: Fischer 2003.

Dornes M. Der kompetente Säugling – die präverbale Entwicklung des Menschen. 11. Aufl. Frankfurt/M.: Fischer 2004.

Seiffge-Krenke I. Psychotherapie und Entwicklungspsychologie. 2. Aufl. Heidelberg: Springer Medizin Verlag 2009.

Stern DN. Die Lebenserfahrung des Säuglings. *1985.* 10. Aufl. Stuttgart: Klett-Cotta 2010a.

Stern DN; The Boston Change Process Group. Veränderungsprozesse – Ein integratives Paradigma. Frankfurt/M.: Brandes & Apsel 2012.

11 Peter Fonagy: Die Entwicklung der Reflexiven Kompetenz

Mathias Kohrs

Inhalt

11.1 Fonagys Theorie der Entwicklung psychischer Realität im geschichtlichen Kontext

Peter Fonagy und Mary Target haben in ihrer Arbeitsgruppe etwa seit Beginn der 1990er-Jahre ein entwicklungspsychologisches Konzept erarbeitet, das vor allem zum Verständnis problematischer Aspekte in der Behandlung von Borderline-Patienten beitragen sollte. 2001 veröffentlichten sie ihr Konzept erstmals in der wichtigsten psychoanalytischen Zeitschrift im deutschsprachigen Raum, PSYCHE, und werden seitdem zunehmend rezipiert (Fonagy & Target 2001). Ihr Modell stellt einen Meilenstein im Verständnis der Pathogenese, der strukturellen Psychodynamik und insbesondere der typischen behandlungstechnischen Probleme der Borderline-Patienten dar. Es wurde inzwischen zu einer spezifischen und differenzierten Behandlungskonzeption erweitert, die sich im weiten Feld der stationären wie ambulanten Behandlung strukturell schwer gestörter Patienten sehr bewährt hat und aus der therapeutischen Landschaft nicht mehr wegzudenken ist.

Fonagy und seine Arbeitsgruppe haben in der Tradition der Bindungsforschung sowie der Säuglings- und Kleinkindbeobachtung einerseits erhebliche empirische Forschung betrieben, aus der heraus die Konzeptualisierungen mit umfangreichem Datenmaterial validiert werden konnten. Andererseits bezog sich diese Forschung stets auf die Untersuchung solcher Merkmale in der Entwicklung der psychischen Strukturen, die von spezifischer Bedeutung in der psychodynamischen Behandlung sind. Insbesondere geht es dabei um die menschliche Fähigkeit, innere Prozesse, Gedanken und Gefühle wahrzunehmen, zu verstehen und ihren Zusammenhang zur äußeren Realität sowie zum eigenen Verhalten wie auch dem Verhalten des Gegenüber zu begreifen.

Diese reflexive Kompetenz, Fonagy nennt sie das **Mentalisieren**, erscheint zunächst als basale, fast banale Grundlage menschlicher Realität. Tatsächlich handelt es sich aber Fonagy (Fonagy & Campbell 2017) zufolge um eine spezifische Kompetenz,

- die sich in einem mehrjährigen, zunächst vor allem dyadischen interaktionellen Prozess zwischen dem Säugling/Kleinkind und den primären Bezugspersonen entwickelt und zur Bildung intrapsychischer Strukturen führt.
- die sich um vier Polaritäten organisiert:
  1. automatisch-kontrolliert
  2. innerlich orientiert – äußerlich orientiert
  3. selbstorientiert – fremdorientiert
  4. kognitiv-affektiv.
- die innerhalb einer Person erheblichen Schwankungen unterliegt, z. B. im Rahmen von Krisen oder psychischen Störungen deutlich abnehmen kann, wodurch Konfliktlösungen weiter erschwert werden.
- Die aus Störungen in der dyadischen Interaktion des Kindes nachweisbar resultierenden Defizite in der Mentalisierungsfähigkeit führen zu spezifischen strukturellen Störungen, die zur Entstehung der Borderline-Persönlichkeit sowie anderer schwerer Persönlichkeitsstörungen beitragen können.

Das psychopathologische Modell des Mentalisierungskonzeptes sowie die Implikationen für die Behandlungstechnik werden ausführlicher in Kapitel 21 beschrieben.

Im Folgenden soll eine Einführung in die entwicklungspsychologischen Perspektiven Fonagys gegeben werden.

11.2 Mentalisierung und primäre Objektbeziehung

Die Fähigkeit zu Mentalisieren ist den meisten von uns zutiefst vertraut und selbstverständlich, da wir sie im Laufe der frühen Kindheit entwickelt haben und sie ein fester Besitzstand unserer Persönlichkeit geworden ist. Darüber nachzudenken mag manchem Leser erscheinen, als ob er sich mit der selbstverständlichen Funktion der Ein- und Ausatmung befassen solle, die ihm unbewusst ständig zur Verfügung steht.

Auch das Mentalisieren läuft in seiner reifen Form ganz selbstverständlich und meist unbewusst ab: Wenn Sie einen Ihnen gänzlich fremden Menschen hinter einer Fensterscheibe in einer gewissen Weise und mit einem spezifisch verzerrten Gesicht auf den Tisch schlagen sehen, haben Sie eine recht genaue Vorstellung über die innere Befindlichkeit dieses Menschen, ohne darüber nachdenken zu müssen und ohne sich des Vorgangs bewusst zu werden, Sie wissen es einfach!

Diese Fähigkeit ist aber nicht angeboren und entwickelt sich auch nicht intraorganismisch von selbst. Wie Fonagy und seine Mitarbeiter immer wieder betonen, muss diese spezifisch menschliche Kompetenz »entwickelt bzw. errungen werden« (Fonagy & Target 2001, S. 963). Damit weisen sie auf den äußerst komplexen und in vieler Hinsicht labilen Prozess hin, der untrennbar mit den primären Objektbeziehungen des Kindes verbunden ist.

In der Konzeption der Internalisierung der frühen vorsprachlichen Beziehungserfahrungen des Kindes hinsichtlich der wachsenden Mentalisierungsfähigkeit betont Fonagy die überragende Bedeutung der *interpersonalen* Prozesse für die Entstehung der *intrapsychischen* Welt. Das Cartesische Diktum »Ich denke, also bin ich« formuliert er für das Kind neu: »Mutter denkt, dass ich bin, also bin ich« (Allen et al. 2016, S. 108 f.). Er bezieht Ergebnisse der Bindungsforschung ein und verbindet sie in spezifischer Weise mit psychoanalytischen Entwicklungskonzepten bei Bion (1962 [1990b, c]) und Winnicott (1965 [2002] [1971] [2002].

Dabei geht es in erster Linie um den Prozess der Umwandlung *primärer Repräsentationen von Erfahrungen*, die noch den ursprünglichen Charakter unmittelbarer körpernaher affektiver Zustände tragen, in *sekundäre Repräsentationen* dieser Erfahrungen. In diesem Schritt entwickeln sich noch keine komplexen und differenzierten Selbst- und Objektrepräsentanzen, wie sie in den Objektbeziehungstheorien beschrieben werden. Gemeint ist die Konstitution der Erfahrung des Selbst unter der Wirkung von Affekten, wie sie auch Stern (▶ Kap. 10) beschrieben hat.

In welcher Weise das Kind in dieser frühen, weit vorsprachlichen Entwicklung von der inneren Verfassung der Mutter und des Vaters abhängt, ist von vielen Autoren immer wieder diskutiert worden. Es wird manchmal übersehen, dass bereits Freud betont hat, wie sehr die gesunde psychosexuelle Entwicklung des Säuglings und Kleinkindes unmittelbar mit der Fähigkeit der Mutter verbunden ist, ihr Kind libidinös zu besetzen. Damit meinte er, sie müsse in der Lage sein, ihre unbewussten erotischen und affektiven Fantasien und Wünsche auf das Kind zu übertragen. Sei sie aufgrund neurotischer Konflikte daran gehindert, werde die Grundlage der basalen Liebesfähigkeit des Kindes gestört (Freud 1940a [1999]).

Psychoanalytische Autoren nach Freud haben in der Erforschung der frühesten Objektbeziehungen immer wieder die Bedeutung der elterlichen Funktionen des *Containing* und des *Spiegelns* betont. Dabei geht es zunächst weniger um die triebdynamischen Prozesse der Befriedigung bzw. Versagung als um die Entwicklung der affektiven Welt des Neugeborenen und Kleinkindes. Zentral ist die mittlerweile belegte Hypothese, dass die (bewussten *und* unbewussten) Vorstellungen der Eltern bezüglich des Befindens ihres Kindes und seines inneren Erlebens darüber entscheiden, ob das Kind ein sicheres Gefühl seiner Selbst entwickeln kann und wie es im weiteren Verlauf seine innere Welt der Objektbeziehungen ausgestaltet (z. B. Bion 1990). Mithilfe der eigenen Fantasien über das Kind gelingt es den Eltern so, die heftigen, häufig beunruhigenden und noch vollständig unsymbolisierten Affekte des Kindes aufzufangen, sie in sich zu halten, ihnen einen Sinn, eine Bedeutung zu verleihen und sie dem Kind gewissermaßen in verdauter Form zurückzugeben. Aus zahlreichen dieser – immer wieder internalisierten – Erfahrungen bilden sich dann die sekundären Repräsentationen affektiver Zustände, die den Weg zur zunehmenden Symbolisierungs- und Denkfähigkeit eröffnen.

11.3 Das markierte Spiegeln

Fonagy und seine Mitarbeiter gehen hier nun noch einen Schritt weiter. Sie konnten in zahlreichen Studien überzeugend zeigen, welche spezifischen und durchaus konkretisierbaren Fähigkeiten der primären Bezugspersonen die Entwicklung der inneren mentalen Welt fördern und welche sie stören bzw. beschädigen (z. B. Fonagy & Luyten 2011).

Sie zeigen vor allem, dass die empathische, also einfühlsame Reaktion der Mutter, die den Affekt des Kindes kognitiv und emotional erfasst und entsprechend ›spiegelt‹, alleine noch nicht ausreicht, um die o. g. Entwicklung zu fördern. Sie muss darüber hinaus dem Kind ihren inneren Reflexionsprozess in einer spezifischen Weise vermitteln, die Fonagy das **»Markieren« der Emotion** nennt (Allen et al. 2016, S. 117,

S. 432). Dabei erzeugt sie eine Kombination des kindlichen Affektes, den sie möglichst präzise erfassen und begreifen sollte, mit einem gegenteiligen oder zumindest deutlich kontrastierenden Affekt.

Am Beispiel des Angstaffektes lässt sich erkennen, dass viele Mütter z.B. in den spiegelnden Ausdruck der Furcht und Verzweiflung, die sie in ihrem Kind erkennen, auch eine Spur Ironie legen. Andere Mechanismen der Markierung sind verlangsamte, übertriebene oder partielle Affektspiegelungen.

Fonagy belegt anhand empirischer Befunde Gergelys (2001; zit. n. Allen et al. 2016), dass Kinder bereits ab einem Alter von drei Monaten diese »*nicht ganz* synchrone« (Allen et al. 2016, S. 116; Hervorhebung i.O.) Kontingenz bevorzugen und interessierter darauf reagieren als auf perfekte Spiegelungen. Von großer Bedeutung ist aber vor allem die Tatsache, dass diese vorsprachliche Kommunikation der Mutter in aller Regel zu einer schnellen Beruhigung des Kindes führt. Es findet also bereits früh ein Übergang vom rein körperlichen Trost, etwa durch Streicheln, zur emotionalen Kommunikation statt, welche die allmähliche Ausbildung innerer Repräsentationen und damit den Beginn der Symbolbildung einleitet.

Neben der genannten Funktion der beginnenden Affektregulation sieht Fonagy in dem dargestellten intersubjektiven Austausch affektiver Verfassungen noch eine andere Funktion, die auf die Entstehung früher Selbstrepräsentanzen hinweist: »Den Kern des reifen kindlichen Selbst bildet der Andere im Moment der Reflexion« (Fonagy 2003, S. 184).

Offenbar benötigen wir in diesen frühen Phasen der Entwicklung unserer inneren Welt den Anderen als einen Spiegel, der uns unsere innere Befindlichkeit in einer Weise zeigt, in der wir uns erkennen können, die sich aber nicht vollständig mit unserer Befindlichkeit deckt, da es dann gewissermaßen ja keinen *Anderen*, kein *Nicht-Ich*, gäbe.

Der beschriebene interaktive Prozess basiert nach Fonagy, der sich auf Arbeiten von Meltzoff & Moore (1997; zit. n. Allen et al. 2016, S. 116f.) beruft, auf einer biologisch angelegten universalen Reaktion aller erwachsenen Menschen, der gewissermaßen ein triebhafter Charakter zugrunde liege. Der Leser möge sich selbst und seine inneren und äußeren Reaktionen beobachten, wenn er mit einem Kleinkind konfrontiert ist, das intensive emotionale Kommunikationen mit ihm aufnimmt. In aller Regel wird man feststellen, dass man spontan in ironische Übertreibungen, lustvolle Spiegelungen und spielerische Variationen des Zustandes verfällt, den man im kindlichen Gegenüber wahrnimmt.

Von welch großer Bedeutung diese affektive Feinabstimmung für die weitere Entwicklung der Mentalisierungsfähigkeit und Beziehungskompetenz des Kindes ist, wird in der Beschäftigung mit den typischen Störungen in der dyadischen Kommunikation deutlich (s.u.).

11.4 Die Entwicklungsstufen der Mentalisierung

Fonagy und seine Mitarbeiter schlagen ein **Stufenmodell** vor, das die verschiedenen Stadien auf dem Weg zur reifen Mentalisierungsfähigkeit differenzierend beschreibt (Allen et al. 2016, S. 108ff.).

Bereits in den ersten Lebensmonaten lässt sich zeigen, dass Säuglinge ein basales Gewahrsein *körperlicher und sozialer Urheberschaft* entwickeln. Damit ist z.B. der Zusammenhang zwischen den eigenen Armbewegungen und einem rollenden Ball gemeint, den das Kind in Bewegung setzt. Soziale Urheberschaft bezeichnet z. B. die Wahrnehmung des Zusammenhangs zwischen dem eigenen Lächeln und dem dadurch ausgelösten Lächeln der Mutter.

Bereits ab etwa sechs Monaten lässt sich die Entstehung einer **teleologischen Haltung** beobachten: Das Verhalten anderer wird als zielgerichtet verstanden, es wird eine Zweckmäßigkeit im Rahmen äußerer realer Bedingungen erwartet, z. B. das Einschlagen des kürzesten Weges zum Ziel.

Ab dem zweiten Lebensjahr lässt sich Fonagy zufolge der Beginn der eigentlichen Mentalisierungsfähigkeit beobachten. Das Kind entwickelt ein »mentalistisches Verständnis zielgerichteter Urheberschaft« (Allen et al. 2016, S. 113), es beginnt in einer rudimentären Weise, das Verhalten anderer als Ausdruck innerer Befindlichkeiten, Wünsche, Bedürfnisse usw. zu begreifen. Allerdings sind die Grenzen zwischen der inneren und äußeren Welt nach wie vor unscharf und durchlässig.

Insbesondere geht das Kind davon aus, das seine Affekte – speziell die intensiven – unmittelbar mit der äußeren Realität zusammenhängen, ihr also gleichen. Fonagy nennt diesen entwicklungsgemäßen frühen Funktionsmodus den der »**psychischen Äquivalenz**« (Fonagy & Target 2001, S. 963).

Auf dieser Entwicklungsstufe beginnt das Kind also, innere Befindlichkeiten zu unterscheiden und zu benennen, es verfügt aber noch nicht über eine eigenständige Fähigkeit zur Regulation intensiver Affekte. Dafür wird nach wie vor die physische Anwesenheit einer Pflegeperson benötigt. Durch die wiederholte Internalisierung der o. g. Erfahrung der modulierten Reaktion der Mutter und der darauffolgenden Milderung der eigenen Affekte erwirbt das Kind allmählich diese Fähigkeit.

Dadurch und durch die Erfahrung spezifischer Spiele mit älteren Kindern und Eltern entwickeln Kinder dann etwa ab dem dritten Lebensjahr einen zweiten frühen Modus der Mentalisierung, den »**Als-ob-Modus**« (Fonagy & Target 2001, S. 964). Dieser Schritt stellt eine entscheidende Reifung dar, sie »befreit den Geist von der Realität« (Allen et al. 2016, S. 114). Das Kind beginnt damit, innere Zustände, Gedanken, Gefühle und Fantasien als getrennt von der Realität wahrzunehmen und zu erproben.

Es operiert dabei mit *Repräsentationen* der mentalen Welt, die zunächst als ganz getrennt von der äußeren Welt wahrgenommen werden, d. h. – und das ist für das Spiel entscheidend! – auch als folgenlos in der materiellen Realität. »Ich bin jetzt wohl ein Polizist!«, ruft der kleine Junge und taucht damit ganz in diese *Als-ob-Realität* ein, in der er eine machtvolle Präsenz erproben kann. Sein Wissen, dass er kein ›echter‹ Polizist ist, geht ihm nicht verloren, wird für diese Zeit aber ganz getrennt von der psychischen Realität des *Als-ob* gehalten, gewissermaßen suspendiert. Es versteht sich, dass es hier erneut einer haltenden objektalen Umwelt bedarf, die diesen Schutzraum aufrechterhält.

Das Entscheidende an der Entwicklung der Repräsentationen ist also die Befreiung von der Gleichsetzung der inneren und äußeren Realität, die im Äquivalenzmodus noch das Erleben beherrscht. Mit Repräsentationen lässt sich spielen, man kann sie durch Kreativität und Fantasie beeinflussen, man ist den inneren Befindlichkeiten nicht mehr ausgeliefert.

Dabei ist zu bedenken, dass der Als-ob-Modus den Äquivalenzmodus nicht stabil ablöst. Gerade bei kleineren Kindern kann es geschehen, dass in Phasen starker Fantasietätigkeit das Spiel mit inneren Visionen zur beängstigenden Realität wird und der dunkle Vorhang am nächtlichen Fenster dann wahrscheinlich doch ein Monster ist.

Insgesamt aber verändert dieser Entwicklungsschritt allmählich die Perspektive des Kindes auf sich und die anderen Menschen. Insbesondere kann es sich zunehmend in die innere Welt eines anderen hineindenken und -fühlen und versteht dessen Gedanken, Gefühle und deren Auswirkungen auf sein Verhalten.

Beide Modi – Als-ob und Äquivalenz – stellen noch keine volle funktionale Verbindung zwischen psychischer und äußerer Realität her. Die Äquivalenz lässt alles innerlich Erlebte allzu realistisch und bedrohlich erscheinen, im Als-ob-Modus ist die psychische Realität gewissermaßen unwirklich, fast beliebig modulierbar.

Die Modi stellen jedoch wichtige Frühformen dar und müssen im Schutze sicherer Bindung und begleitender Objektbeziehungen im Laufe der Jahre zur vollen Mentalisierungsfähigkeit, der **reflexiven Kompetenz**, integriert werden, die auf reifen Repräsentationen beruht. Sie wird etwa mit sechs bis sieben Jahren erreicht und zeichnet sich vor allem dadurch aus, dass sie ganz unterschiedliche Perspektiven auf den Zusammenhang zwischen innerer und äußerer Welt ermöglicht, was eine zunehmend flexiblere Interpretation interpersonaler Situationen ermöglicht (s. u.).

»Mentale Zustände repräsentieren die Realität (anders als im Als-ob-Modus), werden aber (anders als im Äquivalenz-Modus) nicht mit ihr gleichgesetzt.« (Allen et al. 2016, S. 131)

Wie Fonagy und seine Mitarbeiter immer wieder betonen, sind die frühen Vorformen der reifen Mentalisierung mit der Weiterentwicklung nicht einfach erledigt. Sie existieren in uns allen weiter und wir können jederzeit, z. B. unter großer Belastung in Krisen, auf diese Modi zurückgreifen. Außerdem regredieren wir täglich, im Traum, auf den Äquivalenz-Modus. Insofern erinnert dieses Modell an das triebtheoretische Entwicklungsmodell Freuds, dessen infantile psychosexuelle Modi ja auch jederzeit (re-)aktivierbar sind.

Dieses Wissen betrifft nicht nur die Pathologie der Mentalisierung, mit der wir uns jetzt befassen werden, also die Patienten, sondern auch den Therapeuten, insbesondere in der Behandlung von Patienten mit schweren Persönlichkeitsstörungen. Im Verlauf solcher Prozesse kann die Mentalisierungsfähigkeit des Therapeuten episodisch beeinträchtigt werden.

11.5 Die Pathologie der Mentalisierung

Im Folgenden soll ein Überblick über Faktoren gegeben werden, die den geschilderten Entwicklungsprozess der reifen Mentalisierungsfähigkeit scheitern lassen oder zumindest ernsthaft beeinträchtigen können.

Fonagy und seine Mitarbeiter haben in der Entwicklung ihres Mentalisierungskonzeptes von Beginn an immer wieder die enge Verflechtung mit der Bindungsforschung und die Bedeutung der primären Objektbeziehungserfahrungen des Säuglings für den Aufbau einer stabilen Mentalisierung betont.

Fonagy wollte zunächst vor allem die Defizite von **Borderline-Patienten** erklären, die insbesondere in psychodynamischen Psychotherapien zu ganz spezifischen und oft unüberwindlichen Schwierigkeiten führen:

- Borderline-Patienten können die Affekte anderer Menschen zumindest in Phasen intensiver affektiver Erregung nicht angemessen einschätzen.
- Diese Wahrnehmungsverzerrung gilt auch für die eigenen Affekte. Insbesondere unerträgliche negative Affekte wie Wut, Angst, Scham und Neid müssen chronisch durch projektive Prozesse externalisiert werden.
- Die Externalisierung führt zu einer Entleerung des seelischen Innenraums und einer Verzerrung der Selbst- und Objektwahrnehmung.
- Es gelingt den Borderline-Patienten aufgrund dieser chronisch ablaufenden Prozesse nicht, ein stimmiges und konsistentes Verständnis des Zusammenhangs zwischen innerem Befinden und äußerem Verhalten in sich selbst wie auch in anderen Menschen zu entwickeln.
- Psychodynamische Interventionen, die auf die Aufdeckung unbewusster Motivationen abzielen, führen bei diesen Patienten in der Regel nicht zu produktiven selbstexplorativen Prozessen. Entweder kommt es zu endlosen und sinnlosen Wiederholungen von pseudotherapeutischen Gesprächen oder die Deutungen konflikthafter Prozesse führen zu einer affektiven Entgleisung im Rahmen der Übertragungs- und Gegenübertragungsdynamik.

Wie lässt sich die Entstehung dieser Mentalisierungsdefizite verstehen und welche Konsequenzen für die therapeutische Praxis lassen sich daraus ableiten?

Fonagy und seine Mitarbeiter haben vor allem die Bedeutung der primären Bindungsbeziehungen als Basis für die Entwicklung der gesunden Mentalisierungsfähigkeit betont und diesen Zusammenhang durch eine große Zahl empirischer Belege nachweisen können (Fonagy & Luyten 2011; Taubner 2015, S. 77 ff.).

Seit Längerem ist die empirische Häufung schwerer Traumatisierungen in der Biografie von Borderline-Patienten bekannt (▸ Kap. 21). Fonagy zeigt nun, dass sich die Erfahrungen und Auswirkungen sexueller, aggressiver und psychischer Misshandlung vor allem als **Bindungstrauma** in einer zweifachen Bedeutung verstehen lassen (z. B. Allen et al. 2016, S. 144 ff.): Dem Kind wird im Rahmen seiner existenziell bedeutsamen Bindungsbeziehung ein Trauma zugefügt *und* seine Fähigkeit zur Entwicklung einer sicheren Bindung wird ebenfalls schwer traumatisiert und beschädigt.

Da der Begriff der **Bindung** heute häufig etwas unscharf – etwa allgemein im Sinne einer Halt gebenden zwischenmenschlichen Beziehung – benutzt wird, sei daran erinnert:

> Bindung kennzeichnet ein *intrapsychisches* System, das in Momenten intensiver Angst aktiviert wird. Es reduziert explorative Impulse und führt über die Hinwendung zum Objekt der Bindung zu einer Affektregulation (Angstreduktion) und Stabilisierung des kohärenten Selbsterlebens. Das System Bindung ist zunächst an die konkrete Anwesenheit und ein spezifisches haltgebendes Verhalten des primären Objektes gebunden, wird aber über den Prozess der Internalisierung allmählich davon unabhängig und dadurch zu einer intrapsychischen Regulationsfunktion.

Wie in Kapitel 9 ausgeführt wurde, ist die Entstehung einer sicheren Bindung an spezifische psychische Kompetenzen der erwachsenen Bezugsperson gebunden.

Aus der Perspektive des Mentalisierungskonzeptes stellt nun das traumatisierende Gegenüber das extreme Beispiel an »Geistesblindheit« (Allen et al. 2016, S. 144 ff.) dar. Das Kind wird nicht nur traumatisiert, es wird auch in seinem Bedürfnis zurückgewiesen, sich selbst im Anderen wiederzuerkennen, um aus diesem mentalen Abbild seiner selbst per Internalisierung ein mentales inneres Bild von sich zu errichten.

Ist das Kind diesem Gegenüber langfristig ausgesetzt, wird es vor der Wahrnehmung und Internalisierung der verwirrenden und erschreckenden Affekte im Anderen zurückweichen. Damit wird in extremen Fällen der Modus der Mentalisierung vollständig blockiert:

»Das misshandelte Kind kann sich den Luxus nicht erlauben, das Ausdrucksverhalten der Eltern nur als psychische Realität zu werten, d. h. als ›folgenlos‹, zumal die Gefühle der Eltern schreckliche Auswirkungen haben können.« (Fonagy & Target 2001, S. 968; Hervorhebung i. O.).

Das Kind persistiert damit u. U. im Modus der *psychischen Äquivalenz*, eine Wahrnehmung von Gefühlen, inneren Motiven usw. wird vollständig verweigert, denn es *muss* davon ausgehen, dass wahrgenommene Stimmungen, Ängste, Aggression und erotisierte Aufladungen tatsächlich jederzeit in konkrete und vernichtende Realität umkippen können und es früher oder später auch tun.

Ein gesundes und für die Entwicklung unverzichtbares, geschütztes Spiel mit der Realität im Sinne des *Als-ob-Modus* ist für diese Kinder bereits mit hohen Risiken verbunden. Dagegen kommt es häufig zu einer *defensiven* Verwendung, im Grunde einer Pervertierung des *Als-ob-Modus*: Traumatisierte Kinder entwickeln dabei eine hohe Sensitivität für das Empfinden und die Stimmungen ihres Gegenüber. Daraus entwickeln sie dann ein oft beeindruckendes, hochintuitives Gespür, das jedoch Fonagy zufolge ein »Pseudowissen über mentale Verfassungen« darstellt (Fonagy & Target 2001, S. 970). Sie fokussieren in eingeengter Weise auf mögliche Gefahrensignale und sind zur eigentlichen Reflexion psychischer Zusammenhänge und Bedeutungen nicht in der Lage. Zur Illustration das folgende Fallbeispiel:

Fallbeispiel »Sind Sie wenigstens echt?«

Frau D., eine 50-jährige Patienten, begab sich wegen intensiver herzneurotischer Ängste in die Behandlung. Die Beschwerden hatten erheblich zugenommen, als die Kinder altersgemäß das Haus verließen und der Ehemann seine beruflichen Aktivitäten ausweitete. Sie hatte ein äußerlich unauffälliges Leben geführt, in dem sie ihre sozialen Aktivitäten stets auf ein Minimum reduzierte und sich ganz auf die Entwicklung ihrer Kinder konzentrierte, an deren Leben sie mit auffälliger und ängstlicher Akzentuierung teilnahm.

Im Behandlungsverlauf fiel früh die ängstliche-Zentrierung auf das Befinden des männlichen Behandlers auf. Es konnte über längere Zeit erarbeitet werden, dass neben ihrem eigenen Bedürfnis, ihre Ängste zu verstehen und zu reduzieren, vor allem nun die Angst *um* den und eigentlich *vor* dem Behandler immer mehr in den Vordergrund rückte. Selbst kleinste Stimmungsschwankungen seinerseits wurden registriert und stets mit intensiven, oft katastrophischen Ängsten beantwortet. Inhaltlich liefen die Affekte letztlich immer wieder darauf hinaus, dass sie den Therapeuten enttäuschen, evtl. sogar grundlegende Fehler begehen könnte, die er mit massiver Wut und abrupter Trennung, einem »Rausschmiss«, beantworten würde.

In der weiteren Durcharbeitung dieser Thematik kam es zu einer gewissen affektiven Beruhigung der Patientin, der Therapeut hatte aber durchgängig den Eindruck, auf dem dünnen Eis

einer intellektualisierenden Abwehr zu wandeln, unter dem nach wie vor erheblicher Sprengstoff wartete.
Nachdem sich die Beziehung soweit entwickelt hatte, dass ein gewisses Vertrauen entstanden war und auch konflikthaftere Inhalte angesprochen wurden, »gestand« die Patientin, dass sie sich eigentlich von Anfang an über die zahlreichen Objekte in der Praxis geärgert habe.
Schon die seltsame Lampe, die eigentlich nur so tue, als ob (!) sie eine Lampe sei, ärgere sie jedes Mal sehr: Sie würde zwar Licht spenden, aber doch auch etwas Falsches vorspielen (▶ Abb. 11-1).
Die große Tür, dazu noch ungenau auf Leinwand gemalt und riesengroß, das sei ihr aber endgültig zu viel, das sei nun erkennbar *keine* echte Tür (▶ Abb. 11-2).
Der Therapeut war einigermaßen erstaunt, um nicht zu sagen überrumpelt, und hielt ihr spontan empört (und nicht sehr mentalisiert) entgegen, das habe doch auch niemand behauptet. Es sei doch eine gemalte Tür, gemeint als Anregung zum Fantasieren, gewissermaßen könne man damit im Geiste spielen.
Das könne sie eben nicht, das hielte sie nicht aus, sie könne auch im Theater nicht die Aufführungen genießen, da sie die Spannung zwischen Realität und »nur so tun« unerträglich fände. Einen Film könne sie dagegen anschauen. Sie wisse natürlich um die Künstlichkeit, könne sich aber einreden, das sei eine Realität, 1 : 1 abgefilmt und in sicherer Entfernung, wie hinter Panzerglas abgespielt, das ginge.
Übrigens sei auch dieses Fenster, das nirgendwo hinblicke, unerträglich (▶ Abb. 11-3). Auch hier stelle sich ihr die Frage, was das solle, sie beginne sich zu fragen, ob der Therapeut wenigstens echt sei!
Letztlich war dieser Patientin der Blick nach innen, in die mentale Welt seelischer Prozesse, unerträglich und unmöglich. Die Frage nach der »Echtheit« ihres Behandlers und seiner Objekte vermittelt dabei die Unmöglichkeit, mit ihnen als einem mentalen Gegenüber im Geiste zu spielen. Alles durfte und sollte konkret in einer

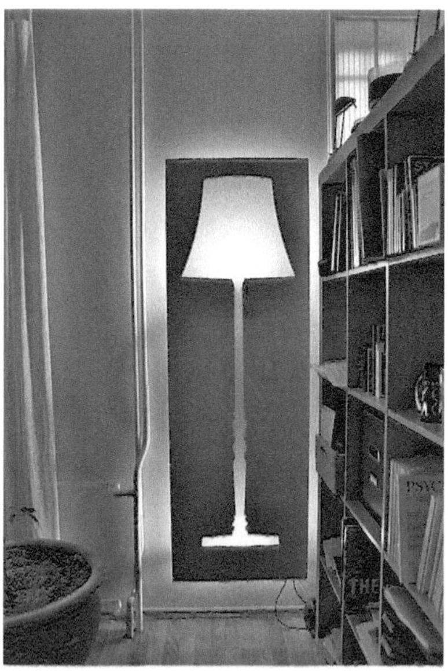

Abb. 11-1 … eine Lampe ist eine Lampe ist eine Lampe …

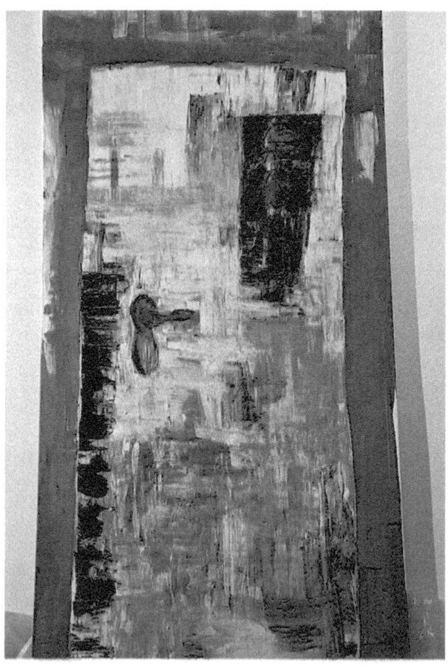

Abb. 11-2 Die falsche Tür

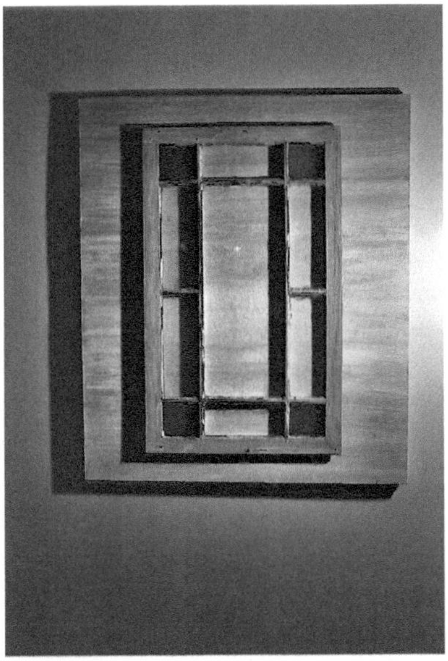

Abb. 11-3 Das Fenster ins Nirgendwo

genau festzulegenden Weise sein und für immer so bleiben. Diese Starre in der repräsentationalen Innenwelt traumatisierter Patienten wird von vielen Autoren beschrieben (z. B. Fonagy & Target 2001, S. 971 ff.; Hirsch 2004). Als ältestes von vier Kindern war Frau D. mit einer Mutter konfrontiert gewesen, die sie und die Geschwister psychisch und physisch misshandelt hatte. Am furchterregendsten sei die unerträgliche Unberechenbarkeit der Mutter gewesen, die wegen unvorhersehbarer Frustrationen über alltägliche Kleinigkeiten z. B. häufig ein Bügeleisen durch den Raum warf. In anderen Momenten weihte sie ihre Tochter in Details ihrer zahlreichen außerehelichen Affären ein, welche die Patientin zeitweise auch konkret miterleben musste, wenn es wieder gemeinsam »in die Sommerfrische« ging und die Mutter die Töchter nachts allein ließ. Auch hier erfuhr die Patientin intensive, erregende und beängstigende Affekte, die niemals adäquat mentalisierbar wurden. Vor diesem Hintergrund entsprach die o. g. empörte Reaktion des Therapeuten auf ihre Kritik an seinen Fantasieobjekten (»… das hat doch auch niemand behauptet!«) in gewisser Weise einem affektiven Bügeleisen.

Es ist ein Beispiel für den partiellen Verlust der Mentalisierungsfähigkeit, der allen Lesern aus persönlichen und beruflichen Zusammenhängen bekannt sein dürfte.

In der Arbeit mit strukturell gestörten Patienten bricht die Mentalisierung vor allem dann sehr schnell zusammen, wenn wir uns mit irritierenden diffusen Schilderungen, oft begleitet von szenischer Kommunikation, überflutet fühlen und im Verstehen ›nicht nachkommen‹. Hier gilt es nach Fonagy, immer wieder in die mentalisierende Haltung des Nicht-Wissens und Noch-nicht-Verstehens zurückzukehren und dies dem Patienten auch explizit mitzuteilen.

Eine adäquatere und mentalisierungsfördernde Antwort in der obigen Situation hätte also z. B. so lauten können: »Ich muss feststellen, dass ich Ihre Reaktion auf meine Bilder offensichtlich noch gar nicht verstehe und deshalb seit einigen Minuten an Ihnen vorbeirede. Sie müssen mir dabei helfen. Bitte erklären Sie mir noch einmal genauer, was an diesen Objekten Sie so ärgert und irritiert.« Damit hätte der Behandler nicht auf *seinem* mentalen Inhalt (»… ein Objekt zum Fantasiespiel …«) bestanden, sondern sein Unverständnis eingeräumt, den noch unverständlichen Prozess der Patientin aufgegriffen und sie zur Untersuchung der Vorgänge eingeladen. Fonagys therapeutischer Ansatz betont gerade in dieser forschenden Haltung den entscheidenden Hebel zur Förderung der Mentalisierungskompetenz dieser Patienten.

Im Übrigen zeigte dann der weitere, recht günstige – weil zunehmend mentalisierte – Verlauf der Behandlung, dass Frau D. vor dem Hintergrund der schweren Beziehungstraumatisierungen niemals sichere Repräsentanzen als haltgebende psychische Strukturen hatte aufbauen können. Sie blieb intrapsychisch auf ein unberechenbares und gleichzeitig beängstigendes Objekt angewiesen, dessen sie sich niemals sicher sein konnte. Es bestanden überdauernde Ängste vor vernichtendem Objektverlust, die zu einer Fixierung auf konkrete haltgebende Alltagsverhältnisse führten. Schon das Durchbrechen von Routineabläufen oder die Konfrontation mit zu viel Ungewohntem konnte auslösen, was die Patientin seit ihrer Kindheit die »ausländische Angst« oder auch die »belgische Angst« nannte.

Die Idiosynkrasie ging auf Erfahrungen während familiärer Urlaube in Belgien zurück, in deren Verlauf sie unerträgliche Ängste vor dem Verlust der Mutter entwickelt hatte. Sie trat lebenslang auch dann auf, wenn im Rahmen bedeutsamer Objektbeziehungen das Gegenüber Autonomie, Eigenheit, Differenz signalisierte. Bei ihren Kindern und Enkelkindern erlebte sie massive Unfall- und Todesszenen, in denen sich allerdings nicht ausschließlich die Objektverlustangst entlud. Es ließ sich längerfristig erarbeiten, dass die Patientin daneben natürlich auch intensive Hass- und Neidaffekte auf ihre Objekte richtete, von denen sie existenziell abhängig war und deren sie sich ja nie lebenslang sicher sein konnte. Sie selbst drückte dieses basale Dilemma einmal so aus: »Wenn ich es gar nicht mehr aushalten konnte, habe ich mir gesagt, es macht nichts, wenn meine Kinder sterben, weil ich dann ohnehin sofort auch selbst tot bin!«

Es versteht sich von selbst, dass die genannten aggressiven Impulse natürlich den Teufelskreis der tödlichen Objektverlustängste weiter anheizten.

Metapsychologisch wird deutlich, dass die Perspektive des Mentalisierungskonzeptes den objektbeziehungstheoretischen Blick durchaus erweitert und auch kleinianische Dimensionen bereichert (▶ Kap. 3, Kap. 6).

Auch unterhalb der Schwelle schwerer und manifester Traumatisierungen lassen sich spezifische pathologische Prozesse der frühen Mutter-Kind-Dyade beschreiben, die aus einer missglückten Einstimmung in den Prozess der vorsprachlichen affektiven Kommunikation zwischen Mutter und Kind resultieren.

Im Folgenden sollen die beiden grundsätzlichen inadäquaten Antworten der Eltern und die entsprechenden Auswirkungen dargestellt werden, da sie viel zum Verständnis spezifischer Störungen beitragen können und daneben hohe Relevanz für die therapeutische Beziehungsdynamik haben.

Wie bereits ausgeführt, braucht das Kind bereits sehr früh im Leben eine recht genau definierbare Antwort auf seine affektive Präsenz durch das primäre Gegenüber, in der Regel die Mutter: Das kontingente (›gleichklingende‹) und markierte Spiegeln. Dieser zentrale Prozess kann prinzipiell in zweifacher Weise misslingen.

Fehlende Affektmarkierung seitens der Mutter führt zu einer affektiven Überwältigung des Kindes.

Wenn z. B. ein ängstliches Kind in der Mutter unmittelbar eigene Angst auslöst *(Affektansteckung)*, wird sie kaum in der Lage sein, diesen Affekt im eigenen Ausdruck zu markieren, z. B. zu ironisieren. Sie kann damit kein *Containment* des Affekts leisten, sondern gibt diesen gewissermaßen ›unverdaut‹, nicht *metabolisiert* zurück. Das führt zu einer spontanen Eskalation des Zustandes im Kind, die Angst steigert sich zu überflutender Panik. Ähnliches lässt sich zum Affekt der Wut beschreiben. Mütter von Borderline-Patienten waren oft nicht in der Lage, der heftigen Wut des kleinen Kindes standzuhalten, sondern antworteten typischerweise mit unmentalisierter eigener Wut.

Im Rahmen dieser Dynamik kann das Kind nicht den Eindruck gewinnen, dass Affektäußerungen zu einer Regulation innerer Zustände beitragen. Im Gegenteil: Es erfährt, dass es sein Gegenüber mit ängstigenden Affekten anstecken kann und wird entsprechende Befürchtungen entwickeln, die der weiteren Mentalisierungsfähigkeit abträglich sind, da jetzt nicht nur das Selbst, sondern u. U. auch noch das lebenswichtige Gegenüber vor der inneren Welt geschützt werden muss. Die zentrale Entwicklungspathologie besteht darin, dass das Kind wegen der fehlenden Markierung keine symbolische Repräsentation des entsprechenden Affektes entwickeln kann. Fonagy spricht auch von einer »Repräsentation zweiten Grades« (Fonagy & Target 2001, S. 966), die den Beginn der Symbolisierungsfähigkeit einleitet.

Ohne diesen Entwicklungsschritt bleiben Mutter und Kind im Modus der psychischen Äquivalenz, innere Zustände der Wut und Angst dominieren die gesamte (innere und äußere) Situation und werden in der Regel konkretistisch beantwortet, etwa durch forciertes Essen, medizinische Maßnahmen o. Ä.

Die Situation entspricht bestimmten Prozessen in der therapeutischen Situation: Häufig lösen gerade Borderline-Patienten in uns heftige Gegenübertragungsreaktionen aus, die u. U. in agierender Weise spontan geäußert bzw. inszeniert werden. Typischerweise ist dem Therapeuten dieser Vorgang nicht bewusst. Er meint vielleicht, sich um eine Deutung zu bemühen, verkennt aber den eigenen scharfen Ton, den der Patient seinerseits sehr wohl wahrnimmt. Wenn dieser Prozess nicht relativ schnell – im optimalen Fall gemeinsam – reflektiert wird, kommt es mit Sicherheit zu einer Ausweitung der affektiven Zustände im Patienten. Zur Einleitung dieser Reflexion ist es unerlässlich, dass der Therapeut sich des partiellen Zusammenbruchs seiner eigenen Mentalisierung bewusst wird und diesen in angemessener Form auch eingestehen kann. Der Prozess verdient insbesondere deshalb besondere Beachtung, weil die Mentalisierungsfähigkeit des Therapeuten in der Behandlung dieser Patienten ohnehin besonderen Belastungen ausgesetzt ist.

Die zweite Möglichkeit einer Entgleisung dieses Prozesses besteht in der **nicht-kontingenten Spiegelung** seitens der Mutter. In diesem Fall beantwortet sie z. B. ein verzweifelt ängstliches Kind ausschließlich mit einem Lachen oder überhaupt nicht. Sie weicht also dem für sie vermutlich unerträglichen Affekt des Kindes aus und bietet diesem als Spiegelung ausschließlich ihren eigenen Abwehrmechanismus an. Das Kind wird bei einer Chronifizierung dieses Prozesses das Abwehrmanöver der Mutter internalisieren, das einer pathologischen Version des **Als-ob-Modus** entspricht: Innere und äußere Realität stehen in keinem kontingenten, sinnhaften Zusammenhang. Das Kind kann in der Mutter nicht den eigenen mentalen Zustand wiedererkennen und wird daher auch keine symbolische Repräsentation der inneren Verfassung bilden können, die für die Affektregulation von zentraler Bedeutung ist.

Der internalisierte Abwehrmechanismus der Eltern kann in Form einer fixierten Als-ob-Strategie zu einer basalen Regulationsform affektiv unerträglicher Zustände führen, bringt aber in der Regel eine Vielzahl verzerrter Objektbeziehungsmuster und eine schwere Pathologie in der Selbstwahrnehmung und im Verständnis zwischenmenschlicher Prozesse mit sich. Die Identifizierung mit dem fremden Abwehrmodus bei sprachlos weiterbestehendem eigenem affektivem Erleben führt auch zu Entwicklungsprozessen, die bei Winnicott unter dem Konzept des falschen Selbst beschrieben wurden (Winnicott 1965 [2002], S. 182 ff.).

In der therapeutischen Situation stellt diese Variante der **entgleisenden Mentalisierung** die häufigere Schwierigkeit dar, insbesondere deshalb, weil sie oft unbemerkt bleibt. Ein typischer Fall in der Borderline-Behandlung ist das verzweifelte Ausweichen des Behandlers auf intellektualisierende Deutungen mit elaborierten Ausführungen, die von bestimmten Patienten nur zu gerne aufgenommen werden. Die eigentliche und meist dramatische Symptomatik des Patienten, etwa ein massiv selbst- oder fremdgefährdendes Verhalten, bleibt davon in der Regel komplett unberührt. Fonagy spricht im Zusammenhang mit einem entgleisenden Als-ob-Modus auch von »Psychogeschwätz« und angelsächsisch von »Bullshitten« (Allen et al. 2016, S. 220).

Das folgende Fallbeispiel soll die spezifische Sackgassensituation illustrieren, in die Therapeut und Patient im Zuge dieser Dynamik geraten können. Es wird exemplarisch skizziert, wie unter Berücksichtigung der behandlungstechnischen Implikationen des Mentalisierungskonzeptes (► Kap. 21) ein Ausweg aus diesem Dilemma gelingen kann.

Fallbeispiel »Panischer Altruismus«

Herr G., ein 55-jähriger Patient, begibt sich in die stationäre und im Anschluss in eine ambulante Psychotherapie, weil er nach der Trennung von seiner Ehefrau einen vollständigen psychophysischen Zusammenbruch erlebt hat. Die Anamnese ergibt eine lebenslang bestehende Tendenz, affektive Spannungen, deren eigentlicher Inhalt für ihn jeweils kaum zu benennen ist, mit einer Vielzahl sozialer, insbesondere familiärer Aktivitäten zu beantworten. Dies wurde von der sozialen Umwelt lange mit anerkennendem Staunen (»Was Du alles schaffst!«) beantwortet, hatte im unmittelbaren familiären Feld jedoch seit Längerem zu Belastungen geführt, da die Kinder sich den damit verbundenen Verpflichtungen immer mehr entzogen.

Der Abwehrcharakter des hyperaktiven Agierens war zwar von den Vorbehandlern in zwei analytischen Therapien und der stationären Behandlung gespürt und auch versuchsweise gedeutet worden. Diese Deutungen hatten aber stets zu verständnisloser und oft verzweifelt aggressiver Reaktion des Patienten geführt und sein Selbstverständnis nicht nachhaltig vertieft.

Zu Beginn der letzten Therapie entstanden zwischen Herrn G. und dem Behandler über lange Zeit immer wieder unerträgliche, sprachlose Zustände, nachdem er jeweils kaskadenartig mehr oder weniger zusammenhängende Episoden aus seinem Beziehungs- und Familienleben geschildert hatte, die er in einer aggressiv-verzweifelten Anklage vortrug.

Der Therapeut kam regelmäßig in die Not, ihm entweder in seiner diffusen Anklage gegen alles und jeden Recht zu geben, zu schweigen oder versuchsweise Deutungen anzubieten. Keine dieser Strategien führte zu irgendeinem Erfolg: Das undifferenzierte Bestätigen seiner Befindlichkeit im Kontext einer diffus katastrophischen Lebenslage hätte dem Modus der psychischen Äquivalenz entsprochen. Im Schweigen ließ der Behandler den Patienten allein, er versank in einem resonanzlosen Raum und wurde von heftiger Wut überflutet, die er gegen den Therapeuten richtete, worauf er in verzweifelter Angst die Sitzung verließ. Auch die Versuche, die geschilderten Episoden und Zustände zu deuten, sei es auf deren Abwehr- bzw. Bewältigungscharakter hin oder im Hinblick auf genetische Zusammenhänge, trafen nicht die innere Realität des Patienten. Herr G. erlebte diese Versuche offenbar im Sinne der nicht-kontingenten Spiegelung, eines fremden und eindringenden *Als-ob*, das er nicht für sich nutzen konnte.

Er war als jüngstes von vier Geschwistern in

einer Akademikerfamilie aufgewachsen, die von einer extrem dominanten Mutter beherrscht wurde. Beide Eltern übten ihre juristische Praxis in der Wohnung aus und die Kinder mussten von frühester Zeit an Ruhe halten: tagsüber wegen der Mandanten, abends wegen der Eltern. Außerdem wurden sie regelrecht abgerichtet, bei Tisch zu servieren, und mussten in jeder Hinsicht »parkettsicher« sein. Die Urlaube waren durchgeplante kulturelle Eroberungszüge, alle Kinder erreichten später akademische Grade und sozial anerkannte Positionen: »Wir waren eine Familie, zu der man aufsah!«
Die innere Realität sah anders aus. Die Kinder wurden regelmäßig für kleinste Abweichungen vom Fahrplan der Mutter geschlagen und vernichtend entwertet. Generell war die Befindlichkeit der Mutter das Maß aller Dinge. Herr G. entwickelte einen »sechsten Sinn« dafür, denn oberhalb einer gewissen Intensität gab es nur den Äquivalenzmodus, es wurde sofort geschlagen und mit Arrest bestraft. Der Patient als jüngstes Kind galt als weinerlich, »er ist eine Mimose, aus ihm wird wohl nichts«.
Für Herrn G's weitere Entwicklung war die Tatsache entscheidend, dass die Mutter jegliche authentische affektive Äußerung konsequent verneinte: »Du bist nicht traurig! Du gibst Dir einfach nicht genug Mühe, das ist alles.« Es wurden ausufernde Vorträge zu allem und jedem gehalten, diese mussten von den Kindern, auch den jüngsten, möglichst schnell aufgenommen werden, auch wenn sie komplett unverdaulich waren.
Entsprechend internalisierte Herr G. diesen Abwehrmodus der Mutter, einer offenkundigen Borderline-Persönlichkeit, und verfiel anlässlich jeder affektiven Spannung in ausufernde Aktivitäten konkreter oder zumindest verbaler Natur, einen Als-ob-Modus, der allerdings bestenfalls zu einer vorübergehenden Spannungsreduktion führten. Die jeweils bedeutsamen zwischenmenschlichen Konflikte und Probleme konnte er kaum angehen und sie verschlimmerten sich regelmäßig.
In der Therapie kam es erst zu Fortschritten, als der Therapeut seinen eigenen mentalen Zustand ernst nahm und diese Selbstwahrnehmung in angemessener Form in die Interventionen einbrachte. Tatsächlich hatte er sich ja in der o. g. therapeutischen Sackgasse in einer ganz vergleichbaren inneren Situation wie Herr G. befunden: Er war den Schilderungen erlegen und konnte nur noch in den genannten unreifen Vorformen mentalisierenden Denkens reagieren. Als er seine Unfähigkeit benannte, diesen komplexen und für ihn neuen und daher verwirrenden Zusammenhängen zu folgen, konnte Herr G. sich darauf einlassen, in kleineren Schritten vorzugehen und sich damit auseinanderzusetzen, was eigentlich *in ihm* vorging. Dieser äußerst langwierige und von vielen Rückschlägen begleitete Prozess kann hier nicht geschildert werden. Entscheidend war es aber, immer wieder den Moment des Zusammenbruchs der Mentalisierung zwischen *beiden* zu benennen und dorthin zurückzukehren, um die Auseinandersetzung mit der inneren Welt des Patienten – sei es zunächst auch überwiegend im Spiegel des Erlebens des Therapeuten – wieder aufzunehmen.

11.6 Reflexive Kompetenz in der Therapie

Vor dem Hintergrund des Dargestellten wird deutlich, dass viele der klassischen psychoanalytischen bzw. tiefenpsychologischen Interventionstechniken implizit ein erhebliches Maß an reflexiver Kompetenz, also eine überwiegend stabile Mentalisierungsfähigkeit, voraussetzen.

Das gilt insbesondere für das freie Assoziieren, eine ausgiebige Fantasietätigkeit und aufseiten des Therapeuten für das lange Schweigen und aufdeckendes Deuten in Bezug auf unbewusste Absichten und/oder auf genetische Hintergründe aus der Biografie des Patienten.

Diese Techniken verlangen dem Patienten ab, sich auf regressive Prozesse einzulassen, die in der Regel intensive und beunruhigende Zustände auslösen. Er soll diese emotional möglichst vollständig durchleben, sie dabei möglichst wenig agieren, sondern sie gemeinsam mit dem Therapeuten, zu dem er gleichzeitig in einer intensiven Übertragungsbeziehung steht, im Rahmen der Arbeitsbeziehung durcharbeiten und verstehen.

Wie wir alle wissen, handelt es sich hier um den idealtypischen Verlauf einer psychodynamischen Behandlung, der schon in der Therapie höher strukturierter Patienten bestenfalls phasenweise realisierbar ist. Auch dort – und in der Behandlung schwerer gestörter Patienten umso häufiger und intensiver – kommt es gerade im Verlauf intensiver Übertragungs- und Reinszenierungsprozesse regelmäßig zu erheblichen Schwankungen in der Mentalisierungsfähigkeit, die uns zwingen, unsere Behandlungstechnik jeweils anzupassen.

Fonagy und seine Mitarbeiter betonen in der therapeutischen Konzeption ihres Modells, dass es von entscheidender Bedeutung ist, den jeweiligen Modus der Mentalisierungsfähigkeit im Patienten und in sich selbst zu »monitorieren« (Allen et al. 2016, S. 243 f.). Entscheidende Kriterien dafür sind das Ausmaß des emotionalen Arousal und insbesondere die Intensität möglicher Gefühle der Bedrohung aufseiten des Patienten. Wenn hier ein gewisses Maß überschritten wird, werden anspruchsvolle Interventionen mit Sicherheit fehlgehen und die Atmosphäre des bedrohlichen Arousal weiter anheizen. Es kommt dann regelmäßig zu mehr oder weniger intensiven Retraumatisierungen, die den Fortgang der Behandlung sogar gefährden können.

Es ist wichtig, zu verstehen, dass wir alle im Zustand der ängstlichen Erregung, der im Borderline-Patienten oft weite Strecken des Lebens bestimmt, leicht in den Modus der psychischen Äquivalenz zurückkehren. In diesem Zustand ist eines mit hoher Sicherheit unmöglich: Der Wechsel der Perspektive. Oft ist Therapeuten dieser Schritt derart selbstverständlich, dass wir vergessen, dass der Patient dazu im Moment nicht in der Lage ist. Oder der Behandler selbst, wie im o.g. Beispiel der »falschen Tür«, fühlt sich durch den Zustand des Patienten derart irritiert und angegriffen, dass er nicht realisiert, dass er seinen inneren Zustand längst aus dem Auge verloren hat und *seine* innere Verfassung für das Maß der Dinge, die »richtige« Realität hält. Mit anderen Worten: Auch der Therapeut begibt sich in den Äquivalenzmodus oder er versucht, durch kompliziertes Theoretisieren die Situation »zu klären«, was dem Patienten im geschilderten Zustand mit Sicherheit nicht hilft (▸ Fallbeispiel Herr R., »Im Regen stehen gelassen«, Kap. 21).

Grundsätzlich weist Fonagy immer wieder daraufhin, dass in Phasen verminderter Mentalisierungsfähigkeit – und insbesondere in der Arbeit mit Borderline-Patienten – einige Grundprinzipien unbedingt zu beachten sind. Diese werden im Kapitel 21 im Vergleich mit anderen Konzepten der Behandlung von Borderline-Patienten genauer ausgeführt.

Es sollte darüber hinaus deutlich geworden sein, dass in der Psychotherapie der neurotischen, also der sogenannten *reiferen* Störungen selbstverständlich auch – und meist implizit – mit mentalisierenden Techniken und Kompetenzen gearbeitet wird, die ebenfalls die Mentalisierungsfähigkeit des Patienten (und des Therapeuten!) weiter vertiefen. Diese *reiferen* Patienten bringen aber bereits eine erhebliche und überwiegend stabile Mentalisierungsfähigkeit mit, sodass nicht am **Mentalisierungsprozess** selbst gearbeitet werden muss. Man bezieht sich in der deutenden und aufdeckenden

Arbeit mit diesen Patienten eher überwiegend auf **verzerrte mentale Repräsentationen**, die im Rahmen der Übertragungs- und Gegenübertragungsanalyse und -deutung verständlich werden und sich durch Bewusstwerdung zumindest partiell klären lassen.

Die basaler gestörten Borderline-Patienten müssen nach Fonagy aber vor allem in ihrem **Kernproblem verzerrter mentaler Prozesse** verstanden und behandelt werden.

Bei fortschreitender Mentalisierungsfähigkeit ist es unserer Erfahrung nach dann aber durchaus möglich, auch diesen Patienten in stabilen Phasen der Beziehung Übertragungsdeutungen anzubieten, die ihr Verständnis für mentale Prozesse weiter vertiefen können (▶ das Fallbeispiel Herr R. in Kap. 21, insbesondere »Das überforderte Kind«).

Darüber hinaus zeigen Fonagy & Campbell (2017) auf der Basis neuer Forschung zu Bindungs- und Mentalisierungsprozessen und -pathologie, dass die beschriebenen Entwicklungsschritte über die inzwischen gut belegten Dimensionen der reflexiven Kompetenz hinaus noch eine weitere Funktion fördern, die sie **epistemisches Vertrauen** nennen (Fonagy & Campbell 2017, S. 290 ff.; ▶ Kap. 9.7, Kap. 9.8). Dabei handelt es sich nach Ansicht der Autoren um eine basale Fähigkeit, im Kontext sicherer und mentalisierender Objektbeziehungen fortlaufend psychosoziales Wissen zu erwerben und weiterzuentwickeln. Fehlt – etwa im Kontext polytraumatisierender und Borderline-typischer familiärer Bedingungen – die dafür unbedingt erforderliche vertrauensvolle Quelle, nämlich ein mentalisierendes und in sich stabiles Objekt, entsteht das Gegenteil: **epistemisches Misstrauen**. Den Autoren zufolge stellt diese Pathologie möglicherweise die Grundlage einer generellen Disposition zur Entwicklung schwerer Persönlichkeitsstörungen (»p-Faktor«, Fonagy & Campbell 2017, S. 295 f.) dar, weil hier die Fähigkeit zu sozialer Kommunikation basal behindert wird. Sie leiten entsprechende Konsequenzen für die Behandlung dieser Patienten ab, die als Grundlage jeglicher stabiler Veränderung im therapeutischen Setting – und vor allem auch darüber hinaus – die Etablierung einer Kommunikation relevanter Inhalte und Erklärungsmodelle überhaupt erst ermöglichen sollen (Fonagy & Campbell 2017, S. 297 f.).

11.7 Zusammenfassung

- Mentalisierung lässt sich als eine komplexe, kognitiv-affektive Kompetenz beschreiben, von deren Entwicklung die seelische Gesundheit und insbesondere die Fähigkeit zu einer reifen Beziehungsgestaltung entscheidend abhängt.
- Mentalisieren bedeutet vor allem die Möglichkeit, emotionale Prozesse in sich und anderen wahrzunehmen, zu verstehen, zu unterscheiden und in einen sinnhaften Zusammenhang zum eigenen Verhalten, dem der Anderen und der Beziehungen untereinander zu setzen.
- Die Entwicklung der vollen Mentalisierungsfähigkeit basiert auf spezifischen präverbalen Erfahrungen zwischen dem Säugling und der Mutter. Entscheidend ist die Fähigkeit der Mutter, den affektiven Zustand des Kindes markiert zu spiegeln. Das Kind erfährt dann eine Beziehung, in der es den eigenen Zustand im Anderen wiedererkennt, erlebt aber auch die Anwesenheit des affektiven Anderen, der ihn reflektiert. Dies ist die Grundlage der Affektregulierung sowie der Entwicklung eines epistemischen Vertrauens, das die Basis für jeg-

liches psychosoziales Lernen von und mit anderen Menschen darstellt.

- Pathogene Prozesse entwickeln sich bei überwiegend unmarkierter Spiegelung – Affektansteckung und fehlende Regulation – und bei inkontingenter Spiegelung – kein Wiedererkennen im Anderen.
- Bei ausreichend markiertem Spiegeln und vor dem Hintergrund einer sicheren Bindung kann das Kind dann stufenweise seine reflexive Kompetenz entwickeln, die es in vollem Umfang mit etwa sechs bis sieben Jahren erreicht.
- Unreife Vorstufen der Mentalisierungsfähigkeit entwickeln sich ab dem zweiten und dritten Lebensjahr: Zunächst – im Äquivalenzmodus – begreift das Kind seinen eigenen affektiven Zustand als konkrete Wahrheit, die es noch nicht von einer äußeren Realität unterscheiden kann.
- Im darauffolgenden Schritt – dem Als-ob-Modus – kann das Kind spielerisch die innere Realität von der äußeren entkoppeln. Es ist zeitweise in der Lage, mit Fantasien, Gefühlen und Vorstellungen zu spielen und neues Verhalten zu erproben.
- Beide Vorformen der reifen Mentalisierungsfähigkeit bestehen lange nebeneinander und münden in die reflexive Kompetenz, in der angemessen zwischen innerer und äußerer Realität oszilliert werden kann. Die verschiedenen Modi sind nicht scharf voneinander abzugrenzen, sondern gehen – insbesondere in krisenhaften Belastungen – auch bei gesunden Menschen u. U. schnell ineinander über.
- Bei Entwicklungsstörungen dieses Prozesses dominieren Fixierungen bzw. Regressionen auf die unreifen Modi der Mentalisierung. Dadurch kommt es zu Überflutungen mit affektiven Zuständen, die nicht von der äußeren Realität unterschieden werden können, und/oder zur Abkoppelung der inneren Realität vom Verhalten im interpersonellen Kontext.
- Dies ist insbesondere bei Borderline-Patienten zu beobachten und verantwortlich für das Scheitern konventioneller therapeutischer Strategien, die eine hohe reflexive Kompetenz erfordern.
- Die von Fonagy et al. entwickelten Strategien zur Behandlung dieser Patienten fokussieren daher in erster Linie nicht auf Einsicht, genetische Deutung und Rekonstruktion, sondern auf detaillierte affektive und kognitive Prozesse im Hier und Jetzt der Beziehung.
- Von zentraler Bedeutung ist das Wissen des Therapeuten um die Labilität seiner eigenen Mentalisierungsprozesse in der Arbeit mit diesen Patienten. Er muss sich stets auch als Modell zur Verfügung stellen, in dem er das Wiedererlangen der reflexiven Kompetenz demonstriert, wofür er auf die Hilfe des Patienten angewiesen ist.

Ausgewählte Tipps zum Weiterlesen

Allen JG, Fonagy P & Bateman AW. Mentalisieren in der psychotherapeutischen Praxis. 2. Aufl. Stuttgart: Klett-Cotta 2016.

Fonagy P & Campbell C. Böses Blut – Ein Rückblick: Bindung und Psychoanalyse. Psyche – Z Psychoanal 2017; 71: 275–305.

Fonagy P & Target M. Psychoanalyse und die Psychopathologie der Entwicklung. 4. Aufl. Stuttgart: Klett-Cotta 2015.

Schultz-Venrath U. Lehrbuch Mentalisieren. Psychotherapien wirksam gestalten. 3. Aufl. Stuttgart: Klett-Cotta 2015.

Taubner S. Konzept Mentalisieren. Eine Einführung in Forschung und Praxis. Gießen: Psychosozial 2015.

12 Die Entwicklungsaufgaben der Adoleszenz aus triebtheoretischer, Ich-psychologischer, objektbeziehungstheoretischer und selbstpsychologischer Sicht

Annegret Boll-Klatt und Mathias Kohrs

Inhalt

12.1 Die Adoleszenz im geschichtlichen und gesellschaftlichen Kontext

Je nachdem, durch welche Brille man schaut bzw. welche Untersuchungsmethoden angewendet werden, erhält man ganz unterschiedliche Erkenntnisse zur psychischen Situation Jugendlicher. Die Ergebnisse der 15. Shell-Jugendstudie (Shell Deutschland 2006) wurden unter Verwendung von Fragebögen erzielt, die vor allem die für diese Lebensphase charakteristischen kognitiven Strategien erfassten. Demnach blickt die Jugend am Beginn des 21. Jahrhunderts optimistisch in ihre persönliche Zukunft. Sie orientiert sich an konkreten Problemen und zeigt ein erhöhtes Maß an persönlicher Leistungsbereitschaft. Ein ganz anderes Bild zeigt sich, wenn man den psychotherapeutischen Blickwinkel einnimmt und die emotionalen Bedingungen Adoleszenter fokussiert. Die steigende Anzahl psychopathologischer Störungen inkl. der Erhöhung der Suizidrate Jugendlicher z. B. lässt sich durchaus dahingehend interpretieren, dass es zunehmend schwieriger wird, adoleszentäre Entwicklungsaufgaben angemessen zu lösen und dass immer mehr Jugendliche daran scheitern. Aus gesellschaftspolitischer Perspektive wird häufig darauf verwiesen, dass der Jugend Vorbilder, Perspektiven und Grenzen fehlen und dass Erwachsenwerden nie komplizierter gewesen sei als heute. Gleichwohl kann man einwenden, dass die Zukunft doch für Jugendliche zu allen Zeiten ungewiss war und die Schritte ins Erwachsenenleben schon immer mit Verunsicherungen und Risiken behaftet waren. Dramatische Berichte in den Medien über jugendliche Aussteiger, über Gewalttäter, über exzessiven Drogen- und Alkoholkonsum Jugendlicher, über den Tod eines anorektischen Magermodels etc. treffen nicht selten auf Klischees und selbstgerechte Vorurteile, anhand derer die Schwierigkeiten Jugendlicher unserer Zeit darauf zurückgeführt werden, dass es sich um verwöhnte »Ichlinge« (zit. n. Dammann 2012) handele, die selbst auf – aus der Sicht Erwachsener – normale Belastungen gestresst reagieren und sich ihnen nur allzu oft entziehen. Eine andere leichtfertig vorgebrachte, oft aber sehr eingängige Erklärung vieler Erwachsener verortet die Probleme Jugendlicher in erster Linie in einer um sich greifenden Computersucht. Das Argument, dass extreme Killerspiele, der Aufenthalt in virtuellen Zukunftswelten sowie die »entleiblichte Kommunikation« in sozialen Netzwerken wie Facebook und Twitter die Wurzel allen Übels bis hin zur körperlichen Schädigung des Gehirns sei, lässt völlig außer Acht, dass Computer und Internet heute zu unserer Lebenswirklichkeit gehören und dass – anders als bei stoffgebundenen Süchten – nicht die Abstinenz Ziel von Interventionen sein kann, sondern dass Jugendliche einen adäquaten verantwortungsvollen Umgang mit den neuen Medien erlernen müssen. Schon 1957 schrieb Erikson, dass es nicht nur um einseitige Forderungen an die jungen Menschen gehe, sondern dass ihnen auch von gesellschaftlicher Seite »[...] Funktion und Stand zuerkannt werden als einer Person, deren allmähliches Wachsen und sich Wandeln Sinn hat in den Augen derer, die Sinn für ihn zu haben beginnen« (Erikson 1957 [2005], S. 138).

Dieser kurze Diskurs soll verdeutlichen, wie vielschichtig die Betrachtung der Adoleszenz nicht nur sein kann, sondern sein muss. Auch wenn im Folgenden die psychotherapeutische Sicht und damit schwerpunktmäßig die Sicht auf das »Innen« dargestellt werden, darf die Bedeutung des »Außen« in Form der bestehenden gesellschaftlichen Bedingungen, innerhalb derer Adoleszenz stattfindet, nicht außer Acht gelassen werden (vgl. Trautmann-Voigt & Voigt 2012).

Dass die Besonderheiten dieser Lebensphase von Psychotherapeuten spezifische Verstehenszugänge und therapeutische Zugangsweisen erfordern, liegt im wahrsten Sinne in der Natur der Sache. Dem steht allerdings ein mehr als 50-jähriges »Stiefkind«-Dasein (A. Freud 1958, S. 1140) der Adoleszenz in der psychoanalytischen Theoriebildung gegenüber, obwohl bereits Granville Stanley Hall (1904) mit seinem Monumentalwerk die wissenschaftliche Auseinandersetzung mit der Adoleszenz als neuer Lebensphase zwischen Kindheit und Erwachsenenalter begonnen hatte. Noch in den frühen 1960er-Jahren wurde in einer analytischen Arbeit berichtet, dass Jugendliche aufgrund ihrer Unzuverlässigkeit für eine psychoanalytische Therapie ungeeignet seien (zit. n. Zauner 2002). Dies ist insofern erstaunlich, als Freud am Beginn seiner psychoanalytischen Tätigkeit Jugendliche (z. B. mit Dora, 18 Jahre) behandelt hat (Freud 1905e [1999]). Erst ab Ende der 1950er-Jahre erschienen mit den Arbeiten von Anna Freud (1958), Blos (1962 [2011]), Eissler (1966) und Erikson (1959 [1976]) wichtige Konzepte zum Umgang mit dieser Entwicklungsphase und ihren Besonderheiten und verhalfen der Psychotherapie Jugendlicher zu einem Durchbruch (Streeck-Fischer 2014, S. 5).

12.2 Adoleszenz: Phase disruptiver Konflikte oder Übergangsstadium?

Während mit dem Begriff der *Pubertät* die körperlichen Vorgänge dieser Lebensphase, insbesondere die der sexuellen Reifung, bezeichnet werden, bezieht sich die *Adoleszenz* auf die Beschreibung der psychischen Entwicklungsaufgaben und intrapsychischen Prozesse, die sich in der Zeit etwa zwischen dem zehnten und achtzehnten Lebensjahr vollziehen (Blos 1962 [2011], S. 14).

Jugendliche müssen in dieser Zeit folgende Aufgaben bewältigen (Bohleber 2008a, S. 25):

- psychische Verarbeitung der physischen und sexuellen Reifung
- Überführung der infantilen Sexualität in die endgültige sexuelle Organisation
- Loslösung von den ödipalen Liebesobjekten
- Objektwahl außerhalb der Familie
- Reorganisation von Ich-Ideal und Über-Ich
- Planung der sozialen und beruflichen Zukunft
- Etablierung eines Platzes in der Gesellschaft

In der von Freud (1905d [1999]) geprägten **triebtheoretischen Betrachtung** geht es in der Adoleszenz vornehmlich um die Schaffung einer sexuellen Organisation durch Unterordnung aller sonstigen Ursprünge der Sexualerregung unter das Primat der Genitalzonen und den Prozess der Objektfindung, der die Wahl eines *nicht-inzestuösen* Liebesobjektes ermöglicht. Die Auffassung, mit der Adoleszenz handele es sich um eine bloße Rekapitulation der infantilen libidinösen Entwicklungsphasen (Jones 1922 [1978]), in der Triebentwicklung und Objektwahl die Autoerotik zur Heteroerotik wandeln, ergänzt Anna Freud (1958a) durch die Betonung der Ich-Entwicklung. Sie beschreibt, dass in der Adoleszenz zunächst einem relativ schwachen Ich ein relativ starkes Es gegenübersteht. Die Abwehrkämpfe des Ichs mit dem zugehörigen inneren und äußeren Aufruhr markieren eine Phase notwendiger Disharmonie, die dann – ein günstiger Verlauf vorausgesetzt – in ein neues psychisches Gleichgewicht mündet:

»*Unberechenbarkeit und Unverläßlichkeit gehören meiner Ansicht nach zum Bild des normalen Jugendlichen. Während der Dauer der Pubertät kann der Jugendliche nicht anders: Er wehrt seine Triebregungen ab, gibt ihnen aber auch nach; er vollbringt Wunder an Selbstbeherrschung, ist aber auch ein Spielball seiner Gefühle; er liebt seine Eltern und haßt sie zugleich; er ist gleichzeitig voller Revolte und voller Abhängigkeit; […] er hat mehr künstlerisches Verständnis, ist idealistischer, großzügiger und uneigennütziger als je vorher oder nachher; er ist aber auch das Gegenteil: egoistisch, selbstsüchtig und berechnend.*« (A. Freud 1958a, S. 1767)

Anna Freud plädiert dafür, die schweren Konflikte, die sich zwischen Ich und Es abspielen, nicht als Krankheitserscheinungen aufzufassen, sondern als Heilungsvorgänge, d. h. als Versuche, den verlorenen Frieden und die Harmonie von Neuem herzustellen.

Damit spricht sie sich sehr deutlich für die progressiven Entwicklungsfunktionen und auch die der Adoleszenz inhärenten Heilungschancen aus.

Parallel mit der zunehmenden Verbreitung der **Ich-Psychologie** (▶ Kap. 2) trat dann auch in der Adoleszenzforschung die Entwicklung des Ichs und seiner Interessen in den Mittelpunkt. Die Probleme der An- und Einpassung des adoleszenten Individuums in die gesellschaftlichen Strukturen sowie die Konflikte, die dabei entstehen, verschoben den bis dato auf der Triebentwicklung liegenden Schwerpunkt. Erikson (1959 [1976]) sieht in der Bildung der Ich-Identität die zentrale psychologische Frage. Dafür ist der Adoleszente auf Möglichkeiten angewiesen, frei mit Rollen zu experimentieren, um sich einen Platz in der Gesellschaft zu sichern und sich in der Realität zu verankern. Damit der junge Erwachsene das sichere Gefühl innerer und sozialer Kontinuität erwerben kann, braucht er die bestätigende Funktion dieser Realität als unentbehrliche Stütze. Eriksons Theorie der Identitätsbildung ist keine reine Anpassungsideologie, sondern beschreibt einen zweiseitigen Prozess zwischen der Gesellschaft und den Heranwachsenden, dessen Gelingen darauf angewiesen ist, dass den Adoleszenten »Funktion und Stand« (s. o.) zuerkannt werde. Bei 30 bis 50 % Jugendarbeitslosigkeit in einigen europäischen Staaten dürfte es schwer sein, »Funktion und Stand« zuerkannt zu bekommen.

Inzwischen ist es allgemein akzeptiert, dass die Identitätsbildung die Hauptaufgabe der adoleszenten Entwicklung darstellt (Bohleber 1996). Die sexuelle Reifung wird dabei als der innere Motor gesehen, der die Umgestaltung und Neuordnung der Persönlichkeit in Gang setzt mit dem Ziel, eine seelische Einheitlichkeit entstehen zu lassen. Dabei sollte aber nicht übersehen werden, dass die Akzeptanz der in Verbindung mit der biologischen Reifung eingetretenen Veränderungen des Körperbildes für jeden Jugendlichen eine große Herausforderung und die zentrale Entwicklungsaufgabe darstellen. Übertriebene Beachtung des Körpers sowie unrealistische Wahrnehmungen und Verzerrungen wie z. B. bei magersüchtigen Jugendlichen auf der einen Seite und Verleugnung und Missachtung auf der anderen Seite zeugen von intensiver innerer Verunsicherung bis hin zu einer Bedrohung, die es bedeutet, in diesem Körper zu sein.

Für Blos (1962 [2011], S. 24) besteht die Adoleszenz aus der Gesamtsumme aller Anpassungsversuche an die inneren und äußeren – endogenen und exogenen – Zustände, denen das Individuum in dieser Entwicklungsperiode gegenübersteht. Auch er stellt seine Arbeiten in den Rahmen der Ich-Psychologie und hebt die Bedeutung der Latenz hervor. Erst ein in der Latenz gestärktes Ich sorge dafür, dass der adoleszente Entwicklungsprozess sich überhaupt etablieren könne.

»Die Triebregungen der frühen Kindheit, die in den Latenzjahren schwächer werden, kommen zwar in der Pubertät wieder zum Vorschein. Aber das Kind, bei dem die Entwicklung des Ichs während der dazwischenliegenden Kinderjahre unnachgiebig vorangegangen ist, ist jetzt erfindungsreich genug, um sich zwischen der Scylla der Triebverdrängung und der Charybdis der Trieb-

befriedigung – oder um es einfacher auszudrücken, zwischen der progressiven und der regressiven Entwicklung hindurchzumanövrieren. Die abenteuerliche Durchfahrt durch diese Meeresenge ist die Geschichte der Adoleszenz.« (Blos 1962 [2011], S. 27)

Parallel zur *ersten Individuation* im zweiten Lebensjahr mit dem Erwerb von Fähigkeiten, die ein gewisses Maß an Autonomie erlaubten, bezeichnet Blos die Adoleszenz als *zweite Individuation* mit den Chancen zu progressiven Entwicklungsschritten, die neuartige Lösungen alter infantiler Konflikte ermöglichten. Bohleber (2004, S. 229) schreibt:

»Auf dem Weg zu einer zweiten Individuation werden die unterschiedlichen infantilen Identifizierungen auf neue Weise wahrgenommen, akzeptiert oder abgelehnt und verdrängt und allmählich zu einer einigermaßen konfliktfreien Identität zusammengefügt und verschmolzen.«

Zentral für diese Entwicklungsschritte ist der innere Ablösungsprozess von den mächtigen infantilen Bezugspersonen. Zunächst ruft die pubertäre Triebreifung alle Formen der Erregung und Spannung, Befriedigung und Abwehr auf den Plan, die während der psychosexuellen Entwicklung der frühen Kindheit eine Rolle spielten. Der innere Wandel erfordert Regression, die keinen Abwehrcharakter hat, sondern als eine Regression im Dienste der Entwicklung verstanden werden kann.

»Die regressiven Prozesse der Adoleszenz erlauben eine Umformung defekter oder unvollständiger früherer Entwicklungen. Neue Identifizierungen und Gegenidentifizierungen spielen dabei eine bedeutende Rolle.« (Blos 1962 [2011], S. 23)

So ist es nicht verwunderlich, wenn Adoleszente eine Schmutzlust zeigen, eine ständige Unordnung um sie herum herrscht, wenn sich anstelle von Scham und Mitgefühl Exhibitionsgelüste und Grausamkeit einstellen und schmutzige Witze bevorzugt werden. Der Jugendliche kommt in Berührung mit infantilen Abhängigkeiten, Bedürfnissen und Ängsten, die er jetzt bewältigen kann, da sein Ich stärker ist als es das infantile Ich war. Aber aus der Regression droht Gefahr, nämlich dann wenn sich ein regressiver Sog entwickelt und dieser zusätzlich zu den Triebenergien das Ich bedroht. Adoleszente Phänomene wie Negativismus, starre Opposition, Rebellion oder lähmende Passivität markieren den Kampf gegen diesen regressiven Sog (Bohleber 1996, S. 14).

Moderne **Selbstpsychologen** wie Lichtenberg (2007) widersprechen sehr dezidiert der traditionellen psychoanalytischen Auffassung, dass sich in den pathologischen Störungen *einiger* Jugendlicher mehr oder weniger unlösbare Konflikte widerspiegelten, die *ausnahmslos alle* Heranwachsenden mit der Aufgabe konfrontieren, ein Minenfeld überqueren zu müssen, um schließlich als gesunde Erwachsene ans Ziel zu gelangen. Lichtenberg vertritt die Auffassung, dass die meisten Kinder dem Latenzalter mit einem intakten, robusten Selbstgefühl entwachsen würden und gut darauf vorbereitet seien, die Entwicklungsressourcen zu mobilisieren, die ihnen die Reifungsprozesse des Teenageralters abverlangten (Lichtenberg 2007, S. 68). Darin liegt ein klares Plädoyer für die Betrachtung der Adoleszenz als einem Übergangsstadium und nicht als einer Phase unausweichlicher, beziehungsunterbrechender, disruptiver Konflikte.

Als Vertreter der Theorie motivationaler Systeme betont Lichtenberg (2007, S. 68 ff.), wie wichtig es ist, verfügbare Ressourcen in allen fünf Systemen zu berücksichtigen (vgl. auch Lichtenberg 1989; Lichtenberg et al. 2000; ▶ Kap. 10):

- im Motivationssystem der physiologischen Bedürfnisse
- im Motivationssystem der Bindung und Affiliation
- im Motivationssystem der Exploration und Selbstbehauptung
- im Motivationssystem der Aversion
- im Motivationssystem Sinnlichkeit und Sexualität

Dysbalancen in einem System aufgrund innerer und/oder äußerer Belastungen können durchaus durch Stabilität in den anderen Systemen ausgeglichen werden und müssen nicht zwangsläufig zu Gefährdungen des kohärenten Selbstgefühls führen. Aus der Perspektive der Selbstpsychologen geht es darum, dass Eltern, Lehrer und Psychotherapeuten Vorstellungen darüber entwickeln, nach welchen Selbstobjekt-Erfahrungen Jugendliche suchen, um ihr Selbstgefühl zu stärken. Die differenzierende Identifikation von Labilitäten im jeweiligen Motivationssystem kann dabei eine wichtige Hilfe sein.

Die enge Verwobenheit körperlicher Veränderungen und psychischer Entwicklungsaufgaben wird noch einmal deutlicher, wenn man die für die Adoleszenz spezifische **Neurobiologie** in die Betrachtungen einbezieht (vgl. Streeck-Fischer 2014, S. 15 f.). Der bezogen auf das jugendliche Gehirn häufig zitierte Satz »Wegen Umbauarbeiten geschlossen« enthält eine zutreffende Metapher für die umfangreichen anatomischen und physiologischen Reifungsprozesse, die einer generellen Reorganisation des Gehirns gleichkommen (Konrad et al. 2013). So gibt es z. B. für das risikoreiche Verhalten vieler Jugendlicher plausible neurobiologische Korrelate, die zur Erklärung beitragen können: Es ist die Folge eines Ungleichgewichtes zwischen der Suche nach Abwechslung und Sofortbefriedigung sowie noch defizitären selbstregulatorischen Fähigkeiten. Auf der Grundlage von fMRT-Studien wurde ein neurobiologisches Modell entwickelt, das die der Unreife des ventralen präfrontalen Cortex geschuldete unzureichende Top-down-Kontrolle der Affekte (Amygdala) und der Belohnung versprechenden Hirnregionen (Nucleus accumbens) dafür verantwortlich macht. Ein anderes Beispiel ist die Reifung der HPA-Stressachse, die mit einer unterschiedlichen Stressantwort bei Erwachsenen und Jugendlichen einhergeht. Die für Stress typische passagere Erhöhung der Cortisonkonzentration (► Kap. 17) hält bei Adoleszenten etwa eine Stunde länger an, was nicht nur für Psychotherapeuten, sondern auch für Eltern, Lehrer etc. eine wichtige Erkenntnis auch im alltäglichen Umgang mit ihnen beinhaltet. Die »coolen« Kognitionen Jugendlicher sind damit nur locker über einer empfindlichen Stressreagibilität aufgehängt. Zusätzlich ist zu bedenken, dass die Reifung des kognitiven Systems erst am Ende der Adoleszenz im Alter von 22 bis 23 Jahren abgeschlossen ist.

12.3 Stufen der Adoleszenz

Je nachdem, welche Entwicklungsaufgaben die verschiedenen Autoren fokussieren, wird die Adoleszenz in eine unterschiedliche Anzahl von Phasen eingeteilt. Blos (1962 [2011], S. 66 ff.) rechnet die Latenzperiode sowie eine Präadoleszenz mit ein und definiert zusammen mit der Frühadoleszenz, der eigentlichen Adoleszenz, der Spät- und Postadoleszenz insgesamt sechs Phasen. Zeitgenössische Entwicklungspsychologen sprechen für einen im Vergleich zum Beginn des 20. Jahrhunderts deutlich früheren Beginn der Adoleszenz. Die frühe Adoleszenz beginnt wie die Präadoleszenz bei

Blos (1962 [2011]) demnach zwischen dem 11. und 13. Lebensjahr, im Mittel ca. zwei Jahre vor dem Einsetzen der Menarche im durchschnittlichen Alter von zwölfeinhalb Jahren (Brooks-Gunn & Paikoff 1997). Die mittlere Adoleszenz wird im Zeitraum von 14 bis 17 Jahren datiert und die Spätadoleszenz im Alter von 18 bis 22 Jahren (Staats & Taubner 2015). Rotmann (1973) und Rudolf (2013a) unterteilen in vier Stufen der Adoleszenz. Streeck-Fischer (2014, S. 24 ff.) widmet sich insbesondere der Selbst- und Identitätsentwicklung und beschreibt deren Bedeutung ab Beginn der Frühadoleszenz in drei Phasen dieses Lebensabschnitts. Die Autorin verzichtet auf Zeitangaben; bei anderen Autoren sind diese auch eher als Orientierungspunkte zu verstehen, nicht als empirisch abgesicherte Entwicklungsabschnitte. Ebenso wie in den frühen Phasen der psychosexuellen Entwicklung begegnen uns auch hier sehr individuelle akzelerierte oder prolongierte Verläufe.

12.3.1 Präadoleszenz

In der Präadoleszenz, etwa zwischen dem zehnten und zwölften Lebensjahr, machen sich die einsetzenden körperlichen Veränderungen durch eine Zunahme sexueller und aggressiver (Trieb-)Regungen bemerkbar, die typischerweise mit einer Regression zu prägenitalen Befriedigungsformen verknüpft sind. Der alte Ausdruck der »Flegeljahre« veranschaulicht diese Entwicklungen. Sowohl die Mädchen als auch die Jungen stehen vor der Herausforderung, sich insbesondere von der Mutter abgrenzen zu müssen.

Bei den Jungen wird diese Abgrenzungsarbeit unterstützt durch eine z. T. hochaggressive Ablehnung alles Weiblichen und einer intensiven Hinwendung zu gleichaltrigen oder älteren Jungen. Diese Form der »Homosexualität«, die im engeren Sinne keine ist, dient dazu, die männliche Identifizierung zu fördern.

Mädchen müssen sich ebenso vom mütterlichen Objekt abgrenzen, gleichzeitig brauchen sie aber die Mutter viel dringender, wenn die weibliche Identifizierung gelingen soll. Betont weibchenhaftes oder verführerisches Verhalten oder ein demonstrativer Anschluss an Jungen treten als Bewältigungsformen dieses schwierigen Prozesses auf.

12.3.2 Frühe Adoleszenz

In der frühen Adoleszenz, etwa zwischen dem zwölften und vierzehnten Lebensjahr, besteht die Hauptaufgabe des Jugendlichen darin, das Interesse von den frühen Objekten der ödipalen Phase abzuziehen. Mädchen suchen nach »der Freundin«, mit der sie oft unzertrennlich sind. Jungen suchen nach »dem Freund«, mit dem sie durch dick und dünn gehen können. Im Sinne einer narzisstischen Objektwahl wird in der Freundin/dem Freund das gesucht, was man bewundert bzw. was einem selber fehlt. Als Beispiel aus der Literatur sei auf Tonio Kröger und Hans Hansen von Thomas Mann verwiesen (Mann 1903 [2008]). Die emotionale Distanzierung von den Eltern geht einher mit einem Nachlassen der Kontrollfunktionen des Über-Ichs, bedeutet doch diese Abgrenzung auch die Entfernung vom elterlichen System der Ge- und Verbote. Innerer Protest und rebellischer Aufstand gegen elterliche Vorgaben überdecken oft nur mühsam die innere Leere und Verunsicherung, die diese Distanzierung begleiten. Die Ausbildung eines Ich-Ideals, das sich aus den idealisierten Objektrepräsentanzen ableitet (► Kap. 8), kann diese Labilisierung kompensieren und dient dem Zweck, Selbstvertrauen und Selbstgefühl aufzubauen. So werden auch bei scheinbarer Ablehnung insbesondere die gleichgeschlechtlichen Elternteile als Vorbilder dringend gebraucht.

12.3.3 Mittlere Adoleszenz

Die mittlere Adoleszenz (14.–16. Lebensjahr) wird oft als die »eigentliche« Adoleszenz angesehen. Der begonnene Entwicklungsschritt, nämlich die kindlichen Liebesobjekte zugunsten außerfamiliärer Liebesobjekte aufzugeben, muss weitergeführt werden mit dem Ziel, eine eigene sexuelle und soziale Identität bilden zu können. Die wachsende Fähigkeit zum Verliebtsein und zur Zärtlichkeit geht häufig einher mit einer bemerkenswerten Zunahme an maskulinen und femininen Zügen. Die früher überbewerteten Eltern werden jetzt erst einmal unterbewertet, Kritik bis hin zur Rebellion und Auflehnung gegen äußere Regeln kennzeichnen die Ablösungsbemühungen. Selbstsucht und Selbstbezogenheit der Adoleszenten fungieren als narzisstische Durchgangsstadien (s. u.) und helfen, die innere Leere und Trauer um die aufgegebenen Objekte zu kompensieren. Insgeheim besteht bei allem Aufbegehren oft gegen jegliche Art von Autorität und Vorschriften insgeheim eine Sehnsucht nach Führung und Unterstützung. Es gilt anzuerkennen, dass den heftigen Triebimpulsen dieser Phase, also dem relativ starken Es, ein noch relativ schwach organisiertes Ich gegenübersteht. Hier findet sich nun die Hauptschwierigkeit des Adoleszenten: Er sucht insgeheim Unterstützung gerade bei den Menschen, nämlich den Eltern, von denen er sich innerlich trennen will und muss. Offensichtlich wird damit die Bedeutung, die Lehrern, Verwandten und älteren Freunden in dieser Zeit zukommt.

12.3.4 Späte Adoleszenz

Die späte Adoleszenz wurde 1973 von Rotmann zwischen dem sechzehnten und achtzehnten Lebensjahr datiert. Mit den heutigen Prolongierungsprozessen der Adoleszenz sind diese Zeitangaben nicht mehr aufrechtzuerhalten, sodass wir sicherlich von einer deutlichen Verlängerung dieser Phase von mindestens zwei Jahren ausgehen müssen. Orientiert man sich an den neurobiologischen Erkenntnissen zum Abschluss der Reifung der kognitiven Funktionen, sind es sogar vier bis fünf Jahre (s. o.). Die Findung der eigenen Identität steht im Mittelpunkt. Aus der Frage »Wer bin ich?« ist im günstigen Fall die Antwort »Das bin ich!« geworden. Kindliche Identifizierungen, also so sein zu wollen oder zu sollen wie andere, müssen einer kritischen Überprüfung unterzogen werden. Die Identitätsbildung schließlich beginnt dort, wo die Brauchbarkeit dieser Identifizierungen endet. Die Ich-Identität (Erikson 1956) beruht auf der inneren Überzeugung und Sicherheit, dass man inmitten von innerem und äußerem Wandel, den die eigene Entwicklung mit sich bringt – sei es in der Schule, im beginnenden Beruf, in der Welt oder der Weltanschauung –, derselbe bleibt und sich als derselbe fühlt; dass man sowohl eine psychosexuelle Identität als Mann oder Frau hat als auch eine psychosoziale, die an das Wissen geknüpft ist, wer man selber ist und wen man darstellt in verschiedenen sozialen Gefügen – der Familie, der Gruppe der Gleichaltrigen, der Schule und dem Studium, dem Beruf und dem Staat.

12.3.5 Emerging Adulthood

In Überschneidung mit der späten Adoleszenz umfasst die Zeit des »Emerging Adulthood« etwa das ganze dritte Lebensjahrzehnt, wobei der Zeitraum von 18 bis 25 Jahre besonders fokussiert wird (Arnett 2015). In diese Zeit fällt interessanterweise auch der Abschluss der Reifungsprozesse des präfrontalen Kortex, der mit einer jetzt sicher zur Verfügung stehenden Moralität, dem vorausschauenden Denken und der Etablierung eines Wertesystems in Verbindung gebracht wird (Mutlu et al. 2013). Arnett (2015) konzipiert »Emerging Adulthood« als eine distinkte Phase nach der Adoleszenz und vor dem Erwachsenenalter. Er begründet dies mit den Freiheiten, die junge Erwachsene jetzt haben; das Verhalten unterliegt dem eigenen Willen in einem Ausmaß wie in keiner anderen Lebensphase, vorausgesetzt, die sozio-kulturellen Bedingungen bieten dafür einen geeigneten Rahmen. In dieser Lebensphase ist die emotionale Abhängigkeit von den Eltern abgeschwächter als in der Adoleszenz und es liegen kaum schon Verpflichtungen des Erwachsenenalters vor (Kinder, Beruf etc.). Ohne starken normativen Druck kann mit verschiedenen Lebensentwürfen experimentiert werden, weshalb Arnett (2015) von identitätsbezogenen Explorationen spricht, die er von adoleszenten Explorationen abgrenzt. Jetzt geht es nicht mehr nur um die Gegenwart (»Welchen Job könnte ich mal machen«), sondern um einen Entwurf auf die Zukunft mit der Frage der langfristigen Zufriedenheit (»Mit welchem Beruf könnte ich langfristig zufrieden sein, was passt zu mir?«). Unterlegt ist diese Zeit von einem Gefühl des Dazwischen-Seins, das häufig den Wahrnehmungsfokus vorübergehend noch einmal sehr auf das eigene Selbst lenkt, wenn z. B. keine Verpflichtungen eingehalten werden, nächtelang gespielt wird und/oder One-Night-Stands die einzigen Kontakte darstellen (Staats & Taubner 2015). Die **Identitätsexploration** kann überwiegend mit Freude am Ausprobieren und dem Genießen eigener Erfolge einhergehen, aber auch von Versagen und Zurückweisung geprägt sein. Salge (2013, 2015) widmet sich sehr ausführlich den Schwierigkeiten, die den Übergang aus der Spätadoleszenz in ein experimentierfreudiges positives junges Erwachsenenalter behindern. Er beschreibt dezidiert die besonderen Implikationen, die an eine psychotherapeutische Behandlung dieser jungen Erwachsenen geknüpft sind. Salge betont – ganz im psychodynamischen Sinne – die Bedeutung unbewusst hoher Besetzungen von (Not-)Lösungen und pathologischen Lebensarrangements. Diese gilt es nicht zu leugnen, sondern konsequent in die therapeutische Bearbeitung einzubeziehen. Legitimierende Selbstkonzepte mit einem Verharren in einer nahezu ausschließlichen Fokussierung des Selbst, welche die Basis für die Entwicklung und Aufrechterhaltung pathogener vermeidender Lebensarrangements bilden, müssen kontinuierlich kritisch hinterfragt werden, will man die Arretierungen in Stillstand und/oder Omnipotenz dieser Jung-Erwachsenen auflösen.

12.4 Entwicklungsaufgaben der Adoleszenz aus objektbeziehungstheoretischer und selbstpsychologischer Sicht

In einer vertieften Analyse der Entwicklungslinien beschäftigt sich Annette Streeck-Fischer (1994 [2014], S. 27 ff.) mit dem adoleszentären Ablösungsprozess und geht dabei insbesondere auf den Narzissmus sowie die Übergangsphänomene ein. Die Autorin gründet ihre Ausführungen auf ihrer langjährigen Erfahrung und Beforschung der Behandlung schwer kranker Jugendlicher. Sie ergänzt die bisher dargestellten, überwiegend trieb- und Ich-psychologisch fundierten Konzepte durch eine **objektbeziehungstheoretische und selbstpsychologische Sicht**. Streeck-Fischer (2014, S. 27) postuliert einen dreistufigen Prozess, der die Entwicklung des adoleszenten Selbst kennzeichnet:

- *Frühadoleszenz*, in der erste Schritte der Ablösung mit Abschirmung und Distanzierung von infantilen Selbst- und Elternbildern stattfinden
- *mittlere Adoleszenz*, in der mit Zunahme des Egozentrismus passagere Stabilisierungen mithilfe von narzisstischen Selbstkonfigurationen und Selbst-Stützen wichtig werden
- *Spätadoleszenz*, in der es zu einer Entwicklung zunehmend realistischerer Selbst- und Objektbilder durch die Fähigkeit zur Selbstdistanz kommt; Ablösung und Identitätsfindung werden zu einem vorläufigen Abschluss geführt; Identität ist dabei eine nie abgeschlossene Konstruktion, die sich in einem fortwährenden dialektischen Zusammenspiel von innen und außen vollzieht

12.4.1 Abschirmung in der Phase der Frühadoleszenz

Nachdem die Bewältigung des Ödipuskomplexes zur Bildung des Kerns eines internalisierten Über-Ichs geführt hat (▶ Kap. 5) und die Bedeutung des Wir-Gefühls (»Ich mache es so, wie meine Eltern es gut finden«) in der Latenzperiode im Vordergrund stand, geht es nun um die Auflösung des Wir-Gefühls mit einer Relativierung des bisherigen Umgangs mit Regeln. Distanzierungs- und Differenzierungsprozesse zeigen an, dass die bisherige Übereinkunft infrage gestellt wird. Fonagy et al. (2004) führen aus, wie die zunehmend verbesserten kognitiven Fähigkeiten mit dem Sprung hin zu formalen Denkoperationen die Mentalisierung erweitern. Einem Jugendlichen, der nun in der Lage ist, losgelöst von der äußeren Realität Mentales bei sich und bei anderen getrennt wahrzunehmen, stellt sich die Welt wesentlich komplizierter dar, was wiederum zur Mobilisierung potenziell bedrohlicher Gefühle führen kann. Der adoleszentäre Egoismus erklärt sich aus diesen neuen verunsichernden Mentalisierungsfähigkeiten (Streeck-Fischer 2014, S. 27).

> Mit der Fähigkeit zur Abtrennung äußeren Verhaltens vom inneren Erleben entwickelt sich zunehmend eine innere Wirklichkeit, die zunächst der Abschirmung nach außen bedarf.

»Cool-Sein« wird zur Leitlinie des eigenen Verhaltens. Die geschlechtliche Reifung fungiert als abgeschirmter »Geheimnisbereich«, der ebenfalls zur Trennung von Innen- und Außenwelt beiträgt. Abschirmung geschieht vor allem in Bezug auf die Beschäftigung mit körperlichen Vorgängen und erwachsener Sexualität. So gewährt die Tabuisierung der Menstruation einen inneren Freiraum, der weitgehend unberührt ist von Ritualen und Reglementierungen.

Allerdings hat dieser Gewinn an Identität seinen Preis: Im Zuge des Erlebens der psychobiologischen Reifungsvorgänge fühlt sich der Adoleszente wie ein Fremder im eigenen Körper, was von intensiven Schamgefühlen bis hin zu einer Schamkrise begleitet ist. Das Erleben von Unzulänglichkeit und Mangelhaftigkeit des Körpers labilisiert das Selbstgefühl.

> Schamgefühlen wird eine zentrale organisierende Rolle zugeschrieben; Streeck-Fischer (1994) sieht die Scham als den Schlüsselaffekt für die Bildung einer personalen Identität an.

Diese Überlegungen machen deutlich, wie labilisierend u. U. eine betont liberale Erziehung mit großer sexueller Offenheit zwischen den Generationen in dieser Altersstufe sein kann. Der Adoleszente erfährt, dass die im Zuge seiner Kindheit erworbenen und bis dato hilfreichen Bewältigungsstrategien hier versagen. Der Begriff des »developmental lag« (Giovacchini 1978, S. 325) symbolisiert diese innere Situation: »The body has changed, but the mind has not been able to keep up« (Der Körper hat sich verändert, aber die Psyche war nicht in der Lage, mitzuhalten). Das Arrangement bis dato entwickelter Selbst- und Objektrepräsentanzen wird brüchig. Es muss überprüft und infrage gestellt werden, was als Wegbereiter für Trennung und Identitätsbildung dient.

12.4.2 Stabilisierung durch narzisstische Selbstkonfigurationen in der Phase der mittleren Adoleszenz

Blos (1962 [2011], S. 109) betrachtet typische Phänomene der Adoleszenz wie gesteigerte Selbstgenügsamkeit, Größenideen und Selbstüberschätzung sowie extreme Empfindlichkeit und Selbstbezogenheit als Anzeichen für ein typisches narzisstisches Durchgangsstadium. Auch Streeck-Fischer (1994; 2014, S. 34ff.) sieht im gesteigerten Narzissmus in der Adoleszenz ein normales Phänomen, das als Ausdruck des Trennungsprozesses von den Eltern zu verstehen ist. Es finden Besetzungsverschiebungen statt: weg von den elterlichen Objekten, hin zum Real- und Ideal-Selbst oder auch als Abwehrform zum Schutz gegen die an Elternbildern haftende Libido. Dieser Schritt der Entfernung von den äußeren Eltern ist allerdings nur möglich, wenn Sicherheit hinsichtlich der Beziehung zu den guten inneren Objekten besteht. Erikson (1968 [1980]) weist darauf hin, dass erst die Brüchigkeit der frühen Mutter-Kind-Beziehung Identitätskrisen bösartig werden lässt. Mit der Absetzung und Entmachtung der Eltern gehen diese als äußere Objekte für die Selbstwertregulation und die noch unvollständige Über-Ich- und Ich-Ideal-Bildung verloren. Aufgrund des »developmental lag« resultiert aus der Erfahrung eigener Unzulänglichkeit eine Bedrohung durch Schamüberflutung. Mithilfe verschiedener narzisstischer Konfigurationen versucht der Adoleszente, sein labilisiertes Selbstgefühl zu stabilisieren (▸ Kap. 8). Narzisstische Konfigurationen, die als Übergangsobjekte verstanden werden können, treten an die Stelle der selbstwertstabilisierenden Objekte und bewahren den Adoleszenten vor einem Abrutschen in krisenhafte psychische Zustände. Nach Streeck-Fischer (1994; 2014, S. 38) können unterschieden werden:

- das aggrandisierte Selbst
- das dissoziierte Selbst mit narzisstischem Rückzug
- das turbulente Selbst mit Borderline-ähnlichem Agieren

Das **aggrandisierte Selbst** ist gekennzeichnet durch ein egozentrisches Hochgefühl: »Mir gehört die Welt.« Beschämende Realitäten werden durch eine reduzierte Realitätswahrnehmung ausgeblendet, Hilflosigkeit und Unzulänglichkeit durch die narzisstische Besetzung des Selbst verleugnet. Die zuvor allmächtigen Eltern werden abgewertet, abgelehnte, unliebsame Selbstaspekte werden auf die Eltern projiziert. Die eigene Stabilisierung erfolgt über ein überhöhtes Größenselbst, das ein Produkt aus der Verschmelzung von Ideal-Selbst, Ideal-Objekt und Real-Selbst darstellt (Kernberg 1983; ▸ Kap. 22).

Auf ein **dissoziiertes Selbst** mit narzisstischem Rückzug ist bei zurückgezogenen, verhangen bis bedrückten Jugendlichen zu schließen. Die Abwertung ihres realen Selbst ist Ausdruck der narzisstischen Krise aufgrund der Ablösung von den elterlichen Objekten. Der narzisstische Rückzug dient der Minderung von Schamgefühlen. Dabei existieren jedoch Ideal-Selbst- und Ideal-Objekt-Aspekte weiter in dissoziierter Form wie z. B. in Tagträumen oder in Idolen. Diese Fantasien übernehmen die wichtige Funktion des Probehandelns, sie sei häufiger bei Mädchen anzutreffen (Streeck-Fischer 1994).

Der **turbulente Typ mit Borderline-ähnlichem Agieren** sei häufiger bei Jungen vorzufinden und lässt sich mit der Formel beschreiben: »himmelhoch jauchzend, zu Tode betrübt«. Dieser Typ ist gekennzeichnet durch ständige Wechsel zwischen der Auf- und Abwertung des adoleszentären Selbst und anderer, zwischen aggrandisierten und dissoziierten Selbstzuständen. Zum Schutz vor schwer erträglichen Scham- und Ablösungskonflikten werden innere Spannungen oft in äußere gelebte Aktionen umgesetzt.

Tagträumen und Omnipotenzfantasien kommt in allen drei Konfigurationen eine wichtige Bedeutung zu. Sie übernehmen nach der Entmachtung der realen Eltern eine das Selbst erhaltende Funktion und helfen, die real erlebte Mangelhaftigkeit und Unzulänglichkeit auszugleichen. Die Zentrierung auf ideale Eltern- und Selbstobjekte hilft dem Jugendlichen, bei äußerer Abwendung von den realen Eltern dem Selbst-Objekt-Verlust zu entgehen. Die Tagtraum- und Omnipotenzfantasien dienen als »ein Entwicklungsprogramm zum Großwerden« (Chasseguet-Smirgel 1981) und sind Vorläufer der später entpersonalisierten Ich-Ideal-Bildungen. Sie stellen gleichsam Transformationswege zu einem neuen integrierten und reifen Ich-Ideal dar.

Die Psychodynamik der narzisstischen Übergangsphänomene zu kennen, ist einerseits nicht nur in der psychotherapeutischen Behandlung, sondern generell im Umgang mit Jugendlichen wichtig, um einer vorschnellen Tendenz zur Pathologisierung vorzubeugen. Das Wissen kann auch dabei helfen, sich nicht allzu sehr in die häufig aggressiv aufgeladenen Auseinandersetzungen zu verstricken. Andererseits kann man sich dennoch die Frage nach den Unterschieden zwischen dem adoleszenten und pathologischen Narzissmus stellen. Streeck-Fischer (2014, S. 38) listet Unterscheidungskriterien auf und fokussiert darin die vorübergehende Qualität adoleszenter narzisstischer Konfigurationen:

»*Die narzisstischen Konfigurationen sind als passagere Reaktionen auf dem Weg zur Entwicklung von äußerer und innerer Eigenständigkeit zu verstehen. […] Im Prozess der Übung und Erprobung jedoch erwirbt der Jugendliche Kompetenzen, die ihn zunehmend in die Lage versetzen, den developmental lag zu überbrücken*« (Streeck-Fischer 2014, S. 40).

Kernberg (1976 [1997c]; ▶ Kap. 3, Kap. 15) bezieht sich auf die gelungene Entwicklung von Selbst und Objekt. Jugendlichen, die über ein integriertes kohärentes Selbst und ein ebensolches Objekt verfügen, bleibt auch in heftigen Auseinandersetzungen mit den Eltern und schnellen Identifikationswechseln das erreichte Niveau der Objektbeziehungen erhalten. Dies gilt ebenso für die Abgrenzung der raschen Wechsel zwischen aggrandisierten und dissoziierten Selbstzuständen zur Borderline-Persönlichkeitsstörung. Auch hier ist die Qualität der Objektbeziehungen entscheidend; die Frage, ob Adoleszente trotz aller Turbulenzen über echte und tiefe Beziehungen zu ihren Eltern verfügen und in der Lage sind, ein differenziertes Bild von ihnen zu entwerfen, differenziert das entwicklungsfördernde Durchgangsstadium von einer schweren Strukturpathologie.

12.4.3 Entwicklung zunehmend realistischer Selbst- und Objektbilder in der Spätadoleszenz

Nach dem narzisstischen Durchgangsstadium verfügt der Adoleszente über eine zunehmende Bewusstheit der Getrenntheit und Andersartigkeit im Verhältnis zu seinen Eltern. Auseinandersetzungen mit den realen Eltern sind jetzt auch durch den Wunsch geprägt, Harmonie und Übereinstimmung wiederherzustellen, dabei aber Diskrepanzen und Unterschiede nicht zu übersehen. Tiefe positive Beziehungen zu den Eltern können sich entwickeln, wenn es gelingt, nicht in Abwertung und Besetzungsabzug von den Eltern zu verharren. Im Zuge einer sukzessiven Desillusionierung werden die negativen Seiten der Eltern aufgenommen und innerlich mit den idealisierten Elternbildern verbunden. Damit wird ein weiterer wesentlicher Schritt zur Bildung kohärenter Selbst- und Objektrepräsentanzen vollzogen. Positive Bestätigung von außen trägt entscheidend dazu bei, dass sich der Adoleszente mit seinen realen Möglichkeiten, seiner körperlichen Erscheinung und seinen tatsächlichen Fähigkeiten aussöhnen kann. So werden Omnipotenzfantasien zunehmend entbehrlich, und es entwickelt sich ein realistisches Selbst, getragen von einem Selbstwertgefühl und einer positiven Selbstwertregulation. Mithilfe eines reifen Ich-Ideals lernt dieses Selbst, eigene Unzulänglichkeiten zu relativieren; damit wird das reife Über-Ich zur handlungsleitenden Instanz. Schamgefühle treten in den Hintergrund und können nun in ihrer adaptiven regulativen Funktion im sozial interaktiven Bereich bzw. als Signalaffekte genutzt werden (Seidler 2012). Therapeutisch bedeutsam ist der Erwerb der Fähigkeit zur Selbstreflexion und Selbstdistanz (Streeck-Fischer 2014, S. 46), die anzeigt, dass die Ablösung von den Eltern bewältigt wurde und die infantilen Objekte verinnerlicht worden sind. Diese neue Form der Mentalisierungsfähigkeit bzw. zur Herstellung einer therapeutischen Als-ob-Beziehung und therapeutischen Ich-Spaltung (Sterba 1974) ermöglicht die Unterscheidung zwischen innerer und interpersoneller Realität.

> Die Fähigkeit zur Selbstdistanz markiert die Voraussetzung für ein neues Niveau der Organisationsfähigkeit des Ichs. Bei ungünstigen Bedingungen kann das narzisstische Durchgangsstadium jedoch zu einem defensiven Dauerzustand werden. Damit ist dann die zweite Chance vertan!

Streeck-Fischer (2014, S. 45 f.) betont durchgängig, dass es präsenter entwicklungsfördernder **»realer«** Eltern und anderer tragender Objekte, insbes. der Gruppe der Gleichaltrigen, bedarf, um die Adoleszenz zur zweiten Chance werden zu lassen, die eine strukturanhebende Funktion für die Strukturbildung ermöglicht. Ungünstige Bedingungen wie schwere Familienkrisen, anhaltendes Leistungsversagen oder der Einfluss destruktiver radikalisierter Peergroup-Formationen wirken sich demgegenüber niveauabsenkend aus.

12.5 Einige typische Pathologien der Adoleszenz

Epidemiologische Studien (z. B. Kessler et al. 2005) zeigen, dass die Hälfte der psychiatrischen Erkrankungen im Erwachsenenalter ihren Beginn um das 14. Lebensjahr herum haben. Diese Befunde belegen die Bedeutung der Adoleszenz als Übergangsperiode. Morbidität und Mortalität steigen zwischen mittlerer Kindheit und Spätadoleszenz um 300 % an. Unfälle. Suizide, Depressionen, Alkohol und anderer Substanzmittelmissbrauch, Aggression, Gewalt, HIV- und Hepatitis-C-Infektionen, Bulimie, Anorexie etc. nehmen in dieser Zeit erheblich zu. Einer australischen Studie zufolge liegt die Prävalenz psychischer Störungen im Alter von 18 bis 24 Jahren bei 27 % (McGorry et al. 2007). Allerdings sind solche Zahlen differenziert zu betrachten, da die Unschärfe zwischen Krise und Pathologie ein kaum lösbares Problem epidemiologischer Querschnittstudien darstellt. Wie schon unter Abschnitt 12.4 näher ausgeführt, ähneln krisenhafte Verläufe in dieser Zeitspanne den Persönlichkeitsstörungen. Die Verwendung des Begriffs der Adoleszentenkrise anstelle einer voreiligen Persönlichkeitsstörungsdiagnose schützt davor, adoleszenztypische Schwierigkeiten im Verhalten und in der Kontrolle ihrer Emotionen zu pathologisieren. Das heißt aber nicht, auffällige, insbesondere aggressive Verhaltensweisen zu bagatellisieren. So zeigte eine Studie von Korenblum et al. (1990), dass sich Jugendliche, die in der frühen und mittleren Adoleszenz als antisozial eingestuft wurden, in der Spätadoleszenz mehr dem histrionischen, narzisstischen oder Borderline-Cluster näherten.

Erdheim (2007) beschäftigt sich mit der Zunahme von schweren Aggressionen und Dissozialität und zieht eine Verbindung zwischen **Omnipotenz und Gewalt** in der Adoleszenz. Einerseits sind Wünsche von Adoleszenten stark mit aggressiven und sexuellen Impulsen aufgeladen, andererseits geht mit dem Ablösungsprozess von den primären Objekten eine Schwächung des Über-Ich einher, die triebhafte Durchbrüche der aggressiven Impulse begünstigt. Die Schwäche des Ich in dieser Umbruchphase mindert zusätzlich die Abwehrleistung. Die Ausübung von Gewalt dient der Abwehr von Zusammenbrüchen im Bindungssystem und reduziert die Gefahr der Fragmentierung des Selbst. Während in der Latenzphase die Idealisierung der Eltern vorherrscht und wie ein Puffer die eigene Omnipotenz hemmt, werden in der Adoleszenz die Omnipotenzfantasien von den Eltern abgezogen und dem Selbst (wieder) angeeignet. Nach Erdheim (2007) wirke Gewalt wie ein magisches Bindeglied zwischen drängenden Wünschen und omnipotenter Realisierung. Die in Märchen beschriebene »Wunschgewalt« (Erdheim 2007, S. 3) symbolisiert die mit dieser Dynamik einhergehende Störung der Realitätseinschätzung sowie deren Wucht; in der Omnipotenz werden die Begrenzungen der Realität überwunden. In vielen Bereichen, z. B. der Religion, der Arbeit, der Kunst, im Sport, aber auch mit Drogen und Alkohol werden Möglichkeiten gesucht, die Realität umzugestalten, was häufig wie ein Rausch erlebt wird. Filme und insbesondere auch das Internet nehmen die z. T. archaischen Omnipotenzfantasien auf, Angstlust und Tabubruch werden vielfältig Raum gegeben. Der Anschluss an radikale Bewegungen schafft Zugehörigkeit und Komplizenschaft durch Gewalt. Durch die Vergesellschaftung der Omnipotenzfantasien bewirkt die Gruppenmitgliedschaft Entlastung vom quälenden Konflikt zwischen Wünschen und Wirklichkeit.

Die Entwicklungsaufgabe der Adoleszenz besteht nach Erdheim vor allem darin, die Ich-Funktionen so weit zu stärken, dass immer wieder Brücken zur Realität geschlagen werden können.

So sind in Arbeit und Beruf Omnipotenzvorstellungen durchaus umsetzbar, wenn sie aus ihrem archaischen Stadium herausgelöst und mit der Realität konfrontiert werden können:

»*Fähigkeiten, die sich nicht auf Omnipotenzphantasien beziehen, wirken sinnlos. Omnipotenzphantasien, die sich nicht auf Fähigkeiten beziehen, bleiben wirkungslos.*« (Erdheim 2007, S. 10)

Viele psychische Störungen adoleszenter Jugendlicher stehen hauptsächlich im Zusammenhang mit dieser misslungenen Differenzierung und Integration von Über-Ich und Ich-Ideal (► Fallbeispiel »Ironman«).

Selbstvernachlässigung und **Selbstdestruktivität** treten als Phänomene auf, wenn sich die Aggression nicht gegen das Außen, sondern gegen das eigene Selbst richtet. Ausgeprägte Selbstwertkrisen, eine negative Selbstwahrnehmung, verbunden mit depressiven Stimmungen, sind gleichsam der psychodynamische Boden, auf dem (auto-)destruktives Verhalten wächst, wie es sich z. B. auch in der Entwicklung schwerer **Essstörungen** äußert (Lehmkuhl 2004). Für die Betroffenen stellen die von anderen als destruktiv erlebten Phänomene häufig Stärke und Autonomie dar, die sich vor allem bei Patientinnen mit Anorexie oder mit selbstverletzendem Verhalten im Rahmen von Borderline-Störungen finden.

Ladame (2004) sieht darin eine narzisstische Bestätigung der Rückkehr zur Unbesiegbarkeit, die den Weg für eine Allianz zwischen Masochismus und Narzissmus ebne. Schaden kann dem Ich nun nicht mehr nur geschehen, »[...] sondern ›Ich‹ entdeckt die Fähigkeit, mir selbst aktiv Schaden zuzufügen. Die Formel lautet dann: ›Ich‹ leide, also bin ›ich‹« (Ladame 2004, S. 320; Hervorhebung i. O.).

Die Essstörungen, besonders Anorexie (Magersucht) und Bulimie (Ess-Brech-Sucht), sind typische psychische Erkrankungen vor allem adoleszenter Mädchen und junger Frauen. Die Altersgipfel der Erstmanifestation der Störungen liegen für die **Anorexie** je nach Studie im Alter zwischen zehn und neunzehn Jahren bzw. zwischen fünfzehn und neunzehn Jahren und für die **Bulimie** etwas später mit einem Erstmanifestationsmaximum im achtzehnten Lebensjahr (Reich & Cierpka 2010, S. 28).

Auf die Anorexie soll beispielhaft etwas ausführlicher eingegangen werden. Mit der Gewichtsabnahme kommt es auch körperlich zu einer Verzögerung oder Hemmung pubertärer Entwicklungsschritte, was sich vor allem in der Knabenhaftigkeit des Körpers und der Amenorrhö äußert. Als auslösende Situation nennt Boehme-Blohm (2002) die adoleszente Ablöseproblematik mit den anstehenden Trennungen von den Primärobjekten. Gleichzeitig werde eine erneute Auseinandersetzung mit Triebimpulsen gefordert, die dann, wenn sie erfolgreich verläuft, in die Stärkung der Geschlechtsidentität und der Sexualpräferenz mündet. Begegnungen mit dem anderen Geschlecht bzw. die Aufnahme genitaler Liebesbeziehungen kennzeichnen die Entwicklungsaufgaben. Die anorektischen Mädchen bzw. jungen Frauen versuchen um jeden Preis die Eigenmacht des Körpers in Form der Triebe und Sexualität zu bremsen und die Entwicklung der vollen Weiblichkeit zu hemmen. Das Hungern gestattet ihnen einen Triumph über den eigenen Körper; die Autorin schreibt, dass die Anorektikerin gegen den eigenen Körper und damit »gegen die Mutter in sich« kämpfe (Boehme-Blohm 2002, S. 457). In der aktuellen Mutter-Tochter-Beziehung dient die Verweigerung des Essens einer passiv-oralen Rache, in der die bis dato zumeist weitgehend unterdrückten Aggressionen zum Ausdruck gebracht werden. Darüber hinaus bedingt die Körper- und Gewichtskontrolle ein Gefühl der Unabhängigkeit; das Autarkie- und Askese-Ideal tragen wesentlich zur Identitätssuche bei. Das Hungern versinnbildlicht den Sieg des »wahren« Selbst, das nicht auf Versorgung angewiesen ist. Die narzisstische Stilisierung als »Hungerkünstlerin« stärkt nicht nur das bedrohte Selbstwertgefühl, sondern stiftet eine Identität, in der Bedürfnisse des Körpers, Sexualität und Weiblichkeit komplett verleugnet werden können.

Eine andere, im Vergleich mit den genannten höchst pathogenen narzisstischen Phänomenen zunächst nicht ganz so brisant wirkende Störungsquelle ist die mangelnde Ablösung von den primären Objekten. Gemeint ist der **Typ des Nesthockers**, also Adoleszente, die noch mit Mitte 20 bei den Eltern wohnen. Meistens haben sie es auch mit der Identitätsbildung schwer, beginnen Ausbildungen und Studien, die sie dann wieder abbrechen, ohne klare Vorstellungen von anzustrebenden Alternativen. Sie tun sich schwer, angemessene progressive Schritte der Adoleszenz zu vollziehen, sie bleiben zu Hause, lassen sich versorgen und pflegen kaum die so wichtigen Kontakte zu Gleichaltrigen. Sie leben in der Sicherheit und Geborgenheit ihres Kinderzimmers, sind mit der Welt hauptsächlich virtuell über das Internet verbunden. Ein bei diesen Jugendlichen häufig anzutreffendes Störungsbild besteht in sozialen Ängsten, die durch den mangelnden Kontakt mit der äußeren Realität immer weiter verstärkt werden und in einen Teufelskreis münden. Im Zentrum sozialer Ängste stehen meistens intensive, unbewältigbar erscheinende Schamgefühle, die Adoleszente daran hindern, schulisch und beruflich Fuß zu fassen und den Prozess der Ablösung und Verselbstständigung voranzubringen. Eltern dieser Kinder sind zunächst meist froh über deren Familiensinn und Häuslichkeit, unterstützen diese Lebensform eigentlich viel zu lange durch ihre ständige Präsenz und durch materielle Verwöhnung. Werden die tief liegenden Defizite dieser auf Dauer gestellten Spätadoleszenten nicht als solche erkannt und fordern die Eltern irgendwann dann doch mit Nachdruck Schritte in die Selbstständigkeit und Unabhängigkeit auf der Handlungsebene ein, kommt es zu krisenhaften Entwicklungen, die diese jungen Menschen in die Therapie führen.

12.6 Psychodynamische Reflexionen anhand eines Fallbeispiels

Fallbeispiel »Ironman«

Zum Erstgespräch erscheint Herr H., ein 20-jähriger junger Mann, der nach Entlassung aus einer psychotherapeutischen Akutklinik jetzt um ambulante Behandlung nachsucht. Der Klinikaufenthalt war notwendig geworden, um den Patienten zumindest passager aus der sich zuspitzenden häuslichen Konfliktsituation herauszunehmen und die hohe Virulenz des sich dort vollziehenden pathologischen Prozesses einzugrenzen.

Kaum in der Praxis angekommen, nimmt der mit Pudelmütze und Anorak gekleidete, deutlich jünger wirkende Patient nahezu überstürzt Kontakt auf. Schon bevor er sich hingesetzt hat, beginnt er mit einer überschwemmenden Darstellung seiner Symptome. Die Tränen fließen reichlich, er weint laut, beinahe herzzerreißend. Unbewusst appelliert er intensiv um Hilfe und Unterstützung durch die Therapeutin.

In der Gegenübertragung bildet sich einerseits der Impuls ab, diesen kleinen verzweifelten Jungen trösten zu wollen, andererseits aber auch ein Gefühl von Strenge und die Forderung, er möge sich doch etwas mehr zusammenreißen.

Herr H. berichtet, dass er nicht mehr könne, er sei völlig am Ende, nichts gehe mehr. Nur noch mit äußerster Kraft könne er sich aufraffen, das Haus zu verlassen, leide unter Schmerzen im ganzen Körper, habe einen völlig gespannten Bauch und ständige Magenschmerzen. Er habe »Fressanfälle«, habe Angst, an Gewicht zuzunehmen, verachte sich deswegen, könne sich aber auch nicht zurückhalten. Bei aller Kraftlosigkeit und Schwäche sei nur noch das Laufen möglich, dies sei schon von jeher sein Ausgleich für alles. Vor einigen Wochen habe er im Marathon sogar den »Ironman«, den Gewinner des Triathlons auf Hawaii, besiegt. Es sei sein Ziel, so zu werden wie ein Ironman.

Er komme jetzt jedoch mit dem Leben nicht mehr klar, wisse nicht mehr weiter, brauche Hilfe. Er müsse doch für »seine Familie« sorgen, fühle sich für seine Mutter und seine Schwestern verantwortlich. Er mache sich allergrößte Sorgen um seine Mutter, habe Angst, dass diese zusammenbreche. Die Mutter opfere sich auf für die Kinder, er sei der einzige an ihrer Seite, der ihr Halt geben könne. Wie früher der Vater, so koche er für die Familie, gebe sich große Mühe, die Schwestern würden jedoch sein Essen ständig kritisieren. Seine Mutter überwache und kontrolliere, was er selbst esse, habe wohl immer Angst, dass auch er wie seine jüngere Schwester magersüchtig werden könne. Seine Mutter und er seien wie ein altes Ehepaar, würden alles zusammen machen, zusammen ins Kino gehen, abends Fernsehen, zum Einkaufen gehen usw.

Vor zwei Jahren habe der Vater die Familie verlassen, wohne jetzt 50 Meter Luftlinie von ihnen entfernt. Die Scheidung stehe an, deutlich werde, dass der Vater »mit dem Geld trickse«, dass er versuche, seinen Kindern und ihrer Mutter die Existenzgrundlage zu entziehen. Sein Wunsch nach einer »heilen Familie« sei endgültig zerstört.

Den Angaben des Patienten zu seiner Biografie ist zu entnehmen, dass der Vater, ein Studienrat, schon immer herrschsüchtig, dominant, geizig, rücksichtslos und egoistisch gewesen sei. Schon sehr früh habe er ihn als seinen »Knecht« eingespannt, quasi als rechte Hand, wenn es darum ging, Haus und Garten in Ordnung zu halten. Er habe unter seinem Vater gelitten, aber auch immer Sehnsucht nach seiner Zuneigung und Anerkennung gehabt. Seine Mutter, eine Finanzbeamtin, beschreibt er als ehrgeizig, fleißig, hilfsbereit und stolz. Die Beziehung zu seiner Mutter sei in seiner Kindheit »normal« gewesen, er habe sich mit ihr immer eng verbunden gefühlt. In der Schule habe er sich immer zurückgehalten, habe Angst vor den Lehrern gehabt. Auf seine sportliche Leistungsfähigkeit sei er aber immer sehr stolz gewesen, habe auch erwartet, in seinem Leichtathletikverein eine »Sonderrolle« zu bekommen, sei aber tief enttäuscht worden und habe sich dann auf das Marathonlaufen konzentriert. Seine Siege hätten schon oft in der Zeitung gestanden. Er habe schon seit Längerem einen väterlichen Freund, der mit ihm laufe und dessen Unterstützung ihm guttue. Kontakte zu Gleichaltrigen habe er keine mehr zurzeit, habe auch noch nie eine Beziehung zu einem Mädchen gehabt. Er wünsche sich sehr eine Freundin, wisse aber überhaupt nicht, wie er dies anstellen könne. Auch seine berufliche Zukunft sei völlig unklar seit dem bestandenen Abitur vor drei Jahren. Er traue sich nichts zu, habe Angst, es dann doch nicht zu schaffen.

Die **psychodynamische Reflexion** dieses Falles greift beispielhaft einige zentrale Konzepte der »vier Psychologien der Psychoanalyse« (Giesers & Pohlmann 2010) auf. Die folgende Darstellung zugunsten einer als paradigmatisch zu verstehenden theoretischen Strukturiertheit geht allerdings z. T. zulasten der Auseinandersetzung mit den Überschneidungen, welche die Theorien aufweisen.

Triebtheoretisch betrachtet trägt das Narrativ des Patienten, bezogen auf seinen aktuellen psychischen Zustand sowie seine konkrete Lebenssituation, alle Züge eines fixierten ungelösten ödipalen Konfliktes. Nach der Trennung und dem Auszug des Vaters lebt er scheinbar einen infantilen

Triumph als desexualisierter Partner der Mutter. Er bezahlt dafür allerdings mit dem Verzicht auf eine altersangemessene psychosexuelle bzw. genitale Identität und er kann nicht den Schritt vollziehen, das kindliche mütterliche Liebesobjekt zugunsten außerfamiliärer gleichaltriger Liebesobjekte aufzugeben. Seine hohe sportliche Leistungsfähigkeit schafft ihm im Hinblick auf seine sexuelle Identität vorübergehend vielfältige Kompensationsmöglichkeiten: Gleich einem verschobenen ödipalen Schlachtfeld kann er sich durch seine sportlichen Leistungen in seiner Körperlichkeit als grandios erleben; in seiner körperlichen »Potenz« besiegt er sogar den »Ironman« und übertrifft damit eine archaisch bedrohliche Vaterimago. Allerdings nimmt der ödipale Pseudotriumph unbewusst wohl wegen der anwachsenden Kastrationsängste immer bedrohlichere Züge an, sodass es schleichend zu einer Zunahme insbesondere depressiver und psychosomatischer Symptome kommt. Damit lösen sowohl das Gelingen als auch das Scheitern der ödipalen Rivalität unbewusste Ängste aus. Das kontrollierende Verhalten der Mutter sowie die Kritik der Schwestern symbolisieren sein Versagen als Mann und Vater. Gleichzeitig sehnt er sich im Sinne des negativen Ödipuskomplexes (▶ Kap. 13) nach väterlicher Anleitung und Fürsorge, die er dann auch ansatzweise bei einem deutlichen älteren Freund erfährt. Auf der Rückseite des Gelingens bzw. des ödipalen Triumphes steht aber auch die Bedrohung durch eine präödipale übermächtig kontrollierende Mutter, die ihn an sich bindet, ihn unbewusst klein hält und autonome Entwicklungsschritte be-, wenn nicht sogar verhindert. Das Unvermögen des Patienten bzw. seine Angst, eine Liebesbeziehung zu einer Gleichaltrigen einzugehen, lässt sich auch anhand der Metapher verstehen, dann in einem alles verschlingenden und erdrückenden weiblichen Genitale verloren zu gehen. – Unter Berücksichtigung der Nachträglichkeit lassen die Schilderungen des Patienten darauf schließen, dass der ödipale Konflikt weder im ersten Anlauf noch in der Adoleszenz als einer zweiten Chance angemessen bewältigt werden konnte. Psychogenetisch bedeutsam ist die Erfahrung des Patienten, dass der Vater weder früher noch heute als rivalisierendes, aber auch identitätsstiftendes Objekt zur Verfügung stand und steht. Der Vater bleibt ein kastrierender, knechtender, übermächtiger Rivale (der »Ironman«), dessen Rache unbewusst ständig gefürchtet werden muss, z. B. indem er der Familie die finanzielle Existenzgrundlage entziehen könnte.

Nimmt man die **Ich-psychologische Perspektive** in der Reflexion des Falles ein, so fällt deutlich auf, dass es dem Patienten nicht gelingt, sich an die Welt, in die er vom Alter her gehören würde, anzupassen. Der der Anpassung zugrunde liegende fortwährende Entwicklungsprozess ist sicherlich schon in der Latenz und nicht erst in der Adoleszenz ins Stocken geraten, eine altersgemäße funktionale Selbstständigkeit wird nicht erreicht, die Kompromissbildung, die der Patient unbewusst entwickelt hat, berücksichtigt Gesichtspunkte der Realität nur unzureichend. Dem Ich des Patienten gelingt kein flexibler Aushandlungsprozess zwischen Triebimpulsen, Abwehrvorgängen, Über-Ich-Impulsen und der äußeren Wirklichkeit. Die ödipale Rivalität mit dem Pseudotriumph setzt sich fort, behindert den Eintritt in die Lebensphase eines jungen Erwachsenen. Die infantile ödipale Konfliktdynamik beherrscht die innerseelische Situation des Patienten, lässt kaum Möglichkeiten für eine flexible Wunscherfüllung aufgrund autonomer Bestrebungen zu. Das rigide Über-Ich des Patienten bewirkt einerseits – bezogen auf den Vater – beständige Straf- bzw. Kastrationsängste, andererseits – bezogen auf die Mutter – Objekt- und Liebesverlustängste, wenn er sich von ihr abwenden würde, um sein eigenes Leben in die Hand zu nehmen. Auf der Ebene der Abwehrmechanismen dominieren Verschiebung, Regression, Wendung gegen das Selbst sowie vielfältige Somatisierungen. Daneben bedingt die Fixierung in der ödipalen Konstellation eine Reihe Ich-funktionaler Defizite bzw. von Aspekten der Funktionsfähigkeit der psychischen Struktur, wie sie in der Operationalisierten Psychodynamischen Diagnostik (▶ Kap. 15) definiert und standardisiert werden. Im Vordergrund stehen Beeinträchtigungen in den Dimensionen der äußeren und inneren Bindung; darüber hinaus ist der Patient nicht in der Lage, eine eigene Identität zu entwerfen, er hat Schwierigkeiten, sich aus (infantilen) Bindungen zu lösen und Abschied zu nehmen sowie seinen Selbstwert verlässlich zu regulieren und Kränkungen zu bewältigen.

Bei einer **objektbeziehungstheoretischen Betrachtung** steht die verwickelte dyadische Mutterbeziehung im Mittelpunkt, aus welcher der Patient sich allein nicht lösen kann. Unterhalb der bewussten Wahrnehmung der Mutter dominiert eine intrusive, kontrollierende mütterliche Objektrepräsentanz, welcher der Patient sich nur unterordnen kann. In der Dynamik von Übertragung und Gegenübertragung zeichnete sich die entsprechende Objektbeziehungsdyade von Beginn an ab: Es entstand sofort ein Bild einer dominierenden mächtigen Mutter und eines unterwürfigen hilfsbedürftigen Kindes, wobei es allerdings auch immer wieder zur Rollenumkehr kam, wenn der Patient sich schützend und schonend vor die Mutter stellte. Die Autonomieentwicklung des Patienten ist massiv blockiert, da diese sofort mit der Angst vor der mütterlichen Aggression und damit vor Liebes- und Objektverlust verknüpft ist. Die Frage, ob der Patient eine ausreichend tragfähige Objektkonstanz erreicht hat, bleibt zunächst einmal offen. Die Schwierigkeiten, sich von den primären Objekten zu lösen, sowie der Eindruck des Angewiesenseins auf ein Halt gebendes Objekt weisen einerseits auf einen Mangel an Objektkonstanz hin, andererseits könnten diese Phänomene auch im Zusammenhang mit der regressiven Abwehr verstanden werden. Für die letztgenannte Erklärungsmöglichkeit spricht das Fehlen diffuser Ängste im Sinne einer Selbstverlustangst, die für frühe Individuationsdefizite sprechen würde. Die Selbst- und Objektrepräsentanzen des Patienten sind zwar durch ausgeprägte Ambivalenzen gekennzeichnet, aber dennoch integriert und kohärent, sodass keine Identitätsdiffusion vorliegt. Bei aller Wut auf den Vater kann der Patient auch seine Sehnsucht und seine Wünsche nach seiner Anerkennung benennen.

Aus Sicht der **Selbstpsychologie** steht das Oszillieren des Patienten zwischen seinen überwertigen Vorstellungen eigener Größe und Minderwertigkeitsgefühlen im Vordergrund. Die ödipale Problematik ist nur vordergründig und verweist auf ein schwerwiegendes Versagen der Spiegelfunktion des Primärobjektes. Die Vermutung liegt nahe, dass der Patient ein Selbstobjekt der Mutter ist und von ihr zur eigenen Stabilisierung dringend benötigt wird, sodass von einem *narzisstischen Missbrauch* gesprochen werden kann. Durch die unzureichende bzw. im Dienste der Mutter verzerrte Spiegelung des kindlichen Größenselbst und die Defizite in der Ausbildung der idealisierten Elternimago (▶ Kap. 4) wurde die Entwicklung der narzisstischen Regulation erheblich behindert. Da er keine

Möglichkeiten hat, altersgemäße Aspekte in sein Vaterbild aufzunehmen, ist die Bildung eines Ich-Ideals, das ihm eine altersentsprechende Orientierung geben könnte, erheblich erschwert. Weil er nicht über ein angemessenes Ideal- und Real-Selbst verfügen kann, bleibt er arretiert im infantilen Größenselbst. Er muss den Abgleich mit der Realität scheuen, um dieses Größenselbst nicht zu labilisieren. Die illusionäre Lebensgestaltung, begrenzt auf das häusliche Milieu sowie das Erzielen sportlicher Erfolge, bewahrt ihn vor der Gefahr, seine Selbstkohärenz zu verlieren. Vor diesem Hintergrund könnte man diskutieren, ob bei dem Patienten eine Narzisstische Persönlichkeitsstörung (▶ Kap. 22) vorliegt. Dagegen sprechen allerdings zwei Argumente: Legt man Kernbergs Modell der Differenzialdiagnostik schwerer Persönlichkeitsstörungen zugrunde, dann fehlt zum einen der Nachweis einer Identitätsdiffusion (▶ Kap. 15). Zum anderen wurde ja bereits darauf hingewiesen, dass in der einschlägigen Literatur – berechtigt – immer wieder davor gewarnt wird, die durchaus turbulenten Merkmale einer Adoleszentenkrise mit den Symptomen schwerer Persönlichkeitsstörungen gleichzusetzen (s. o.; Streeck-Fischer 1994). Gleichwohl würde ein selbstpsychologisch ausgerichtetes therapeutisches Vorgehen an der beeinträchtigten narzisstischen Regulationsfähigkeit ansetzen. Der Rückgriff auf die narzisstischen Selbstkonfigurationen hilft deutlich weiter: Bei dem Patienten lassen sich sowohl Züge eines aggrandisierten als auch eines dissoziierten Selbst identifizieren. Seine sportlichen Erfolge ermöglichen ihm ein egozentrisches Hochgefühl, das sein Größenselbst stabilisiert und die Konflikte sowie sein Scheitern an den anderen Facetten der Realität zumindest phasenweise überdeckt. Daneben bestehen aber die Phasen des narzisstischen Rückzugs mit der Abwertung des realen Selbst, in denen er sich depressiv und verzweifelt fühlt. Er traut es sich nicht zu, seine berufliche und soziale Zukunft zu planen, und vermeidet den Kontakt mit Gleichaltrigen, um sich vor Schamgefühlen zu schützen. Der Entwicklungsaufgabe, sich von den elterlichen Objekten zu lösen, fühlt der Patient sich nicht gewachsen; die Idolbildung (»so sein wie Ironman«) reicht nicht aus, um ihn vor der narzisstischen Krise zu schützen.

12.7 Zusammenfassung

- Die vielfältigen Entwicklungsaufgaben der Adoleszenz lassen sich am umfassendsten durch Nutzung theoretischer Konzepte aus allen vier Psychologien der Psychoanalyse verstehen und beschreiben.
- In der Zeitspanne zwischen dem elften und dem neunzehnten Lebensjahr werden vier Stufen der Adoleszenz unterschieden, die als Orientierungspunkte, nicht aber als abgesicherte Entwicklungsabschnitte aufzufassen sind. Heute geht man eher von einer Prolongierung der Adoleszenz bis über das zwanzigste Lebensjahr hinaus aus.
- In der neueren Literatur ist zunehmend von einer weiteren Entwicklungsphase der »Emerging Adulthood« die Rede. Sie wird zeitlich in weitgehender Überschneidung mit der Spätadoleszenz diskutiert, inhaltlich jedoch als eigene Entwicklungsphase mit spezifischen Kerncharakteristika definiert.
- Die Entwicklungslinien der Adoleszenz betreffen die psychische Verarbeitung der physischen und sexuellen Reifung, die Überführung der infantilen Sexualität in die endgültige sexuelle Organisa-

tion, die Loslösung von den ödipalen Liebesobjekten, die Objektwahl außerhalb der Familie, die Reorganisation von Ich-Ideal und Über-Ich sowie die Planung der beruflichen und sozialen Zukunft mit dem Erwerb eines Platzes in der Gesellschaft.

- Zur Bewältigung der Entwicklungsaufgaben bedarf es der Schaffung einer eigenen abgeschirmten Wirklichkeit und der Nutzung narzisstischer Konfigurationen, die als adoleszente Übergangsphänomene verstanden werden können.
- Der, bezogen auf das jugendliche Gehirn, gern zitierte Satz »Wegen Umbauarbeiten geschlossen« enthält eine zutreffende Metapher für die umfangreichen anatomischen und physiologischen Reifungsprozesse, die einer generellen Reorganisation der Funktionen des Gehirns gleichkommen.
- Unter günstigen Bedingungen entwickelt sich die Fähigkeit zur Selbstdistanz, die dann zunehmend realistischere Selbst- und Objektbilder entstehen lässt.
- Typische Pathologien der Adoleszenz, die auch gesellschaftlich eine nicht unerhebliche Bedeutung aufweisen, können sich infolge einer Verbindung zwischen Omnipotenz und Gewalt einstellen, wie dies durch den Anschluss an radikale gewaltbereite Bewegungen geschieht. Der quälende Konflikt zwischen Wünschen und Wirklichkeit wird durch die Vergesellschaftung der archaischen Größenfantasien in diesen Gruppen umgangen.
- Anhand des Falles eines depressiven, somatisierenden jungen Mannes in einer adoleszenten Ablösungskrise wird dargestellt, welchen Gewinn psychodynamische und psychogenetische Reflexionen erzielen, wenn sie aus unterschiedlichen theoretischen Perspektiven erfolgen.

Ausgewählte Tipps zum Weiterlesen

Blos P. Adoleszenz. Eine psychoanalytische Interpretation. *1962*. 8. Aufl. Stuttgart: Klett-Cotta 2011.

Bohleber W (Hrsg). Adoleszenz und Identität. Stuttgart: Internationale Psychoanalyse 1996.

Fegert JM, Streeck-Fischer A & Freyberger H (Hrsg). Adoleszenzpsychiatrie. Psychiatrie und Psychotherapie der Adoleszenz und des jungen Erwachsenenalters. Stuttgart: Schattauer 2009.

Streeck-Fischer A (Hrsg). Adoleszenz – Bindung – Destruktivität. Stuttgart: Klett-Cotta 2004.

Streeck-Fischer A. Trauma und Entwicklung. Adoleszenz – frühe Traumatisierungen und ihre Folgen. 2. Aufl. Stuttgart: Schattauer 2014.

III Die ätiopathogenetischen Krankheitsmodelle der psychodynamischen Therapieverfahren

13 Der ödipale Konflikt: Plädoyer für ein archaisches Narrativ

Mathias Kohrs

Inhalt

13.1 Mythologisches Narrativ oder Psychopathologie?

Der ödipale Konflikt als zentrale Entwicklungsaufgabe und pathogenetische Schlüsselposition, quasi als »Weiche« zwischen normaler und neurotischer Entwicklung, hat in der Fachliteratur der letzten Jahre weitgehend an Beachtung verloren. Es soll hier der Frage nachgegangen werden, welche Bedeutung dem Ödipuskomplex im Rahmen der Ausbildung und Tätigkeit tiefenpsychologisch fundierter Psychotherapeuten – noch? – zukommt. Ist er immer noch das »neue Schibboleth« (Greenberg 1991, S. 12), als das ihn auch Freud bezeichnet hat und »[…] welches die Anhänger der Psychoanalyse von ihren Gegnern scheidet« (Freud 1905d [1999], S. 127 f., Fußnote)? Hat er angesichts der scheinbaren Übermacht präödipaler, struktureller (»früher«) Störungen überhaupt noch einen nennenswerten konzeptionellen Einfluss oder stellt er gewissermaßen eine selten gewordene Störung aus anderen Zeiten dar – eine luxuriöse Nischenstörung, die nur noch selten den Weg in die kassenfinanzierte Therapiepraxis findet, wie es ein Kollege einmal formulierte?

Der intrapsychische Konflikt ist unverzichtbares Axiom in der psychoanalytischen Auffassung menschlicher Entwicklung, insbesondere ist er *der* zentrale Faktor für die psychoanalytische Neurosentheorie.

Wie bereits mehrfach dargestellt, rang Freud bis zum Ende seines Lebens um immer neue Definitionen und Formulierungen der grundlegenden, dabei stets dualen intrapsychischen Konfliktpole.

Grundlegend bleibt die Vorstellung der »gegensätzlichen **inneren** Forderungen«, die sich im Subjekt gegenüberstehen (Laplanche & Pontalis 1973; Hervorhebung d. V.). Dieses Verständnis wird heute häufig so sehr um den Einfluss interpersoneller Erfahrungen und Prozesse sowie die Wirkung externer Faktoren erweitert, dass der intrapsychische Fokus manchmal verloren geht.

Der ödipale Konflikt nimmt nun für Freud eine Sonderstellung ein. Er stellt für Freud insofern den »**Kernkomplex** der Neurose« (Freud 1912/13a [1999], S. 24; Hervorhebung i. O.) dar, als er den vorläufigen Abschluss der psychosexuellen Entwicklung des Kleinkindes markiert. In seiner Bewältigung bzw. Nichtbewältigung entscheidet sich der weitere Entwicklungsgang: Gelingt die Integration der infantilen Partialtriebe unter dem Primat der Genitalität oder bleibt das nun in die Latenzphase hineinwachsende Kind an infantile Ziele, z. B. die sofortige Befriedigung oraler Bedürfnisse, fixiert, die ihm vor allem in der Adoleszenz und danach eine altersgemäße Lebens- und Beziehungsgestaltung erschweren? Freud begreift die ödipale Dynamik – weit über eine individuelle Pathologie hinaus – als zentral in der kulturellen Entwicklung des Menschen auf individueller wie kollektiver Ebene (vgl. Haas 2012). Er wählte daher die mythologische Figur des Ödipus nach der Version des Dramas »König Ödipus« (Sophokles 1966), weil er eben den ubiquitären, unausweichlichen Charakter dieses Dramas betonen wollte.

Wie Müller-Pozzi (2004, S. 145 ff.) zeigt, birgt die psychoanalytische Konzeptualisierung dieses Prozesses stets die Gefahr einer Formalisierung, Abstrahierung und Verdichtung, die dem großen Reichtum und der Tiefe des Narrativs wie auch der je individuellen Ausgestaltung der jeweiligen Fantasien und Lösungswege im Leben des Menschen nicht gerecht werden.

Auch das klassische Drama enthält nicht nur bei Sophokles sehr viel mehr als die Geschichte eines Vatermordes und einer inzestuösen Beziehung zur Mutter (vgl. Müller-Pozzi 2004; Schwab 1976). Die eigentliche Faszination des Narrativs liegt in zwei ganz anderen Momenten:

- König Ödipus, vermeintlich der »Herr im Haus« – wie das bewusste *Ich* –, sucht nach der Ursache, dem »Schuldigen« für eine tödliche Pest. In einem quälenden, auch für den Leser/Zuschauer unentrinnbaren Prozess wird er immer wieder auf sich selbst zurückgeworfen, muss eigene Schuld anerkennen und die Konsequenzen tragen. Die Analogie mit einem gelingenden Therapieprozess, in dessen Verlauf die außen verortete Krankheit und Schuld als eigenes – wenn auch unbewusstes – Betreiben leidvoll begriffen und überwunden werden muss, ist unmittelbar evident.
- Darüber hinaus verweist das Drama von Beginn an auf die transgenerationale und damit kollektive Unentrinnbarkeit, die alle Beteiligten involviert. Die tragischen Prozesse entwickeln sich von Beginn an ja *gerade* in dem Versuch, dem Verhängnis, den Konsequenzen alter Schuld und der Prophezeiung kommenden Unglücks zu entgehen. Auch hier ist die Analogie augenfällig: Nicht nur neurotische Patienten, in letzter Konsequenz wohl alle Menschen, konstellieren immer wieder in bester bewusster Absicht Prozesse, die unbewusst zumindest konfliktreiches, häufig genug auch hohes destruktives Potenzial in sich tragen. Der Prototyp dieser Menschheitskonflikte ist nun Freud zufolge in der Phylogenese wie der Ontogenese der ödipale Konflikt!

13.2 Versuch einer Definition

Worin besteht der ödipale Konflikt? Zunächst ist darauf hinzuweisen, dass der hier zu besprechende Prozess nicht auf eine einzelne Konfliktkonstellation zu reduzieren ist, sondern ein sehr viel differenzierteres und vielschichtigeres Geschehen umfasst. Daher hat sich in der Literatur der Begriff **Ödipuskomplex** durchgesetzt, der aus der Züricher Schule Carl Gustav Jungs stammt. In der Folge wird auch hier dieser Begriff benutzt.

Freud selbst hat nie eine umfassende Definition des Ödipuskomplexes verfasst, was angesichts der zentralen Bedeutung, die er ihm beimaß, verwundert.

Rohde-Dachser vergleicht in ihrer wegweisenden Arbeit den Ödipuskomplex mit einer »sich bewegenden und deshalb nicht leicht zu treffenden Zielscheibe« (Rohde-Dachser 1987, S. 774). Dabei bezieht sie sich vor allem auf die in den letzten Jahrzehnten rapide erweiterte Bedeutung und Verwendung des Konzepts, wie dies ein Zitat von Mertens verdeutlicht:

»Der Ödipuskomplex umfasst [...] die Gesamtheit der kindlichen Liebes-, Hass- und Schuldgefühle gegenüber den Eltern.« (Mertens 2014, S. 657)

Er entwickelt sich etwa zwischen dem dritten und sechsten Lebensjahr, einer Zeit, in der die frühen infantilen Abhängigkeiten allmählich zurücktreten und die psychosexuelle Entwicklung einige wesentliche Schritte erlaubt:

- Die libidinöse Besetzung verlagert sich von den frühkindlichen erogenen Zonen auf die genitale Zone, erkennbar an zunehmenden Akten der Masturbation, Exhibition, Bettnässen o. Ä.
- Die zunehmende Verbindung genitaler Erregung und autoerotischer Selbstbefriedigung mit objektalen Fantasien sowie genitale/anale Spiele mit anderen Kindern konstellieren die ödipale Konfliktdynamik, in der der Geschlechterunterschied aber zunächst noch nicht konflikthaft ist. »Alle können alles machen« (Krause 2012, S. 248).
- Partialobjekte integrieren sich intrapsychisch allmählich zur Vorstellung ganzer Objekte.
- Dies forciert den Entwicklungsschritt einer wesentlichen Anerkennung des Geschlechterunterschiedes. Nach heutigem Verständnis müssen dabei beide Geschlechter spezifische Konflikte und Affekte bewältigen (*Penisneid* vs. *Gebärneid*) (► Kap. 5). In der klassischen Sicht spielen Verbote und Drohungen (Kastration!) eine entscheidende Rolle wegen der ja offensichtlichen Penislosigkeit der Mädchen.
- Das allmähliche Erkennen (noch nicht die Anerkennung!) der elterlichen Partnerschaft mit ihrem noch fremden sexuellen Charakter konfrontiert das Kind mit dem Konflikt zwischen omnipotenten Wünschen und den kausalen Prozessen der äußeren Realität.
- Libidinöse und aggressive Impulse gegenüber den elterlichen Objekten führen zu neuen Konfliktkonstellationen.

Diese bezeichnenden, neuen Konfliktkonstellationen formieren den Ödipuskomplex. In seiner einfachen Form, dem sogenannten **positiven Ödipuskomplex**, besteht er in der Feindseligkeit des etwa drei- bis fünfjährigen Jungen seinem Vater gegenüber, mit dem er um die Mutter rivalisiert.

In dieser Form wird er im Mythos des »König Ödipus« nach Sophokles beschrieben und so bestätigte ihn Freud am Ende seiner Selbstanalyse:

»Ich habe die Verliebtheit in die Mutter und die Eifersucht gegen den Vater auch bei

mir gefunden und halte sie jetzt für ein allgemeines Ereignis früher Kindheit, wenn auch nicht immer so früher wie bei den hysterisch gemachten Kindern [...] Wenn das so ist, so versteht man die packende Macht des König Ödipus [...] und versteht, warum das spätere Schicksalsdrama so elend scheitern mußte [...] die griechische Sage greift einen Zwang auf, den jeder anerkennt, weil er dessen Existenz in sich verspürt hat.« (Freud 1950, S. 238)

Diese Form des Ödipuskomplexes stellt jedoch nur eine Seite der Dynamik dar und könnte nicht die Bedeutung und Komplexität der hier zu beschreibenden Prozesse erklären. Insbesondere reduziert die gängige, oberflächliche Interpretation des Ödipuskomplexes als einer Konkurrenz zwischen Sohn und Vater den Prozess auf einen äußeren Konflikt, wie auch Mentzos (2009) betont.

Der bedeutsame **intrapsychische** Konflikt, der für den Sohn zunächst unlösbar erscheint und ihn zutiefst erschüttert, entsteht durch eine gleichzeitige, entgegengesetzte Entwicklung, den **negativen Ödipuskomplex**:

»[...] der Knabe hat nicht nur eine ambivalente Einstellung zum Vater und eine zärtliche Objektwahl für die Mutter, sondern er benimmt sich auch gleichzeitig wie ein Mädchen, er zeigt die zärtliche, feminine Einstellung zum Vater und die ihr entsprechende eifersüchtig-feindselige gegen die Mutter.« (Freud 1923b [1999], S. 261)

In Mentzos' Worten:

»Er möchte nämlich denjenigen besiegen und beseitigen, den er gleichzeitig besonders liebt und den er auch für seine männliche Identifikation als Vorbild dringend nötig hat.« (Mentzos 2009, S. 32)

Im Wechselspiel zwischen diesen beiden intrapsychischen und hochdynamischen Konstellationen entwickelt sich die zu lösende Konfliktdynamik des vollständigen Ödipuskomplexes.

In der populärpsychologischen Literatur wird diese vollständige Dynamik häufig nicht begriffen und es kommt zu einer meist oberflächlichen Kritik des Freudschen Axioms, die diesem nicht gerecht wird. Im gegenwärtigen psychoanalytischen Verständnis der entwicklungspsychologischen Aufgaben dieser Phase steht für viele Autoren vor allem der Übergang von der präödipalen Zeit mit der dualen, dyadischen Beziehung zwischen Mutter und Kind in das ödipale Zeitalter im Zentrum, das von der Dreieckssituation Vater-Mutter-Kind geprägt ist.

Wie Rohde-Dachser (1987) ausführt, betont diese Perspektive gegenüber der o. g. triebdynamischen Perspektive eher die *strukturelle Dimension des Ödipuskomplexes.*

> An dieser Stelle sei noch einmal darauf hingewiesen, dass schon in den triebtheoretischen, noch deutlicher dann in den objektbeziehungstheoretischen Formulierungen dieses Entwicklungsschrittes ein sehr spezifisches Verständnis der Psychosexualität gemeint ist und vorausgesetzt wird, was häufig zu Missverständnissen führt. Die daraus resultierende Reduktion des ödipalen Konflikts auf konkrete sexuelle Handlungsimpulse, Wünsche und Fantasien hat sicher erheblich zur Verflachung und Banalisierung in der Diskussion um den Ödipuskomplex beigetragen.

Um der existenziellen Bedeutung der Dynamik, wie Freud sie sah, gerecht zu werden, kann man sich die in dieser Phase auftretenden psychosexuellen Reifungsschritte vielleicht wie einen inspirierenden Zündfunken vorstellen: Ausgehend von den hocherregenden Fantasien und Handlungen, die jetzt möglich werden, kommt es zu einer umfassenden Umgestaltung in den Beziehungen des Kindes zu sich, seinen Objekten und der gesamten Welt.

Die jetzt anstehenden Entwicklungsaufgaben lassen sich aus dieser Sicht so zusammenfassen:

- Loslösung der Sexualität von der Anlehnung an vitale Körperfunktionen, Körperpflege usw. und damit Emanzipation von der Abhängigkeit von primären Objekten, »auf der genitalen Stufe wird die Sexualität autonom« (Müller-Pozzi 2004, S. 148)
- Bewältigung des *vollständigen* Ödipuskomplexes im Sinne einer Triangulierung
- Akzeptanz des Inzesttabus, der Generationenschranke und der Geschlechterdifferenz
- Fähigkeit zur *Triangulierung* in allen Beziehungen
- Umwandlung der ursprünglich inzestuösen Impulse in sublimierte Befriedigungen, Entwicklung entsprechender Ich-struktureller Fähigkeiten, z. B. der Spannungs- und Frustrationstoleranz, Umwandlung von Niederlagen und Rückschlägen in Entwicklungsimpulse

In Formulierungen Freuds ist häufig vom »Untergang des Ödipus« die Rede (Freud 1923b [1999], S. 260; 1924d/1999, S. 395; 1926a/1999, S. 144), manchmal spricht er sogar von der »Zertrümmerung« (1923b/1999, S. 260). Damit weist er darauf hin, dass eine Verdrängung der hier skizzierten Wünsche und Impulse nicht ausreicht, um die anstehenden komplexen Entwicklungsaufgaben zu lösen.

Es handelt sich bei der Bewältigung des Komplexes vielmehr um eine umfassende Umstrukturierung der inneren Welt des Kindes. Dabei ist der entscheidende Schritt die Aufgabe der infantilen, noch sehr primärprozesshaften Wünsche an das gegengeschlechtliche Elternteil zugunsten einer Internalisierung zentraler Forderungen und Verbote, die den Aufbau eines reifen, eben ödipalen Über-Ichs einleiten.

Müller-Pozzi (2004, S. 165 ff.) führt aus, welch großer emanzipatorischer Entwicklungsschritt in Richtung auf Individuation und Autonomie in der gelingenden Internalisierung in Form des reifen, autonomen Über-Ichs liegt. Entscheidend ist bei ihm, dass das zunächst noch sehr rigide »*Über-Ich als Erbe des Ödipuskomplexes*« (Freud 1940a [1999], S. 137), das »präautonome Über-Ich« des hochmoralischen »Latenzkindes« (›das macht man nicht!‹) in der Adoleszenz einer reifenden Aneignung unterworfen wird. Entwicklungsziel ist nicht mehr ein Ich-ferner Gehorsam, sondern eine Annäherung zwischen Ich und Über-Ich, die zu einer zumindest partiellen Autonomie des Ichs gegenüber den Forderungen des Über-Ichs führt: »*Das präautonome Überich soll den Menschen dazu bringen, zu tun, was man von ihm erwartet. Das autonome Überich ermöglicht es ihm, das eigene zu denken und zu tun und die Grenzen zu respektieren, die ihm durch die Wünsche der anderen gesetzt sind. Die Fähigkeit, Verantwortung zu tragen, notfalls auch bewußt Schuld auf sich zu nehmen, ist Ausdruck der Überich-Autonomie.*« (Müller-Pozzi 2004, S. 167)

In Freuds Worten:

»*Die Objektbesetzungen werden aufgegeben und durch Identifizierungen ersetzt.*« (Freud 1924d [1999], S. 399)

Gleichwohl ist Freuds Konzeption bezüglich der genauen Mechanismen in der Bewältigung dieser für ihn zentralen Entwicklungsaufgabe etwas unscharf. Denn obwohl stets von der *Aufgabe* der inzestuösen Wünsche des Jungen an die Mutter die Rede ist, stellt die *Verdrängung* andererseits den Prototyp der ödipalen Bewältigungsstrategien dar, ganz im Gegensatz zu den eher um Spaltung organisierten präödipalen Abwehrstrategien. Von einer *Aufgabe* der Wünsche kann also vermutlich zunächst nur an der Oberfläche des Bewusstseins die Rede sein, sie leben im Unbewussten weiter und sind im Laufe des Lebens immer wieder zu reaktivieren, insbesondere in Schwellensituationen. Freud war sich dieser Unschärfe bewusst, einerseits sei der Vorgang der »Abwendung des Ichs vom Ödipuskomplex« durchaus als Verdrängung zu verstehen, andererseits betont er: »Wenn das Ich wirklich nicht viel mehr als eine Verdrängung des Komplexes erreicht hat, dann bleibt dieser im Es unbewusst bestehen und wird später seine pathogene Wirkung äußern« (Freud 1924d [1999], S. 399), im »wünschenswerten Fall« werde der Ödipuskomplex »nicht einfach verdrängt, sondern im Es zerstört« (Freud 1933a [1999], S. 98).

Freud definiert diese Unschärfe als die »niemals ganz scharfe Grenzscheide zwischen Normalem und Pathologischem« und bewertet die jeweils spezifischen Lösungswege als »für die Entwicklung des Individuums sehr bedeutungsvoll« (1924d/1999, S. 399). Ihm war schon früh sehr deutlich geworden:

»*Diese Aufgaben ergeben sich für jedermann; es ist beachtenswert, wie selten ihre Erledigung in idealer Weise, d. h. psychologisch wie sozial korrekt, gelingt.*« (Freud 1916 [17a] [1999], S. 349)

Was sind nun die **zentralen Konfliktkonstellationen** innerhalb des Ödipuskomplexes? Aus heutiger Sicht wird man nicht primär den rein triebtheoretischen Aspekt betonen, sondern, wie etwa Müller-Pozzi (2004, S. 145 ff.) und Rohde-Dachser (1987), den entscheidenden Fortschritt von der dyadischen Beziehung zur Mutter hin zu einer triangulären Objektbeziehungsstruktur, die das Realitätsprinzip – paradigmatisch die elterliche Beziehung – integriert. Dieser Schritt markiert die imaginäre Grenze zwischen der präödipalen zur ödipalen Welt, die für Freud so entscheidend war. Hier ließe sich auch das Narrativ der Selbstblendung des Ödipus verstehen, die häufig als bloße Buße, Selbstbestrafung o. Ä. aufgefasst wird. Mit Rudolf (2014, S. 227) ließe sich dieser schmerzliche Prozess als Entwicklungsschritt – weg von der glanzvollen Außenwelt der Wunschprojektionen, hin zur Selbsterkenntnis, dem Blick nach Innen – verstehen, die ihn zum weisen Seher auf Kolonos werden lässt. Im Prozess der psychischen, kognitiv/affektiven Reifung wäre dies der entscheidende Fortschritt in der Entwicklung der reflexiven Kompetenz im Sinne Fonagys (▶ Kap. 11), die Unterscheidung innerer und äußerer Realität mit ihren unterschiedlichen Regeln und ihrer Wechselseitigkeit.

Zentral ist also die Entwicklung von Wünschen und Impulsen libidinöser wie aggressiver Natur, die den Rahmen der bis dahin geltenden Mutter-Kind-Beziehung überschreiten. In der präödipalen, dyadischen Struktur bestimmen (hoffentlich) günstige Bindungserfahrungen sowie die Fähigkeiten der Mutter die Atmosphäre, in der auch intensive Affekte des Kindes gehalten und kanalisiert werden können. Mit der Reifung der psychosexuellen Kompetenzen entsteht aber auch die Fähigkeit, sich rivalisierend mit der Beziehung der Eltern auseinanderzusetzen, die vermutlich erst jetzt in ihrer Besonderheit wahrgenommen wird.

Noch eine weitere Entwicklungsaufgabe im Prozess des vollständigen Ödipuskomplexes wird häufig übersehen oder verkürzt verstanden und ist im psychoanalytischen Diskurs lange in den Hintergrund getreten: die Frage nach dem Ausgang dieses Prozesses in Hinblick auf die sexuelle Orientierung.

Wie Stakelbeck (2017) zeigt, ist Freuds Verständnis des vollständigen Ödipuskomplexes untrennbar mit der Annahme der ubiquitären Bisexualität des Menschen verbunden. Vor diesem Hintergrund ist es erstaunlich, wie lange ganz selbstverständlich davon ausgegangen wurde, dass der ›natürliche‹, gewissermaßen der ›normale‹ Ausgang dieser Entwicklung die heterosexuelle Orientierung mit gleichgeschlechtlicher Identifizierung und passendem Triebziel sowie der entsprechenden Objektwahl sei. Nimmt man Freuds Ausführungen aber beim Wort – und Stakelbeck führt dies sehr anschaulich aus –, sind die Verhältnisse in Wahrheit sehr viel komplexer, um nicht zu sagen unübersichtlicher und in letzter Konsequenz außerordentlich rätselhaft.

Erinnern wir uns: Freuds basales triebtheoretisches Diktum versteht die Perversionen als Ausdruck und Inszenierung infantiler psychosexueller Phasen (▶ Kap. 1, Kap. 3 sowie Freud 1905d [1999]). Dies erklärt die polymorph-perverse Grundierung aller menschlicher Sexualität, die eine Polarisierung normal vs. pervers letztlich auflöst. Erst in der letzten Entwicklung im Rahmen der ödipalen und pubertären Prozesse integrieren sich nach Freuds Verständnis die infantilen Triebstrebungen unter dem Primat der Genitalität mit dem Ziel der Sicherung von Inzesttabu, Geschlechterdifferenz und Fortpflanzung (vgl. Stakelbeck 2017, S. 4 f.). Wie Stakelbeck zeigt, enthält der letzte Punkt noch Freuds Festhalten an einer letztlich naturalistischen Annahme, die Entwicklung der psychosexuellen Identität folge einem biologischen Plan mit definiertem Resultat. Genau dies ist aber kein Freudsches Denken, er selbst bezieht sich später in seinen Überlegungen zu psychosexueller Identitätsbildung nur noch auf die Ziele des Inzesttabus und der Geschlechterdifferenz.

Geblieben im psychoanalytischen Diskurs ist aber bis in die jüngste Vergangenheit eine pathologisierende Exklusion der Homosexualität, die dann letztlich eine defizitäre Lösung des Ödipuskomplexes darstellt. Stakelbeck versteht diese Reduktion – im Grunde *»das Verschwinden des Ödipuskomplexes«* (Stakelbeck 2017, S. 15) – vor dem Hintergrund zeitgeschichtlicher Prozesse, insbesondere der *»Anpassungsbemühungen an die amerikanische Kultur«* (Stakelbeck 2017, S. 3; ▶ Kap. 2).

Bereits Ermann (2009) hat ein erweitertes Verständnis der ödipalen Entwicklung prähomosexueller Jungen vorgelegt, das diesen Rahmen jedoch überschreitet.

Stakelbecks Überlegungen können hier nicht umfassend wiedergegeben werden. Es sollte jedoch deutlich werden, dass das Resultat der ödipalen Konfliktlinien keineswegs vorgezeichnet ist. Sowohl der heterosexuelle als auch der homosexuelle Ausgang sind nicht konfliktfrei zu haben: *»Das Natürlichste im vollständigen Ödipuskomplex stellt noch die Bisexualität in ihrer triebtheoretischen Variante dar, die aber die konfliktlose Einheit von Weiblich- oder Männlichkeit unterläuft.«* (Stakelbeck 2017, S. 16)

13.3 Kritik und Erweiterung des Ödipuskomplexes

Die zentrale Stellung des Ödipuskomplexes im freudianischen Theoriegebäude hat im Laufe der letzten einhundert Jahre immer wieder zu Kontroversen und kritischen Reduktionen wie auch Erweiterungen geführt.

Einige prominente Autoren, insbesondere solche mit strukturbezogenem Ansatz, sprechen dem Konzept des ödipalen Konflikts seine ubiquitäre und grundlegende

Bedeutung heute vollkommen ab. So verlegt Rudolf (2014) das ödipale Drama »*[...] in eine(r) weit zurückliegende(n) Zeit, die uns heute fremd erscheint [...] wir heutigen Menschen haben Mühe, die ›Botschaften‹ der Tragödien zu verstehen, weil sie auf weit zurückliegende gesellschaftliche Themen Bezug nehmen*« (Rudolf 2014, S. 226).

Er diagnostiziert Ödipus als einen »*Frühgestörten mit entsprechenden Identitätsproblemen*« (Rudolf 2014, S. 227) und analysiert den Mythos als Beispiel schwerer Bindungsstörungen, vor allem in Hinblick auf die konkrete Pathologie der Eltern des Ödipus.

Nach Einschätzung der Autoren gibt dieser Ansatz ein metaphorisches Narrativ mit hohem heuristischem Wert ganz unnötig auf, dessen sich Rudolf übrigens wenig später selbst bedient, wenn er – recht überzeugend! – die hochkonfliktuösen Vorgänge zwischen Freud und seinen prominenten Schülern als »*psychoanalytische Tragödie*« ödipal interpretiert (Rudolf 2014, S. 228 ff.).

Wie Krause (2012, S. 249) zeigt, hat Freud selbst das Konzept zwar zum Schibboleth erklärt, aber keineswegs auf dem von ihm typisierten Verlauf bestanden, sondern die Möglichkeit höchst unterschiedlicher individueller Prozesse eingeräumt. Krause selbst untersucht differenziert die Abhängigkeit der ödipalen Prozesse in ihrer Intensität, Ausprägung und Gestaltung von gesellschaftlichen, familiären, sozialen sowie kulturellen Faktoren (Krause 2012, S. 251). Es wird erkennbar, wie verschränkt und partiell paradox sich kognitive, affektive, bewusste und unbewusste Entwicklungsdynamik gestaltet. So lässt sich beispielsweise zeigen, dass Kinder mit ganz verschiedenen kulturellen Hintergründen im ödipalen Alter kaum an die postulierte Gleichheit der Genitalien glauben (kognitiv, bewusst). Gleichzeitig kommt diesem scheinbaren Wissen aber zu diesem Zeitpunkt nur wenig Bedeutung zu, es besteht kein Wissen um die Funktion der Genitalien, weder im Hinblick auf Sexualität noch Fortpflanzung. Die kindlichen Fantasien bezüglich der Herkunft und Entstehung der Kinder dagegen erwiesen sich durchweg als höchst zerstörerisch, um aggressives Eindringen, Verlust des Penis und orale Einverleibung zentriert.

Im Folgenden werden einige wesentliche Perspektiven skizziert, die zu produktiven Kontroversen beigetragen haben.

13.3.1 Der frühe Ödipus bei Melanie Klein

Melanie Klein postuliert eine sehr viel frühere Triangulierung mit »Frühstadien des Ödipuskomplexes« (1927/1985), die ihrer Beobachtung nach in archaischer Form bereits im ersten Lebensjahr auftritt. Die frühe Wahrnehmung des Vaters als Drittem, also vom mütterlichen Primärobjekt unterschiedenem Gegenüber, entspricht durchaus neueren Befunden der Säuglingsforschung, die auch dem sehr kleinen Kind bereits eine sehr viel differenziertere Wahrnehmung attestieren als früher angenommen. Anders als die modernen Bindungsforscher betont Klein aber nicht das Potenzial des Vaters, Defizite der mütterlichen Beziehung auszugleichen und die Welt des Säuglings zu bereichern. Sie geht vielmehr davon aus, dass der Vater in den unbewussten Fantasien des Kleinkindes vor allem als Rivale um die mütterliche Brust, d. h. das lebenspendende Teilobjekt, erfahren und konstelliert wird.

Der erste ödipale Konflikt wäre also ein oraler Konflikt um die Quelle der Befriedigung, in welcher der Vater für beide Geschlechter der Rivale ist.

Im kleinianischen Verständnis färbt dieser archaische Ödipuskomplex die darauf folgenden ersten Fantasievorstellungen vom väterlichen Phallus, dem Beisammensein der Eltern, der Entstehung der Kinder usw. Kleinianische Analysen verweisen bei einer auffallenden Sexualisierung im Kontext scheinbar »reifer« ödipaler Konflikte häufig darauf, dass der männliche Phallus hier eigentlich als Surrogat für die mütterliche Brust besetzt wird.

Weiterhin gehen kleinianische Autoren (Britton et al. 1995) davon aus, dass bereits sehr kleine Kinder unbewusste und sehr beunruhigende Fantasien bezüglich der Ur-Szene entwickeln. Damit ist nicht so sehr eine vermeintlich oder real beobachtete Szene elterlicher Sexualität gemeint, wie populärpsychologisch oft kolportiert wird. Es geht eher um den unbewussten Komplex andrängender Vorstellungen über die Entstehung der Kinder im mütterlichen Inneren, die Rolle des Phallus und die altersspezifischen Teilidentifizierungen mit diesen Vorstellungen. Entscheidend für die weitere Entwicklung und insbesondere den Verlauf der späteren ödipalen Prozesse bis in die Adoleszenz ist nach kleinianischer Auffassung die Bewältigung des frühen ödipalen Komplexes. Es geht auch hier um die Überwindung der von archaischem Neid und Vernichtungsängsten geprägten paranoiden Position, in der die unbewusste Vorstellungswelt des Kindes von übermächtigen, potenziell vernichtenden Elternimagines verfolgt wird, die natürlich mit den eigenen archaischen Affekten aufgeladen sind (▶ Kap. 6).

13.3.2 Die Kritik am weiblichen Ödipus

Freud hat sein Konzept des ödipalen Entwicklungskonfliktes primär am Jungen formuliert (▶ Kap. 5). Schon früh regte sich Kritik an der Vorstellung, dass beide Geschlechter an der zentralen Bedeutung des Penis orientiert seien. Daraus ergibt sich bei Freud die Konsequenz, dass der Junge im Verlauf des ödipalen Prozesses unter dem Druck der väterlichen *Kastrationsdrohung* – die er am Mädchen vollzogen meint – seine inzestuösen Ansprüche aufgibt, während das Mädchen seinen wesentlichen ödipalen Entwicklungsprozess in Kompensationen des vermeintlichen Mangels beginnt.

Eine alternative Konzeption hat z. B. Irene Fast (1996, S. 139 ff.) vorgelegt. Sie schlägt ein Differenzierungsmodell vor:

Beide Geschlechter müssten demnach anlässlich der Entdeckung des Geschlechterunterschiedes eine analoge Entwicklungsleistung erbringen, die vor allem in der Überwindung der narzisstischen Fantasie besteht, über *alle* sexuellen Möglichkeiten zu verfügen.

Irene Fast löst sich wie auch andere Autoren (z. B. Poluda 1999, S. 105 f.; Stoller 1976) von Freuds Vorstellung, dass auch Mädchen im Grunde zunächst eine – wenn auch durch einen Mangel gekennzeichnete – männliche psychosexuelle Identität entwickelten, die sie dann im Laufe von Kindheit und Adoleszenz überwinden müssten. Sie geht stattdessen von einer genuin weiblichen Kern-Geschlechtsidentität aus, in deren differenzierender Aneignung die frühe Mutter-Tochter Beziehung von entscheidender Bedeutung sei.

Besonders differenziert hat sich Poluda (1999, S. 103 ff.) mit geschlechterspezifischen Entwicklungsaufgaben und -konflikten befasst. Dabei geht sie prinzipiell von drei Schwellenphasen aus, in denen jeweils spezifische ödipale Prozesse durchlaufen werden müssen:

- *früher Ödipuskomplex* (auch Trennungskrise)
- *reifer Ödipuskomplex* (Konsolidierung der psychosexuellen Identität)
- *Pubertät/Adoleszenz* (Sicherung der Genitalität/außerfamiliäres Liebesobjekt)

Wegen der unterschiedlichen Stellungen zum Primär- und Sekundärobjekt (Mutter bzw. Vater) komme es dabei zu zeitversetzten Gewichtungen der Entwicklungskrisen. Die Trennungskrise des frühen Ödipuskomplexes, in der die Lösung aus der mütterlichen Dyade, die »Vertreibung aus dem Paradies«, zu bewältigen sei, treffe die Mädchen schwerer. Der Verlust des primären Liebesobjekts, der frühen Mutter, sei für sie vollständiger als für die Jungen. Diese müssten zwar auch Einschränkungen ihrer Ansprüche anerkennen und bewältigen, ihnen bliebe aber ein gewisser Trost durch die Beibehaltung der psychosexuellen Ausrichtung und eine Hoffnung, die Mutter als »kleiner Mann« zu beeindrucken. In der Konsequenz entwickelten die Mädchen zur Bewältigung der erheblichen Kränkung und Enttäuschung ein deutlich *strengeres frühes Über-Ich* als die Jungen. Diese wiederum hätten unter dem reifen ödipalen Konflikt mehr zu leiden, da sie nun ihrerseits die Mutter als Liebesobjekt endgültig aufgeben müssen. In der Konsequenz entwickelten sie in dieser Phase ein *strengeres reifes Über-Ich*.

Bezüglich des ödipalen Prozesses im Verlauf von Pubertät und Adoleszenz erweitert Poluda (1999, S. 109 ff.) – ähnlich wie Fast (1996, S. 144 ff.) – das von Freud skizzierte, relativ enge ödipale Entwicklungspotenzial des Mädchens, das bei ihr nicht mehr auf den Trost durch das väterlich besetzte Objekt angewiesen ist, sondern genau wie die Jungen vor der Entwicklungsaufgabe – aber auch Entwicklungschance – der nun endgültigen Lösung von den ödipalen Objekten steht.

13.3.3 Die Bedeutung der elterlichen Fantasien im ödipalen Prozess

Wie Mertens (1997b, S. 209 ff.; 2014, S. 657 ff.) ausführt, weist das klassische freudianische Konzept des ödipalen Triebkonflikts als intrapsychischem individuellem Drama zwischen libidinösen und aggressiven Triebimpulsen einen entscheidenden Mangel auf: Analog zur Verwendung einer relativ späten, hellenistischen Version des Stoffes (nach Sophokles), in der das Drama mit der Zeugung des Ödipus beginnt, wird die Vorgeschichte der Eltern, deren eigene Traumatisierung und die Wirkung unbewusster elterlicher Fantasien auf den ödipalen Prozess des Kindes auch bei Freud vernachlässigt. Mertens zufolge müsse man aus einer interaktionellen, zeitgemäßen Perspektive heraus das ödipale Schicksal als überwiegend durch die unbewusste Dynamik der Eltern bestimmt verstehen. Ähnlich wie auch Quindeau (2008) geht er davon aus, dass die sexuellen wie auch die aggressiven und destruktiven Fantasien der Eltern die Entwicklung des Kindes bestimmen:

> »*[…] zwar begehrt das Kind seine Eltern im psychosexuellen Sinn, aber die Sexualisierung und Aggressivierung dieser Beziehung geht von den Eltern aus, so dass genaugenommen psychosexuelle (und sexualisierte), aggressive und narzisstische Themen und Phantasien zwischen Eltern und Kind ausgehandelt und abgewehrt werden müssen.*« (Mertens 1997b, S. 218)

Auch Krause (2012, S. 251) betont die elterlichen »*Drohungen angesichts der kindlichen Sexualbetätigung*« als »*ubiquitäres Phänomen*«, das zur letztlich entwicklungsfördernden Auseinandersetzung mit den Ängsten vor Kastration und Verlust im Konflikt mit narzisstischen Unversehrtheitswünschen führt. »*Das würde allerdings bedeuten, dass ein Teil des ›grundlegenden ödipalen Konfliktes‹ nicht der Phantasiewelt des Kindes, sondern der der Erwachsenen entspringen würde.*«

13.3.4 Die Verschränkung ödipaler und präödipaler Entwicklungsprozesse

Zahlreiche Autoren verweisen darauf, dass die im Kontext ödipaler Prozesse diskutierten Phänomene, insbesondere die klinischen Symptome, nicht mehr isoliert von früheren, also präödipalen Entwicklungen betrachtet werden können.

So beschreiben von Klitzing & Stadelmann (2011, S. 969) detailliert empirische Forschung zum Zusammenhang zwischen der triadischen Beziehungskompetenz von Eltern und der Entwicklung spezifischer intrapsychischer Strukturen im Kind, die wiederum für die Bewältigung insbesondere ödipaler Entwicklungsaufgaben unerlässlich sind. Im Zentrum stehe die Fähigkeit, sich flexibel zwischen den Besetzungen verschiedener Objekte bewegen zu können, ohne durch »übergroße Nähe zu einem Elternteil in Abgrenzung vom anderen Elternteil« zu erstarren.

Vergleichbar führt Rupprecht-Schampera (1997) in der Diskussion zur Hysterie die dramatischen Prozesse dieser Symptomatik auf ernste Störungen und Defizite in der frühen Triangulierung der Kleinkindzeit zurück, die hier nachträglich erzwungen bzw. ersetzt werden soll.

Eine weitere Komplikation ödipaler Entwicklung wird von Kleinkindforschern beschrieben, die akzentuierte inzestuös-ödipale Impulse eher als verschobenen Ausdruck einer Suche nach primärer Beziehung und Halt gebender Nähe verstehen (z. B. Dornes 2008b, S. 210–246). Hier würde also ein frühes emotionales Defizit in sexualisierter Form wieder auftauchen und u. U. fehlinterpretiert. Ähnlich interpretiert die Selbstpsychologie Kohuts (vgl. Bacal & Newman 1994, S. 87, 290 ff.) das Auftauchen ödipaler Symptomatik generell als Ausdruck eines Empathieversagens der Eltern.

Diese Interpretation mag für bestimmte Konstellationen zutreffen, verkürzt aber nach Ansicht der Autoren tendenziell das Verständnis der ödipalen Entwicklungsaufgaben. Diese stellen im psychoanalytischen Verständnis eben *nicht* pathologische Sonderfälle dar, sondern repräsentieren die conditio humana im Sinne einer ubiquitären und existenziellen Krise, die jeweils subjektiv gelöst werden muss.

Eine weiterführende Perspektive bietet Rohde-Dachser (1987) an, indem sie die auch von Kernberg (1978 [1983]) beschriebenen häufigen ödipalen Konfliktkonstellationen der Borderline-Persönlichkeiten sowie der Narzisstischen Persönlichkeitsstörungen untersucht. Das Entscheidende ist bei ihr die Differenzierung der völlig unterschiedlichen strukturellen Voraussetzungen, Erscheinungsformen und Funktionen des Ödipuskomplexes bei verschiedenen Persönlichkeitsstrukturen. Der *reife Ödipuskomplex* besteht bei ihr in der phasenspezifischen Dreieckskonstellation, in der das Kind die Beziehung zwischen den Eltern in produktiver Weise sexuell thematisieren und als solche letztlich tolerieren kann. Voraussetzung dafür ist – bei *allen* Beteiligten! – das Erreichen einer strukturellen Fähigkeit, ambivalente Objektbeziehungen zu tolerieren und *jede* der drei Beziehungen mental zu repräsentieren. Entscheidend ist weiterhin, dass »*das Kind die Beziehung zwischen den Eltern (also den gegenüberliegenden Polen des Dreiecks) wahrnimmt und in der Weise sexuell thematisiert, daß es sie mit dem Geschlechts- und Generationenunterschied in Verbindung bringt (sogenannte ›Urszenenphantasie‹)*« (Rohde-Dachser 1987, S. 781; Hervorhebung i. O.). Anders ausgedrückt:

> Das Kind versteht, dass es aus der liebevollen, erregenden sexuellen Beziehung der Eltern *zeitweise* ausgeschlossen ist, kann dies aber tolerieren und nutzt die konflikthafte Auseinandersetzung damit im Sinne einer eigenen Reifung hin zu eigenen Objektbeziehungen (reifer Ödipuskomplex).

Im Gegensatz dazu steht der *strategische Ödipuskomplex*. In ihm kommt es ebenfalls zu ödipalen Konfliktkonstellationen, die u. U. sogar auffälliger, drastischer, vermeintlich eindeutiger erscheinen mögen. Genauere Untersuchung und entsprechende Behandlungsverläufe zeigen aber, dass hier genau genommen keine Triade konstelliert wird:

»*Das Dreieck zerfällt in miteinander konkurrierende Dyaden, die einen Dritten ständig mit Ausschluß bedrohen.*« (Rohde-Dachser 1987, S. 782)

Dazu werden typischerweise Abwehrstrategien aus der Gruppe der Spaltungen eingesetzt, es geht um das gute und das schlechte Objekt und die Unvereinbarkeit von Abwesenheit/Verlust und erdrückender Präsenz. Bezüglich der Urszenenfantasie ist die Dominanz präödipaler, erschreckender Objektimagines vom Typ heiliger/allmächtiger/bedrohlicher Mutter und vernichtendem, rachsüchtigem oder ohnmächtigem Vater bezeichnend. Entscheidend ist hier, dass die ödipale Konstellation keine Tendenz zeigt, in einen entwicklungsfördernden konflikthaften Prozess zu münden. Im Gegenteil: Die immer wiederkehrende Erneuerung der o. g. Prozesse ist »auf Erhaltung, nicht auf Überwindung angelegt« (Rohde-Dachser 1987, S. 779). Sie dient dem Versuch der Reparation präödipaler Defizite, gleichzeitig – im Sinne einer »Flucht nach vorn« – der Abwehr der traumatischen dyadischen Prozesse in der Entwicklung dieser Patienten. Dabei komme es bei Borderline-Patienten typischerweise zu dyadischen Bündnissen, etwa des Sohnes mit der Mutter gegen den aggressiv-sexuellen Vater:

- Im Gegensatz zum Hass und der Angst in der Urszenenfantasie der Borderline-Patienten dominiert in der Abwehr der narzisstischen Persönlichkeit die Verleugnung bzw. Entwertung der Urszene schlechthin. Es dominiert die Illusion einer konfliktfreien, völlig asexuellen Triade oder es kommt zu unterschiedlichsten Phantasmen des ödipalen Sieges über den Vater, die zumeist mit weitgehender Realitätsverleugnung und entsprechenden Beschädigungen der strukturellen Entwicklung erkauft werden.
- Für den hier diskutierten Kontext ist die Arbeit von Rohde-Dachser (1987) insofern bedeutsam, als sie die Ubiquität des ödipalen Konflikts in einer noch umfassenderen Weise darlegt, als Freud das bereits getan hat. Die zentrale diagnostische Frage ist nun eigentlich nicht mehr: »Hat dieser Patient ein ödipales Niveau überhaupt erreicht oder nicht?«, stattdessen müsste man sich der ergiebigeren Frage stellen: »Auf welche Weise hat sich dieser Patient mit dem ödipalen Konflikt auseinandersetzen können?« Diese Frage wird am Schluss dieses Kapitels anhand

des Fallbeispiels »Meine Eltern doch nicht!« exemplifiziert.

Hier schließen sich Befunde von Krause (2012, S. 250) an, der insbesondere die Bedeutung einer liebevollen Beziehung zum gleichgeschlechtlichen Elternteil in präödipaler Zeit betont. Bei Beeinträchtigungen der negativen ödipalen Beziehung kommt es dann zu ungünstigen Verläufen, die er wie folgt dreifach abstuft:

- Eine grundlegende Liebe zum gleichgeschlechtlichen Elternteil wurde entwickelt, gleichzeitig aber präödipal schwer entwertet. Dadurch wird die Internalisierung des Objekts und so eine stabile psychosexuelle Identität erschwert oder unmöglich. Es dominiert vordergründig Verachtung. In Anlehnung an Chasseguet-Smirgel (1981) liegt hier die Grundkonstellation für Perversionen.
- Es konnte überhaupt keine zärtliche Beziehung zum gleichgeschlechtlichen Elternteil aufgebaut werden. Im typischen Fall wäre die Beziehung zum Vater bereits früh durch Gewalt und Angst bestimmt. Dadurch beugt sich der Sohn den Verboten, internalisiert sie aber nur im Sinne einer Identifikation mit dem Aggressor, nicht auf der Basis einer liebevollen, homoerotischen Beziehung. Resultat ist in der Tiefe eine äußerst labile Geschlechtsidentität, die im Sinne einer kontra(homo)phobischen Reaktionsbildung bekämpft werden muss: Die unbewusst ersehnte Nähe zum Vater wird *»nicht gesucht, sondern gefürchtet«* (Krause 2012, S. 250) und mit Schwäche und einer entwerteten Weiblichkeit/Unmännlichkeit gleichgesetzt. Die Über-Ich-Struktur ist entsprechend sadomasochistisch, verfolgend, nicht entlastend, emanzipatorisch und reifungsfördernd im Sinne von Müller-Pozzi (2004, S. 165 ff.; s. o.). Dieser Verlauf entspricht noch am ehesten der populärpsychologischen Vorstellung vom Ödipuskomplex.
- Die am schwersten beeinträchtigte Variante in der Grundlegung des ödipalen Prozesses belässt den Sohn in der Fusion mit der Mutter. Es kommt zu überhaupt keiner nennenswerten Introjektion väterlicher Forderungen, Gebote oder Eigenschaften. Typisch ist hier die Fantasie, der bessere Partner, Retter o. Ä. der Mutter zu sein, zumeist als Spiegelung und Anpassung einer Fantasie der Mutter (▶ Kap. 22, Fallbeispiel »Der kleine Künstler«) mit einer stark ausgeprägten narzisstischen Persönlichkeitsstruktur. Das Fallbeispiel in Kapitel 22 zeigt auch die daraus resultierende Realitätsverzerrung, die bei entsprechenden Talenten partiell scheinbar erfolgreich inszeniert wird, früher oder später aber zu schweren Krisen und Zusammenbrüchen führt.

13.3.5 Ein vorläufiges Resümee

Die bisherigen Ausführungen sollten erkennen lassen, dass nach Auffassung der Autoren der ödipale Komplex seit Freud nichts von seiner Bedeutung verloren hat. Im Gegenteil, die erheblich gewachsenen Erfahrungen und Einsichten aus einem Jahrhundert psychoanalytischer Therapie und Forschung haben deutlich gemacht, dass der von Freud beschriebene unausweichliche Entwicklungsschritt einer notwendig konflikthaften Auseinandersetzung mit der intersubjektiven Realität triangulärer Objektbeziehungen ein wohl eher lebenslanger Prozess ist. Bezüglich der hier zu diskutierenden klinischen Implikationen für die tiefenpsychologische Behandlung von Patienten sollte daher eine diagnostische Fragestellung nicht lauten: »Hat dieser Patient das ödipale Niveau erreicht oder ist er ›früher‹ gestört?« Im Lichte o. g. Konzeptualisierungen sollte die Frage vielleicht eher sein: »Mit welchen strukturellen Mitteln ausgestattet setzt sich dieser Patient mit seinen ödipalen Konflikten auseinander?«

13.4 Einige Implikationen des ödipalen Konflikts für die psychodynamische Praxis

Die unbewusste Fixierung an der Vorstellung, der bessere Partner für ein Elternteil – meist das gegengeschlechtliche – zu sein, stellt die häufigste Grundkonfiguration des ödipalen Konflikts dar. Sie führt in der Regel zu spezifischen intrapsychischen wie interpersonalen Belastungen, da das schnell aufflammende Gefühl, ausgeschlossen zu sein oder übergangen zu werden, heftige Neid- und Racheimpulse auslöst. Je nach strukturellem Niveau können diese Gefühle impulsiv durchbrechen und das klinische Bild dominieren. Der häufigere Fall, insbesondere auf einem höheren strukturellen Niveau, besteht in der Phänomenologie des jeweiligen Abwehrmodus. Typisch sind z. B. eine Abwehr unerträglicher Schuldgefühle wegen der Ambivalenz und der Racheimpulse durch chronische Depressivität, zwanghafte Rituale oder Überangepasstheit bis hin zur Unterwürfigkeit. Diese Dynamik ist im Rahmen psychodynamischer Therapien vergleichsweise leicht in den typischen Übertragungs-Gegenübertragungs-Szenarien zu erkennen und in deutende Interventionen zu übersetzen.

Eine subtilere Konsequenz ödipaler Pathologie wird aus kleinianischer Sicht beschrieben. Sie bezieht sich weniger auf unmittelbar zu beobachtende affektive Probleme in einer intersubjektiven Beziehung, sondern auf die Natur des intrapsychischen Raumes und der damit verbundenen möglichen Perspektiven auf sich und andere:

»*[…] Wenn die Verbindung zwischen den Eltern […] von der kindlichen Psyche (in the child's mind) toleriert werden kann, wird es mit einem Prototyp einer dritten Art von Objektbeziehung ausgestattet, in welchem es Zeuge und nicht Teilnehmer ist. Dann entsteht eine dritte Position, von der aus Objektbeziehungen beobachtet werden können. Unter dieser Voraussetzung können wir uns auch vorstellen, selbst beobachtet zu werden. Dies vermittelt uns die Fähigkeit, uns selbst in Interaktion mit anderen zu sehen und einen anderen Blickwinkel einzunehmen, während wir unseren eigenen behalten, und über uns selbst nachzudenken, während wir wir selbst sind.*« (Britton et al. 1995, S. 98; Auslassung u. Anm. i. O.)

Wird diese reife ödipale Position nicht erreicht, ergeben sich neben den bereits o. g. emotionalen Problemen insbesondere auch spezifische behandlungstechnische Probleme. Diese resultieren aus der dann bestehenden Unfähigkeit, den Therapeuten und damit per Identifikation auch sich selbst in der dritten Position zu tolerieren. Britton et al. (1995, S. 101 f.) schildern die Schwierigkeit in der Analyse einer Patientin:

»*Während der Analytiker empathisch mit seiner Patientin arbeitet und ihre subjektive Erfahrung in einer für sie hilfreichen Weise bestätigt, findet er sich wie die Mutter ohne wirklich eigenes Existenzrecht wieder. Die Patientin fühlt sich auf diese Funktion und auf den Analytiker als aufnahmefähige Person sehr angewiesen, der Analytiker jedoch fürchtet um den Verlust seiner analytischen Identität. Wenn sich jedoch der Analytiker selbst durchsetzt und zu objektiv begründeten Deutungen gelangt, fühlt sie sich verfolgt und wird sich dann entweder auf masochistische Art und Weise unterwerfen, explodie-*

ren oder aber auf die eine oder andere Weise das, was er sagt, eliminieren.«

Typischerweise, so Britton et al. (1995, S. 101 f.) weiter, verblieben viele dieser Patienten in festgefahrenen Behandlungskonstellationen oder müssten die Therapie tatsächlich abbrechen.

Man könnte einwenden, es handele sich hier um subtile Komplikationen im Rahmen langfristiger und hochfrequenter psychoanalytischer Behandlungen. Tatsächlich sind die Implikationen für die tiefenpsychologisch fundierten Therapien jedoch mindestens so folgenreich. Erfahrungen aus der supervisorischen Begleitung zahlreicher Ausbildungstherapien zeigen, dass sehr häufig – insbesondere in der Behandlung strukturell (»früh«) gestörter Patienten – eine Identifikation mit dem Erleben des Patienten im Vordergrund steht und zu einer überwiegend empathischen, einfühlenden Beziehungsgestaltung seitens des Therapeuten führt. Das triangulierende Moment des Dritten, hier die beobachtende Funktion des Therapeuten, geht dann u. U. unter bzw. entsteht gar nicht erst. Häufig werden solche therapeutischen Prozesse mit der Notwendigkeit korrigierender Beziehungserfahrungen gerechtfertigt. Weitere Begründungen bestehen in der mangelnden strukturellen Entwicklung des Patienten, seiner Unfähigkeit, Deutungen zu tolerieren, und dem notwendigen Aufbau einer tragfähigen emotionalen Beziehung, die durch zu frühe Konfrontationen gefährdet sei. Aus der o. g. Perspektive sollte man allerdings entgegenhalten, dass die eigentliche korrigierende Beziehungserfahrung im Aufbau eben dieser triangulierenden Funktion innerhalb der therapeutischen Beziehung besteht. Anders formuliert: Die heilende Erfahrung besteht nicht im Erleben eines konfliktfreien Beziehungsraumes, sondern in der schrittweisen gemeinsamen Aneignung der Verständnisprozesse im Erleben eben dieser Konflikte.

13.5 Der ödipale Konflikt anhand eines Fallbeispiels

Fallbeispiel »Meine Eltern doch nicht!«

Herr V., ein 40-jähriger Angestellter, kommt in die Behandlung, weil er unter multiplen Ängsten und Zwängen leidet, die sein Leben seit vielen Jahren einengen. Aktueller Anlass ist jedoch sein nicht zu bewältigender Ärger darüber, dass eine frühere Partnerin jetzt geheiratet habe und ein Kind von ihrem Ehemann erwarte. Sie hatte sich vor etwa zehn Jahren von ihm getrennt, weil er sich nicht zu einer Ehe, insbesondere aber nicht zu einem gemeinsamen Kind mit ihr hätte entscheiden können. Es habe bereits einen Hochzeitstermin gegeben, den er aber vierzehn Tage vorher abgesagt habe.

Herr V. wuchs als älterer von zwei Brüdern (+ 1) auf. Vor seiner Geburt hatte die Mutter bereits ein Kind verloren. Er selbst sei vier Wochen übertragen worden, dann mit grauer Haut und blau im Gesicht zur Welt gekommen und habe gleich eine Sauerstoffmaske gebraucht. Die Mutter habe immer Angst um ihre Kinder gehabt, besonders um ihn. Der Vater habe sich stets aus allem herausgehalten, sei emotionslos und kontrolliert. Er fühle sich der Mutter immer verpflichtet. Vor einem Monat habe er aufgehört, einmal wöchentlich seine Wäsche zu ihr zu bringen, da habe sie geweint, das sei nicht leicht für ihn gewesen.

Er sei seit frühester Kindheit viel in Krankenhäusern gewesen, da er einige Organanomalien aufweise.

Er habe wenig mit anderen Kindern gespielt, sei nicht im Kindergarten gewesen, habe sich immer viel zurückgezogen und gelesen. Eine Ausnahme sei der Sport gewesen. Er könne jedoch nicht gut verlieren. Mit dem Fußball habe er aufgehört, als er nicht mehr der Begabteste, der Superspieler gewesen sei. Jetzt spiele er Tischtennis, aber es sei unerträglich, dass er nicht in der ersten Mannschaft aufgestellt würde.

Herr V. besuche seine Eltern häufig. Beim letzten, unangekündigten Besuch habe niemand geöffnet, das habe ihn beunruhigt, er sei um das Haus herumgegangen und habe durch die Terrassenfenster hineingeschaut. Auf die Frage des Therapeuten, ob er nicht gefürchtet habe, seine Eltern eventuell zu stören, fragte er vollkommen erstaunt, wobei er sie denn hätte stören können. Der Therapeut wurde etwas deutlicher, es gebe doch Momente im Leben eines Paares, in denen ein unangemeldeter Besucher, der durchs Fenster schaue, nicht unbedingt begrüßt würde. Das sprengte offensichtlich seine Vorstellungen: »Sex, Sie meinen *Sex*? Meine Eltern?«

Die aktuelle Lebenssituation des Patienten lässt sich in vier Bereiche gliedern:

- Im beruflichen Feld hat Herr V. eine gewisse Anerkennung erworben, da er im Controlling betriebswirtschaftlicher Abläufe eines großen Konzerns mit Erfahrung und Genauigkeit vorgeht. Seine Aufgaben erfordern kaum Teamarbeit, die wesentliche Kommunikation kann telefonisch bzw. per Mail erfolgen. Bei sozialen Anlässen, z. B. Betriebsfesten, fühlt er sich nicht wohl. Er empfindet sich dann als Sonderling, Außenseiter, vermutet auch, es würde über ihn geredet und gelacht. Es ärgert ihn maßlos, wenn Kollegen weniger Sorgfalt als er aufwenden, sei es in wichtigen beruflichen Belangen als auch in alltäglichen Dingen wie z. B. der Ordnung in der Teeküche.
- Außerhalb seiner beruflichen Aufgaben lebt Herr V. überwiegend in der Wohnung seiner jetzigen Lebensgefährtin. Diese scheint – seinen Schilderungen nach – psychisch ebenfalls sehr belastet zu sein. Der Alltag wird dominiert durch eine unentwegte Abfolge zwanghafter Rituale in der Sortierung persönlicher Gegenstände, Reinigung der Wohnung, gegenseitiger Kontrolle der Partner und einen häufig fast tagelangen gemeinsamen Rückzug ins Bett während der Wochenenden und Urlaube. Zu gemeinsamen sexuellen Aktivitäten komme es kaum noch, man schlafe häufig zehn Stunden lang und sehe stundenlang fern. Soziale Aktivitäten außerhalb der Wohnung werden zunehmend als Pflichtveranstaltungen erlebt und gemieden.
- Einladungen zu Familienfeiern bei den Eltern sowie regelmäßige Besuche bei ihnen werden ebenfalls als Verpflichtung erlebt, jedoch regelmäßig wahrgenommen. Im Zentrum steht die ambivalente Beziehung zur Mutter, der Vater wird mitleidig bedauert, er habe es nicht leicht mit ihr.
- Es besteht ein schmaler, sporadischer Überrest des Versuchs eines autonomen Lebens. Die ursprünglich allein bewohnte Wohnung wurde faktisch aufgegeben, da dort multiple Ängste aufgetreten waren, die zuletzt unbeherrschbar erschienen. Vor der aktuellen Krise hatte der Patient dort während der Woche gelebt und seine Freizeit überwiegend mit Fernsehen, intensivem Ausdauertraining auf dem Fahrradtrainer und exzessiver Masturbation vor dem PC verbracht. Zurzeit besucht er die Wohnung, in der er weiterhin gemeldet ist, um Post zu holen und in seiner »alten Gegend herumzufahren«. Dabei leitet ihn häufig tagtraumartig die Fantasie, er könne die frühere Partnerin besuchen. Alternativ stellt er sich vor, die Freundin eines früheren Sportkollegen zu treffen, die er früher zurückgewiesen habe und die sicher noch etwas von ihm wolle.

Die Präsenz ödipaler Themen ist deutlich. Herr V. dekompensiert offenkundig, als ihm in Gestalt der früheren Partnerin und ihrer Niederkunft das sexuelle Paar und sein eigener Ausschluss unvermeidlich präsentiert werden.

Gleichzeitig gibt es keinerlei Hinweise auf eine triadische Konstellation im Sinne einer echten Dreiecksbeziehung, in der die jeweiligen beiden Anderen eine Beziehung zueinander hätten. Herr V. konstelliert ausschließlich dyadische Beziehungen zu Frauen, die der Beziehung zur Mutter vollkommen entsprechen. Sie sind um stützende Omnipräsenz, Kontrolle und die Abwehr vernichtender Verlustängste organisiert. Entsprechend kommt es nur zu Beginn einer Beziehung zu sexuellen Begegnungen, die im Zuge der baldigen Matrifizierung der Partnerin schnell zurückgehen. Die Psychodynamik entspricht der o. g. Konstellation des *strategischen Ödipuskomplexes* nach Rohde-Dachser (1987), hier in der narzisstischen Form der Verleugnung der elterlichen Beziehung als sexuellem (Urszenen-)Paar. Es wird die Illusion eines umfassend harmonischen Elternhauses aufrechterhalten, in dem Sexualität unvorstellbar ist. Sobald ihm nicht sofort geöffnet wird, tritt spontan große Angst auf, in den unbewussten Todesfantasien spiegeln sich archaische Ängste vor Objektverlust, sicher aber auch Rachefantasien wider.

Die entscheidende Pathologie besteht in der Aufrechterhaltung der primären dyadischen Beziehung zur Mutter und einer misslungenen Triangulierung durch die väterliche Beziehung. Beziehungen zu Männern bestehen kaum, weil diese schnell als überlegene Rivalen erlebt werden. Allenfalls im Sport gelingt ihm zeitweise die Reinszenierung der Fantasie vom ödipalen Sieg, sobald er aber nicht mehr das begabte Kind, der jugendliche Superfußballer ist, beendet er alle Aktivitäten. Eine Akzeptanz der Niederlage als Anerkennung des ödipalen Rivalen ist ihm unmöglich. Die väterliche Imago ist entsprechend in einen impotenten, abhängigen und einen rachsüchtigen sadistischen Vater gespalten. Letzterer erscheint in den sadistischen Inszenierungen, die im Internet aufgesucht werden und dem Patienten eine erregende voyeuristische Annäherung an das als verschlingend, schmutzig und mörderisch fantasierte weibliche Genital ermöglichen.

13.6 Zusammenfassung

- In Freuds triebtheoretischer Entwicklungspsychologie stellt der ödipale Konflikt im dritten bis sechsten Lebensjahr den entscheidenden Scheitelpunkt zwischen infantiler Sexualität und reifer Genitalität dar.
- Zentral ist die Entwicklung von Wünschen und Impulsen libidinöser wie aggressiver Natur, die den Rahmen der bis dahin geltenden Mutter-Kind-Beziehung überschreiten.
- Ein objektbeziehungstheoretisches Verständnis des Ödipuskomplexes sieht die Bewältigung der triangulären Beziehungsstruktur, d. h. die Anerkennung der Beziehung zwischen den Eltern und das vorübergehende eigene Ausgeschlossensein, im Mittelpunkt der Entwicklungsaufgabe.
- Die Realisierung der triadischen Objektbeziehungskonstellation führt zur Entwicklung reifer psychischer Strukturen und Beziehungskompetenzen oder zur Entwicklung neurotischer Konfliktlösungen im Sinne regressiver Fixierungen. Insofern stellt der Ödipuskomplex für Freud den Kernkomplex aller Neurosen dar.
- Für die Bewältigung des *reifen Ödipuskomplexes* sind strukturelle Voraussetzungen erforderlich, deren Fehlen zu anderen Verlaufs- und Erscheinungsformen des Prozesses (»strategischer Ödipus«), nicht jedoch zum Ausbleiben ödipaler Konflikte führt, sondern diese eher noch defensiv perpetuiert.
- Psychoanalytische Autoren nach Freud sehen die ödipale Konstellation bereits gegen Ende des ersten, spätestens des zweiten Lebensjahrs als *frühen Ödipuskomplex* wirksam werden. Auch hier geht es schon um das Auftreten des *Drit-*

ten, der die Mutter-Kind-Dyade stört. Eine volle Integration der triangulären Beziehungssituation ist noch nicht möglich.
- Ein modernes psychodynamisches Verständnis des Ödipuskomplexes ist um eine eigenständige weibliche Psychosexualität erweitert, die nicht an der Entwicklung des Jungen orientiert ist.
- Auch der heterosexuelle ›Ausgang‹ des ödipalen Entwicklungsprozesses lässt sich heute nicht mehr einfach im naturalistischen Sinne als ›normaler‹ oder auch nur konfliktärmer als die homosexuelle Entwicklung verstehen. Beide Resultate enthalten vielfältige, komplexe Legierungen in Bezug auf aktive/passive Strebungen, unterschiedliche Objektwahlen und insbesondere auch Identifikationen.
- Der ödipale Entwicklungsprozess wird heute unter intersubjektiver Einbeziehung aller Beteiligten begriffen, da die unbewussten Prozesse der Eltern den Prozess des Kindes initialisieren und entscheidend beeinflussen.

Ausgewählte Tipps zum Weiterlesen

Fast I. Von der Einheit zur Differenz – Psychoanalyse der Geschlechtsidentität. Frankfurt/M.: Fischer TB 1996.

Krause R. Allgemeine psychodynamische Behandlungs- und Krankheitslehre. 2. Aufl. Stuttgart: Kohlhammer 2012.

Müller-Pozzi H. Psychoanalytisches Denken. 3. Aufl. Bern: Huber 2004.

Poluda ES. Die psychosexuelle Entwicklung der Geschlechter im Vergleich. Forum Psychoanal 1999; 15: 101–19.

Rohde-Dachser C. Ausformungen der ödipalen Dreieckskonstellation bei narzißtischen und bei Borderline-Störungen. Psyche – Z Psychoanal 1987; 41: 773–99.

Stakelbeck F. Ausgeschlagenes Erbe. Forum Psychoanal 2017; 33: 1–18.

14 Konfliktpathologie: Von Freuds ödipalem Konflikt zur Konfliktachse der Operationalisierten Psychodynamischen Diagnostik (OPD)

Annegret Boll-Klatt

Inhalt

14.1 Konfliktmodelle von Freud bis zur modernen Selbstpsychologie Lichtenbergs

Das früheste genuin psychoanalytische Konzept krankheitswertiger psychischer Störungen beruht auf dem Konfliktmodell. Freud (1895d [1999]) ging vom zeitspezifischen Phänomen der Hysterie aus und erkannte, dass die Hysterie bzw. die konversionsneurotischen Symptome auf aus der Kindheit stammende psychosexuelle Konflikte zurückzuführen sind, die unlösbar waren, verdrängt wurden und somit unerledigt blieben (Ermann 2016a, S. 432). Symptome entstehen, wenn die Abwehr durch spezifische Versuchungen und Versagungen labilisiert wird und diese Konflikte aus dem Unbewussten heraus *»ihr explosives Potenzial«* entfalten (Ermann 2016a, S. 432). Freud verallgemeinerte diese Auffassung und legte sie dem Verständnis auch anderer Neurosen zugrunde.

»Er schuf damit das erste Modell für das Verständnis von Neurosen, das für die Konfliktpathologie bis heute Gültigkeit hat, das heißt für die klassischen Neurosen oder – in heutiger Terminologie – die psychogenen Störungen auf höherem strukturellem Entwicklungsniveau. In diesem Modell (zum Beispiel Freud 1915 [1916], 22. Vorlesung) steht der Konflikt im Zentrum. An ihm entwickelte Freud seine Psychoanalyse.« (Ermann 2016a, S. 432)

Psychodynamische Konflikte wurden mit der Entwicklung des Instanzenmodells durch Freud vorwiegend als intersystemische Konflikte, also als Konflikte zwischen Es, Ich und Über-Ich sowie zwischen Ich und Realität angesehen. Später wurden auch intrasystemische Konflikte, also Konflikte zwischen unterschiedlichen Komponenten einer Instanz, hinzugefügt, z. B. zwischen dem Gewissensanteil des Über-Ich und dem Ich-Ideal.

Mit diesem Denken in Kategorien vorwiegend intrapsychischer Konflikte übernehmen wir die Vorstellung von einem Wirken innerer psychischer Kräfte bzw. von einem dynamischen Kräftespiel (vgl. Giesers & Pohlmann 2010).

Dieses Kräftespiel lässt sich am anschaulichsten am klassischen psychoanalytischen Konflikt zwischen Es und Über-Ich darstellen: Wir gehen davon aus, dass ein aggressives Triebbedürfnis aktiviert wird, gleichzeitig aber ein strenges Über-Ich die Umsetzung der aggressiven Regungen verbietet. Wahrscheinlich werden unter der Vorstellung des Ausagierens der aggressiven Strebungen bedrohliche Schuld- und Liebesverlustängste ausgelöst. Dann tritt die Abwehr auf den Plan, die gegensteuert, indem sie dafür sorgt, dass die gefährlichen aggressiven Impulse und Affekte bewusst nicht oder nicht mehr wahrgenommen werden. Es wirken also verschiedene Kräfte gegeneinander und entfalten eine Dynamik, die sich weitestgehend im Unbewussten ereignet.

»Das Konzept psychodynamischer Konflikte basiert auf der Grundannahme einer dynamischen, unbewussten seelischen Aktivität, also der Annahme, dass menschliches Verhalten fortlaufend durch unbewusste Gedanken, Wünsche und Vorstellungen beeinflusst wird.« (Arbeitskreis OPD 2006, S. 96)

Die **unbewussten entwicklungsbedingten Konflikte** sind die ursächlichen Faktoren bei der Entstehung von Neurosen. Nach Freud (1895d [1999]) werden sie als **Unverträglichkeit im Vorstellungsleben** bezeichnet; sie werden als mit Normen, Werten und Gedanken nicht zu vereinbarende Vorstellungen beschrieben. Folgende Annahmen sind charakteristisch (▸ Kap. 1):

- Im psychoanalytischen Verständnis ist der unbewusste Konflikt immer an infantile Triebregungen gebunden.
- Die Entwicklung der infantilen Psychosexualität folgt spezifischen Stufen.
- Diese implizieren spezifische Entwicklungskonflikte und entsprechende Entwicklungsaufgaben.
- Werden diese nicht adäquat gelöst, werden sie verdrängt, bleiben aber im Unbewussten aktiv bzw. latent.
- Spätere lebensgeschichtliche Konstellationen können den unbewussten Konflikt durch Verführung/Versagung aktivieren.

Psychoanalyse im Sinne von Freuds Erbe ist vor allem seine triebpsychologische Konfliktlehre (► Kap. 1, Kap. 5). Die traditionelle psychoanalytische Theorie versucht nicht nur, einige wenige Konflikte mithilfe der Konzepte der **Libido und der Aggression** zu beschreiben, sondern auch ihre Entstehung einer bestimmten psychosexuellen Entwicklungsstufe zuzuordnen und damit zu einem spezifischen Zusammenhang von Triebkonflikten und Neurosetypen zu gelangen. Beide Annahmen lassen sich in heutiger Zeit nicht mehr aufrechterhalten. Die Symptomneurosen sind keiner Entwicklungsstufe eindeutig zuzuordnen: Wir können nicht mehr davon ausgehen, dass Individuationskonflikte nur in der oralen Entwicklungsphase entstehen oder die Zwangsneurose immer in der analen Phase ihren Ursprung hat. Themen und Krankheiten unserer Zeit entstehen in einer ganz anderen Welt als dem Wien der Jahrhundertwende. Schon 2001 schrieb Wallerstein, dass eine Entwicklung vom »schuldigen« zum »tragischen« Menschen stattgefunden habe. Es dominieren in erster Linie nicht mehr Fragen der Moral, sondern Fragen der Bindung, der Zugehörigkeit, der Identität und der Selbstfindung; es sind die Folgen von Entwurzelung und Migration sowie der Orientierung in einem immer rascher sich vollziehenden sozialen und kulturellen Wandel, die unser seelisches Gleichgewicht bedrohen. Ermann (2009, S. 7) vertritt den Standpunkt, dass der damalige ödipale von einem postödipalen, narzisstischen Sozialisationstyp abgelöst worden sei.

Schon in den 1930er-Jahren entstanden Abspaltungen vom klassischen Freudschen Modell, die als gemeinsamen Bezugspunkt die Abwendung von Freuds Libidotheorie und seiner Lehre von der Prädominanz des Ödipuskomplexes hatten. Zu nennen sind Karen Horney, Harry Stack Sullivan, Erich Fromm und Harald Schultz-Hencke. Sie betonten weitere Motivationen für das Verständnis von Neurosen und widmeten insbesondere deren sozialen und kulturellen Verankerungen stärkeres Interesse (Ermann 2016a, S. 437). Heute berücksichtigen wir neben den Triebwünschen als innerseelischen motivationalen Quellen genauso **Bedürfnisse des Selbst und Beziehungswünsche** (Rudolf 2013b, S. 83). Der (moderne) Selbstpsychologe Joseph D. Lichtenberg (1989, 1991) ging davon aus, dass die Psychoanalyse keine Strukturtheorie ist, sondern eine Theorie strukturierter Motivationen. Er definiert fünf neurobiologisch begründete sog. »motivational-funktionale Systeme«, die genetisch verankert und von Beginn bis zum Ende des Lebens wirksam sind:

- Bedürfnis nach Regulation psychischer und physiologischer Bedingungen
- Bedürfnis nach Bindung und Verbundenheit
- Bedürfnis nach Selbstbehauptung und Exploration
- Bedürfnis nach aversiver Reaktion durch Antagonismus oder Rückzug
- Bedürfnis nach sinnlichem Vergnügen und sexueller Erregung

Diese **Motivationssysteme** beeinflussen sich in der Entwicklung gegenseitig; sie entfalten sich zum einen in Abhängigkeit von Reifungsschritten der strukturellen Fähigkeiten, u. a. auch der Symbolisierungsfähigkeit, und zum anderen von ihrer Bedeutung, die sie in verschiedenen Entwicklungsphasen haben. So haben z. B. Bindungsbedürfnisse in den ersten zwei Lebensjahren natürlich eine viel größere Bedeutung als in der Adoleszenz. Das Fallbeispiel (► Abschn. 14.2.4) veranschaulicht einen Konflikt zwischen den Bedürfnissen nach Bindung und aversiver Reaktion, wobei die biografisch determinierten Anteile unbewusst sind. Lichtenbergs Motivationssysteme sind auch von großer Bedeutung, als sich die Definition der Konfliktachse der Operationalisierten Psychodynamischen Diagnostik (OPD; ► Abschn. 14.7.2) daran orientiert.

14.2 Unterschiedliche Konflikte und ihre Bedeutung für die Psychotherapie

Für das Störungsmodell der Konfliktpathologie ist die Unterscheidung von **bewussten und unbewussten Konflikten** bedeutsam, weil nur die Letztgenannten im Zentrum psychodynamischer Diagnostik und Therapie stehen.

»Von unbewussten Konflikten wird gesprochen, wenn eine Person von motivationalen Einstellungen bewegt wird, die ihr selbst nicht bewusst sind und in denen innere Einstellungen zusammenstoßen […]« (Rudolf 2014, S. 28)

Aber auch bewusste Konflikte sind durch gegensätzliche Motive, Strebungen und Gefühle gekennzeichnet. Definitionsgemäß (s. u.) würden wir einen bewussten Konflikt aber nicht als einen »neurotischen« Konflikt bezeichnen. Die folgende Einteilung von Dührssen (2011, S. 38 ff.) kann vor einem solchen Irrtum schützen.

14.2.1 Der »normale« Konflikt

Diese bewussten Konflikte erleben Menschen beinahe täglich, wenn sie mit innerseelischen Entscheidungsprozessen oder zwischenmenschlichen Schwierigkeiten konfrontiert sind. Widerstreitende Motive oder Interessen können durch intrapsychisches Abwägen, durch Aussprachen und andere Konfliktbewältigungsstrategien sowie ggf. durch das Schließen von Kompromissen ausgeglichen oder gelöst werden.

14.2.2 Der antinomische Konflikt

Dieser Konflikt geht mit der Schwierigkeit einher, dass die Gegensätzlichkeit widerstreitender Impulse und Interessen in gewisser Weise unaufhebbar ist. Eine Lösung kann nur gefunden werden, wenn ein Bedürfnis aufgegeben wird. Anstelle des Gefühls der Befriedigung, das sich häufig im Zuge der Lösung eines normalen Konfliktes einstellt, ist die Lösung eines antinomischen Konfliktes oft von der Schärfe und Bitterkeit des Verzichts geprägt.

Paradigmatisch wäre hier die Entscheidung einer Frau für Familie und Kinder zu nennen, die meistens den Verzicht auf eine berufliche Karriere bedeutet, oder umgekehrt.

14.2.3 Der »tragische« Konflikt

Dieser Konflikt stellt die existenzielle Variante des antinomischen Konfliktes dar. Der Widerstreit zwischen gegensätzlichen Impulsen, Interessen oder Werten kann nur durch eine Entscheidung gelöst werden, die – wie auch immer sie ausfallen mag – ein Unglück bedeutet.

Das Verhalten vieler New Yorker Feuerwehrmänner nach dem Angriff auf das World Trade Center dürfte auf einen tragischen Konflikt zurückgehen: Die Rettung des Lebens anderer war nur möglich, indem die eigene Gesundheit und das eigene Leben riskiert bzw. verloren wurden.

14.2.4 Der neurotische Konflikt

Zu den Charakteristika dieses unbewussten Konfliktes gehört die Beobachtung, dass ein Patient bestimmte Lebensschwierigkeiten nur mit einem sehr festgelegten neurotischen Reaktionsmuster beantworten kann, sodass er nicht in der Lage ist, die vorgefundene Situation zu verstehen, bewusst zu reflektieren, unterschiedliche Lösungsmuster in Betracht zu ziehen und ggf. einen Kompromiss zu suchen. Dies wird durch das folgende Fallbeispiel erläutert.

Fallbeispiel »Unfähig zur Abgrenzung«
Eine 28-jährige Frau gerät wiederkehrend im beruflichen Kontext in Überforderungs- und Erschöpfungszustände. Anforderungen, insbesondere durch männliche ältere Chefs, muss sie immer nahezu perfektionistisch erfüllen, was nur durch die zusätzliche Nutzung ihrer Freizeit gelingt. Auch wenn diese überhöhten, inadäquaten Anforderungen völlig glaubhaft wirken, ist sie nicht in der Lage, sich abzugrenzen oder zumindest in eine Diskussion einzutreten. Eigene Bedürfnisse bzw. Bedürfnisse des Selbst nach Entspannung, Schonung oder dem Nachgehen von Hobbys treten durchgängig hinter den objektbezogenen Bedürfnissen, nämlich ihren Chef zufriedenzustellen, zurück. Bewusst erlebt diese Patientin zwar Zorn und Ärger auf die äußere Überforderung; es gelingt ihr jedoch kein flexiblerer Umgang damit, da jegliche autonome Abgrenzungsreaktion letztendlich als unmöglich rationalisiert wird.
Aus der biografischen Anamnese ist erwähnenswert, dass sie schon als Vorschulkind versucht hat, sich die Zuwendung und Anerkennung ihres Vaters durch Fleiß und besondere Leistungen zu sichern, was ihr passager auch gelang. Trotzdem musste sie die Erfahrung machen, dass sie die Rivalität mit der Mutter um den Vater nicht gewinnen konnte. Die enge Verbundenheit der Eltern erlebte die Patientin als Zurücksetzung und reagierte dem Vater gegenüber einerseits mit Enttäuschung und Ärger, konnte das aber aus Angst vor Liebesverlust dem Vater gegenüber nicht äußern. Andererseits bedeutete es ihr aber auch immer wieder einen Ansporn, sich im Leistungsbereich noch mehr anzustrengen, um sich die für ihr Selbstwertgefühl so dringend benötigte Gratifikation zu sichern. Reale und/oder fantasierte fehlende Anerkennung und häufige Entwertungen durch die Mutter fixierten die Patientin zusätzlich in der ödipalen Konstellation und verhinderten eine verlässliche Triangulierung.
Die überhöhte Leistungsbereitschaft und -orientierung lassen sich im Rahmen des Konzeptes des Wiederholungszwangs verstehen: Die permanente Selbstüberforderung der Patientin stellt den unbewussten Versuch dar, es zu einem guten Ende zu bringen bzw. den Konflikt zu lösen, indem sie nun als Siegerin daraus hervorgehen kann. Die neurotische Fixierung zeigt sich am deutlichsten in der Überzeugung, dass es keine Alternativen gibt und jegliche Abgrenzung gegen die Anforderungen ihres Chefs »unmöglich« ist. Die antizipierte, durch das Außen, sprich den Chef, vorgegebene Unmöglichkeit beruht letztendlich auf einer inneren Unmöglichkeit der Patientin: Sie würde riskieren, sich dann endgültig als die im ödipalen Drama besiegte Rivalin der Mutter zu erleben. Angst vor Liebesverlust durch den Vater sowie Angst vor Wertverlust wären die emotionalen Gefahren.

Folgt man Dührssen, so würde man sagen, dass es sich bei den berichteten Verstrickungen der Patientin mit ihrem Chef um einen »verschobenen Scheinkonflikt« (Dührssen 2011, S. 40) handelt. Die von der o. g. Patientin vorgetragene Konfliktsituation existiert zwar, sie ist aber nicht die wirkliche Quelle der Belastung, die pathogen wirkt.

»Ein neurotisches Selbstmissverständnis hindert den Patienten, die Wurzeln seiner wirklichen Schwierigkeiten zu finden. Da er aber für sein Kausalitätsbedürfnis und für sein Selbstverständnis eine ihm einleuchtende, nahe liegende Erklärung braucht, sieht er in dem scheinbar offenkundigen Konflikt das Zentrum seiner Belastungen.« (Dührssen 2011, S. 40)

Nach Rudolf ist der hinter der Selbstüberforderung und Unfähigkeit zur Abgrenzung stehende auslösende Konflikt bzw. der sogenannte **Aktualkonflikt** vom jeweils aktualisierten **Grundkonflikt** zu unterscheiden:

»Der Grundkonflikt bedeutet also ein biographisch verstehbares dysfunktionales Muster des Selbsterlebens, der erlebten Beziehungen, der eigenen Beziehungserwartungen und eigenen Beziehungsgestaltung. Er resultiert aus familiären Beziehungserfahrungen, die das Kind in eine unlösbare Konfliktlage und kaum erträgliche Gefühlslage versetzt hatten.« (Rudolf 2014, S. 28)

Das o. g. Fallbeispiel wurde bewusst so gewählt, um zu verdeutlichen, dass neben den vermutlich realen interaktionellen Erfahrungen des Kindes mit den Bezugspersonen die kindlichen Fantasien als gewichtige Ursache in der Konfliktentstehung berücksichtigt werden müssen, zumindest wenn es sich um Entwicklungsphasen handelt, in denen dem Kind Fantasien als von der Realität abgelöste innere Vorstellungsbilder zur Verfügung stehen, wie dies etwa nach dem achtzehnten Lebensmonat der Fall ist (► Kap. 10).

14.3 Die Differenzierung in »reife« und »frühe« Konflikte

Während Freud den ödipalen Konflikt als Kernkonflikt aller Neurosen betrachtete und sich in seiner Arbeit vorrangig auf diesen Konflikt konzentrierte (► Kap. 13), hat die Beschäftigung mit den sogenannten »präödipalen« oder auch »frühen« Konflikten in den letzten fünfzig Jahren zunehmend an Bedeutung gewonnen. Allerdings muss man sich dabei vergegenwärtigen, dass eine Konfliktanalyse, die auf dem Freudschen Trieb-Abwehr-Konzept basiert, ein intaktes, reifes Ich voraussetzt. Anna Freud (1974), Melanie Kleins Kontrahentin, vertrat nachdrücklich den Standpunkt, dass misslungene Entwicklungsprozesse zu Ich-Defekten führen, deren Symptome von den konfliktbedingten Neurosen unterschieden werden müssen. Damit wurde die Grundlage für eine differenzielle Betrachtung psychischer Störungen geschaffen, die heute zwischen den Polen Konfliktpathologie und Struktur- bzw. Entwicklungspathologie unterscheidet. Mit der Erkenntnis, dass es neben den klassischen Neurosen, deren Pathologie dem Trieb-Abwehr-Konzept folgt, noch eine andere Art seelisch bedingter Störungen gibt, begann sich ein Modell für »frühe«, das heißt »präödipale« Störungen abzuzeichnen, bei denen frühe Beziehungserfahrungen als Krankheitsfaktor eine bedeutende Rolle spielen (Ermann 2016a, S. 439). Wenn wir über Konflikte bei frühen Störungen sprechen, müssen wir uns vergegenwärtigen, dass es in den Frühphasen der Entwicklung noch kein symbolisierendes und mentalisierendes Ich gibt; es fehlen die Voraussetzungen für ein basales Konflikterleben. Rudolf (2014, S. 26) betont, dass es sich bei den frühen konflikthaften Konstellationen nicht um eigentliche Konflikte im Sinne der Neurosenlehre handelt, sondern um zentrale Entwicklungsthemen im Zusammenhang mit basalen Grundbedürfnissen, die mit den unterschiedlichen Entwicklungspositionen verknüpft sind und deren Nichterfüllung und Zurückweisung nachhaltige Spuren hinterlassen (► Abschn. 14.8):

»Das klassische Konfliktmodell beschreibt die Internalisierung von unlösbar schwierigen Beziehungserfahrungen in der mittleren Kindheit mit der Folge abwehrbedingter Einschränkungen des Erlebens und Verhaltens. Diese ›Grundkonflikte‹ werden als Störungsdispositionen mitgetragen und in konflikthaften Situationen des Erwachsenenlebens

aktualisiert. Dieses Konzept wurde auf lebensgeschichtlich ›frühe‹ Konflikte ausgedehnt, die andere, emotional-atmosphärische und nicht narrative, sondern implizite Beziehungserfahrungen hinterlassen. Die aus den Grundkonflikten aktualisierten Konflikte des Erwachsenenalters sind in der OPD systematisch beschrieben.« (Rudolf 2014, S. 26; Hervorhebung i. O.)

In Anlehnung an Mertens (2005) gibt Tabelle 14-1 einen zusammenfassenden Überblick über verschiedene psychoanalytisch inspirierte Theorien und deren bevorzugt thematisierte Konflikte, die auf sehr unterschiedlichen Entwicklungsstufen angesiedelt sind.

Rudolf führt die Unterscheidung von reifen (vorwiegend Trieb-) und frühen (vorwiegend Beziehungs-)Konflikten (▸ Tab. 14-2) näher aus:

»Die klassische Konflikttheorie gilt eigentlich nur für jene Konflikte, die als Narrative mentalisiert gespeichert, erinnerbar und mit Sprache ausgedrückt, d.h. reflektiert werden können. Hier gilt die Annahme, dass die inneren Bilder der problematischen Beziehungserfahrungen in Form von deutlichen Objektrepräsentanzen, Beziehungsrepräsentanzen, Selbstrepräsentanzen vorliegen. Auch wenn der Grundkonflikt durch Abwehr aus dem bewussten Erleben fern gehalten ist, gilt er doch grundsätzlich als im expliziten Gedächtnis gespeichert, so dass die therapeutische Lockerung der Abwehr Zugang zu den unerledigten Erfahrungen schaffen kann; der Konflikt soll durch Bewusstwerdung und Selbstreflexion zugänglich werden.« (Rudolf 2014, S. 30)

> Die frühen, im präverbalen, präreflexiven Entwicklungsalter erworbenen Konflikte sind dagegen nicht im expliziten, deklarativen Gedächtnis abgespeichert, sie sind nicht mentalisiert, haben keine narrativ erfassbaren Selbst- und Objektrepräsentanzen.

Die diesen Konflikten zugrunde liegenden Beziehungserfahrungen werden im impliziten Gedächtnis abgespeichert, und zwar in

Tab. 14-1 Psychoanalytische Theorien und deren bevorzugt thematisierte Konflikte (nach Mertens 2005, S. 106)

Psychoanalytische Theorien	Bevorzugt thematisierte Konflikte
• Klassische Psychoanalyse (Freud) • Objektbeziehungstheorie (M. Klein) • Objektbeziehungstheorie (Fairbairn, Guntrip) • Objektbeziehungstheorie (Erikson) • Bindungstheorie (Bowlby) • Objektbeziehungstheorie (Mahler) • Selbstpsychologie (Kohut) • Intersubjektive Psychoanalyse (Stolorow) • Psychoanalytisch inspirierte Säuglings- und Kleinkindforschung	• ödipaler Konflikt, Sexualität, Schuld, Rivalität • Aggression und Neid • Nähe, Rückzug • Identität • Bindung und Exploration • Autonomie und Individuation • Selbstwert, Scham • intersubjektive Anerkennung • Grundkonflikte nach Rudolf: Nähe, Bindung, Autonomie, Identität • Lichtenberg: motivationale Systeme • OPD-Konfliktachse • aktuell wirksamer unbewusster Konflikt (AWUK; Jungclaussen 2013)

Tab. 14-2 Bedeutsame Unterschiede zwischen Trieb- und Beziehungskonflikten

Triebkonflikt	Beziehungskonflikt
• *Trieb* und *Impuls* zielen auf körperliche Lust. • Je nach psychosexueller Entwicklungsstufe variieren die Objekte und die Abfuhrwege. • Zentral sind die immer wieder wachsende Bedürfnisspannung, das Streben nach Befriedigung und die damit verbundene Spannungsreduktion. • Der Konflikt bleibt intrapsychisch zwischen unverträglichen Wunschregungen und internalisierten Anforderungen der äußeren Realität. • Das Symptom ist als Kompromiss zwischen Wunsch und Verbot unter der Wirkung der Abwehrmechanismen bzw. als Folge der Labilisierung der Abwehr zu verstehen.	• *Wunsch* und *Bedürfnis* zielen auf Beziehungen des Subjekts zu wichtigen Objekten. • Zentral sind die bedürfniszentrierten Erfahrungen mit wichtigen Anderen. • Deren subjektive Internalisierung führt zum subjektiv evidenten Bild der Objektwelt. • Das Symptom stellt den Ausdruck misslingender Bewältigungsversuche in der Auseinandersetzung mit dem zentralen Beziehungskonflikt dar.

Form von stark affektiv getönten ganzheitlichen Gestalten ohne eine Differenzierung in abgrenzbare Selbst- und Objektrepräsentanzen und eher atmosphärisch-medial als personal.

Am folgenden Fallbeispiel eines **depressiven Grundkonfliktes** soll dies veranschaulicht werden.

Fallbeispiel »Eine gute Fee«

Ein hochgradig angespannt wirkender Patient kommt wegen einer erneuten Episode einer depressiven Störung in die Behandlung. Er nimmt überstürzt Platz, ist aber kaum in der Lage, Arme und Beine ruhig zu halten. Hastig, heftig gestikulierend berichtet er, dass schon zum zweiten Mal eine Ehe zu scheitern drohe. Der Patient antizipiert ein erneutes Verlassenwerden und hat sich zunehmend enttäuscht und resigniert von seiner Frau zurückgezogen. Sein weiteres Leben erscheint ihm leer und sinnlos, suizidale Gedanken verknüpfen sich mit einer unerfüllten und unerfüllbaren Sehnsucht nach dem geliebten Objekt.

In der Gegenübertragung dominiert zunächst die Wahrnehmung einer Atmosphäre von Verzweiflung, Resignation und Untröstbarkeit, die sich dann mit dem Bild eines verlassenen und bedürftigen Kleinkindes verbindet, dessen unreifes Selbst weder den ungestillten Objekthunger noch die aus der Frustration seiner aktualisierten Bindungsbedürfnisse resultierende Aggression in Form von Enttäuschungswut integrieren kann.

Die Therapeutin spürt in sich den Druck, wie eine gute Fee dem Patienten sein Leid förmlich wegzaubern zu können und in der therapeutischen Situation eine Atmosphäre von alles umfassender Ruhe und Geborgenheit zu schaffen.

Beziehungserfahrungen wie die hier geschilderten intensiven Beziehungswünsche und gleichzeitigen Enttäuschungserfahrungen bewirken affektive Spannungszustände und physiologische Stressreaktionen, die als somatosensorische Erinnerungen im impliziten Gedächtnis erhalten bleiben. So wecken die motorische Unruhe und Anspannung Assoziationen an ein verzweifelt strampelndes Kleinkind, das auf diese Weise versucht, die Bezugsperson auf seine quälende innere Bedürftigkeit aufmerksam zu machen.

Das o.g. Beispiel verdeutlicht noch ein weiteres wesentliches Merkmal der psychodynamisch bedeutsamen Konflikte, nämlich deren Konstanz über die Zeit: Der **zeitlich überdauernde psychodynamische Konflikt** ist gekennzeichnet durch festgelegte Erlebnismuster eines Menschen, die in entsprechenden Situationen immer wieder zu ähnlichen Verhaltensmustern führen, ohne dass dies den Betroffenen bewusst wäre und ohne dass sie diese aus eigener Willensanstrengung überwinden könnten, wie dies mit dem Begriff der **neurotischen Fixierung** zum Ausdruck gebracht wird (Arbeitskreis OPD 2006, S. 96). Ein zeitlich überdauernder Konflikt bedeutet darüber hinaus die Fixierung in einem rigiden und unauflösbaren Entweder-oder, ohne dass es zu einer Lösung und Entscheidung kommt.

14.4 Konflikte als Folge selbst- und objektbezogener Tendenzen und daraus resultierende Ängste

Unbewusste intrapsychische Konflikte können somit definiert werden als unbewusste innerseelische Zusammenstöße zeitlich überdauernder Motivationsbündel, wie z. B. dem basalen Wunsch nach Versorgung und dem basalen Wunsch, autark zu sein. Diese innere Konflikthaftigkeit entspricht dem Menschenbild in den psychodynamischen Therapieverfahren. Mentzos (2009, S. 29) formuliert dies wie folgt:

»Der Mensch ist bipolar aufgebaut, das heißt, er wird offensichtlich von potenziell zunächst gegensätzlichen Tendenzen getrieben und bewegt. Die Entwicklung des Einzelnen stellt einen dialektischen Prozess dar, innerhalb dessen diese potenziell unvereinbar erscheinenden Gegensätzlichkeiten bzw. Bipolaritäten immer wieder integriert oder – besser gesagt – ausbalanciert werden, wodurch Erneuerung, Dynamik, Fortschritt und Differenzierung gewährleistet sind.«

Als klinisch besonders bedeutsame Bipolarität führt Mentzos diejenige zwischen selbst- und objektbezogenen Tendenzen an, also zwischen der Tendenz zu autonomer Identität, Autarkie, Selbstständigkeit einerseits und der Tendenz zu Bindung, Kommunikation, Solidarität, Vereinigung mit dem »Objekt« andererseits. Daraus resultieren zunächst normale Bipolaritäten, d. h., dass sich jeder Mensch zwischen den beiden motivationalen Polen bewegt und gefordert ist, diese in Einklag zu bringen bzw. für ein inneres Gleichgewicht zu sorgen.

Mentzos bezeichnet diese Bipolarität als Grundkonflikt bzw. als Grunddilemma-Risiko und benennt eine Reihe in einer gestörten Entwicklung auftauchender Konflikte als Variationen dieses Grundkonfliktes.

Diese Konflikte sind in ihrer Psychodynamik sehr eng mit antizipierten Gefahren und somit mit Angst und daraus resultierenden Reaktionen verbunden. Tabelle 14-3 gibt einen Überblick.

Die innerpsychische Spannung im Falle des jeweiligen Konfliktes beruht ja gerade darauf, dass die Umsetzung der im Konflikt repräsentierten entgegengesetzten Tendenzen mit einem Risiko und mit einer dadurch mobilisierten Angst einhergeht. Wenn wir uns auf das o. g. Fallbeispiel der jungen Frau (»Unfähig zur Abgrenzung«, ▶ Abschn. 14.2.4) beziehen, könnten wir in dieser Klassifikation einen Konflikt auf der Ebene II oder auch auf der Ebene VI diagnostizieren. Das dem Konflikt immanente Dilemma drückt sich auch in der Angst der Patientin aus: Sowohl die mit der Anerkennung der Niederlage in der ödipalen Rivalität mit der Mutter verbundene gefürchtete Selbstentwertung als auch die Entwertung des idealisierten Objektes – sprich des Vaters – generieren Ängste vor Selbstwertverlust. Der Konflikt besteht also darin, dass die Patientin zwischen zwei gleich stark befürchteten, also zwei subjektiv gleich gefährlichen Situationen zu wählen hätte.

Mentzos verweist darauf, dass auch andere Affekte wie Schuld, Scham, Wut und Ekel eine ähnliche Rolle wie die Angst in der Dynamik des Konflikts spielen; jedoch sei es insbesondere die Angst – allein oder in Kombination mit den eben genannten anderen Affekten –, die jede der beiden im Konflikt enthaltenen Alternativen subjektiv inakzeptabel erscheinen lasse. Die möglichen Vermischungen von Angst und anderen Gefühlen drücken sich auch darin aus, dass man z. B. von Schuld-, Scham-, Verletzungs-, Schmerz- oder Übelkeits-Angst spricht.

14.5 Die Entstehung neurotischer Symptome als Folge einer Konfliktpathologie

Angst bzw. Furcht gehören zu den Basisaffekten, die in unserem genetischen Programm verankert sind und das Überleben der Art sichern. Die Angstreaktion wird bei äußeren und inneren Gefahren mobilisiert und erfüllt die Funktion eines Signals, welches das Ich veranlasst, entsprechende Maßnahmen zur Beseitigung der Gefahr einzuleiten.

Mentzos (2009, S. 34) weist auf die Analogie zur Funktion des Schmerzes hin, der ebenfalls dem Überleben diene. Wie beim Schmerz wird im Erleben der Angst das Ich angesichts äußerer Gefahr emotional, kog-

Tab. 14-3 Konfliktart und die korrespondierenden Gefahren bzw. Ängste (nach Mentzos 2009, S. 31)

Ebene	Konflikt	Angst vor ...
I	autistischer Rückzug vs. Fusion mit dem Objekt	Selbstverlust durch Objektlosigkeit oder durch Fusion mit dem Objekt
II	absolut autonome Selbstwertigkeit vs. vom Objekt absolut abhängige Selbstwertigkeit	Selbstwertverlust durch Selbstentwertung oder durch Entwertung des idealisierten Objekts
III	Separation/Individuation vs. Bindung/Abhängigkeit	Selbstgefährdung durch Objektverlust oder durch Umklammerung seitens des Objekts
IV	Autarkie vs. Unterwerfung und Unselbstständigkeit	Ablehnung, nicht geliebt werden, Trennung oder demütigender Abhängigkeit
V	Identifikation mit dem Männlichen vs. Identifikation mit dem Weiblichen	totalem Aufgeben des Weiblichen vs. endgültigem Aufgeben des Männlichen (bzw. Geschlechtsdiffusion)
VI	Loyalitätskonflikte	Aufgeben oder Verratenmüssen des einen oder des anderen Objekts
VII	triadische »ödipale« Konflikte	Ausschluss durch das Elternpaar; Bedrohung der eigenen Integrität und Sicherheit; »Kastration«

nitiv und vegetativ in einen Alarmzustand versetzt.

Freud hatte ursprünglich angenommen, dass es sich bei der Angst einzig und allein um ein Umwandlungsprodukt bzw. um eine Manifestation aufgestauter Triebenergien handele. Diese Auffassung ist heute noch gültig, wenn man von der Beobachtung ausgeht, dass aufgestaute Triebe tatsächlich Angst erzeugen können (▶ Kap. 20). In seiner wichtigen Arbeit »Hemmung, Symptom und Angst« beschrieb Freud (1926a [1999]) dann die Angst in ihrer Funktion der Signalisierung von Gefahr und verlagerte den Ort ihrer Entstehung vom Es ins Ich. Wenn durch andrängende Bedürfnisregungen und Affekte eine Gefährdung des inneren Gleichgewichts verursacht wird, entsteht als Folge der Bewertung innerer Gefahr durch das Ich die sogenannte **Signalangst**. Miniimpulse, die Trieb- bzw. Affektdruck signalisieren und vor allem mit libidinösen und destruktiv-aggressiven Regungen verbunden sind, stellen die bestehende innere Balance infrage. Während die Realangst eine äußere Gefahr signalisiert, veranschaulicht mit dem Satz: »Er könnte mir etwas tun«, bezieht sich die Signalangst im Falle der Aktualisierung aggressiver Regungen und Impulse auf eine innere Gefahr: »Ich könnte ihm etwas tun«.

> Hoffmann & Hochapfel (1995, S. 66 ff.) beschreiben das **Konfliktmodell** auf der Basis eines reaktualisierten Entwicklungskonfliktes bzw. eines Grundkonfliktes wie folgt: auslösende Situation → aktueller Konflikt → Angst → Regression → Reaktualisierung von infantilen Konflikten → Verstärkung der Konfliktspannung (Angst) → Abwehr → Misslingen der Verdrängung → »Kompromissbildung« zwischen den einzelnen Konfliktanteilen → Symptombildung

Die Signalangst als eine zumeist nicht bewusst erlebbare Angst tritt infolge der **Reaktualisierung von infantilen Konflikten** ein, die mit einer Verstärkung der Konfliktspannung verbunden ist. Das Ich als Ort der Angst und Angstabwehr mobilisiert daraufhin (unbewusste) **Abwehrmechanismen** (▶ Kap. 2), die auf je unterschiedliche Weise versuchen, die innere Bedrohung vom Bewusstsein fernzuhalten. Gelingt dies, wird es nicht zur **neurotischen Symptombildung** kommen. Gelingt dieser innerpsychische unbewusste Vorgang nicht, wird eine »Kompromissbildung« zwischen den einzelnen Konfliktanteilen benötigt, die dann zum Symptom führt. Auch in ihrer modern gefassten Darstellung der Symptomgenese betonen Hoffmann & Hochapfel (2004) die Kompromissbildung als zentral wichtiges Element:

»*Aus dem Konflikt heraus entsteht so viel Spannung und Angst, dass ein Modus der Spannungsabfuhr um praktisch jeden Preis gefunden werden muss. Dieser unlösbare Konflikt ist die Basis der Symptombildung. Die Komponenten des Konflikts sind in der Regel die inneren Impulse, die Ich-Komponenten, die internalisierten Normen und die äußere Realität. Zwischen diesen Kräften versucht das Ich gleichsam als letztes Mittel einen Kompromiss zu schließen, der irgendwie noch den verschiedenen Aspekten Rechnung trägt.*« (Hoffmann & Hochapfel 2004, S. 59 f.)

Im Fallbeispiel »Unfähig zur Abgrenzung« (▶ Abschn. 14.2.4) tritt Signalangst infolge der anflutenden aggressiven Regungen auf, die aber als bedrohlich erlebt werden und deshalb via Verdrängung vom Bewusstsein ferngehalten werden müssen. Über eine zweite Abwehrbewegung – eine Wendung gegen das Selbst –, verbunden mit Selbstüberforderung und Vernachlässigung eigener Rekreationsbedürfnisse, wird der neurotische Konflikt dann depressiv verarbeitet.

Wir alle tragen mehr oder weniger unverarbeitete, unbewusste biografisch determinierte Konflikte in uns, die nie zu neurotischen Symptombildungen führen. Ein infantiler Konflikt wird erst dann zu einem neurotischen Konflikt, wenn eine aktuelle **Versuchungs- oder Versagungssituation** einen so intensiven Druck entstehen lässt, dass sich daraus eine Auslösesituation für die Aktualisierung des intrapsychischen Konfliktes entwickelt. Das Zusammenspiel zwischen der Effizienz der Abwehrleistung und der Stärke des Konfliktdrucks entscheidet darüber, ob eine neurotische Symptombildung notwendig wird oder nicht.

Mit der Symptombildung als einer »unteroptimalen Konfliktlösung« – wie es häufig heißt – geht eine subjektive Entlastung einher, die auch als »primärer Krankheitsgewinn« (Freyberger 2014, S. 515 ff.) bezeichnet wird. Der Gewinn bestehe darin, dass das Ich mit der Symptombildung zwar eine relativ schlechte Konfliktlösung gefunden hat, die aber immer noch besser ist als das Fortbestehen des Konfliktes. In seiner gründlichen Auseinandersetzung mit der Frage, unter welchen Bedingungen Konflikte klinische Bedeutung erlangen, trifft Deneke (2013, S. 325 ff.) eine interessante Unterscheidung. Der Autor differenziert virulente und nicht-virulente Konflikte. Virulente Konflikte zeichnen sich dadurch aus, dass gleichwertig starke Strebungen vorhanden sind; die Lösung des Autonomie-Abhängigkeitskonfliktes gilt unter psychodynamisch orientierten Diagnostikern als vermutlich wichtigste Lebensaufgabe, die manchmal dem Dilemma des Buridanschen Esels, der zwischen zwei gleichwertig attraktiven Heuhaufen dauerhaft nicht entscheiden kann, entspricht. Die gleichen Motivationsstärken beider Konfliktstrebungen führen dann in eine innere Patt-Situation, aus der der Zustand der Lähmung, Blockierung, Hilflosigkeit und Entscheidungsunfähigkeit resultiert. Konflikte, die im Sinne gleichwertig starker, aber gegenläufiger Strebungen virulent sind, treten Deneke zufolge in der klinischen Realität eher selten auf, zumindest nicht über lange Zeiträume. Häufiger ist eine andere Konstellation, in der die Patienten ihre Konflikte zwar auch nicht gelöst, aber in einer bestimmten Weise entschärft haben:

»Sie regulieren ihr Erleben so, dass eine Strebung die Führungsrolle übernimmt und die andere durch Abwehr- und Kompensationsmanöver in den Hintergrund gedrängt wird. […] Ihr psychisches Leiden resultiert dann nicht unmittelbar und direkt aus der Unerträglichkeit einer hochvirulenten und hochambivalenten Konfliktspannung, sondern daraus, dass Wünsche, Bedürfnisse oder Strebungen in der Realität ihres Erlebens und dessen Regulation ungelebt bleiben.« (Deneke 2013, S. 329)

Diese Konzipierung setzt sich in der OPD-2 (Arbeitskreis OPD 2006) fort, wenn dort für jeden Konflikt ein aktiver und ein passiver Modus der Bewältigung beschrieben werden (s. u.). Wenn ein Modus deutlich überwiegt, haben wir es mit einem nicht-virulenten Konflikt zu tun. In dieser Art der Darstellung bleibt die eigentliche Dramatik, also die Virulenz des innerseelischen Konfliktgeschehens mit gleichwertig starken Strebungen, die zu intensiven Angst- und Spannungszuständen führen, ausgespart. An dieser Stelle sollte man aber differenzieren, worauf sich diese Überlegung bezieht. Sprechen wir über bewusstseinsnahe, subjektiv erlebbare und beobachtbare Phänomene, dann trifft Denekes Aussage sicherlich zu. Anders verhält es sich, wenn wir von einem unbewussten

Geschehen ausgehen, wie dies die klassische Konfliktpsychologie vorgibt, indem sie konsequent das Gegeneinander, den inneren Zusammenstoß unterschiedlicher Kräfte, Impulse und Regungen postuliert.

14.6 Die Modi der Konfliktverarbeitung nach Mentzos

Schon in seinem 1982 erschienenen Buch »Neurotische Konfliktverarbeitung«, viele Jahre vor den einschlägigen Publikationen Rudolfs und dem Erscheinen der OPD, propagierte Mentzos eine dreidimensionale Diagnostik psychischer Störungen auf der ätiogenetischen Basis einer Konfliktpathologie. Der Autor traf bereits eine Unterscheidung von Konflikt und Struktur und definierte darüber hinaus noch eine dritte Dimension, die sich auf Art und Reifegrad des Modus der Abwehr und Kompensation des Konfliktes bezieht (▶ Abb. 14-1). Trotz der Dreidimensionalität, so schreibt Mentzos (2009, S. 86), sei man gezwungen, bei der Grundeinordnung und Beschreibung der psychischen Störungen einer der drei Dimensionen (Modus der Konfliktverarbeitung, Konflikt und Organisationsniveau) den Vorzug zu geben, um überhaupt eine übersichtliche Einteilung vornehmen zu können. Mentzos führt drei Argumente an, die seine Entscheidung zugunsten des **Modus der Abwehr bzw. der Kompensation des Konflikts** begründen (Mentzos 2009, S. 87):

- Das pathologische Erscheinungsbild des aktualisierten Konfliktes, d. h. die neurotische Symptomatik, hängt vorwiegend mit dem Verarbeitungsmodus zusammen. Somit ist die Übereinstimmung mit der deskriptiven Erfassung am höchsten, ohne die Psychodynamik zu vernachlässigen.
- Mit dem Modus werden sowohl die intrapsychische Abwehrkonstellation als auch die Art der Beziehung des Einzelnen zu sich und den Objekten erfasst. Der Modus berücksichtigt also gleichermaßen das Intrapsychische wie das Interpersonelle.
- Es gibt eine breite Streuung der einzelnen Modi innerhalb der verschiedenen Konfliktarten und der verschiedenen Stufen der Funktionsfähigkeit der psychischen Struktur, sodass die Modi einen zusätzlichen Informationsgewinn beinhalten, da sie – bis auf einige Einschränkungen – nicht in spezifischer Weise mit den beiden anderen Dimensionen direkt vergesellschaftet sind.

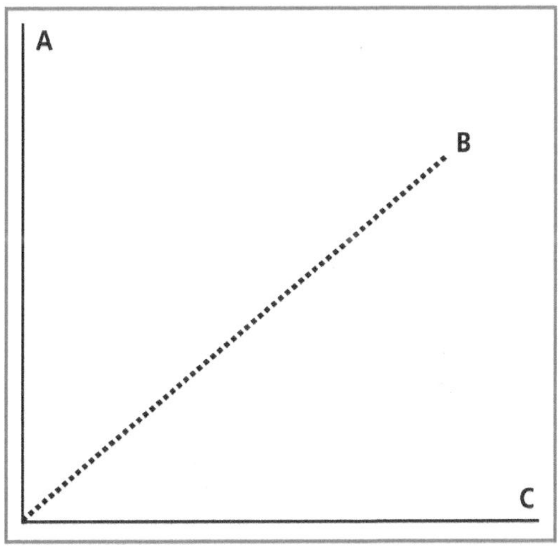

Abb. 14-1 Dreidimensionale Diagnostik psychischer Störungen nach Mentzos (2009, S. 86)
A = Art und Reifegrad des Modus der Abwehr und Kompensation des Konfliktes und/oder des Traumas
B = Art des frühen Dilemmas oder des späteren Konfliktes inkl. der jeweils involvierten Traumata
C = Reifegrad der psychischen Struktur, aber insbesondere auch der Beziehungen zum Objekt und zum Ich

Als **reifere Modi der Abwehr bzw. der Kompensation des Konfliktes** werden beschrieben und erläutert (Mentzos 2009, S. 91 ff.):

- der hysterische Modus und die Hysterie
- der zwangsneurotische Modus und die Zwangsneurose
- der phobische und der angstneurotische Modus
- der depressive Modus und die Depression

Mentzos (2009, S. 171 ff.) ergänzt diese überwiegend reiferen Konfliktverarbeitungsmodi um **Modi der Konflikt- und Traumaverarbeitung**, als da sind:

- der süchtige und der perverse Modus
- der psychosomatische Modus
- der psychotische Modus

In der Auflistung von Mentzos findet sich die Einteilung der Neurosenlehre wieder; allerdings umfasst das klinische Bild des Modus bei ihm sowohl die Symptomneurosen als auch die entsprechenden Persönlichkeitsakzentuierungen bzw. -störungen.

14.7 Die Konfliktachse der Operationalisierten Psychodynamischen Diagnostik (OPD)

Das Fallbeispiel der jungen Frau mit der Erschöpfungssymptomatik (»Unfähig zur Abgrenzung«, ▶ Abschn. 14.2.4) – heute würde man wohl von einem Burnout-Syndrom sprechen – lässt durchaus Spielraum für Diskussionen, um welchen Konflikt es sich dabei handelt. Die diagnostische Einschätzung wäre mit großer Wahrscheinlichkeit davon abhängig, zu welcher der »vier Psychologien der Psychoanalyse« der Therapeut sich am ehesten zugehörig fühlt. Der *triebtheoretisch ausgerichtete Diagnostiker* würde sich mit hoher Wahrscheinlichkeit für den ödipalen Konflikt entscheiden, der *selbstpsychologisch geprägte Therapeut* würde wohl eher die Selbstwertproblematik in den Vordergrund stellen. Die Entwicklung der Konfliktachse (III) der Operationalisierten Psychodynamischen Diagnostik (OPD) stellt – wie auch die Achsen Beziehung (II) und Struktur (IV) – eine Reaktion auf die bis dato vergleichsweise geringe Reliabilität der psychoanalytischen Klassifikationen psychischer Phänomene insgesamt dar.

14.7.1 Exkurs: Zur Konzeptualisierung der Operationalisierten Psychodynamischen Diagnostik

Den Ausgangspunkt für die Initiative, eine »operationalisierte Diagnostik unter Einbeziehung psychodynamischer Konstrukte« (Arbeitskreis OPD 2006, S. 41) zu schaffen, bildete einerseits die fehlende oder kaum vorhandene wissenschaftliche Übereinstimmung und damit nur geringe Kommunizierbarkeit psychoanalytischer Befunde und andererseits die Unzufriedenheit mit den eingeführten deskriptiven Klassifikationssystemen (DSM-IV bzw. 5, ICD-10), die für die Praxis der psychodynamischen Psychotherapie nicht handlungsleitend sein können. Das Festhalten an phänomenologischen und biologischen Konzepten mit ausschließlich deskriptiven symptomzentrierten Diagnosen, die Aufgabe des Neurosekonzeptes sowie das Fehlen von Aussagen über Konflikte, das Strukturniveau und das subjektive Krankheitserleben ließen von psychodynamischer Seite den Bedarf entstehen, diese relevanten Ebenen in einer strukturierten Diagnostik ebenso zu berücksichtigen. In Ergänzung zur phänomenologischen Diagnostik sollte die psychodynamische Diagnostik ihrerseits beobachtungsnahe Konstrukte erfassen.

Die **Voraussetzungen** für die Entwicklung der Operationalisierten Psychodynamischen Diagnostik lassen sich folgendermaßen zusammenfassen (Arbeitskreis OPD 2006, S. 33 f.):

- Orientierung am ICD-Modell, da dieses traditionell von den psychotherapeutischen Einrichtungen verwendet wird
- Entwicklung und Evaluierung psychodynamisch relevanter diagnostischer Achsen in Ergänzung zur ICD-10-Klassifikation
- Entwicklung eines relevanten psychodynamisch orientierten Instrumentes unter Beachtung und Adaptation bereits vorhandener Ansätze
- Nutzbarkeit des Instrumentes sollte unter Einhaltung eines »mittleren Abstraktionsniveaus«, angesiedelt zwischen »reiner« Verhaltensdeskription und »reiner« metapsychologischer Begriffsbildung
- Erarbeitung einer schulenübergreifenden, möglichst einheitlichen und präzisen Sprach- und Begriffskultur, die so weit wie möglich auf eine schulenspezifische Terminologie verzichten sollte

Entwickelt wurde ein diagnostisches Instrument, das psychische Störungen hinsichtlich ihrer Psychodynamik auf vier Ebenen bzw. Achsen abbildet und mit der deskriptiv-phänomenologischen Diagnostik der ICD-10 (Achse V) verknüpft. Dieses multiaxiale Vorgehen bietet die Möglichkeit, das komplexe Bedingungsgefüge, welches bei einer Mehrzahl psychischer Phänomene und Störungen vorzufinden ist, besser zu erfassen. In Ergänzung zur ersten Version der Operationalisierten Psychodynamischen Diagnostik (1996), die überwiegend als Statusdiagnostik konzipiert war, kann mit der OPD-2 auch der Veränderungsprozess beim Patienten beschrieben werden. Darüber hinaus ermöglicht die OPD-2 eine Therapieplanung durch die Bestimmung von Therapieschwerpunkten.

»Die neuere OPD-Diagnostik führt zur Identifizierung von dysfunktionalen Beziehungsmustern, inneren spannungsreichen Konfliktsituationen und strukturellen Bedingungen beim Patienten, die sich zur Ableitung von therapeutischen Foki anbieten, wenn sie im Zusammenhang mit der Symptomatik und dem Leiden des Patienten stehen.« (Arbeitskreis OPD 2006, S. 29)

Die **vier psychodynamischen Ebenen** der multiaxialen Diagnostik der Operationalisierten Psychodynamischen Diagnostik betreffen:

- das Krankheitserleben und die Motivation des Patienten (Achse I)
- die Beziehungsdynamik (Achse II)
- die lebensbestimmenden unbewussten Konflikte (Achse III)
- die strukturellen Fähigkeiten (Achse IV)

Rudolf (2014, S. 83 ff.) stellt heraus, dass sich die Operationalisierte Psychodynamische Diagnostik als eines der wenigen psychodiagnostischen Instrumente nicht auf Selbsteinschätzungsdaten der Patienten, sondern auf eine Experteneinschätzung stützt. In einem ein- bis zweistündigen halbstrukturierten Interview werden Patienteninformationen erhoben, die dann anhand der operationalisierten Kriterien im Hinblick auf die vier Achsen ausgewertet werden.

Operationalisierungsversuche psychoanalytischer Konstrukte wurden bisher von ihren Vertretern eher mit Skepsis betrachtet. Es wurde bezweifelt, dass die untersuchten Gegenstandsbereiche und bzw. theoretischen Konzepte noch eine inhaltliche Nähe zu psychoanalytischen Konzeptbildungen bzw. theoretischen Vorstellungen haben, ob nicht über den Prozess der Operationalisierung der inhaltliche Bezug zwischen psychoanalytischem Konstrukt und konkretem Forschungsgegenstand verloren geht.

Die OPD-Autoren hatten es sich zur Aufgabe gemacht, Mittelwege zwischen einem Zugewinn an Klarheit und Eindeutigkeit ohne Aufgabe der Einbindung der Konzepte in ihren dynamischen Gehalt zu finden.

Dabei waren sie konfrontiert mit einem Dilemma: Operationalisierungen sollten in der Definition immer ohne Rückgriff auf nicht selbst operational zu definierende Fakten auskommen. Dies ist in der Konsequenz für die Operationalisierung psychoanalytischer Inhalte nicht möglich, ohne die Essenz dessen, was definiert werden soll, bis zur Unkenntlichkeit zu verändern. Die Unlösbarkeit dieses Dilemmas beantworten die OPD-Autoren mit einer kompromisshaften Formel: So viel Widerspruchsfreiheit wie möglich gewinnen, so viel dynamischen Gehalt wie möglich erhalten. Dem entspricht auch die Anerkennung von »Voraussetzungsbegriffen« für die Nutzer der Operationalisierten Psychodynamischen Diagnostik; dazu zählen z.B. das dynamische Unbewusste, der innere Konflikt, Abwehr, psychische Struktur, Ich und Selbst sowie Selbst- und Objektrepräsentanzen. Die OPD-Autoren (Arbeitskreis OPD 2006, S. 40) schlagen vor, statt von Konsens, den es unter Psychoanalytikern sowieso nur selten gebe, vom »kleinsten gemeinschaftlichen Vielfachen« zu sprechen. Sie betonen, dass die brauchbaren Werte der Interrater-Reliabilitäten dazu beitragen, dass die psychodynamischen Überlegungen aufgrund der verhaltensnahen Beschreibungen der Operationalisierten Psychodynamischen Diagnostik nicht so sehr ins Kraut schössen.

»*Das Wesensmerkmal des Systems OPD ist die sorgfältige Operationalisierung aller verwendeten Merkmale, so dass sich unterschiedliche Untersucher, auch solche mit unterschiedlichem theoretischen Hintergrund, anhand der Begriffsdefinitionen über Qualität und Ausprägungsmerkmale einigen können, was durch zahlreiche Reliabilitätsstudien belegt ist.*« (Rudolf 2014, S. 83)

Aber wie jede diagnostische Methode, so hat auch die Operationalisierte Psychodynamische Diagnostik ihre Grenzen, die nach Meinung der OPD-Autoren (Arbeitskreis OPD 2006, S. 39) durch ein oszillierendes Betrachten des Gegenstandes zu erweitern seien: Neben dem mit der Operationalisierten Psychodynamischen Diagnostik vorgegebenen quantifizierbaren Vorgehen könnte ein qualitatives Vorgehen stehen, in dem durch offene narrative Interviews die individuelle und subjektive Seite im Gesamt der Biografie verstärkt berücksichtigt werde.

14.7.2 Operationalisierte Psychodynamische Diagnostik anhand der Achse III – Konflikt

»Achse III – Konflikt kann für sich beanspruchen, ein Stück klassischer psychoanalytischer Diagnostik umzusetzen, die zentrale Rolle innerer Konflikte. Dabei können lebensbestimmende, verinnerlichte Konflikte den eher aktuellen äußerlich determinierten konflikthaften Situationen gegenübergestellt werden. Die Bearbeitung eines Konfliktes kann als Behandlungsziel definiert werden.« (Arbeitskreis OPD 2006, S. 35)

Sieben Merkmale charakterisieren die mit der Achse III erfassten Konflikte:

- In Übereinstimmung mit klassischen psychoanalytischen Definitionen sind Konflikte zunächst nicht erlebbare (unbewusste) Gegensätzlichkeiten und Problembereiche des Erlebens und Handelns, die von bewusst erlebter Spannung abgegrenzt werden.

- Sie sind über lange Zeiträume erlebens- und handlungsbestimmend und müssen von aktuellen konflikthaften Lebensbelastungen unterschieden werden.
- Sie erschließen sich aus der klinischen Beschreibung wahrnehmbarer Verhaltens- und Erlebensweisen; sie manifestieren sich sowohl auf der Subjekt- als auch auf der Objektebene, d. h. innerpsychisch und in der Interaktion mit anderen Personen.
- Sie treten oft in Verbindung mit leitenden Affekten auf; häufig ergibt sich eine Unmittelbarkeit des Konfliktes in Übertragung und Gegenübertragung.
- Die Konfliktdefinition bezieht sich nicht auf Freuds entwicklungspsychologische Annahmen (oral, anal, genital). Sie bezieht sich explizit nicht auf das klassische Drei-Instanzen-Modell.
- In der Regel sind zumindest zwei bis drei von sechs der operationalisierten Kriterien hinreichend für eine positive Diagnostik.
- Jeder der konzeptualisierten Konflikte wird durch einen aktiven und einen passiven Modus definiert. Darin spiegeln sich die Bipolaritäten zwischen Passivität und Aktivität sowie zwischen Selbst- und Objektbezogenheit wider.

In Anlehnung an Dührssen (1981) werden im diagnostischen Interview **sieben unterschiedliche Lebensbereiche** mit dem Patienten thematisiert:

- Herkunftsfamilie
- Partnerschaft/Familie
- Beruf und Arbeitswelt
- Besitz und Geld
- soziales Umfeld
- Körper/Sexualität
- Erkrankung

Um die Vielfalt der Informationen zum intrapsychischen und interpersonellen Erleben in diesen Lebensbereichen einem oder auch mehreren der definierten sieben Konflikte zuzuordnen, kann sich der Untersucher auf Modellsätze der Checklisten (Arbeitskreis OPD 2006, S. 415 ff.), also auf die operationalisierten Kriterien des jeweiligen Konfliktes, stützen.

In Tabelle 14-4 werden anhand von zwei Konflikten jeweils die operationalisierten Kriterien für den Lebensbereich »Herkunftsfamilie« veranschaulicht.

Der Unterscheidung zwischen **aktivem und passivem Modus** liegt die Polarität zwischen passivem Rückzug auf das Selbst einerseits und aktiver Suche des Objektes bis hin zur Objektabhängigkeit andererseits

Tab. 14-4 Beispiele für operationale Kriterien in der Konfliktdiagnostik laut Operationalisierter Psychodynamischer Diagnostik (OPD); Lebensbereich »Herkunftsfamilie«

Konflikt	Aktiver Modus	Passiver Modus
Individuation vs. Abhängigkeit	• forcierte Loslösung aus der Familie oft unter Konflikten bis zum radikalen Bruch • Verweigerung der Sohn-/Tochterrolle	• inneres Nicht-Erwachsen-Werden • Vorherrschen der Kind-Position im Selbstverständnis und in der realen Beziehungsgestaltung
Autarkie vs. Versorgung	• aktive Fürsorge für die Familie als Möglichkeit, weiter unbewusst die Versorgungsbeziehung aufrechtzuerhalten	• lang bestehender, teils überloyaler Familienverbund

zugrunde. Beim aktiven Modus überwiegen kontraphobische Abwehr- und Reaktionsbildungen, beim passiven Modus dominieren regressive Abwehrhaltungen. Beide Tendenzen sind nicht unabhängig voneinander, sondern interdependent. Aber gerade die Betonung des einen oder anderen entspricht häufig einer konflikthaften Verarbeitung, da eine »Sowohl-als-auch-Lösung« nicht gefunden werden kann. Klinisch finden sich jedoch häufig auch Mischtypen. Das Zutreffen von zwei bis drei Kriterien ist hinreichend für die positive Diagnostik des betreffenden Konfliktes.

Die Konflikthypothese bildet sich im anamnestischen Gespräch anhand des biografischen Materials, der Leitaffekte sowie der **Gegenübertragung und Interaktion** ab. In den jedem Konflikt vorangestellten allgemeinen Kriterien wird auch die konflikttypische Gegenübertragung und Interaktion definiert. Damit wird dem Anspruch der OPD-Autoren Rechnung getragen, Aspekte herkömmlicher psychoanalytischer Beziehungsdiagnostik mit einer wissenschaftlich beschreibenden und einschätzenden »operationalen« Vorgehensweise zu verbinden. Hierzu werden in Tabelle 14-4 und 14-5 zwei Beispiele dargestellt (Arbeitskreis OPD 2006, S. 417, S. 422).

In Tabelle 14-6 werden die Benennung der Konflikte, die typischen Themen sowie die jeweiligen Leitaffekte in einer Übersicht zusammengefasst.

14.7.3 Die OPD-Konfliktachse im Vergleich mit der herkömmlichen psychoanalytischen Konfliktdiagnostik

Die OPD-Autoren nehmen sicherlich zu Recht für sich in Anspruch, Aspekte herkömmlicher psychoanalytischer Beziehungsdiagnostik mit einer wissenschaftlich beschreibenden und einschätzenden »operationalen« Vorgehensweise zu verbinden. Sie verstehen die von ihnen definierten Konflikte einerseits ausdrücklich als »unbewusste« Konflikte (Arbeitskreis OPD 2006, S. 54), andererseits möchte die OPD aber explizit primär oberflächennahe Konflikte beschreiben, die sowohl als äußerlich beobachtbare Konfliktmuster als auch durch Berücksichtigung der Gegenübertragung identifizierbar sind und eindeutig nicht phasenspezifisch zu verstehen sind: »*Unsere Konfliktdefinitionen beziehen sich erklärter-*

Tab. 14-5 Beispiele für operationale Kriterien in der Konfliktdiagnostik laut Operationalisierter Psychodynamischer Diagnostik (OPD); Bereich »Gegenübertragung/Interaktion«

Konflikt	Aktiver Modus	Passiver Modus
Individuation vs. Abhängigkeit	• kaum Verantwortungsgefühl • wenig Bedürfnis von Fürsorge und Schutz • Besorgnis vor abgewehrten Abhängigkeitswünschen	• Sorge und Verantwortung • Befürchtung von überstarken Nähewünschen und Vereinnahmung
Autarkie vs. Versorgung	• »alles recht machen« und nicht zur Last fallen • untergründige Sehnsucht, Mitleid, Traurigkeit	• Anklammerung, Erpressung, Sorge • Ausbeutung und Ärger

Tab. 14-6 Überblick über die Konflikte der Operationalisierten Psychodynamischen Diagnostik (OPD), ihre Themen und ihre Leitaffekte

Konflikt	Thema	Leitaffekte des passiven vs. aktiven Modus
Individuation vs. Abhängigkeit	subjektiv erlebte existenzielle Bedrohung in den Bereichen von Nähe und Distanz	existenzielle Angst bei Verlust, Trennung und Einsamkeit vs. existenzielle Angst vor Nähe, Vereinnahmung und Verschmelzung
Unterwerfung vs. Kontrolle	Selbst- und Fremdkontrolle sind erlebens- und verhaltensbestimmend	ohnmächtige Wut, Unterwerfungslust, Furcht, Scham vs. trotzige Aggressivität, Machtlust; Wut, Ärger
Versorgung vs. Autarkie	etwas zu bekommen oder zu verlieren; einer Zuwendung sicher zu sein vs. keiner Versorgung zu bedürfen	Trauer, Depression mit der Angst, den anderen zu verlieren, Neidgefühle vs. Sorge um den anderen, untergründige Depressivität, Neidgefühle
Selbstwertkonflikt	Regulierung des Selbstwertes hat eindeutig Vorrang vor den anderen Konflikten	deutlich wahrnehmbare Scham vs. narzisstische Wut
Schuldkonflikt	Schuldgefühle nach Verletzung des anderen sozialen Objektes	Trauer, Depression, Schuld vs. Ärger, Schuld
Ödipaler Konflikt	Konflikte zwischen den erotischen und sexuellen Beziehungswünschen und Hemmungen	konfliktspezifische Lücken, Schüchternheit, (Scham), Angst vs. stark wechselnde, z. T. dramatische Emotionen, Erotisierung/Sexualisierung, Rivalisieren, (Schamlosigkeit, Aggression)
Identitätskonflikt	widersprüchliche Selbstrepräsentanzen mit Unsicherheits- und Unlustgefühlen	Gefühl des chronischen und immer wiederkehrenden Identitätsmangels vs. Befürchtung und Angst, das Identitätssystem könne gefährdet werden
Abgewehrte Konflikt- und Gefühlswahrnehmung	Konflikte in sich und in zwischenmenschlichen Beziehungen übersehen, Schwierigkeit, Gefühle und Bedürfnisse bei sich selbst und anderen wahrzunehmen	kein Leitaffekt, da Zurückdrängen vor allem anhedonischer Affekte und Konflikte durch übersteigerte Abwehr i. S. einer Schutzfunktion

maßen nicht auf traditionelle psychoanalytische entwicklungspsychologische Annahmen.« (Arbeitskreis OPD 2006, S. 122). Bei aller Bereicherung, die die OPD-Konfliktachse für die psychodynamische Diagnostik darstellt, muss man sich jedoch kritisch vergegenwärtigen, dass nicht echte tiefe unbewusste Grundkonflikte abgebildet werden. Das Unbewusste ist etwas Nicht-Deklaratives, das nur in genetischer Rekonstruktion mitsamt den individuellen unbewussten Sinnzusammenhängen erschlossen werden kann (▶ Prolog; Jungclaussen 2013, S. 93). Es sind eher *die aus den Grundkonflikten aktualisierten Konflikte des Erwachsenenalters, die in der OPD systematisch beschrieben werden* (s. o.; Rudolf 2014, S. 26), bzw. im Wesentlichen die Bewältigungsmodalitäten, die im aktiven und im passiven Modus definiert werden. Bereits im Abschnitt 14.5 wurde ausgeführt, dass für die Symptomgenese die Konfliktdramatik gar nicht entscheidend sei, sondern gerade der versuchte Lösungsweg (Deneke 2013, S. 329), wie es das Fallbeispiel »Unfähig zur Abgrenzung« (▶ Abschn. 14.2.4) veranschaulicht. Pathogen im Sinne einer Beeinträchtigung der flexiblen integrierenden Funktionen des Ich ist dieser Konflikt, weil eine adäquate Konfliktlösung nicht gelingt oder nicht gelingen kann, da mehrere Aspekte des Konflikts dem Bewusstsein nicht zugänglich sind und die Bewältigungsressourcen auf Dauer nicht ausreichen, was zwangsläufig dann in die depressive Erschöpfung führt. Hohage (2011, S. 75) merkt kritisch an, dass in der Konfliktachse weniger die grundlegenden eigentlichen Konfliktspannungen beschrieben werden, sondern eher die habituellen Muster der individuellen Konfliktlösungen. Er spricht von Konfliktlösestilen und meint damit die operationalisierten Beschreibungen des aktiven und passiven Modus, die im Grundsatz eher strukturellen Merkmalen zuzuordnen seien. Denn wenn ein Patient z. B. einen Autarkie-Versorgungskonflikt auf der Basis eines depressiven Grundkonfliktes pseudo-autonom und aktiv durch Autarkie löst, sagt die OPD mehr über die strukturellen Fähigkeiten eines Patienten als über seine unbewusste dahinterliegende Konfliktspannung und deren lebensgeschichtlich gewachsene Sinnzusammenhänge aus. Insofern würden Therapeuten, die sich an der OPD-Konfliktachse in ihrer Behandlung ausrichten, in indirekter Weise mehr die inhaltlichen Aspekte der Struktur laut OPD sowie der Neurosenstruktur berücksichtigen als den Konflikt an sich, weil ja die habituellen Lösungsmuster diagnoseleitend sind. Das Konfliktverständnis der OPD steht nach Hohage (2011, S. 97) dem Reifungsparadigma der Rudolfschen Struktursichtweise näher als dem klassischen psychoanalytischen Konfliktmodell (vgl. auch Boll-Klatt & Kohrs 2018). Eine ausführliche Darstellung der kritischen Auseinandersetzung mit dieser Thematik findet sich außer bei Hohage (2011) z. B. auch bei Jungclaussen (2013, S. 182 ff.), Mertens (2004) oder Küchenhoff (2010). Diese Kritik schmälert jedoch nicht den Wert der Konfliktachse, nämlich eine standardisierte, reliable und valide wissenschaftliche Diagnostik psychodynamisch bedeutsamer Konflikte zu ermöglichen, auch wenn es sich dabei nicht um unbewusste Grundkonflikte im beschriebenen Sinne handelt.

14.8 Die Grundkonflikte nach Rudolf und die Verknüpfung von Konflikt und Struktur

Während die im System der Operationalisierten Psychodynamischen Diagnostik beschriebenen Konflikte zwar wichtige psychodynamische Konzepte durchaus integrieren, handelt es sich dennoch weitgehend um eine deskriptive, am äußeren Verhalten orientierte Operationalisierung, die sich nicht eindeutig auf psychoanalytisch ausgerichtete entwicklungspsychologische Konzepte bezieht.

Anders verhält es sich mit den von Rudolf formulierten Grundkonflikten: Sie werden explizit aus den Stufen der Selbst- und Objektbeziehungsentwicklung hergeleitet. In seinem Modell zu den frühen Entwicklungsstufen des Selbst und der Objektbeziehungen beschreibt Rudolf (2013e, S. 124) diese Prozesse, die sowohl der Entwicklungstheorie Mahlers entlehnte Aspekte als auch die Ergebnisse der Säuglings- und Kleinkindforschung sowie der Bindungsforschung beinhalten. In sechs Schritten erfolgt demnach eine Entwicklung von dem frühesten Stadium, in dem Ich und Nicht-Ich, Selbst und Objekt, Innen und Außen noch weitgehend ungetrennt sind, bis zu dem Stadium, in dem das Selbst über eine psychosexuelle und sozial eindeutige Identität verfügt und sich die Fähigkeit zu reifen triangulären Beziehungen entwickelt hat. Rudolf definiert mit **Nähe, Bindung, Autonomie und Identität** vier Konfliktmuster, die zentrale Grundbedürfnisse des Menschen in den Mittelpunkt stellen: das Bedürfnis, in Beziehung zu sein, beim anderen geborgen zu sein, autonom zu sein und identisch zu sein. Rudolf (2013c, S. 116) schreibt:

> »*Diese Grundbedürfnisse bedingen zugleich Modi des Umgangs mit anderen und Modi des eigenen Seins:*
> - *überhaupt existent und auf die Objekte ausgerichtet sein*
> - *in der Gemeinsamkeit mit dem wichtigen Anderen aufgehoben und liebenswert sein*
> - *in der Auseinandersetzung mit anderen selbst verantwortend und selbst behauptend sein*
> - *in der eigenen geschlechtlichen und sozialen Rolle und den damit verbundenen Beziehungen identisch sein.*«

Deutlich wird, dass diese Konzeptualisierung der Grundkonflikte auf einer interpersonellen Fundierung beruht – im Gegensatz zu intrapsychischen Konflikten, die sich als Über-Ich-Es-Konflikte beispielsweise als Schuldkonflikte oder auch als Ambivalenzkonflikte in Form widersprüchlicher Strebungen innerhalb einer Instanz des Freudschen Strukturmodells, z. B. zwischen Gewissen und Ich-Ideal, darstellen (Wöller & Kruse 2015a, S. 147).

Mit der von ihm entwickelten systematisierten Verknüpfung von Konflikt und Struktur in den Grundkonflikten hat Rudolf einen wichtigen zusätzlichen Akzent gesetzt, der aus der heutigen psychotherapeutischen Diagnostik nicht mehr wegzudenken ist.

Die Annahme, dass die Grundkonflikte aus lebensgeschichtlich frühen Beziehungserfahrungen resultieren, in welchen bestimmte Grundbedürfnisse nicht befriedigt werden konnten, wurde schon näher ausgeführt (s. o.). Intrapsychisch verbleibt eine unbewusste Spannung zwischen dem unerfüllten Bedürfnis und einer Frustrationserfahrung, die ängstigend, beschämend oder Schuldgefühle induzierend getönt sein kann. Dadurch wird aber gleichzeitig auch die strukturelle Entwicklung des Selbst und der Objektvorstellungen mitgeprägt. Die Internalisierung von konflikthaften Strebungen sowie von Erfahrungen, welche die Strukturentwicklung beeinträchtigen, geht Hand in Hand. So reicht es nicht aus, die Psychodynamik des aktualisierten Konfliktes zu erfassen; zusätzlich stellt sich die Frage, in welcher Form und in welchem Maße ein strukturelles Entwicklungsdefizit oder eine strukturelle Vulnerabilität vorliegt (► Kap. 15). Es hat sich gezeigt, dass die Dichotomie zwischen konfliktbedingter Störung auf der einen Seite und struktureller Beeinträchtigung auf der anderen klinisch meistens nicht aufrechterhalten werden kann. Konflikt und Struktur stehen sich nicht diametral gegenüber, sondern sind in einer **Ergänzungsreihe** zu verstehen, wobei der Übergang vom einen ins andere fließend gedacht werden muss. Ausnahmen wären z. B. ein reifer intrapsychischer neurotischer Konflikt zwischen umschriebenen Triebimpulsen, etwa aggressiven Strebungen und Über-Ich-Anforderungen, der ohne nennenswerte strukturelle Beeinträchtigungen vorliegen kann, oder eine Borderline-Persönlichkeitsstörung, die mit so ausgeprägten strukturellen Defiziten einhergeht, dass Konflikte kaum abgrenzbar sind, sondern beliebig und nicht wirklich lebensbestimmend erscheinen. Es liegt nahe, bei den frühen Konflikten wie denen der Nähe und der Bindung davon auszugehen, dass die strukturellen Themen ein größeres Gewicht haben als bei den lebensgeschichtlich später verankerten Konflikten der Autonomie und Identität.

Abbildung 14-2 veranschaulicht die jeweils unterschiedliche Gewichtung von Konflikt- und Strukturanteilen in der Pathologie der vier Grundkonflikte. In Kapitel 19 wird der Grundkonflikt der Bindung am Störungsbild der Depression ausführlich diskutiert.

14.9 Unterschiedliche Wege der Symptombildung

14.9.1 Verarbeitung von Konflikt und struktureller Vulnerabilität nach Rudolf

Die Symptombildung ist also zum einen eine Folge des Misslingens der Verdrängung und der dann einsetzenden »Kompromissbildung« zwischen den einzelnen Konfliktanteilen, zum anderen beinhaltet sie persönlichkeitsstrukturelle Merkmale bzw. Beeinträchtigungen. Die **Funktionsfähigkeit der Persönlichkeitsstruktur** reift unter dem Einfluss der frühen Beziehungserfahrungen heran. Die Verinnerlichung dieser Beziehungserfahrungen bildet die Basis für die Verfügbarkeit wichtiger regulierender Funktionen im späteren Leben, die unentbehrlich sind, um das intrapsychische und interpersonelle Gleichgewicht herzustellen bzw. aufrechtzuerhalten. Wie in Kapitel 15 ausführlich dargestellt werden wird, definiert die Strukturachse der Operationalisierten Psychodynamischen Diag-

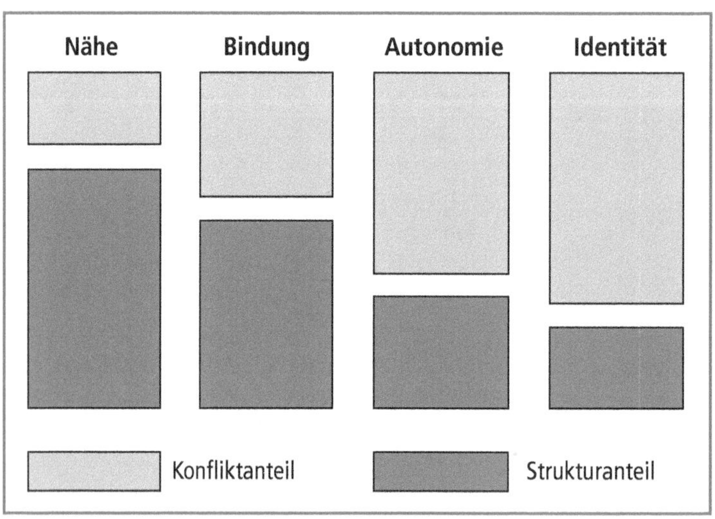

Abb. 14-2 Die Verknüpfung der Konflikt- und Strukturanteile der vier Grundkonflikte (nach Rudolf 2013c, S. 117)

nostik folgende strukturelle Dimensionen, die auf ihre Funktionsfähigkeit untersucht und in den Abstufungen »gut integriert«, »mäßig integriert«, »gering integriert« und »desintegriert« eingeschätzt werden:

- Selbst- und Objektwahrnehmung
- Steuerung des Selbst und der Beziehungen
- emotionale Kommunikation
- innere Bindung und äußere Beziehung

Der Begriff der **strukturellen Vulnerabilität** bezeichnet die Störanfälligkeit dieser Funktionsfähigkeit bei äußeren oder inneren Belastungen und Konflikten. Je niedriger das Integrationsniveau der Struktur, umso größer ist die Gefahr, dass selbst geringere Belastungen zu strukturellen Störungen führen (▸ Kap. 15).

Das **Konzept der Verarbeitung** bezieht sich auf die Möglichkeiten eines Menschen, eine Belastung oder einen Konflikt zu bewältigen. Diese sind natürlich mit seinem Persönlichkeitstypus eng verbunden, der wiederum geprägt wird durch seine spezielle Art der intrapsychischen Konfliktabwehr. Des Weiteren fließen der Grad der neurotischen Einengung und die strukturelle Vulnerabilität ebenso wie die nach außen gerichteten bewussten Anpassungspro-

Tab. 14-7 Verarbeitungsmuster psychischer Konflikte (nach Rudolf 2013c, S. 112)

Bezeichnung des Verarbeitungsmusters	Merkmale
Schizoid	Distanzierung und Vermeidung von emotionalem Kontakt und emotionaler Bindung, Unterbrechung der Kommunikation
Altruistisch-fürsorglich	Sicherung wichtiger Bindung durch Übernahme von Verantwortung, Fürsorglichkeit; Unterordnung eigener Interessen
Überkompensatorisch-aktiv	progressive Abwehr im Sinne von Aktivität, Leistungsbereitschaft, produktiv sein, nicht zur Ruhe kommen
Regressiv	passiv-oral, erwartungsvoll, hilflos, kränkbar, Rückzugsneigung
Normativ	»alles ist normal«, nichts infrage stellen; wenig Fantasie
Narzisstisch	Bemühungen, einem eigenen hohen Ideal gerecht zu werden und dadurch Bewunderung und Anerkennung zu erlangen; Tendenz zum Rivalisieren und zur Objektentwertung
Manisch-philobatisch	traum- oder rauschhafte Befriedigung durch die Verwirklichung riskanter Ziele, die aus eigener Kraft und allein realisiert werden
Zwanghaft	Sicherheit durch Ordnung, Prinzipien, Regeln, Festlegungen; Vermeidung von Spontanem, Emotionalem
Hysterisch	emotionalisierter, sexualisierter Umgang mit der Realität; Agiertendenz; Dramatisierung, Verwirrung, Faszination

zesse in das Konzept ein. So betrachtet, wird die Verarbeitung als eine übergeordnete Strategie verstanden, die das gesamte, meist in der Kindheit einsetzende Bemühen um psychische Homöostase umfasst (Rudolf 2013c, S. 110). Die »Neurosenstruktur«, die in der älteren psychoanalytischen Literatur (Schultz-Hencke 1951; ► Kap. 15) beschrieben wird, basiert auf solchen Mustern der Verarbeitung, die dazu dienen, konfliktbedingte Einschränkungen auszugleichen oder strukturelle Defizite zu bewältigen. Tabelle 14-7 gibt einen Überblick über wichtige Verarbeitungsmuster.

Vor dem Hintergrund des Zusammenspiels von Konflikt und Struktur konzipiert Rudolf fünf verschiedene Modalitäten der Symptombildung, deren Entstehung er in seinem Modell (2013c, S. 113) plausibel herleitet (► Tab. 14-8).

Tab. 14-8 Modalitäten der Symptombildung (nach Rudolf 2013c, S. 112 ff.)

Symptombildung	Beschreibung
Symptombildung durch Labilisierung der Abwehr	Dieser Modus stellt das klassische psychodynamische Modell der Symptomentstehung dar, wie es bereits beschrieben wurde.
Neurotische Einengung gewinnt Symptomwert	Rigidität, Ängstlichkeit, Vermeidungsverhalten, Einengung in zwischenmenschlichen Beziehungen u. Ä. sind die Folgen, wenn Konflikte dauerhaft und stabil abgewehrt werden, und können im Zusammenhang mit Lebensveränderungen unterschiedlicher Art dann Symptomwert erreichen. Im Vordergrund der neurotischen Einengung stehen eher vermeidende Züge.
Strukturelle Störung mit Symptomwert	Strukturelle Störungen, die nicht durch ein Verarbeitungsmuster überdeckt werden können, wie z. B. Defizite in der Affektregulation und der Impulssteuerung, hohe Kränkbarkeit oder die mangelhafte Fähigkeit zur Selbst-Objekt-Differenzierung. Diese Form der Symptombildung ist nicht bei Konfliktpathologien, sondern insbesondere bei Cluster-B-Persönlichkeitsstörungen von Bedeutung.
Verarbeitungsmuster mit Symptomwert	Die hier einzuordnenden Verarbeitungsmuster werden im Unterschied zur neurotischen Einengung aktiv gestaltet; sie dienen der Stabilisierung des Selbst, kosten aber Freiheit und Lebendigkeit, indem sie den Bewegungsspielraum der Persönlichkeit einengen. Das Ausmaß der Einengung entscheidet wesentlich darüber, ob diese Muster noch als »gesund« einzustufen sind oder Krankheitswert im Sinne einer Persönlichkeitsstörung annehmen.
Symptombildung durch Labilisierung der Verarbeitung	Diese Kategorie ist klinisch ausgesprochen hilfreich, weil sie es ermöglicht, scheinbar unverständliche psychische Dekompensationen psychodynamisch verstehbar zu machen. Die Stabilisierung durch die Verarbeitungsmodi kostet viel Kraft und hält auf die Dauer den im Leben zwangsläufig auftretenden Veränderungen oft nicht stand. Kritisch wird es immer dann, wenn die Verarbeitungsmodi unter krisenhafter Belastung zusammenbrechen; die Folge ist dann das Auftreten einer akuten psychischen Störung, z. B. Suizidalität im Rahmen einer narzisstischen Krise.

14.9.2 Mentzos und Rudolf – zwei unterschiedliche Konzeptualisierungen

Parallelen und Überschneidungen der Grundkonflikte nach Rudolf mit den von Mentzos beschriebenen Konfliktarten (► Tab. 14-3, S. 290) liegen nur bei oberflächlicher Betrachtung auf der Hand. Der entscheidende Unterschied besteht jedoch in Mentzos Orientierung an klassischer rekonstruktiver psychoanalytischer Entwicklungspsychologie und nicht an der beobachtenden psychoanalytisch inspirierten Säuglings- und Kleinkindforschung. Im Vergleich mit der durch Rudolf geprägten Konflikt- und Strukturachse der OPD ist ein grundlegender Unterschied der Konzeptualisierungen Mentzos‹ hervorzuheben: Auch wenn er als Basis der Symptombildung nicht auf die grundlegenden Konfliktspannungen abhebt und stattdessen dysfunktionale habituelle Abwehr- und Kompensationsmöglichkeiten beschreibt, so verbleibt Mentzos doch im Denkraum der klassischen psychoanalytischen Entwicklungspsychologien und des Konflikt-Abwehr-Modells. Auf die sehr unterschiedliche Verwendung des Autonomiebegriffs bei Mentzos sei noch einmal ausdrücklich hingewiesen: Der Autor benutzt ihn zur Kennzeichnung des sog. Grunddilemmas des Menschen – nämlich ständig gefordert zu sein, eine Balance zwischen autonomen Bestrebungen und Abhängigkeitsbedürfnissen zu finden. Folgt man Mentzos, so stellt auch der ödipale Konflikt eine spezifische Variante des Autonomie-Abhängigkeitsdilemmas dar.

14.10 Zusammenfassung

- Psychodynamische Konflikte wurden mit der Entwicklung des Instanzenmodells durch Freud vorwiegend als intersystemische Konflikte, also als Konflikte zwischen Es, Ich und Über-Ich sowie zwischen dem Ich und der Realität, angesehen.
- Neben den Triebwünschen als innerseelischen motivationalen Quellen werden heute auch Bedürfnisse des Selbst sowie Beziehungswünsche berücksichtigt und als Ursachen intrapsychischer Konflikte anerkannt. Trieb- und Beziehungskonflikte weisen bedeutsame Unterschiede auf.
- Der auslösende Konflikt, der zumeist bewusstseinsnahe sogenannte Aktualkonflikt, wird unterschieden vom aktualisierten unbewussten Grundkonflikt, der im Sinne eines neurotischen Konfliktes dann zu Symptombildungen führt.
- Unterschiedliche Konflikte sind mit spezifischen Gefahren bzw. Ängsten verbunden.
- Während Freud zunächst davon ausging, dass Angst ein Umwandlungsprodukt bzw. eine Manifestation aufgestauter Triebenergien sei, verlagerte er mit der Einführung des Konzeptes der Signalangst den Ort der Angstentstehung vom Es ins Ich.
- Beim Auftreten von Signalangst mobilisiert das Ich als Ort der Angst und Angstabwehr (unbewusste) Abwehrmechanismen, die auf je unterschiedliche Weise versuchen, die innere Bedrohung vom Bewusstsein fernzuhalten.
- Unterschiedliche psychoanalytische Richtungen thematisieren bevorzugt Konflikte, die im Mittelpunkt ihrer jeweiligen theoretischen Fokussierungen stehen.
- Den Ausgangspunkt für die Initiative, eine »Operationalisierte Psychodynamische Diagnostik« (OPD) zu schaffen, bil-

dete einerseits die fehlende oder kaum vorhandene wissenschaftliche Übereinstimmung und damit nur geringe Kommunizierbarkeit psychoanalytischer Befunde – insbesondere auch in Bezug auf die Diagnose des pathogenen Konfliktes – und andererseits die Unzufriedenheit mit den eingeführten deskriptiven diagnostischen Klassifikationssystemen.

- Die vier psychodynamischen Ebenen der Operationalisierten Psychodynamischen Diagnostik betreffen das Krankheitserleben und die Motivation des Patienten (Achse I), die Beziehungsdynamik (Achse II), die lebensbestimmenden unbewussten Konflikte (Achse III) und die strukturellen Fähigkeiten (Achse IV).
- Die Konfliktachse der Operationalisierten Psychodynamischen Diagnostik erfasst acht unterschiedliche Konfliktthemen, die jeweils in einen aktiven und einen passiven Modus differenziert werden können. Jeder dieser Konfliktbereiche ist anhand operationalisierter Kriterien im Rahmen eines Interviews zu diagnostizieren.
- Die Konfliktachse der OPD erfasst keine unbewussten Grundkonflikte im engeren Sinne, sondern beschreibt systematisch die aus den Grundkonflikten aktualisierten Konflikte des Erwachsenenalters.
- Konflikt und Struktur stehen sich nicht diametral gegenüber, sondern sind in einer Ergänzungsreihe zu verstehen, wobei der Übergang vom einen ins andere fließend gedacht werden muss. Die Gewichtung von Konflikt- und Strukturanteilen in den vier Grundkonflikten (Nähe, Bindung, Autonomie und Identität) ist unterschiedlich.
- In Bezug auf das Verständnis der Symptombildung sind neben dem Konflikt die Struktur und die Verarbeitungsmuster zu berücksichtigen. Fünf unterschiedliche Modalitäten der Symptombildung können differenziert werden.
- Es lässt sich kritisch einwenden, dass mit Nutzung der OPD-Konfliktachse eher die habituellen Muster der individuellen Konfliktlösungen als die eigentlichen Konfliktspannungen beschrieben werden. Damit steht das Konfliktverständnis der OPD dem Reifungsparadigma der Rudolfschen Struktursichtweise näher als dem klassischen psychoanalytischen Konfliktmodell.
- Nach Mentzos lässt sich die neurotische Symptomatik in Begriffen der Modi der Abwehr bzw. der Kompensation des Konfliktes verstehen. Unterschieden werden reifere Modi wie der hysterische oder angstneurotische Modus von unreiferen wie dem psychosomatischen oder dem psychotischen Modus.

Ausgewählte Tipps zum Weiterlesen

Arbeitskreis OPD (Hrsg). Operationalisierte Psychodynamische Diagnostik OPD-2. Das Manual für Diagnostik und Therapieplanung. Bern, Göttingen, Toronto, Seattle: Huber 2006.

Deneke FW. Psychodynamik und Neurobiologie. Dynamische Persönlichkeitstheorie und psychische Krankheit. Stuttgart: Schattauer 2013.

Dührssen A. Die biographische Anamnese unter tiefenpsychologischem Aspekt. Stuttgart: Schattauer 2011.

Mentzos S. Neurotische Konfliktverarbeitung. Frankfurt/M.: Fischer 1982.

Rudolf G. Psychodynamische Psychotherapie – Die Arbeit an Konflikt, Struktur und Trauma. 2. Aufl. Stuttgart: Schattauer 2014.

Rudolf G & Henningsen P (Hrsg). Psychotherapeutische Medizin und Psychosomatik – Ein einführendes Lehrbuch auf psychodynamischer Grundlage. 7. Aufl. Stuttgart, New York: Thieme 2013.

15 Strukturpathologie: Von Balints Grundstörung zur Strukturachse der Operationalisierten Psychodynamischen Diagnostik

Annegret Boll-Klatt

Inhalt

15.1 Die Entwicklung des Konzeptes der Persönlichkeitsstörungen im geschichtlichen Kontext

Die psychoanalytischen Wurzeln unseres modernen Konzeptes der Persönlichkeitsstörungen und des damit eng verknüpften Konzeptes der Strukturpathologie lassen sich bis zu Freud zurückverfolgen. Der Strukturbegriff stellt dabei immer ein psychologisches Konstrukt dar, das dazu dient, Abstraktionen und ordnende Systematisierungen psychischer Funktionsweisen und Repräsentanzen vorzunehmen. Das **klassische psychoanalytische Strukturmodell** mit seinen Substrukturen des Es, Ich und Über-Ich veranschaulicht das wohl bekannteste Konstrukt einer psychischen Struktur. Mit der Einführung der Begriffe des **Charakters** und der **Charakterstruktur**, beispielsweise von Freud (1908b [1999], S. 8), Adler (1912 [1972]) oder von Reich (1933 [1973]), verschob sich der Akzent hin zur Beschreibung unterschiedlicher Persönlichkeitsstrukturen. Die sogenannten **Charakterneurosen** – diese Bezeichnung entstammt der Tradition der deutschsprachigen Psychoanalyse – wurden den **Symptomneurosen** gegenübergestellt und unter das Konzept der **Neurose** subsumiert. In der deutschen Psychiatrie wurden Störungen – die wir heute als Persönlichkeitsstörungen diagnostizieren – als **»psychopathische Persönlichkeiten«**, **»Psychopathie«** oder **»Soziopathie«** bezeichnet (Ermann 2016a, S. 193).

Hiermit deutet sich schon an, dass wir es mit einer verwirrenden Vielzahl unscharf definierter Begriffe zu tun haben, die auch heute noch häufig in entsprechend unklarer und damit missverständlicher Form verwendet werden.

Im triebtheoretisch fundierten Konzept der **Charakterneurose** wird vor allem auf Prozesse der Konfliktverarbeitung, also auf Prozesse der intrapsychischen Abwehr im Zusammenspiel mit den Triebforderungen, abgehoben. Diese habituellen Abwehrstrategien formen das Persönlichkeitsbild, sodass auch von einer »zum Charakter geronnenen Abwehr« (Rudolf 2013h, S. 250) gesprochen wird. Hier wird der Unterschied zur Symptomneurose deutlich hervorgehoben: Der Charakter als Ganzes fungiert als Schutz gegen innere und äußere Ängste und Konflikte.

Triebtheoretisch betrachtet erfolgt die Einteilung unterschiedlicher charakterneurotischer Positionen anhand der psychosexuellen Entwicklungsstufen. So werden ein oraler, analer, urethraler, phallisch-narzisstischer und genitaler Charakter unterschieden (König 2008, S. 114). Allerdings wird im psychoanalytisch orientierten Denken nicht klar formuliert, was pathologisch zu nennen ist und was nicht.

König (2004, S. 93) definiert die Charakterneurose als eine Charakterstruktur, »[…] bei der die Charaktereigenschaften in ihrer Ausprägung jenseits des Normalen liegen. Was als normal anzusehen ist, hängt von gesellschaftlichen Bedingungen ab«.

Hinsichtlich der Einschätzung der Gestörtheit verweist er auf die Frage der Passung zwischen Charaktereigenschaften und gesellschaftlicher Umgebung. So ist es leicht nachvollziehbar, dass verschiedene Persönlichkeitsstrukturen in unterschiedlichen beruflichen Kontexten unterschiedlich gut *passen;* man denke z. B. an eine sehr zwanghafte Person, die mit Sicherheit in einem Ingenieurbüro erfolgreicher und beliebter sein wird als in einer Werbeagentur.

Hoffmann (1979) trifft einen Unterschied anhand der Kategorien »Ich-synton« und »Ich-dyston«: Die Ich-Syntonität kennzeichne den **neurotischen Charakter**, bei dem meistens die anderen leiden und/oder das Leidensgefühl im Außen verortet wird, während die **Charakterneurose** mit einem psychischen Leidensdruck einhergehe. Diese Unterscheidung spielt auch in den modernen diagnostischen Diagnoseschemata des DSM-5 und der ICD-10 eine Rolle (s. u.), allerdings im DSM-5 in einer etwas weichen, uneindeutigen Definition, indem der persönliche Leidensdruck nur eine Variante darstellt, die andere besteht alternativ in *»[…] Beeinträchtigungen in sozialen, beruflichen oder anderen wichtigen Funktionsbereichen«* (Falkai & Wittchen 2015, S. 364). Damit ist nicht ganz klar, wer leiden muss, um dieses diagnostische Kriterium zu erfüllen – die Patienten, die Ehepartner, die Freunde oder die Kollegen.

Seit Beginn der 1940er-Jahre richtete sich das psychoanalytische Interesse vorwiegend auf die **Struktur des Ich** sowie auf seine

Funktionen und seine Entwicklung, wie sie im Rahmen der im Wesentlichen durch die Beiträge von Hartmann (1939a [1970]) begründeten Ich-Psychologie (▶ Kap. 2) formuliert werden. Im Zuge der Ausarbeitung der **Ich-psychologischen Ansätze** und später dann auch durch die Erweiterungen der Objektbeziehungspsychologie trat die Thematik der Triebkonflikte eher in den Hintergrund. Aspekte einer **Ich-strukturellen Störung** wurden im psychodynamischen Verständnis von Charakterneurosen bzw. Persönlichkeitsstörungen zunehmend mehr beachtet.

So wurde die Einschätzung der **Schwere der Störung** zu einem weiteren Klassifikationsmerkmal. Insbesondere bei den *schweren* Persönlichkeitsstörungen wie der schizoiden, der schizotypen, der paranoiden, der antisozialen oder der Borderline-Störung steht die Ich-strukturelle Vulnerabilität mit ihren verschiedenartigen Bewältigungsversuchen im Vordergrund der Psychopathologie. Mentzos (2009, S. 148) verweist darauf, dass es wohl selbst dem »treuesten« Psychoanalytiker heute schwerfallen würde, diese Persönlichkeitsstörungen als *neurotisch* im Sinne der triebtheoretisch fundierten Definition der Charakterneurosen zu bezeichnen.

Durch die Ich-psychologische Betrachtung hat das traditionsreiche Thema der Charakterneurosen bzw. der Persönlichkeitsstörungen somit eine deutliche Differenzierung erfahren: Das Ausmaß der Ich-strukturellen Pathologie und des damit in Verbindung stehenden Reifegrades der Bewältigungsformen unterscheidet die Persönlichkeitsstörungen bzw. Charakterneurosen erheblich voneinander. In aktuellen psychoanalytischen Arbeiten werden zumeist nur noch die anankastische, die hysterische und die Angst geprägten Persönlichkeitsstörungen (Cluster C; s. u.) als Konfliktpathologien konzipiert und damit dem (Charakter-)Neurosemodell zugeordnet (Mentzos 2009). Der gelegentlich anzutreffende Begriff der »schweren Charakterpathologie« findet heute seine Entsprechung im Kernbergschen Konzept der Borderline-Persönlichkeitsorganisation (s. u.) und basiert somit nicht mehr auf einem triebpsychologischen, sondern auf einem objektbeziehungstheoretischen Hintergrund. Bereits 1977 stellte Fürstenau (S. 200) die Forderung auf, dass sich ein Psychotherapeut regelhaft die Frage stellen müsse, ob und welche strukturellen Abweichungen des Ich des jeweiligen Patienten vom »fiktiven Normal-Ich« (Freud 1937c [1999], S. 80) aus klinischer Sicht vorliegen und welche Ich-Funktionen zur Ausübung überhaupt zur Verfügung stehen. Bei Vorliegen Ich-struktureller Störungen müsse das therapeutische Vorgehen danach ausgerichtet werden.

Heute noch sehr gebräuchlich ist das Konzept der **Neurosenstruktur**, das von Schultz-Hencke und seinen Schülern in den 1950er-Jahren entwickelt wurde und teils auf triebpsychologischer, teils auf Ich-psychologischer Fundierung angesiedelt ist (Schultz-Hencke 1951). Intendiert ist hier nicht die Trennung von Konflikt und Struktur, sondern betont wird gerade deren Verknüpfung. Dieses Konzept geht davon aus, dass nicht der ursprüngliche Triebkonflikt das klinische Erscheinungsbild prägt, sondern dessen Folgeerscheinungen, wie z. B. Wahrnehmungsverzerrungen und -lücken aufgrund von Verdrängungen oder Einschränkungen des Erlebens und unbewusste Haltungen, in denen Anteile des Verdrängten spürbar werden (Rudolf 2002, S. 4). Eine schizoide, narzisstische, depressive, zwanghafte oder hysterische Neurosenstruktur kann in reiner Form auftreten, meistens aber lassen sich mehrere Strukturanteile nebeneinander beobachten, wie es z. B. in der Formulierung einer depressiven Neurosenstruktur mit hysterischen Anteilen zum Ausdruck gebracht wird. Dieser Strukturbegriff beschreibt die konfliktbedingte Entwicklung der Gesamtpersönlichkeit, die durchaus einen anderen Schwerpunkt haben kann als der neurotische Konflikt, der mit der vorliegenden Symptomatik in Verbindung steht.

Beispielhaft könnte die Diagnose also durchaus lauten, dass es sich um einen ödipalen Konflikt handelt, der sich vor dem Hintergrund einer depressiven Neurosenstruktur mit hysterischen Anteilen abspielt. Der Kommentar zu den Psychotherapierichtlinien (Rüger et al. 2015, S. 19) hebt auf das Zusammenwirken von Konflikt und Struktur ab.

> Der Konflikt präge das Krankheitsgeschehen im Sinne eines »aktiv-kausalen« Faktors, »[...] der die Gleichförmigkeit struktureller Gestörtheit durchbricht, verändert, aktualisiert, auch provoziert, z. B. als akut wirksame angstneurotische oder phobische Störung oder als aktueller Beziehungskonflikt. Das strukturelle Moment muss auf aktuelle Konflikterlebnisse warten, die es in der seelischen Krankheit zur Geltung bringen; die Konflikte bedürfen der Anlehnung an die Struktur, um intrapsychisch zur Wirkung zu kommen«.

Struktur wird hier als etwas Vorhandenes bzw. Bereitliegendes verstanden, das eine **Disposition** begründet und damit für Symptombildungen und krankheitswertige Störungen in inneren und/oder äußeren Belastungssituationen anfällig macht. Verdeutlicht werden sollte, dass mit den **Charakterneurosen** und der **Ich-strukturellen Störung** von psychoanalytischer Seite schon früh Konzepte vorlagen, um Störungen, die wir in den diagnostischen Glossaren als Persönlichkeitsstörungen kennzeichnen, psychodynamisch und psychogenetisch zu erfassen.

Die Bezeichnung **»frühe Störung«** ist heutzutage immer noch verbreitet und wird vor unterschiedlichem theoretischem Hintergrund benutzt. Aufgrund der gegenwärtig vorliegenden differenzierteren strukturpathologischen Konzepte (s. u.) sollte dieser Begriff eigentlich nicht mehr verwendet werden. Gleichwohl hält sich diese Diagnose insbesondere bei älteren Psychotherapeuten doch relativ hartnäckig. Die folgende Auflistung enthält Synonyme für den Begriff der »frühen Störung« mit jeweils »Schulen«-spezifisch anderer Gewichtung:

- »Präödipal gestört« ist triebpsychologisch-phasenspezifisch gemeint (▸ Kap. 5).
- »Strukturell Ich-gestört« bezieht sich auf die Verfassung des Ich, hebt ab auf das Vorhandensein defizitärer Ich-Funktionen (▸ Kap. 2).
- »Ich-Störung« verwendete Fenichel bereits 1931 für das gleiche Phänomen.
- »Frühgestört« bezieht sich auf die entwicklungspsychologisch frühe Störung des emotionalen Dialogs mit dem primären Objekt (▸ Kap. 3).
- Michael Balint (1968 [2012]) prägte den Begriff der »Grundstörung«.
- Das Konzept »Selbststörung« beruht auf der Theorie der Selbstpsychologie (▸ Kap. 4).

Der Begriff der **Persönlichkeitsstörungen** hat sich inzwischen auch bei psychodynamisch-psychoanalytisch ausgerichteten Psychotherapeuten etabliert. Hier soll die Definition der Persönlichkeitsstörungen von Ermann (2016a, S. 192) zitiert werden, da sie wichtige Aspekte des Konzeptes der Neurosenstruktur mit der Ich-psychologischen Betrachtungsweise verbindet und einen Brückenschlag zu den Definitionen in den diagnostischen Glossaren ICD-10 und DSM-5 bildet:

> »Persönlichkeitsstörungen sind überdauernde Auffälligkeiten in den Grundhaltungen zur eigenen Person, in zwischenmenschlichen Beziehungen, gegenüber dem Leben und der Welt, die subjektiv als Beeinträchtigungen erlebt werden und objektiv zu Problemen bei der Lebensbewältigung und in sozialen Beziehungen führen. Dabei kommen tief verwurzelte, z. T. starr fixierte Erlebens- und Verhaltensmuster zum Tragen, die keine ausreichende Bewältigung anstehender Entwicklungsaufgaben und psychosozialer Probleme gestatten. Sie beruhen entweder auf einem andauernden defensiven Verhalten gegenüber verdrängten Konflikten oder auf einer Struktur-Pathologie mit kompensatorischen Gegenbewegungen. Die Abgrenzung zwischen neurotischen, krankheitsdisponierenden Persönlichkeiten und krankheitswertigen Persönlichkeitsstörungen ist oft schwierig.«

Auch Konzepte wie Persönlichkeit und Persönlichkeitszüge, neurotische Persönlichkeit und Persönlichkeitsstörung werden oft nicht eindeutig differenziert, die Übergänge zwischen Gesundheit und Krankheit sind auch hier somit fließend. Im Weiteren folgen wir ebenfalls Ermann (2016a, S. 194) und verwenden den Begriff der **neurotischen Persönlichkeit** im Sinne einer Disposition für die Entstehung neurotischer Symptome sowie die Bezeichnung **Persönlichkeitsstörung** als Diagnose für spezifische Manifestationsformen psychischer Pathologie. Ebenso unscharf ist die Grenze zwischen Symptomen bzw. zwischen **Symptomneurosen** und neurotischen Persönlichkeitszügen. Wir sind es gewöhnt, Angst und Kontrollzwänge als Symptome aufzufassen, hingegen Ängstlichkeit und Pedanterie als spezielle Persönlichkeitszüge, wobei allerdings verloren gehen kann, dass das eine – z. B. der Kontrollzwang – durchaus Bestandteil des anderen – hier der Pedanterie – sein kann.

Die Vielfalt der Forschungsergebnisse besonders der letzten zwanzig Jahre hat zu einer Übereinstimmung dahingehend geführt, dass heutzutage die **Genese der Persönlichkeitsstörungen** nicht monokausal, sondern multifaktoriell und mehrdimensional im Rahmen eines **bio-psycho-sozialen Krankheitsmodells** konzipiert werden muss. Folgende Risikofaktoren aufseiten des Kindes und aufseiten der Bezugsperson werden als bedeutsam für die Störungsgenese verantwortlich gemacht (Ermann 2016a, S. 198):

- *aufseiten des Kindes:*
  - entwicklungshemmende Bedingungen in den prägenden Lebensphasen, die in der späteren Entwicklung nicht ausgeglichen werden
  - anhaltende negative Beziehungserfahrungen und kumulative Mikrotraumatisierungen in der vulnerablen Entwicklungsperiode der Kindheit
  - Makrotraumatisierungen in Form von sexueller und körperlicher Gewalt
  - genetische Vulnerabilität bzw. konstitutionelle Belastungen, die sich in Form unterschiedlicher Affekttoleranz, Trieb- und Impulsstärke manifestieren
  - Fehlbildungen, körperliche Beeinträchtigungen, angeborene Einschränkungen psychischer und kognitiver Funktionen, häufige Erkrankungen als Säugling
  - fraglicher Einfluss der Heredität
- *aufseiten der Bezugspersonen:*
  - schwere Krankheiten in der Familie, v. a. psychische Erkrankungen, spe-

ziell Persönlichkeitsstörungen und Psychosen
- emotionale Probleme um Schwangerschaft und Mutterschaft/Elternschaft
- Belastung durch Partnerschaftsprobleme und andere Beziehungsprobleme
- Verlusterlebnisse, v. a. während und kurz nach der Schwangerschaft, speziell Aborte
- häufige Abwesenheiten
- Migration, Erfahrung von Flucht, Vertreibung, politischer Gewalt

In der intensiven, oft kontrovers geführten Diskussion zur **Ätiopathogenese** spielen heute **traumatisierende Erfahrungen im Kindesalter** nicht nur für die Entstehung einer Borderline-Persönlichkeitsstörung, sondern auch für alle anderen Persönlichkeitsstörungen eine große Rolle. Die Ergänzung der sogenannten Makrotraumatisierungen aufgrund von physischer und sexueller Gewalt durch sogenannte Bindungs- und Beziehungstraumatisierungen als Mikrotraumatisierungen vergrößert die Reichweite des Traumamodells erheblich. Wöller (2006) gibt einen sehr differenzierten Überblick über die Bedeutung der Traumapathologie in der Genese von Persönlichkeitsstörungen (► Kap. 21).

15.2 Die Persönlichkeitsstörungen in den aktuellen diagnostischen Manualen

Der Begriff der Persönlichkeitsstörung stammt aus dem angloamerikanischen Sprachgebrauch und steht in der Tradition der amerikanischen Psychiatrie, vertreten durch die American Psychiatric Association. 1980 wurde diese Störungskategorie erstmals in das diagnostische Klassifikationssystem DSM-III aufgenommen. Es folgten DSM-IV, DSM-IV-TR, DSM-5 und die im deutschsprachigen Raum überwiegend genutzte ICD-10. Dort ist folgende Definition zu lesen (Dilling et al. 2000, S. 225):

> *»Diese Störungen umfassen tief verwurzelte, anhaltende Verhaltensmuster, die sich in starren Reaktionen auf unterschiedliche persönliche und soziale Lebenslagen zeigen. Dabei findet man bei Personen mit Persönlichkeitsstörungen gegenüber der Mehrheit der betreffenden Bevölkerung deutliche Abweichungen im Wahrnehmen, Denken, Fühlen und in Beziehungen zu anderen. […] Sie beginnen in der Kindheit oder Adoleszenz und dauern bis ins Erwachsenenalter an. Sie beruhen nicht auf einer anderen psychischen Störung oder einer Hirnerkrankung […].«*

15.2.1 Persönlichkeitsdiagnostik im DSM-5

Alle bisherigen Modelle zur diagnostischen Erfassung von Persönlichkeitsstörungen erwiesen sich in mehrfacher Hinsicht als unbefriedigend. Die Hauptgegenargumente beziehen sich im Wesentlichen auf folgende vier Punkte (Zimmermann et al. 2013):
- Die Zuordnung zu den kategorialen Persönlichkeitsstörungs-Diagnosen ist empirisch nicht haltbar, sodass Patienten die Kriterien für mehr als eine Persönlichkeitsstörung erfüllen.
- Es fehlt eine Skala zur expliziten Erfassung des Schweregrades der Persönlichkeitsstörung.
- Es ist unklar, welche normativen Vorstellungen von einer »gesunden« Persönlichkeit den diagnostischen Kategorien zugrunde liegen.
- Die Diagnose einer bestimmten Persön-

lichkeitsstörung weist eine geringe zeitliche Stabilität auf.

Die zentrale Innovation des alternativen DSM-5-Modells besteht darin, zwei Komponenten zu unterscheiden:
- Beeinträchtigungen im Funktionsniveau der Persönlichkeit (Kriterium A)
- Vorliegen von maladaptiven Persönlichkeitseigenschaften (Kriterium B)

Die zentralen Merkmale einer Persönlichkeitsstörung sind Beeinträchtigungen der Funktionsfähigkeit der Persönlichkeit (der Persönlichkeit selbst und interpersonell) sowie das Vorhandensein pathologischer Persönlichkeitszüge (Falkai & Wittchen 2015).

Kriterium A: Das Funktionsniveau der Persönlichkeit wird anhand der »Level of Personality Functioning Scale« (LPFS; Bender et al. 2011) operationalisiert. Der Skala liegt die Annahme zugrunde, dass der gemeinsame Nenner aller Persönlichkeitsstörungen in der Beeinträchtigung vier basaler adaptiver Fähigkeiten im Umgang mit sich selbst und anderen liegt: Selbststeuerung und Identität beziehen sich auf das Selbst, Empathie und Nähe auf die Beziehung zu anderen. Auf einer globalen Fünf-Punkte-Skala muss mindestens Level 2 (mittelgradige Beeinträchtigung) vorliegen, um überhaupt die Diagnose einer Persönlichkeitsstörung zu stellen (Zimmermann et al. 2013). Die LPFS weist große Ähnlichkeiten zur Strukturachse der OPD (s. u.) auf (Zimmermann et al. 2012), sodass sich z. B. eine Einschätzung von LPFS-Level 2 unmittelbar auf eine Bewertung von »gering bis mäßig integriert« in der OPD überführen lässt.

Kriterium B: Zur Diagnostik von maladaptiven Persönlichkeitseigenschaften wurde eine Taxonomie von 25 Persönlichkeitsfacetten genutzt, die fünf übergeordneten Domänen zugeordnet sind (Krueger et al. 2011). Mit dem Persönlichkeits-Inventar für DSM-5, dem PID-5, wurde ein Fragebogen konzipiert, der mit 220 Items diese 25 Persönlichkeitsfacetten abdeckt. Der PID-5 ist als Selbst- und als Fremdeinschätzungsversion sowie als Kurzform auf der APA-Webseite frei verfügbar (http://www.dsm5.org). Wenn auch die allgemeinen Kriterien C–F wie die zeitliche Stabilität oder der Ausschluss von Drogeneinwirkung und somatischen Krankheitsfolgen (vgl. Falkai & Wittchen 2015, S. 363) erfüllt sind, können die festgestellten Beeinträchtigungen im Funktionsniveau und die maladaptiven Persönlichkeitseigenschaften mit sechs prototypischen spezifischen Mustern bzw. Persönlichkeitsstörungs-Typen abgeglichen werden: Antisoziale, Vermeidende, Borderline-, Narzisstische, Zwanghafte und Schizotypische Persönlichkeitsstörung. Wenn das individuelle Muster an Beeinträchtigungen und Eigenschaften keinem der sechs spezifischen Kriteriensets entspricht, kann die Diagnose einer traitspezifizierten Persönlichkeitsstörung vergeben werden. Auf diese Weise lassen sich dann auch die »herausgefallene« Dependente, Histrionische, Paranoide und Schizoide Persönlichkeitsstörung abbilden. Die Narzisstische Persönlichkeitsstörung (► Kap. 22) wurde zunächst nicht mehr als spezifische Persönlichkeitsstörung berücksichtigt, schließlich dann aber konzeptuell überarbeitet und nun in einer deutlich differenzierteren Form aufgenommen, die sowohl grandiose als auch vulnerable Erscheinungsformen einbezieht.

15.2.2 Persönlichkeitsdiagnostik in der ICD-10

Der erste Entwurf der Arbeitsgruppe ICD-11 zu den Persönlichkeitsstörungen enthält lediglich Module zur Erfassung des Schweregrades und zu den maladaptiven Persönlichkeitsmerkmalen, aber nicht zu Persönlichkeits-Typen.

In der ICD-10 werden bisher noch, je nach Symptomatik, elf spezifische Persönlichkeitsstörungen unterschieden. Anhand deskriptiver Kriterien werden diese zu Clustern zusammengefasst (Rudolf 2013h, S. 249):

- **Cluster A** enthält Störungen mit der gemeinsamen Charakterisierung als »sonderbar« oder »exzentrisch«, nämlich die Paranoide und die Schizoide Persönlichkeitsstörung.
- **Cluster B** enthält Störungen mit der gemeinsamen Charakterisierung als »dramatisch«, »emotional« oder »launisch«, nämlich die Antisoziale, die Borderline-, die Histrionische und die Narzisstische Persönlichkeitsstörung.
- **Cluster C** enthält Störungen mit der gemeinsamen Charakterisierung durch Ängstlichkeit, nämlich die Ängstlich-vermeidende, die Dependente und die Zwanghafte Persönlichkeitsstörung.

Dem klinischen Tatbestand, dass Persönlichkeitsstörungen nicht immer in symptomatisch reiner Form auftreten, wird in der **ICD-10** durch die Kategorie der »Kombinierten und anderen Persönlichkeitsstörungen« (F61) entsprochen. Ein Sonderfall besteht in der sogenannten »Andauernden Persönlichkeitsänderung nach Extrembelastung« (F62) als Form einer chronifizierten Posttraumatischen Persönlichkeitsstörung (► Kap. 16). Für eine differenzialdiagnostische Einordnung ist auch die ICD-10-Ziffer Z73 »Probleme mit Bezug auf Schwierigkeiten bei der Lebensbewältigung« durchaus bedeutsam. Die Verwendung dieser Ziffer ermöglicht die diagnostische Berücksichtigung akzentuierter Persönlichkeitszüge, wenn die Kriterien für das Vollbild einer Persönlichkeitsstörung nicht erfüllt werden.

Die **Prävalenz** unbehandelter Persönlichkeitsstörungen wird in der deutschen Allgemeinbevölkerung mit 11 % und in stationären Einrichtungen mit bis zu 50 % angegeben (Bohus & Stieglitz 2009). In der Gesamtbevölkerung der Vereinigten Staaten beträgt die Prävalenz 1,5 % für Cluster-B-Störungen, 5,7 % für Cluster-A-Störungen, 6 % für Cluster-C-Störungen und 9,1 % für Persönlichkeitsstörungen jeglicher Art (Lenzenweger et al. 2007). Diese Zahlen verdeutlichen eine hohe klinische Bedeutung dieser Störungskategorie, gleichwohl stellt deren große Bandbreite ein erhebliches diagnostisches Problem dar, dem wir uns in den folgenden Ausführungen widmen wollen.

15.3 Strukturpathologie und Persönlichkeitsstörungen im Licht unterschiedlicher Objektbeziehungstheorien

Die sogenannte **Neurosenformel** in den Objektbeziehungstheorien wird Giesers & Pohlmann (2010) zufolge nicht mehr als pathologische Konfliktlösung oder als pathologische Angstabwehr konzipiert, sondern als Struktur- bzw. Persönlichkeitsstörung. Statt um »Kompromisse zwischen Regression und Versagung« gehe es um »Reinszenierung pathologischer Objektbeziehungen« (Giesers & Pohlmann 2010, S. 648). Im Fokus stehen die Selbst-Objekt-Differenzierung sowie die Differenzierung und Integration der Selbst- und Objektrepräsentanzen, die auf die Verinnerlichung von Objektbeziehungserfahrungen zurückgeführt werden. Seelische Störungen resultieren aus der Desintegration seelischer Zustände, nicht aus dem Kräftespiel entgegengesetzter seelischer Tendenzen, die den Substrukturen des Freudschen Instanzenmodells zuzuordnen sind.

Wenn es hier nun zentral um die Verinnerlichung von Objektbeziehungserfahrungen geht, wird der Leser rasch die bereits an anderen Stellen ausgeführten Theoriekontroversen wiedererkennen: die Diskussion um das Primat der intrapsychischen Triebdynamik mit den daraus entspringenden kindlichen Fantasien im Gegensatz zu den realen Erfahrungen in der frühen Mutter-Kind-Beziehung und die damit in Verbindung stehende entwicklungspsychologische Kontroverse zwischen dem rekonstruierten Kind der klassischen psychoanalytischen Entwicklungspsychologien und dem beobachteten Kind der Bindungstheorie sowie der psychoanalytisch inspirierten Säuglings- und Kleinkindforschung. Als Protagonisten der beiden Stränge können Melanie Klein einerseits sowie Anna Freud, John Bowlby und Daniel Stern andererseits herangezogen werden. Im Vorgriff auf das Folgende sei hier bereits erwähnt, dass ein großer Teil der Unterschiede und auch der Kontroversen zwischen Kernbergs Konzept der Borderline-Persönlichkeitsorganisation und der Übertragungsfokussierten Psychotherapie sowie Rudolfs Konzeptualisierung des Funktionsniveaus der psychischen Struktur und der Strukturbezogenen Psychotherapie letztendlich auf diese unterschiedlichen theoretischen Ausgangspunkte zurückzuführen sind. Etwas überspitzt könnte man sagen, dass sich in der Diskussion Kernberg versus Rudolf Aspekte der alten, z. T. erbittert ausgetragenen Kontroverse zwischen Anna Freud und Melanie Klein wiederfinden (vgl. Hinshelwood 2011).

15.3.1 Kernbergs strukturpathologisches Konzept: Die Borderline-Persönlichkeitsorganisation (BPO)

In Kapitel 3 wurde Kernbergs Objektbeziehungstheorie bereits ausführlich dargestellt. Im Mittelpunkt seiner grundlegenden Ausführungen steht die früheste dyadische Objektbeziehung, insbesondere deren Internalisierung, Strukturierung und klinische Reaktivierung in der Übertragung. Kernberg schreibt:

»*Die Formulierung ›Internalisierung von Objektbeziehungen‹ nimmt Bezug auf das Konzept, daß in allen Interaktionen zwischen dem Säugling bzw. dem Kind mit den signifikanten Elternfiguren das, was das kleine Kind internalisiert, nicht ein Bild oder eine Repräsentanz des anderen (›des Objektes‹) ist, sondern die Beziehung zwischen dem Selbst und dem anderen, in der Form eines Selbstbildes oder einer Selbstrepräsentanz, die mit einem Objektbild oder einer Objektrepräsentanz interagiert. Diese innere Struktur repräsentiert in der intrapsychischen Welt sowohl reale als auch phantasierte Beziehungen mit bedeutsamen Anderen.*« (Kernberg 1976 [1997c], S. 18; Hervorhebung i. O.)

In diesem Zitat wird deutlich, dass Kernberg neben den realen auch die fantasierten Beziehungen mit bedeutsamen Anderen für die Bildung von Repräsentanzen einschließt. Für die Konzeptualisierung der schweren Persönlichkeitsstörungen werden Kernberg zufolge sowohl die Triebtheorie als auch die Objektbeziehungstheorie benötigt. Kernbergs Ziel war es, durch eine Integration verschiedener theoretischer Ansätze ein konsistentes Modell für die nichtneurotischen schweren Persönlichkeitsstörungen zu entwickeln. Das Objektbeziehungsmodell der Persönlichkeitsstörungen bietet einen systematischen Ansatz für die Bewertung, Einordnung und Behandlung von Persönlichkeitspathologien aller Schweregrade. Kernberg spricht von einer strukturellen Analyse (z. B. 1981) und von der Möglichkeit, das strukturelle Funktionsniveau der Persönlichkeit anhand der Schwere der Störung gestuft zu beschreiben, indem er ein neurotisches, ein Borderline- und ein psychotisches Organisationsniveau der Persönlichkeit unterschied. Insbesondere mit dem Borderline-Niveau, der **Borderline-Persönlichkeitsorganisation** hat er sich intensiv beschäftigt.

Kernbergs Konzept der Borderline-Persönlichkeitsorganisation geht im Wesentlichen von folgenden entwicklungspsychologischen Grundannahmen aus (zit. n. Janssen 2007, S. 9):

- vom Mahlerschen Konzept einer primär fusionierten Selbst-Objekt-Einheit
- von einer konstitutionell verankerten Aggression
- vom kleinianischen Konzept der Spaltung und projektiven Identifikation

In modifizierter Form greift Kernberg somit auf Freuds Annahme eines Todestriebes zurück, die beiden Konzepten inhärent ist. Entscheidend ist seine Konzeptualisierung einer **angeborenen Disposition zur Aggressionsaktivierung**, womit er Wut, Hass und Neid als Hauptaffekte in das Zentrum der schweren Persönlichkeitsstörungen stellt. Kernberg und seine Mitarbeiter beziehen sich auf den renommierten Neurobiologen und Tierforscher Panksepp (1998) und sprechen von **endogener Aggression:**

»*Wir sehen Aggression als konstitutionelle Komponente eines jeden Individuums, d. h. als ein Ergebnis der menschlichen Evolution, das neurobiologisch verankert ist.*« (Clarkin et al. 2008, S. 17)

Psychische Traumata, schwere Störungen in den Objektbeziehungen und auch physischer Schmerz generieren heftige negative Affekte, die dann die endogene Aggression intensivieren. Unter der Wirkung der heftigen Aggressionen wird die Entwicklung differenzierter und integrierter Selbst- und Objektrepräsentanzen, die auf der Internalisierung von Objektbeziehungen beruht, empfindlich gestört (▶ Kap. 3, Kap. 21). In allen psychodynamischen Borderline-Theorien wird die **Spaltung** als zentrale Abwehrformation angesehen. Kernberg greift auf die **kleinianische Spaltungslehre** zurück und nimmt zu Beginn des Lebens polarisierte »nur gute« und »nur böse« Formen von Selbst und Objekt an. Die Persistenz von Spaltungen macht auf ein Entwicklungsdefizit aufmerksam, nämlich auf das Unvermögen, Selbst- und Objektrepräsentanzen mit gegensätzlicher affektiver Besetzung zu synthetisieren.

> Spaltung ist das aktive Getrennthalten positiver und negativer Selbst- und/oder Objektrepräsentanzen mit dem Ziel, die »Guten« vor der Infiltration und damit vor der Vernichtung durch die »Bösen« zu schützen (Janssen 2007, S. 8).

Die wesentlichen Merkmale der Persönlichkeitsstörungen auf dem Niveau der Borderline-Persönlichkeitsorganisation sieht Kernberg zum einen in einer **Schwäche der Ich-Struktur**, sodass intensive Affekte starke Ängste vor Desintegration und primitive Abwehrvorgänge auslösen, und zum anderen in einer **Identitätsdiffusion** mit der Schwierigkeit zur Unterscheidung, was zu einem selbst und was zum anderen gehört. Für Kernberg sind schwere Persönlichkeitsstörungen der Ausdruck einer verzerrten und in sich gespaltenen Welt der verinnerlichten Objektbeziehungen.

Die Borderline-Persönlichkeitsorganisation wird heute zusätzlich noch in eine höhere und eine niedrigere Stufe unterteilt (Kernberg & Levy 2011, S. 294). Abbildung 15-1 (Caligor & Clarkin 2013, S. 15) veranschaulicht eine Klassifikation aller Persönlichkeitsstörungen unter Berücksichtigung des jeweiligen strukturellen Funktionsniveaus, wie es auf der Vertikalen dargestellt wird. Die Horizontale beinhaltet die Einteilung in die vom Temperament bestimmte Tendenz zu Extra- oder Introversion und ermöglicht somit eine weitere Einteilung aller Persönlichkeitsstörungen in zwei Hauptgruppen.

Das hier vorgestellte Modell beruht auf klinischen Erfahrungen aus dem Bereich der psychodynamischen Therapie bei Patienten mit einer Persönlichkeitsstörung und ist nicht an ein bestimmtes Modell der Ätiologie dieser Störungen geknüpft.

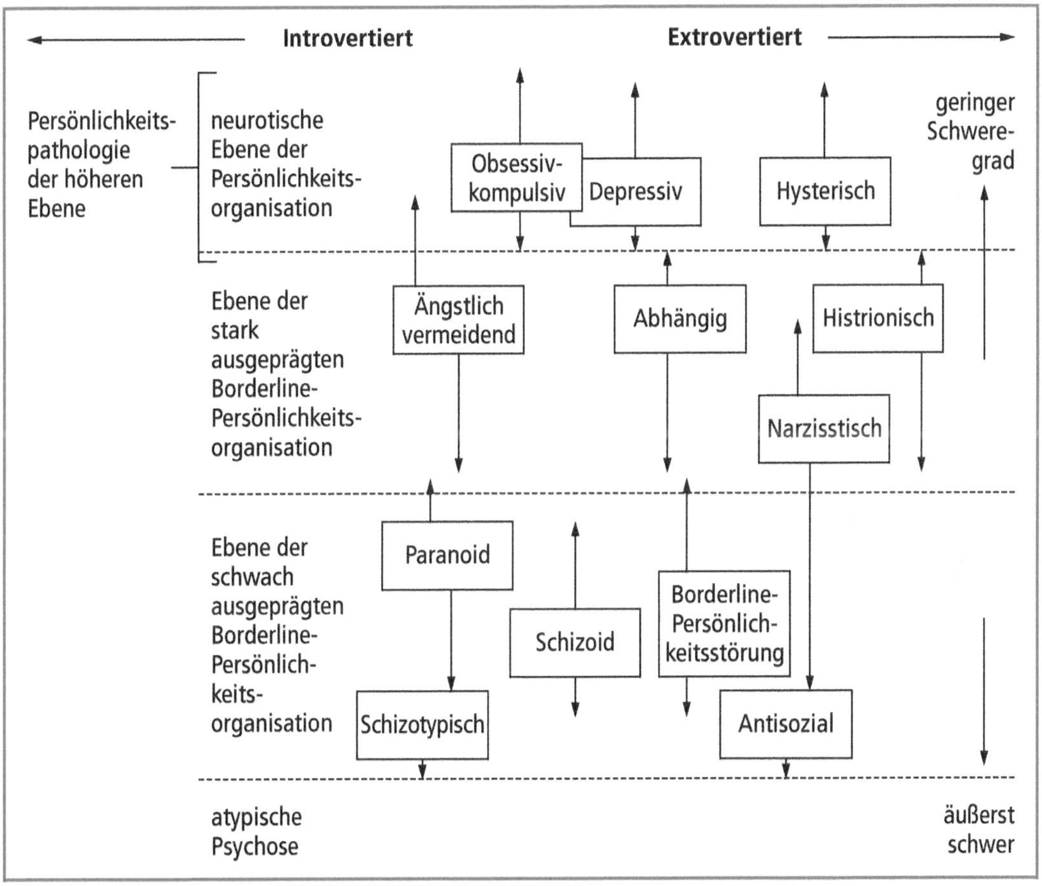

Abb. 15-1 Relationen zwischen der Ebene der Persönlichkeitsorganisation und den Diagnosen der Achse II des DSM-IV-TR. Der Schweregrad reicht von leicht am oberen Ende der Abbildung bis zum schwersten Grad am unteren Ende. Die senkrechten Pfeile zeigen den Schweregrad der einzelnen Persönlichkeitsstörungen gemäß DSM-IV-TR (nach Caligor & Clarkin 2013, S. 15).

Beschreibung der unterschiedlichen Ebenen der Persönlichkeitsorganisation

Der strukturelle Ansatz klassifiziert Persönlichkeitspathologien anhand der grundlegenden psychischen Prozesse und Strukturen. Dabei werden folgende Aspekte untersucht, die dann in eine strukturelle Diagnose einfließen (Caligor & Clarkin 2013, S. 11):

- Identität (Wahrnehmung der eigenen Person und anderer)
- vorherrschende Abwehrmechanismen (übliche Art der Bewältigung von äußerem Stress und inneren Konflikten)
- Realitätsprüfung (Anerkennung der konventionellen Auffassung von der Wirklichkeit)
- Art der Objektbeziehungen (Verständnis der Beschaffenheit zwischenmenschlicher Beziehungen)
- moralische Funktionen (ethisches Verhalten, Ideale und Werte)

Kernberg (1984 [1985]) teilt die Welt der Persönlichkeitspathologien zunächst in zwei Gruppen sog. Persönlichkeitsorganisationen ein: die Neurotische Persönlichkeitsorganisation (NPO) und die Borderline-Persönlichkeitsorganisation (BPO).

Bei der weniger schwerwiegenden **Neurotischen Persönlichkeitsorganisation (NPO)** zeigt sich eine maladaptive Starrheit der Persönlichkeit mit normaler Identität und einem Vorherrschen reiferer um die Verdrängung gruppierter Abwehrmechanismen bei völlig intakter Realitätsprüfung. Beispiele wären Patienten mit einer Ängstlich-vermeidenden oder einer Zwanghaften Persönlichkeitsstörung. Die maladaptiven Persönlichkeitsmerkmale beeinträchtigen zwar zentrale Lebensbereiche und Funktionen, wie z. B. den Beruf oder das Eingehen von Bindungen, ermöglichen aber in den jeweils anderen Bereichen eine befriedigende Lebensführung. Menschen mit Neurotischer Persönlichkeitsorganisation verfügen über eine integrierte Identität, d. h. über ein integriertes Gefühl für sich selbst und andere, das auf die Verbundenheit guter und böser Selbst- und Objektrepräsentanzen hinweist.

Ein typisches Beispiel für eine reifere Abwehrformation ist die Reaktionsbildung, die dazu führt, dass sich z. B. Menschen mit einem neurotischen Aggressionskonflikt auf bewusster Ebene betont höflich, jedoch unterwürfig gegenüber einer mächtigen Autorität verhalten. Dies gelingt ihnen durch Verdrängung; der andere Teil der Selbst- und Objekt-Repräsentanz, in der ein rebellisches Selbst ein sadistisches autoritäres Objekt aggressiv herausfordert, wird konsequent abgewehrt und hat keinen Zugang zum Bewusstsein – außer im Falle einer ausgeprägten Regression wie etwa in explosiven Wutausbrüchen oder aber in der Bildung neurotischer Symptome. Weitgehend durchgängig fehlt eine Identitätsdiffusion, es bestehen also integrierte Selbst-Objekt-Beziehungsrepräsentanzen, die ein konsistentes Selbstkonzept definieren und dadurch eine Stabilität sicherstellen, die der Borderline-Persönlichkeitsorganisation fehlt (Clarkin et al. 2008, S. 12, S. 17).

Die **Borderline-Persönlichkeitsorganisation (BPO)** wird definiert durch

- eine klinisch signifikanten Pathologie der Identität (Identitätsdiffusion),
- Manifestationsformen primitiver Abwehrmechanismen, die um die Spaltung herum gruppiert sind,
- eine variable Realitätsprüfung, die gewöhnlich intakt ist, jedoch durch die subtileren Fähigkeiten, gesellschaftliche Konventionen anzuerkennen und die in-

neren Zustände anderer genauer wahrzunehmen, eingeschränkt ist.

Die Pathologie betrifft praktisch alle Funktionen der Persönlichkeit, was aber nicht ausschließt, dass sie sich trotz der Starrheit ihrer Persönlichkeit in bestimmten Situationen und Bereichen adaptiv verhalten können, wie z. B. im Studium oder in beruflichen Nischen.

Die Beschreibung der NPO und der BPO wurde durch die Beschreibung der Objektbeziehungen und der moralischen Funktionen bzw. des Zustandes des Über-Ich weiter differenziert (Kernberg & Caligor 2005). Anhand dieser zusätzlichen Kriterien ergeben sich für die BPO-Gruppe jetzt zwei Kategorien:

- die BPO auf höherem Niveau
- die BPO auf niedrigem Niveau mit stark beeinträchtigten Objektbeziehungen und einer Pathologie der moralischen Funktionen

Ein wesentliches Kennzeichen der BPO auf niedrigem Niveau besteht in der Rolle der Aggression, die diese für die Funktionen und die Pathologie spielt. Prototypisch sind hier schlecht integrierte Formen der Aggression, die von inneren und/oder äußeren Reizen und Impulsen leicht ausgelöst werden können. Zu den schweren Störungsgruppen auf niedrigem BPO-Niveau, die auch in der DSM-5-Klassifikation vertreten sind, zählen die Borderline-Persönlichkeitsstörung, die Antisoziale und die Schizotype Persönlichkeitsstörung. Die Borderline-Persönlichkeitsstörung ist also nur eine Unterform der BPO; etwa ein Zehntel bis ein Fünftel der Patienten mit BPO verfügt über die Diagnose einer Borderline-Persönlichkeitsstörung.

Im Einzelnen ist die BPO auf niedrigem Niveau durch folgende Dimensionen charakterisiert:

Identitätsdiffusion. Entwicklungstraumata wie Vernachlässigung, Hass und Entwertung durch die frühen Bezugspersonen verhindern aufgrund der Verstärkung des Aggressionstriebes eine phasengerechte Integration der Liebes- und Hassanteile der verinnerlichten Objektbeziehungen, sodass »gute« und »böse« Selbst- und Objektrepräsentanzen voneinander abgespalten bleiben. Durch diese unreife Spaltung der psychischen Struktur wird die von Mahler ausführlich beschriebene Phase der Separation und Individuation, insbesondere die Subphase der Wiederannäherung, nachhaltig gestört (▶ Kap. 7). Die unzureichende Integration der Konzepte des Selbst und bedeutsamer Anderer führt zu schweren Verzerrungen in interpersonellen Beziehungen, die sehr treffend durch den Titel eines Borderline-Selbsthilfebuches, »Ich hasse Dich – verlass mich nicht« (Kreisman & Straus 2012), veranschaulicht werden. Im Zusammenhang mit Traumatisierungen stehen Opfer- und Täteridentifikationen ohne ein Gefühl des Widerspruchs nebeneinander. Unsicherheit und Richtungslosigkeit kennzeichnen diese Patienten, die meistens erhebliche Probleme haben, konstant an einem beruflichen Ziel festzuhalten. Da die Aggression die Sinnlichkeit überlagert, besteht ein unterschiedliches Ausmaß an Pathologie im Sexualleben mit fehlender Kapazität, Zärtlichkeit und Sexualität miteinander zu verbinden; dies kann bis zu einer vollständigen Hemmung aller sexuellen Reaktionsweisen gehen.

Alle Patienten mit einer Borderline-Persönlichkeitsorganisation auf niedrigem Niveau weisen nicht-spezifische Anzeichen einer Ich-Schwäche auf, d.h. ein Fehlen der Angsttoleranz sowie eine reduzierte Impulskontrolle und Sublimierungsfähigkeit.

Folgendes Fallbeispiel illustriert die Identitätsdiffusion.

Fallbeispiel »Ich geh nicht in die Gruppe«
Eine 23-jährige Patientin befindet sich mit der Diagnose einer Borderline-Persönlichkeitsstörung auf einer psychotherapeutischen Akutstation. Durch einen kleinen Fehler in der Terminabstimmung kommt es zu einer Überschneidung zwischen der Gruppentherapie und einer balneologischen Anwendung mit Fango und Massage. Die Patientin möchte viel lieber zur Massage als in die Gruppe gehen, weiß aber, dass laut Stationsregeln die Gruppentherapie absolut Vorrang hat. Aufgrund der Schwäche ihres Ich kann sie diesen Es-Über-Ich-Konflikt nun aber intrapsychisch nicht bewältigen, geschweige denn sublimierend verarbeiten. In projektiver Verzerrung denkt sie daran, dass sie die Gruppenmitglieder schon beim letzten Mal so feindlich angesehen hätten und sicherlich dächten, dass sie doch nur die Gruppe störe. Auch wisse sie, dass die Therapeutin sie nicht leiden könne und froh sei, wenn sie nicht an der Gruppe teilnähme. So entscheidet sich die Patientin, zur Massage zu gehen. Als die Therapeutin sie auf ihr Fehlen in der Gruppe anspricht, bricht es aggressiv-vorwurfsvoll aus ihr heraus: »Sie und die anderen wollen mich doch gar nicht dabeihaben und jetzt machen Sie mir auch noch Schuldgefühle, dass ich nicht gekommen bin. Das ist ungerecht.«

Manifestationsformen primitiver Abwehrmechanismen. Diese bestehen hauptsächlich in Form von Spaltung und den davon abgeleiteten Abwehrmechanismen projektive Identifikation bzw. Identifizierung, Verleugnung und primitive Idealisierung. Diese Art der Abwehr wird eingesetzt, um die idealisierten und die verfolgenden internalisierten Objektbeziehungen aus den frühen Entwicklungsphasen vor dem Erreichen der Objektkonstanz getrennt zu halten. Wenn also aggressiv bestimmte Internalisierungen die innere Welt der Objektbeziehungen stark dominieren, müssen diese abgewehrt werden, um die idealen Objektbeziehungen vor der übermächtigen Kontrolle und der Vernichtung durch die aggressiv infiltrierten Objektbeziehungen zu bewahren (Kernberg & Levy 2011, S. 292).

Desorganisation des Über-Ich. Es findet sich bei Patienten mit einer Borderline-Persönlichkeitsorganisation ein unterschiedliches Ausmaß einer Über-Ich-Degeneration, die insbesondere beim malignen Narzissmus und der Antisozialen Persönlichkeitsstörung vorliegt. Eine schwere Über-Ich-Pathologie kennzeichnet auch die Borderline-Depression, bei der sadistisch-verfolgende Über-Ich-Anteile dominieren.

In früheren Entwürfen der Klassifikation der Persönlichkeitsstörungen (z.B. Kernberg & Levy 2011) wurde noch eine psychotische Stufe der Persönlichkeitsorganisation beschrieben, die in dem jetzigen Modell der atypischen Psychose entspricht. Die **Psychotische Persönlichkeitsorganisation** bezieht sich auf Patienten mit atypischen Merkmalen einer Psychose, hinter der sich jedoch Persönlichkeitsstörungen verbergen. Wie die BPO wird auch die Psychotische Persönlichkeitsorganisation durch die Identitätsdiffusion und durch die primitiven Abwehrmechanismen charakterisiert. Den Unterschied bildet der Verlust des funktionierenden Realitätssinns mit der Fähigkeit zur Unterscheidung zwischen dem Selbst und dem Nicht-Selbst, zwischen intrapsychischen und externen Reizen sowie zur Aufrechterhaltung eines Gefühls für normale soziale Kriterien der Realität. Unter extremen Belastungen, durchaus auch während der Therapie, können Patienten mit schweren Persönlichkeitsstörungen des niedrigen BPO-Niveaus vorübergehend eine atypische Psychose entwickeln und damit passager auf das psychotische Niveau absinken.

Strukturiertes Interview zur Persönlichkeitsorganisation (STIPO-D)

Das Strukturierte Interview zur Persönlichkeitsorganisation (STIPO) von Clarkin et al. (unveröff. Manuskript 2004), in der deutschen Übersetzung (STIPO-D) von Doering (2008; vgl. auch Hörz & Doering 2010 sowie Doering & Hörz 2012), ist ein semistrukturiertes Interview zur Erfassung der Persönlichkeitsorganisation auf der Basis der psychodynamischen Konzepte Kernbergs. Sein klinischer Vorläufer ist das »Strukturelle Interview« (Kernberg 1981).

Das Strukturierte Interview zur Persönlichkeitsorganisation ermöglicht eine strukturelle und dimensionale Einschätzung der Persönlichkeit. Die strukturelle Beurteilung der Persönlichkeitsorganisation wird dabei den drei Bereichen normal, neurotisch und Borderline zugeordnet. Darüber hinaus erfasst das Interview *»eine unspezifische Prädisposition zur Psychose«* (Doering 2008, S. III). Die Strukturdiagnose erfolgt im Wesentlichen auf der Basis der drei Schlüsselfunktionen des Ich: **Identitätsintegration, Abwehrmechanismen** und **Realitätsprüfung**. Diese Triade, welche die innere und äußere Erfahrungswelt des Patienten widerspiegelt, bestimmt die Zuordnung zu den Kategorien neurotisches Niveau, höheres versus niedriges Borderline-Niveau und psychotisches Niveau.

Während der Durchführung konzentriert sich der Interviewer nach einer ersten Übersicht zunächst auf bedeutungsvolle Symptome, wie sie in der Interaktion im »Hier und Jetzt« auftreten. Klärungen, Konfrontationen und vorsichtige Interpretationen werden mit dem diagnostischen Blick darauf, wie der Patient damit umgeht, eingesetzt. Durch die Thematisierung von Diskrepanzen und Widersprüchen mit vorsichtigen Interpretationen der Diskrepanzen erhält man vertiefende Informationen zu den Dimensionen der Persönlichkeit. Genauso wie die Diagnostik nach der Operationalisierten Psychodynamischen Diagnostik erfordert auch die fachgerechte Durchführung und Auswertung des Strukturierten Interviews zur Persönlichkeitsorganisation eine gesonderte Anleitung und Einführung. Aber auch wenn man nicht das komplette Interview durchführt, ist es für Therapeuten ausgesprochen hilfreich, die Frage zur Integration des Selbstkonzeptes und zur Integration des Konzeptes bedeutsamer anderer Menschen verfügbar zu haben. Bei Verdacht auf Borderline-Persönlichkeitsorganisation kann deren Einsatz durchaus wertvolle diagnostische Informationen liefern. Folgende zwei Beispiele geben einen Einblick in die beschriebene Art der Informationserhebung.

Identität: Integration des Selbstkonzeptes
»Sie haben mir von Ihren Schwierigkeiten erzählt, jetzt würde ich gern mehr über Sie selbst als Person hören. Können Sie sich selbst beschreiben, Ihre Persönlichkeit, was ich Ihrer Meinung nach wissen sollte, um ein wirkliches Gefühl für Sie als Mensch zu bekommen?«
Oder: »Als ich Sie bat, mir mehr über sich selbst zu erzählen, schienen Sie zuerst verblüfft und dann fingen Sie an, darüber zu sprechen, wie Ihr Mann Sie behandelt. Als ich Sie etwas später fragte, ob Sie es unter diesen Umständen schwierig fänden, mit Ihrem Mann zu kommunizieren, und warum

Sie gerade dieses Beispiel genannt hätten, reagierten Sie darauf, indem Sie über andere Aspekte im Verhalten Ihres Mannes sprachen. Es schien so, als ob Sie sich durch die Bitte, über sich selbst zu sprechen, gezwungen fühlten, darüber zu reden, wie Ihr Mann Sie behandelt. Ich finde das verwirrend. Können Sie sich vorstellen, dass Ihre Haltung mir Schwierigkeiten macht?«

Identität: Integration des Konzeptes bedeutsamer anderer Menschen
»Ich möchte Sie bitten, mir etwas über die Menschen zu erzählen, die im Augenblick in Ihrem Leben die wichtigsten sind. Könnten Sie mir etwas über sie erzählen, sodass ich mir angesichts unserer begrenzten Zeit miteinander doch einen klaren Eindruck von ihnen verschaffen kann?«

15.3.2 Rudolfs Konzept der Strukturpathologie

Begriffe wie Strukturpathologie, strukturelle Fähigkeiten, strukturbedingte Störungen oder die Funktionsfähigkeit der psychischen Struktur und die Strukturbezogene Psychotherapie sind im deutschen Sprachraum untrennbar verknüpft mit dem Namen Gerd Rudolf. Seine Arbeiten waren grundlegend für die Entwicklung der Strukturachse in der Operationalisierten Psychodynamischen Diagnostik (Arbeitskreis OPD 2006). Im folgenden Zitat gibt der Autor einige Definitionen der genannten Begriffe:

»Das Strukturkonzept bezieht sich auf die in der frühen Eltern-Baby-Beziehung geförderte Entwicklung regulativer Funktionen, die für das Affekterleben, das Selbstverständnis und die Beziehungsregulierung maßgeblich werden. Im Falle früher Beziehungsstörungen durch psychische und soziale Überlastung der Eltern kommt es zu defizitären oder vulnerablen Strukturentwicklungen. Das führt unter Umständen bereits im Kindesalter zu Regulationsstörungen oder diese werden durch spezielle Bewältigungsmuster (z.B. schizoide oder narzisstische Persönlichkeitszüge) überdeckt, bis es angesichts von Lebensschwellen und zugehörigen Entwicklungsaufgaben zur Überforderung der Bewältigungsstrategien und zur strukturellen Symptombildung kommt.« (Rudolf 2014, S. 38)

Die Entstehung und Ausbildung struktureller Fähigkeiten wird vor einem entwicklungspsychologischen Hintergrund verstanden. Rudolf bezieht sich dabei sowohl auf die Ergebnisse der **Säuglingsforschung** (▶ Kap. 10) und die **Bindungstheorie** (Rudolf 2014, S. 10 ff.; ▶ Kap. 9) als auch auf **Anna Freud** (1969). Anna Freud hat als eine der Ersten zwei unterschiedliche Ursachen für psychopathologische Störungen anerkannt: Sie unterschied eine Pathogenese, die in Konflikten, der Abwehr und den Kompromissbildungen wurzelt und eine weitere, die in Entwicklungsprozessen ihren Ursprung hat. Während die Konfliktpathologien in der mittleren Kindheit entstehen und einen bestimmten Reifungsgrad der Instanzen des psychischen Apparates, insbesondere von Ich und Über-Ich, voraussetzen, betreffen die fehlgeleiteten Entwicklungsprozesse die frühen präverbalen Kindheitsphasen.

»Was in diesem frühen Stadium dank des Wechselspiels zwischen Säugling und Mutter tatsächlich geschieht, ist die Errichtung eines Fundaments für den Aufbau der Persönlichkeit, d. h. der mehr oder weniger erfolgreiche Start einer Reihe von Entwicklungslinien. Die Zusammenstöße, zu denen es in dieser Zeit kommt, ereignen sich äußerlich zwischen dem Kind und seiner Umgebung, nicht innerlich in einer noch nicht existierenden Struktur.« (A. Freud 1974, S. 2704)

Sowohl für die Ich-Entwicklung als auch für die allgemeine Fähigkeit des Individuums zur Herstellung, Gestaltung und Aufrechterhaltung von (Objekt-)Beziehungen unterstreicht Anna Freud die Bedeutung der **realen Interaktionsprozesse** zwischen Mutter und Kind. Ganz auf der Linie der Säuglingsforschung stellt Rudolf heraus, dass das erste Interesse des »kompetenten Säuglings« (Dornes 2004) nicht der Brust der Mutter, sondern ihrem Gesicht gelte. Die affektive Kommunikation über die Mimik und den Körper schaffe eine wechselseitige Bezogenheit, die wir heute auch als *primäre Intersubjektivität* verstehen. Insgesamt können auf der Basis der Säuglings- und Kleinkindforschung (▶ Kap. 10) sechs Modi entwicklungsfördernder früher Beziehungserfahrungen beschrieben werden (Rudolf 2014, S. 41):

- gespiegelt, markiert werden in der eigenen Affektivität
- gehalten und beruhigt werden in Unlusterfahrungen
- gemeinsames Erleben von positiven Aktivitäten
- gemeinsames Interesse für dritte Objekte
- emotionale Ansteckung und körperliche Imitation
- Möglichkeiten zu Rückversicherung (social referencing)

Rudolf (2012, S. 11 ff.) spricht von Reifungsstufen struktureller Fähigkeiten: Sie beginnen mit der Entwicklung des Beziehungssystems bzw. dem **System der Nähe und Kommunikation** in den ersten Lebensmonaten (0–3 Monate) und gehen dann nahtlos in die Entwicklung des **Bindungssystems** (1.–2. Lebensjahr) über. Die Entwicklung des **Autonomie- und des Identitätssystems** folgen in den sich daran anschließenden Lebensphasen (2.–4. bzw. 4.–6. Lebensjahr). Das Erreichen der jeweils nächsthöheren Entwicklungsschritte ist durch die Erfahrungen bzw. die daraus resultierenden strukturellen Einschränkungen der vorausgegangenen Stufe(n) geprägt. So wird z. B. ein Kind sicherlich keine sichere Bindung entwickeln können, wenn eine beeinträchtigte Nähe- und Affektregulierung sein Beziehungsverhalten belastet. Es kann bereits im Säuglings- und Kleinkindalter zu Symptombildungen kommen, beispielsweise Fütterungsstörungen oder kaum zu beruhigenden Schreianfällen.

Aber es müssen sich nicht unbedingt Symptome entwickeln; kompensatorische Bewältigungsmuster wie weitgehender innerer Rückzug oder auch ein autonomieverzichtendes, anklammerndes Verhalten kennzeichnen dann häufig die späteren Kindheitsphasen. Rudolf (2014, S. 43) nennt zwei bzw. drei Prädilektionsstellen für das Eintreten strukturbedingter Störungen: die Pubertät bzw. Adoleszenz mit ihren vielfältigen Anforderungen an die psychische Entwicklung (▶ Kap. 12), das junge Erwachsenenalter und das mittlere Lebensalter. Letzteres beinhaltet zumeist weniger eine Überforderung der strukturellen Fähigkeiten an sich, sondern eher der Bewältigungsmuster (s. u.). Am Fallbeispiel »Ironman« (▶ Kap. 12) wird die Prädilektionsstelle »junges Erwachsenenalter« veranschaulicht.

Zusammenfassend lassen sich diese Funktionen folgendermaßen beschreiben:

»*Funktion der Struktur als Ganzem ist es, die intrapsychische und psychosomatische Organisation und Regulation so zu leisten, dass ein gewisses Wohlbefinden und Selbstwertgefühl sichergestellt ist und interpersonell die Beziehungen zu den wichtigen Anderen auf eine individuell befriedigende Weise aufrecht erhalten werden.*« (Rudolf 2002, S. 6 f.)

Struktur wird definiert als »*Struktur des Selbst in seiner Beziehung zu den Objekten [...] Für diese Bereiche – Selbst, Beziehung, Objekte – bedeutet Struktur die Verfügbar-*

keit über intrapsychische und interpersonelle regulierende Funktionen, mit deren Hilfe die Person ihr inneres Gleichgewicht und ihre Beziehungsfähigkeit nach außen sicherstellt« (Rudolf 2002, S. 7). Sehr anschaulich ist das sogenannte Orchestermodell struktureller Fähigkeiten (▸ Abb. 15-2, zit. n. Jungclaussen 2013, S. 96), das dem synthetisierenden, integrierenden Ich (▸ Kap. 2) in der Position des Dirigenten eine zentrale steuernde Funktion zuschreibt.

Auch wenn viele der differenzierenden, integrierenden und regulierenden Fähigkeiten nicht bewusst verlaufen, ist Struktur kein metapsychologisches Konstrukt; alle Funktionen können handlungs- bzw. erlebnisnah operationalisiert und empirisch untersucht werden, wie dies die Strukturachse der Operationalisierten Psychodynamischen Diagnostik vorgibt.

Die Strukturachse der Operationalisierten Psychodynamischen Diagnostik

Mit Achse IV der Operationalisierten Psychodynamischen Diagnostik (OPD) wird die Funktionsfähigkeit der psychischen Struktur erfasst. Die Strukturachse zielt ab auf die Abbildung der Vulnerabilität der Persönlichkeit und damit auf ihre Disposition zur Krankheit sowie auf ihre Kapazität zur Verarbeitung von inneren Konflikten und äußeren Belastungserfahrungen. Basierend auf den Ausführungen Rudolfs wird Struktur wie folgt operationalisiert:

> »Struktur bezieht sich auf das Selbst und seine Beziehung zu den Objekten, genauer gesagt, auf die Verfügbarkeit über psychische Funktionen in der Regulierung des Selbst und seiner Beziehung zu den inneren und äußeren

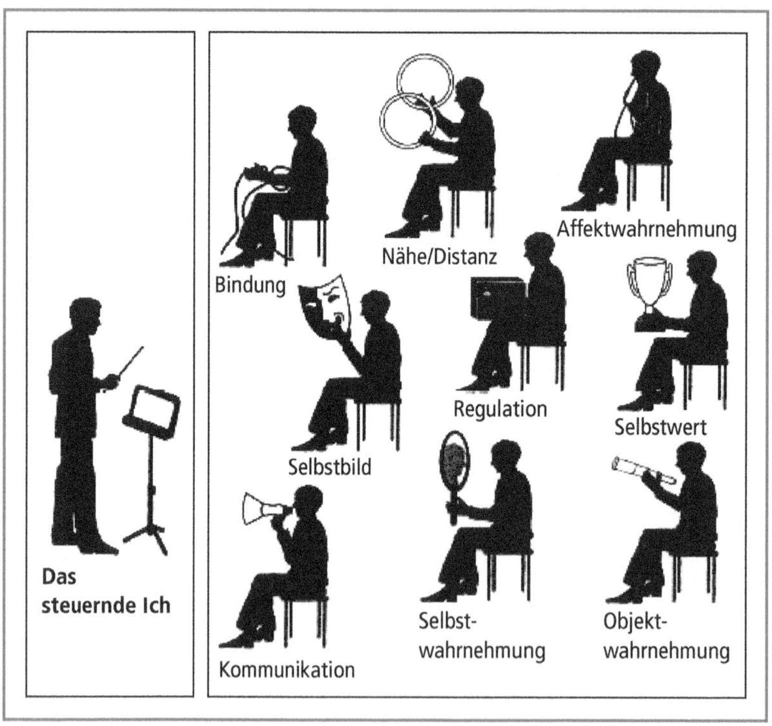

Abb. 15-2 Das Orchestermodell struktureller Fähigkeiten (Jungclaussen 2013, S. 96)

Objekten. Der Grad der Verfügbarkeit oder der Einschränkung wird anhand des strukturellen Integrationsniveaus der jeweiligen Funktion beschrieben.« (Arbeitskreis OPD 2006, S. 255)

Diagnostiziert wird also das Organisationsniveau der psychischen Funktionen, die das Selbsterleben und das Beziehungsverhalten regulieren (Rudolf 2004, S. 67). Die Einschätzung der **Funktionsfähigkeit der psychischen Struktur** erfolgt anhand des klinischen Materials, welches im Rahmen des OPD-Interviews (► Kap. 14) erhoben wurde. Die zur Verfügung stehenden Informationen, die unter strukturellen Gesichtspunkten untersucht werden, lassen sich folgenden vier Bereichen zuordnen:

- die vom Patienten berichteten Interaktionen und Erfahrungen seines Lebens
- die in der diagnostischen Beziehung gezeigten strukturellen Fähigkeiten
- die vom Therapeuten erlebte Gegenübertragung
- die vom Patienten spontan oder auf Nachfrage introspektiv gewonnenen Einschätzungen der eigenen Person und seines Verhaltens

Als Beobachtungszeitraum werden die letzten ein bis zwei Jahre berücksichtigt. Dabei gilt es zu beachten, dass aktuelle Störungen und akute Krisen, die mit regressiven Zuständen einhergehen, für sich allein nicht das strukturelle Funktionsniveau bestimmen, sondern nur Indikatoren für die strukturelle Bereitschaft darstellen. Eine umschriebene konfliktbedingte regressive Entdifferenzierung der psychischen Struktur ist also zu unterscheiden von deren eher überdauernder Beschaffenheit und Funktionsfähigkeit.

In der OPD-2 werden folgende vier **Strukturdimensionen** unterschieden (Arbeitskreis OPD 2006, S. 118):

- Selbst- und Objektwahrnehmung
- Steuerung des Selbst und der Beziehungen
- emotionale Kommunikation nach innen und nach außen
- innere Bindung und äußere Beziehung

Diese Dimensionen werden wiederum jeweils durch Merkmale bzw. Aspekte operationalisiert werden, anhand derer die Fremdeinschätzung bzw. die Einschätzung durch den Therapeuten vorgenommen wird. Die Auswertung erfolgt auf einer vierstufigen Skala, die zusätzlich über drei Zwischenabstufungen verfügt. Zunächst wird jede einzelne Strukturdimension getrennt betrachtet; die abschließende Gesamteinschätzung des Strukturniveaus integriert die Einzelbeten. Die diagnostische Einordnung könnte z. B. lauten: »Das Funktionsniveau der psychischen Struktur ist als gering bis mäßig integriert (Stufe 2,5) einzuschätzen. Beeinträchtigungen bestehen vor allem in folgenden Aspekten …«

Die unterschiedlichen **Integrationsniveaus** (»gut integriert«, »mäßig integriert«, »gering integriert« und »desintegriert«), für die auch eine jeweilige Zwischenabstufung vorgesehen ist, lassen sich wie folgt charakterisieren (Arbeitskreis OPD 2006, S. 258):

Stufe 1: gut integriert – relativ autonomes Selbst; strukturierter psychischer Binnenraum, in dem sich intrapsychische Konflikte abspielen können; Fähigkeit zur Selbstreflexion und realitätsgerechten Wahrnehmung des anderen; Fähigkeit zur Selbststeuerung; Empathiefähigkeit; ausreichend gute innere Objekte; zentrale Angst: die Zuneigung des Objekts zu verlieren; Gegenübertragung: Gewahrwerden von Gefühlsregungen, die sich auf die Wiederholung biografisch relevanter Beziehungserfahrungen mit historisch erlebten Personen beziehen

Stufe 2: mäßig integriert – stärkere Destruktivität der intrapsychischen Konflikte; selbstentwertende und autodestruktive Tendenzen; Schwierigkeit, Selbstbild und Identität zu gewinnen; Übersteuerung und eingeschränkte Selbstwertregulierung; Objektbilder sind auf wenige Muster eingeengt; wenig empathiefähig; dyadische Beziehungen sind vorherrschend; zentrale Angst: das wichtige Objekt zu verlieren; Gegenübertragung: punktuell schwer aushaltbares Erleben, das aber durch therapeutische Selbstreflexion auf die für den Patienten relevanten Beziehungserfahrungen zurückgeführt werden kann

Stufe 3: gering integriert – wenig entwickelter psychischer Binnenraum und geringe Differenzierung psychischer Substrukturen; Konflikte sind interpersonell statt intrapsychisch; Fehlen der Selbstreflexion; Identitätsdiffusion; Intoleranz für negative Affekte; Impulsdurchbrüche und große Kränkbarkeit; Abwehr: Spaltung, Idealisierung, Entwertung; fehlende Empathie und eingeschränkte Kommunikationsfähigkeit; vorwiegend verfolgende und strafende innere Objekte; zentrale Angst: Zerstörung des Selbst durch den Verlust des guten Objektes oder durch das böse Objekt; Gegenübertragung: geprägt durch Heftigkeit, durch Abruptheit des Erlebens und durch die Tatsache, dass Gefühlsreaktionen über die Repräsentanz des Patienten nachwirken; via projektive Identifizierungen Mobilisation psychischen Erlebens in Anderen, was ihnen selbst nicht bewusst ist

Stufe 4: desintegriert – Überdecken der fehlenden Kohärenz des Selbst und der übeflutenden Emotionalität durch Abwehrmuster im Sinne postpsychotischer, posttraumatischer, perverser Organisationsformen; Konfundierung der Selbst- und Objektbilder; nahezu völliges Fehlen der Fähigkeit zur empathischen Objektwahrnehmung; fehlendes Erleben der Verantwortung für eigenes impulsives Handeln (»die Dinge geschehen einfach«); zentrale Angst: symbiotische Verschmelzung von Selbst- und Objektrepräsentanzen mit der Folge des Selbstverlustes, eher medial als objektal erlebt; Gegenübertragung: Erleben des Unverständlichen, Befremdlichen, des bedrohlich Unheimlichen

Bewältigungsstrategien struktureller Defizite

Die Verwendung des Begriffs der Bewältigung weist darauf hin, dass Strategien eingesetzt werden, die nicht als Abwehrfunktionen zu verstehen sind, sondern als ein bewusstes und bewusstseinsnahes adaptives Bemühen, trotz der gegebenen »Nichtverfügbarkeit über strukturelle Werkzeuge« (Rudolf 2014, S. 5) ein Gleichgewicht zu finden, das dem Individuum einerseits ein akzeptables Selbstbild mit einem gewissen Selbstwert gewährt und das anderseits eine lebbare Form von Beziehungen zu anderen ermöglicht. In Tabelle 14-7 (► Kap. 14) werden diese Verarbeitungsmuster erläutert. Bei strukturellen Beeinträchtigungen lassen sich am häufigsten folgende Muster beobachten:

- das schizoide Muster der Bewältigung
- die narzisstische Bewältigung
- das histrionische Bewältigungsmuster
- das zwanghaft leistungsorientierte Bewältigungsmuster

In Abbildung 15-3 werden diese Zusammenhänge der Symptombildung veranschaulicht.

Die erwähnte Akzentuierung der Persönlichkeit durch bestimmte Persönlichkeitszüge, wie die Kodierung Z73 der ICD-10 sie vorgibt, kann zu diesen Bewältigungsmustern in Beziehung gesetzt werden. Sie überdecken strukturelle Defizite, oft sogar für eine lange Zeit, sodass krisenhafte Dekompensationen erst in der Lebensmitte erfolgen.

Ein kompensatorisches Leistungsverhalten ebenso wie eine beziehungsvermeidende narzisstische Orientierung können durch das altersbedingte Nachlassen der Kräfte und eine Einengung von Lebensperspektiven labilisiert werden.

Mit der Schwächung bzw. dem Wegfall dieser Selbstschutzmaßnahmen treten dann strukturell bezogene Defizite stärker in Erscheinung. Insbesondere psychosomatische und somatopsychische Störungen spielen in diesem Zusammenhang häufig eine Rolle.

Ein typisches Beispiel wäre ein Patient mit einem narzisstischen Bewältigungsmuster und deutlichen strukturellen Defiziten in der Selbstwahrnehmung, der Steuerung und der emotionalen Kommunikation, der im Zusammenhang mit einer fehlverarbeiteten narzisstischen Krise als Folge einer beruflichen Kränkungserfahrung eine somatoforme Schmerzstörung entwickelt.

Ein anderes Beispiel wäre ein Patient, der

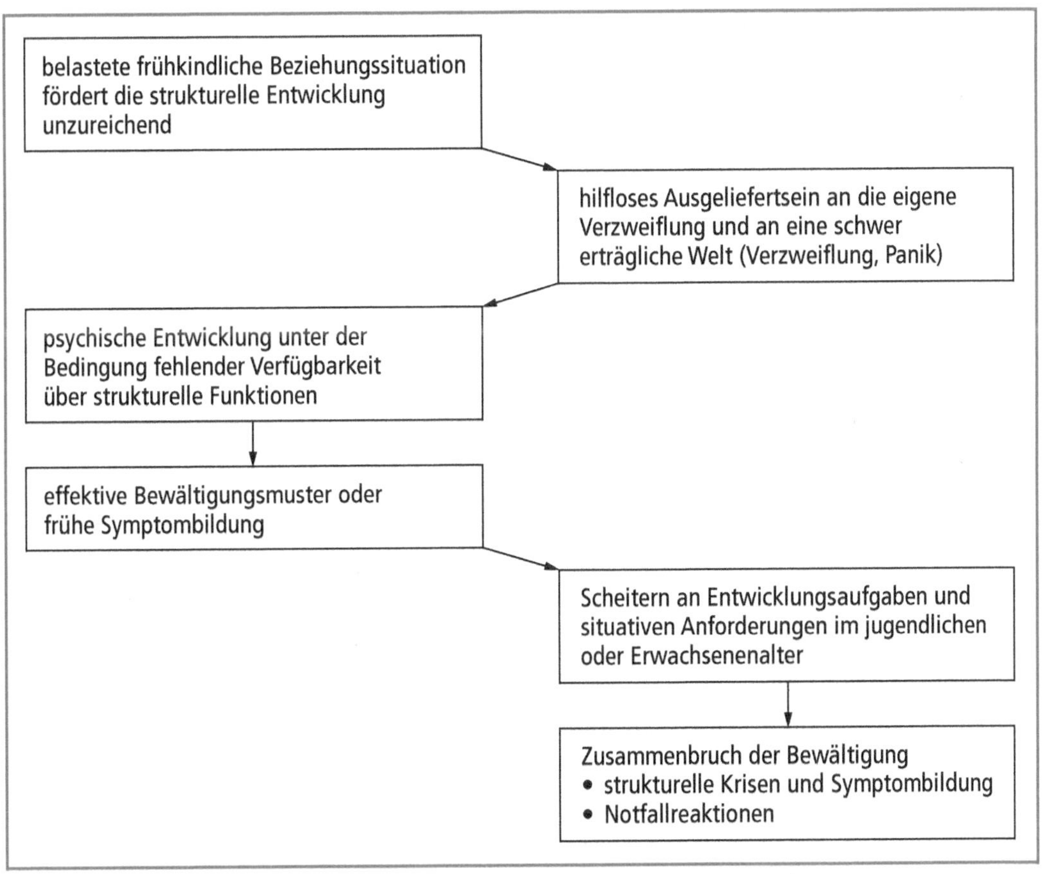

Abb. 15-3 Pathogenese anhand des Strukturmodells (nach Rudolf 2014, S. 44)

nach einem Herzinfarkt depressiv dekompensiert, weil ihm bewusst wird, dass er seine narzisstisch-schizoide Lebensgestaltung mit einem zwanghaft leistungsorientierten Bewältigungsmuster nicht mehr aufrechterhalten kann (▶ Kap. 4, Fallbeispiel »Grenzenlos«).

15.3.3 Strukturelles Basismerkmal: Die Fähigkeit, zu mentalisieren

»*Der wesentliche pathogene Faktor der strukturellen Störung liegt in der Unfähigkeit, sich selbst zu verstehen und sich zu regulieren, und in der Unfähigkeit, emotionale Beziehungen zu anderen herzustellen und die Beziehungsangebote anderer zu verstehen und auszuhalten.*« (Rudolf 2014, S. 57).

In dem Akt des Verstehens kann der Patient so weit kommen, dass er seine eigene innerseelische Welt einsehen und sich in die Innenwelt des anderen einfühlen kann. Diese Einsicht ist allerdings an eine Voraussetzung gebunden, die als Mentalisierung bezeichnet wird (▶ Kap. 11). Rudolf (2014, S. 13) beschreibt Mentalisierung im Sinne der Verfügbarkeit von sprachlichen Begriffen für das eigene Innen (die eigenen Gefühle, Bedürfnisse und Erinnerungen), also als ein Verständnis der eigenen Person und des eigenen Lebens. Im Falle der strukturellen Störung fehlt die Fähigkeit zur Mentalisierung, es fehlen die inneren Narrative und sprachlichen Begriffe und es misslingt deshalb der selbstreflexive Blick nach innen. Ähnlich drückt es auch Krause (2009) aus, indem er das Strukturniveau quasi mit der Mentalisierungsfähigkeit gleichsetzt. Die Betonung, dass es sich bei der Mentalisierung um eine Form überwiegend vorbewusster imaginativer mentaler Aktivität handelt, erweitert die Definition dieses Konzeptes und begrenzt es nicht auf die Grundlage der Selbstreflexion. Fonagy und seine Mitarbeiter (Fonagy 2003b; Fonagy & Luyten 2009) sowie Allen et al. (2016) vertreten vor dem Hintergrund vieler Studienergebnisse die Auffassung, dass die Fähigkeit zur Mentalisierung interpersonellen Erfahrungen entspringt, insbesondere jenen, die im Rahmen primärer Objektbeziehungen gemacht wurden, und befinden sich damit in völliger Übereinstimmung mit Rudolfs entwicklungspsychologischen Annahmen. Das Entstehen von Mentalisierung basiert auf Bindung (▶ Kap. 9), sicher gebundene Kinder mentalisieren besser als unsicher gebundene (Fonagy et al. 2013, S. 49). Im Hinblick auf die Affektregulierung wird davon ausgegangen, dass ein Kind die in der Beziehung zu den Eltern gemachten Erfahrungen angemessener Modulation seiner Affekte internalisiert, um so die Basis einer sicheren Bindung und eines sicheren Arbeitsmodells zu schaffen (Sroufe 1996). Affektregulierung stellt in diesem Sinne eine Vorstufe zur Mentalisierung dar. Hat sich die Fähigkeit zur Mentalisierung einmal entwickelt, verändert sich auch die Art der Affektregulierung: Mentalisierung ermöglicht nicht nur die Adaptierung von Affektzuständen, sondern wird sehr viel grundlegender zur Regulierung des Selbst genutzt, wie dies um das sechste Lebensjahr herum in der Phase der Reflexiven Kompetenz (▶ Kap. 11) beobachtbar ist. Hinsichtlich der Borderline-Persönlichkeitsstörung (BPS) herrscht weitgehend Übereinstimmung dahingehend, dass es sich dabei um eine Dysfunktion der Selbstregulierung insbesondere im Rahmen sozialer Beziehungen handelt. Die charakteristischen Schwierigkeiten der Emotionsregulierung und die heftigen Reaktionen auf den Verlust emotionaler Bindungen rücken die Borderline-Persönlichkeitsstörung in den Kontext von Bindung (▶ Kap. 21). Vieles stützt die These, dass eine interpersonelle Hypersensitivität ein Kernmerkmal der Borderline-Persönlichkeitsstörung darstellt. Die Hyperreagibilität desorganisierter Bindungssysteme bei Patienten auch mit anderen schweren Persönlichkeitsstörungen erhöht das Vulnerabilitätsrisiko für innere Konfusionen und beeinträchtigt den Prozess der Mentalisierung. Der Teufelskreis, in dem sich z. B. misshandelte Kinder befinden, gibt dafür ein anschauliches Beispiel: Angst wird zum Auslöser für die Suche nach Nähe und Nähe, ist sie einmal hergestellt, löst wiederum Angst aus, wenn statt Schutz und Trost Abweisung und Gewalt erfolgen (Fonagy et al. 2013, S. 57 f.).

15.4 Überschneidung von Struktur- und Traumapathologie

Die sich hier abzeichnenden Überschneidungen von Struktur- und Traumapathologie werden auch im Kapitel 16 näher erläutert. Der Zusammenhang zwischen Komplextraumatisierungen und der Borderline-Persönlichkeitsstörung wird im Kapitel 21 beschrieben. Aber auch die nach einer Akuttraumatisierung auftretende Traumafolgestörung kann in eine strukturelle Entwicklungsstörung einmünden, die als sekundärer Einbruch in das strukturelle Gefüge zu verstehen ist, wenn nicht schon vorher Beeinträchtigungen vorlagen. Die folgende Auflistung gibt einen Überblick über strukturelle Veränderungen, die auch nach Akuttraumatisierungen (▶ Kap. 16) auftreten können (vgl. Rudolf 2014, S. 49):

- Gefühl der unvermeidlichen Verwicklung und Verstrickung mit anderen (Selbst-Objekt-Differenzierung)
- Unsicherheit infolge dissoziativer Symptomatik: Was erinnere ich, was will ich? (Selbstreflexion)
- Welches sind meine wirklichen Gefühle? (Affektdifferenzierung)
- Wer bin ich wirklich? (Identität)
- Gefühl der Überflutung durch Affekte oder der Affektentleerung (Affektregulation)
- unrealistische Zuschreibungen zu anderen Personen (Realistische Objektwahrnehmung)
- massiv infrage gestellte Möglichkeiten, Beziehungen selbst zu regulieren (Interessenausgleich, Reziprozität)
- Unverständlichkeit der anderen (Empathie)
- fehlendes inneres Sicherheitsgefühl, Überflutung durch negative Objektbilder (Internalisierung)
- reflektorisches Misstrauen (Bindung)

Sind diese Beeinträchtigungen nach einer Akuttraumatisierung, die auch in Form einer schweren körperlichen Erkrankung vorliegen kann, nachweisbar, dann ist die Vergabe der ICD-10-Diagnose F62 (s. o.) gerechtfertigt und angemessen.

15.5 Therapeutische Implikationen

Die **psychoanalytisch-interaktionelle Methode**, einer der ersten systematisierten störungsspezifischen, im deutschsprachigen Bereich entwickelten Therapieansätze (Heigl-Evers & Heigl 1987; Heigl-Evers & Ott 1996), stellt eine der bekanntesten Modifikationen der psychoanalytischen Technik dar, die den Notwendigkeiten der Behandlung strukturell Ich-gestörter Patienten in besonderer Weise Rechnung trägt.

Die **Übertragungsfokussierte Psychotherapie** und die **Mentalisierungsbasierte Therapie**, auf die in Kapitel 21 ausführlicher eingegangen wird, wurden in den USA bzw. in Großbritannien zunächst speziell zur Behandlung von Patienten mit Borderline-Persönlichkeitsstörungen konzipiert, werden heute aber zunehmend häufiger auch bei anderen strukturell gestörten Patienten angewendet.

Im deutschsprachigen Raum spielt die von Rudolf (2012) entwickelte **Strukturbezogene Psychotherapie** seit mehr als fünfzehn Jahren eine zunehmend größere Rolle.

Bei allen vier Therapiemethoden handelt es sich um Ansätze eines psychoanalytisch orientierten bzw. psychodynamischen Vorgehens, die sich durch ein sehr strukturiertes Setting, meist mit vertraglich vereinbarten Rahmenbedingungen, und durch spezifische Behandlungsstrategien auszeichnen (vgl. Boll-Klatt & Kohrs 2018). Diese Modifikationen werden nachvollziehbar, wenn man sich noch einmal die beiden Dimensionen des Unbewussten vergegenwärtigt (vgl. Prolog): Die Genese der Pathologien ist überwiegend vor dem Spracherwerb und vor der Ausreifung der für das deklarative Gedächtnis relevanten Hirnstrukturen zu verorten. Entwicklungspsychologisch und ätiopathogenetisch betrachtet, haben wir es bei schweren Strukturpathologien mit dem nicht verdrängten, nicht symbolisch repräsentierten Unbewussten zu tun, das in Enactments, nonverbalen Mustern von Objektbeziehungen, Somatisierungen oder Handlungen zum Ausdruck kommt (Bohleber 2014, S. 777 ff.).

»*Bei strukturellen Störungen sind keine abgegrenzten Konflikte intrapsychisch abgelagert, und es fehlt der psychische Binnenraum, in dem sie sich ereignen und in dem sie reflektiert werden könnten. Die Psychodynamik ist weniger eine intrapsychische als eine interpersonelle. Die psychodynamisch relevanten Interventionen können sich daher nicht deutend an einen ungelösten Konflikt wenden, sie müssen sich auf die interpersonelle Situation ausrichten. Hier ist für den Patienten der Ort des leidvollen Erlebens; sei es, dass das menschliche Miteinander als spannungsreich-ängstigend oder frustrierend erlebt wird, sei es, dass der Rückzug aus der problematischen Objektwelt in die quälende Leere führt und zu selbstschädigenden Handlungen Anlass gibt. In diesem Feld des Zwischenmenschlichen platziert, sollen die therapeutischen Interventionen die Not des Patienten annehmen – sich ihrer erbarmen, könnte man im Begriff von Heigl-Evers und Heigl sagen – um dann etwas aufzubauen, das dem Patienten mehr und mehr zu Verfügung stehen kann, ihm jene Struktur vermittelt, die er bis dahin entbehrt hatte.*« (Rudolf 2012, S. 137)

Das primäre **therapeutische Ziel der von Rudolf konzipierten Strukturbezogenen Therapie** besteht nicht im Verstehen der Störung bezüglich ihrer Konfliktdynamik und biografischen Bedingtheit, sondern im veränderten Umgang des Patienten mit der Störung, die er

- als etwas Eigenes akzeptiert,
- als etwas schwieriges Eigenes verantwortet,
- durch veränderte Einstellungen bewältigt.

Im Zentrum des therapeutischen Vorgehens steht – wie in den anderen strukturzentrierten Therapien auch – die Herstellung einer **triadischen Situation** anstelle der üblichen **dyadischen Situation:** Die strukturelle Problematik wird nicht in die Übertragung einbezogen und dort gedeutet (dyadisch), sondern als ein Drittes gemeinsam untersucht und bearbeitet (triadisch). Rudolf (2012, S. 145 ff.) beschreibt sehr konkret eine Reihe spezieller Interventionen, die vor dem Hintergrund unterschiedlicher **Haltungen** eingesetzt werden. Diesen Haltungen entsprechen vier therapeutische

Tab. 15-1 Therapeutische Positionen der Strukturbezogenen Psychotherapie (nach Hörz-Sagstetter & Döring 2015)

Therapeutische Position	Beschreibung
Sich hinter den Patienten stellen	• Identifizierung (Übernahme der Sicht des Patienten) • »Containing« (Klage aufnehmen und emotional verarbeiten) • Erbarmen (Annehmen des fremden Leids) • Hilfs-Ich (Ich-Funktionen zur Verfügung stellen) • Sorge (Schaden vermeiden durch Vorsorge) • Unterstützung (Hilfestellung als Mentor, Elternersatz)
Sich neben den Patienten stellen	• geteilte Aufmerksamkeit für die Situation des Patienten
Sich dem Patienten gegenüberstellen	• Spiegelung (eigene Wahrnehmung zur Verfügung stellen, dem Patienten sein Bild zurückgeben) • Antwort (dem Patienten die emotionale Resonanz des Therapeuten zeigen) • Alterität (das Anderssein des Gegenübers betonen) • Konfrontation (mit Aspekten der Realität und der eigenen Verantwortung)
Dem Patienten vorangehen	• anstehende Entwicklungen, Aufgaben, Schwierigkeiten des Patienten antizipieren und mitteilen

Positionen, aus denen heraus sich therapeutisches Handeln ableitet.

Tabelle 15-1 veranschaulicht die jeweiligen Bestandteile dieser Positionen (Hörz-Sagstetter & Doering 2015).

Das strukturelle Ziel der therapeutischen Interventionen ist es stets, den Patienten in seiner Selbstwahrnehmung und dem Verständnis seiner Situation zu fördern und ihn darin selbstwirksam und kompetent werden zu lassen:

»Das erste ist ein Akt der Selbstreflexion und des Weltverständnisses, das zweite ein Vorgang der Selbststeuerung und der Handlungskompetenz im interpersonellen Raum.« (Rudolf 2012, S. 143)

Je ausgeprägter die Strukturpathologie jedoch mit einer spezifischen Traumapathologie insbesondere mit dissoziativen Störungen verwoben ist (▶ Kap. 16), desto mehr traumaspezifisches Vorgehen muss in der Behandlung berücksichtigt werden. Seit 2014 ist es laut Psychotherapie-Richtlinie zulässig (Rüger 2013), traumazentrierte Interventionen wie z. B. die Nutzung von Imaginationen (vgl. Reddemann 2012), der Einsatz des Eye Movement Desensitization Reprocessing (Hoffmann 2014) oder die Narrative Expositionstherapie (Schauer et al. 2011) in eine psychoanalytisch begründete Psychotherapie unter bestimmten Voraussetzungen zu integrieren; übergeordnet ist die Anforderung, dass der psychodynamische Behandlungskontext klar erkennbar erhalten bleibt (vgl. Boll-Klatt & Kohrs 2018).

15.6 Zusammenfassung

- Schon lange vor Berücksichtigung der Persönlichkeitsstörungen in den diagnostischen Manualen wurde dieser von den Symptomneurosen zu unterscheidenden Störungskategorie unter den Konzepten der *Charakterneurosen* und *frühen Störung* von psychoanalytischer Rechnung getragen.
- Der Begriff der *Neurosenstruktur*, der auf die Triebtheorie zurückgeht, wird auch heute noch häufig verwendet, ebenso der Begriff der *Ich-strukturellen Störung*, der auf den Ich-psychologischen Hintergrund verweist.
- Im DSM-5 wurde die Diagnostik von Persönlichkeitsstörungen komplett überarbeitet und ein zweigleisiges Vorgehen festgelegt. Neben der Einteilung maladaptiver Persönlichkeitsmerkmale zu Persönlichkeitsstörungstypen gibt es jetzt eine explizite Skala zur Beschreibung des Schweregrades. Die Anzahl der Persönlichkeitsstörungen wurde auf sechs spezifische Störungsbilder reduziert. Es ist zu erwarten, dass sich die in Arbeit befindliche Neufassung der ICD-10, die ICD-11, an der DSM-5-Konzeptualisierung orientieren wird.
- Die Grenzen zwischen Gesundheit und Krankheit sind fließend: Heute werden der Begriff der neurotischen Persönlichkeit bzw. – in der Sprache der ICD-10 – die Akzentuierung bestimmter Persönlichkeitszüge im Sinne einer Disposition für die Entstehung neurotischer Symptome und der Begriff der Persönlichkeitsstörung als Diagnose für spezifische Manifestationsformen psychischer Pathologie verwendet.
- Vor dem objektbeziehungstheoretischen Hintergrund mit Rückgriff auf die Entwicklungspsychologien von Melanie Klein und Margaret S. Mahler hat Kernberg eine Einteilung unterschiedlicher Niveaus der Persönlichkeitsorganisation vorgenommen: Er unterscheidet ein psychotisches, ein neurotisches sowie ein niedriges und höheres Borderline-Organisationsniveau.
- Als diagnostisches Instrument wurde das Strukturierte Interview zur Persönlichkeitsorganisation (STIPO) entwickelt, das im Wesentlichen auf der Erfassung der Identitätsintegration, der Abwehrmechanismen und der Realitätsprüfung als den drei Schlüsselfunktionen des Ich basiert.
- Die Borderline-Persönlichkeitsorganisation wird durch folgende Kriterien definiert: Vorliegen einer Identitätsdiffusion und Nachweis von Manifestationsformen primitiver Abwehrmechanismen sowie Desintegration des Über-Ich.
- Auf niedrigem Niveau der Borderline-Persönlichkeitsorganisation befinden sich neben der Borderline-Persönlichkeitsstörung auch andere schwere Persönlichkeitsstörungen wie die Schizotype sowie die Antisoziale Persönlichkeitsstörung.
- Begriffe wie Strukturpathologie, strukturelle Fähigkeiten, strukturbedingte Störungen oder die Funktionsfähigkeit der psychischen Struktur und die Strukturbezogene Psychotherapie sind im deutschen Sprachraum untrennbar verknüpft mit dem Namen Gerd Rudolf.
- Wie Kernberg, so beschreibt auch Rudolf die Entstehung und Ausbildung struktureller Fähigkeiten vor einem entwicklungspsychologischen Hintergrund. Allerdings bezieht er sich auf die Ergebnisse der Säuglings- und Kleinkindforschung, auf die Bindungstheorie sowie auf Anna Freud und stellt die realen Interaktionsprozesse zwischen der primä-

ren Bezugsperson und dem Kind in den Vordergrund.

- Die Entwicklung der Mentalisierung, die im engen Zusammenhang mit der Bindung steht, ist als basales Merkmal struktureller Fähigkeiten zu verstehen. Dies gilt insbesondere auch für die wechselseitige Beeinflussung von Affektregulation und Mentalisierung.
- Als diagnostisches Instrument zur Erfassung des Organisationsniveaus der psychischen Funktionen, die das Selbsterleben und das Beziehungsverhalten regulieren, wird die Strukturachse der Operationalisierten Psychodynamischen Diagnostik verwendet.
- Bewältigungsstrategien struktureller Defizite sind nicht als Abwehrstrategien zu verstehen, sondern als ein aktives bewusstes und bewusstseinsnahes Bemühen, trotz der strukturellen Beeinträchtigungen ein Gleichgewicht im Umgang mit sich und anderen zu finden.
- In der ätiogenetischen Betrachtung struktureller Beeinträchtigungen spielen traumapathologische Phänomene eine große Rolle.
- Im deutschsprachigen Raum hat in den letzten fünfzehn Jahren neben der Übertragungsfokussierten und der Mentalisierungsbasierten Psychotherapie die Strukturbezogene Therapie in der Behandlung strukturell gestörter Patienten zunehmend an Bedeutung gewonnen.
- Ziel der therapeutischen Interventionen in der Strukturbezogenen Therapie ist es stets, den Patienten in seiner Selbstwahrnehmung und dem Verständnis seiner Situation zu fördern und ihn darin selbstwirksam und kompetent werden zu lassen.

Ausgewählte Tipps zum Weiterlesen

Clarkin JF, Fonagy P & Gabbard GO. Psychodynamische Psychotherapie der Persönlichkeitsstörungen. Handbuch für die klinische Praxis. Stuttgart: Schattauer 2013.

Kernberg OF. Objektbeziehungen und Praxis der Psychoanalyse. *1976*. Stuttgart: Klett-Cotta 1997c.

Kernberg OF & Levy KN. Borderline-Persönlichkeitsstörung und Borderline-Persönlichkeitsorganisation – Psychopathologie und Diagnose. In: Dulz B, Herpertz SC, Kernberg OF, Sachsse U (Hrsg). Handbuch der Borderline-Störungen. 2. Aufl. Stuttgart: Schattauer 2011; 286–300.

Rudolf G. Strukturbezogene Psychotherapie. 3. Aufl. Stuttgart: Schattauer 2012.

Rudolf G. Psychodynamische Psychotherapie – Die Arbeit an Konflikt, Struktur und Trauma. 2. Aufl. Stuttgart: Schattauer 2014.

Wöller W. Trauma und Persönlichkeitsstörungen. Psychodynamisch-integrative Therapie. Stuttgart: Schattauer 2013.

16 Traumapathologie: Zwischen psychoökonomischer und hermeneutisch-objektbeziehungstheoretischer Perspektive

Annegret Boll-Klatt

Inhalt

16.1 Die Entwicklung der modernen Psychotraumatologie im geschichtlichen Kontext

Etwa ab 1980 fand sich in Deutschland eine Gruppe von Kollegen aus Psychologie, Medizin, Rechtswissenschaft und vor allem aus Psychoanalyse und Psychotherapie zusammen, die sich zum Ziel gesetzt hatte, psychische Traumata näher zu erforschen. 1991 wurde in Freiburg das Institut für Psychotraumatologie gegründet (Fischer & Riedesser 1999, S. 15) und damit eine Wortneuprägung geschaffen. Die Vorsilbe »**Psycho**« wurde gewählt, um eine Abgrenzung von der chirurgischen Traumatherapie zu markieren.

In den USA vollzog sich eine zeitlich parallele Entwicklung. Mit dem sogenannten »**Stress-Response-Syndrom**« (Horowitz 1986) wurde in der Forschung eine Akzentverschiebung auf traumatischen Stress eingeleitet, die dazu führte, dass 1994 eine **nach-traumatische Belastungsstörung (Posttraumatic Stress Disorder, PTSD)** in das DSM-IV (APA 1994) aufgenommen wurde.

Während zunächst die Begriffe »Stress« und »Trauma« noch eng miteinander verbunden waren, zeigte sich aber auch, dass das Stress-Konzept nicht ausreichte, um das zu erfassen und abzubilden, was den Gegenstand der psychosozialen und psychosomatischen Traumatologie ausmacht: die

Störung bzw. Zerstörung psychischer Strukturen und Funktionen, die in gewissem Sinne analog zu jenen Zerstörungen gesehen werden, mit denen sich die chirurgische Traumatherapie befasst (Fischer & Riedesser 1999, S. 16). Zur Übernahme dieser differenzierteren Sichtweise, die in den 1970er-Jahren ihren Anfang nahm, haben u.a. folgende Entwicklungen beigetragen (Spitzer et al. 2015, S. 26):

- die Betonung der epidemiologischen und klinischen Bedeutung von Kindesmisshandlung, vor allem intrafamiliärem Inzest, durch die zweite Welle der Frauenbewegung
- die zunehmende Anerkennung der klinischen Relevanz von traumatischem Stress für die Psychopathologie von Kriegsveteranen des Vietnamkrieges
- die Rezeption der zentralen Rolle Pierre Janets bei der Entwicklung der dynamischen Psychiatrie und die Renaissance seines Dissoziationskonzeptes
- die wissenschaftliche Auseinandersetzung mit der Multiplen Persönlichkeitsstörung (van der Hart et al. 2008) und deren Popularisierung über die Medien

In den ätiopathologischen Modellen der psychodynamischen Therapieverfahren hat die Traumapathologie im Verlauf der letzten zwanzig Jahre eine feste Position eingenommen. Es ist inzwischen allgemein anerkannt, dass psychische Traumatisierungen Besonderheiten aufweisen, die mit dem Stress-, Konflikt- und Strukturpathologiemodell nicht abgedeckt werden können. Die Zeiten, in denen Traumatisierungen als Ursache psychischer Störungen umstritten waren, sind endgültig vorbei. Auch außerhalb der psychodynamischen Verfahren gibt es keine psychotherapeutische Weiterbildung, in der Traumatisierung nicht als ätiologischer Faktor ernst genommen wird. Insofern gehört die Berücksichtigung von potenziellen Traumata in Kindheit, Jugend und Erwachsenenalter als fester Bestandteil in jede gründliche Anamnese.

Die Wortneuschöpfung »**Psychotraumatologie**« könnte nun suggerieren, dass es sich dabei um ein völlig neues Feld der Psychotherapie und Psychosomatik handelt. Dem ist aber nicht so, schließlich blickt sowohl die biologische als auch die psychoanalytische Interpretation des Psychotraumas auf eine reiche, mehr als hundertjährige Geschichte zurück (Leuzinger-Bohleber et al. 2008b, S. 5; s.u.). Neu ist die von Beginn an bestehende Verbindung der modernen Psychotraumatologie mit der neurobiologischen Forschung. Die Diskussionen um das Symptombild, die Wirkmechanismen und ein integratives Verständnis der komplexen posttraumatischen Symptomatik werden maßgeblich durch neurobiologische Modelle geprägt. Das Psychotrauma bzw. die Posttraumatische Belastungsstörung haben den interdisziplinären Dialog zwischen Psychoanalyse und Neurowissenschaften sehr beflügelt und eine wichtige Brücke zwischen beiden Disziplinen geschlagen. Wegen der stärkeren neurobiologischen Effekte sind Traumatisierungen mit bildgebenden Verfahren besser zu erforschen als z.B. die Depression, sodass sich die interdisziplinäre Betrachtung des Traumas geradezu anbot (Leuzinger-Bohleber et al. 2008b).

Im Folgenden wird es darum gehen, beide Richtungen – die neurobiologisch ausgerichtete Psychotraumatologie und die psychoanalytischen Traumatheorien – darzustellen und die Brückenschläge herauszuarbeiten.

16.2 Das Psychotrauma im Spannungsfeld der psychoanalytischen Theorien

In der Auseinandersetzung mit der Psychotraumatologie bzw. der Traumapathologie begegnen wir paradigmatisch wieder den drei Fragen, die uns an vielen Stellen dieses Buches beschäftigen:

- Was wirkt pathogen? Ist es das Innen oder das Außen? Ist es die unerträgliche (äußere) Situation oder der unakzeptable (innerpsychische) Impuls und/oder die Ich-Schwäche?
- Ist das Trauma im Rahmen einer Ein- oder Zwei-Personen-Psychologie (bzw. einer Mehrpersonen-Psychologie) zu konzeptualisieren? Handelt das Objekt oder trägt das schwache Ich des traumatisierten Subjektes die alleinige Verantwortung für das Eintreten des Traumas bzw. seiner Folgen für das Erleben der Betroffenen?
- Geht Freuds alter Traum doch in Erfüllung, dass durch neuere Entwicklungen in den Neurowissenschaften psychoanalytische Prozesse auch naturwissenschaftlich erforscht werden könnten? Was gewinnt die Psychodynamische Psychotherapie durch den interdisziplinären Dialog mit den Neurowissenschaften?

16.2.1 Unerträgliche (äußere) Situation versus unakzeptabler (innerpsychischer) Impuls

Pierre Janet (1859–1947), ein Zeitgenosse Sigmund Freuds (1856–1939), kann als Vorläufer moderner Psychotraumatologie betrachtet werden. Wie Freud arbeitete auch er zusammen mit Charcot an der Pariser Salpêtrière und forschte zur Hysterie und Hypnose. Janet beschrieb eindrucksvoll, dass psychopathologische Symptombildungen im Zusammenhang mit verdrängten Erinnerungen an reale traumatische Ereignisse stehen, die mit heftigen emotionalen Reaktionen einhergegangen sind und einhergehen. Die überwältigenden Affekte führen zu einem Verlust der integrierenden Kapazität des Bewusstseins, die wiederum eine Verengung des Bewusstseinsfeldes verursacht. Daraus resultiert dann eine Schwächung der Syntheseleistung des dominanten Bewusstseinszustandes, in deren Folge eine Emanzipation einzelner Elemente bzw. psychischer Funktionen eintritt. Diese Verselbstständigung nennt Janet Dissoziation (Spitzer et al. 2015, S. 25). Diese vom Bewusstsein abgespaltenen – dissoziierten – Zustände leben zu einem späteren Zeitpunkt wieder auf, entweder als emotionaler Erlebniszustand, als körperliches Zustandsbild, in Form von Vorstellungen und Bildern oder als Reinszenierungen im Verhalten. Die nicht integrierbaren Erlebniszustände können im Extremfall zur Ausbildung unterschiedlicher Teilpersönlichkeiten führen, was unserer heutigen Definition der Dissoziativen Identitätsstörung entspräche. Auch erfasste Janet schon die Gedächtnisstörungen, die mit Traumatisierungen einhergehen. Er erklärte postexpositorische Amnesien und Hypermnesien (übergenaue Erinnerungsbilder) als eine Art Übersetzungsfehler, als Unfähigkeit, die traumatische Erfahrung in eine weniger furchterregende Erzählung übertragen zu können (zit. n. Fischer & Riedesser 1999, S. 32 f.). Bedeutsam, auch für die moderne Psychotraumatologie, ist zum einen Janets Erkenntnis, dass sich traumatische Erfahrungen, die nicht mit Worten beschrieben werden können, in Bildern, körperlichen Reaktionen und im Verhalten manifestieren; der *unaussprechliche Schrecken*, den das Trauma hinterlässt, entzieht sich den höheren kortikalen Organisationsebenen. Zum anderen formulierte Janet ein psychotraumatologisches Dissoziationskonzept, das der prämorbiden Vulnerabilität eine entscheidende Bedeutung zuschreibt. Dabei hängen die Auswirkungen traumatischer Ereignisse nicht nur von ihrer Intensität und Dauer ab, sondern auch von der Intensität der emotionalen Reaktion der Betroffenen, die ihrerseits durch lebens- und lerngeschichtliche, persönlichkeitspsychologische, genetische und situative Faktoren wesentlich determiniert ist (Hantke 1999). Diese Konzeptualisierung entspricht letztendlich modernen Diathese-Stress-Modellen (▶ Kap. 17).

Janets Dissoziation wurde in Freuds Metapsychologie durch das Konzept der Verdrängung ersetzt, unterschied sich jedoch nicht nur begrifflich, sondern auch inhaltlich fundamental von Janets Modell. Die Beschäftigung mit dem Trauma nahm bei **Freud** einen völlig anderen Verlauf und durchlief sehr unterschiedliche Epochen: Er beschrieb in den »Studien über Hysterie« (1895d/1999) reale traumatische Erfahrungen im Rahmen sexueller Verführungen als Grundlage jeder späteren hysterischen Störung und formulierte die **Verführungstheorie** (▶ Kap. 1), die das wichtige Konzept der Nachträglichkeit einschloss. Möglicherweise ist diese Sichtweise darauf zurückzuführen, dass Freud eine überhöhte Quote von Patientinnen mit realen sexuellen Missbrauchserfahrungen zu der Zeit behandelte (Fischer & Riedesser 1999, S. 33). Freuds ursprünglicher Traumabegriff forderte dazu auf, pathogene Umweltfaktoren systematisch in die Analyse der psychischen Störungen mit einzubeziehen. Die Analogie zum körperlichen Trauma wird in folgender Definition Freuds deutlich:

> »Wir nennen so [traumatisch; Anm. d. V.] ein Erlebnis, welches dem Seelenleben innerhalb kurzer Zeit einen so starken Reizzuwachs bringt, daß die Erledigung oder Aufarbeitung desselben in normal-gewohnter Weise mißglückt, woraus dauernde Störungen im Energiebetrieb resultieren müssen.« (Freud 1916 [17a] [1999], S. 284)

In den »Studien über Hysterie« formulierte Freud den programmatischen, bekannt gewordenen Satz: »[…] der Hysterische leide größtenteils unter Reminiszenzen« (Freud 1895d [1999], S. 86), weil »[…] diese Erinnerungen Traumen entsprechen, welche nicht genügend ›abreagiert‹ worden sind« (Freud 1895d [1999], S. 89; Hervorhebung i. O.). Den Begriff des Abreagierens würden wir heute durch Bezeichnungen wie »verarbeiten« oder »integrieren« ersetzen.

Freud arbeitete mit einem neuronalen Modell, dessen Haupttendenz darin bestand, alle Erregungsquanten abzuführen oder zu binden. Innerhalb dieses Modells entwickelte er eine ökonomische Konzeption des Traumas. Dem Ich als psychischer Organisation kommt die Aufgabe zu, den Reizschutz gegen die Einflüsse aus der Außenwelt zu garantieren und dadurch das direkte Eindringen der exogenen Energiestärken zu verhindern. Im Falle übergroßer Energiequanten wird der Reizschutz durchbrochen und es kommt zum Trauma (Leuzinger-Bohleber et al. 2008b, S. 7 f.). Das Ich ist einem Gefühl extremer Ohnmacht und Unfähigkeit, die Situation zu kontrollieren oder zu bewältigen, ausgesetzt und wird mit Panik und extremen physiologischen Reaktionen überflutet. Diese Überflutung des Ich führt zu einem psychischen und physiologischen Schockzustand.

Das Konzept der **Nachträglichkeit** (▶ Kap. 1) nimmt eine zentrale Stellung in der Verführungstheorie ein: Es ist die Idee von »[...] hysterischen Phantasien, die regelmäßig wie ich sehe, auf Dinge zurückgehen, welche die Kinder früh gehört und erst nachträglich verstanden haben« (Freud 1895d [1999], S. 248).

Die schematische Darstellung in Abbildung 1-1 (▶ Kap. 1) könnte man so verstehen, dass z. B. ein kleines Kind den Geschlechtsverkehr der Eltern – die Urszene – beobachtet, ohne dass es dabei zu einem traumatischen Erleben kommt. Im Zusammenhang mit eigener sexueller Triebhaftigkeit, z. B. Masturbationsimpulsen in der Pubertät, wird dann die Erinnerung an die konkrete traumatische Verführungserfahrung geweckt. Pathogenetisch entscheidend ist hier die rückwirkende Neubewertung der frühen Szene am Bedeutungshorizont der entwickelten sexuellen Fantasien und Wünsche des Adoleszenten.

Die Pathogenese psychischer Traumatisierung wurde von Freud demnach als wesentlich komplizierter – man könnte sagen multifaktoriell – verstanden, als dass man eine einfache Parallele zu einem physischen traumatischen Eingriff in ein Körpergewebe ziehen könnte: Nicht das reale Erlebnis allein, sondern die assoziativ geweckte Erinnerung an frühere Erlebnisse verursacht die Krankheit (Hirsch 2004).

Der Zeitstruktur der Nachträglichkeit wird auch in der modernen Psychotraumatologie eine hohe Bedeutung beigemessen.

Der oft zitierte sogenannte Widerrufsbrief, den Freud 1897 an Wilhelm Fließ schrieb (▶ Kap. 1), wird als Meilenstein für den entscheidenden Wandel in Freuds Theorie angesehen. Die Aufgabe der Verführungstheorie und damit die Aufgabe der alleinigen Verursachung der hysterischen Symptombildungen durch traumatische Erlebnisse geschah auch aus aktueller psychotraumatologischer Sicht aus guten Gründen: Es war eine zu pauschal verallgemeinernde Theorie zur Ätiologie der Hysterie; wie wir heute wissen, führt sexueller Missbrauch ebenso zu anderen Störungen wie der Borderline-Persönlichkeitsstörung oder zu dissoziativen Störungen (Fischer & Riedesser 1999, S. 33). Auch wenn Freud die Verführungstheorie als Irrtum bezeichnete, so sind in seinem späteren Werk doch zahlreiche Hinweise zu finden, dass er die Bedeutung der Verführung oder anderer Formen realer traumatischer Einwirkungen für die Pathogenese psychischer Störungen beibehielt. Hier sei auf Venzlaff et al. (2004, S. 12 f.) verwiesen, die einen systematischen Überblick zum zeitlichen Abriss von Freuds Äußerungen zur Verführungstheorie bzw. zu sexuellem Missbrauch geben.

Psychoanalytische Autoren wie Melanie Klein und Wilfred Bion haben in ihren Theorien die Bedeutung äußerer Faktoren und somit auch der Bedeutung realer traumatischer Ereignisse weitgehend vernachlässigt und sich nahezu vollständig auf das intrapsychische Trieb- und Fantasiegeschehen konzentriert. Andere Autoren wie Sándor Ferenczi, Abram Kardiner, Masud Khan, John Bowlby und Donald Winnicott haben das psychoanalytische Traumakonzept weiterentwickelt und spezielle Bereiche der Traumatisierung näher erforscht.

Fischer & Riedesser (1999, S. 38) bezeichnen **Bowlbys** Werk (▶ Kap. 9) als Vorbild für die Psychotraumatologie, da der Autor eine Verbindung zwischen psychoanalytischem Gedankengut und subtilen Beobachtungen in der psychoanalytischen Situation mit kognitiver Entwicklungspsychologie, neurobiologischen Konzepten und Verhaltensbiologie bis hin zur Soziologie, Epidemiologie und Kulturgeschichte geschaffen habe. Damit entspreche Bowlby der heutigen Auffassung, dass das Psychotrauma nur als ein hochkomplexes, multifaktorielles Phänomen verstanden werden kann, das den interdisziplinären Diskurs unterschiedlicher wissenschaftlicher Disziplinen zwingend erfordert.

Kernberg (1978 [1983]), einer der führenden Forscher der Borderline-Persönlichkeitsstörung, hatte zunächst den überstarken Aggressionstrieb als hauptverantwortlich für die Entstehung der Störung angesehen. Erst in Arbeiten, die Mitte der 1990er-Jahre erschienen, griff er die Häufung schwerer Traumatisierungen, insbesondere der sexuellen Traumatisierung, in dieser überwiegend weiblichen Patientengruppe auf und arbeitete die Traumapathologie in seine Theorie ein (z. B. Kernberg 2000).

In **Deutschland** war das Trauma in Psychiatrie und Psychotherapie über viele Jahrzehnte des 20. Jahrhunderts eigentlich ein Tabu und gipfelte u. a. in den unrühmlichen Verhandlungen zur Entschädigung von KZ-Folgeschäden, in denen den Opfern unterstellt wurde, dass diese auf eine erbliche Veranlagung rückführbar seien. Dies entsprach einer nur als pervertiert zu bezeichnenden **Verfolgung der Verfolgten**, wie es Pross (1988) ausdrückt. Fischer & Riedesser (1999, S. 21 f.) sehen eine Parallelität der Abwehrvorgänge in den Konzepten der sehr heterogenen wissenschaftlichen Gemeinschaft mit den Abwehrvorgängen traumatisierter Individuen, die sich reflexhaft vor der Wahrnehmung seelischer Schmerzen schützen. Die Unsichtbarkeit des Gegenstandes und die reflektorische Abwehr erschwerten ihres Erachtens manchen Menschen den Zugang zur Psychotraumatologie als einer Wissenschaft, die speziell die Verletzlichkeit psychologischer und psychosozialer Systeme untersucht. Verletzungen und tief greifende Beschädigungen psychologischer und psychosozialer Systeme und damit der psychischen und meistens auch physischen Integrität von Menschen sind immer auch zu sehen im Zusammenhang mit **historischen Anlässen** (Sachsse et al. 1997).

Der amerikanische Psychiater **Abram Kardiner** bemühte sich nach dem Ersten und im Zweiten Weltkrieg intensiv um die Behandlung von Männern mit Kriegsneurosen. Seine Erkenntnisse sind auch heute noch von großer Aktualität: Aufgrund der massiven physiologischen Begleiterscheinungen prägte er den Begriff der **»Physioneurose«**, die als Vorläufer der heutigen **Posttraumatischen Belastungsstörung (PTBS)** gilt. Beeindruckend ist die Tatsache, dass Kardiner fast fünfzig Jahre vor den hormonellen und hirnphysiologischen Befunden zur Posttraumatischen Belastungsstörung den Kern der Kriegsneurosen in einer Physioneurose sah (Kardiner 1941, S. 95; zit. n. Venzlaff et al. 2004, S. 13). Die Symptomatik, die Kardiner beschrieb, war sehr komplex und entspricht erstaunlicherweise in weiten Bereichen nicht nur unserer heutigen Beschreibung der Posttraumatischen Belastungsstörung, sondern auch der Borderline-Persönlichkeitsstörung (► Kap. 21).

16.2.2 Psychoökonomie oder Beziehung?

Mit der Dominanz der Triebtheorie hatte das Trauma in der Psychoanalyse dann lange Zeit nur noch eine randständige Bedeutung. Die Ich-Psychologie (► Kap. 2) nahm ihm zusätzlich jede Beziehungsqualität und reduzierte es auf die rein psychoökonomische Betrachtungsweise:

Die Erregungssumme traumatischer Erlebnisse durchbricht den Reizschutz des Ich und führt zum Zusammenbruch der Ich-Organisation, womit das zu schwache Ich des traumatisierten Subjektes zum Dreh- und Angelpunkt traumatischer Pathologie wird.

Dieses psychoökonomische Konzept negiert jegliche Bedeutung von Beziehungsqualitäten. Der interpersonelle, intersubjektive Kontext, in dem Traumatisierungen stattfinden, spielt demnach keine Rolle.

Hirsch (2004, S. 1) hingegen stellt in diesem Zusammenhang die Bedeutung Ferenczis heraus. **Ferenczi** versteht das Trauma immer objektbeziehungstheoretisch, als ein Geschehen immer in Beziehungen, und hat damit eine entscheidende Grundlage moderner psychoanalytischer Psychotraumatologie gelegt (Ferenczi 1933 [1964]). Hirsch (2004, S. 28) sieht in Ferenczi den kreativsten Analytiker der ersten Generation, der die Wichtigkeit der sozialen Umgebung des Kindes für die Bewältigung traumatischer Ereignisse zutiefst anerkannte. Alle Modelle des Traumas als Beziehungs- und Internalisierungsgeschehen gehen auf Ferenczi zurück. Mithilfe seines objektbeziehungstheoretischen Verständnisses von Internalisierungsvorgängen können Einflüsse aus der Umgebung – also Erfahrungen mit den umgebenden Objekten – sowohl in ihren entwicklungsfördernden als auch in traumatisierenden Aspekten berücksichtigt werden.

Ferenczi prägte den Begriff der **Sprachverwirrung** (1933/1964) zwischen den Erwachsenen und dem Kind und meinte damit die Verwirrung des Kindes über den Begriff der Liebe, der kindlichen Liebe, d. h. der (vortraumatischen) Zärtlichkeit, und der Erwachsenensexualiät, also der Leidenschaft, die der inzestuöse Vater dem unschuldigen Kind gewaltsam überstülpt, das überwältigt wird von dieser Art Liebe, die es nicht erwartet hat und über deren wahren Charakter es auch von der Mutter im Unklaren gelassen wird. Der Trieb des Kindes spielte hier keine Rolle mehr, wohl aber seine Liebe und seine Beziehung zu den Eltern.

Die Ursache für die Verwirrung sieht Ferenczi darin, dass die Erwachsenen ihre eigenen Kindheitserfahrungen gründlich vergessen hätten, sie sich also mit dem Kind nicht mehr identifizieren könnten und so ihr »Elterninstinkt« versage (zit. n. Hirsch 2004, S. 29 ff.).

Häufig sind es gerade erst die **Beziehungsanteile**, welche die schädigende Wirkung des traumatischen Ereignisses erheblich beeinflussen: Verlustdrohung, Verrat, unterlassener Schutz durch Verweigerung der Zeugenschaft. Letzteres betrifft vor allem die Mütter, die meistens aufgrund eigener Schutzmotive wegschauen bzw. die sexuell traumatisierende inzestuöse Beziehung zwischen Vater und Tochter leugnen und/oder die Tochter durch Schuldzuweisungen zur Täterin abstempeln, es doch selbst so gewollt zu haben und den Vater/Onkel/Bruder etc. verführt zu haben.

Spätestens hier stellt sich nun aber die Frage, warum Internalisierungsprozesse von Beziehungserfahrungen im Traumageschehen so bedeutsam sind. Die Antwort verweist auf traumatische Introjekte bzw. Täterintrojekte und auf Identifizierungsprozesse. Schon lange vor Anna Freud (1936) formulierte Ferenczi den Abwehrmechanismus der **Identifikation mit dem Aggressor**. Insbesondere im Zusammenhang mit physischer Gewalt gegenüber Jungen ist dieser Abwehrmechanismus häufig nachweisbar. Der geprügelte kleine Junge identifiziert sich mit dem gewalttätigen Vater und wird in der späteren Vaterrolle mit einiger Wahrscheinlichkeit selbst zu physischer Gewalt gegenüber seinen eigenen Kindern neigen. Nach Anna Freud geschieht diese Identifikation wie alle intrapsychischen Abwehrmanöver aus Furcht und zum Schutz des Ich.

Anders verhält es sich bei den **Täterintrojekten**, die aus Liebe geschehen. Hier betrachtet sich das Kind als schlecht und schuldig am Denken, Fühlen und Verhalten des traumatisierenden Erwachsenen. Der Sinn der Introjektion besteht darin, die äußeren Eltern, die das Kind zum Überleben braucht, als gute Objekte zu erhalten. Das Kind holt das Problem aus dem Außenraum in seinen Innenraum:

»So trägt der Patient auf einer inneren Bühne aus, was er extern nicht lösen kann.« (Peichl 2007, S. 245)

Damit entspricht die Introjektion einer Unterwerfung, einem Akzeptieren des traumatischen Systems. Das introjektive Hereinnehmen des Täters, dessen Bild dadurch – weil er ja auch lebensnotwendig gebraucht wird – »gut« bleiben kann, während das Böse, das in der traumatisierenden Gewalt enthalten ist, und die Schuld des Täters in das Kind bzw. das Opfer gelangen. Dort wirkt das Böse selbstwertschädigend und verursacht regelmäßig jenes Schuldgefühl, das der Täter nicht hat (Hirsch 2004, S. 35).

> Die Täterintrojektion hat also einen Schutzcharakter, der im Sinne eines psychischen Notfallmechanismus dem Überleben dient. Denn wenn wir nicht kämpfen oder flüchten können, dann bleibt nur der Ausweg in den inneren Rückzug, die Unterwerfung und Dissoziation.

Unter Nutzung der sogenannten **Strukturalen Analyse Sozialen Verhaltens** (SASB; Benjamin 1974) bzw. deren zugrunde liegender Theorie analysiert Peichl (2007, S. 227 ff.) die Entstehung und Ausdifferenzierung von **Täterintrojekten**. Folgendes Beispiel veranschaulicht, wie es durch die Verwandlung von Objektbotschaften in Selbstantworten zur Entwicklung von Introjektionen kommt: Zunächst nimmt das Opfer, z. B. ein Mädchen in einer Missbrauchssituation, wahr, dass der Täter sie beschuldigt, böse und verkommen zu sein. Daraufhin folgt als Selbstantwort die Unterdrückung von Wut aus Angst vor Strafe. Nach wiederholten Durchläufen dieser traumatischen Interaktion bildet sich ein Introjekt mit Übernahme der Tätersicht in das eigene Selbstverständnis, das wie folgt lauten könnte: »Ich beschuldige mich selbst, schlecht zu sein.« So wird aus der Interpretation des Täterverhaltens in Bezug auf das Opfer eine Aussage über das Opfer selbst.

Die Bearbeitung dieser Verwandlung der Objektbotschaften durch Selbstantworten zu Introjektionen bildet – wie viele Psychotherapeuten immer wieder erfahren müssen – häufig den schwierigsten und hartnäckigsten Teil in der Behandlung traumatisierter Patienten.

Wie schon im Kapitel zur Objektbeziehungstheorie (▶ Kap. 3) näher ausgeführt, schlagen sich Beziehungserfahrungen im Selbst in Form von Selbst- und Objektrepräsentanzen nieder, von wo aus sie durch assimilierende Identifikation das Selbst bereichern und erweitern. Die traumatische Erfahrung wird nicht assimiliert; das traumatische Introjekt persistiert, treibt sein Unwesen wie ein feindliches archaisches Über-Ich. Das Täterintrojekt bleibt ein *Fremdkörper im Selbst*, es ist – wie Sandler (1988, S. 52) es nennt – ein innerer »Beifahrer«.

Täterintrojekte entstehen in einem Zustand, in dem die Selbst-Objekt-Differenzierung nicht aufrechterhalten werden kann. Sie repräsentieren einen (pathologischen) Empathievorgang mit einer Konfusion zwischen Selbst und Objekt. Neurobiologisch interpretiert verrechnet das Gehirn das intuitive Verstehen der Handlung und der Ansichten des Täters als eigenes Fühlen, Handeln und Erleben.

Dieser Vorgang wird vermittelt durch die Aktivierung der **Spiegelneurone** (Bauer 2006), die Peichl (2007, S. 166 f.) – bezogen auf die traumatische Situation mit der Verwischung der Selbst-Objekt-Grenzen im psychischen Innenraum – als **Sollbruchstelle im neuronalen System** bezeichnet.

Die Bildung von malignen Täterintrojekten als Folge traumatischer Erlebnisse geschieht umso eher, je stärker das Opfer alleingelassen dem Täter und seiner Gewalt ausgesetzt ist. Denn je weniger Außenbeziehungen das Geschehen hilfreich relativieren könnten, desto eher wird das Kind bzw. das Opfer von der Gewalt überwältigt und gezwungen, sich kindlich liebend vom Täter die einzige narzisstische Zufuhr zu erhoffen.

In Bezug auf den sexuellen Missbrauch sei es das Leugnen des Stattgefundenen durch die Mutter, was das Trauma pathogen mache, also nicht allein die Vergewaltigung, sondern die ihr folgende Verleugnung und Verleumdung (zit. n. Hirsch 2004, S. 36):

»*Traumatische Gewalt von außen, überwältigende Verlustangst, d. h. Verlust der einzig denkbaren Liebesobjekte, ungeheure Aggression, Schuldgefühl, das Missbrauchssystem verlassen zu wollen, das Geheimnis, d. h. das Fehlen eines Zeugen und das verleugnende Schweigen verhindern zusammen, dass das Introjekt aufgegeben werden kann.*«

An anderer Stelle zitiert Hirsch (2004) Laub & Auerhahn (1993):

»*Beim Trauma schaut die innere Mutter stets zu, sie lässt den Angriff zu, oder sie versäumt es zumindest, ihn zu verhindern. […] Das Trauma zerstört die Gewebe zwischen Selbst und dem empathischen anderen, eine Verbindung, die erst durch die Erfahrung der Gegenseitigkeit in der Mutter-Kind-Beziehung etabliert und dann im mütterlichen Introjekt ›objektiviert‹ wurde.*« (Hirsch 2004, S. 36; Hervorhebung i. O.)

Ferenczis Modell, das nicht mehr das einmalige Schockerlebnis, sondern die Objektbeziehung in den Mittelpunkt stellt, sieht das stärkste pathogene Moment in der Misshandlung bzw. im Missbrauch durch die Person, von der man Schutz und Fürsorge braucht. Die schützende intrapsychische Kommunikation zwischen Selbst- und Objektrepräsentanzen, das »Gewebe zwischen dem Selbst und dem empathischen Anderen« bricht zusammen:

»*Das gute innere Objekt verstummt als empathischer Vermittler zwischen Selbst und Umwelt.*« (Bohleber 2008b, S. 47)

Das Vertrauen auf eine zu erwartende Mitmenschlichkeit wird zerstört, ein Zusammenbrechen des Urvertrauens in das schützende, gute Objekt und die grundlegenden Sinnstrukturen des Lebens geht damit einher. Ohne das Vorhandensein eines einfühlungsfähigen Anderen entsteht »eine tote, quasi autistische Zone« kaum mitteilbarer Erfahrung (zit. n. Bohleber 2008b, S. 47). Hirsch (2004, S. 38) beschreibt dies mit dem Begriff des **Lebendig-Totseins** und zitiert Ferenczi (1988, S. 124):

»*Zugleich aber saugt sozusagen der Aggressor ein Stück, d. h. das ausgedrängte Stück des Opfers in sich ein […] Ein Teil des Gifts wird in einer anderen Person implantiert […], zugleich annektiert der Aggressor*

[...] die naive angstlose, ruhige Glücklage, in der bis dahin das Opfer lebte.«

Introjektion und Identifikation mit dem Aggressor sind Mechanismen der Abwehr, die das Ziel verfolgen, Traumatisierung durch Internalisierung zu bewältigen. Die Internalisierung von Gewalt dient dem Zweck, ihr nicht von außen ausgeliefert zu sein. Die andere Hauptform der Bewältigung ist die **Dissoziation** von Selbstanteilen, Abspaltung von Affekten und des Körper-Selbst, die das Trauma aushaltbar machen (Hirsch 2004, S. 48).

Hirsch (2004) führt einen interessanten Gedanken weiter aus, indem er auf die Internalisierung von Gewalterfahrung und auf die Dissoziation als die beiden Pole, die das Traumaspektrum begrenzen, zurückgreift: Lang andauernde komplexe Beziehungstraumata, meist in der Kindheit, also in der Familie, würden eher durch Internalisierung zu bewältigen versucht werden, und Extremtraumatisierungen, meist im Erwachsenenalter, durch Gewalteinwirkung von Personen, zu denen keine bedeutsame Beziehung vorher bestanden hatte, eher durch Dissoziation.

Aber dies ist nur eine grobe orientierende Einteilung, beide Traumabereiche sind nicht ganz zu trennen. So zeigt das **Stockholm-Syndrom** (Sachsse 2013d, S. 218), dass sich auch zwischen erwachsenen Tätern und Opfern im Rahmen von Extremtraumatisierungen sehr schnell eine hochbedeutsame Beziehung entwickeln kann, die dann häufig dazu führt, dass die Opfer die Seiten wechseln.

Dies geschah z.B. mit den Mitarbeitern einer Stockholmer Bank (daher »Stockholm-Syndrom«), die von Kriminellen überfallen und gefangen gehalten wurden. In einer Situation der Ohnmacht und der Lebensgefahr, in der die Opfer nicht sicher sein konnten, ob sie nicht doch umgebracht würden, sie sich also in einer vollständigen Abhängigkeit von den Tätern befanden, entwickelten sie Täterintrojekte, die dann dazu führten, die Partei der Täter zu ergreifen. Auch nach der Befreiung waren die Geiseln nicht in der Lage, ihre Peiniger zu hassen, und fragten sich verwirrt nach den Gründen.

Jan Philipp Reemtsma hat in seinem Buch »Im Keller« (1997) sehr differenziert beschrieben, wie auch er – als ein Experte, der sich intensiv mit Lebensgefahr, Deprivation und Traumatisierung durch Isolationshaft beschäftigt hatte – sich nicht gegen die Entwicklung von Täterintrojekten wehren konnte.

So wie die Bildung von Täterintrojekten auch bei Traumatisierungen im Erwachsenenalter vorkommt, so treten Dissoziationsphänomene ebenfalls im Zusammenhang mit familiärer Traumatisierung auf, insbesondere dann, wenn es zu Durchbrüchen kaum vorstellbarer Gewalt kommt. Die überwältigende affektive Erregung beeinträchtigt die Fähigkeit des Ich, Erinnerungsspuren in mentalen Selbst- und Objektrepräsentanzen zu organisieren. Der traumatische Zustand resultiert in einer Abwesenheit der sekundärprozesshaften Struktur und repräsentierbarer Erfahrung. Psychoanalytisch spricht man heute von dissoziierten Selbst-Zuständen (Bohleber 2015b, S. 130); diese sind das Ergebnis einer Einkapselung der pathogenen Erfahrungen und von einer Reihe schützender Vermeidungsstrategien, wie Abspaltung und Verleugnung. Dissoziation wird als ein dynamischer, aber misslingender Abwehrprozess verstanden, welcher der Abspaltung unerträglicher mentaler Inhalte, Erinnerungen und dazugehöriger Selbst-Zustände dient. Anders als bei der Verdrängung bleiben dissoziierte psychische Inhalte dem Bewusstsein zugänglich, wenn auch nur in den damit assoziierten »abgespaltenen« Bewusstseinszuständen (s. u.).

Zusammenfassend lässt sich sagen, dass seit etwa 25 Jahren das Trauma auch in der Psychoanalyse (wieder) angekommen ist. Die langjährige Vernachlässigung dieses Themas hatte u. a. auch mit der Sorge zu tun, die zentrale Bedeutung des Ödipus-Komplexes infrage zu stellen (Bohleber 2015b). In vielen psychoanalytischen Arbeiten lässt sich ein grundlegendes Umdenken nachweisen; es wird nicht mehr nur auf die ödipalen Fantasien des Kindes geschaut, sondern auch wieder auf das, was dem Kind vonseiten der Erwachsenen angetan wurde. Die objektbeziehungstheoretischen Konzeptionen des Traumas stellen ohne Zweifel einen großen Fortschritt dar, um die Pathogenität der traumatischen Erfahrung zu verstehen. Allerdings wendet Bohleber (2008b, S. 47 f.) kritisch ein, dass sich der Traumabegriff dadurch auch dem Risiko aussetzt, im Übermaß ausgeweitet und auf alle möglichen Defizite und Störungen der Mutter-Kind-Beziehung angewendet zu werden. Diese Theorien laufen Gefahr, die Verbindung zwischen der traumatischen Situation und der spezifischen traumainduzierten Angst aufzulösen. Diese Angst sei so primitiv, dass sie nur in ökonomischen Termini beschrieben werden könne: Die Reizschranke wird durchbrochen und nicht verarbeitbare Mengen von Erregung rufen eine seelische Desorganisation und eine vollständige Hilflosigkeit hervor. Deshalb plädiert Bohleber dafür, dass die psychoanalytische Traumatheorie beide Modelle braucht: das objektbeziehungstheoretische ebenso wie das psychoökonomische. Damit schließt der Autor dann auch an die neurobiologisch fundierte Psychotraumatologie an (s. u.).

Es bleibt ein Zuviel: ein Zuviel an Hilflosigkeit, ein Zuviel an sympathischer und parasympathischer Erregung, ein Zuviel an Noradrenalin und Cortisol und ein Zuviel an traumatisierender Gewalt, die sich der Bedeutungsgebung entzieht. Es bleibt ein massiver Überschuss, der die seelische Struktur durchbricht und nicht psychisch gebunden werden kann.

16.3 Weiterentwicklungen im Rahmen der modernen Psychotraumatologie

Traumatische Ereignisse werden in der einschlägigen modernen psychotraumatologischen Literatur in drei Gruppen eingeteilt:

- man made
- technique made
- nature made

Eine andere gängige Differenzierung besteht in der Unterteilung in die plötzlichen, unvorhergesehenen, **einmaligen Typ-I-Traumata** und die **chronischen, kumulativen Typ-II-Traumata** (Terr 1991):

- Typ-I-Traumata sind plötzlich, unvorhergesehen, einmalig; in der *apersonalen* Form bestehen sie vor allem in Naturkatastrophen und Verkehrsunfällen. Unter die *personalen* Typ-I-Traumata fassen wir räuberische Überfälle, Vergewaltigung und plötzlichen Verlust.
- *Apersonale chronisch-kumulative Traumata* können als Folge schwerer technischer Katastrophen entstehen, z. B. nach Atomunfällen. Als *personale chronisch-kumulative* Typ-II-Traumata werden politische Gewalt wie Krieg und Folter, Geiselnahme, KZ-Haft und Vertreibung bezeichnet. Im *personalen Nahbereich* sind es Kindesmisshandlung und -vernachlässigung sowie sexuelle Gewalt.

Die Pathogenität menschlich verursachter kumulativer traumatischer Ereignisse ist am höchsten, wie dies die **Inzidenzen Posttraumatischer Belastungsstörungen** (PTBS) nach sexuellem Missbrauch oder nach Folter eindrucksvoll zeigen. Die Prävalenz für die Entwicklung einer Posttraumatischen Belastungsstörung liegt nach einer Vergewaltigung und nach Folter bei über 50% und damit deutlich höher als die üblicherweise nachgewiesenen 15%. Traumata, bei denen der eigene Körper verletzt und beschädigt wurde, und Traumata, die von Menschen verursacht wurden, sind generell schwerer zu verarbeiten als Naturkatastrophen. Traumatisierungen, an denen man sich zumeist auf der Basis von Täterintrojekten eine Mitschuld zuschreibt, sind psychisch schwerer zu integrieren als solche, bei denen man zweifelsfrei ausschließlich Opfer war (Sachsse 2013c, S. 56).

Aber auch wenn Art und Schwere des Traumas dessen Pathogenität mitbestimmen, werden durch das Ereignis dennoch weder die aktuelle Psychodynamik noch die Psychogenese außer Kraft gesetzt. Wie schon Janet (s. o.), so erkennt auch die moderne Psychotraumatologie an, dass neben dem aktuellen Beziehungskontext lebensgeschichtlich begründete Dispositionen und Vulnerabilitäten, insbesondere durch traumatische Vorschädigungen, natürlich auch in der Traumaverarbeitung eine große Rolle spielen.

16.3.1 Das Trauma als Ereignismerkmal

Im Zusammenhang mit der Posttraumatischen Belastungsstörung finden sich sowohl in der ICD-10 (Dilling et al. 2000) wie im 2015 auch in deutscher Sprache erschienenen DSM-5 (Falkai & Wittchen 2015) **situationale Traumadefinitionen**, die ausschließlich die Pathogenität der Ereigniskriterien betonen.

> In der **ICD-10** wird ein Trauma wie folgt definiert: »[...] ein belastendes Ereignis oder eine Situation außergewöhnlicher Bedrohung oder katastrophenartigen Ausmaßes (kurz oder lang anhaltend), die bei fast jedem eine tiefe Verzweiflung hervorrufen würde. Hierzu gehören eine durch Naturereignisse oder von Menschen verursachte Katastrophe, eine Kampfhandlung, ein schwerer Unfall oder selbst Opfer von Folterung, Terrorismus, Vergewaltigung oder anderen Verbrechen zu sein.«
> Im **DSM-5** wird die Konfrontation mit einem extrem traumatischen Ereignis – das sog. A1-Kriterium –, definiert als die Konfrontation mit tatsächlichem oder drohendem Tod, ernsthafter Verletzung oder sexueller Gewalt. Auch das Miterleben solch einer Situation erfüllt das Traumakriterium (A2- und A3-Kriterium). Während im DSM-IV-TR die emotionale Reaktion der Person auf das Trauma als A2-Kriterium miterfasst und die Erfüllung beider Teilkriterien gefordert wurde, wurde die Nützlichkeit dieses A2-Teilkriteriums vielerorts angezweifelt und aus der DSM-5 dann wieder herausgenommen (Wagner 2015, S. 183 f.).

Relationale Traumadefinitionen betonen die moderierende Rolle der individuellen Vulnerabilität aufgrund biografischer und anderer, auch körperlicher persönlicher Faktoren selbst bei traumatischen Situationen mit hoher Pathogenität. Die subjektive Wahrnehmung, die individuelle Bedeutungszuschreibung und die zur Verfügung stehenden Bewältigungsmöglichkeiten sind ausschlaggebend.

> Demnach ist ein Trauma ein »[...] vitales Diskrepanzerlebnis zwischen bedrohlichen Situationsfaktoren und den individuellen Bewälti-

gungsmöglichkeiten, das mit Gefühlen von Hilflosigkeit und schutzloser Preisgabe einhergeht und so eine dauerhafte Erschütterung von Selbst- und Weltverständnis bewirkt«. (Fischer & Riedesser 1999, S. 79)

Konzeptuell wird heute von einer **Kombination situationaler und relationaler Traumadefinitionen** ausgegangen. Sachsse (2013c, S. 57) hat eine Checkliste für die psychotherapeutische Versorgung nach Akuttrauma zusammengestellt, die u. a. eine Diagnostik der Vulnerabilität – also des Diskrepanzerlebens zwischen Situationsfaktoren und individuellen Bewältigungsmöglichkeiten – und damit die Abschätzung des Risikos zur Ausbildung einer Posttraumatischen Belastungsstörung einschließt. Folgende Fragen haben sich als bedeutsam erwiesen:

- Gibt es eine vorangegangene Traumatisierung, die weniger als ein Jahr zurückliegt?
- Bestehen andere psychosoziale Belastungen, z. B. Probleme mit Schulden, Wohnungskündigung, Trennung, suchtkranken Kindern, welche die psychischen Bewältigungsfähigkeiten und Ressourcen schon erheblich gemindert oder erschöpft haben?
- Bestehen psychiatrische Erkrankungen, insbesondere Depressionen, die mit einem erhöhten Risiko der Chronifizierung der posttraumatischen Symptomatik einhergehen?

16.3.2 Traumatisierung und Neurobiologie

In diesem Rahmen kann nur ein grober Überblick über die neurobiologischen Grundlagen der Traumatisierung und der Posttraumatischen Belastungsstörung gegeben werden. Es besteht nicht der Anspruch, die komplizierten Prozesse dieser komplexen und komplizierten Materie umfassend darzustellen. Zur Vertiefung sei auf die ausgewählte Literatur am Ende des Kapitels verwiesen.

Aus psychotraumatologischer Sicht besteht einerseits Einigkeit dahingehend, dass das Erleben von Hilflosigkeit, Ohnmacht und schutzloser Preisgabe im Zusammenhang mit einem außergewöhnlich belastenden Ereignis den Unterschied zwischen einer Stresssituation und einem Trauma markiert (Flatten et al. 2011). Andererseits wurde dieses Kriterium (s. o.) nicht ins DSM-5 aufgenommen, da Traumatisierungen auch in subjektiv veränderten Bewusstseinszuständen stattfinden können oder Angehörige von Helferberufen bei Einsätzen erhöhtem traumatischem Stress ausgesetzt sind, ohne in der Situation in der beschriebenen Weise emotional zu reagieren. In einschlägigen Fachkreisen geht man davon aus, dass objektive Unterscheidungskriterien zwischen Stress und Trauma auf neurobiologischer Ebene identifiziert werden können, die dann eine Differenzierung zwischen traumaspezifischer und normaler Informationsverarbeitung und -speicherung unter Stresseinwirkung verdeutlichen.

Lebensgefahr als solche ist nicht gleichzusetzen mit einem Trauma, daran sind Mensch und Säugetier seit Jahrmillionen gut adaptiert. Auf den Zustand der **Hilflosigkeit** jedoch sind nicht nur Menschen, sondern auch alle Säugetiere denkbar schlecht vorbereitet, und so tun wir alles, damit dieser Zustand beendet wird (Irle et al. 2011, S. 135).

Dafür stehen drei **Stressbewältigungssysteme** zur Verfügung (Panksepp et al. 1991).

Bei großer Gefahr aktivieren die Mandelkerne mehrere Systeme gleichzeitig:

- das inzwischen fast ein Jahrhundert bekannte Furcht- bzw. Kampf-Flucht-System
- das in den letzten Jahrzehnten zunehmend beforschte Bindungssystem
- das Erstarrungssystem

Das **Furchtsystem** bzw. das Kampf-/Flucht-Kognition-Sympathikus-System (Sachsse 2013b, S. 32), das wir auch als »Stresssystem« bezeichnen können, sorgt dafür, dass bei Aktivierung die bekannte Stressphysiologie anspringt und die körperliche Voraussetzung schafft für Kampf- und Fluchtreaktionen, aber auch für kluge Überlegungen und die Suche nach Lösungen. Menschen, deren Kampf-Flucht-System aktiviert ist, wirken hochgradig aufmerksam, muskulär maximal angespannt und sofort reaktionsbereit. Dieses Stressbewältigungssystem funktioniert aber nur, wenn die Erregung nicht zu hoch ist.

In Situationen höchster Erregung mit einem Hilflosigkeitserleben aktivieren wir als Herdentiere unser **Bindungssystem** bzw. das Panik-Bindung-Parasympathikus-System. Die körperbezogenen Reaktionen und Symptome werden über das parasympathische autonome Nervensystem reguliert. Weiche Knie, Zittern, der Drang zu weinen, Beklemmungen in der Brust, ein Kloß im Hals sowie erhöhte Darmmotilität und Harndrang sind die zu beobachtenden physiologischen Komponenten. Dieses System mobilisiert sogenannte *Disstress Vocalisations*, bildlich gesprochen wird im Zuge der Aktivierung von Bindungsverhalten nach Mama gerufen. Erfährt der Mensch in Gefahrensituationen kompetente Hilfe, wird er sich bald wieder beruhigen und (wahrscheinlich) die Erfahrung verinnerlichen, dass er in hilfreichen Bindungen lebt.

Kann jemand sich nicht selbst helfen und gibt es keine schützende Bindungsperson oder reagiert diese nicht entängstigend und beruhigend, wird das **Erstarrungssystem** aktiviert, was mit Anzeichen eines Totstellreflexes und Panikattacken einhergeht. Bei Tieren wird dieses Verhalten als *Freeze Reaction* oder *Freezing Behavior* bezeichnet. Es lassen sich eine sympathikotone und eine parasympathikotone Form der Erstarrung unterscheiden. Die **sympathikotone Erstarrung** wird mit der klinischen Symptomatik von Panikattacken in Verbindung gebracht. Die typischen Symptome bestehen in Herzrasen, Todesangst, hohem Muskeltonus und einer Blockierung des Laut- und Sprachzentrums. Die **parasympathische Erstarrungsform** geht einher mit Kapitulation, Reizabschirmung nach außen und innen, Einnahme einer Embryonalhaltung und verminderter Reizwahrnehmung.

Dieser Zustand steht in Verbindung mit der klinischen Symptomatik der **Dissoziation** (Irle et al. 2011, S. 136).

Erst diese Erfahrung von Lebensgefahr mit **völliger Hilflosigkeit** charakterisiert ein Trauma.

Die Dissoziation als atavistische Notfallreaktion in dieser aussichtslosen Situation mit lähmender Angst hilft, den Reizstrom von außen und von innen zu unterdrücken. Es dominiert die parasympathische Erregung, zusätzlich spielt der Neurotransmitter Glutamat eine wichtige Rolle (Peichl 2007, S. 28 ff.; Sachsse 2013b, S. 33 ff.). Extreme Belastungssituationen bedingen einen hypermetabolischen Zustand des Gehirns sowie eine gleichzeitige Hyperaktivität des parasympathischen, aber auch des sympathischen Systems. Das Eintreten von Dissoziationen ist an die hochgradige parasympathische Erregung geknüpft und stellt eine letzte Notfallreaktion vor der Ohnmacht dar.

Die **Mandelkerne** sind die zentralen Hirnstrukturen, wenn es um aversive Alarmreaktionen geht. Deshalb wird die Amygdala auch häufig als »Rauchmelder des Gehirns« (van der Hart et al. 1995, S. 38) bezeichnet, womit zum Ausdruck gebracht wird, dass die Mandelkerne aktiviert sind, oft lange bevor wir bewusst überhaupt Gefahren wahrnehmen. Mit der Amygdala nicht nur räumlich eng verbunden ist der Hippocampus, der Ordnung und Orientierung vermittelt und hilft, die signalisierte Gefahr einzuordnen und damit beruhigend auf die Mandelkerne einwirkt. Der Hippocampus wiederum steht in enger Verbindung mit allen wichtigen Kortexregionen, die zur Lösung und Beendigung einer Gefahr hilfreich sein könnten. In dieses komplexe System sind auch Zentren der Steuerung der muskulären Aktivierung einbezogen, sodass Kampf- und Fluchtreaktionen stattfinden können. Neurobiologische Befunde zum Traumageschehen belegen veränderte **Aktivierungsmuster** miteinander assoziierter Hirnareale. Zentrale, dem limbischen System zuzuordnende Kernsysteme bleiben hyperaktiv, während andere Regionen wie das Broca-Sprachzentrum minderaktiviert erscheinen. Da diesen Strukturen aber wichtige Aufgaben der Informationsverarbeitung, der Gedächtnisbildung und der Versprachlichung von Informationen zukommen, wird die **gestörte Informationsverarbeitung** und **Prozessualisierung des Gedächtnisses** biologisch nachvollziehbar. Von zentraler Bedeutung im traumatischen Geschehen ist die neuroendokrinologische Reaktion, vermittelt über die **Hypothalamus-Hypophysen-Nebennierenrinden-Achse**, die durch die Aktivierung der Amygdala ausgelöst wird (▶ Kap. 17). Auch in normalen Stresssituationen kommt es zu Cortisolausschüttungen; diese sind aber im traumatischen Erleben deutlich intensiver. In Bezug auf das Cortisol ist das Gehirn nicht nur Ausgangs-, sondern auch Zielorgan, d. h., die hohen Cortisolspiegel fluten zurück ins Gehirn und wirken toxisch in den Strukturen, die über eine besonders hohe Dichte an Glukokortikoidrezeptoren verfügen, wie dies in der Amygdala und im Hippocampus der Fall ist. Nachweisbare morphologische Veränderungen in diesen Hirnarealen bei schwer traumatisierten Patienten (Yehuda 2002) werden dadurch erklärt (s. u.).

Neben dem Glutamat spielt der Neurotransmitter **Noradrenalin**, welcher im Gehirn im Locus coeruleus produziert wird, im Traumageschehen eine große Rolle: Dieser Transmitter sorgt für eine Vigilanzerhöhung und ist wichtig für Lernprozesse. In extrem belastenden bzw. traumatisierenden Situationen wird zu viel Noradrenalin ausgeschüttet, wodurch eine Hypervigilanz geschaffen wird. Das Erlebte wird abgespeichert, wie es auf einem Video, einem Dia oder Tonband geschieht. In diesem Zustand lernt das Gehirn sozusagen zu viel, es kommt zu einem unphysiologischen Behalten. Man könnte sagen, es brennt sich etwas ein, und dieser Zustand bedingt dann die **Hypermnesie** und das Triggern des Traumaerlebens selbst durch sehr schwache oder relativ unspezifische Reize. Die sogenannten »Erinnerungsabszesse« (Sachsse 2013e, S. 264), die sich so bilden, beschreiben eine Abspeicherung parallel zum und unabhängig vom Kortex. Damit sind sie der Bearbeitung durch die kortikalen Strukturen zunächst nicht zugänglich. Es fehlt der komplexe integrierende Umweg über Hippocampus und Kortex, stattdessen werden traumatische Erfahrungen in Zentren des limbischen Systems abgespeichert, insbesondere auch in den gedächtnissensitiven

Arealen der Amygdala. In Studien konnten neurophysiologische Äquivalente für die Sprachlosigkeit von Traumaopfern während einer traumatischen Erinnerung sowie für die fragmentierte sensorische Wahrnehmung der Traumaerinnerung gezeigt werden. Das plausible Konzept einer durch »Überflutung« während des traumatischen Ereignisses stecken gebliebenen Informationsverarbeitung, die fragmentiert im Gedächtnis eingebrannt wurde, scheint wesentliche Elemente der Verarbeitung von Extremtraumatisierungen zu erfassen, auch wenn es sich dabei um eine Vereinfachung handelt.

Wie schon näher ausgeführt, kommt es in der traumatischen Situation zu Erstarrungsreaktionen, die wir unter dem Oberbegriff der **Dissoziation** zu erfassen gewöhnt sind. Bei Verkehrsunfällen z.B. lässt sich häufig beobachten, dass die Unfallopfer scheinbar in Trance im Gebüsch sitzen oder konfus auf der Straße herumlaufen, ohne Auskunft über ihren Zustand geben zu können. Je nach Schweregrad der Dissoziation kann es zu einem völligen Verlust der normalen Integration von Erinnerungen, Identitätsbewusstsein, unmittelbaren Empfindungen sowie der Kontrolle von Körperbewegungen kommen. Definitionen der Dissoziation sind sehr heterogen; als Hauptmerkmal wird z.B. im DSM-5 (Falkai & Wittchen 2015, S. 181 f.) »*[...] eine Unterbrechung der normalerweise integrativen Funktionen des Bewusstseins, des Gedächtnisses, der Identität oder der Wahrnehmung der Umwelt*« beschrieben. Spitzer et al. (2004) erstellten eine klinische Systematik dissoziativer Phänomene, in welche die Körpermotorik, Sensibilität und Sensorik einbezogen sind. Wenig beachtet worden sind bisher die **somatoformen Dissoziationen**, denen sich Nijenhuis (2006) ausführlich widmet. Konversions- und Somatisierungsstörungen, insbesondere mit einer bizarren, durch herkömmliche psychotherapeutische Interventionen kaum zu beeinflussenden Symptomatik, hartnäckige Schmerzstörungen oder hypochondrische Klagekomplexe sollten differenzialdiagnostisch auf das Vorliegen einer Traumapathologie untersucht werden (▶ Kap. 18).

Es besteht ein Konsens dahingehend, dass die Dissoziation mit traumatischem Stress assoziiert ist (Fiedler 2008) und ein wichtiges diagnostisches Kriterium der Akuten und der Posttraumatischen Belastungsstörung darstellt. In der einschlägigen Literatur findet sich keine allgemeingültige Unterscheidung von Intrusionen und Dissoziationen. Dissoziationen von klinischer Relevanz gehen mit einem veränderten Identitätsgefühl und mit Erinnerungslücken einher (Spitzer et al. 2015, S. 28). Unter der Überschrift »intrusives Wiedererleben« differenziert Wagner (2015, S. 184) beide Symptome nach dem Gegenwartsbezug, der bei Intrusionen erhalten bleibe, bei Dissoziationen aber verloren gehe. Dass Übergänge fließend sind, leuchtet unmittelbar ein.

Peritraumatisch hilft die Dissoziation den Betroffenen, das Trauma nicht in seiner vollen Wucht wahrnehmen zu müssen, allerdings um den Preis, komplett hilflos und handlungsunfähig zu werden. Ob die peritraumatische Dissoziation jedoch mittel- und langfristig eher ein Risikofaktor ist, der die Integration des traumatischen Erlebnisses, d.h. die Fähigkeit, sich daran zu erinnern und kohärent darüber zu berichten, behindert und die Entwicklung einer PTBS begünstigt (van der Hart et al. 1995), ist aufgrund der vorliegenden Ergebnisse nicht sicher zu beurteilen (Lensvelt-Mulders et al. 2008).

Voraussetzung für diese Integration wäre die Speicherung des traumatischen Erlebens im deklarativen bzw. expliziten autobiografisch-episodischen Gedächtnis. Traumatische Erfahrungen werden aber nicht wie übliche Erfahrungen im expliziten Wachbewusstsein gespeichert, sondern häufig nur schemenhaft als Fetzen von Bildern und Bildsequenzen, Geräuschen und Stimmen, Gefühlen und Gerüchen, ohne den üblichen Weg der vorwiegend verbalen und zeitlich-räumlichen Gedächtnisbildung (Reinhold & Markowitsch 2008). Parallel wird ein grobrasterartiges Gedächtnissystem aktiv, das auf Ähnlichkeiten und Ergänzungen reagiert, das **Priming-Gedächtnis** (Irle et al. 2011, S. 136). Der Abruf der Informationsfragmente über dieses Gedächtnissystem erfolgt dann, wenn ein Außenreiz »so ähnlich« ist, wodurch die Alarm-Reaktion auf Gefahr getriggert wird und die Betroffenen sensibilisiert werden, sodass auch ähnliche Reize wie diejenigen der traumatischen Situation Hochstress auslösen können (Sachsse 2011, S. 715).

Intrusives Wiedererleben reicht von Intrusionen mit einfachen, sich aufdrängenden Erinnerungen oder Sinneseindrücken bis hin zu Flashbacks mit subjektiv erlebten Überflutungszuständen im dissoziativen Modus. Dissoziierte Patienten können nicht mehr unterscheiden, was in der Gegenwart und was in der Vergangenheit liegt; auch kann das Gefühl der »Meinhaftigleit des Erlebten« (Spitzer et al. 2015, S. 29) komplett fehlen. Diese Zustände können Sekunden bis Stunden andauern und mit einer dissoziativen Amnesie einhergehen, die beinhaltet, dass sich Traumaopfer an wesentliche Teile des traumatischen Ereignisses gar nicht mehr erinnern können. Auch langfristig trägt die **Dissoziation** anscheinend dazu bei, unerträgliche Erinnerungen an das Trauma aus dem Bewusstsein fernzuhalten. Allerdings geschieht dies oft um einen hohen Preis:

Dissoziationen sind keine gelassenen Erinnerungen, sondern vom räumlichen und zeitlichen Kontext dissoziierte reaktivierte Erfahrungen, die oft mit quälenden Gefühlen der Bedrohung und Angst einhergehen.

Sachsse (2013c, S. 52) schreibt:

»Wir sind in der falschen Zeit am falschen Ort im falschen Film […] Wir sitzen nicht in der Gegenwart und vergegenwärtigen uns unsere Erinnerungen, sondern die Vergangenheit aktualisiert sich gegen unseren Willen und ohne unsere Kontrolle in der Gegenwart.«

Dissoziationen bedeuten, dass es infolge der gestörten Prozessualisierung des Gedächtnisses im Traumaerleben zu Abkapselungen von Erinnerungen gekommen ist. Die heftigen Affekte, die Dissoziationen oft begleiten, sind darauf rückführbar, dass Stimuli, die Erinnerungen an traumatische Ereignisse wecken, die Aktivität von Hirnregionen, die starke Emotionen fördern, verstärken und die Aktivität von Bereichen des Zentralnervensystems verringern, die

- für die Integration sensorischen und motorischen Inputs sorgen,
- die Modulation der physiologischen Erregung ermöglichen,
- für die Fähigkeit, Erlebnisse in Orte zu fassen, eine Rolle spielen.

Das Triggern der Traumaerinnerung geschieht unter der Vorstellung, dass Traumatisierte für subkortikal initiierte und in der Gegenwart irrelevante und oft schädliche Reaktionen auf oft (subliminale) sensorische Informationen anfällig sind (van der Kolk et al. 2000). So können vor allem auch Gerüche typischerweise eine Intrusion und/oder Dissoziation auslösen und die Betroffenen in das aktuelle traumatische Erleben bzw. in dissoziierte Teile davon zurückversetzen. Wenn es in der Folge akuter Traumatierungen misslingt, eine Bewältigung und Integration des Erlebten zu erreichen, kann es zu einer Teilung der Persönlichkeit mit jeweils eigener psychobiologischer Basis kommen. Die Definition der Dissoziativen Identitätsstörung (Falkai & Wittchen 2015, S. 181), auch bekannt als Multiple Persönlichkeitsstörung, beruht auf der Theorie der strukturellen Dissoziation (Gast & Rodewald 2004; van der Hart et al. 2008). Unterschieden werden vielfältige voneinander abgespaltene »Emotionale Persönlichkeitsanteile« (EP), die mit unterschiedlichen Formen des Wiedererlebens der Traumatisierung einhergehen, und »Anscheinend Normale Persönlichkeitsanteile« (ANP), die durch eine relative Unbewusstheit des Traumas und der dazugehörigen Affekte gekennzeichnet sind. Die EP und ANP werden durch Spaltung auseinandergehalten. Klinisch treten Wechsel zwischen den verschiedenen Zuständen auf, die sog. »Switches«.

Auf die somatoformen Dissoziationen, (Nijenhuis 2006) wurde bereits verwiesen (Näheres ▶ Kap. 18).

16.3.3 Die Posttraumatische Belastungsstörung (PTBS)

Wie gezeigt werden konnte, gewinnt in traumatisierenden Situationen, die das Leben oder die körperliche Integrität bedrohen und mit dem Erleben von Hilflosigkeit, intensiver Furcht und Entsetzen verbunden sind, ein archaisches Stressbewältigungssystem die Oberhand über unsere differenzierte Weltsicht und Gedächtnisbildung (Irle et al. 2011, S. 136). In der Folge kann sich eine Posttraumatische Belastungsstörung entwickeln (Flatten et al. 2013, S. 3), deren syndromales Störungsbild geprägt ist durch

- sich aufdrängende, belastende Gedanken und Erinnerungen an das Trauma (Intrusionen) oder Erinnerungslücken (Bilder, Albträume, Flashbacks, partielle Amnesien);
- Übererregungssymptome (Schlafstörungen, Schreckhaftigkeit, vermehrte Reizbarkeit, Affektintoleranz, Konzentrationsstörungen);
- Vermeidungsverhalten (Vermeidung traumaassoziierter Stimuli);
- emotionale Taubheit (allgemeiner Rückzug, Interessenverlust, innere Teilnahmslosigkeit);
- teilweise veränderte Symptomausprägungen im Kindesalter (z. B. wiederholtes Durchspielen des traumatischen Erlebens).

Interessant ist in diesem Zusammenhang die Formulierung des sog. D-Kriteriums in der DSM-5. Hier wird ausdrücklich auf die negativen Veränderungen von Kognition und Stimmung im Zusammenhang mit dem oder den traumatischen Ereignissen Bezug genommen. Dazu gehören z. B. anhaltende und übertriebene negative Überzeugungen und Erwartungen, die sich auf sich selbst, auf andere und/oder die ganze Welt beziehen, anhaltende verzerrte Kognitionen bezüglich der Ursache und der Folgen des traumatischen Ereignisses, andauernder negativer emotionaler Zustand mit Furcht, Entsetzen, Wut und Scham, gepaart mit der Unfähigkeit, positive Gefühle zu empfinden, sowie Gefühle der Abgetrenntheit und Entfremdung von anderen (Falkai & Wittchen 2015, S. 169 f.). Hier markiert sich deutlich ein Überschneidungsbereich zur Komplexen Posttraumatischen Belastungsstörung (KPTBS), die aber aufgrund der unzureichenden wissenschaftlichen Absicherung nicht in das DSM-5 übernommen wurde (▶ Kap. 21).

Die Symptomatik einer Posttraumatischen Belastungsstörung kann unmittelbar oder auch mit z. T. mehrjähriger Verzögerung nach dem traumatischen Geschehen auftreten (*late-onset PTBS*) (Flatten et al. 2013).

> Die Posttraumatische Belastungsstörung hat sich als **»somatopsychische Störung«** (Sachsse 2011, S. 715) erwiesen, die durch die massive Reizüberflutung in der traumatisierenden Situation gekennzeichnet ist, in deren Folge dann Veränderungen der Gedächtnisprozesse, der Stressphysiologie und der Affektregulation eintreten.

Aufgrund der nachweisbaren morphologischen Schädigungen in der Amygdala und im Hippocampus würde man sogar von einer Somato-Psychosomatose des Gehirns (► Kap. 18) sprechen.

Differenzialdiagnostisch müssen die nach einem traumatischen Ereignis auftretenden psychischen und körperlichen Symptome zunächst nach dem Vorliegen einer **Anpassungsstörung** oder einer **akuten Belastungsreaktion** unterschieden werden (vgl. Flatten et al. 2013, S. 4). Letztere ist laut DSM-5 dadurch gekennzeichnet, dass die Symptome der Posttraumatischen Belastungsstörung entsprechen, aber nicht länger als einen Monat andauern. Es können sich dann auch Störungen wie Angst oder Depression entwickeln, die im weiteren Verlauf vorübergehen, als traumaassoziierte, aber nicht traumaspezifische Störungsbilder bestehen bleiben oder als Komorbiditäten der Posttraumatischen Belastungsstörung persistieren. Die Häufigkeit einer Posttraumatischen Belastungsstörung ist abhängig von der Art des Traumas (Flatten et al. 2013, S. 4):

- ca. 50 % Prävalenz nach Vergewaltigung
- ca. 25 % Prävalenz nach anderen Gewaltverbrechen
- ca. 50 % Prävalenz bei Kriegs-, Vertreibungs- und Folteropfern
- ca. 10 % Prävalenz bei Verkehrsunfällen
- ca. 10 % Prävalenz bei schweren Organerkrankungen (Herzinfarkt, Malignome)

Die **Komorbiditätsraten** mit anderen psychischen Störungen sind hoch, sie liegen zwischen 62 und 92 % (Siol et al. 2001, S. 54 f.). Häufige komorbide Krankheitsbilder bestehen in depressiven und Angststörungen, somatoformen und dissoziativen Störungen sowie in Suchterkrankungen. Ergänzend zu den genannten Komorbiditäten sind es vor allem therapieresistente Schmerzsyndrome, die oft dazu führen, eine Posttraumatische Belastungsstörung zu übersehen.

Der Überlappungsbereich der chronifizierten Komplexen Posttraumatischen Belastungsstörung (KPTBS) mit Persönlichkeitsstörungen, insbesondere mit der Borderline-Persönlichkeitsstörung, wird in Kapitel 21 näher ausgeführt.

Traumatische Erlebnisse im Sinne der **Typ-I-Traumata** wie Verkehrsunfälle, Naturkatastrophen, lebensbedrohliche Erkrankungen oder körperliche Verletzungen werden von 85–90 % der Betroffenen innerhalb von drei bis sechs Monaten durch sozialen Austausch, Sicherheit und Geborgenheit in einer stabilen Beziehung sowie durch intensive Traumaarbeit bewältigt.

Traumabewältigung oder -integration bedeutet, dass die Erinnerung an die traumatische Situation – wie Ledoux (2006, S. 216) es nennt – eine »Erinnerung an Emotionen« und nicht mehr eine »emotionale Erinnerung« (im Sinne einer Dissoziation) darstellt. Die Erinnerung wird nicht mehr zum Trigger, der vegetative Symptome oder dysfunktionale Verhaltensweisen auslöst, die zur Beruhigung eingesetzt werden, wie Alkohol, Drogen oder selbstverletzendes Verhalten. Ein Trauma ist integriert, wenn es verbalisierbarer Bestandteil des persönlichen Narrativs geworden ist, »ein Kapitel der Vergangenheit im Lebensroman« (Irle et al. 2011, S. 136). Wie bereits erwähnt, erreicht ein nennenswerter Anteil der Betroffenen diese Integration im angegebenen Zeitraum nicht und haben unbehandelt ein erhebliches Risiko, dass die Symptomatik chronifiziert, was sich auf lange Sicht als Persönlichkeitsänderung oder Persönlichkeitsstörung manifestieren kann (Wöller 2006). Die **Lebenszeitprävalenz** in der Allgemeinbevölkerung, also die Gefahr, irgendwann im Leben eine Posttraumatische Belastungsstörung zu entwickeln, wird mit 1–7 % angegeben.

16.3.4 Neurobiologische Befunde zur Posttraumatischen Belastungsstörung

Die sog. **Glukokortikoid-Kaskaden-Hypothese** (Sapolsky et al. 1986) besagt, dass der chronische Stress einer Posttraumatischen Belastungsstörung zu einer dauerhaft erhöhten Glukokortikoidausschüttung führt, die dann insbesondere im **Hippocampus** mit seinen zahlreichen Rezeptoren neurotoxisch wirkt und für Volumenreduzierungen dieser Hirnstruktur verantwortlich ist.

Es gibt jedoch auch andere Erklärungen, die diese Kausalitätsannahme in Zweifel ziehen. Demnach haben Menschen, vermutlich erblich bedingt, unterschiedlich große Hippocampi. Es könnte nun sein, dass Menschen mit einem größeren hippocampalen Volumen resilienter bezüglich verschiedenster psychischer Störungen, einschließlich der Posttraumatischen Belastungsstörung, sind als solche mit kleineren Hippocampi (Irle et al. 2013, S. 10 f.). Dem widerspricht allerdings ein Befund von Winter und Irle (2004), die einen deutlichen Zusammenhang bei Brandverletzten mit der Schwere der Verletzungen und der hippocampalen Reduktion nachweisen konnten. Ähnliche Zusammenhänge finden sich auch bei Vietnam-Veteranen zwischen dem Ausmaß der im Gefecht erlittenen Traumatisierungen und der Volumenminderung des Hippocampus.

Die Aufmerksamkeit richtete sich dann auch auf die **Amygdala** als einem wichtigen Zentrum für Angst und Aggression und damit auch für Kampf- und Fluchtverhalten. Im Zusammenspiel mit dem Hippocampus ist die Amygdala am Lernen und an der Gedächtnisbildung emotionaler Reize beteiligt. Auch der cinguläre Kortex, der bekanntermaßen eine wichtige Rolle in der Verarbeitung von Schmerz und Emotionen spielt, rückte in den Mittelpunkt neurobiologischer Forschungen (Irle et al. 2013, S. 11 f.). Beide Hirnstrukturen sind bei Patienten mit einer chronifizierten Posttraumatischen Belastungsstörung verkleinert; jedoch kann man zzt. nicht sicher sagen, ob die Volumenreduktion der Amygdala bei allen Patienten mit einer chronifizierten Posttraumatischen Belastungsstörung zu finden ist oder nur bei solchen mit komorbider Borderline-Persönlichkeitsstörung (► Kap. 21). Studien zu Veränderungen neuronaler Aktivitätsmuster stützen die Glukortikoid-Kaskaden-Hypothese. Übereinstimmend werden eine Überaktivierung der Amygdala sowie eine verminderte Aktivierung der Broca-Region beschrieben. Der letztgenannte Befund ist von unmittelbarer therapeutischer Relevanz. Da die Broca-Region ein wesentliches Element bei der Generierung von Sprache ist, könnte deren verminderte Aktivierung mit der Unfähigkeit von Patienten assoziiert sein, ihre traumatischen Erinnerungen in ein verbal vermitteltes Langzeitgedächtnis zu integrieren und damit zu entschärfen.

Kritisch anzumerken ist, dass die Diagnose einer Posttraumatischen Belastungsstörung nur einen kleinen Teil der Traumafolgestörungen abdeckt. Andere psychische Störungen in Traumafolge wie Depressionen, Sucht, dissoziative und schwere Angststörungen bleiben in diesen Forschungen unberücksichtigt. Ein weiterer zu wenig beachteter Einwand bezieht sich darauf, dass Patienten mit einer Posttraumatischen Belastungsstörung keine homogene Gruppe darstellen. Es lassen sich mindestens zwei Abwehrstile von traumatisierten Patienten identifizieren: ein für die PTBS typischer Stil mit Hyperarousal und Intrusionen sowie ein dissoziativer Stil, der durch Depersonalisation, Derealisation und ein »Ausklinken« (Irle et al. 2013, S. 13), aber nicht durch ein Hyperarousal gekennzeichnet ist (Lanius et al. 2010) (► Abb. 16-1).

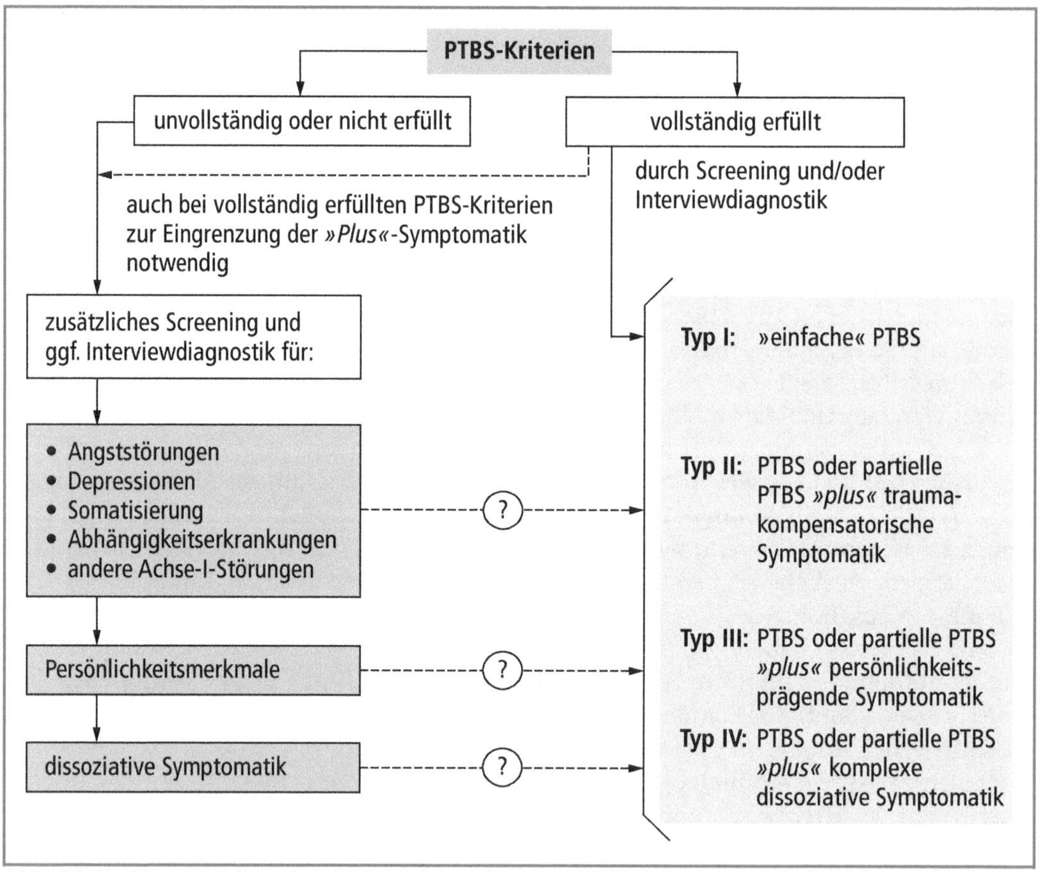

Abb. 16-1 Diagnostik komplexer Traumafolgestörungen (PTBS = Posttraumatische Belastungsstörung; aus Wirtz et al. 2013, S. 71)

16.4 Identifikation von Traumafolgestörungen – eine differenzialdiagnostische Herausforderung

Im Hinblick auf die Diagnosestellung wird kritisiert, dass die Diagnose einer Posttraumatischen Belastungsstörung teilweise immer noch zu wenig (Schützwohl & Haase 2009), z.T. aber auch inflationär gestellt werde (z.B. Fabra et al. 2009). Auch wenn diagnostische Einschätzungen im Bereich der Traumafolgestörungen manchmal sehr schwierig sind, begründet dies umso intensiver die Forderung nach einer sorgfältigen Diagnostik, die auch strukturierte Instrumente wie Fragebögen und klinische Interviews einbezieht. Wirtz et al. (2013) führen gängige Methoden einer operationalisierten Diagnostik getrennt für die sog. »einfache« Posttraumatische Belastungsstörung und die komplexeren Traumafolgestörungen auf. Sie folgen dabei einer Einteilung in vier Typen Posttraumatischer Belastungsstörungen, die Abbildung 16-1 zu entnehmen sind (Wirtz et al. 2013, S. 71).

Auf die Komplexe Posttraumatische Belastungsstörung (KPTBS), im amerikanischen Sprachraum abgekürzt mit dem Akronym DESNOS (Disorders of Extreme Stress Not Otherwise Specified), wird im Kapitel 21 ausführlicher eingegangen. Diese Störungskategorie markiert den Überschneidungsbereich der Trauma- und Strukturpathologie insbesondere im Hinblick auf die Ätiopathogenese der Borderline-Persönlichkeitsstörung. DESNOS würde dem Typ III entsprechen, der neben den Symptomen der Posttraumatischen Belastungsstörung zusätzlich durch eine persönlichkeitsprägende Symptomatik charakterisiert wird. Die Dissoziative Identitätsstörung würde sich im Typ IV abbilden. Auf die im Zuge einer Akuttraumatisierung auftretenden strukturellen Beeinträchtigungen, die als sekundärer Einbruch in das strukturelle Gefüge zu verstehen sind, wurde schon im Kapitel 15 hingewiesen.

16.5 Therapeutische Implikationen

Sachsse & Roth (2008, S. 87ff.) problematisieren zunächst die aktuelle Hirnforschung, die an mindestens zwei Stellen weite Räume überbücken müsse: Die erste Brücke muss tierexperimentelle Befunde auf Menschen übertragen, die zweite Brücke muss Befunde der Grundlagenforschung mit der konkreten Behandlungspraxis verbinden.

Gleichwohl versuchen die Autoren, auf der Basis der bisher bekannten neurobiologischen Prozesse des Traumageschehens therapeutische Ansatzpunkte und Konzepte zu entwerfen.

Dem klassischen psychoanalytischen Vorgehen mit viel Raum für Regression in die Zeit während und vor den schädigenden Beziehungserfahrungen wird dabei eine klare Absage erteilt. Eine Psychotherapie, die den Einfluss des Frontalhirns auf die limbischen Strukturen eher schwächt, wird als kontraindiziert beurteilt.

Abbildung 16-2 zeigt, dass eine traumaadaptierte Psychotherapie mit einer Traumabearbeitung erst indiziert ist, wenn eine funktionierende Affektregulation und ein stabiles Selbstmanagement vorliegen. Für traumatisierte Patienten, deren Selbstkontrolle herabgesetzt ist, sind zunächst nur Therapiestrategien vertretbar, welche die Realitäts-, Selbst- und Affektkontrolle fördern. Im therapeutischen Vorgehen muss sehr darauf geachtet werden, dass der Charakter einer erwachsenen Arbeitsbeziehung in der therapeutischen Beziehung gar nicht oder zumindest so kurz wie möglich verloren geht.

Psychodynamisch inspirierten Therapiemethoden ist gemeinsam, dass die Aktualisierung des Traumas und die Bearbeitung der Traumafolgesymptomatik in einem imaginären Raum – der sog. inneren Bühne (Reddemann 2012) – erfolgt. Hierdurch wird die Problematik auf einer Metaebene aktualisiert; gleichzeitig wird die Fähigkeit zur Mentalisierung gezielt gefördert und dadurch eine Distanzierung sowie eine reflektierende Bearbeitung ermöglicht (Sack & Sachsse 2013, S. 255).

Bezogen auf die unterschiedlichen Gedächtnissysteme sind in der therapeutischen Arbeit insbesondere das episodische und das prozedurale System von Bedeutung (Sachsse & Roth 2008, S. 93 ff.). Das in cortico-hippocampalen Strukturen lokalisierte **episodische Gedächtnis** speichert bekanntlich wichtige affektbesetzte Einzelerlebnisse unseres Lebens, die wir dann auch sprachlich reproduzieren können. Relativ schnell sind hier durch herkömmliche Psychotherapiemethoden interessante Entdeckungen zu machen und Umbewertungen zu initiieren. In der Traumatherapie haben wir es aber auch mit dem starreren, mechanischeren, eher in subkortikalen Arealen angesiedelten **prozeduralen Gedächtnis** zu tun, das die dysfunktionalen oder pathologischen Prozeduren und Rituale von Symptomcharakter enthält, die eingesetzt werden, um das Triggern der unverarbeiteten

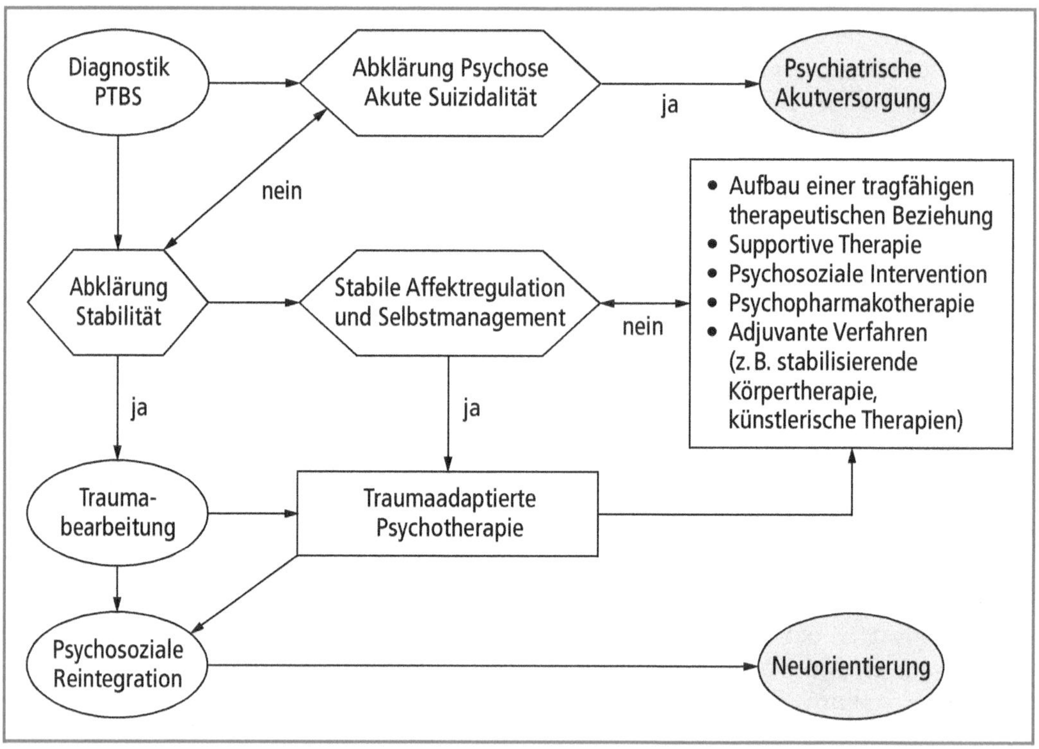

Abb. 16-2 Übersicht therapeutischer Strategien bei Posttraumatischer Belastungsstörung (aus Flatten et al. 2013, S. 67)

Erinnerungen und damit unerträgliche Hochstresssituationen zu vermeiden. Zwanghaften Ritualen, phobischem Vermeidungsverhalten, Drogen-, Medikamenten- und Alkoholabusus sowie dem selbstverletzenden Verhalten gilt es, funktionale und fördernde Prozeduren und Rituale entgegenzusetzen und/oder solche völlig neu zu entwickeln. Dafür reicht es nicht aus, sich therapeutisch nur auf der Ebene des episodischen Gedächtnisses zu bewegen. Der Erwerb von adaptiveren Alltagsritualen und neuen Reflexmustern muss geübt werden, und zwar sehr andauernd und langwierig. Wenn man neue Bewältigungsmuster für Hochstresssituationen zur Verfügung haben will, muss man sich diese im Zustand relativer Sicherheit und Gelassenheit verlässlich angeeignet haben.

Die von Reddemann und Sachsse entwickelte **Psychodynamisch Imaginative Traumatherapie** (PITT; Reddemann 2012; Reddemann & Sachsse 2000) enthält eine Vielzahl guter Rituale, z. B. Übungen zum »Sicheren inneren Ort«, der Vorstellung der »Inneren Helfer« oder die Baumübung (vgl. auch Reddemann 2001), die zur Vermeidung und in der Bewältigung von Hochstresssituationen hilfreich sind.

Um ein Trauma in das Narrativ der Lebensgeschichte zu integrieren, reicht es natürlich nicht aus, als Therapeut für die Patienten so etwas wie ein Coach zu sein, der sie im Erlernen förderlicher ritualisierter Verhaltensweisen und stärkender Imaginationen unterstützt. Kritiker der Psychodynamisch Imaginativen Traumatherapie weisen darauf hin, dass eine ausschließliche Fokussierung der Behandlung auf Ressourcenförderung und Stabilisierung potenziell schädliche Auswirkungen haben kann, da die Traumafolgesymptomatik dann durch Vermeidung von Konfrontation weiter stabilisiert wird (Sack & Sachsse 2013, S. 259). Die Überbetonung der reinen Stabilisierungsarbeit wird zunehmend kritisch gesehen, was sich auch an den im Laufe der letzten zehn Jahre zunehmend mehr praktizierten traumakonfrontativen Therapien ablesen lässt (s. u.).

Therapeutische Arbeit muss auf einem optimalen Stresslevel stattfinden, um wirksam zu sein. In Anlehnung an Marsha Linehan (Bohus 2002) lassen sich drei subjektive Stresslevel unterteilen:

- der **Zustand mediativer Gelassenheit**, in dem Achtsamkeit und Beruhigung geschehen, aber wenig Veränderung
- der **sozio-emotionale Zustand** als jener Zustand, der anzustreben ist, um Lernen und Veränderung anzuregen, ohne aber zu hoch zu sein
- der **Hochstressbereich**, der Zustand des Hyperarousals, in dem primitive Bewältigungsmechanismen im Zusammenhang mit der Aktivierung der drei Stresssysteme nur noch auf eines abzielen, nämlich dass der Stress aufhören soll

Verändernde psychotherapeutische Arbeit ist wahrscheinlich dann am wirksamsten, wenn sie im Mittelbereich stattfindet. Auch für die Traumatherapie gilt, dass das Problem in der Therapie aktualisiert wird (Grawe 2004), sei es als Angst-Exposition im Sinne der Traumaexposition oder im herkömmlichen Sinne als Übertragungsaktualisierung im Hier und Jetzt der Therapie.

Aber immer muss es darum gehen, ein reflektierendes Ich, also eine Metaebene, zu erhalten und einen Realitätsverlust zu verhindern. Regression ist nötig, darf aber nicht zur malignen Regression werden. Die gezielte traumafokussierende Behandlung erfolgt im Rahmen psychodynamischer Therapien häufig durch den Einsatz der **Bildschirmtechnik**. Diese therapeutische Strategie der Traumaexposition verfolgt genau die oben beschriebene Zielsetzung: Das Erleben von Sicherheit und Kontrolle im Hier und Jetzt ist eine unabdingbare Voraussetzung, um sich mit den überflutenden destruktiven Kräften des traumatischen Erlebens im Dort und Damals zu konfrontieren (Reddemann & Sachsse 2000; Reddemann et al. 2010).

Auch das **»Eye Movement Desensitization and Reprocessing«** (EMDR; Hofmann 1999; Shapiro 1995) basiert auf einer imaginativen Reaktivierung zur Bearbeitung traumatischer Erinnerungen. Diese Methode beinhaltet eine fokussierte und kontrollierte Aktualisierung der im Traumagedächtnis gespeicherten Informationen und gründet auf der Erfahrung, dass sich belastende traumatische Erinnerungen durch die Unterstützung sakkadischer Augenbewegungen oder Seiten-alternierender akustischer und taktiler Reize positiv verändern. Inzwischen nutzen auch Traumaexperten psychoanalytischer Provenienz die Vorteile des Eye Movement Desensitization and Reprocessing (Plassmann 2007; Sachsse 2011, S. 722). Die vorrangig konfrontativen Methoden zur Behandlung von Traumafolgesymptomen gehören heute zum anerkannten Standard in der Behandlung der Posttraumatischen Belastungsstörung. Dies gilt sowohl für die »einfache« als auch für die Komplexe Posttraumatische Belastungsstörung (Flatten et al. 2013, S. 60 ff.). In den letzten zehn Jahren haben narrative Ansätze zunehmend an Bedeutung gewonnen. Beispielhaft sind hier die **Imagery Rescripting and Reprocessing Therapy** (IRRT; Arntz et al. 2007) und die **Narrative Expositionstherapie** (NET; Schauer et al. 2005) zu nennen.

Auf einer Konferenz der Gutachter und Obergutachter des Genehmigungsverfahrens für Antragspsychotherapie wurde eine Stellungnahme zur Behandlung von Traumafolgestörungen konsentiert. Eine traumamodifizierte psychodynamische (und verhaltenstherapeutische) Behandlung im Rahmen der Richtlinien-Psychotherapie ist jedoch an klar definierte Voraussetzungen gebunden (Rüger 2013, S. 494; Rüger et al. 2014). Dazu gehört neben einer validen Diagnostik die Ausrichtung der Behandlung auf die aktuelle Psychodynamik des Krankheitsgeschehens, nicht auf die Bearbeitung einer biografisch vermuteten Belastung sowie die plausible Einbettung traumaspezifischer Interventionen in eine psychodynamische Behandlungsplanung.

Zur weiteren Auseinandersetzung mit den unterschiedlichen Traumatherapien sei an dieser Stelle auf die schon zitierte Leitlinie zur Posttraumatischen Belastungsstörung verwiesen (Flatten et al. 2013, S. 60 ff.). Dort findet sich auch eine ausführliche Übersicht über die Einstufung der Effektivität der verschiedenen gängigen traumatherapeutischen Behandlungsmethoden nach evidenzbasierten Kriterien. Eine hervorragende Übersicht mit einer differenzierten Systematik der Vielfalt traumatherapeutischer Methoden und Techniken bieten Sack & Sachsse (2013, S. 247 ff.).

16.6 Zusammenfassung

- Die Bedeutung des Psychotraumas in Psychiatrie und Psychotherapie unterliegt einer sehr wechselhaften Geschichte.
- Freuds oft zitierter *Widerrufbrief* an Wilhelm Fließ wird als Meilenstein für den Wandel seiner Theorie von einer traumatischen Genese psychischer Störungen hin zur Bedeutung kindlicher Triebwünsche und Fantasiebildungen verstanden.
- Ferenczi hat die entscheidende Grund-

lage moderner psychoanalytischer Psychotraumatologie gelegt, indem er das Trauma konsequent objektbeziehungstheoretisch, als ein Geschehen immer in Beziehungen, versteht.

- Häufig sind es gerade erst die Beziehungsanteile, welche die schädigende Wirkung des traumatischen Ereignisses erheblich erhöhen: Verlustdrohung, Verrat und/oder unterlassener Schutz durch Verweigerung der Zeugenschaft, die die Mütter missbrauchter und misshandelter Kinder häufig ihren Söhnen und Töchtern vorenthalten.
- Die Identifikation mit dem Aggressor und die Ausbildung von Täterintrojekten sind Mechanismen der Abwehr, die das Ziel verfolgen, Traumatisierungen durch Internalisierung zu bewältigen.
- Die andere Hauptform der Bewältigung besteht in Dissoziation bzw. Spaltung. Während die peritraumatische Dissoziation kurzfristig einen Schutzfaktor darstellt, ist sie mittel- und langfristig mit erheblichen Beeinträchtigungen verbunden.
- In Bezug auf das Trauma als Ereigniskriterium werden heute *situationale und relationale Definitionen* unterschieden. Es besteht Einigkeit dahin gehend, dass die Ereignismerkmale die Pathogenität des Traumas bestimmen, dass dadurch aber die Psychogenese und Psychodynamik mit Ausnahme von Extremfällen nicht außer Kraft gesetzt werden.
- In ca. 15 % der Fälle entwickeln Menschen, die einem traumatisierenden Ereignis im Sinne der Definitionen in den diagnostischen Glossaren ICD-10 und DSM-5 ausgesetzt waren, eine Posttraumatische Belastungsstörung. Im Zusammenhang mit sexueller Gewalt und Folter liegen die Inzidenzraten um ein Vielfaches höher.
- Zur Optimierung der Diagnostik von Traumafolgestörungen sollten strukturierte Methoden in Form von Selbstbeurteilungsinstrumenten und klinischen Interviews genutzt werden. Prinzipiell ist zwischen einer »einfachen« Posttraumatischen Belastungsstörung und komplexen Traumafolgestörungen zu unterscheiden.
- Neurobiologische Erkenntnisse helfen uns, nicht nur die physiologischen und biochemischen Prozesse im Gehirn zu verstehen, die durch die Traumatisierung ausgelöst werden und in Verbindung mit der Posttraumatischen Belastungsstörung, insbesondere der Dissoziation, auftreten, sondern auch das therapeutische Vorgehen zu optimieren.
- Dem klassischen psychoanalytischen Vorgehen mit viel Raum für Regression in die Zeit während und vor den schädigenden Beziehungserfahrungen wird eine klare Absage erteilt. Eine Psychotherapie, die den Einfluss des Frontalhirns auf die limbischen Strukturen eher schwächt, wird als kontraindiziert beurteilt.
- Für traumatisierte Patienten, deren Selbstkontrolle herabgesetzt ist, sind nur Therapiestrategien vertretbar, welche die Realitäts-, Selbst- und Affektkontrolle fördern. Der Charakter einer erwachsenen Arbeitsbeziehung in der therapeutischen Beziehung sollte gar nicht oder zumindest nur so kurz wie möglich verloren gehen.
- Es gibt inzwischen eine nahezu unüberschaubare Vielfalt störungsspezifischer traumabezogener Behandlungsmethoden und Therapietechniken. Die Psychodynamisch Imaginative Traumatherapie ist im deutschsprachigen Raum weitverbreitet. Als vorrangig traumakonfrontierende Technik wird das EMDR inzwischen häufig verwendet, oft auch in

Kombination mit verhaltenstherapeutischen und psychodynamischen Verfahren.

- Seit 2014 ist es möglich, traumaspezifische Interventionen im Rahmen einer psychodynamischen Richtlinien-Therapie anzuwenden.

Ausgewählte Tipps zum Weiterlesen

Flatten G, Gast U, Hofmann A, Knaevelsrud C, Lampe A, Liebermann P, Maercker A, Reddemann L & Wöller W. Posttraumatische Belastungsstörung. S3-Leitlinie und Quellentexte. Stuttgart: Schattauer 2013.

Hirsch M. Psychoanalytische Traumatologie – Das Trauma in der Familie. Stuttgart, New York: Schattauer 2004.

Reddemann L. Psychodynamisch Imaginative Traumatherapie. PITT – Das Manual. 7. Aufl. Stuttgart: Pfeiffer bei Klett-Cotta 2012.

Sachsse U (Hrsg). Traumazentrierte Psychotherapie. Stuttgart: Schattauer 2012.

Sack M, Sachsse U & Schellong J (Hrsg). Komplexe Traumafolgestörungen. Diagnostik und Behandlung von Folgen schwerer Gewalt und Vernachlässigung. Stuttgart: Schattauer 2013.

Seidler GH, Freyberger HJ & Maercker A (Hrsg). Handbuch der Psychotraumatologie. Stuttgart: Klett-Cotta 2015.

17 Reaktive Pathologie: Aktualkonflikt und Anpassungsstörungen

Annegret Boll-Klatt

Inhalt

17.1 Psychogene Reaktionen bzw. reaktive Störungen in den diagnostischen Glossaren

Eines der vorrangigen Ziele der Autoren der diagnostischen Glossare ICD und DSM bestand darin, eine deskriptive, phänomenale psychiatrische Klassifikation zu entwickeln, die auf ätiologische Aspekte bei der nosologischen Zuordnung von Störungen verzichtet. Mit der in der ICD-10 aufgeführten Definition der Anpassungsstörungen (F43.2), der Akuten Belastungsreaktion (F43.0) sowie der Posttraumtischen Belastungsstörung (F43.1) weichen sie jedoch von ihrem Prinzip ab und zeigen, dass man in der Praxis ohne ein ätiologisches Verständnis doch nicht auskommt.

Zur Definition dieser **reaktiven Störungen** schreibt Ermann (2016a, S. 158):

> »Unter dem Begriff reaktive Störungen fassen wir weit verbreitete Erkrankungen zusammen, die in zeitlichem und inhaltlichen Zusammenhang mit besonderen psychischen Belastungen z. B. sozialen Problemen, Krisen, chronischen sozialen Konflikten oder Überforderung oder auch mit körperlichen Erkrankungen stehen. In Abgrenzung von neurotischen Störungen entstehen sie unabhängig von einer neurotischen Disposition.«

Während die einheitliche diagnostische Kodierungsziffer F43 mit der Betonung des Reaktiven das Gemeinsame der Anpassungs- und der posttraumatischen Störungen nahelegt, spricht der heutige Wissensstand – insbesondere zur Neurophysiologie der Traumaverarbeitung – eindeutig dagegen, beide Gruppen unter der gleichen Ätiopathogenese zu subsumieren (▶ Kap. 16).

Bei den **Anpassungsstörungen** haben wir es mit einer Schwächung oder passageren Überforderung der Abwehr- und Bewältigungskräfte zu tun, die sich aber erholen, wenn die Belastungssituation beendet ist.
Bei der **Posttraumatischen Belastungsstörung** bricht die Abwehr völlig zusammen, was sich im subjektiven Erleben von Hilflosigkeit und schutzloser Preisgabe manifestiert. Eine erfolgreiche Bewältigung ist unter diesen Bedingungen nicht möglich, die normale Prozessualisierung des Gedächtnisses funktioniert nicht, sodass die traumatische Erfahrung nicht in das deklarative Gedächtnis integriert werden kann.

Es empfiehlt sich also, den Begriff der **Stresspathologie** für die Anpassungsstörungen zu nutzen und eine prinzipielle Unterscheidung zur **Traumapathologie** zu treffen, wie dies auch heute in den einschlägigen Publikationen geschieht.

Die **Anpassungsstörung** stellt in der ICD-10 eine Oberkategorie dar, die unterschiedliche psychische Belastungsreaktionen nach Stressoren, welche nicht das Ereigniskriterium eines Traumas erfüllen, zusammenfasst. Im Hinblick auf die Bewältigung macht es einen bedeutenden Unterschied, ob der Anpassungsstörung chronische psychosoziale Konflikte oder Veränderungen der sozialen Lebensbezüge zugrunde liegen oder ob ein schicksalshafter Einbruch einer schweren Erkrankung, ggf. mit invasiven medizinischen Eingriffen, eine tief greifende Erschütterung im Selbsterleben des Patienten auslöst.

Ermann (2016a, S. 158 ff.) unterscheidet demzufolge zwischen **psychosozialen** und **somatopsychischen Anpassungsstörungen**.

Kennzeichnend für die **Anpassungsstörung** ist:

- ein Beginn in engem zeitlichem Zusammenhang mit der psychosozialen Belastung
- eine Beschwerdedauer, die definitionsgemäß auf maximal sechs Monate nach Ende der belastenden Situation beschränkt ist

Die unterschiedlichen Beschwerdemuster können depressive Reaktionen, subklinische Angstsymptome, sozialen Rückzug, gereizt-aggressive Reaktionen und auch somatoforme Symptomatiken umfassen (Sack 2013, S. 208). Vegetative Störungen, insbesondere Schlafstörungen, sind genauso häufig wie die Neigung zu suchtmäßigen Verhaltensweisen.

17.2 Die reaktive Pathologie im Vergleich mit anderen ätiopathogenetischen Modellen

Reaktive Pathologien werden durch umschriebene äußere Einflüsse in Form von einschneidenden Lebensereignissen und psychosozialen Konflikten, aber auch durch innere Belastungen in Form von Erkrankungen verursacht.

Anders als beim Vorliegen einer Konflikt- und Strukturpathologie sind diese Faktoren hinreichend für die psychische oder psychosomatische Symptombildung. Es fehlt das Zusammenspiel zwischen akuter Belastung mit unbewussten intrapsychischen Konflikten und/oder Funktionsdefiziten der psychischen Struktur. Die akute oder länger andauernde Belastung überfordert die unbewussten Abwehrkräfte, insbesondere aber die bewussten Bewältigungsfähigkeiten, und bewirkt so unmittelbar die Symptombildung. Psychosoziale Belastungen gehören zum Leben dazu; die Forderung nach Bewältigung sogenannter Schwellensituationen im Zusammenhang mit notwendigen Entwicklungsschritten im Lebenszyklus wie die Loslösung aus dem Elternhaus, Partnerwahl, Elternschaft sowie Ruhestand und Alter wiederholt sich über Generationen in ähnlicher Weise. Viele Belastungen sind aber auch zeitspezifisch geprägt und haben zu tun mit veränderten kulturellen, sozialen und ökonomischen Lebensformen. Beispiele dafür sind Veränderungen in den sozialen Rollen, Unsicherheit in der modernen Arbeitswelt oder die Folgen von Entwurzelung, Migration und Globalisierung. Ermann (2016a, S. 159) unterscheidet drei Kategorien psychosozialer Belastungen:

- chronische familiäre Probleme
- Veränderung des Lebensalltags
- sozioökonomische Belastungen

Exkurs: Veränderungen in der Arbeitswelt

»Die Art und Weise, wie eine Gesellschaft die Arbeit und die Arbeitsbedingungen organisiert, sollte eine Quelle der Gesundheit und nicht der Krankheit sein« (WHO-Charta von Ottawa, 1986). Diese Forderung löst die spätmoderne Arbeitsgesellschaft umso weniger ein, je mehr sie einem fundamentalen Wertewandel folgt und sich zunehmend stärker radikal gewinnorientierte Unternehmenskulturen ausbilden. Arbeitsplatzunsicherheit mit einer anhaltenden Sorge nicht nur um die Sicherheit, sondern auch um die Qualität des Arbeitsplatzes (Sverke et al. 2006) und Arbeitslosigkeit (Paul & Moser 2009), stellen potenziell krank machende Stressoren dar. Es sollte alarmieren, dass etwa jeder zweite Erwerbstätige mit gesundheitlichen Problemen diese in Zusammenhang mit den Bedingungen an seinem Arbeitsplatz bringt (Haubl et al. 2013; Zok 2010). Dabei gehören Mobbing und Burnout zu den »Ich-Diagnosen«, die Betreffende zumeist gleich zu Beginn eines (psychotherapeutischen) Gesprächs äußern (»Ich bin gemobbt worden«, »Ich hab ein Burnout«).

Mobbing wird einerseits in Verbindung mit dem Missbrauch sozialer Macht gebracht, ist andererseits aber viel häufiger auch mit dem Verdacht behaftet, dass sich ein Einzelner als Opfer erlebt und stilisiert. In der Psychodynamischen Psychotherapie sind wir es gewöhnt, Ursachen für äußeres Geschehen im Inneren eines Individuums zu suchen und dessen eigene Anteile ins Bewusstsein zu heben. Aber dadurch werden wir den interaktionellen Vorgängen und Mechanismen, die eine Mobbingsituation bestimmen, nicht gerecht. In ihrem Artikel »Mobbing – Ist immer das Opfer schuld?« analysiert Pflichthofer (2016) die zugrunde liegende Gruppen- und Einzeldynamik von Ausstoßungsprozessen bei Mobbing-Phänomenen und beleuchtet die Problematik des situationsbedingten beidseitigen Gefangenseins.

Anders als beim Mobbing stellt es sich häufig beim **Burnout-Syndrom** dar (Näheres ▶ Kap. 19). Die heutigen neoliberalen Arbeitsbedingungen binden Arbeitnehmer sehr viel stärker in eine Eigenverantwortung ein, die es ihnen oft schwer macht, sich zu entlasten. Sie können »den Feind« nicht mehr im Außen verorten und sich legitim als Opfer fühlen, sondern müssen die Ursachen für ihr Versagen und Scheitern bei sich selber suchen. In einer Untersuchung deutscher Arbeitnehmer, die ihre Arbeit als psychisch belastend erlebten, schrieb die Mehrzahl die Verantwortung für die Reduzierung der Belastungen ihrem eigenen Unvermögen und nicht den Unternehmen zu.

Aber dass Überforderung nicht nur durch ein Zuviel an Belastungen prognostiziert werden kann, zeigen die Evidenz des **Anforderung-Kontroll-Modells** (Karasek & Theorell 1990) sowie das **Modell der beruflichen Gratifikationskrisen** (Siegrist 1996). Beide Modelle dienen der operationalen Erfassung von pathogenem Stress, indem sie die Balance zwischen Anforderungen bzw. Arbeitseinsatz im Verhältnis zu Kontrollmöglichkeiten bzw. Gratifikationen fokussieren. Ein hoher Arbeitseinsatz bedingt erst dann ein krank machendes Risiko für die Betreffenden, wenn sie keine angemessenen Gratifikationen dafür erhalten. Als Gratifikationen berücksichtigt das Modell nicht nur die Höhe des Lohns oder Gehalts, sondern auch Aufstiegschancen, Anerkennung und Arbeitsplatzsicherheit. Sechs prospektive epidemiologische Untersuchungen aus verschiedenen europäischen Ländern belegen den Zusammenhang von Gratifikationskrise und Depressionsrisiko. Zwischen 10 und 15 % der untersuchten Arbeitnehmer befanden sich in einer solchen Krise. Das relative Risiko, depressiv zu erkranken, variiert in diesen Studien zwischen 1,5 und 4,6. Im Mittel verdoppelt eine Gratifikationskrise das Risiko einer Depression (Haubl 2013, S. 120 ff.). Dass Gratifikationskrisen auch das kardiovaskuläre Risiko steigern, wird in Kapitel 18 näher ausgeführt.

Natürlich können auch für die Folgen schwerwiegender belastender Lebensereignisse unbewusste psychodynamische Prozesse eine Rolle spielen, z. B. die unbewusste Bedeutungszuschreibung an diese Ereignisse, die meistens im Zusammenhang mit unbewussten unverarbeiteten Konflikten zu verstehen ist, unbewusste Abwehrprozesse oder Vorerfahrungen im Sinne einer Vulnerabilität. Diese vorbestehenden neurotischen Entwicklungen sind dann zwar nicht die alleinige Krankheitsursache, bestimmen gleichwohl den Verlauf und die Ausgestaltung der Symptomatik.

Vorhandene neurotische Positionen erhöhen das Risiko, dass reaktive Störungen sekundär neurotisch weiterverarbeitet werden und in eine neurotische Pathologie übergehen.

Dies ist häufig der Fall, wenn sich normale Trauer zu einer komplizierten oder prolongierten Trauer verändert, wie dies am folgenden Beispiel einer Patientin nach dem Verlust eines Kindes gezeigt werden kann.

Fallbeispiel »Verlorene Kronprinzen«
Der 19-jährige Sohn der Patientin kam bei einem Verkehrsunfall ums Leben. Er prallte mit hoher Geschwindigkeit gegen einen Baum und war auf der Stelle tot. Die Patientin war auch fünf Jahre später noch nicht in der Lage, diese Erklärung als Unfallursache zu akzeptieren; sie hatte viel Geld für Recherchen von Gutachtern und auch Privatdetektiven ausgegeben, die aufzeigen sollten, dass ein Fremdverschulden im Spiel war. Im Blut ihres Sohnes hatte man einen Alkoholgehalt von 1,3 Promille gefunden. Die Patientin negierte hartnäckig die naheliegende Tatsache, dass ihr Sohn auf der Abiturfeier, von der er kam, zu viel Alkohol getrunken hatte. Trotz anderslautender Zeugenaussagen hielt sie an ihrer Vermutung fest, dass man ihm unwissentlich Schnaps in seine Cola geschüttet hatte.
Zum psychotherapeutischen Erstgespräch erschien eine komplett in Schwarz gekleidete 48-jährige Frau, die beinahe leblos, wie versteinert wirkte. Trauer und Depression hatten sich förmlich in ihre Gesichtszüge eingegraben, mit leerem Blick fixierte sie ihre Therapeutin. Spontan formulierte sie ihre Kritik an Psychotherapeuten, die sie bereits aufgesucht hatte; alle redeten nur vom »Loslassen«, das könne sie nicht mehr hören. Fast mechanisch, in kurzen Sätzen, schilderte sie das Vorgefallene ohne jegliche mimische und gestische Reaktion. Bei jeder Nennung des Namens ihres Sohnes liefen ihr die Tränen über die Wangen und ließen ihren Schmerz förmlich zum Greifen nahe sein.
Scheinbar unerreichbar in der inneren Welt ihres unstillbaren und untröstbaren Leids, nahm sie therapeutische Interventionen kaum zur Kenntnis, beantwortete aber therapeutische Fragen. So beschrieb sie eine völlige psychische Veränderung, die sie an sich selbst seit dem Verlust beobachtete. Sozialer Rückzug, Aufgabe ihrer Berufstätigkeit, Verlust von Interesse und Freude, ständiges Kreisen ihrer Gedanken um den Unfallhergang, Verbitterung über die mangelnde Unterstützung durch die Polizei bestimmten jetzt zusammen mit täglichen Besuchen des Grabes ihren Lebensalltag. Für ihren Mann und ihre beiden Töchter versorgte sie zwar weiterhin den Haushalt, aber mehr als lästige Verpflichtung als aus einer Haltung emotionaler Bezogenheit und mütterlicher Verantwortung. Die Patientin fühlte sich von ihrer Familie in ihrer Trauer unverstanden, warf ih-

rem Mann und den Kindern vor, sich leichtfertig über den Verlust hinweggesetzt zu haben.
Der Lebensgeschichte der Patientin war zu entnehmen, dass sie schon einmal mit einem gefährlichen Unfall konfrontiert war. Als zwölfjähriges Mädchen hatte sie ihren sieben Jahre jüngeren Bruder mit in die Badeanstalt genommen mit dem ausdrücklichen mütterlichen Auftrag, gut auf ihn aufzupassen. Aus letztendlich ungeklärten Umständen geriet der Bruder, der noch nicht schwimmen konnte, ins tiefe Wasser des Schwimmerbeckens. Trotz heftiger Arm- und Beinbewegungen konnte er sich nicht an der Wasseroberfläche halten und ging unter. Er wurde gerettet und konnte noch in der Badeanstalt reanimiert werden. Allerdings behielt er einen leichten zerebralen Schaden, der ihn zeit seines Lebens beeinträchtigte.
Die Patientin hatte ihre intensiven tief liegenden Schuldgefühle nie verarbeitet, sondern durch vielfältige Abwehrmechanismen vom Bewusstsein ferngehalten. Die Ausbildung einer depressiven Persönlichkeitsstruktur mit einer Betonung von Bedürfnislosigkeit, Bescheidenheit und Altruismus halfen ihr zusätzlich, sowohl sich selbst unbewusst zu bestrafen als auch die Schuld abzutragen, was aber nie gelingen konnte. Wie ihr Bruder, so war auch ihr Sohn der »Kronprinz« der Familie. Die zunächst wortkarge Patientin floss geradezu über im Berichten der großen Hoffnungen, die sich an den Sohn gerichtet hatten. So träumte sie einmal, an der Seite ihres berühmten, erfolgreichen Sohnes im Lichte der Öffentlichkeit zu stehen, was auf eine völlige narzisstische und ödipale Überbesetzung ihrerseits hinwies.

Das Beispiel lässt ahnen, dass die **Differenzierung** zwischen einer normalen psychischen Reaktion in Anbetracht einer akuten psychischen Belastung, einer Anpassungsstörung und einer neurotischen Symptombildung oft nicht leicht ist, auch wenn die Definition dies vermeintlich nahelegt. Klinisch erfahrenen Therapeuten dürfte die Einbeziehung ihrer Gegenübertragung bei der differenzialdiagnostischen Einschätzung eine unverzichtbare Hilfe sein. Die nur mühsam unterdrückte Enttäuschungswut, die Externalisierung der Schuld sowie das latente Strafbedürfnis im Fall der geschilderten Patientin bildeten sich als aggressives Gegenübertragungsgefühl unmittelbar in der Therapeutin ab und sprachen schon von Beginn der Beziehungsaufnahme an ohne das Wissen um die konkreten Fakten für das Vorliegen einer neurotischen Disposition. Das Beispiel zeigt auch auf, dass es sich hier nicht um eine Trauerreaktion handelt, sondern um ein depressives Störungsbild: Die Beeinträchtigung des Selbstwertgefühls als das differenzierende Kriterium lässt sich bei der Patientin deutlich nachweisen (▸ Kap. 19).

Tabelle 17-1 gibt einen Überblick über die verschiedenen therapierelevanten Aspekte der jeweiligen Pathologie.

17.3 Das Stresskonzept

Der Stressbegriff ist aus der heutigen Psychotherapie und Psychosomatik kaum noch wegzudenken und soll deshalb an dieser Stelle näher ausgeführt werden. Auch in der Umgangssprache hat er wie wohl kein anderer medizinisch-psychologischer Fachbegriff eine starke Verbreitung gefunden und ist zu einem Modewort geworden, das heutzutage noch durch weitere Begriffe wie »Mobbing« und »Burnout« (s. o.) differenziert werden kann. »Stress« ist überaus positiv konnotiert; die Beliebtheit des Stressbegriffs im psychologischen Laienverständnis resultiert insbesondere auch aus einer impliziten externalisierenden Vorstellung der Verursachung: Wenn ich unter Stress leide, sind die anderen schuld – der Ehepartner, die Kinder, der Arbeitgeber, die Gesellschaft usw.

Tab. 17-1 Therapierelevante Aspekte der unterschiedlichen Pathologien im Überblick (nach Ermann 2016a, S. 81)

	Strukturpathologie	**Konfliktpathologie**	**Traumapathologie**	**Reaktive Pathologie**
Ursache	kumulative Mikrotraumen	Beziehungskonflikte	frühes Trauma	psychosoziale Belastung
Kernkomplex	Entwicklungsdefizite	neurotische Konfliktepisoden	verdrängtes Trauma	entfällt
Abwehrtypus	Spaltung und Projektion	Verdrängung	Dissoziation	unspezifisch
Persönlichkeitszüge	Funktionsdefizient	abwehrstabilisierend	traumavermeidend	unspezifisch
Funktionsniveau der psychischen Struktur	niedriges Niveau	höheres Niveau	(latent) posttraumatisch	reifes Niveau
Auslösesituation	strukturelle Überlastung	Konfliktaktivierung	Traumaerinnerung	Überforderung
Primäre Symptome	Offenlegung der Ich-Schwäche	defensive Notreaktion	traumaaktivierend	Erschöpfung des Coping
Komorbidität	ausgeprägt als Strukturersatz	gering	Dissoziationsschutz	entfällt

Der Stressbegriff stammt ursprünglich aus der Physik und hat etwas zu tun mit der Elastizität von Festkörpern. Der Transfer in die Bio- und Humanwissenschaften in den 1930er-Jahren ist vor allem mit den beiden Namen Walter Cannon und Hans Selye verknüpft. Cannon untersuchte die biologischen Reaktionen von Tieren bei Gefahr und prägte das Konzept der »Fight-or-flight-Response« bzw. der Kampf- und Fluchtreaktion. Selye beobachtete den phasischen Verlauf dieser Reaktion und prägte dafür die Bezeichnung eines allgemeinen Adaptationssyndroms (AAS). Er vertrat damit zunächst eine **reaktionsorientierte Stressdefinition**, indem er Stress unabhängig von den äußeren Reizgegebenheiten konzeptualisierte und von einer uniformen Konstellation physiologischer und psychologischer Reaktionen ausging.

> Das allgemeine Adaptationssyndrom besteht aus einer generellen Aktivierung, einer erhöhten Herzrate, einer vermehrten Ausschüttung von Katecholaminen und Glukokortikoiden sowie dem subjektiven Empfinden von Angst oder Ärger.

Im Umfeld des Zweiten Weltkrieges trat eine Veränderung hin zu **situationsorientierten Definitionen** ein. Stress wurde jetzt definiert als eine äußere Reizkonstellation, die bei allen oder zumindest bei den meisten Menschen psychische Reaktionen in Form von Angst auslöst. Diese Reaktion wurde im Unterschied zu den äußeren Reizen, den Stressoren, als »Strain« oder als »Distress« bezeichnet (vgl. Klauer 2002).

17.3.1 Situationsorientierte Definitionen

Die beiden schwedischen Forscher Holmes und Rahe strebten eine Operationalisierung der psychischen Belastung unterschiedlicher Lebensereignisse an. Sie waren inspiriert vom Wunsch nach statistisch berechenbaren Risikogewichtungen, die sie für die psychosomatische Forschung nutzbar machen wollten. Ihnen ging es gerade nicht um die persönliche Bedeutung und das subjektive Erleben, sondern um eine objektivierte Erfassung der Anstrengung, die eine Person leisten muss, um die vorgegebenen Lebensereignisse zu verarbeiten. Sie interessierten sich für die durchschnittliche Höhe der geforderten Anpassungsleistung, um diese Ereignisse zu bewältigen.

Heraus kam die **Social Readjustment Rating Scale** (SRRS; Holmes & Rahe 1967) mit 43 einschneidenden und/oder zumindest lebensverändernden Ereignissen. Diese Liste, die Schüffel (1975) ins Deutsche übertragen hat, beginnt mit dem Tod des Ehepartners, dessen Überwindung mit 100 Punkten – die Autoren bezeichneten diese als »Life Change Units« (LCU) – die höchste Anpassungsleistung erfordert. Geringfügige Gesetzesübertretungen stehen mit elf »Life Change Units« am unteren Ende der Aufstellung (vgl. auch Dührssen 2011, S. 24).

Das Ziel, durch die Life-Change-Maße, also durch das Ausmaß der Lebensveränderung durch belastende Ereignisse, denen eine Person in einem bestimmten Zeitraum ausgesetzt ist, die Manifestation psychischer, psychosomatischer und auch somatischer Erkrankungen vorherzusagen, erfüllte sich nur innerhalb bestimmter Grenzen. An diesem relativ enttäuschenden Ergebnis hat auch die Unterteilung in akute und chronische Stressoren nicht viel geändert.

17.3.2 Physiologische Stresskorrelate und -effekte

Es gibt wohl kein psychologisches oder physiologisches Merkmal des Menschen, das nicht dem Einfluss von Stressoren unterworfen ist. Psychosoziale Stressoren setzen das neuronale Alarmsystem in Gang, das im limbischen System des Gehirns lokalisiert ist, und führen über die Aktivierung bestimmter neuronaler Schaltkreise zur Reaktionsbildung. Stresskorrelate und -effekte finden sich dabei nicht nur auf endokriner, neuroimmunologischer, vegetativer, kognitiver, behavioraler und affektiver Ebene, sondern auch in Merkmalen des vokalen und nonverbalen Ausdrucks sowie insbesondere im Bindungsverhalten. Selye (1981) zufolge wird die **physiologische Stressreaktion** auf zwei Wegen ausgelöst:

- auf rein neuronalem Weg, vor allem vermittelt über das vegetative Nervensystem insbesondere durch den Sympathikus
- auf neuroendokrinem Weg, d. h. unter hormoneller Beteiligung

Der Ausgangspunkt der physiologischen Stressreaktionen sind die Mandelkerne. Rüegg (2008, S. 20) spricht davon, dass die Angst im Mandelkern sitze, van der Hart et al. (1995) nennen die Amygdala, also den Mandelkern, den »Rauchmelder des Gehirns« und beschreiben damit die Bereitschaft dieser Hirnstruktur, bei signalisierter Gefahr unbewusst und automatisch körperliche Reaktionen auszulösen, die Flucht und Angriff vorbereiten. Die neuroendokrine Reaktion läuft über zwei Achsen, eine langsame und eine schnelle (Klauer 2002, S. 98 f.). Die **schnelle Stressreaktion** basiert auf der Aktivierung der Hypothalamus-Sympathikus-Nebennierenmark-Achse. Der Sympathikus innerviert eine Vielzahl von Organen und vermittelt die Stressreaktion direkt über neuronale Verschaltungen. Das Nebennierenmark als endokrines Organ wird auch vom Sympathikus gesteuert und scheidet in Stresssituationen die wichtigen Katecholamine Adrenalin und Noradrenalin aus. Adrenalin bewirkt nicht nur eine Reihe körperlicher Veränderungen (Erhöhung der Herzfrequenz, Blutdrucksteigerung etc.), sondern beeinflusst auch das retikuläre System, sodass eine Aufmerksamkeitssteigerung und erhöhte Bewusstseinshelligkeit eintreten. Die **langsame Stressreaktion** verläuft über die Hypothalamus-Hypophysen-Nebennierenrinden-Achse (HHNA) und wird über drei Hormone vermittelt: Corticotropin-Releasing-Hormon (CRH), adrenocorticotropes Hormon (ACTH) und Cortisol. Unter Stressbedingungen schütten Neurone des parahypothalamischen Nucleus (PVN) das CRH aus. Das CRH gelangt in die Hypophyse und stimuliert die Freisetzung von ACTH. ACTH wiederum bewirkt die Ausschüttung von Glukokortikoiden, sprich Cortisol, in der Nebennierenrinde. Das Cortisol macht ca. 70 % der in der Nebennierenrinde gebildeten Corticosteroide aus und lässt sich in Blut, Urin und Speichel nachweisen. Die Blutwerte korrelieren mit

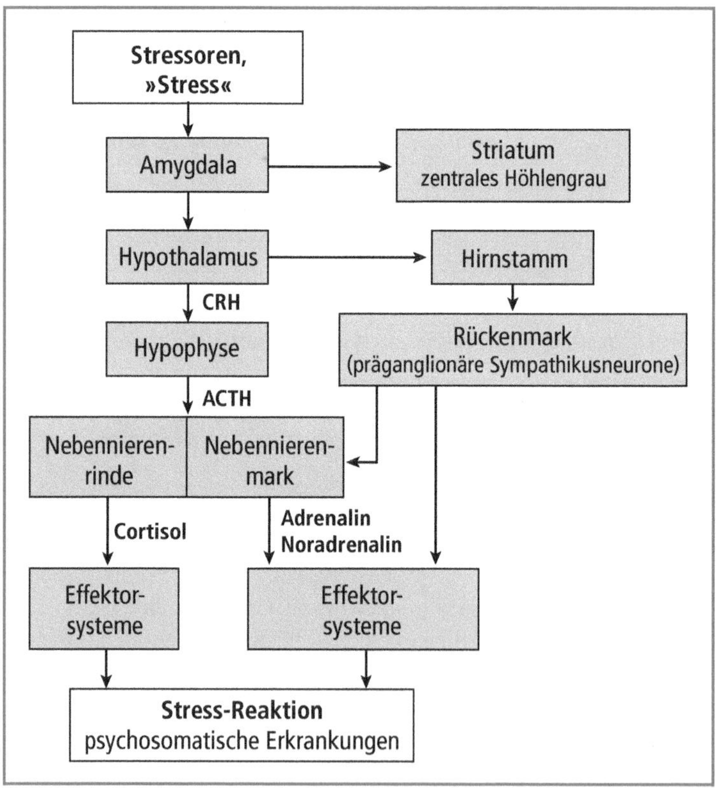

Abb. 17-1 Die neuroendokrine Koppelung durch Sympathikus und hypothalamo-hypophysäres System bei Stress (nach Rüegg 2011, S. 77)
ACTH = adrenocorticotropes Hormon; CRH = Corticotropin-Releasing-Hormon.

dem Ausmaß des Stresses (► Abb. 17-1). Verschiedene Hirnregionen modulieren die Aktivität der HHNA: Der Hippocampus und der präfrontale Kortex (PFC) hemmen die HHNA, wohingegen die Amygdala und monoaminerge Bahnen aus dem Hirnstamm die CRH-Neuronen im PVN stimulieren. Das Cortisol bzw. Glukokokortikoide üben eine negative Rückkoppelung auf den Hypothalamus, die Hypophyse und den Hippocampus aus, um nach Wegfall des Stressors die Stressreaktion zu beenden. Overfeld & Heim (2016, S. 40 ff.) stellen die zentralen Effekte des CRH heraus (► Abb. 17-2) CRH-Neuronen integrieren stressbezogene Informationen nicht nur im Hy-

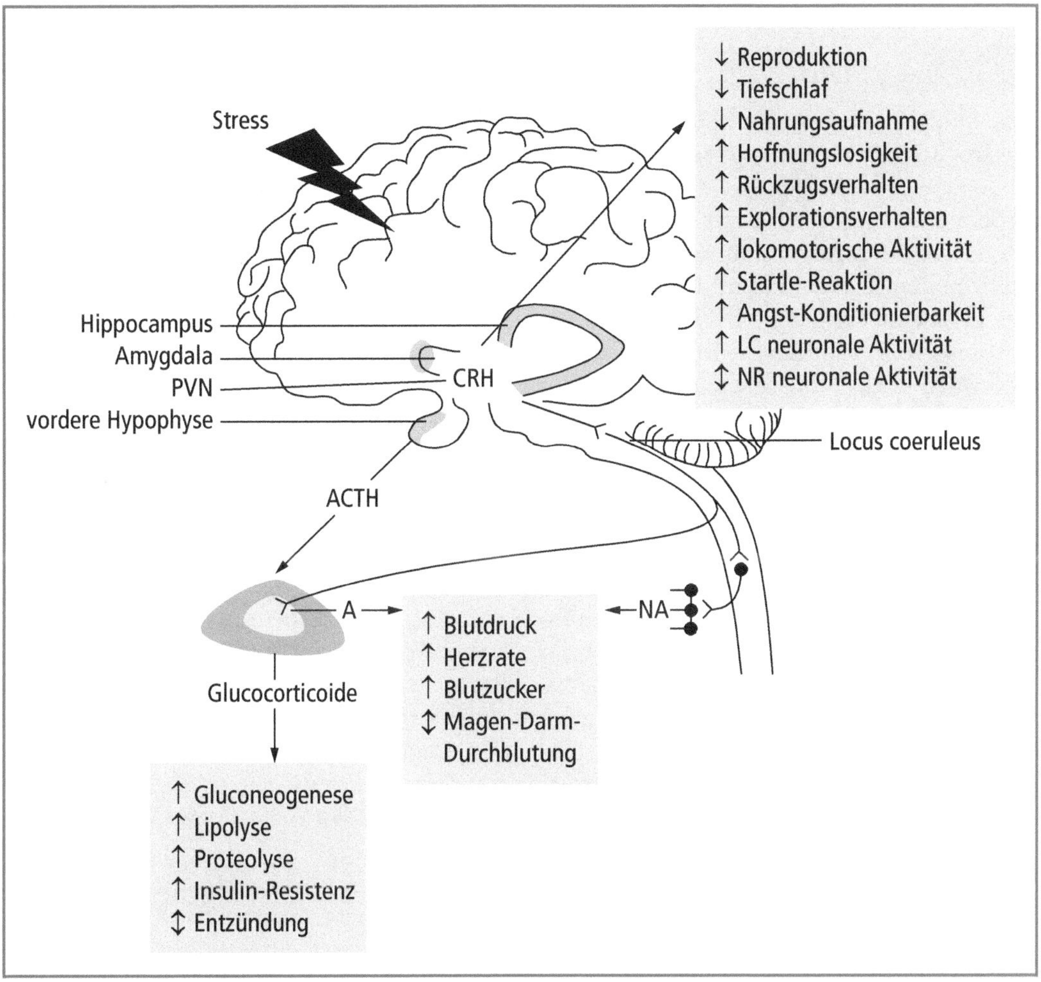

Abb. 17-2 Zentrale Effekte des Corticotropin-Releasing-Hormons (übersetzt und modifiziert nach Arborelius et al. 1999; aus Overfeld & Heim 2016, S. 46).
↑ = Anstieg, ↓ = Abnahme, ↕ = bidirektionale Veränderungen.
A = Adrenalin, ACTH = Adrenocorticotropin, CRH = Corticotropin-Releasing-Hormon,
LC = Locus caeruleus, NA = Noradrenalin, NR = Nucleus Raphe, PVN = paraventrikulärer Nucleus.

pothalamus, sondern ebenfalls in weitläufigen Schaltkreisen im gesamten Gehirn. So konnte nachgewiesen werden, dass die Applikation von CRH in den Hirnventrikel von Labortieren in einer integrierten endokrinen, autonomen und behavioralen Reaktion, welche den Merkmalen von Stress, Depression und Angst entspricht, resultiert (Overfeld & Heim 2016, S. 45). Diese integrative Rolle des CRH in der Koordination der Stressreaktion ist möglich durch die strategische Verteilung von CRH-Neuronen und/oder CRH-Rezeptoren in Hirnregionen, die an kognitiven und emotionalen Verarbeitungsprozessen sowie an der Kontrolle neuroendokriner und autonomer Reaktionen beteiligt sind. So finden sich zahlreiche CRH-Neuronen und -Rezeptoren im präfrontalen Kortex und in der Amygdala, welche ja eine Schlüsselstellung in der Vermittlung von Emotionen einnimmt. CRH-Neuronen aus dem zentralen Kern der Amygdala senden direkte und indirekte Projektionen zum parahypothalamischen Nucleus, wo sie neuroendokrine Reaktionen modulieren. Weiterhin ziehen CRH-Neuronen aus der Amygdala ebenfalls direkt oder indirekt zu Hirnstammkernen, die Ursprungsorte für monoaminerge Bahnensysteme zum Vorderhirn sind, wie der Locus caeruleus (LC) oder die Raphe-Kerne. Der LC ist der hauptsächliche Ursprungsort noradrenerger Neuronen im Gehirn und maßgeblich an der Regulation autonomer Reaktionen beteiligt. Noradrenerge und serotonerge Neuronen senden wiederum Projektionen in verschiedene Hirnregionen, die an der Stressreaktion mitwirken. Andere Neuromodulatoren wie der anxiolytische Neurotransmitter Gammaaminobuttersäure (GABA) sowie das Neuropeptid Y und das Oxytocin scheinen mit dem CRH-System zu interagieren und stressprotektive Effekte zu vermitteln (Overfeld & Heim 2016, S. 47). Veränderungen in diesen Neurotransmittersystemen wurden mit der Pathophysiologie von Angst und Depression sowie einiger psychosomatischer Störungen in Verbindung gebracht. Im Hinblick auf die Pathogenität früher Stresserfahrungen ist es plausibel, von Schädigungen in diesen stressrelevanten Schaltkreisen auszugehen, sodass eine erfolgreiche Adaptation des Organismus an weitere später einsetzende Stressoren gestört und die Vulnerabilität für die Entwicklung stressbezogener Störungen und Erkrankungen gesteigert ist (Overfeld & Heim 2016, S. 47). Dreh- und Angelpunkt vieler psychobiologischer Zusammenhänge ist – wie gezeigt werden konnte – das Cortisol. Wie das Adrenalin hat auch das Cortisol eine Vielzahl von Effekten auf den Stoffwechsel, die Funktion von Organen und das Immunsystem. Eine intensive psychosomatische Forschung im Bereich der Psychoimmunologie beschäftigt sich mit den immunsuppressiven Wirkungen von Cortisol und bringt diese in Zusammenhang mit Autoimmun- und Infektionskrankheiten wie z. B. der Multiplen Sklerose. Auch in Bezug auf die Depression haben die Forschungen zum Cortisol in den letzten Jahren zunehmende Bedeutung erlangt. Aufgrund der erhöhten Cortisolspiegel depressiv Erkrankter kann die Depression als chronische Stresserkrankung verstanden werden. Der Hypercortisolismus ist wiederum auch ein Risikofaktor für weitere pathologische somatische Veränderungen, z. B. für die Entwicklung eines metabolischen Syndroms (▶ Kap. 18).

17.3.3 Relationales Stresskonzept

Die wissenschaftliche Haltbarkeit der situationsorientierten Definition wurde bezweifelt und gilt heute als überholt. Forschungsergebnisse sprechen eindeutig für einen

»**subjektivistischen Stressbegriff**« (Klauer 2002, S. 98), der im Rahmen der relationalen Stressdefinition von Lazarus (1966) eingeführt wurde. Die Genese einer Stressreaktion ist in dieser Sicht immer durch die Wahrnehmung und andere kognitive Prozesse der belasteten Person vermittelt.

Was eine Stresssituation ist, scheint vor allem von der kognitiven Bewertung der Situation durch die Person und der Bewertung ihrer Bewältigungsmöglichkeiten abhängig zu sein (Lazarus & Folkman 1984). Filipp (1990) bezeichnet die auf einer subjektiven Bewertung der Situation basierenden Merkmale als **subjektive Ereignisparameter**. Danach spielen vor allem die *Vorhersagbarkeit* und die *Kontrollierbarkeit* von Belastungsereignissen eine Rolle, die wiederum mit früheren Erfahrungen eng verknüpft sind. Für einen geübten Bergsteiger am Seil ist dies eine kontrollierbare Herausforderung und ein willkommener Nervenkitzel, für den Unerfahrenen aber eine Situation, die großen Stress, verbunden mit Höhenangst, auslösen wird (Rüegg 2008).

Die **Theorie der erlernten Hilflosigkeit** (Seligmann 1975) als eine der prominentesten psychologischen Depressionstheorien hat in den Kategorien der Kontrollierbarkeit und Vorhersagbarkeit eines potenziell belastenden Ereignisses ihren Ursprung. Dahme et al. (2001) unterscheiden zwischen psychosozialen Anforderungen und psychosozialen Ressourcen, die in Interaktion miteinander die psychobiologische Stressreaktion in unterschiedlicher Intensität auslösen. Das Beispiel des Bergsteigens verdeutlicht, wie Anforderungen und Ressourcen miteinander verknüpft sind. So ist z. B. das Maß der Kontrollierbarkeit als Kriterium der psychosozialen Anforderungen unmittelbar abhängig von früheren Erfahrungen und vorhandenen Bewältigungsfähigkeiten.

Der Frage, welche Merkmale der Persönlichkeit denn nun im Einzelnen die individuelle Reaktion auf äußere Belastungen modulieren, hat die Stressforschung eine große Anzahl von Studien gewidmet. Die inhaltliche Bestimmung von Konstrukten

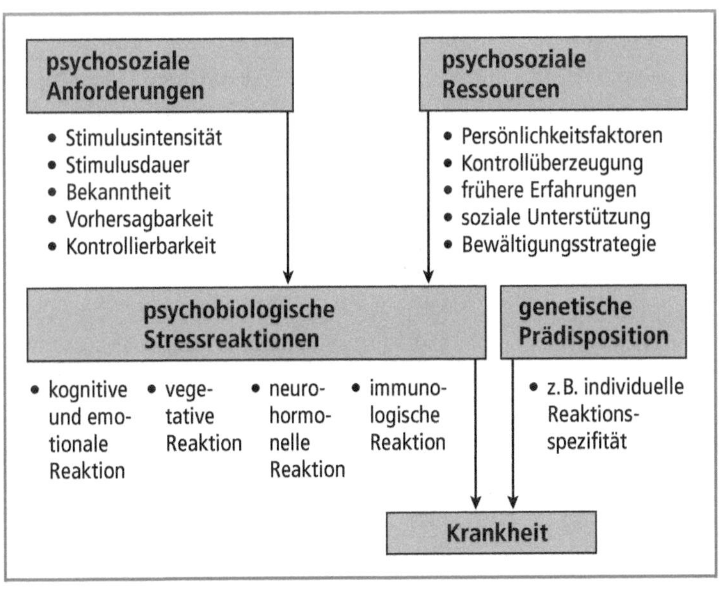

Abb. 17-3 Beteiligung psychophysiologischer Prozesse in der Ätiologie von Krankheiten (nach Dahme et al. 2001, S. 131)

wie »**Vulnerabilität**« und »**Stressresilienz**« sollte bei der Differenzierung von Menschen helfen, die selbst in der Auseinandersetzung mit hohen Belastungen psychisch und körperlich unversehrt bleiben, und solchen, die schon bei geringerer Belastungsstärke schwer beeinträchtigt sind. Abbildung 17-3 zeigt ein heuristisches Modell zur Beteiligung psychophysiologischer Prozesse in der Ätiologie von Krankheiten, das die relevanten Prozesse auf den Ebenen der psychosozialen Anforderungen und Ressourcen, auf der Ebene der psychobiologischen Stressreaktion und der genetischen Prädispositionen zusammenfasst. Diese vereinfachende schematische Darstellung lässt nur ahnen, wie komplex und kompliziert sich das Wechselspiel zwischen den einzelnen Faktoren im konkreten Fall gestaltet.

17.3.4 Die Rolle des Bewältigungsverhaltens

Die Psychoanalytikerin Norma Haan (1977, S. 153) prägte folgenden Satz:

»A person will cope if he can, defend if he must and fragment if he is forced to do so.«

Im Unterschied zu einigen klassischen psychoanalytischen Auffassungen, denen zufolge sich das Ich hauptsächlich mit unbewussten Strategien wie Verdrängung, Projektion, Rationalisierung, Reaktionsbildung und anderen Abwehrmechanismen gegen bedrohliche Impulse wehrt, hob Haan ganz in der Tradition der von Hartmann konzipierten Ich-Psychologie hervor, dass zusätzlich bewusste und bewusstseinsfähige Techniken im Umgangs mit Stress wirksam sind.

Die Unterscheidung zwischen Bewältigung bzw. Coping als Zusammenfassung aller bewussten Anstrengungen in der Auseinandersetzung mit belastenden Ereignissen und der Abwehr als Zusammenfassung unbewusster intrapsychischer und interpersoneller Verarbeitungsstrategien findet sich an vielen Stellen der entsprechenden Literatur (z. B. Heim 1988).

Das Konzept der **Situationsbewältigung** betont vorwiegend die Auseinandersetzung mit einer gegebenen Wirklichkeit.

> »[...] unter Bewältigungsverhalten werden all jene Versuche verstanden, die Menschen bei belastenden Lebensereignissen einsetzen, um mit internen oder externen Anforderungen umzugehen, d. h. wie sie solche Anforderungen meistern, tolerieren oder aber auch – sofern möglich – vermeiden.« (Filipp & Aymanns 2003, S. 300)
> Hingegen besteht die Wirkung der **Abwehrprozesse** in der unbewussten vollständigen oder teilweisen Zurückweisung dieser Wirklichkeit oder ihres subjektiven Bedeutungsgehaltes.

Der Begriff der Bewältigung impliziert im allgemeinen Sprachgebrauch ein positives Ergebnis; wissenschaftlich wird er jedoch wertfrei gebraucht und beschreibt nur die eingesetzten kognitiven, emotionalen und verhaltensmäßigen Aktivitäten. Coping ist zunächst einmal ein Oberbegriff, dem alle möglichen Reaktionen im Kontext einer belastenden Situation untergeordnet werden können. Die Frage, *was* eigentlich eine »erfolgreiche Bewältigung« ausmacht, ist nicht leicht zu entscheiden. Bewältigungsbemühungen können in Abhängigkeit von Merkmalen des belastenden Ereignisses, dem situativen Kontext sowie dem Zeitpunkt, zu dem man die Effektivität von Bewältigungsbemühungen bewertet, positive oder negative Effekte haben. Ein bekanntes Beispiel für diese Problematik ist die Bewertung der Adaptivität von Coping in der Auseinandersetzung mit einer schweren körperlichen

Krankheit. Hier entsteht häufig die Frage, ob man den Erfolg von Bewältigungsanstrengungen an der Lebensqualität oder der Überlebenszeit messen will (Filipp & Klauer 1991).

Schon in den 1960er-Jahren entwickelte die Arbeitsgruppe um Lazarus das **Transaktionale Stressmodell**, das die Interaktion von situativen und persönlichkeitsspezifischen Merkmalen konsistent zu konzeptualisieren versuchte. Für diese kognitiv-transaktionale Bewältigungstheorie ist das **Konzept der Bewertung** zentral, unterschieden werden primäre und sekundäre Bewertungen bzw. Einschätzungen, die im Englischen als *appraisals* bezeichnet werden. Mit der primären Einschätzung, dem *primary appraisal*, werden die situativen Anforderungen beurteilt, d. h., es erfolgt eine zumeist automatisierte Bewertung der Situation als Bedrohung, Herausforderung oder als Schädigung/Verlust. In der sekundären Einschätzung werden die Möglichkeiten evaluiert, auf diese Anforderung adaptiv zu reagieren. Das Ergebnis gegenseitiger Verrechnungen dieser Einschätzungen bestimmt die Höhe der Stressreaktion und auch die Wahl des Bewältigungsverhaltens.

Am Fallbeispiel »Prüfungsängste«, das im Kapitel 20 ausführlich beschrieben wird, lassen sich die *appraisals* veranschaulichen:

Ein Student, der schon seit Längerem unter Arbeitsstörungen leidet, meldet sich trotz einiger Bedenken im Hinblick auf seinen Wissensstand zur Prüfung an und bewertet diese zunächst als eine Herausforderung. Im Zuge der Vorbereitung zweifelt er jedoch zunehmend mehr daran, ob er überhaupt dazu in der Lage sei, den Stoff in der Kürze der Zeit zu lernen.
Im secondary appraisal kann der Student somit nicht auf Bewältigungsstrategien bzw. Bewältigungsfähig- und -fertigkeiten zurückgreifen, die ihm eine Meisterung der Herausforderung ermöglichen würden. Diese negative zweite Einschätzung führt dann zu einer Veränderung des primary appraisals. Die Prüfung wird für den Studenten jetzt zu einer Bedrohung, der er sich durch Rückzug und Alkohol entzieht.

Diese Betrachtungsweise verdeutlicht die im transaktionalen Modell betonte **Interdependenz von Person und Umwelt:** Die Bewertung der Bewältigungsmöglichkeiten im *secondary appraisal* kann zu einer Veränderung der Belastungssituation führen, indem die Bedeutungszuschreibung ihren Charakter modifiziert, wie dies im Fallbeispiel mit der Ersetzung der Herausforderungs- durch die Bedrohungsbewertung geschehen ist.

17.4 Der Aktualkonflikt in der Operationalisierten Psychodynamischen Diagnostik

Im Rahmen der Darstellungen zur Konfliktpathologie wurde die Konflikttypologie von Annemarie Dührssen (▶ Kap. 14; Dührssen 2011) bereits näher ausgeführt: Normale, antinomische und tragische Konflikte können durchaus unter dem Konzept der konflikthaften Belastungen im Sinne eines Aktualkonfliktes zusammengefasst werden. Ein Aktualkonflikt ist abzugrenzen von dysfunktionalen repetitiven lebensbestimmenden Konfliktmustern, die sich an unterschiedlichen Stellen der Vorgeschichte wiederkehrend abzeichnen. Im Falle des neurotischen Konfliktes führt der Wiederholungszwang die Patienten unbewusst in die immer gleichen Konfliktkonstellationen. Habituelle Abwehrarrangements und/oder Symptombildungen stellen dann unteroptimale Konfliktlösungen dar und gehen mit einem primären Krankheitsgewinn einher.

Das **Konzept des Aktualkonfliktes** basiert zunächst darauf, dass Konfliktspannungen per se als eine anthropologische Konstante zu betrachten sind, oder anders ausgedrückt: Konflikte sind dem menschlichen Leben inhärent, vor allem im Sinne von Motivationsantinomien wie zwischen Individuation und Abhängigkeit, zwischen Versorgung und Autarkie, zwischen Selbstwert und Objektwert etc.

»*Jeder Mensch ist eingebunden in die grundsätzlichen motivationalen bewussten und unbewussten Auseinandersetzungen, die sein Leben mit sich bringt. Aufgrund der persönlichen Vorgeschichte besitzen diese Konfliktspannungen ihre eigene individuelle Prägung, die sich in den persönlichen Erlebens- und Verhaltensmustern widerspiegelt, ohne dass es zu klinischen Auffälligkeiten bzw. einer Behandlungsbedürftigkeit kommt. Traditionell wird dies im psychodynamischen Sprachgebrauch als Neurosestruktur, d. h. als das Wechselspiel der durch die Biographie geprägten motivationalen Strukturen beschrieben.*« (Arbeitskreis OPD 2006, S. 206)

Die **Neurosestruktur** (Schultz-Hencke 1951) liegt unterhalb einer klinischen Beschreibung, sie geht weder mit psychischen Symptomen noch sonstigen Störungszeichen einher. Solche Menschen können über belastende, konflikthafte Phasen in ihrem Leben berichten und sind in der Lage, die von ihnen eingesetzten Bewältigungsstrategien und Lösungswege der Konfliktspannungen zu beschreiben. In der konkordanten Gegenübertragung bilden sich die dazugehörigen Affekte stimmig im Untersucher ab. Bei schweren Belastungen können diese Menschen durchaus einen heftigen konflikthaften Motivationswiderspruch entwickeln, der dann zu einer Symptombildung, die als Anpassungsstörung zu diagnostizieren wäre, führt, allerdings ohne Anzeichen, dass es sich dabei um ein repetitives Konfliktmuster handelt.

Das sog. Ebenenmodell der Konflikte (▶ Tab. 17-2) veranschaulicht die Unterschiede zwischen relativer Gesundheit, neurotischer Störung und struktureller Pathologie.

Das Bemühen der Autoren der Operationalisierten Psychodynamischen Diagnostik, zu einer möglichst klaren Abgrenzung zu gelangen, wird dann auch noch einmal in der Definition der allgemeinen Kriterien des **Aktualkonfliktes** (▶ Fallbeispiel »Vatertochter«) deutlich. Man erkennt die Zielsetzung, nicht bei einer weder empirisch noch klinisch aufrechtzuerhaltenden ausschließlich situationsorientierten Konzeptualisierung stehen zu bleiben, sondern von der Interaktion der Stressoren, also den konkreten äußeren oder inneren Anforderungen, mit der biografisch geprägten subjektiven Bedeutungszuschreibung auszugehen:

»*Unter erheblicher bis schwerster Belastung entsteht ein durch eine konkrete innere oder äußere Anforderung hinreichend begründeter konflikthafter Motivationswiderspruch […] Nicht jede Lebensbelastung (wie z. B. Belastung durch Tod eines Ehepartners oder Ehescheidung) zieht eine konflikthafte Belastung nach sich. Maßgebend ist vielmehr die subjektive Bedeutung (verstehbar durch die vorbestehende motivationale Konfliktspannung) der Belastung.*« (Arbeitskreis OPD 2006, S. 213)

Ein Fallbeispiel soll die Entwicklung einer Anpassungsstörung in der Folge eines Aktualkonfliktes veranschaulichen.

Fallbeispiel »Vatertochter«

Eine 48-jährige Frau kommt wegen zunehmender depressiver Symptome zur psychotherapeutischen Behandlung. Ihr Vater ist vor sechs Monaten mit 82 Jahren an einem Herzinfarkt verstorben. Die Patientin ist – wie sie sagt –

Tab. 17-2 Ebenenmodell der Konflikte (nach Arbeitskreis OPD 2006, S. 207)

Relative Gesundheit	Neurotische Störung	Strukturelle Störung
• subklinische Konfliktspannung; ggf. Persönlichkeitsakzentuierung (Neurosenstruktur) • konflikthafte Belastung (Aktualkonflikt)	• neurotische Konflikte mit repetitiv dysfunktionalen interpersonellen und intrapsychischen Mustern • neurotische (konflikthafte) Persönlichkeitsstörung (z. B. anankastische Persönlichkeitsstörung)	• zum Teil multiple, wechselnd relevante Konfliktschemata bei gering integrierter Struktur (OPD, Achse IV) oder: • neu aufgetretener motivationaler Konflikt ohne repetitiv-dysfunktionales Konfliktmuster

glücklich verheiratet, hat drei Kinder und lebt in wohlhabenden Verhältnissen. Der Vater verfügte über ein nicht unerhebliches Vermögen und hat die Patientin sowie auch ihre Brüder finanziell immer unterstützt. Die Mutter, zu der die Patientin ein liebevolles Verhältnis beschreibt, lebt noch und wird von ihr nach dem Tod des Vaters emotional sehr unterstützt. Zeit ihres Lebens hatte die Patientin immer eine sehr vertrauensvolle Beziehung zu ihrem Vater (»war eine Vatertochter«), ohne dass sich die typischen Anzeichen einer ödipalen Fixierung finden lassen. Schwellensituationen hat die Patientin gut gemeistert; die Hinwendung zu Männern und die Aufnahme sexueller Beziehungen erfolgte altersgemäß und ohne große Probleme.

Die Ehe der Eltern habe sie immer für gut gehalten, die Eltern seien viel gereist, hätten im Alter längere Urlaube in ihrem Haus in Italien verbracht. Allerdings habe der Vater bis zu seinem Tod mit hohem Engagement seine Firma geleitet und sei am Abend selten vor 21.00 Uhr zu Hause gewesen. Auch habe er noch viele Geschäftsreisen unternommen. Seine Tatkraft und seinen beruflichen Erfolg habe sie immer bewundert, sich aber im Zuge seines Älterwerdens zunehmend Sorgen um seine Gesundheit gemacht und oft bedauert, dass sie wegen ihrer eigenen Familie und ihrer Berufstätigkeit nicht mehr Zeit mit ihm zusammen verbringen konnte.

Nach dem Tod des Vaters meldete sich dann eine Frau mittleren Alters bei ihrer Mutter und offenbarte, dass sie über zwanzig Jahre eine Liebesbeziehung mit ihm gehabt habe, was sie durch vielfältige Nachweise auch belegen konnte. Für die Patientin brach eine Welt zusammen, als sie anerkennen musste, dass ihr idealisierter, umschwärmter und bewunderter Vater über zwei Jahrzehnte ein Doppelleben geführt hatte. Sie fühlte sich zutiefst betrogen und auch verraten in Bezug auf ihr Vertrauen ihm gegenüber. Sie hatte das Gefühl, ihre gesamte Lebensbasis gerate ins Wanken, war geschüttelt von heftigen traurigen und verzweifelten Affekten. Anhaltende Grübeleien über das »Warum« ließen sie zunehmend schlafloser werden, versetzten sie in eine unangenehme Daueranspannung und beeinträchtigten ihre Leistungsfähigkeit erheblich.

Erst als die Patientin im Verlauf der Therapie Zugang zu ihren aggressiven Gefühlen bekam, besserte sich ihr Zustand. Im Wüten, Verdammen und Anklagen gewann sie ihre Vitalität wieder und begann dann, sich neu zu orientieren. Im Zuge eines bewussten und bewusstseinsnahen Reflexionsprozesses überdachte sie ihr Selbstkonzept und entwickelte neue autonomere Positionen, die einen Zuwachs an innerer Unabhängigkeit vom väterlichen Objekt verdeutlichten. In den letzten Therapiestunden gelang ihr dann auch ein Perspektivenwechsel, indem sie sich mit ihren Vermutungen über die

motivationalen Strebungen ihres Vaters auseinandersetzte und sich punktuell in sein inneres Dilemma einzufühlen vermochte.
Die Patientin verfügte über eine gute Funktionsfähigkeit ihrer psychischen Struktur, konnte auf viele eigene und soziale Ressourcen zurückgreifen und hatte eine gute Problemlösekompetenz. Krisen im Zusammenhang mit einer schweren Erkrankung ihrer Tochter hatte sie in den Jahren davor mit einem bemerkenswerten Durchhaltevermögen gemeistert. Nach 25 Therapiestunden fühlte sie sich deutlich gebessert und beendete im Einverständnis mit ihrer Therapeutin die Behandlung.

Natürlich mag man einwenden, dass sich die vorhandenen unbewussten Anteile des neurotischen ödipalen Konfliktes gar nicht entfalten konnten und die positiven Effekte der Therapie als eine oberflächliche Übertragungsheilung zu verstehen sind. Die positiven Informationen der Patientin ein Jahr nach Therapieende sprechen dagegen für einen günstigen Verlauf, allerdings ist dies keine befriedigende Antwort auf die kritische Frage. Die unabgelöste Beziehung zum Vater hat sicherlich eine gewisse Vulnerabilität der Patientin bedingt, was die subjektive Bedeutung der Situation erheblich beeinflusst hat. Es ist davon auszugehen, dass allein der Verlust des Vaters auch ohne die dramatischen Begleitumstände die Patientin erheblich belastet hätte. Die Definition des Aktualkonfliktes in der Operationalisierten Psychodynamischen Diagnostik bezieht dies mit ein; Kriterium der Differenzierung zum neurotischen Konflikt ist allerdings ausschließlich die Frage, ob sich in der Vorgeschichte ein dysfunktionales repetitives Konfliktmuster identifizieren lässt. Dies ist hier eindeutig nicht der Fall. Mit dem Verweis auf die Chronifizierungstendenz psychischer und psychosomatischer Störungen wendet Dührssen (2011) allerdings kritisch ein, dass die neurotische Disposition häufig zu gering gewichtet und eine Stresspathologie anstelle einer Konflikt- oder Strukturpathologie diagnostiziert werde. Nur durch eine sorgfältige biografische Anamnese könne das Risiko solcher Fehleinschätzungen verringert werden.

Die generelle Frage, ob lebensverändernde Ereignisse unabhängig von den neurotischen Persönlichkeitsmustern als pathogene Faktoren wirken können, ist bisher nur sehr unzulänglich aufgeklärt. Vielleicht müssen wir mit einer gewissen Bescheidenheit anerkennen, dass es manchmal keine professionell-richtige Antwort gibt, ob sich hinter der Symptomatik eines Patienten in erster Linie nur ein Aktualkonflikt oder nicht doch ein komplexes neurotisches Konfliktgeschehen verbirgt. Letztendlich bleibt der Verlauf bzw. das gelebte Leben der Patienten das entscheidende Kriterium und nicht das gedanklich von uns konstruierte.

17.5 Therapeutische Implikationen

Die bisherigen Ausführungen sowohl aus psychodynamischer Sicht als auch aus Sicht des Stresskonzeptes sollten verdeutlichen, dass das Ausmaß der äußeren Belastung allein keine hinreichende Erklärung der Symptomatik erlaubt. Erst die Wechselwirkung mit strukturellen Merkmalen, vor allem der Güte der Ich-Funktionen und der internalisierten Objektbeziehungen, sowie mit intrapsychischen bewussten und unbewussten Konflikten ermöglicht ein umfassendes Verständnis der Symptombildung. Aber auch dieses ist keine punktuell zu erzielende Wahrheit, sondern häufig abhängig vom Verlauf. Das Fallbeispiel »Vatertochter« zeigt auf, dass die Differenzierung zwischen Aktual- und neurotischem Konflikt durchaus nicht so eindeutig ist, wie es die Definition der Operationalisierten Psychodynamischen Diagnostik nahelegen könnte. Auch lässt sich die Frage der Differenzialindikation einer bestimmten Behandlungsform nicht allein anhand der Frage »neurotische Störung versus Anpassungsstörung« beantworten. Es kommt auf die Behandlungserwartung und vor allem auf die Ziele des Patienten an; beides ist aber natürlich nicht unabhängig von seiner Lebenssituation und -geschichte. So wird z. B. ein sehr auf Autonomie bedachter, Nähe vermeidender Patient eher eine Behandlungserwartung in Richtung einer kürzeren Therapie haben, da es gerade zu Beginn einer Behandlung vermutlich zu viel Angst auslösen würde, sich auf eine höher frequente Langzeittherapie einzulassen.

Im Spektrum der bis dato gültigen Psychotherapie-Richtlinie (Rüger et al. 2014) sind zeitlich und inhaltlich sehr unterschiedliche Vorgehensweisen enthalten, die sich auf einem Kontinuum einordnen lassen:

- Notfallpsychotherapie und Krisenintervention
- Beratung auf psychodynamischer Grundlage
- psychodynamische Fokaltherapie als Kurzzeittherapie von bis zu 25 Stunden
- Langzeittherapie mit mehr als 25 Stunden

17.5.1 Krisenintervention

Der Student mit der Arbeitsstörung und den Prüfungsängsten (s. o.) hatte das vorrangige Ziel, sein Abschlussexamen zu schaffen. Indiziert war somit zunächst eine Krisenintervention, die schwerpunktmäßig darauf ausgerichtet war, seine Fähigkeiten zur Bewältigung der äußeren Anforderung zu stärken. Dies erforderte von der Therapeutin überwiegend klärende und supportive, seine Ressourcen stärkende Interventionen. Das direktive, auf diese Zielsetzung konzentrierte therapeutische Vorgehen diente zunächst vor allem der Stärkung der bewussten Ich-Funktionen, behielt jedoch den neurotischen Konflikt im Auge. Das heißt, dass sehr darauf geachtet wurde, den Studenten adäquat zu fordern und seine persönlichen Ressourcen aktiv in die Problemlösungen einzubeziehen. Auf diese Weise wurde ödipales Rivalisieren gefördert und die Regression im Dienste der Abwehr reduziert.

> Konfliktbezogenes Arbeiten ist also durchaus nicht untypisch für eine psychodynamische Krisenintervention; konfliktbezogenes und supportives Arbeiten müssen nicht im Widerspruch zueinander stehen (Diebel-Braune 2006).

Allerdings beschränkt sich die Krisenintervention in erster Linie auf die Wiederherstellung eines Gleichgewichts. Dies kann das alte, möglicherweise pathologische neurotische Gleichgewicht vor der krisenhaften Dekompensation sein oder aber auch eine günstigere, reifere Form der inneren Balance.

Eine psychische Weiterentwicklung ist nicht Ziel einer Intervention in der Krise; dies bleibt die Aufgabe einer längerfristigen Psychotherapie. Eine Krisenintervention sollte bei erkennbarer ausgeprägter neurotischer Disposition aus präventiven Gründen die Motivierung zu einer Langzeittherapie beinhalten, wie sie im Falle des Studenten angezeigt war und auch erfolgte.

Spezielle Formen der Notfallpsychotherapie und Krisenintervention kommen im Rahmen der Konfrontation mit Traumatisierungserlebnissen und bei suizidalen Krisen zur Anwendung, besonders aber auch im Zusammenhang mit Krisen als Folge lebensbedrohlicher Krankheiten und/oder ausgeprägter medizinischer Belastungssituationen durch eingreifende Behandlungsmaßnahmen (Boll-Klatt 2005; Boll-Klatt & Schmeling-Kludas 2005).

17.5.2 Fokaltherapie als psychodynamische Kurzzeittherapie

Legt man heutige Maßstäbe zugrunde, dann handelte es sich bei Freuds ersten Therapien eigentlich um Kurztherapien, sie dauerten meist nur wenige Monate (Biskup 2006). So berichtet er in den »Studien über Hysterie« (1895d/1999) über eine Krisenintervention, die er während einer Bergwanderung an der 18-jährigen Wirtshaustochter Katharina durchführte, die an einer Angsthysterie litt. Ebenso befreite Freud den Dirigenten Bruno Walter und den Komponisten Gustav Mahler in wenigen Sitzungen von ihren Symptomen (Küchenhoff 2005). Der Gedanke der Konzentrierung des therapeutischen Prozesses auf die Symptomatik geriet dann viele Jahre in Vergessenheit. Freud fürchtete, dass dadurch ein manipulatives Element in die Analyse käme und der Patient daran gehindert würde, sich frei zu entwickeln.

Balint et al. (1973) führten mit der Fokaltherapie eine Behandlungsform ein, die sich auf den neurotischen Konflikt des Patienten konzentriert, der die Symptome hervorruft. Dieses Konzept prägt bis heute u. a. die Indikation zur tiefenpsychologisch fundierten Langzeittherapie. Daneben entstand in den 1970er-Jahren auch eine »experimentierfreudigere Atmosphäre« (Biskup 2006, S. 268) und es wurde eine Reihe von kurzzeittherapeutischen Modellen entwickelt, die insbesondere auch für die Behandlung von Symptomen aufgrund eines Aktualkonfliktes Bedeutung erlangt haben. Bezüglich aktueller Konzepte, die sich mit der Zentrierung der Behandlung beschäftigen, sind vor allem die Arbeiten der folgenden Autoren zu nennen:

- Luborsky (1984, 1988): Supportiv-Expressive Therapie (SET)
- Strupp & Binder (1991): zeitbegrenzte Psychodynamische Psychotherapie (Time-Limited Dynamic Psychotherapy, TLDP)
- Erarbeitung eines Behandlungsfokus nach Lachauer (1992)

Für den deutschen Sprachraum hat Küchenhoff (2005) die wohl ausführlichste Darstellung zur Theorie und Praxis psychodynamischer Kurz- und Fokaltherapie vorgelegt. Der Autor gibt eindrucksvolle klinische Beispiele, die von einem einzigen fokaltherapeutischen Beratungsgespräch über eine sechsstündige Kurztherapie bis zu einer fünfzigstündigen Fokaltherapie reichen.

Für alle **Kurzzeitkonzepte** ist es wichtig, die therapeutische Situation zu strukturieren. Dies geschieht zum einen über die explizite Formulierung der therapeutisch anzugehenden Themen bzw. des Fokus und zum anderen durch die Festlegung der Behandlungsdauer. Die entscheidende Frage muss lauten: Was ist jetzt das Wichtigste, das aktuell zentrale Problem dieser Behandlung? Parallel dazu geht es um die Erarbeitung realistischer Behandlungsziele. Das heißt, eine kurze Therapie ist noch lange keine Kurzzeittherapie, denn diese folgt bestimmten Regeln, die in den Manualen der o. g. Therapiekonzepte ausführlich beschrieben werden.

Das Fallbeispiel »Vatertochter« illustriert eine gelungene Kurzzeittherapie bei Vorliegen eines Aktualkonfliktes. Den **Fokus** könnte man im Sinne von Lachauer (1992) wie folgt formulieren: »Ich bin verzweifelt und enttäuscht und kann mich mit dem

Tod meines Vaters nicht abfinden, weil ich mein inneres Bild von ihm nicht aufgeben möchte. Nur wenn er in meiner Vorstellung weiterhin großartig und ohne Fehler ist, kann ich mich sicher und geschützt fühlen.« Unter dem Schutz der vertrauensvollen therapeutischen Beziehung konnte es die Patientin riskieren, diese Haltung infrage zu stellen. Bis dato noch zurückgedrängte, jedoch bewusstseinsnahe aggressive Gefühle konnten zugelassen werden und in der Folge einen inneren Umorientierungsprozess anstoßen. Die Patientin setzte sich kritisch mit den überwiegend bewussten idealisierenden väterlichen Objektrepräsentanzen auseinander und war dann in der Lage, auch ein ambivalenteres Bild von ihm zu akzeptieren. Im Zuge dieses Prozesses veränderte sich ihr Selbstkonzept hin zu mehr Autonomie und Unabhängigkeit.

Warum konnte dieses Vorgehen zum Erfolg führen? Eine große Anzahl von Studien in der einschlägigen Literatur widmet sich der Frage, wann Kurzzeittherapien angezeigt sind. Strupp & Binder (1991, S. 89 ff.) formulieren folgende **Kriterien**, die sich als hilfreich erwiesen haben:

- emotionales Unbehagen und Leidensdruck
- Grundvertrauen in die Wirkung der therapeutischen Beziehung
- Bereitschaft, Konflikte als zwischenmenschliche Vorgänge zu betrachten
- Bereitschaft, Gefühle bei sich zu untersuchen
- Fähigkeit zu reifen Beziehungen
- eine gute Motivation für die angebotene Therapie

Biskup (2006, S. 273) ergänzt diese Auflistung um ein gewisses Ausmaß an Ich-Stärke und Realitätsbezogenheit. Infrage kommende Patienten sollten in der Lage sein, sich kurzfristig im Rahmen der Therapie auf intensives Erleben einzulassen, aber dann nach der Sitzung auch schnell wieder »auftauchen« können. Diese (adaptive) Regression im Dienste des Ich gelang der beschriebenen Patientin sehr gut. Sie konnte in den Sitzungen wüten, weinen und anklagen und so den verschiedenen affektiven Facetten ihrer Verzweiflung Ausdruck verleihen. Am Ende putzte sie sich dann die Nase, warf einen kurzen Blick in ihren kleinen Taschenspiegel, erhob sich und verabschiedete sich stets mit freundlichem Dank.

Exkurs: Nutzung von Behandlungsmanualen in der Kurzzeittherapie

In den letzten zehn Jahren ist ein zunehmender Trend zur Manualisierung Psychodynamischer Psychotherapie bei unterschiedlichen Störungsgruppen zu verzeichnen. Diese Entwicklung steht in einem engen Zusammenhang mit der Anforderung, die Evidenzbasierung des Verfahrens durch in »Randomized Controlled Trials« (RCT-Studien) erzielten Wirksamkeitsnachweisen zu belegen. In Kapitel 20 am Beispiel der Angststörungen (Hoffmann 2016) und in Kapitel 21 am Beispiel der Borderline-Persönlichkeitsstörung werden manualisierte Therapiemethoden wie die Übertragungsfokussierte Psychotherapie (Transference-Focused Psychotherapy [TFP]; Yeomans et al. 2017) als mittel- oder langfristige Behandlungen beschrieben. Inzwischen liegen eine Reihe deutschsprachiger Manuale auch als Kurzzeittherapien, beispielsweise für somatoforme Störungen (Psychodynamisch-Interpersonelle Therapie [PISO]; Arbeitskreis PISO 2012), Panikstörungen (Panikfokussierte Psychodynamische Psychotherapie [PFPP]; Subic-Wrana et al. 2012), komplizierte Trauer (Joyce et al. 2015), Soziale Phobie (Leichsenring et al. 2015a) und depressive Störungen bei Krebserkrankungen (Leuteritz et al. 2015), vor.

Hoffmann (2014) plädiert für eine stärkere Symptom- bzw. Störungsorientierung in der Psychodynamischen Psychotherapie, indem er auf die vorrangige Erwartung der Symptomreduktion bei vielen Patienten verweist. Der Therapieerfolg könnte somit verbessert werden, wenn ein stärkeres Interesse gerichtet wird auf das,

- was der Patient über seine Symptome in Interaktionen lebt,
- was er über seine Symptome mitteilt und wie er es mitteilt,
- was er zu seinen Symptomen sagt.

Darüber hinaus führt der Autor die eher sinkende als steigende Bereitschaft der Krankenkassen zur Kostenübernahme für längere Behandlungen in der Praxis als ein weiteres Argument an. Ähnlich formulieren es Beutel et al. (2010, S. 81): »Aus den genannten Gründen ist eine störungsspezifische Ausrichtung der psychodynamischen Psychotherapie – bei allen bestehenden Bedenken etwa der Orientierung an phänomenologisch definierten Diagnosen – aus unserer Sicht unumgänglich, wenn diese klinisch bewährte Form der Psychotherapie auf dem ›Markt‹ überleben soll.«

Zwei wichtige Voraussetzungen werden zukünftig zu klären sein:

- Werden Behandlungsmanuale in der Praxis rezipiert und angewendet?
- Führen manualisierte Behandlungen unter naturalistischen Bedingungen tatsächlich zu einem größeren Behandlungserfolg?

Unbeantwortet ist zzt. auch die Frage zur Bedeutung der Adhärenz. Es liegen unterschiedliche Studienergebnisse vor, ob die Manualtreue den Behandlungserfolg verbessert oder nicht. Eines scheint sich jedoch deutlich abzuzeichnen: Die Allegiance, also das Ausmaß, in dem der Therapeut von seiner Methode und seinem eigenen Vorgehen überzeugt ist, spielt eine bedeutsame Rolle. Erst wenn es gelingt, das Manual in das eigene therapeutische Selbst zu verinnerlichen, wird mit guten Erfolgen zu rechnen sein: »Erst wenn dies gelungen ist, wenn der Therapeut die neue Methode als etwas Eigenes selbstverständlich in seinem Repertoire hat, und wenn er frei genug ist, seine übliche Qualität des Beziehungsaufbaus zu entwickeln, kann die manualisierte Therapie ihre volle Wirkung entfalten. [...] Psychotherapiemanuale sollen nicht formalistisch und rigide wie Kochbücher angewandt, sondern in ihrer Essenz verinnerlicht werden. So führen sie zu einer Kompetenzerweiterung des Psychotherapeuten.« (Beutel et al. 2010, S. 109 f.).

17.5.3 Spezifische Interventionen bei somatopsychischen Anpassungsstörungen

Auf der Ebene von Störungsbildern empfiehlt es sich, **somatopsychische Bewältigungsprobleme** von einer **somatopsychischen Komorbidität** zu unterscheiden. Bei den Erstgenannten wird die Schwelle einer krankheitswertigen Störungsdiagnose nicht überschritten. Die somatopsychischen Störungen stellen ein Musterbeispiel für eine flexibilisierte, an den Bedürfnissen der Patienten orientierte Behandlung dar. Körperlich Kranke mit Störungen der Krankheitsbewältigung und/oder psychischer Komorbidität sind häufig »geschickte« Patienten und kommen mit einer veränderten Motivation in die Psychotherapie; sie wollen in erster Linie die Krankheit überwinden und wieder eine verbesserte Lebensqualität haben. Die vielfältigen realen Beeinträchtigungen können je nach Krankheitsbild ganz unterschiedlich sein, sie reichen von Verlusten basaler Funktionen wie Gehen, Sprechen etc. über berufliche und ökonomische Probleme als Folge reduzierter Leistungsfähigkeit bis hin zu Verlusten von Körperteilen und körperlichen Entstellungen. Je höher die potenzielle Lebensbedrohung einer Erkrankung zu veranschlagen ist, desto stärker wird die emotionale Reaktion von einer Realangst, die in weitgehend »reiner« Form, aber auch als Amalgam mit neurotischen Ängsten auftreten kann, unterlegt sein (s. u.; vgl. Boll-Klatt 2014a).

Bardé & Jordan (2015) haben die unterschiedlichen Bedürfnisse und Fragestellungen der von ihnen über einige Jahrzehnte behandelten psychokardiologischen Patienten detailliert erfasst; die Auflistung gibt einen guten Überblick über die Heterogenität der Erwartungen körperlich Kranker und deren behandlungsbezogene Umsetzung:

- ein bis drei psychotherapeutische Beratungsgespräche, ggf. unter Einbeziehung von Angehörigen
- Verordnung von Psychopharmaka
- umfassende kardiologische Beratung
- Kombination aus kardiologischer und psychotherapeutischer Beratung mit Abstimmung unter den Professionen
- Krisenintervention ohne Wartezeit mit hoher Dichte von Terminen (z. B. zur Bearbeitung von Todesängsten nach einem kardialen Ereignis)
- fokale Therapie als Kurzzeittherapie z. B. zur Stressbewältigung und/oder zur Förderung der Krankheitsbewältigung im Rahmen der Psychokardiologischen Grundversorgung oder als Kurzzeittherapie
- hochspezialisierte symptom- und störungsspezifische Behandlung (z. B. EMDR bei Traumatisierung nach AICD-Schocks)
- Langzeittherapie z. B. bei deutlicher Überlagerung der realen durch neurotische Ängste
- höherfrequente psychoanalytische Langzeittherapie

Dieser Überblick verdeutlicht, wie spezifisch und flexibel das Behandlungsangebot sein sollte. Die Beobachtung, dass 50–70 % psychokardiologischer Patienten ambulante (nichtspezifizierte) Behandlungen abbrechen (Bardé & Jordan 2015, S. 153 ff.), spricht eindeutig für die verstärkte Berücksichtigung ihrer Bedürfnisse und Ziele. So unterschiedlich das Vorgehen auch sein mag, die Anerkenntnis der realen Bedrohung, auch der potenziellen Lebensgefährdung, ist unabdingbar. Gegenübertragungsreaktionen mit hilflos-ohnmächtigen Gefühlen dürfen nicht in Form von oberflächlichem Trost und Versuchen des »Schönredens« wie »Das wird schon wieder« agiert werden, sondern sollten mit einer Haltung des »Sowohl-als-auch« beantwortet werden. Es gilt, den Patienten zu vermitteln, dass die objektivierbare Gefährdung anerkannt wird, aber dass die Therapie darauf abzielt, Möglichkeiten für eine zufriedenstellende Lebensgestaltung trotz der Bedrohungen zu erarbeiten. Die Bewältigung realer Ängste gilt es als Herausforderung, die das Leben an Patienten mit schweren körperlichen Erkrankungen stellt, zu markieren (vgl. Boll-Klatt 2018).

17.5.4 Veränderungen der Psychotherapie-Richtlinie

Die neue Fassung der Psychotherapie-Richtlinie, die seit 1. April 2017 Gültigkeit hat (Dieckmann et al. 2017), kommt Forderungen nach Flexibilisierungen des Behandlungsrahmens entgegen. Das Ziel der Veränderungen der Psychotherapie-Richtlinie, insbesondere mit der Forderung nach Einrichtung von Sprechstunden, besteht vor allem in einem schnelleren Zugang zum psychotherapeutischen Versorgungssystem und einer Verbesserung differenzialdiagnostischer Indikationsentscheidungen.

Mit der Einführung der Möglichkeit einer nur anzeige-, aber nicht antragspflichtigen Notfallbehandlung, die jeweils bis zu 24 Kontakte mit 25-minütiger oder zwölf Kontakte mit 50-minütiger Dauer umfassen kann, wird das Behandlungsangebot für Patienten in akuten Belastungssituationen und/oder psychischen Krisen deutlich differenziert und erweitert. Die psychotherapeutische Akutbehandlung wird definiert als eine zeitnahe psychotherapeutische Intervention zur Entlastung von akuter Symptomatik. Sie dient keinesfalls einer »umfassenden Bearbeitung der zugrunde liegenden ätiopathogenetischen Einflussfaktoren«. Sie ist angezeigt zur Krisenintervention und

Erst-Stabilisierung der Patienten insbesondere auch dann, wenn nicht sofort ein Therapieplatz zur Verfügung steht (Schäfer & Best 2017, S. 15 f.). Die Übernahme in eine Akutbehandlung sollte spätestens 14 Tage nach der Indikationsstellung im Rahmen der Sprechstunde realisiert werden. Es ist unmittelbar nachvollziehbar, dass Patienten mit reaktiven Pathologien davon profitieren werden. Andererseits beinhalten die Veränderungen für manche Therapeuten aber auch eine Verführung, diese Leistungen durchzuführen und die Beantragung einer gutachtenpflichtigen Langzeittherapie zu vermeiden. Die Ausführungen in diesem Kapitel sollten die potenzielle enge Verwobenheit von reaktiven mit Konflikt- und Strukturpathologien aufzeigen und die Bedeutung einer sorgfältigen differenziellen Indikationsstellung hervorheben.

17.6 Zusammenfassung

- Anpassungsstörungen vor dem Hintergrund einer reaktiven Pathologie sind weitverbreitete Erkrankungen, die in zeitlichem und inhaltlichem Zusammenhang mit besonderen psychischen Belastungen stehen, z. B. sozialen Problemen und Krisen wie Arbeitslosigkeit, Heimatverlust infolge von Migration, Armut, beruflicher und privater Überforderung und/oder auch mit körperlichen Erkrankungen.
- Zu differenzieren sind psychosoziale und somatopsychische Anpassungsstörungen; Letztere resultieren aus einer tief greifenden Erschütterung im Selbst- und Beziehungserleben, wie sie mit schwerer körperlicher Krankheit häufig einhergeht.
- Belastungen in der Arbeitswelt sind zunehmend häufiger Auslöser von Anpassungsstörungen, die oft mit den Begriffen »Mobbing« und »Burnout« belegt sind. Etwa jeder zweite Erwerbstätige mit gesundheitlichen Problemen bringt diese in Zusammenhang mit den Bedingungen an seinem Arbeitsplatz.
- Anders als bei Störungen infolge einer Konflikt- und Strukturpathologie sind akute Belastungen hinreichend für die Verursachung psychischer oder psychosomatischer Symptombildungen.
- Vorhandene neurotische Positionen erhöhen jedoch das Risiko, dass reaktive Störungen sekundär neurotisch weiterverarbeitet werden und in eine neurotische Pathologie übergehen, wie dies z. B. bei pathologischer Trauer häufig der Fall ist.
- Das psychodynamisch inspirierte Krankheitsmodell der reaktiven Pathologie ist eng verbunden mit dem *Stresskonzept* und dadurch auch mit der Lerntheorie und den Ergebnissen der Copingforschung.
- Das lerntheoretisch ausgerichtete *Transaktionale Stressmodell* basiert auf einer kognitiv-transaktionalen Bewältigungstheorie und versucht die Interaktion von situativen und persönlichkeitsspezifischen Merkmalen konsistent zu konzeptualisieren.
- Symptombildungen entstehen demnach aus einem Ungleichgewicht zwischen situativen inneren und äußeren Anforderungen einerseits und unbewussten Abwehrprozessen und bewussten Bewältigungsstrategien andererseits.
- Ein Aktualkonflikt wird definiert als eine umgrenzte konflikthafte Belastung; anders als bei den neurotischen Konflikten fehlt hier der Nachweis repetitiv dysfunktionaler interpersoneller und intrapsychischer Muster.
- Allerdings kommt es nicht selten zu

Fehleinschätzungen, wenn eine vorhandene neurotische Disposition zu gering gewichtet wird und infolgedessen anstelle einer Struktur- oder Konfliktpathologie eine reaktive bzw. Stresspathologie diagnostiziert wird.

- Im Spektrum der Psychotherapie-Richtlinien sind für die Behandlung von Symptombildungen mit aktualkonflikthafter Genese zeitlich und inhaltlich sehr unterschiedliche Vorgehensweisen enthalten, z. B. die Krisenintervention oder auch die psychodynamische Fokaltherapie als Kurzzeittherapie mit 25 Stunden.
- Mit der *Supportiv-Expressiven Therapie* (SET) wurden kurzzeittherapeutische Modelle entwickelt, die inzwischen auch im deutschen Sprachraum Verbreitung gefunden haben.
- Für alle Kurzzeitkonzepte ist es wichtig, die therapeutische Situation zu strukturieren. Dies geschieht zum einen über die explizite Formulierung der therapeutisch anzugehenden Themen bzw. des Fokus und zum anderen durch die Festlegung der Behandlungsdauer.
- In den letzten zehn Jahren sind insbesondere auch für Kurzzeittherapien störungsspezifische manualisierte Behandlungsansätze entwickelt worden. Die Zukunft wird zeigen, ob sich die Anwendung von Manualen in der Praxis unter naturalistischen Bedingungen durchsetzt.
- Die somatopsychischen (Anpassungs-) Störungen stellen ein Musterbeispiel für eine flexibilisierte, an den Bedürfnissen der Patienten orientierte Behandlung dar. Reale Ängste im Zusammenhang oder als Folge der Lebensbedrohung stehen oft im Zentrum der psychischen Symptomatik. Sie können in weitgehend »reiner« Form, aber auch als Amalgam mit neurotischen Ängsten auftreten.
- Die neue Fassung der Psychotherapie-Richtlinie, die seit 1. 4. 2017 Gültigkeit hat, kommt mit der Einführung einer Sprechstunde und einer Notfallbehandlung Forderungen nach Flexibilisierungen des Behandlungsrahmens entgegen.

Ausgewählte Tipps zum Weiterlesen

Biskup J. Tiefenpsychologische Kurztherapie. In: Leichsenring F (Hrsg). Psychoanalytische und tiefenpsychologisch fundierte Therapie. München: CIP-Medien 2006; 267–74.

Küchenhoff J. Psychodynamische Kurz- und Fokaltherapie. Stuttgart: Schattauer 2005.

Lachauer R. Der Fokus in der Psychotherapie. München: Pfeiffer 1992.

Luborsky L. Einführung in die analytische Psychotherapie. Berlin, Heidelberg: Springer 1988.

Overfeld J & Heim C. Psychobiologische Folgen früher Stresserfahrungen. In: Egle UT, Joraschky P, Lampe A et al. (Hrsg). Sexueller Missbrauch – Misshandlung – Vernachlässigung. Erkennung, Therapie und Prävention der Folgen früher Stresserfahrungen. 4. Aufl. Stuttgart: Schattauer 2016; 40–65.

18 Psychosomatische Krankheitskonzepte: Von der wortlosen Sprache des Körpersymptoms zum Narrativ

Annegret Boll-Klatt

Inhalt

18.1 Die Entwicklung der psychosomatischen Medizin im geschichtlichen Kontext

In seinen am Ende des 19. Jahrhunderts veröffentlichten »Studien über Hysterie« mit den Konzepten der **Konversionshysterie** und der **Aktualneurose** präsentierte sich Freud (1895d [1999]) zunächst als ein für die damalige Zeit sehr moderner ganzheitlicher Psychosomatiker. Freud geht in seinem psychoökonomischen Traumamodell (▸ Kap. 1) von der Annahme aus, dass der traumatische Moment direkt Angst erzeugt und zu einer Ausschüttung einer Art toxischer Substanz führt, die für vielfältige psychische und körperliche Veränderungen verantwortlich ist.

Von hier aus hätte eine unmittelbare Verbindung zu einer modernen psychoanalytischen Psychosomatik gezogen werden können. Aber eine Wissenschaft, deren zentraler Gegenstand dann die unbewussten Fantasien wurden, entfernte sich zunehmend von körperlichen Prozessen – und so war die Psychosomatik lange Zeit ein »Stiefkind zumindest der orthodoxen Psychoanalyse« (Speidel 1997, S. 4).

Die Zeit ist jedoch nicht stehen geblieben: Mehr als einhundert Jahre tiefenpsychologischer Theoriebildung und Behandlungskonzeptualisierung bedeuten auch über einhundert Jahre psychodynamischer Auseinandersetzung mit Störungen und Erkrankungen, die wir als psychosomatisch zu kennzeichnen gewöhnt sind. Die von Freud in so hervorragender Weise beschriebenen Konversionsstörungen sind zwar schon lange nicht mehr die typischen Symptomatiken, mit denen Patienten in unsere Praxen und Kliniken kommen. Dennoch sind die Konzepte der Konversion und Dissoziation weiterhin aktuell und überaus hilfreich, wenn wir den »rätselhaften Sprung vom Seelischen ins Körperliche« (Freud 1916/1917a [1999], S. 259) bei unseren psychosomatischen Patienten verstehen wollen.

Zwei historische Wurzeln bzw. **Traditionslinien** sind heutzutage in der Psychosomatik von Bedeutung:

- die psychogenetische Linie, die auf Freud zurückgeht
- die Traditionslinie der funktionellen Störungen, die eine viel stärker körpersymptombezogene Konzeptualisierung darstellt und im deutschen Sprachraum von Victor von Weizsäcker und Kurt Goldstein entwickelt wurde

Diese Traditionslinie hebt das Entweder-oder von organischer und psychischer Ebene zugunsten eines Sowohl-als-auch auf und erleichtert somit auch das Verständnis eines fließenden Übergangs von organisch begründeten und organisch nicht begründeten Störungen (Henningsen 2006).

Aus dieser Entwicklungslinie sind dann auch die bio-psycho-sozialen Krankheitsmodelle hervorgegangen. Mit ihnen wird die gleichberechtigte Verknüpfung der drei Ebenen des Soziokulturellen, des Psychologischen und des Biologisch-Körperlichen angestrebt. Moderne psychoanalytische Psychosomatik steht heute in einem sehr komplexen Spannungsfeld: In den letzten zwei Jahrzehnten sind es insbesondere die Forschungen der Neurophysiologie, der Biochemie, der Epigenetik, der Kognitionswissenschaften sowie der Endokrinologie und der Immunologie, die neben den psychodynamischen Ansätzen Berücksichtigung finden. Sie verbinden sich miteinander in den bio-psycho-sozialen Krankheitsmodellen (Engel 1977) und geben der Psycho- und Sozio-Dimension des bio-psycho-sozialen Geschehens ein solides Fundament (Rudolf 2001). Aktuelle Forschungsarbeiten belegen den Einfluss und die Auswirkungen psychosozialer Faktoren, insbesondere zwischenmenschlicher Beziehungserfahrungen, auch auf neurobiologisch fassbare Prozesse und Strukturen; Befunde zur Neuroplastizität ersetzen alte Vorstellungen von der Statik eines einmal ausgereiften Gehirns.

Zusammenfassend lässt sich die Entwicklung der Psychosomatik im Anschluss an Freud in vier Phasen unterteilen (Buddeberg 2004):

- **Psychoanalytisch-anthropologische Phase** (1900–1930): Die entstehende Psychoanalyse und die medizinische Anthropologie (v. Weizsäcker 1933 [1997]) schaffen den Ausgangspunkt des modernen ganzheitlichen Denkens in der Medizin.
- **Phase des Nebeneinanders von Spezifitätstheorie und physiologischem Stresskonzept** (1930–1960; ▸ Kap. 17): Diese Phase war einerseits geprägt durch die Vorstellung, dass bestimmte belas-

tende Kindheitserlebnisse und Persönlichkeitseigenschaften stets bestimmte psychosomatische Erkrankungen verursachen und ging als sogenannte *Spezifitätstheorie* in die Geschichte der Psychosomatik ein (Alexander 1950 [1977]). Diese Theorie musste aber aufgrund fehlender empirischer Belege wieder verlassen werden. Hingegen wurden die Erkenntnisse der grundlegenden Arbeiten zur Psychophysiologie von Stress inzwischen durch die Psychoneuroendokrinologie und -immunologie vielfach empirisch bestätigt und erweitert.
- **Bio-psycho-soziale Phase** (1960–1990 bzw. bis heute): Psychosomatische Störungen werden durch drei ätiopathogenetische Dimensionen und deren dynamische Wechselwirkungen untereinander konzeptualisiert. Parallel dazu wird die Psychosomatik verstärkt zu einer Haltung, die nicht nur bestimmte *psychosomatische* Erkrankungen, sondern auch das Verständnis jeder Art von Krankheit vertiefen kann. Die Gestaltung von Patient-Arzt/Therapeut-Beziehungen wird als entscheidender Wirkfaktor in Medizin und Psychotherapie erkannt.
- **Psychobiologische Phase** (1990 bis heute): Mit der Entwicklung bildgebender Verfahren, wie der Computertomografie (CT), der Kernspin- oder Magnetresonanztomografie (MRT), und funktionell bildgebenden Verfahren in Form der Positronen-Emissions-Tomografie (PET), der Single-Photon-Emission-Computertomografie (SPECT) sowie der funktionellen Magnetresonanztomografie (fMRT) in Verbindung mit den neueren Erkenntnissen zur Neurophysiologie des Gedächtnisses, zur Neuroplastizität des Gehirns und zur Epigenetik und Genregulation werden aufsehenerregende neue Erkenntnisse zum Zusammenspiel von Erleben und Körpervorgängen erzielt.

18.2 Basale Konzepte des psychosomatischen Krankheitsverständnisses

Vier basale Konzepte, in denen sich die bereits dargestellten ätiopathogenetischen Konzepte in unterschiedlicher Ausformung wiederfinden, helfen uns, die Vielfalt psychosomatischer Beschwerden, Störungen und Erkrankungen psychodynamisch zu verstehen und einzuordnen (Ermann 2005, S. 16):

- das Krankheitskonzept der Konversionsstörung
- das Krankheitskonzept der Somatisierungsstörung
- das Krankheitskonzept der Somato-Psychosomatose
- das Krankheitskonzept der somatopsychischen Erkrankung

Im Folgenden werden keine einzelnen Störungsbilder erläutert, dafür sei verwiesen auf die hervorragenden Übersichten in bekannten Lehrbüchern (z. B. Eckhardt-Henn et al. 2009; Ermann 2016a; Klußmann & Nickel 2009; Leichsenring 2006; Rudolf & Henningsen 2013). Stattdessen werden die ätiopathogenetischen Prinzipien der drei erstgenannten Krankheitskonzepte dargestellt; spezifische Störungen und Erkrankungen sollen anhand ausgewählter Fallbeispiele veranschaulicht werden. Die somatopsychischen Erkrankungen, verstanden als psychische Störungen, die sich als Folge schwerer körperlicher Krankheit entwickeln und unserem Verständnis der Anpassungsstörungen folgen, wurden bereits in Kapitel 17 ausführlicher beschrieben. Der Auflistung der Krankheitskonzepte ist unschwer zu entnehmen, dass Körperliches und Seelisches mit einem jeweils unterschiedlichen Gewicht diese prägen.

Betrachtet man die Häufigkeit ihres Vorkommens, so spielen natürlich auch Verhaltensstörungen, vor allem die **Essstörungen**, in der psychosomatischen Medizin eine große Rolle, sie können jedoch mit den genannten Krankheitskonzepten nicht erfasst werden.

> Psychogene Essstörungen werden definiert als Störungen des Essverhaltens auf der Basis einer neurotischen Entwicklung.

Obwohl sie mit vielen körperlichen Störungen einhergehen, sind sie keine psychosomatischen Erkrankungen im engeren Sinne (Ermann 2016a, S. 321 ff.).

Ähnliches gilt für die **Hypochondrie:**

> Eckhardt-Henn et al. (2009, S. 130) definieren Hypochondrie als neurotische Störung mit ausgeprägter Selbstbeobachtung des eigenen Körpers und starker Krankheitsfurcht.

Die Autoren führen weiter aus, dass die Hypochondrie in der ICD-10 unsinnigerweise als somatoforme Störung und nicht als Angststörung klassifiziert wird.

18.3 »Der rätselhafte Sprung vom Seelischen ins Körperliche«

Seit Freud wurde eine Vielzahl theoretischer Ansätze der psychoanalytischen Psychosomatik entwickelt. Eine sehr lesenswerte differenzierte Übersicht gibt Storck (2016, S. 41 ff.). In seiner Beschreibung der Ätiologie und Psychodynamik psychosomatischer Erkrankungen folgt der Autor zunächst einer historischen Struktur und orientiert sich dann an unterschiedlichen psychoanalytischen Konzeptualisierungen. Dabei geht es um eine Differenzierung theoretischer Ansätze, die

1. Abwehrformen und deren Reifegrade betonen (z. B. Freud 1895d [1999]; Mitscherlich 1954; Schur 1955 [1974]),
2. die Struktur des Objekterlebens in den Vordergrund stellen (z. B. Hirsch 1998; Sifneos 1973) und
3. die Mechanismen früher Bildungsprozesse fokussieren (z. B. Bion 1962 [1990b]; McDougall 1989).

Im Abschnitt 18.5 wird auf diese psychoanalytischen Konzeptualisierungen noch ausführlicher eingegangen. An dieser Stelle wird zunächst eine deutlicher am Klinischen orientierte Unterteilung vorgenommen.

Im Folgenden wird die Psychodynamik der **Prozesse der Verkörperlichung** seelischer Belastungen und Konflikte, die Freud mit den von ihm oft zitierten Worten des »rätselhaften Sprungs vom Seelischen ins Körperliche« beschrieben hat, anhand von drei theoretischen Modellen dargestellt, welche die genannten psychoanalytischen Konzepte verdeutlichen:

- die Konversion
- die Somatisierung
- die Alexithymie

18.3.1 Konversion und Konversionsstörungen

Die Konversion ist eng verknüpft mit Freuds Konzept der Hysterie und begründete die psychogenetische Traditionslinie. Sie ist das zuerst beschriebene und heute noch in weiten Bereichen gültige Prinzip der Umsetzung seelischer Konflikte in körperliche Phänomene (Freud 1895d/1999).

Die Konversion besteht in der Umsetzung der Erregungssumme eines seelischen Konfliktes bzw. eines unerträglichen Affektes in körperliche, insbesondere sensorische und motorische Innervationen. Der dynamische Grundgehalt liegt beim Konversionssymptom in der Symbolisierung von Konflikten, Wünschen, Befürchtungen oder Fantasien in einer für den Patienten nicht mehr verständlichen Körpersprache.

Im Symptom wird also ein psychischer Konflikt sekundär ins Körperliche konvertiert; in diesem Mechanismus gründet auch die Bezeichnung **»Ausdruckserkrankungen«** (v. Uexküll 1963, S. 171) für die Konversionsstörungen.

Damit handelt es sich bei der Konversion um einen motivierten aktiven psychodynamischen Vorgang, der eine Abwehr darstellt, und nicht um ein passives unmotiviertes Versagen bestimmter Funktionen (Henningsen 2006, S. 6).

In der Literatur gibt es zahlreiche Ansätze, Dissoziation, Konversion und Somatisierung zueinander in Beziehung zu setzen (z. B. Hoffmann et al. 2004). Die Somatisierung (s. u.) bringen Hoffmann et al. in Verbindung mit Körperstörungen, die über das vegetative Nervensystem vermittelt werden, während die Konversion die Funktionen der Bewegungsorgane und der Sensorik betreffen kann (vgl. auch Ermann 2016a; s. u.). Folgt man der ICD-10 (Dilling et al. 2000), werden die Konversionsstörungen, die die Bewegung, die Sensibilität und die Sinnesorgane betreffen, zusammen mit Störungen als Folge von Bewusstseinsänderungen wie Trance, Fugue oder Amnesien unter der Störungsgruppe der Dissoziativen Störungen zusammengefasst und mit der Diagnoseziffer F44 kodiert. Gefordert wird auch hier ausdrücklich der Nachweis von psychischen Konflikten und Belastungen; Hoffmann et al. (1998) formulieren diese Anforderung in einem modernen psychodynamischen Verständnis wie folgt:

- ein der Erkrankung vorausgehender fassbarer seelischer Konflikt
- eine auslösende soziale Situation, die durch emotionale Belastung zur Konfliktstimulation beiträgt
- die Symptomwahl/-lokalisation ist über eine konkrete, oft nicht bewusste Vorstellung oder Erfahrung ableitbar oder über ein Identifizierungsmodell belegbar
- dissoziative Vorgänge, vor allem Amnesien, massive Verdrängungen, deutliche »Fehlleistungen«, die aktuell oder anamnestisch nachweisbar sind
- Nachweis einer ausgeprägten intrapsychischen Entlastung durch das Symptom

Am Beispiel einer psychogenen Gangstörung soll eine typische Konversionsstörung beschrieben werden, welche die o. g. Anforderungen veranschaulicht.

Fallbeispiel »Aus den Puschen gehauen«
Ein 18-jähriger junger Mann kommt, im Rollstuhl sitzend, geschoben von der Mutter, zur stationären Aufnahme einer psychosomatisch-psychotherapeutischen Akutklinik. Verglichen mit seiner schweren Beeinträchtigung wirkt er relativ gelassen, beinahe heiter, weitgehend indifferent in Bezug auf seine Störung der Beweglichkeit. Wie ein kleiner Junge schaut er sich interessiert um, nimmt sogleich freundlich scherzend Kontakt zu anwesenden Mitpatienten auf.
Erst auf therapeutische Nachfrage hin berichtet er im Erstgespräch die Auslösesituation. Er

habe die theoretische Prüfung zum Abschluss seiner Lehre als Landmaschinenschlosser nicht bestanden. »Das hat mich aus den Puschen gehauen«, ist sein spontaner Kommentar.
Der Patient ist Sohn eines Oberstudienrates, dessen Anforderungen er nie hat erfüllen können. Seine schulischen Leistungen boten ständig Anlass zu Ermahnungen und zu Kritik in der Familie. Der Vater sparte weder mit dem Ausdruck seiner Enttäuschung noch mit Vorwürfen, die der Patient als sehr entwertend erlebte.
Die Aufnahme der Lehre, die er sich selbst gewählt hatte, bot ihm endlich eine Möglichkeit, sich aus der Vereinnahmung durch den Vater zu befreien und sich etwas Eigenes zu schaffen.
Mit hohem Engagement und Freude an der Arbeit absolvierte er seine Ausbildung, zeigte sich im Praktischen als sehr geschickt und verständig.
Rasch zeichnet sich in den Schilderungen des Patienten ein ödipaler Rivalitätskonflikt ab, der symptomatisch wird, als der Patient sich wieder einmal als Versager erleben muss und seinem Vater unterlegen ist. Seine Planungen weiterer, sicherlich nicht konfliktfreier autonomer Schritte kann er nun nicht umsetzen, er kann im wahrsten Sinne des Wortes nicht gehen. Er muss klein bleiben, um sich dadurch jeglicher Rivalität zu entziehen und seine Aggressionen abzuwehren. Er regrediert unbewusst auf eine frühe kindliche Stufe, auf der er vermeintlich vor eigenen und Leistungsanforderungen des Vaters geschützt ist. Die Mutter fährt ihn nun im Rollstuhl, der als Metapher für einen Kinderwagen stehen kann, spazieren, was er sichtlich genießt.

Ermann (2005, S. 18 ff.) führt näher aus, dass die Konversion nicht nur – wie meistens beschrieben – die Willkürmotorik und die Sensorik, sondern auch die Funktion der **zentralen Schmerzwahrnehmung** betreffen kann. Demnach können Konversionsstörungen dann auch in Organen lokalisiert sein, die vegetativ innerviert sind, wie z. B. das Herz.

Die Konversion umschreibt eine Form der Symbolbildung, bei der das Herz verwendet wird, um auf symbolische Weise eine Botschaft zum Ausdruck zu bringen. Als **konversionsneurotischen Herzschmerz** bezeichnet Ermann (2005, S. 18 ff.) eine zentrale Empfindungsstörung, die auf die zentralnervöse Repräsentanz des Herzens projiziert und als schmerzhafte Sensation am Herzen wahrgenommen wird.

Der Körper wird zum Projektionsort von schmerzlichen Affekten. Der Schmerz selbst stellt die Umsetzung dieser Affekte und der damit verbundenen gefährlichen Triebregungen dar, die mit schmerzhaft erlebten Herzensangelegenheiten wie Wut, Hass, Selbsthass, Begehren und Erregung verbunden sind (vgl. Speidel 2005). Der konversive Herzschmerz ist meistens ein monosymptomatisches Krankheitsgeschehen und lässt sich somit von der somatoformen autonomen Schmerzstörung abgrenzen, die überwiegend in ein komplexeres Krankheitsbild mit mehreren Lokalisationen der Schmerzbeschwerden eingebettet ist.

Während die ursprüngliche, durch Freud geprägte Auffassung darauf verweist, dass Konversionsstörungen auf dem Boden einer Konfliktpathologie entstehen, wird heute allgemein anerkannt, dass Konversion durchaus auch in den anderen ätiopathogenetischen Modellen vorkommen kann und auf unterschiedlichen Strukturniveaus auftritt (z. B. Ermann 2016a, S. 280 ff.). Insbesondere sollte im Rahmen differenzialdiagnostischer Erwägungen auch an eine Traumapathologie gedacht werden, da Konversionssymptome häufig in der Folge und Spätfolge aggressiver Misshandlung und sexuellen Missbrauchs im Kindesalter auftreten (vgl. z. B. Nijenhuis 2006).

Auch die früher postulierte Koppelung an eine hysterische Neurosenstruktur wird heute nicht mehr aufrechterhalten. Interessant in diesem Zusammenhang sind Ansätze von Sándor Ferenczi (1919 [1939]), Felix Deutsch (1924) und Otto Fenichel (1945), die schon früh den Blick auf prägenitale Konversionsprozesse richteten und die Konversion als einen eher reifen Abwehrmechanismus zumindest teilweise infrage stellten (▸ Kap. 2).

18.3.2 Somatisierung und Somatisierungsstörungen

Die zahlenmäßig sicherlich bedeutsamere Gruppe der psychosomatischen Symptombildungen stellen die Somatisierungsstörungen dar. Aktuelle Begrifflichkeiten wie Medically Unexplained Symptoms (MUS), Bodily Distress Disorder (BDD) oder die Diagnose der Somatischen Belastungsstörung im DSM-5 (vgl. Boll-Klatt 2018a) erwecken den Anschein, dass es es sich um eine neue Störungskategorie handelt. Dem ist aber nicht so: Freud konzipierte psychosomatische Symptome und Erkrankungen in den Kategorien der Aktualneurose (s. o.; ▸ Kap. 20). Diese aktualneurotischen (körperlichen) Symptombildungen würden durch den Abwehrmechanismus der Somatisierung gebildet, hätten »keinen Sinn, keine psychische Bedeutung« und seien aufgrund der fehlenden Übertragung infantiler Konflikte der psychoanalytischen Arbeit nicht zugänglich (Freud 1916/17a [1999], S. 402 ff.). Es fehle eine infantile-psychosexuelle Genese und die Symptome könnten im Sinne einer »sexualtoxischen« Wirkung verstanden werden (Freud 1916/17a [1999], S. 405). Das Körpersymptom stelle somit nicht wie bei der Konversion den symbolischen Ausdruck eines Konfliktes aus Wunsch und Verbot dar. Freud benutzte den Begriff der Somatisierung ausdrücklich nicht (Taylor 2003), da er die körperlichen Symptome z. B. bei der Neurasthenie oder der Angstneurose als somatisch und nicht psychisch bedingt ansah. Erst Stekel (1924, S. 341) prägte wohl als Erster den Begriff bzw. das Verb »somatisieren«. Fenichel (1945) stellte statt einer zentralen Beteiligung des Triebwunsches bei der Ätiopathogenese die Bedeutung des Affektes in den Mittelpunkt. Mit seiner Konzeption der Affektäquivalente folgt er dem Gedanken, dass im Zusammenhang mit der psychosomatischen Symptombildung das subjektive Erleben um die psychischen repräsentatorischen Aspekte des Affektgeschehens verkürzt wird. Damit beinhaltet die psychoanalytische Theorie neben der Konversionsbildung einen weiteren Mechanismus der *Verkörperlichung* seelischer Prozesse, nämlich den Modus der Affektsomatisierung.

> In einem allgemeinen Sinn wird unter **»Modus der Affektsomatisierung«** eine unzureichende Ausbildung einer psychischen desomatisierten Repräsentanz von Affekten verstanden, in deren Folge das Affekterleben und der Affektausdruck auf die affektbegleitenden körperlichen Reaktionen reduziert bleibt. Die körperliche Symptomatik ist in diesem Prozess nicht der ersatzweise Ausdruck einer verdrängten Emotion, wie bei der Konversion, sondern die Folge der physiologischen Begleitreaktion emotionaler Erlebenszustände.

Von Franz Alexander (1950 [1977]) stammt das Konzept der **Bereitstellungsreaktionen**, das den konversionsneurotisch erklärbaren *Ausdruckserkrankungen* gegenüberzustellen ist. Alexander greift dabei auf das Cannonsche Stressmodell (▸ Kap. 17) zurück und unterscheidet zwischen der vegetativ vermittelten körperlichen Bereitschaft, die einerseits Kampf- und andererseits Fluchtreaktionen ermöglicht.

Heute wird eine chronische vegetative Spannung im Zentrum des Verständnisses der Somatisierungssymptomatik gesehen, wobei das Symptom der nicht anders neutralisierbaren Spannung gleichsam einen »Abfluss« (Eckhardt-Henn et al. 2009, S. 81) verschafft. Ein Affektdruck wird zumeist nicht bewusst gespürt, stattdessen fokussiert sich die Wahrnehmung auf vegetative Dysfunktionen und daraus resultierende Missempfindungen. In der Folge chronischer emotionaler Spannung entsteht – anders als Alexander (1950 [1977]) es postulierte – keine spezifische vegetative Spannung; es sind sehr viele mögliche vegetative Begleitreaktionen sowohl einer ausschließlich unbewussten Angstspannung als auch anhaltender äußerer Belastungen, wie Partnerschaftskonflikte und berufliche Probleme, vorstellbar. Im gesunden affektiven Erleben begleiten körperliche Reaktionen die emotionale Wahrnehmung, sie sind also Affektkorrelate. Bei der Somatisierung steht die Wahrnehmung des Körpersymptoms im Vordergrund, ersetzt sozusagen den Affekt, weshalb man auch von einem somatischen Affektäquivalent spricht. Es ist somit die »direktere, da nicht konvertierte« Überführung der Affekte in Körperbeschwerden (Waller & Scheidt 2009, S. 151). Nach Ermann (2016a) gibt es bei der Somatisierung keine mentale Repräsentanz des Konfliktes: Er wird verleugnet, im Gegensatz zur Verdrängung, die bei der Konversion wirksam ist. Diesen modernen Auffassungen steht das von Mitscherlich (1954) entwickelte **Konzept der zweiphasigen Verdrängung** gegenüber, dessen Erklärungswert besonders in Bezug auf die hohen Chronifizierungsraten psychosomatischer Erkrankungen auch heute noch genutzt wird. Mitscherlich geht davon aus, dass vor der körperlichen Symptombildung ein Konfliktlösungsversuch mit psychischen Mitteln stehe. Das heißt, in einer **ersten Phase** kommt es zu einer Mobilisierung psychischer Abwehrkräfte mit neurotischer Symptombildung um den Preis der Einengung des Ich. Bei anhaltender Dauerbelastung, die durch die aktivierten Abwehrstrategien und die neurotische Symptomatik nicht kompromisshaft bewältigt werden kann, tritt dann in einer **zweiten Phase** eine Verdrängung und Verschiebung in körperliche Symptome auf (Klußmann & Nickel 2009).

In seinem etwa um dieselbe Zeit entstandenen **Modell der Re- und Desomatisierung** beschreibt Schur (1974, S. 340) die Somatisierung als Folge der Aktivierung einer frühen Entwicklungsposition, in der Affekte überwiegend im körperlichen Bereich, d. h. als **Affektäquivalente**, zum Ausdruck kommen. Schur fasst die Entwicklung und die Reifungsvorgänge des gesunden Kindes als einen fortlaufenden Prozess der Desomatisierung auf. Die beim Kind vorhandene Einheit psychischer und körperlicher Vorgänge differenziert sich mit der Ausbildung der Ich-Funktionen. Unter krisenhaften Belastungen, die eine äußere oder innere Gefahr signalisieren, kommt es unter dem Druck der dadurch entstehenden Angst zu einer unbewussten Regression in somatische Reaktionen. Dieser Vorgang wird als **Resomatisierung** bezeichnet.

Nach heutigen Erkenntnissen ist die Desomatisierung allerdings nicht als ein Ersatz der somatischen Reaktionen durch das kognitiv-affektive Erleben aufzufassen. Wie z. B. Krause (1983 [1988]) schreibt (▶ Kap. 10), gehören nicht nur in kindlichen Lebensphasen zu jedem Affekt drei körperbezogene Komponenten:

- die physiologische und neurohumorale Komponente
- Handlungskomponenten mit der Innervation der Skelettmuskulatur

- Ausdruckkomponenten, insbesondere Gesichtsausdruck, Stimme und Körperhaltung

Damit ist die Somatisierung die Verschiebung des Erlebens von Affekten hin zu einem nahezu ausschließlichen Erleben der körperlichen Begleitsymptome.

Dies entspricht auch einer heute gültigen psychodynamischen Konzeption der Somatisierung als regressiver Form der Affekt- und Konfliktverarbeitung, wie sie in Abbildung 18-1 dargestellt wird. Der Abbildung ist zu entnehmen, dass die Resomatisierung des Erlebens von einer Orientierung der Wahrnehmung auf körperliche Vorgänge begleitet wird, die mit einer Körperorientierung der Kommunikation einhergeht. Die Patienten kommunizieren somatisch, wie es auch dem unten stehenden Fallbeispiel »Ganz normal« zu entnehmen ist. Parallel dazu wird das Interesse von der sozialen Umgebung abgezogen, was zusätzlich die **enterozeptive Wahrnehmungsorientierung**, also eine Fokussierung der Wahrnehmung auf die Funktionen der inneren Organe, verstärkt. Mit der Sensibilisierung und Zentrierung der Aufmerksamkeit, z. B. auf intestinale Vorgänge, geht eine Fehlinterpretation der körperlichen Signale einher, zumeist in Form bedrohlicher Zuschreibungen als Anzeichen oder Vorboten ernster somatischer Krankheit. Bei einer ausgeprägten hypochondrischen Verarbeitung lässt sich häufig ein **Körperdialog** beobachten, in dem das Körpersymptom objektale Funktion annimmt und es zu einem ständigen inneren, zumeist sehr emotional besetzten Austausch zwischen Person und Symptom kommt. Psychodynamisch betrachtet könnte man sagen, dass der Patient dem Symptom so viel Interesse und Fürsorglichkeit entgegenbringt, wie er sich als Kind gewünscht hätte, erhalten und erlebt

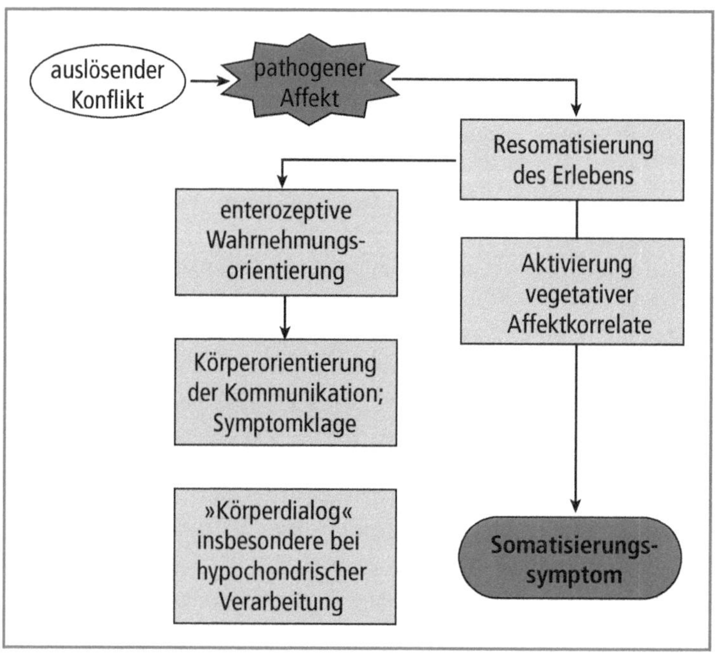

Abb. 18-1 Der Prozess der Somatisierung (nach Ermann 2016a, S. 277)

zu haben. Soziale Interaktionspartner verlieren an Bedeutung, ist doch der Patient jetzt nie mehr allein.

All diese Prozesse weisen eine direkte Rückkoppelung zum funktionellen Symptom auf und fördern die Chronifizierung des Symptoms. So lässt sich z. B. im kardiovaskulären Bereich beobachten, wie die Fokussierung der Aufmerksamkeit auf den Herzrhythmus die Wahrscheinlichkeit des Auftretens ungefährlicher supraventrikulärer Rhythmusstörungen erhöht. Gleiches gilt auch für andere vegetativ vermittelte Körpervorgänge, die ja gerade außerhalb unserer bewussten Wahrnehmung und Kontrolle störungsfrei ablaufen.

18.3.3 Die Alexithymie

Peter E. Sifneos veröffentlichte 1973 erstmals das Konzept der Alexithymie und definierte Alexithymie mit folgendem Satz: »Es fehlen die Worte für Gefühle« (S. 256). Wie zu zeigen sein wird, ist diese Auffassung heutzutage nicht mehr aufrechtzuerhalten; es geht um mehr als nur um eine Schwierigkeit, Gefühle zu benennen. In klinischen Kontexten wird in diesem Zusammenhang häufig von »Seelenblindheit« gesprochen (vgl. z. B. von Rad 1983).

Das Konzept der Alexithymie hat in den nun fast fünfzig Jahren seines Bestehens eine wechselvolle Geschichte hinter sich. Nachdem die Konfliktspezifität psychosomatischer Störungen, wie Alexander (1950 [1977]) sie postuliert hatte, verlassen werden musste, da sich keine ausreichenden empirischen Belege dafür finden ließen erhoffte man sich nun, mit der Alexithymie eine Strukturspezifität bei Patienten mit psychosomatischen Störungen und Erkrankungen nachweisen zu können. Aber auch diese Hoffnung erfüllte sich zunächst nicht; wieder fehlte die Bestätigung auf der empirischen Ebene.

Zu einer Konsolidierung der wissenschaftlichen Basis kam es dann mit der Verbreiterung des Kenntnisstandes, die zum einen auf die Weiterentwicklung neurobiologischer und psychophysiologischer Methoden zurückzuführen ist, zum anderen auf die Verbesserung der Operationalisierung durch die Entwicklung reliabler und valider psychometrischer Instrumente, wie z. B. der Toronto-Alexithymie-Skala (TAS-20; Bagby et al. 1994), und auf die Erhebung bevölkerungsrepräsentativer epidemiologischer Daten. Nur wenige Jahre später wurde die Toronto-Alexithymie-Skala auch für den deutschen Sprachraum validiert (Bach et al. 1996).

In den letzten zwei Jahrzehnten avancierte die Alexithymie zu einem zeitgemäßen Modell für einen interdisziplinären Zugang zum Verständnis der Emotionsregulation bei psychischen und psychosomatischen Störungen. In Forschungen zur Ätiologie (s. u.) werden insbesondere entwicklungspsychologische sowie kognitionswissenschaftliche Aspekte geprüft und mit neurobiologischen Daten untermauert. Mit dem Begriff »affective agnosia« erweiterten Lane et al. (2015) das Alexithymie-Konstrukt, indem sie die Alexithymie den Agnosien zuordneten. Dieser »neue Typ der Agnosie« (Übers. d. A.) besteht aus einer Schädigung der Fähigkeit, zu wissen, was man fühlt. Parallel zu anderen Agnosien, z. B. im visuellen Bereich, beinhaltet die affektive Agnosie ein Defizit der mentalen Repräsentierung der Bedeutung emotionaler Reaktionen, die typischerweise die Integration sowohl vielfältiger interozeptiver und somatisch-sensorischer Wahrnehmungen als auch komplexer Informationen der bewussten und unbewussten Bewertungen der eigenen Situation erfordert. Auf der Basis von Reviews zu aktuellen Entwicklungen der neurowissenschaftlichen und psychologischen Emotionsforschung sowie der umfangreichen Literatur zur Theory of Mind und Mentalisierung schlagen die Autoren vor, alexithyme Merkmale auf einem Kontinuum zu lokalisieren: Schwere Störungen der mentalen Repräsentierung von Emotionen seien als Ausdruck einer affektiven Agnosie zu konzeptualisieren, während bei leichteren Beeinträchtigungen, die oft vorübergehender Natur seien, »die Worte für Gefühle« fehlten. Lane et al. (2015) begründen diese Auffassung mit vielfältigen Befunden aus bildgebenden Verfahren, die belegen, dass schwere Formen der Alexithymie einer neuronalen Störung der emotionalen Bewusstheit und nicht nur einer Unfähigkeit, Emotionen zu benennen, zugrunde liegen. Die Konzeptualisierung der Alexithymie als Defizit per se bedeutet eine Abkehr von traditionellen Freudschen Annahmen, dass nämlich Beeinträchtigungen der Bewusstheit ausschließlich auf Abwehrbewegungen rückführbar seien.

Im Mittelpunkt eines zeitgenössischen Konzeptes der Alexithymie steht also nicht »das Fehlen der Worte«, sondern »die Seelenblindheit« (v. Rad 1983) in Form eines Defizites der kognitiven Verarbeitung vielfältiger emotionsassoziierter Reaktionen (Taylor & Bagby 2013); damit wird u. a. auch eine Verbindung zur psychologischen Emotionsforschung (vgl. Benecke 2014; Benecke & Brauner 2017) und zur Mentalisierung (s. u.) hergestellt.

Differenzierende Beschreibung alexithymer Merkmale

Von Grabe & Scheidt (2009, S. 19) stammt folgende Definition:

> »Der Begriff Alexithymie umschreibt in seiner heute gebräuchlichen Definition eine affektiv-kognitive Störung, die im Bereich der Affektivität mit Schwierigkeiten in der Wahrnehmung und Kommunikation von Gefühlen und im kognitiven Bereich mit einem stereotypen, an äußeren Ereignissen orientierten Denkstil verbunden ist. Zudem neigen alexithyme Patienten oft zur Phantasiearmut und weisen eine besonders konkrete, flache und vereinfachte Sprache auf.«

Vier Kernmerkmale alexithymer Phänomenologie waren seither Gegenstand vieler empirischer Studien (Freyberger 2009, S. 13):

- unzureichende Verbalisierungsfähigkeit affektiver Inhalte
- Fantasiearmut
- Abhängigkeit von zentralen Beziehungsobjekten
- ausgeprägte Tendenz zur Normalität

Diese alexithymen Merkmale findet man bei 10 % der Bevölkerung in Deutschland. In psychiatrischen, psychosomatischen und psychotherapeutischen Einrichtungen liegt der Anteil bei 25 % der Patienten, die erhebliche Ausprägungen alexithymer Phänomene aufweisen. Untersuchungen über drei Jahrzehnte belegen die hohe prädiktive Bedeutung der Alexithymie für psychosomatische Störungen und Erkrankungen. Renommierte Wissenschaftler stimmen heutzutage darin überein, dass die Alexithymie einen bedeutsamen Vulnerabilitätsfaktor darstellt, der die Wahrscheinlichkeit erhöht, im Laufe des Lebens nicht nur eine psychosomatische, sondern auch eine psychische Störung zu entwickeln (Leweke & Bausch 2009, S. 129); allerdings schwanken die Prävalenzraten für einzelne Störungsbilder erheblich. Bei Patienten mit klassischen psychosomatischen Erkrankungen, gezeigt am Beispiel des Asthmas, findet sich ein im Vergleich zur Normalbevölkerung dreieinhalbfach erhöhter Anteil alexithymer Merkmale. Auch bei Schmerz- und sonstigen somatoformen Störungen führen Schäfer und Franz (2009, S. 97) eine Häufung alexithymer Merkmale an. Andere Autoren (z.B. Subic-Wrana et al. 2005, Taylor & Bagby 2013) kommen nach einer umfangreichen Sichtung von Studien zu einem negativen Ergebnis; sie fanden keinen statistisch bedeutsamen Zusammenhang zwischen Alexithymie und somatoformen Störungen. Auch wenn die Studienlage nicht eindeutig ist, lohnt es sich, für die Behandlung psychosomatischer Patienten dieses Konzept gut zu kennen.

Folgende Besonderheiten sind in den Schilderungen alexithymer psychosomatischer Patienten häufig anzutreffen:

- Körperliche Beschwerden wie Schmerzen, Missempfindungen oder Muskelzucken sind herausragende Themen der Therapie.
- Der ausschließliche Bezug auf Ereignisse in der Gegenwart ist vorherrschend.
- Es besteht eine externale, auf äußere Sachverhalte bezogene Sicht der Realität.
- Auffällig ist die chronologische Darlegung von Fakten, oft mit einer ausführlichen detaillierten wörtlichen Wiedergabe der eigenen und der Aussagen von anderen. Diese Art der Sprache wurde von Marty und de M'Uzan bereits 1963 als *operationales Denken* bzw. als *pensée opératoire* (de M'Uzan 1974) beschrieben.
- Es besteht auch eine unzureichende Fähigkeit, Beziehungen zu anderen Menschen aufzubauen.
- Beeinträchtigungen im Bereich interpersoneller Beziehungen stehen im engen Zusammenhang mit non- und paraverbalen Auffälligkeiten alexithymer Patienten. Charakteristisch sind das ausdruckslose Gesicht, die minimale Körpersprache mit gering ausgeprägten Bewegungen und Gesten, einer steifen, hölzern wirkenden Körperhaltung sowie eine äußerst sparsame Mimik.

Diese Befunde entsprechen aktuellen Auffassungen, die das Alexithymie-Syndrom als eine Kombination kognitiver und affektiver Störungen sowie einer Störung der inter- und intrapersonellen Beziehungen konzeptualisieren (Grabe & Scheidt 2009).

Führt man sich vor Augen, wie wichtig gerade der mimische Ausdruck für die Kommunikation von Gefühlen ist (▶ Kap. 10), so wird leicht nachvollziehbar, dass Interaktionspartner – Therapeuten eingeschlossen – oft mit Langeweile, Frustration und Abneigung auf diese Menschen/Patienten reagieren. Folgendes Fallbeispiel soll das alexithyme Verhalten eines Patienten illustrieren.

Fallbeispiel »Alles ganz normal«

Der Patient, ein 54-jähriger Techniker, kommt auf Anraten seines Hausarztes zum psychotherapeutischen Erstkontakt. Er eröffnet wie folgt das Gespräch: »Mein Hausarzt meint, bei mir sei es nervlich. Das kann nicht sein, denn täglich habe ich diese Schmerzen in der linken Brusthälfte, die bilde ich mir doch nicht ein. Dazu dann diese Schwindelgefühle und das Ohrensausen, das hat eindeutig mit dem Blutdruck zu tun.« Dann legt der Patient Blutdruckmessprotokolle vor, die nicht nur eine minutiöse Auflistung der Werte über eine Woche zu zehn unterschiedlichen Messzeitpunkten am Tag enthalten, sondern auch eine detaillierte Beschreibung der vorangegangenen körperlichen Aktivitäten. Hartnäckig ist der Patient darum bemüht, geringfügige Abweichungen selbst

unter 5 mmHg zu diskutieren und mit einer sehr differenzierten, kaum nachvollziehbaren Einschätzung potenziell unterschiedlicher körperlicher Belastung in Verbindung zu bringen. Er offenbart dabei ein psychophysiologisches Laienwissen, das an viele Internet-Recherchen denken lässt.
Daran anknüpfend, macht die Therapeutin den Patienten darauf aufmerksam, dass es doch heutzutage allgemein bekannt und anerkannt sei, dass Stress körperliche Beschwerden und auch Blutdruckschwankungen auslösen könne. Völlig unvermittelt beginnt der Patient dann von Auseinandersetzungen mit einem Arbeitskollegen zu berichten. Er zitiert dabei chronologisch nach dem Motto »Ich sagte zu ihm …« und »Er sagte zu mir …«.
Trotz verbaler Schilderungen heftiger gegenseitiger Kritik mit vielfältigen Entwertungen, die mit einer kaum modulierten Stimme vorgetragen werden, verharrt der Patient in einer betont geraden, wie eingefroren wirkenden Körperhaltung, mimisch und gestisch nahezu völlig unbewegt. Auf die therapeutische Frage, wie er sich denn gerade fühle, wenn er darüber spreche, antwortet der Patient: »Ich denke völlig normal.«
Dass er »völlig normal« sei, darin bestärke ihn auch seine Frau. Befragt zur Beziehung zu seiner Frau, betont der Patient, dass da auch alles ganz normal sei. Seine Frau sei wie er sehr fleißig und sparsam. Kinder habe man keine, denn das habe er sich mit seiner Frau durchgerechnet: »Wissen Sie, Kinder amortisieren sich nicht.«
In der Gegenübertragung werden neben dem Eindruck der Unnahbarkeit und Unerreichbarkeit des Patienten Langeweile und gereizte Ungeduld spürbar, verbunden mit einem Impuls, sich abzuwenden und den Patienten ohne jegliches therapeutisches Angebot möglichst rasch zum Verlassen des Therapieraumes zu bewegen.

In einer finnischen Fünf-Jahres-Längsschnittuntersuchung mit 2300 männlichen Teilnehmern wurde festgestellt, dass Männer mit sehr hohen Alexithymiewerten auf der Toronto-Alexithymie-Skala eine zweifach erhöhte Gesamtsterblichkeit und im Vergleich zu Männern mit niedrigen Alexithymiewerten ein dreifach erhöhtes Risiko hatten, durch äußere Gewalteinwirkungen wie Unfälle, Gewaltverbrechen und Verletzungen zu versterben (Kauhanen et al. 1996). Die angeführten Beeinträchtigungen im interaktionellen Bereich, ergänzt durch die beschriebenen Gegenübertragungsreaktionen, bieten deutliche Anhaltspunkte, um diesen interessanten Befund zu erklären.

Die Alexithymie als Strukturpathologie

In der aktuellen psychoanalytisch ausgerichteten psychosomatischen Literatur besteht Übereinstimmung dahingehend, dass es sich bei der Alexithymie nicht um einen neurotischen Widerstand mit einer Vielfalt intrapsychischer Abwehrmechanismen handelt, sondern um eine Störung der Funktionsfähigkeit der psychischen Struktur bzw. der Persönlichkeitsorganisation (► Kap. 15), deren neuronale Korrelate berücksichtig werden müssen.

Demnach besteht von Kindheit an eine Unterentwicklung der Fähigkeit, psychische Repräsentationen emotionaler Zustände zu bilden. Es ist eine verbreitete, allerdings oft unter einer reiferen Schicht der Funktionsfähigkeit der psychischen Struktur verborgene Mentalisierungsstörung, die als Hinweis auf ein niedrigeres Strukturniveau betrachtet werden kann.

Die Annahme, dass die Alexithymie eine notwendige Voraussetzung für die Entstehung einer Psychosomatose ist, wird heute bezweifelt (Ermann 2016a, S. 376 f.).

Zum Postulat einer psychosomatischen Strukturspezifität der Alexithymie äußern sich ähnlich kritisch die Autoren der Operationalisierten Psychodynamischen Diagnostik (Arbeitskreis OPD 1996, S. 101):

»Das Leiden von Menschen mit eingeschränkter Gefühls- und Konfliktwahrnehmung besteht hauptsächlich in körperlichen Beschwerden; andererseits kennzeichnet der fehlende Zugang zur Welt der Gefühle und Phantasien zahlreiche Menschen, gesunde wie kranke.«

Aus Gründen, die hier nicht weiter erläutert werden können, wurde die Alexithymie unter der Überschrift »Mangelhafte Gefühls- und Konfliktwahrnehmung« in die Konfliktachse der Operationalisierten Psychodynamischen Diagnostik aufgenommen – mit der Betonung, dass es sich dabei um die Folge von Abwehrvorgängen handele (Arbeitskreis OPD 2006, S. 210 f.). Zusätzlich werden alexithyme Merkmale dann auch vor allem unter den Dimensionen der Selbstwahrnehmung und der Fähigkeit zur Kommunikation erfasst (► Kap. 15).

Exkurs: Die multifaktorielle Genese der Alexithymie

Die Ätiologiedebatte konzentriert sich im Wesentlichen auf vier unterschiedliche Positionen:

- die Hypothese einer hirnorganischen Lokalisierung
- die Annahme einer genetischen Disposition
- die Hypothese einer traumabedingten Genese
- die Annahme einer psychodynamischen Genese

In den letzten 25 Jahren sind unter Verwendung moderner Bildgebungsverfahren eine Vielzahl von Studien durchgeführt worden, die sich der Frage nach den neurobiologischen Korrelaten als mögliche ätiopathologische Determinanten im Rahmen der multifaktoriellen Genese der Alexithymie widmeten (Grabe & Rufer 2009). Dabei schließen sich die unterschiedlichen Modelle keineswegs aus, sondern ergänzen sich. So ist es bei unserem heutigen Wissensstand durchaus möglich, die Hypothese der hirnorganischen Lokalisierung und der genetischen Disposition der Alexithymie sinnvoll mit der Annahme einer psychodynamischen und/oder traumabedingten Genese zu verbinden. Traumatisierungen oder Defizite in den frühen affektiven Bindungserfahrungen haben nachweislich einen bedeutsamen Einfluss auf die Neurophysiologie und auch auf die Neuroanatomie des sich entwickelnden Gehirns (► Kap. 9).

Ein anschauliches Beispiel gibt Kollbrunner (2010, S. 502 f.), indem er auf die Tatsache verweist, dass körperliche und emotionale Schmerzen mit der Aktivierung derselben Hirnareale einhergehen und die Aktivierung von Genen bewirken, die Endorphine – die körpereigenen Schmerzdämpfer – produzieren. Deren betäubende Wirkung beziehe sich aber weniger auf das objektive Schmerzsignal als auf die emotionale Beteiligung am Schmerzgeschehen. Der Eindruck, der viele Schmerzpatienten wie betäubt erscheinen lässt, wäre in dieser Lesart so zu verstehen, dass sie es vielleicht auch sind. Dabei liegt die Annahme zugrunde, dass die Bahnungen für Endorphinausschüttungen auch in der Konfrontation mit seelischem Schmerz bereits in der Kindheit gebildet werden, nämlich dann, wenn das Kind keine ausreichende Tröstung und Regulierung durch eine empathische Bezugsperson erfährt und es zu traumatisch wirkenden Überflutungen mit negativen schmerzhaften Affekten kommt.

Die von Lane & Schwartz (1987) vorgestellte emotional-kognitive Theorie der Entwicklung des emotionalen Bewusstseins unterscheidet fünf Stufen (»Level«) des emotionalen Bewusstseins (► Tab. 18-1). Wie bereits erwähnt, wird die Alexithymie auch als eine »affektive Agnosie« konzeptualisiert. Auch wenn schwere alexithyme Defizite ausdrücklich nicht allein auf die Unfähigkeit, Gefühle zu benennen, rückführbar sind, wirkt sich die Verwendung von Sprache für die symbolische Repräsentation von Emotionen modifizierend darauf aus, was eine Person von ihren Emotionen weiß und wie sie diese bewusst erlebt. Die Affektverarbeitung alexithymer Patienten hingegen findet überwiegend auf undifferenzierten Entwicklungsstufen statt, die in den Komponenten der reflexhaften autonom-vegetativen bzw. endokrinen Reaktionen und der muskulären Innervierung als Tendenz zur Aktion bestehen.

Auf der psychologischen Ebene sind ihnen die höheren Komplexitätsstufen mit den Möglichkeiten der Kategorisierung und Benennung von Emotionen nicht verfügbar; auf der neurophysiologischen Ebene feh-

Tab. 18-1 Stufen der individuellen Differenzierung emotionaler Wahrnehmungsfähigkeit (nach Lane & Schwartz 1987; zit. nach Gündel et al. 2006, S. 12)

Level V	Fähigkeit, auch beim Gegenüber eine differenzierte, vom eigenen Empfinden verschiedene Gefühlslage zu erschließen
Level IV	Mischung eigener unterschiedlicher Gefühle (»Gefühlsambivalenz«)
Level III	prinzipielle Fähigkeit zur psychischen Erfahrung i. e. S. (einzelne Gefühle können global wahrgenommen werden, aber keine gleichzeitige differenzierte Wahrnehmung unterschiedlicher eigener Gefühle)
Level II	»Tendenz zur Aktion« wird wahrgenommen (keine bewusste Wahrnehmung von Gefühlen)
Level I	mehr oder weniger reine Reflexantwort (affektive Stimuli lösen lediglich autonom-vegetative bzw. endokrine Reaktionen aus)

len wichtige neuronale Verbindungen zwischen präfrontalem Kortex, Gyrus cinguli, Hippocampus und Amygdala, die eine wirksame Regulation emotionaler Erregungszustände durch Bewusstwerdung und sprachlichem Ausdruck bewirken könnten (vgl. Gündel et al. 2006).

Aktuell wird bei der Alexithymie das Postulat einer »funktionellen Kommissurotomie« mit einer einseitigen linkshirnigen Emotionsverarbeitung intensiv, aber auch sehr kontrovers diskutiert (Lausberg 2006, S. 23 ff.). Anhand eines Zitates aus der Arbeit von Waller & Scheidt (2009, S. 159) soll der Stand der Ätiologiedebatte zur Alexithymie zusammengefasst werden:

»Alexithymie meint – unter Einbeziehung der angeführten Theorieansätze – eine entwicklungsbedingte Störung in der Ausbildung von emotional-kognitiven Verarbeitungsstrukturen höherer Ordnung, wodurch eine grundsätzliche Störung der Emotionsverarbeitung und -regulation bedingt ist. Die durch emotionsauslösende Situationen und Objekte eingeleiteten primären, d. h. körperlichen und motorischen Aktivierungsmuster können unter diesen Bedingungen nicht verbunden und kategorisiert werden. Sie bleiben in der Folge auf einer nicht-symbolischen Ebene repräsentiert, so dass das subjektive Gefühlserleben lediglich in körperlichen Sensationen und Handlungstendenzen erfahr- und ausdrückbar ist.«

Alexithymie als Störung der Mentalisierungsfähigkeit

In Anlehnung an die **soziale Feedback-Theorie** von Gergeley & Watson (1996) haben Fonagy und Mitarbeiter die Rolle der elterlichen Affektspiegelung für die Entwicklung der emotionalen Selbstwahrnehmung und -kontrolle beschrieben und das Mentalisierungsmodell konzipiert (► Kap. 11). Dieses Modell, das Schultz-Venrath et al. (2012) als »Work in progress« bezeichnen, integriert kontinuierlich nicht nur Erkenntnisse aus der Bindungstheorie und der Entwicklungspsychologie, aus der Neurobiologie und der Epigenetik, sondern auch aus der Autismus- und Alexithymieforschung.

Die Überschneidung zur Alexithymieforschung ist schon in den Ursprüngen des Mentalisierungsmodells enthalten (Fonagy et al. 2010; Schultz-Venrath 2015; Taubner 2015). Der Begriff »Mentalisation« wurde bereits in den 1970er-Jahren als Gegenbegriff zur sog. »pensée opératoire« der beiden französischen psychoanalytischen Psychosomatiker Marty & de M'Uzan (1963; s. o.) verwendet. Das konkretistische Denken und eine Vermeidung des Fantasielebens, die sie an psychosomatischen Patienten beobachteten und die später im Alexithymiebegriff aufgingen, führten die Autoren auf die Qualität und Quantität der individuellen psychischen Repräsentanzen zurück.

Versteht man das Alexithymiekonzept vor dem Hintergrund des Mentalisierungsmodells und der Bindungstheorie (► Kap. 9), dann ließe sich beispielsweise an ein systematisches Vermeiden affektreflexiver Interpretationen kindlicher Selbstzustände durch die Bezugsperson denken. Würden an die Stelle markierter Affektspiegelung mit einer reflexiven kommunizierten Antwort dann hauptsächlich konkretistische, überwiegend operational motivierte Verhaltens- und Interpretationsmuster treten, wie es gehäuft bei Müttern mit vermeidenden Bindungsrepräsentationen vorkommt, so würde dies dazu führen, dass dem Kind sein eigenes Affektleben weitgehend unzugänglich bleibt.

Das Fallbeispiel »Alles ganz normal« lässt rasch die Vorstellung solcher affektvermeidenden, auf das Physiologische und Konkrete ausgerichteten frühen Mutter-Kind-Interaktionen entstehen. Der Patient bewegt sich fast ausschließlich im Äquivalenzmodus, er ist nicht in der Lage, eigenen und fremden Verhaltensweisen implizit und explizit Bedeutungen zuzuschreiben, die auf mentale Zustände wie persönliche Wünsche, Bedürfnisse, Gefühle, Überzeugungen und andere Beweggründe gestützt sind. Er verfügt nicht über eine Unterscheidung des Wesens von mentalen Zuständen, die auf etwas bezogen, d. h. intentional sind, und Gegenständen wie z. B. einen Stein, den nichts betrifft, der einfach ist (Allen et al. 2011).

Schultz-Venrath et al. (2012) sehen deutliche Gemeinsamkeiten mit Borderline-Patienten in der Form, dass beide Patientengruppen einen Mangel an positiven Selbst- und Objektrepräsentanzen oder die Dominanz einer verfolgenden Repräsentanz im Sinne eines falschen oder fremden Selbst aufweisen.

Vor dem Hintergrund dieser Zusammenhänge ist es naheliegend, die Mentalisierungsbasierte Therapie (vgl. z. B. Bolm 2007) auch bei psychosomatischen Patienten anzuwenden. Dass alexithyme Patienten kaum von einer klassischen psychodynamischen Vorgehensweise profitieren, ist allgemein bekannt (Schultz-Venrath et al. 2012). Folgt man z. B. der Auffassung von Lane & Schwartz (1987), dann ist die Verfügbarkeit der Stufen III und IV (► Tab. 18-1) der differenzierten emotionalen Wahrnehmung die Voraussetzung für den Erfolg psychodynamischer Psychotherapie.

Angesichts der heutigen Datenlage ist der weitverbreitete psychodynamische Therapiepessimismus bei alexithymen Patienten jedoch nicht zu rechtfertigen (Beresnevaite 2000; Leithner-Dzubas et al. 2010; Rufer & Grabe 2009). Langjährig psychosomatisch erfahrene Psychotherapeuten haben ihr therapeutisches Vorgehen schon immer den beschriebenen Besonderheiten dieser Patienten angepasst, lange bevor das Mentalisierungskonzept klinische Verbreitung fand (vgl. Boll-Klatt 2005, 2014a; Nunez & Jenewein 2009). So sollte eine zu empfehlende modifizierte therapeutische Haltung durch ein höheres Maß an Aktivität und auch an Direktivität gekennzeichnet sein und besonders zu Beginn keine regressiven Bewegungen induzieren. Den Patienten den Überflutungen mit seinen undifferenzierten, schmerzhaften Empfindungen auszusetzen und ihm mit einer wortkargen kontemplativen therapeutischen Haltung zu begegnen, bedeutet meistens eine schädigende Fortschreibung des pathogenen Narrativs seiner kindlichen Erfahrung. Menschen, die nicht in der Lage sind, inneren Vorgängen psychische Bedeutungen zuzuschreiben, können naheliegenderweise nicht von der Anwendung der herkömmlichen Deutungstechnik profitieren.

Auch wenn bisher noch nicht allzu viele Studien vorliegen, in denen die Wirksamkeit der Mentalisierungsbasierten Therapie bei dieser Störungsgruppe überprüft wurde, spricht vieles dafür, psychotherapeutische Behandlungen nach diesem Modell auszurichten.

Eine Münchener Arbeitsgruppe entwickelte und evaluierte eine manualisierte **Psychodynamisch-Interpersonelle Psychotherapie** für Patienten mit somatoformen Störungen, abgekürzt PISO (Arbeitskreis PISO 2012). Sowohl Gündel et al. (2012, S. 38 ff.) als Angehörige des PISO-Arbeitskreises als auch Kruse (2008) und Albus et al. (2015, S. 412) beschreiben folgende allgemeine Therapieprinzipien und das therapeutische Vorgehen bei Patienten mit somatoformen Störungen (vgl. auch Boll-Klatt 2018a):

- das Entgegennehmen der Symptomklage als Ausdruck der dem Patienten einzig zur Verfügung stehenden Körpersprache
- tangentiale Gesprächsführung
- initialer Verzicht auf Konfrontation mit Widerstand und Verzicht auf Deutungen
- selektiv-authentisches Reagieren; »Prinzip Antwort« anstelle des »Prinzips Deutung« (Heigl-Evers & Heigl 1987)

Aus Sicht der Bindungsforschung und des Mentalisierungskonzeptes geht es schwerpunktmäßig darum, zunächst die Symptomklage als Beziehungsangebot zu verstehen. Der Therapeut stellt die Containerfunktion einer sicheren Bindungsfigur zur Verfügung; diese beinhaltet u. a. die Fähigkeit, die in den Symptomklagen enthaltenen heftigen Affekte in einer wohlwollenden Atmosphäre des Verstehens aufzunehmen und dem Patienten damit ein Modell für die Fähigkeit zum Tolerieren spannungsreicher Affekte zu geben. Von hier aus erfolgt dann eine Verbesserung der Affektmentalisierung, sodass sich überhaupt eine Akzeptanz für die Verknüpfung zwischen körperlichen Symptomen mit intrapsychischen und intrapersonellen Konflikten entwickeln kann (Waller & Scheidt 2017, S. 222 f.). Die weit über die Zielsetzungen der PISO hinausgehende Rekonstruktion von schwer zugänglichen, konflikthaften frühen Beziehungserfahrungen ist mühsam und beansprucht vor allem viel Zeit. Häufig wird die Therapie im Wesentlichen auf das Aktuelle und Interpersonelle begrenzt bleiben.

18.4 Somato-Psychosomatosen und bio-psycho-soziale Krankheitsmodelle

Die Somato-Psychosomatosen werden auch als die **psychosomatischen Erkrankungen im engeren Sinne** bezeichnet.

Es sind dies organische Erkrankungen mit fassbaren morphologischen Veränderungen, also organpathologischen Substraten, auf deren Entstehung und/oder Verlauf psychische Faktoren nachweisbar einen wesentlichen Einfluss haben (Ermann 2016a, S. 368 ff.). In der ICD-10 werden diese Krankheiten mit zwei Ziffern kodiert: F54 steht für die psychische Beeinflussung; hinzu kommt die Ziffer für die jeweilige somatische Erkrankung.

Heute spricht man von einer Somato-Psychosomatose, wenn bei Vorliegen einer somatischen Erkrankung differenzialdiagnostisch folgende Überlegungen geprüft wurden (Ermann 2016a, S. 368 ff.):

- Das Krankheitsgeschehen kann mit psychogenen Krankheitsursachen verknüpft sein, muss es aber nicht.
- Es sind keine – wie ursprünglich angenommen – homogenen Krankheitsbilder,

sondern es besteht ein breites Spektrum von Einzelfällen mit unterschiedlichem Gewicht der psychogenen Ursachen.
- Psychogene Faktoren, falls vorhanden, sind stets nur Teilursache, somatische Krankheitsfaktoren sind immer auch ursächlich beteiligt.
- Von einer Somato-Psychosomatose kann man nur sprechen, wenn man im Einzelfall einen seelischen Krankheitsfaktor nachgewiesen hat.

18.4.1 Bio-psycho-soziale Krankheitsmodelle am Beispiel der Genese der koronaren Herzkrankheit

Das bio-psycho-soziale Modell wurde 1977 von dem amerikanischen Arzt und Psychoanalytiker George Engel vorgestellt und später vor allem durch Thure von Uexküll im deutschsprachigen Raum bekannt gemacht. Als integratives Modell ist es das mit Abstand am häufigsten zitierte Paradigma und wird heute als konzeptionelle Basis moderner Psychosomatik allseits anerkannt (Kollbrunner 2010, S. 90 ff.).

> Beim bio-psycho-sozialen Modell steht das Wechselspiel zwischen Körper und Seele seinerseits wiederum in einer Wechselwirkung zur Umwelt, die den Menschen prägt und die von ihm geprägt wird.

Je nach Patient, nach Art der Erkrankung, aber auch je nach Interesse, Ansatz und Methodik des Untersuchers rückt mal mehr die biologische, die psychologische oder die soziokulturelle Perspektive in den Vordergrund der Betrachtung. Insgesamt muss es aber darum gehen, nicht nur Ursachen, Entstehungsbedingungen und Folgen einer Erkrankung entlang der drei Dimensionen getrennt zu untersuchen, sondern die *Interaktionen zwischen den Dimensionen* zu betrachten. Am Beispiel der koronaren Herzkrankheit (KHK), der heute wohl intensivsten interdisziplinär erforschten psychosomatischen Erkrankung, sollen die komplexen Zusammenhänge veranschaulicht werden.

Die KHK basiert auf einem Modell einer bio-psycho-sozialen Genese, in der biologische, psychische und soziale Faktoren jeweils wechselseitig aufeinander einwirken und sich gegenseitig entlang der Lebenslinie beeinflussen. Herrmann-Lingen (2000 [2013]) bietet mit seinem dynamischen bio-psycho-sozialen Modell zur Genese der koronaren Herzkrankheit einen systematischen Überblick über die Komplexität des ätiopathologischen Geschehens (► Abb. 18-2).

Die einzelnen Aspekte der drei Dimensionen sind durch vielfältige empirische Befunde gesichert (vgl. Boll-Klatt & Jordan 2011; Hermann-Lingen 2013; Hermann-Lingen et al. 2014). So lassen sich etwa ein Drittel aller Herzinfarkte durch einen sogenannten psychosozialen Risikoindex erklären, der sich aus dem Vorliegen von pathogenem Stress, finanziellen Belastungen, kritischen Lebensereignissen, Depression und einer niedrigen Ausprägung internaler Kontrollüberzeugungen zusammensetzt (Yusuf et al. 2004). Die pathogene Relevanz beruflicher Gratifikationskrisen als Beispiel für krankheitsbegünstigenden Stress wurde schon in Kapitel 17 näher erläutert (vgl. auch Ferketich et al. 2000; s. u.).

Im Zentrum psychosomatischer Forschungen, nicht nur zur koronaren Herzkrankheit, sondern auch zu anderen chronischen Erkrankungen wie z. B. des Diabetes mellitus, steht in den letzten Jahren die Depression. Anhand der Depression lässt sich zeigen, wie sich psychosoziale Faktoren, die zur Genese der Erkrankung beitragen, mit dem somatopsychischen Konzept

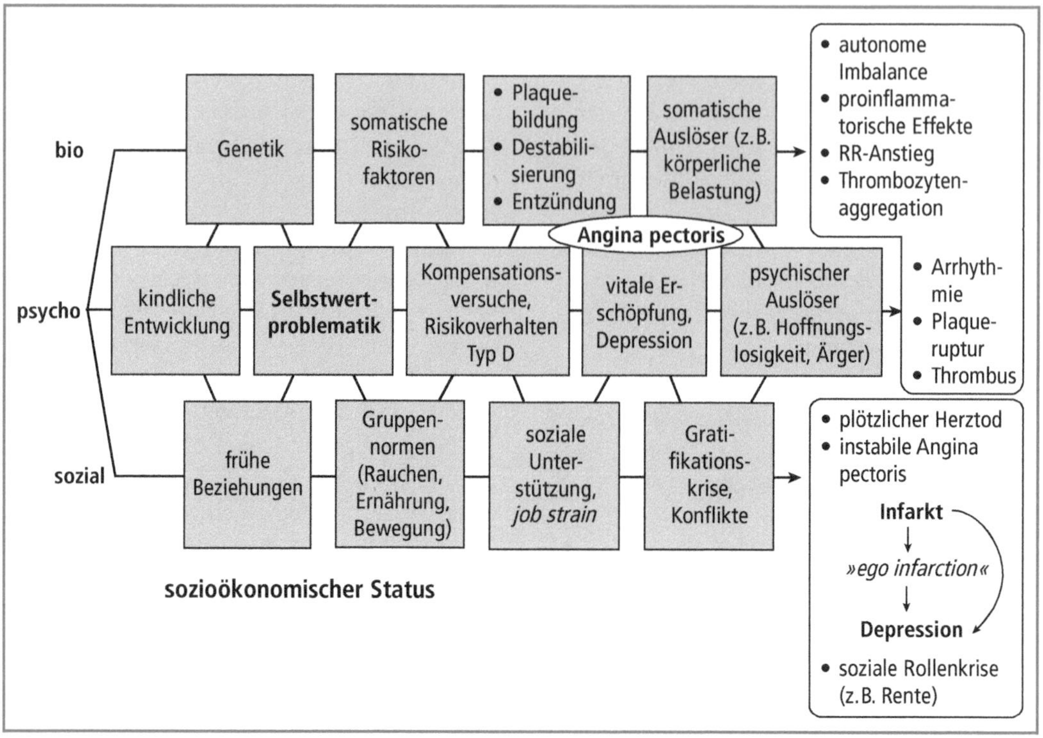

Abb. 18-2 Ein dynamisches bio-psycho-soziales Modell zur Genese der koronaren Herzkrankheit (nach Herrmann-Lingen 2000)

verschränken, d.h., wie psychische und soziale Merkmale sowohl in der Entstehung der koronaren Herzkrankheit als auch in deren Verlauf eine bedeutende Rolle spielen und nicht nur die Lebensqualität, sondern auch somatische Morbidität und Mortalität beeinflussen. Dies gilt bereits für Depressivität unter der Schwelle einer klinischen Diagnose. Liegt eine Postinfarktdepression vor, welche die Kriterien einer krankheitswertigen depressiven Störung erfüllt, steigert diese das Morbiditäts- und Mortalitätsrisiko innerhalb der nächsten vier Jahre je nach Studie um das zwei- bis viereinhalbfache (Herrmann-Lingen & Buss 2002).

18.4.2 Depressionsinduzierte Pathomechanismen in der Genese der koronaren Herzkrankheit

Das dynamische bio-psycho-soziale Modell der Genese der koronaren Herzkrankheit (▸ Abb. 18-2) ist ein Musterbeispiel der psychosomatischen Forschung, da es in den letzten fünfundzwanzig Jahren gelungen ist, nicht nur viele pathogene Faktoren der einzelnen Dimensionen zu identifizieren, sondern auch Wechselwirkungen zwischen den Dimensionen, insbesondere zwischen der psychischen und der sozialen Perspektive einerseits und der biologischen andererseits, zu beschreiben.

Auf die provokant gestellte Frage »Wie kommt denn nun die Depression in die

Koronarien?« (Buss 2006) gibt es inzwischen aufschlussreiche Antworten, die auf das komplexe Zusammenspiel zwischen der Psycho- und Neurophysiologie inklusive biochemischer Prozesse, der Psychoneuroendokrinologie und der Psychoimmunologie mit somatischen Vorgängen abheben. Lange bekannt und nicht sonderlich spektakulär ist der Zusammenhang zwischen einer Depression und einer Erhöhung der Standardrisikofaktoren: Depressive Patienten rauchen mehr, ernähren sich ungesünder, bewegen sich weniger etc. und sind dadurch deutlich stärker gefährdet, eine koronare Herzkrankheit und einen Herzinfarkt zu entwickeln bzw. dass im Krankheitsverlauf erneute kardiale Ereignisse auftreten.

Darüber hinaus lassen sich aber auch eine Reihe direkt **depressionsinduzierter Pathomechanismen**, die ohne den »Umweg« über die klassischen Risikofaktoren schädigend auf das kardiovaskuläre System einwirken, identifizieren. Hier sind vor allem zu nennen: Steigerung der Thrombozytenaggregation, proinflammatorische Effekte, Dysregulation der Hypothalamus-Hypophysen-Nebennierenrinden-Achse hauptsächlich mit der Folge des Hypercortisolismus und eines damit einhergehenden erhöhten Risikos der Entstehung eines metabolischen Syndroms, Veränderung der Endothelfunktion sowie eine autonome Dysbalance mit der Veränderung der Herzfrequenzvariabilität, die das Auftreten gefährlicher Herzrhythmusstörungen begünstigt.

18.4.3 Narzisstische Pathologie und koronare Herzkrankheit: Ein Beispiel für die Verbindung von Empirie und Hermeneutik in der modernen Psychosomatik

Wie lassen sich nun die Ergebnisse empirischer Forschung mit psychodynamischen Erkenntnissen verknüpfen, die ja unter Verwendung anderer erkenntnistheoretischer Methoden gewonnen wurden und somit immer mit der Inkaufnahme eines Kategorienfehlers einhergehen (▶ Kap. 10)? Dem Einsatz von objektivierenden Fragebögen und Statistik stehen die reflektierte Intersubjektivität und die Hermeneutik vor dem Hintergrund elaborierter theoretischer psychoanalytischer Modelle gegenüber, die als Ergebnisse zumeist qualitativer Forschung entwickelt wurden. Beide wissenschaftlichen Ansätze können einander sehr gut ergänzen, wenn man sich der unterschiedlichen Ebenen bewusst ist, auf denen sie angesiedelt sind. Psychodynamische Konstrukte entfalten ihren großen Wert, wenn man sie nutzt, um einen psychologischen Verstehenshintergrund für die Empirie zu schaffen, sowie Erklärungen und Interpretationen für das zu finden, was sich hinter den Phänomenen verbergen könnte. Bardé & Jordan (2015, S. 373) sprechen von einer notwendigen Kombination aus wissenschaftlicher Bildungsverpflichtung und performativer Responsivität, als die sie die Fähigkeit bezeichnen, »… zu Operationen des singulären Einzelfall-Verstehens fähig zu sein und auf die einzigartige und nicht schematisch reproduzierbare Besonderheit des jeweiligen Einzelfalles persönlich antworten können«.

Bekanntlich hilft Statistik zunächst einmal wenig, um mit dem einzelnen betroffenen Patienten ein sinnstiftendes Narrativ zu entwerfen. Auch hier liefert die koronare

Herzkrankheit ein anschauliches Beispiel, wie sich die unterschiedlichen Ansätze verbinden lassen und die psychotherapeutischen Zugangsmöglichkeiten zu diesen Patienten erweitern. So konnten durch die Operationalisierung anhand des schon erwähnten stresstheoretisch formulierten **Modells der beruflichen Gratifikationskrisen** (Siegrist 1996) empirisch viele Zusammenhänge zwischen pathogenem Stress und dem Auftreten kardialer Ereignisse nachgewiesen werden. Dieses Modell fokussiert auf die Balance bzw. Dysbalance zwischen dem eigenen Einsatz und dem, was man dafür bekommt – und zwar nicht nur materiell. Gratifikationskrisen, die nachweislich pathologischen Stress auslösen, entstehen als Folge einer Diskrepanz zwischen diesen beiden zueinander in Beziehung gesetzten Variablen. Psychodynamisch betrachtet ist der negative Affekt bzw. das pathologische Agens ein Enttäuschungs- und/oder Kränkungserleben, das mit Scham, Neid, gefühlter Ungerechtigkeit, Ärger, aber auch mit Ohnmacht, Wut und Hass einhergeht. Es ist leicht nachzuvollziehen, dass gerade Menschen, die in ihrer Selbstwertregulation sehr auf Anerkennung für ihre Leistungen angewiesen sind, über eine erhöhte Vulnerabilität für solche Kränkungserfahrungen verfügen. Damit wären wir bei der narzisstischen Regulation. Durch die psychoanalytischen Forschungen an Koronarpatienten zieht sich über mehr als sechs Jahrzehnte der rote Faden einer **narzisstischen Pathologie** (vgl. Moersch et al. 1980). Schon Dunbar (1947) bezeichnete die Patienten als Märtyrer ihres Ich-Ideals; Ermann (2005) spricht von dem hohen Ich-Ideal als psychischer Disposition. Entsprechend findet sich im Modell von Herrmann-Lingen (2000; ► Abb. 18-2) die Selbstwertproblematik als eine lebensgeschichtlich begründete Beeinträchtigung im Bereich der narzisstischen Regulation. Der Komplex aus Enttäuschung, Ärger, Aggression und Depression steht bei vielen Herzinfarktpatienten im Zentrum der innerpsychischen Problematik und stellt eine Folge der defizitären Selbstwertregulation dar (Hahn 1971). Die häufig vorzufindende hohe Leistungsorientierung mit der Tendenz zur Selbstüberforderung und Verausgabung trägt kompensatorische Züge, weshalb Langosch (1989) auch vom *kompensatorischen Leistungsverhalten* dieser Patienten spricht. Dabei geht die Konzentration durch Leistung und Streben nach Anerkennung häufig zulasten zwischenmenschlicher Beziehungen, wodurch die Patienten dann durch die Reduzierung ihres sozialen Rückhalts noch einen weiteren kardiovaskulären Risikofaktor aufweisen.

Das Krankheitsereignis als solches labilisiert dann narzisstische Größenfantasien, die unbegrenzte Belastbarkeit und Leistungsfähigkeit zum Inhalt haben und kompensatorisch die schützenswürdige Selbstkohärenz aufrechterhalten helfen (► Kap. 8). Schüßler (1998, S. 383) schreibt: »*Jede Erkrankung stellt eine narzisstische Kränkung dar, sie erschüttert das anscheinend naturgegebene Gefühl der Unverletzbarkeit und Allmacht.*«

Fasst man diesen psychosomatischen und dann auch somatopsychischen Aspekt narzisstischer Krisen zusammen, so ließe sich folgender Satz formulieren: **Kränkungen machen krank, und Krankheit bedeutet Kränkung** (Boll-Klatt 2014a). Der Begriff des »ego infarction« (Hackett et al. 1968) verdeutlicht den Zusammenhang, dass nämlich der Herzinfarkt – wie andere schwere körperliche Erkrankungen auch – nicht nur eine Beschädigung der körperlichen, sondern auch der personalen Integrität beinhaltet. Die Todesangst vieler Patienten speist sich sowohl aus der durchaus realen

Angst vor dem Verlust ihrer physischen Existenz als auch aus der Angst vor dem Verlust ihrer psychischen und sozialen Existenz. Im therapeutischen Gespräch findet man Zugang zu den Hintergründen dieser Ängste, indem man versucht, die überwiegend vor- und unbewussten Bedeutungszuschreibungen an das Infarktereignis zu identifizieren, die in unmittelbarem Zusammenhang mit unbewussten intrapsychischen Konflikten stehen, wie sie z. B. auf der Konfliktachse der Operationalisierten Psychodynamischen Diagnostik beschrieben werden (► Kap. 14).

Ein Fallbeispiel soll die intrapsychischen Konflikte bzw. die vor- und unbewussten Bedeutungszuschreibungen an das Infarktereignis illustrieren.

Fallbeispiel »Kränkungen machen krank«

Der Patient ist ein körperlich gut trainierter 56-jähriger Mann, der mit einem akuten Herzinfarkt zur stationären Aufnahme kommt. Da außer einer hereditären Belastung väterlicherseits keine klassischen kardiovaskulären Risikofaktoren identifizierbar sind, stellen die Ärzte nach der interventionell-kardiologischen Notfallversorgung die Indikation für eine psychosomatisch-psychotherapeutische Diagnostik. Zum psychotherapeutischen Erstgespräch erscheint ein relativ kleiner, dabei aber kompakt und drahtig wirkender Mann, der souverän und überaus gewandt auftritt. Er strukturiert sofort die Situation, wartet kaum eine Frage ab und eröffnet spontan das Gespräch, indem er detailliert und medizinisch korrekt über den somatischen Teil seiner Krankengeschichte berichtet.

In der Gegenübertragung löst er spontane Bewunderung für sein gutes kardiologisches Wissen aus. Kaum merklich schafft er es, sich in eine Position der Überlegenheit und emotionalen Distanziertheit zu bringen. Von dort aus berichtet er dann detailreich und lebendig-unterhaltsam von seiner beruflichen Situation. Sechs Monate vor Eintritt des Herzinfarktes hat er eine berufliche Umorientierung durchmachen müssen. Durch die Schließung seiner Firma, die eine Tochtergesellschaft eines größeren Konzerns war, verlor er seine Stelle als Geschäftsführer. Der Patient erwähnt dieses Ereignis quasi nur in einem Nebensatz, betont die Fürsorglichkeit und Anerkennung seines Konzerns, der auf eine Kündigung verzichtete und ihm stattdessen eine neue Tätigkeit zuwies. Dass diese neue Tätigkeit eine viel geringere Verantwortung beinhaltet, dass sie – verglichen mit der alten Position – mit einem geringeren Status und einem geringeren Prestige verknüpft ist, deutet der Patient nur mit knappen Worten und erst auf Nachfrage an. Mit unterschiedlichsten Formulierungen und hocheloquent beschreibt bzw. preist er immer wieder die große Wertschätzung, die ihm von seinem Arbeitgeber entgegengebracht wurde.

Beim zweiten Gespräch bietet sich dann schon von Beginn an ein verändertes Bild: Der Patient wirkt nachdenklicher, in sich gekehrter, trauriger. Nach einer kurzen Eingangssequenz, mit betont positiver Rückmeldung zum ersten Gespräch und einer Idealisierung der Therapeutin, berichtet er dann emotional sichtlich bewegt über seine innere Verunsicherung, was er denn mit einem beschädigten Herzen jetzt überhaupt noch wert sei. Die Schilderungen des Patienten weisen auf eine deutliche narzisstische Labilisierung hin. Dieser Eindruck wird noch verstärkt, als er dann mit ahnbaren heftigen Schamgefühlen über seine Scheidung vor zwanzig Jahren spricht. Seine Frau habe ihn ohne jegliche Vorankündigung verlassen und die gemeinsame Tochter, die noch ein Baby gewesen sei, mitgenommen. Er habe sich nie um Kontakt mit seiner Tochter bemüht und habe sie auch nicht wiedergesehen, bis sie eine Woche vor Eintritt des Herzinfarktes nach über zwanzig Jahren zum ersten Mal wieder in sein Leben getreten sei. Sie habe ihn angerufen und um ein Treffen gebeten. Dies habe ihn völlig durcheinandergebracht, er sei kaum noch zur Ruhe gekommen. Er habe nicht mehr schlafen können, sei ständig angespannt und gereizt gewesen. Er habe die Tochter (noch) nicht getroffen.

In der einzeltherapeutischen Arbeit können die intrapsychischen Konfliktthemen, die sich im Wesentlichen um die narzisstische Regulation des Patienten gruppieren, herausgearbeitet werden. Kränkung und Scham, aber auch Schuldgefühle stehen im Mittelpunkt des abgewehrten psychischen Erlebens: Zum einen zerstört der Herzinfarkt die eigenen Unversehrbarkeitsfantasien und der Patient sieht sich durch die Erkrankung und deren Folgen in seinem tief liegenden Gefühl der Schwäche und Minderwertigkeit entlarvt; zum anderen schreibt er dem Infarkt unbewusst die Bedeutung einer gerechten Strafe zu. Psychodynamisch betrachtet schützt ihn die schwere Erkrankung, zumindest vorübergehend, aber auch vor der Gefahr des unmittelbaren Erlebens sowohl der beruflichen Kränkungsgefühle als auch der Scham- und Schuldgefühle im direkten Kontakt mit der Tochter.

Ermann (2016a, S. 377) spricht im Zusammenhang mit Somato-Psychosomatosen von strukturellen Defiziten, die er in Anlehnung an Balint als »psychosomatische Grundstörung« bezeichnet. Die strukturellen Defizite, zu denen auch die Alexithymie gerechnet wird, können sekundär kompensatorisch z. B. durch narzisstische Züge überbaut werden und den Betroffenen lange Zeit ein erfolgreiches, symptomfreies Leben ermöglichen. Sind aber dann auftretende Konflikte und Verletzungen, wie sie im Fallbeispiel durch Kränkungserlebnisse unterschiedlicher Art repräsentiert werden, zu bedrohlich, kommt es im Zuge von Hilf- und Hoffnungslosigkeitserleben zu einer Reaktivierung dieser Grundstörung und es kommt zu einer Regression bzw. Entdifferenzierung der Funktionsfähigkeit der psychischen Struktur. An die Stelle eines differenzierten Erlebens unter Verfügbarkeit der Breite der Ich-Funktionen tritt im Zusammenhang mit entsprechenden körperlichen Faktoren gleichsam der Ersatz durch körperliche Zeichen bzw. durch die Herzerkrankung.

18.5 Psychoanalytische Psychosomatik heute: Die Unfähigkeit zur Symbolisierung

Wenn sich der gegenwärtige forschungsbezogene und behandlungspraktische Diskurs der Psychosomatik um Begriffe wie Strukturdefizit, Emotionsregulierung oder Embodiment (Leuzinger-Bohleber et al. 2013b) rankt und sich ein wichtiger Forschungsstrang in Richtung Neuropsychosomatik entwickelt, wie am Beispiel der Alexithymie gezeigt wurde, ist der Anschluss an genuin psychoanalytische Konzepte dann noch gewinnbringend? Die Frage wurde beispielhaft im Abschnitt 18.4.3 eindeutig mit »ja« beantwortet und soll jetzt noch einmal etwas allgemeiner aufgegriffen werden.

Psychoanalytische Psychosomatik zentriert sich heute auf spezifische klinische Phänomene von Symbolisierungs*prozessen* statt – wie früher – die Symbol*bedeutungen* zu fokussieren. Das heißt, es geht vor allem darum, was das Körpersymptom im Hinblick auf das Vermögen zu psychischer Repräsentation anzeigt, also um das Verhältnis des Körpers zur Symbolisierung und nicht zum Symbol.

Hier ist insbesondere auf den **Ansatz von Bion** zu verweisen (1962/1990b; ▶ Kap. 6), der mit seinem Konzept der Alphafunktion diejenigen Mechanismen zu beschreiben versucht, durch die »sinnliches Rohmaterial« in psychische Erlebnisinhalte transformiert wird (Storck & Warsitz 2016, S. 77). Dieses »sinnliche Rohmaterial« sind aus dem Körper des Kindes auftauchende Betaelemente zumeist in Form undifferenzierter Erregungszustände (▶ Kap. 6), die der transformierenden Einfühlung und stillenden (beruhigenden) Handlung der Mutter bedürfen, um in eine denkbare, fühlbare und träumbare Form, also in die sogenannten Alphaelemente, umgewandelt zu werden. Geschieht dies nicht, bleiben sie untransformiert im Körper zurück und können sich dann als psychosomatische Symptome äußern (vgl. Hartung & Steinbrecher 2013, S. 68). Folgt man Bion, dann haben Betaelemente immer eine körperliche, psychische und soziale Dimension. Vor dem Hintergrund dieser Definition lassen sich psychosomatische Erkrankungen dann im Kontext »gestörter Fühl-Denk-Beziehungsprozesse« beschreiben (Rothhaupt 1997, S. 140). Hinter dieser Sichtweise steht die Annahme, dass die sich anhäufenden, unintegrierten, »unverdauten« Betaelemente, die nicht unterdrückt bzw. verdrängt werden können, einen starken Druck erzeugen, sie loszuwerden. Bion beschreibt psychotische Zustände und das Ausagieren als zwei unterschiedliche Möglichkeiten, die Betaelemente zu evakuieren. Britton (zit. n. Rothhaupt 1997, S. 140 ff.) benennt deren Verlagerung in den Körper als einen dritten Modus. Dort beeinträchtigen sie entweder die konkrete körperliche Funktion selbst, woraus dann die psychosomatischen Störungen und Erkrankungen entstehen, oder sie beeinflussen die Wahrnehmung von körperlichen Funktionen und rufen auf diese Weise hypochondrische Ängste hervor. Die Aussage vieler Patienten, »mein Körper spielt verrückt«, bekommt vor diesem Hintergrund noch einmal eine andere, tiefere Bedeutung, die es zu verstehen gilt.

Zusammenfassend lässt sich sagen, dass es vier nebeneinander bestehende Möglichkeiten der Evakuierung von unintegrierten Betaelementen gibt:

- der psychotische Modus
- das Agieren
- der psychosomatische Modus
- der hypochondrische Modus

Wenn sich nicht transformierte, in den Körper evakuierte Betaelemente und die mit ihnen verbundene Beziehungsdynamik nicht auf einem symbolisierungsfähigen Niveau befinden, dann können therapeutische Interventionen, die Symbolisierungsfähigkeit voraussetzen, nur kontraindiziert sein. Therapeuten, die auf klassische Deutungen vermeintlicher Trieb-Abwehr-Konflikte abheben und denen damit ein adäquates Containing misslingt, werden nachvollziehbarerweise meistens als schuldzuweisende, unempathische und feindliche Verfolger erlebt (Hartung & Steinbrecher 2013, S. 85). Die theoretisch postulierte Nähe zwischen dem psychotischen und dem psychosomatischen Modus im unbewussten Umgang mit den unverdauten Betaelementen beschreibt eine Gefahr, dass ein psychosomatisch erkrankter Patient, der malignes Containing erlebt, schlimmstenfalls auch psychotisch dekompensieren kann.

Wenn das allgemeine Ziel in der Behandlung psychosomatisch erkrankter Patienten in der Etablierung konturierter, sprich symbolisierter Repräsentationen des Trieb- und Affektgeschehens zwischen Selbst und Objekt besteht, dann rückt die Frage nach der **Beschaffenheit der Selbst-Objekt-Differenzierung** – oder, anders ausgedrückt, die Frage nach evtl. vorhandener Identitätsdiffusion (▶ Kap. 15) – in den Mittelpunkt. Phänomenal begegnet uns bei psychosomatisch Erkrankten häufig eine Unfähigkeit, »Nein« zu sagen, was dann in Verbindung mit einer Hemmung abgrenzender aggressiver Regungen und Impulse gesehen wird. Dahinter steht eine grundlegende psychische Ungetrenntheit und Trennungsintoleranz, die bei vielen Patienten als psychodynamischer und ätiologischer Faktor angenommen werden kann (vgl. z. B. Küchenhoff 2013). Die psychische Ungetrenntheit ist in pathogener Wechselwirkung mit den eingeschränkten symbolisierten repräsentatorischen Möglichkeiten zu sehen. Die Fähigkeit zur psychischen Verneinung bildet die Grundlage der Repräsentation: Als wesentlicher Entwicklungsschritt gilt in der Psychoanalyse das Vermögen, das in der Wahrnehmung abwesende Objekt in der Vorstellung anwesend zu machen. Das Erreichen der Objektkonstanz (▶ Kap. 7) geht einher mit der Toleranz, das Fehlen des Objektes anzuerkennen und mit dieser Negativität repräsentatorisch umzugehen. Aber die psychische Repräsentation des Objektes würde an die unaushaltbare Getrenntheit erinnern und muss im pathologischen Fall zugunsten einer Illusion, dass Selbst und Objekt untrennbar zusammengehören, ausgeschlossen werden (Storck & Warsitz 2016, S. 79). Dieses Dilemma gleicht dem »Ich hasse Dich – verlass mich nicht« der Borderline-Patienten. In der Funktion des körperlichen Symptoms zeigt sich ein wichtiger Doppelcharakter: Statt einer psychischen Abgrenzung gibt es nur ein Nein des Körpers und damit die Etablierung einer zumindest rudimentären Grenze. Egle (1989, S. 94) bezieht diese objektbeziehungstheoretisch fundierte Dynamik insbesondere auf Schmerzpatienten und schreibt dem Schmerz eine »psychoprothetische Funktion« zu, indem er Körpergrenzen spürbar werden lässt. Gleichzeitig ist aber das bloße Fehlen oder Verschwinden des Objektes, auch wenn es strafend und peinigend erlebt wurde, überaus ängstigend, da ja keine Vorstellungen einer Bezogenheit auf Abwesendes gebildet werden konnten. Die unbewusste Illusion des Einsseins mit der Mutter ist nötig, um Leere und abgrundtiefe Verlassenheitsgefühle zu vermeiden. Durch das Symptom wird das Objekt an das Selbst gebunden, sowohl intrapsychisch in introjizierter Form als auch oft ganz konkret auf der Ebene realer hochgradig verstrickter Beziehungen, die nach dem Motto, nicht miteinander, aber auch nicht ohne einander zu können, funktionieren.

18.6 Aktuelle Entwicklungen: Das verkörperte Selbst und das Embodiment-Konzept

In seinem schon kurz erwähnten Konzept der **»Psychosomatischen Grundstörung«** definiert Ermann (2016a, S. 375) neben der Alexithymie mit dem körperlichen Erinnern als struktureller Ich-Störung drei weitere Merkmale, welche die strukturelle Störung dieser Patienten beschreiben:

- unklare Selbst-Objekt-Abgrenzung
- unsichere Nähe-Distanz-Regulation
- Objektangewiesenheit

Für die Entstehung psychosomatischer Erkrankungen sei von einer sprachlich nicht fassbaren Erinnerung an eine Hilf- und Hoffnungslosigkeit im Unbewussten der Patienten auszugehen, die als Zustände verzweifelter Ohnmacht während der frühkindlichen Entwicklung und/oder nach Traumatisierungen erlebt wurden. Die **Erinnerung** bleibt eine somatische, welche die körperlichen Korrelate des Erlebens repräsentiert. Mit der Verwendung des Begriffes der »somatischen Erinnerung« könnte man eine Brücke zur modernen »Embodied Cognitive Science« schlagen, die an dieser Stelle natürlich nur in groben Zügen und bruchstückweise dargestellt werden kann. *»Das Ich ist vor allem ein körperliches, es ist nicht nur ein Oberflächenwesen, sondern selbst die Projektion einer Oberfläche. Wenn* *man eine anatomische Analogie für dasselbe sucht, kann man es am ehesten mit dem ›Gehirnmännchen‹ der Anatomen identifizieren*«, schrieb Freud 1923 (1923b/1999), und Henningsen (2012) fasste zusammen: »*Alles Denken und Fühlen ist verkörpert – nicht: verhirnt.*« Von Uexküll sprach in seiner Kritik des Leib-Seele-Dualismus nicht nur von »seelenlosen Körpern«, sondern auch von »körperlosen Seelen« (v. Uexküll & Wesiack 1998). Victor von Weizsäcker (1986, S. 314) prägte den markigen Satz: »*Nichts Organisches hat keinen Sinn, nichts Psychisches hat keinen Leib.*«

Mit dem Konzept des Embodied Self, dem verkörperten Selbst, wird betont, dass Körperliches die Grundlage des Bewusstseins, der Subjektivität und Personalität bildet: »*Unter Embodiment verstehen wir, dass der Geist (also: Verstand, Denken, das Kognitive System, die Psyche) mitsamt seinem Organ, dem Gehirn, immer in Bezug zum gesamten Körper steht. Geist/Gehirn und Körper wiederum sind in die restliche Umwelt eingebettet.*« (Tschacher 2011, S. 15)

Embodiment relativiert die Fokussierung der Aufmerksamkeit nur auf das Gehirn und legt eine stärker verschränkte Betrachtung von leib-seelischen Prozessen nahe. Die Epigenetik ist ein Beleg für die ständige und determinierende Interaktion zwischen Genetik und Umwelt: So führt ein verkürztes 5HHT-Allel des Serotonintransportergens nur dann zu depressiven Erkrankungen im späteren Leben, wenn anhaltende belastende Lebensereignisse oder frühe Traumatisierungen vorhanden sind; responsives, empathisches mütterliches Verhalten in den ersten Lebensmonaten stellt einen protektiven Faktor dar, der das Risiko verringert (Suomi 2011). Vorangestellt sei der Hinweis, dass uns die Beschäftigung mit dem Embodied Self in den Bereich des »anderen«, des nicht verdrängten und nicht symbolisch repräsentierten Unbewussten führt (▶ Prolog). Das Konzept des Embodied Self fordert zu einem radikalen Umdenken in Bezug auf die Funktionsweise unseres Gedächtnisses auf (Leuzinger-Bohleber et al. 2008a). Für die gesamte Psychotherapie, insbesondere für die Psychosomatik, sind somatische Erinnerungen, die »embodied memories«, von großer Bedeutung. Sie liefern oft den Schlüssel für frühe Traumatisierungen, die sich im Körper der Patienten niedergeschlagen haben und ihr aktuelles Denken, Fühlen und Handeln unbewusst bestimmen (Leuzinger-Bohleber & Pfeifer 2013a, S. 41). Allerdings folgen diese »embodied memories« nicht dem üblichen Repräsentanzenmodell der Psychoanalyse, das von der Abrufbarkeit statisch gespeicherten Wissens ausgeht, indem dieses aus dem Langzeit- ins Kurzzeitgedächtnis transformiert wird und dann in einer bestimmten Situation als bewusstes Wissen zur Verfügung steht. Gedächtnis wird verstanden als eine Funktion des gesamten Organismus, als ein Produkt komplexer, dynamischer, rekategorisierender und interaktiver Prozesse, die immer »embodied« sind. Eine entscheidende Rolle spielen die sog. »sensomotorischen Koordinationen«, die als unbewusste Wahrnehmungen verschiedener Sinneskanäle Analogien zu einer früheren Situation aufweisen. Sie sind nicht gespeichert, sondern werden in der Gegenwart im Körper konstruiert und rekategorisiert. Gedächtnis und Erinnerung beruhen auf der Betonung der sensomotorischen Verschränkung von Wahrnehmen und körperlichem Handeln. Hervorgehoben wird die körperlich-emotionale Verankerung sowohl von kognitiven wie von interpersonellen Austauschprozessen. Im Körper werden – durch analoge sensomotorische Koordinationen – blitzschnell und vorerst meist unbewusst Erinnerungen an eine frühere Situation mit analogen Körperempfindungen konstruiert. So beschreibt Marcel Proust (1913 [1978], zit. n. Leuzinger-Bohleber & Pfeifer 2013b, S. 15), wie der Geschmack eines Kuchenstückchens, einer Madeleine, eine detaillierte Erinnerung an eine kindliche Szene aufkommen lässt. Spiegelneurone stützen zentrale Thesen der Embodied Cognitive Science (z. B. Rizzoletti & Sinigaglia 2008): Mithilfe der Spiegelneurone wird der Säugling durch frühe Identifizierungsprozesse mit seinen ersten Beziehungspersonen geprägt, lange bevor Bewusstsein und Sprache entwickelt sind. Identifikationen schlagen sich in den sensomotorischen Koordinationen nieder, die spätere Interaktionen bestimmen. Gedächtnis entsteht durch die Kopplung sensorischer und motorischer Prozesse, die sich – ohne zentrale Steuerung – gegenseitig beeinflussen. Psychosomatische Reaktionen im späteren Lebensalter enthalten Teile der unbewussten Erinnerung an frühe Körperzustände in Beziehung mit dem Primärobjekt. Wenn dieses z. B. nicht ausreichend in der Lage war, in einen resonanten, empathischen Dialog mit dem Baby bzw. Kleinkind einzutreten und seine körperlichen Signale zu entschlüsseln, besteht keine Möglichkeit, etwa extreme Ganzkörperspannungen und Magenschmerzen durch adäquates Eingreifen wie Beruhigen durch wiegenden Kontakt, Füttern etc. zu lindern (Leuzinger-Bohleber 2008a). Über die sensomotorischen Koordinationen wird im aktuellen Erleben unbewusst die Analogie zu der früheren Situation hergestellt, die auch die Aktualisierung der frühen Körperzustände beinhaltet. So gesehen geht die Definition des Embodiments weit über die allgemeine Betonung der Körperlichkeit seelischer Prozesse hinaus. Diese Prozesse spielen sich eben nicht nur im Gehirn, sondern vor allem im Körper, in den Sinneswahrnehmungen ab, die in komplexer unbewusster Weise zusammenwirken und Denken, Handeln und Fühlen determinieren (Leuzinger-Bohleber & Pfeifer 2013b, S. 21). So gesehen können klinisch wichtige Phänomene, wie spontane Einfälle des Therapeuten, die ein erster wichtiger Schritt zum Verstehen von bisher symbolisch nicht repräsentierten psychischen Materials sind, durch Rückgriff auf Embodied Cognitive Science und kognitive Neurowissenschaften erklärt werden. Leuzinger-Bohleber (2014, S. 99) schreibt:

»Nimmt man das Konzept des Embodiments ernst, ist dieser Einfall kein Produkt einer (mystischen) Kommunikation des Unbewussten des Patienten mit dem Unbewussten des Analytikers. [...] Der Einfall basiert auf den sensomotorischen Koordinationen vielfältiger Informationen aus verschiedenen Sinneskanälen und der ›Konstruktion‹ unbewusster ›embodied‹ Erinnerungen, die sich schließlich mit Kognitionen verbinden und plötzlich entschlüsselt werden können.«

Küchenhoff (2016, S. 126) hebt hervor, dass das Embodiment-Konzept den Neurowissenschaften sehr entgegenkomme. Speziell die Neuropsychoanalyse beschäftigt sich seit mehr als zwei Jahrzehnten mit der Frage, wie frühe und früheste Erfahrungen zu verkörperten Erinnerungen werden, die sich nicht nur in den neuronalen Netzwerken niederschlagen, sondern auch im Körpergedächtnis gespeichert sind. Dennoch stellt der Autor die dezent-kritische Frage, wie groß denn das innovative Potenzial des Embodiment-Konzeptes tatsächlich sei, und verweist auf die philosophische Tradition, sich mit Begriffen wie Selbst und Leib oder Körper auseinanderzusetzen (z. B. Merleau-Ponty 1984; Plessner 2003; Ricoeur 1990; Schmitz 1982, 1998).

Interessant, auch in klinischer Hinsicht, sind Küchenhoffs Ausführungen zum Verhältnis von Mentalisierung und Embodiment. Die Fähigkeit von Menschen, sich beim leiblichen Erleben zu erinnern, wie dies am Beispiel des Genusses einer Madeleine angedeutet wurde (s. o.), kennzeichnet die Leistung des Mentalisierens. Mentalisieren werde so zum Gegenbegriff des Embodiments (Küchenhoff 2016, S. 127). Daraus leitet sich eine **erste Dialektik** ab, nämlich die zwischen Leib-sein und Leiblich-sich-die Welt-erschließen auf der einen Seite und der Mentalisierung, der Repräsentation der Erfahrungen auf der anderen. Küchenhoff beschreibt die Hypochondrie als eine Störung der gesunden Oszillation zwischen beiden Polen. Hypochondrische Patienten seien tief verunsichert in ihrem eigenleiblichen Spüren, sie fänden sich in ihrem leiblichen Selbst nicht wieder und könnten nicht über ein kohärentes, nichtzerfallendes Selbst verfügen. Diese Unsicherheit löse einen »Reflexionskrampf« in Form eines überbordenden und unfruchtbar erscheinenden Mentalisierens aus (Küchenhoff 2016, S. 128). Die **zweite Dialektik** betrifft die Mentalisierung und die leibliche Intersubjektivität. Die Leibphilosophen Merleau-Ponty (1984) und Schmitz (1982, 1998) sprechen von Zwischenleiblichkeit, die sich einstelle, bevor wir überhaupt nachdenken oder miteinander sprechen. Die Sprache der Haltung, der Mimik, der physischen Reaktionen ist schneller als jede Reflexion. Aus der Säuglings- und Kleinkindforschung (▶ Kap. 10) ist uns dieser Dialog der Gesten und Haltungen zwischen Kind und primärer Bezugsperson als spontane Abstimmung der Körpersprachen gut vertraut: Im günstigen Fall passiert dieses »attunement«, das Aufeinander-Abgestimmt-Sein, ohne dass sich die Interaktionspartner dieses bewusst vornehmen müssen, vorausgesetzt, beide sind »in tune«, spielen gleichsam dieselbe »Körpermelodie«. Die schon erwähnten Spiegelneurone sind sozusagen die Hardware, die diese Zwischenleiblichkeit neurobiologisch erklären kann. Küchenhoff führt am Beispiel der Parkinson-Erkrankung aus, wie eine durch die Krankheit biologisch induzierte Reduktion zwischenleiblicher Möglichkeiten, vor allem den mimischen Austausch betreffend, auch die Mentalisierung angreifen kann. Die beobachtbare Verlangsamung im Denken sowie die intellektuelle Einschränkung bis hin zur Demenz seien nicht nur Folge des schicksalhaften neurobiologischen Prozesses, sondern auch des Verlustes der zwischenleiblichen Spontaneität. Etwas überspitzt formuliert, schreibt Küchenhoff (2016, S. 129): »*Wer selber nicht mehr lächeln kann, versteht das Lächeln der Anderen auch nicht.*«

Welches **Fazit** lässt sich nun aus den Ausführungen dieses Abschnittes für die Praxis ziehen? Ob man die leibphilosophischen Arbeiten zum verkörperten Selbst und zur Zwischenleiblichkeit oder das mit den Neurowissenschaften eng verbundene Embodiment-Konzept als Grundlage nimmt, ist sicherlich eine Frage der eigenen erkenntnistheoretischen Ausrichtung. Beide Ansätze gehen weit über die Betonung der Körperlichkeit seelischer Prozesse hinaus (vgl. z. B. Trautmann-Voigt 2016; Trautmann-Voigt & Voigt 2012):

- Die Annahme eines verkörperten Selbst schafft einen neuen Ausgangspunkt für ein ganzheitliches Verstehen in Psychosomatik und Psychotherapie und stellt jegliches dualistisches Denken infrage. Allen somatischen Störungen und Erkrankungen ist gemeinsam, dass sie auf Störungen des verkörperten Selbst rückführbar sind, ungeachtet der Frage, ob es sich um konversionsneurotische, somatoforme oder organisch klar begründete Körperbeschwerden handelt.

- Verkörpertes und reflektierendes Selbst müssen unterschieden werden; mitgedacht werden muss allerdings die Tatsache, dass das reflektierende Selbst auch immer ein leibliches ist. Verkörperung und Mentalisierung generieren Spannungsfelder, die es zu beachten und zu reflektieren lohnt.
- So wichtig mentalisierungsfördernde Interventionen gerade auch für psychosomatische Patienten sein mögen, so darf doch nicht übersehen werden, dass diese nur wirksam sind, wenn sie sich mit der Stärkung eines kohärenten körperlichen Selbst verbinden. Dies erfordert die Berücksichtigung der Körperresonanz, d. h. der sensomotorisch-affektiven Erfahrungen in allen therapeutischen Interaktionen zwischen zwei Personen. Das eigenleibliche Spüren sowie die Interpretation der eigenen Körperreaktionen und -befindlichkeiten durch den Therapeuten als körperliche Gegenübertragungsreaktionen führen zu einem vertieften Verständnis des Patienten. Es bietet Zugang zu den von Bion so benannten nicht-symbolisierten Betaelementen und damit zum nicht-repräsentionalen impliziten Unbewussten.
- Um die Kohärenz des verkörperten Selbst zu stärken, bedarf es der Förderung des eigenleiblichen Spürens. In diesem Sinne zu verstehende körperorientierte psychotherapeutische Interventionen, wie sie z. B. unspezifisch auch in der Physiotherapie enthalten sind, wirken auf das Selbst, ohne dass es des Umweges über getrennte psychische, sprich reflektierende Prozesse bedarf.
- Spezifische körperorientierte Therapieansätze, die Arretierungen auflösen und die Oszillation sowohl zwischen Leibsein und Mentalisierung als auch zwischen Mentalisierung und Zwischenleiblichkeit verbessern, sollten in die Behandlung psychosomatischer Patienten einbezogen werden.

18.7 Zusammenfassung

- Die geschichtliche Entwicklung der psychosomatischen Medizin im 20. Jahrhundert lässt sich entlang zweier Traditionslinien beschreiben: zum einen entlang der psychogenetischen Linie, die auf Freud zurückgeht, und zum anderen entlang der Traditionslinie der funktionellen Störungen, die eine viel stärker körpersymptombezogene Konzeptualisierung darstellt.
- Moderne psychoanalytische Psychosomatik ist an eine Vielzahl von Nachbarwissenschaften anschlussfähig: an die Neurophysiologie, die Biochemie, die Genetik und Epigenetik, die Kognitionswissenschaften sowie an die Endokrinologie und die Immunologie.
- Konzeptualisierungen bio-psycho-sozialer Krankheitsmodelle sind an die Stelle früherer Leib-Seele-Kontroversen getreten.
- Anhand von vier basalen Krankheitskonzepten (Konversionsstörung, Somatisierungsstörung, Somato-Psychosomatose, somatopsychische Erkrankung) lässt sich die Vielfalt psychosomatischer Störungen und Erkrankungen sowie deren Ätiopathogenese psychodynamisch verstehen und einordnen.
- Der von Freud benannte *rätselhafte Sprung vom Seelischen ins Körperliche* kann unter Nutzung der Modelle der Konversion, der Somatisierung und der Alexithymie diskutiert und beschrieben werden.
- Die Somatisierung als Prozess der Vermittlung zwischen psychischen Phäno-

menen und somatischen Folgen steht in Verbindung mit Körperstörungen, die über das vegetative Nervensystem innerviert werden, während die Konversion die Funktionen der Bewegungsorgane und der Sensorik betreffen kann.

- Die Alexithymie – auch bezeichnet als »Seelenblindheit« – ist zu einem Musterbeispiel für moderne psychodynamische Forschung mit Anschluss an die Nachbarwissenschaften avanciert.
- Der Begriff der *Somato-Psychosomatosen* wird heutzutage für organische Erkrankungen mit fassbaren morphologischen Veränderungen, auf deren Entstehung und/oder Verlauf psychische und psychosoziale Faktoren nachweisbar einen wesentlichen Einfluss haben, verwendet.
- Aufgrund der überaus umfangreichen interdisziplinären Forschungen bietet die koronare Herzkrankheit (KHK) ein Musterbeispiel einer Somato-Psychosomatose. Die koronare Herzkrankheit basiert auf einem Modell einer bio-psycho-soziodynamischen Genese, in der biologische, psychische und soziale Faktoren jeweils wechselseitig aufeinander einwirken und sich gegenseitig entlang der Lebenslinie beeinflussen.
- Die Nutzung des psychodynamischen Konzeptes der narzisstischen Krise veranschaulicht, wie Ergebnisse, die durch den Einsatz psychometrischer Verfahren und statistischer Berechnungen erzielt wurden, durch Erkenntnisse, die auf der Methode der reflektierten Intersubjektivität und der Hermeneutik basieren, ergänzt und bereichert werden.
- Psychoanalytische Psychosomatik zentriert sich heute auf spezifische klinische Phänomene von Symbolisierungs*prozessen* statt – wie früher – die Symbol*bedeutungen* zu fokussieren. Das heißt, es geht vor allem darum, was das Körpersymptom im Hinblick auf das Vermögen zu psychischer Repräsentation anzeigt, also um das Verhältnis des Körpers zur Symbolisierung und nicht zum Symbol.
- Die Definition des Embodiments geht weit über die allgemeine Betonung der Körperlichkeit seelischer Prozesse hinaus. Embodiment betont die Gemeinsamkeiten im Umgang mit Störungen des verkörperten Selbst und hebt die Differenzierung zwischen psychisch und somatisch auf. Das Embodiment-Konzept bildet die theoretische Basis für eine Einbeziehung der »Körperresonanz« in die Dynamik von Übertragung und Gegenübertragung.

Ausgewählte Tipps zum Weiterlesen

Arbeitskreis PISO. Somatoforme Störungen. Psychodynamisch-Interpersonelle Therapie (PISO). Göttingen: Hogrefe 2012

Eckhardt-Henn A, Heuft G, Hochapfel G & Hoffmann SO. Neurotische Störungen und Psychosomatische Medizin. 8. Aufl. Stuttgart: Schattauer 2009.

Ermann M. Psychosomatische Medizin und Psychotherapie – ein Lehrbuch auf psychoanalytischer Grundlage. 6. Aufl. Stuttgart: Kohlhammer 2016a.

Kollbrunner JG. Die Reanimation der Psychosomatik. Stuttgart: Kohlhammer 2010.

Leuzinger M, Emde RN & Pfeifer R (Hrsg). Embodiment. Ein innovatives Konzept für Entwicklungsforschung und Psychoanalyse. Göttingen: Vandenhoeck & Ruprecht 2013b.

Storck T. Psychoanalyse und Psychosomatik. Stuttgart: Kohlhammer 2016.

IV Von der Symptomdiagnostik zum psychodynamischen Verständnis ausgewählter psychischer Störungen

19 Depression: Von Trauer und Melancholie zum depressiven Grundkonflikt

Annegret Boll-Klatt

Inhalt

19.1 Einführung

Nach der Einteilung von Ermann (2016a) bilden die depressiven Neurosen gemeinsam mit den Angststörungen inklusive der Phobien, den Zwangsstörungen, den dissoziativen bzw. Konversionsstörungen und den Entfremdungsstörungen die Gruppe der Psychoneurosen. Zusammen mit den reaktiven Störungen, den posttraumatischen Störungsbildern, den Persönlichkeitsstörungen, den somatoformen Störungen, den Verhaltensstörungen und den (Somato-)Psychosomatosen konstituieren sie das Arbeitsgebiet der Psychotherapie und der Psychosomatischen Medizin.

In den folgenden Kapiteln dieses Teils IV werden jeweils zwei Störungen aus der Gruppe der Psychoneurosen und der Persönlichkeitsstörungen dargestellt. Aufgrund der Prävalenzraten und der Aktualität fiel die Entscheidung zum einen für die depressive und die Angstneurose und zum anderen für die Borderline-Persönlichkeitsstörung und die Narzisstische Persönlichkeitsstörung. Wie zu zeigen sein wird, verbergen sich hinter den Diagnosen keine Krankheitsentitäten, sondern durchaus heterogene Störungen, die in diesem Teil u. a. auch anhand von Fallbeispielen veranschaulicht werden. So macht es z. B. für die Behandlung einen großen Unterschied, ob es sich um eine neurotische Depression oder um eine sogenannte Borderline-Depression handelt. Die differenzierte psychodynamische Erfassung der Störungen unter Nutzung der beschriebenen ätiopathogenetischen Modelle (▸ Teil III) muss am Anfang jeder Therapieplanung stehen. Paradigmatisch sei hier auf die Borderline-Persönlichkeitsstörung verwiesen (▸ Kap. 21), die bei stationär behandelten Patienten in mehr als 80 % der Fälle mit einer chronifizierten Komplexen Posttraumatischen Belastungsstörung einhergeht, deren Symptomatik bis auf wenige Ausnahmen der Borderline-Persönlichkeitsstörung entspricht. Patienten mit Narzisstischen Persönlichkeitsstörungen finden bekanntlich erst den Weg in die psychotherapeutische Behandlung, wenn sie in krisenhafte Zustände geraten, weil der Rückzug auf Größenfantasien und/oder auf die idealisierte Elternimago (▸ Kap. 4) aufgrund antizipierter oder bereits eingetretener Veränderungen in der äußeren Realität nicht mehr aufrechtzuerhalten ist und damit der Zusammenbruch der Selbstkohärenz droht. Narzisstische Krisen sind jedoch etwas Ubiquitäres und häufig der Auslöser auch für alle anderen Arten psychischer und psychosomatischer Störungen. Kapitel 22 ist u. a. auch diesem fließenden Übergang zwischen der Persönlichkeitsstörung, der narzisstischen Persönlichkeitsakzentuierung und der narzisstischen Krise gewidmet. Die umfassende Beschreibung der Behandlung steht ausdrücklich nicht im Fokus der Ausführungen – dafür sei beispielsweise auf das Lehrbuch von Wöller & Kruse (2015a) verwiesen. Durch die Falldarstellungen soll dem Leser jedoch ein Eindruck vermittelt werden, wie wichtig ein reflektiertes, explizierbares Arbeitsmodell aufseiten des Behandlers (vgl. Hohage 2011, S. 6 ff.) für einprofessionelles therapeutisches Vorgehen ist.

19.2 Die Diagnose der Depression im geschichtlichen Kontext

Betrachtet man die Entwicklung der letzten fünfzig Jahre, so war man sich bis zur Einführung der diagnostischen Manuale dahin gehend einig, die depressiven Erkrankungen aufgrund ihrer unterschiedlichen Ätiologie in drei bzw. vier Gruppen aufzuteilen (Kielholz 1965):

- organisch bedingte und symptomatische Depressionen
- endogene Depressionen mit bipolarer oder monopolarer Verlaufsform
- psychogene Depressionen in Form depressiver Neurosen
- Persönlichkeitsstörungen und depressive Reaktionen

Dann wurde die Einteilung in »endogen« und »psychogen« zunehmend infrage gestellt und der Trend ging in die Richtung einer Klassifikation, die theoriefrei sein und sich rein deskriptiv auf die Einordnung nach klinischem Syndrom, Schweregrad und Verlauf stützen sollte (Will 2008). Ob die DSM-III-, DSM-IV- bzw. DSM 5-Versionen sowie die ICD-10 wirklich so theoriefrei sind, wie sie vorgeben, sei dahingestellt.

Der Verzicht auf die Kategorie der **depressiven Neurose** stellt jedenfalls für die psychoanalytisch begründeten Therapieverfahren einen absoluten Verlust dar, weil es für deren Vorgehensweise ja charakteristisch ist, äußerlich sichtbare klinische Phänomene auf ihren unbewussten psychodynamischen Hintergrund und ihre psychogenetische Entstehungsgeschichte hin zu untersuchen. Dieses Manko konnte auch durch die Kategorie einer depressiven Neurose in Form einer dysthymen Störung (DSM-IV: 300.4) bzw. der Dysthymie (ICD-10: F34.1) nicht ausgeglichen werden. In der amerikanischen Fassung des DSM entspricht der dysthymen Störung die sogenannte **Minor Depression** und wird der **Major Depression** gegenübergestellt. Häufig wird unter dieser Einteilung in eine »kleinere« (Minor) und eine schwerwiegende (Major) Depression fälschlicherweise die alte Gegenüberstellung reaktiv-neurotischer und endogen-psychotischer Depressionen verstanden. Hoffmann (1994) diskutiert ausführlich die Vorteile des Konzepts der neurotischen Depression und wendet sich deutlich gegen einen rein deskriptiv-phänomenalen Zugang in Form einer Aufteilung in unterschiedliche Symptome, wie dies in den geltenden diagnostischen Manualen geschieht.

Trotz aller Einwände gegen die syndromalen Klassifikationen der Depressionen in den diagnostischen Glossaren haben sich diese sowohl im forscherischen als auch im psychotherapeutischen Bereich durchgesetzt. Auch psychodynamische Therapeuten müssen die Diagnosen ihrer Patienten in den Anträgen an die Krankenkassen nach ICD-10 kodieren, nutzen aber zusätzlich z.B. die Operationalisierte Psychodynamische Diagnostik (OPD; ► Kap. 14), um auch den ätiologisch fundierten Zugang zur Störung in der Diagnose zu berücksichtigen.

Depressive Erkrankungen werden in den diagnostischen Manualen anhand des Auftretens nur depressiver oder auch manischer Episoden differenziert. Es werden unipolare bzw. bipolare affektive Störungen mit und ohne psychotische Symptome unterschieden, die jeweils verschiedene Schweregrade und Verläufe annehmen können.

In einer Übersicht fassen Hautzinger & Bronisch (2007, S. 4) die diagnostischen Kriterien affektiver Störungen nach DSM-IV und ICD-10 anschaulich zusammen.

Da die Diagnose einer **Dysthymie** (F34.1, ICD-10), die als Synonym für die depressive Neurose und auch die Depressive Persönlichkeitsstörung steht, neben den **depressiven Episoden** (F32) und der **rezidivierenden depressiven Störung** (F33) von psychodynamischen Therapeuten am häufigsten gestellt wird, sollen sich die weiteren Ausführungen schwerpunktmäßig auf diese Störungsgruppen beziehen.

Aus psychodynamischer Sicht gibt es eine Vielzahl von Symptombeschreibungen und -kategorisierungen, die unterschiedliche Akzente setzen. Wie noch ausführlich zu zeigen sein wird, ist die neurotische Depression kein homogenes Krankheitskonzept. Dies war ja u.a. auch ein Grund, die Klassifikation in »neurotisch« oder »psychotisch« aufzulösen.

Zusammenfassend lässt sich die **neurotische Depression** durch folgende klinische Merkmale charakterisieren:
»[...] ein depressives Verstimmungsbild mit schleichendem Beginn, insgesamt chronischem Verlauf, erhaltener Fähigkeit zu Traurigkeit und Aggressivität, erhaltener Reaktivität auf Umweltsituationen und dem positiven Nachweis aktueller biographischer Belastungserlebnisse, die akut oder chronisch fehlverarbeitet wurden und werden.« (Hoffmann 1994, S. 129)

Rudolf (2013f, S. 145) hebt hervor, dass die Beschreibung der unterschiedlichen, in der Literatur vorzufindenden Symptombilder etwas jeweils Charakteristisches, aber auch etwas Gemeinsames enthält. Zu den Gemeinsamkeiten zählen:

- der depressive Zug; damit ist die Gestimmtheit der resignativen Ohnmacht gemeint
- der autoaggressive Zug, der sich auf die unterschwellig hilflose, wütende Seite bezieht, die sich am ehesten gegen das eigene Selbst wendet
- der Zug der Somatisierung mit der Bereitschaft, zu »kränkeln« oder körperlich krank zu werden
- der Zug der Sucht als eine regressive Tendenz, sich durch Zufuhr von bestimmten Stoffen oder durch bestimmte Handlungen vorübergehend aus der Alltagsrealität zu lösen und in einen Rauschzustand oder rauschähnlichen Zustand einzutauchen

Diese Auflistung deutet an, dass depressive Neurosen eine starke Tendenz zur **Komorbidität** insbesondere von Angst- und somatoformen Störungen sowie Suchterkrankungen aufweisen; allerdings sollte man sehr sorgfältig prüfen, ob es sich tatsächlich um das Zusammentreffen von zwei unabhängigen Störungen handelt oder ob die Depression z. B. als Angst erlebt oder somatisiert wird.

Bei vielen schwerer depressiv Erkrankten stehen die sog. **»… losigkeits-Symptome«** (Will 2008b, S. 55) im Vordergrund. Neben Freudlosigkeit, Lustlosigkeit, Interesselosigkeit, Energielosigkeit, Passivität und Apathie leiden diese Patienten anstelle einer traurigen Verstimmung und der von Weinen begleiteten Verzweiflung unter einem quälenden Gefühl des »Nicht-traurig-sein-Könnens« – ein Zustand, der einer emotionalen Versteinerung und Erstarrung gleichkommt und einen affektiven Ausdruck wie das Weinen blockiert.

Unter Einbeziehung der Strukturdiagnose lassen sich aus psychodynamischer Sicht drei Kategorien unterscheiden, welche die dazuzurechnenden (neurotisch-)depressiven Zustandsbilder zusammenfassen (Mentzos 1997):

- depressive Neurose und depressive Persönlichkeiten auf ödipal-neurotischem Strukturniveau
- depressive Neurosen und depressive Persönlichkeiten auf mittlerem Strukturniveau, wie z. B. narzisstische Depressionen und psychosomatisch Depressive
- Borderline-Depressionen, d. h. Depressionen bei schweren Persönlichkeitsstörungen auf niedrigem Strukturniveau

Als vierte Kategorie ließen sich die »depressiven Reaktionen auf belastende Lebensumstände« – also reaktive und posttraumatische Depressionen – anführen, die mit Einschränkungen auch dazu gezählt werden könnten (► Kap. 17), genauso wie die neurotischen Anteile der »endogenen« Depression. Ermann (2016a, S. 230) verweist darauf, dass die der depressiven Neurose zugrunde liegenden Konflikte in allen Entwicklungsstufen vorkommen und somit durch eine Dekompensation der Abwehr bei jeglicher Art von neurotischer Persönlichkeit auftreten, allerdings gehäuft bei Menschen mit depressiver und narzisstischer Persönlichkeitsakzentuierung. Die neurotische Verarbeitung von Autonomie-Abhängigkeits-Konflikten sieht der Autor im Zentrum des pathogenen Geschehens.

Exkurs: Depression – Volkskrankheit Nr. 1 des 21. Jahrhunderts?

Im Laufe eines Jahres leiden 12,8 % der deutschen Bevölkerung an einer nach den ICD-10-Kriterien diagnostizierbaren depressiven Erkrankung (Jacobi et al. 2004). Epidemiologische Untersuchungen in den USA sowie in Nord- und Westeuropa weisen aus, dass etwa 12 % der Männer und 26 % der Frauen irgendwann in ihrem Leben klinisch manifeste depressive Episoden zumeist mittleren Schweregrades durchmachen (Hautzinger & Bronisch 2007, S. 8). Studien und Hochrechnungen legen nahe, dass im Jahr 2020 die Depression als die »Volkskrankheit Nr. 1« angesehen werden muss (Huber & Klug 2016, S. 19). Prognosen der WHO rechnen damit, dass die Major Depression im Jahr 2020 nach der kardiovaskulären Erkrankung die zweithäufigste Erkrankung weltweit sein wird (Leuzinger-Bohleber 2005, S. 15). Schon heute zählt sie in den Industrienationen zu den größten Gesundheitsrisiken (Leuzinger-Bohleber 2010, S. 7). Untersucht man in Feldstudien einen repräsentativen Querschnitt der Bevölkerung der westlichen Industriestaaten, so finden sich bei den Frauen 4,5–9,3 % und 2,3–3,2 % der Männer, die zum Untersuchungszeitpunkt an einer depressiven Störung von Krankheitswert leiden (Will 2008a, S. 48). Unter Anlegen der Kriterien der Diagnostik nach DSM-IV und ICD-10 kommt man zu einer Punktprävalenz für depressive Störungen von 2–7 % (Hautzinger & Bronisch 2007, S. 8). Die Depression ist keine benigne psychische Beeinträchtigung, die auch ohne Behandlung einen günstigen Verlauf nimmt, sondern eine weitverbreitete, meist rezidivierend verlaufende Erkrankung. Die Chronifizierungsgefahr ist enorm groß; so gehen Schätzungen davon aus, dass 20–30 % der depressiv Erkrankten innerhalb von drei Jahren einen Rückfall erleben (Leuzinger-Bohleber 2005, S. 21). Depressionen sind mehrheitlich episodisch verlaufende Erkrankungen mit hoher Rezidivneigung: Nach zwei Episoden liegt sie bei 70 %, nach drei Episoden bei 90 %. In 15–20 % der Fälle dauert eine Episode länger als ein Jahr (Haubl 2013, S. 113). Betrachtet man die Einzeldiagnosen in den Krankenkassenstatistiken, so wird die Liste von der Diagnose »Depressive Episode« angeführt, für die mit durchschnittlich 54,1 Arbeitsunfähigkeitstagen auch die Dauer der Erkrankung am längsten ist (Haubl 2013). Einige Hinweise sprechen dafür, dass die Häufigkeit depressiver Störungen in den letzten Jahrzehnten nachhaltig zugenommen hat. Diese Aussage ist umstritten, da sie vorwiegend auf der Auswertung retrospektiver Studien beruht. Vorliegende Kohortenstudien scheinen allerdings die Zunahme von Major Depressionen zu stützen (Leuzinger-Bohleber 2010, S. 8). Die weltweite kontroverse Diskussion der Frage ist verbunden mit Analysen über mögliche gesellschaftliche Ursachen dieser Erkrankung, die dann in der Depression eine neue »Zeitdiagnose« sehen. Diese »soziologische Gesamtdeutung« könnte jedoch auch ein Artefakt sein, das auf Faktoren wie die veränderten ärztlichen Diagnosegewohnheiten rückführbar ist. Es könnte aber ebenso als Ausdruck einer größeren Offenheit männlicher Probanden, über emotionale Befindlichkeiten und Probleme zu sprechen, oder als Tendenz zur Übergeneralisierung von Einzelbeobachtungen gewertet werden. Gleichwohl sind die soziokulturellen und ökonomischen Wandlungen im letzten Drittel des 20. Jahrhunderts nicht von der Hand zu weisen. In seinem viel zitierten Buch »Das erschöpfte Selbst« untersucht Ehrenberg (2015) die Depression aus soziologischer Perspektive und bezeichnet sie als Kehrseite einer kapitalistischen Gesellschaft, die darauf aufbaut, dass sich die darin lebenden Menschen mit einem Streben nach individueller Selbstverwirklichung, nach Authentizität und unverwechselbarer idiosynkratischer Profilbildung identifiziert haben und bis zur Erschöpfung ausbeuten (Ehrenberg 2015, S. 17 f.; s. u.).

19.3 Depression und Trauer

In der Diagnostik und für die Therapie ist die Differenzierung von Trauer und Depression bedeutsam. Zwischen beiden Affektzuständen bestehen gewisse **Übereinstimmungen**; sie seien beide »[…] durch eine schmerzliche Verstimmung, eine Aufhebung des Interesses für die Außenwelt, durch den Verlust der Liebesfähigkeit, durch die Hemmung jeder Leistung gekennzeichnet« (Freud 1916/17g [1999], S. 430).

Somit haben Depressionen zwar eine gewisse Ähnlichkeit mit Trauer, dennoch handelt es sich um zwei sehr verschiedene Erlebensweisen. Freud hat den **Unterschied** zwischen Depressionen bzw. Melancholie und Trauer prägnant beschrieben:

»*Der Melancholiker zeigt uns noch eines, was bei der Trauer entfällt, eine außerordentliche Herabsetzung seines Ichgefühls, eine großartige Ichverarmung. Bei der Trauer ist die Welt arm und leer geworden, bei der Melancholie ist es das Ich selbst.*« (Freud 1916/17g [1999], S. 431)

Die **Melancholie** ist charakterisiert durch die »[...] Herabsetzung des Selbstwertgefühls, die sich in Selbstvorwürfen und Selbstbeschimpfungen äußert und bis zur wahnhaften Erwartung von Strafe steigert« (Freud 1916/17g [1999], S. 429).

Trauernde sind in ihrem Selbst(wert)-gefühl nicht nachhaltig beeinträchtigt, sie sind bekümmert und bedrückt, weil sie etwas ihnen Wert- und Bedeutungsvolles verloren haben. Anstelle einer depressiven Gefühllosigkeit (s. o.) haben sie »das Herz voll von Trauer« (Ermann 2016a, S. 229).

Depressive Menschen hingegen wirken innerlich leer, voller Selbstanklagen und mit sich selbst beschäftigt. Den Unterschied zwischen Selbst- und Objektbezug verdeutlicht auch das folgende Zitat:

»*[...] denn die Trauernden trauern um das, was sie verloren haben; die Depressiven hängen dem nach, was sie nicht bekommen haben.*« (Will 2008c, S. 89)

Böker & Northoff (2010) sehen in den spezifischen Veränderungen des Selbsterlebens eine zentrale Dimension depressiver Erkrankungen und charakterisieren das Erleben des Selbst in der Depression als eine Selbstverlusterfahrung:

»*Depression ist ein nicht mehr zu unterdrückender Schmerz über den Selbstverlust.*« (Arthur Miller 1987; zit. n. Böker & Northoff 2010, S. 934)

19.4 Freuds klassische Arbeit zur Depression: »Trauer und Melancholie«

In den psychodynamischen Therapieverfahren ist das Symptom bekanntlich nicht das Eigentliche, sondern hat einen Sinn und eine Bedeutung: Typischerweise gilt das Symptom als Ausdruck eines unbewussten intrapsychischen, biografisch determinierten Konfliktes.

Trotz einer Vielfalt psychodynamischer Zugänge zur Depression (Böker 2006; Gabbard 2005; Mentzos 1996) lassen sich auch heute noch zentrale Merkmale der Depression auf Freuds klassische Arbeit »Trauer und Melancholie« (Freud 1916/17g [1999]) zurückführen. Legendär ist dieser Aufsatz auch, weil Freud hier eine Perspektive einnimmt, die nicht vom ödipal-sexuellen Grundkonflikt ausgeht, sondern eine Sichtweise repräsentiert, die man später den objektbeziehungstheoretischen Ansätzen zugerechnet hätte. Der häufig zitierte **»Schatten des Objekts«** (Freud 1916/17g [1999], S. 435), der auf das Ich fiel, entstammt dieser Arbeit.

Freud hat drei wesentliche psychodynamische Merkmale der Depression beschrieben:

- die Reaktivierung früherer kindlicher Verlusterfahrungen
- die Introjektion des verlorenen Objekts in Verbindung mit negativen Affekten
- den Verlust aktueller Objektbeziehungen

Die folgenden Ausführungen orientieren sich an der Zusammenfassung des Freudschen Aufsatzes von Böker & Northoff (2010, S. 941 ff.).

Freud ging von einer realen kindlichen Verlusterfahrung aus, deren Reaktivierung im Erwachsenenalter dann die Depression auslöst. Es sei nur kurz angemerkt, dass in der etwa fünfzig Jahre später entwickelten Bindungstheorie der frühe Objektverlust im Zentrum der Ausbildung eines unsicheren Bindungsmusters steht und eine bio-psycho-soziale Vulnerabilität markiert, welche die Anfälligkeit, psychisch vor allem auch depressiv zu erkranken, steigert. Nach Freud führt der frühe Objektverlust zu einer verzerrten Wahrnehmung interpersonaler Beziehungen aufgrund einer Fixierung auf die mentale Repräsentation des verlorenen Objekts. Psychische Energie wird sowohl von den Selbst- als auch von den Objektrepräsentanzen abgezogen, was in Form eines regressiven Prozesses schließlich zu einer Entleerung von Repräsentationen der Außenwelt und des Selbst führt. Die Voraussetzung für diesen Prozess wird in der Melancholie Freud zufolge durch »eine starke Fixierung an das Liebesobjekt« und eine »Objektwahl auf narzißtischer Grundlage« geschaffen. Ferner sprach Freud von der Bedeutung einer ambivalenten Introjektion des verlorenen Objektes in Verbindung mit negativen Affekten:

»Die Objektbesetzung erwies sich als wenig resistent, sie wurde aufgehoben, aber die freie Libido nicht auf ein anderes Objekt verschoben, sondern ins Ich zurückgezogen. Dort fand sie aber nicht beliebige Verwendung, sondern diente dazu, eine Identifizierung des Ichs mit dem aufgegebenen Objekt herzustellen. Der Schatten des Objekts fiel so auf das Ich, welches nun von einer besonderen Instanz wie ein Objekt, wie das verlassene Objekt, beurteilt werden konnte. Auf diese Weise hatte sich der Objektverlust in einen Ichverlust verwandelt, der Konflikt zwischen dem Ich und der geliebten Person in einen Zwiespalt zwischen Ichkritik und dem durch Identifizierung veränderten Ich.« (Freud 1916/17g [1999], S. 435)

Der Unterschied zwischen dem Maniker und dem Depressiven besteht nach Freuds Auffassung darin, dass sich der Maniker vom Objekt befreit, an dem er gelitten hatte, während das Ich des Depressiven von der kritischen Instanz verfolgt wird.

Die depressive Symptomatik ist demnach als Affektäußerung an die Adresse des introjizierten Objekts zu interpretieren. Die Identifizierung wird somit zum wichtigsten Mechanismus des Umgangs mit Objekten, die verloren gegangen sind oder das Ich enttäuscht haben. Sie stellt eine wirkungsvolle Möglichkeit dar, den erlittenen Verlust im Unbewussten ungeschehen zu machen, gleichwohl um den Preis der Wendung der Enttäuschungsaggression gegen das eigene Selbst. An die Stelle intensiver Objektbesetzungen treten verstärkte Identifizierungen mit eben diesen verloren gegangenen Objekten der Kindheit. Sie prägen ein Selbstgefühl, das durch Minderwertigkeit, Schuldhaftigkeit und Zweifeln daran, überhaupt liebenswert zu sein, charakterisiert ist. Die Erfahrung des Verlassenseins wird als Beleg für den eigenen fehlenden Wert überhaupt genommen und führt so in Identifizierung mit den enttäuschenden Objekten zur Selbstablehnung, Selbstverachtung und zum Selbsthass (Rudolf 2013f, S. 145 ff.).

Die Intensität der mentalen Repräsentation des verlorenen Objektes schließt eine Vernachlässigung im Umgang mit anderen Objekten im aktuellen Umfeld des Erwachsenen ein. Objektbeziehungen werden ersetzt durch einen regressiven Selbst-Bezug, wodurch das Risiko erneuter Trennungs- und Enttäuschungserfahrungen erhöht und somit der Reaktualisierung kindlichen Erlebens der Weg gebahnt wird.

19.5 Depressiver Grundkonflikt: Psychogenese und Psychodynamik

19.5.1 Psychogenetische Perspektive

In Anlehnung an Will (2008c) beschäftigen wir uns in diesem Abschnitt mit den infantilen Entstehungsbedingungen der neurotischen Depression. Will (2008c) trennt Psychodynamik und Psychogenese; er bezieht die Psychodynamik auf das »Gegenwartsunbewusste« und verweist mit dem Begriff der Psychogenese auf das »Vergangenheitsunbewusste« (Sandler & Sandler 1985; ▶ Kap. 23).

Bereits in Kapitel 14 wurden die von Rudolf herausgearbeiteten unterschiedlichen Grundkonflikte und deren spezifische strukturpathologische Anteile beschrieben. Die Konzeptualisierung des **depressiven Grundkonfliktes** richtet das Augenmerk in erster Linie auf die präödipalen Phasen der Persönlichkeitsentwicklung. Die dyadische Mutter-Kind-Beziehung steht im Zentrum des Interesses. Konfliktspannung in diesem beziehungspsychologischen Modell resultiert nicht – wie im klassischen psychoanalytischen Modell – aus der Tatsache, dass ein wichtiger Triebwunsch unerfüllt blieb und verdrängt wurde, weil seine Befriedigung verboten, tabuisiert oder mit Strafandrohungen belegt war, sondern aus dem Widerstreit entgegengesetzter Beziehungswünsche und den jeweils damit verbundenen Risiken der Enttäuschung, Kränkung oder Bedrohung des Selbst durch die Objekte (Rudolf 2013e). Psychoanalytische Autoren (Übersichten finden sich z.B. bei Mentzos 1997, S. 20 f.; 2009, S. 128 f.) sehen depressive Erkrankungen vor allem in Verbindung mit Fehlentwicklungen im Bereich der Ausbildung eines differenzierten, integrierten, realistischen und grundsätzlich positiven Selbst- und Identitätsgefühls und im Bereich der Fähigkeit, ausreichend befriedigende, reziproke interpersonale Beziehungen aufzunehmen und zu gestalten (Leuzinger-Bohleber 2005, S. 30). In Bezug auf die entwicklungspsychologischen Hintergründe spricht Rudolf (2012, S. 19) von einem mangelnden Zueinanderpassen des kindlichen Selbst und seines erwachsenen Objektes:

»Das Selbst hat weniger vom Objekt als es braucht, oder es braucht mehr, als es bekommen kann.«

Als Folge dieser mangelnden Passung erlebe sich das zu früh verlassene oder zu wenig geförderte Selbst als schutzlos, verletzlich, ausgeliefert, bedroht, erregt, verwirrt und/oder als leer, unlebendig und unwert, je nachdem, in welcher Phase der Selbst-Objekt-Differenzierung die Störung schwerpunktmäßig eingewirkt hat.

In neuerer Literatur zur Depression wird häufig eine Studie von Söldner (1994, S. 168 f.) zitiert, die auf einen empirischen Vergleich der Familienerfahrungen von depressiven Patienten und Gesunden abzielt. Es handelt sich dabei um einen retrospektiven Forschungsansatz, verglichen wurden somit die **Narrative** der kindlichen Erfahrungen der beiden Untersuchungsgruppen. Signifikante Unterschiede in der Häufigkeit ihrer Nennungen zuungunsten der depressiv Erkrankten zeigten sich in zahlreichen Merkmalen, von denen hier nur einige Beispiele wiedergegeben werden:

- von der Mutter nicht erwünscht
- Mutter kühl, lieblos und zurückweisend
- mangelnde Toleranz/Resonanz von Mutter und Vater bei kindlichen Äußerungen
- Mutter hat häufig keine Zeit für Patient
- Patient hat Sehnsucht nach mehr Zärtlichkeit von der Mutter
- von Mutter und Vater generell nicht anerkannt

- von Vater nicht gelobt wegen Leistungen/Intelligenz
- Angst vor Vater oder Mutter

Rudolf interpretiert die Studienergebnisse dahin gehend, dass diese das von ihm postulierte Nicht-zueinander-Finden von Kind und Eltern im Sinne einer tragfähigen emotionalen Bindung charakterisieren (Rudolf 2013e, S. 125). Die der Depression inhärente Aggression ist die Folge der schweren Frustration der kindlichen (Bindungs-)Bedürfnisse:

»Das frühe Objekt war, aus welchen Gründen auch immer, nicht verfügbar, äußerlich oder innerlich abwesend, außerstande, in jene frühe Form der Kommunikation einzutreten, die das Neugeborene oder Kleinkind benötigt hätte, um ein sicheres Gefühl zu bekommen für die Existenz und kommunikative Kompetenz seiner Selbst, für die Existenz und zuverlässig liebevolle Zugewandtheit des guten Objekts und für die Erfahrung, dass Unlust und schmerzliche Verzweiflung von einem starken Objekt aufgefangen und getragen werden. Die Enttäuschung am Objekt ist somit neben der Sehnsucht nach dem Objekt die zweite gemeinsame Grundlinie.« (Rudolf 2013e, S. 126)

Während Rudolf ganz in der Tradition der Säuglings- und Kleinkindforschung den **intersubjektiven Austausch** zwischen dem Kind und seiner Bezugsperson in den Mittelpunkt der Psychogenese stellt, folgt Will (2008c, S. 88) Freud, indem er die **Mechanismen der Introjektion und narzisstischen Identifizierung** in den Vordergrund rückt: Das »gute« Objekt und die positiven Selbstrepräsentanzen wurden ins Über-Ich aufgenommen. Das »böse« Objekt wird in der Verdrängung gehalten; die Wut wird dabei durch Wendung gegen das eigene Selbst bzw. gegen das entwertete und angeklagte Selbst abgeführt. Unter diesen psychogenetischen Ausgangsbedingungen kann dann eine Integration von Liebe und Hass nicht gelingen. In der Formulierung Wills (2008c) ist der depressive Grundkonflikt dementsprechend begründet in der Unverträglichkeit zweier Wünsche: einerseits dem Liebesobjekt nah sein zu wollen bis hin zur Verschmelzung, andererseits eine Wut ausleben zu wollen, die bis zur Zerstörung des Objektes oder seiner selbst gehen könnte.

Diese Annahmen finden sich dann auch in einer Zusammenfassung der klassischen psychoanalytischen Auffassungen zur Depression wieder:

»In vielen der älteren Arbeiten wurde die Depression in Zusammenhang mit dem Verlust des realen Objektes oder eines inneren ›guten Objekts‹ und den dadurch ausgelösten pathologischen Trauerprozessen, der Introjektion des verlorenen Objekts ins Über-Ich oder Ich-Ideal und der Wendung der Aggression gegen das Selbst gestellt.« (Leuzinger-Bohleber 2005, S. 30; Hervorhebung i. O.)

19.5.2 Psychodynamische Perspektive

Das gegenwärtige psychodynamische Verständnis betont die intrapsychischen Determinanten. Rudolf (2013e, S. 126 f.) fasst die psychodynamischen Gemeinsamkeiten depressiver Störungen zusammen:

»Im Vordergrund steht ein spezifischer Lebensstil im Umgang mit den Objekten und dem Erleben des Selbst; diesen Stil verstehen wir als Antwort, als Verarbeitung oder Bewältigung eines frühen Konflikts […].«

Rudolf (2013e) führt dann **drei Bestimmungsstücke der Psychodynamik** weiter aus:

- Die erste psychodynamische Gemeinsamkeit aller depressiven Störungen besteht in der **reaktivierten Sehnsucht**

nach dem frühen wichtigen Objekt. Je nach Entwicklungsstufe, in der die Störung eingetreten ist, wird dieses Objekt in einer medialen oder objektalen Gestalt ersehnt (▸ Kap. 14). Bei einem Abgleich des depressiven Grundkonfliktes mit der Operationalisierten Psychodynamischen Diagnostik (OPD) ist diese Differenzierung in einen **medialen** und einen **objektalen Modus** von großer Bedeutung: Der Individuations-Abhängigkeitskonflikt der Operationalisierten Psychodynamischen Diagnostik ist dem Medialen zuzuordnen (Rudolf 2013e, S. 128). Der Andere ist derart wichtig, dass er über die Existenz des Selbst entscheidet. Depressive Erwachsene, deren Störung in dieser Phase begründet liegt, fantasieren in ihrer Objektsehnsucht Personen mit übermenschlichen Zügen, wie z. B. einen Gott oder eine Göttin, einen Engel, eine gute Fee, oder es wird etwas Abstraktes ersehnt, das sich schwer in Worte fassen lässt, wie das Glück, das absolut Gute, die Erfüllung. Der Verlust des medialen Objekts bedeutet nicht nur den Verlust von Beziehung schlechthin, sondern auch den Verlust der Beziehung zum eigenen Selbst. Auf einer reiferen Entwicklungsstufe der Selbst-Objekttrennung ist der Autarkie-Versorgungskonflikt anzusiedeln. Es geht nicht mehr um die Beziehung an sich, sondern um die Verfügbarkeit des versorgenden Objektes bzw. im aktiven Modus um die betonte Unabhängigkeit von solchen Versorgungswünschen. In der Objektbedürftigkeit und -suche der später depressiven Patienten werden Geborgenheit, Sicherheit und Lebendigkeit, aber auch die Stärkung des labilen Selbstwerts durch ein personales Gegenüber ersehnt (Rudolf 2013e, S. 126). Der depressive Grundkonflikt nach Rudolf beschreibt also zwei Konflikte des OPD-Systems und erfordert eine Differenzialdiagnose, wenn man die Operationalisierte Psychodynamische Diagnostik zugrunde legt.

- Die ausgeführte Objektsehnsucht verbindet sich mit der **Objektenttäuschung**, in der sich Trauer und Wut zu einem »zählebigen« Affekt (Rudolf 2013e, S. 126) vermischen. Neben dem Objekthunger existiert unbewusst der verzweifelt-hilflose Hass gegen das enttäuschende Objekt der frühen Kindheit. Die Abwehr dieses Hasses durch Prozesse der Introjektion und Identifikation wurde bereits beschrieben. Die aggressive Dynamik in der Depression wird von Mentzos (2009, S. 128) mit folgendem Satz veranschaulicht: »In der Depression wütet das Über-Ich gegen das Ich, statt dass das Ich gegen das Objekt wüten würde.« Die Selbstvorwürfe, die der Depressive gegen sich richtet, sind eigentlich Vorwürfe gegen das verlorene Liebesobjekt. Das Ich steht sozusagen stellvertretend für das verlorene Objekt. Auf diese Weise wird die Beziehung am Leben erhalten und somit ist die Depression immer auch die Verweigerung von Trauer (Rohde-Dachser 2010, S. 863).
- Die dritte psychodynamisch relevante Gemeinsamkeit betrifft die **Verzweiflung des Selbst**, das sich mit Zweifeln an sich selbst plagt. Die Zweifel depressiv Erkrankter beziehen sich auf den eigenen Wert, die Liebenswertheit, den Wert der eigenen Leistung und allen Tuns. Das Selbst und die spezifischen Veränderungen des Selbsterlebens stellen zentrale Dimensionen der Depression dar, die ähnlich wie die Objektsehnsucht und Enttäuschungswut allerdings nicht in vollem Umfang bewusst sind. Mit

Selbstzweifeln verbinden sich Gefühle der Nichtigkeit, der Leere, der Unlebendigkeit und oft auch der Unechtheit (Rohde-Dachser 2010), die einen erheblichen Leidensdruck verursachen. In schweren depressiven Episoden lässt sich das Erleben des Selbst als Selbstverlusterfahrung charakterisieren, die zur Entwicklung eines **depressiven Wahns** führen kann. Vor dem Hintergrund der Bedrohung durch den Selbstverlust haben die zumeist sehr bizarr anmutenden Symptome eines Schuld- und Verarmungswahns oder eines hypochondrischen Wahns paradoxer Weise eine Schutzfunktion: Ein Wahn ist immer noch mit Gefühlen verknüpft und solange der Patient sich spürt, kann er auch sein eigenes Selbst erleben (Böker & Northoff 2010, S. 936). Ähnliches gilt auch für **Suizide**, denen eine narzisstische Dynamik (Henseler 1974 [1975], S. 202 f.) zugrunde liegt. Es gibt Fälle, in denen der Selbstmord die letzte Möglichkeit darstellt, um das Selbst vor Vernichtung, Scham, Schuld und unerträglichem Schmerz zu schützen. So paradox es auch erscheinen mag: Die physische Existenz wird geopfert, um die Integrität des Selbst zu retten (Mentzos 2009, S. 132).

Zusammenfassend kann festgehalten werden, dass der psychodynamische Kern des depressiven Grundkonfliktes durch unbewusste Züge von

- Objektsehnsucht,
- Objektenttäuschung,
- Verzweiflung des Selbst,
- Selbstzweifel

gebildet wird.

Blatt & Zuroff (1992) haben aufgrund einer Vielzahl empirischer Untersuchungen eine Typisierung von Depressionen entwickelt. Sie unterscheiden zwischen zwei Subtypen, dem **introjektiven** und dem **anaklitischen Typus**, die beide mit einem Teufelskreis aktueller interpersonaler Erfahrungen verbunden sind. Die Teufelskreise entstehen dadurch, dass ein bestimmtes typisches interaktionelles Verhalten bei anderen genau jene Verhaltens- und Reaktionsweisen hervorruft, die vom Depressiven befürchtet werden, und diese Erfahrungen dann wiederum die negativen Erwartungen bestärken.

> Die **anaklitische Depression** konzentriert sich auf zwischenmenschliche Beziehungen und die damit verbundenen Gefühle wie Abhängigkeit, Verlassenwerden, Zurückweisung, Sinnlosigkeit und Leere.

Depressiv-abhängige Patienten, die dem anaklitischen Typus zuzurechnen sind, scheinen dazu in der Lage zu sein, sich eine positive soziale Umgebung zu schaffen. Gleichzeitig provozieren sie jedoch durch ihre überhöhten Ansprüche und ihren Clinch in Beziehungen Vorbehalte oder sogar Ablehnung, wodurch ihre basalen Ängste vor Zurückweisung und Ablehnung dann bestätigt werden.

> Die **introjektive Depression** bezieht sich auf das Selbsterleben, das durch Versagensgefühle, Selbstverachtung und das Gefühl, grundsätzlich schlecht zu sein, charakterisiert ist (vgl. Beutel et al. 2004).

Dem introjektiven Typus gehören selbstkritisch-autonome Patienten an, die in ihren Beziehungen hochambivalent, kritisch und misstrauisch sind, da sie sich dauernd vor Kritik und Zurückweisung fürchten. Als Folge dieses Verhaltens werden sie von anderen weniger geschätzt und geliebt, sondern eher als kühl und distanziert erlebt. Dies wiederum bestärkt ihr negatives Selbstbild und festigt ihre Überzeugung, dass sie nicht geliebt, sondern kritisiert und weggestoßen werden.

Reale Kritik und Angriffe von bedeutungsvollen anderen Menschen verstärken nachweislich sowohl das abhängig-anaklitische als auch das selbstkritisch perfektionistisch-autonome Verhalten und erhöhen die Gefahr des Rückfalls in die Depression (Leuzinger-Bohleber 2005, S. 31 f.).

19.6 Aktuelle Ansätze zur Analyse und Beschreibung der depressiven Störung

Anders als bei Freud ist der Konflikt nicht mehr die einzige Erklärung für die Dynamik des Symptoms. Zwei weitere Aspekte sind von zentraler Bedeutung:

- die Verfügbarkeit über strukturelle Fähigkeiten
- die Modi der Verarbeitung von Konflikt und struktureller Vulnerabilität

Am Beispiel der depressiven Störungen verdeutlicht Rudolf, wie Konflikt und Struktur zwei wesentliche Aspekte der früheren Objektbeziehungserfahrung – Rudolf benutzt den Begriff der **Bindungserfahrung** – darstellen. Wie schon erwähnt, betreffen die Konflikte im Sinne der OPD-2 Individuation versus Abhängigkeit sowie Versorgung versus Autarkie. Die strukturelle Vulnerabilität betrifft die Selbst-Objekt-Differenzierung, die ganzheitliche Objektwahrnehmung und die Loslösung von den Objekten sowie die Selbstwertregulation, die Affektsteuerung und -differenzierung (Huber & Klug 2016, S. 41). Die Verarbeitungsmuster und Bewältigungsstile kennzeichnen den dritten Modus der Vulnerabilität depressiver Patienten. Ein Zitat von Rudolf (2013c, S. 106) fasst diese unterschiedlichen Betrachtungsebenen zusammen:

»Ein Konflikt umfasst im Kern eine phasentypisch ausgeprägte Bedürfnisproblematik. Das Strukturniveau ist gekennzeichnet durch die habituelle Verfügbarkeit/Nichtverfügbarkeit über psychische Funktionen. Der Verarbeitungsmodus dagegen verwendet Elemente neurotischer Erlebnisverarbeitung zur Stabilisierung von konflikthaft und strukturell belasteten Persönlichkeitsanteilen.«

Wenn wir den Behandlungsplan für einen depressiven Patienten erstellen, ist es unerlässlich, das spezifische Zusammenspiel zwischen dem depressiven Grundkonflikt und den lebensgeschichtlich gewachsenen zumeist Ich-syntonen, charakterlich verankerten **Bewältigungsformen** zu verstehen. Der depressive Grundkonflikt tritt fast nie offen zutage; er ist dem bewussten Erleben zumeist nicht zugänglich, weil Erinnerungen an die frühen Phasen seiner Entstehung weder bildhaft noch sprachlich repräsentiert sind (s. u.). Was sich jedoch gut beobachten lässt, ist die Persönlichkeitsentwicklung, die sich als Verarbeitung des Konfliktes vollzogen hat und die man im Sinne eines Selbstheilungsversuches verstehen kann. Rudolf (Rudolf 2013e, S. 129) nennt folgende häufig anzutreffende Formen der Verarbeitung:

- passiv-überfürsorgliche Verarbeitung
- narzisstische Verarbeitung
- schizoide Verarbeitung
- oral-regressive Verarbeitung
- philobatische Verarbeitung
- Verarbeitung durch Humor und Kreativ

Leicht nachvollziehbar ist das Risiko, dass die übermäßige Verwendung eines Bewältigungsmusters dann die Wahrscheinlichkeit einer depressiven Dekompensation erhöhen kann, z. B. wenn durch schizoiden Rückzug eine weitreichende soziale Isolierung eingetreten ist oder wenn sich die narzisstische Selbststabilisierung über Leistung mit zunehmendem Alter nicht mehr aufrechterhalten lässt.

Schauenburg (2007, S. 47) stellt den depressiven Grundkonflikt bzw. die überstarke Bedürftigkeit nach Zuwendung sowie die Selbstwertproblematik in den Zusammenhang mit einem unsicheren Bindungsmuster. Er hebt auf die maladaptiven Interaktionen ab, die spezifische Verarbeitungstypen kennzeichnen. Unterschieden werden in Anlehnung an die Bindungstheorie die **verstrickte** und die **vermeidende Verarbeitung** (▸ Kap. 9). Abbildung 19-1 veranschaulicht diese Auffassung.

Aus Sicht der Bindungstheorie entsteht im Rahmen eines ambivalent-unsicheren Musters eine starke innere Verstrickung mit zentralen Bezugspersonen, während das unsicher-vermeidende Bindungsmuster eher zur Ausbildung (pseudo-)autonomer Lebensentwürfe führt (Schauenburg 2007, S. 49). Regressive Verarbeitungen in Form altruistischer und oral-regressiver Modi können mit dem verstrickten Verarbeitungstypus verglichen werden, während von den schizoiden und narzisstischen Modi eine Parallele zur vermeidenden Verarbeitung gezogen werden kann. Schauenburg (2017, S. 183 f.) setzt sich anhand vorliegender Studien mit den unterschiedlichen Wegen einer früh erworbenen Bindungsunsicherheit zum späteren Risiko depressiver Erkrankungen auseinander. Es finden sich Hinweise, dass verstrickt/ambivalent gebundene Kinder und Jugendliche insbesondere über die Entwicklung hilfloser Verarbeitungsstrategien früh psychische Beeinträchtigungen zeigen können. Für das vermeidende Muster gibt es widersprüchliche

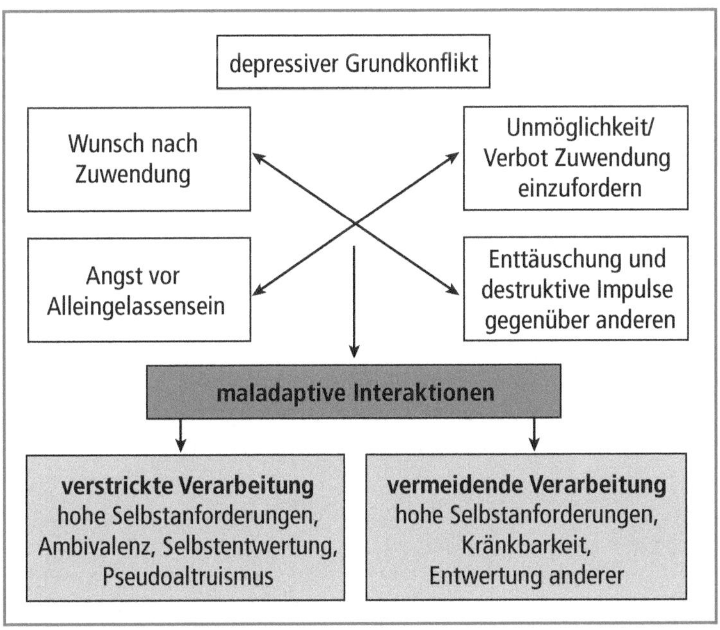

Abb. 19-1 Der depressive Grundkonflikt und seine bindungstheoretisch fundierten interaktionellen Verarbeitungstypen (nach Schauenburg 2007, S. 47)

Befunde. Das hat z. T. damit zu tun, dass Vermeidung unter Umständen ein funktionaler Mechanismus ist. Dies trifft beispielsweise für Kinder depressiver Mütter zu, die rasch lernen, dass sie durch die Unterdrückung ihrer Bindungsbedürfnisse frustrierende Erfahrungen mit einer nicht feinfühlig-responsiven Mutter vermeiden können. Allerdings gilt dies nur bis zu einem gewissen Grad an Belastung. Bei dessen Überschreitung im Zusammenhang mit intensiven Hilflosigkeitserfahrungen kommt es – anders als bei sicher gebundenen Individuen – schneller zu Zusammenbrüchen der Regulation, sogar bis hin zu dissoziativen Zuständen (► Kap. 21.3.3). In solchen Situationen ähneln die vermeidenden Kinder und später dann die Erwachsenen in Teilen den ambivalent/verstrickt Gebundenen.

Auf dem Boden der beschriebenen früh erworbenen depressiven Disposition sind im späteren Leben natürlich alle **Trennungs- und Verlusterfahrungen** sowie Erfahrungen von Zurücksetzung und Kränkung potenziell bedrohlich, reaktualisieren sie doch den infantilen Konflikt.

Rudolf (2013f, S. 145 ff.) spricht von einer **depressiven Vulnerabilität** für folgende belastende Ereignisse:

- Verlust von wichtigen Personen
- Verlust der Beziehung zu wichtigen Personen
- Verlust von haltgebenden, sinngebenden äußeren Strukturen (z. B. Arbeit)
- Verlust von haltgebenden inneren Ausrichtungen (z. B. Gefühl der Pflichterfüllung, der moralischen Intaktheit)
- Verlust der körperlichen Verfügbarkeit, Integrität, Gesundheit

Wie in Kapitel 14 näher ausgeführt wurde, ist die **Symptombildung** zusammengefasst auf fünf unterschiedliche psychodynamische Kategorien rückführbar (Rudolf 2013c, S. 113):

a) Symptombildung durch Labilisierung der Abwehr
b) neurotische Einengung gewinnt Symptomwert
c) strukturelle Störung mit Symptomwert
d) Verarbeitungsmuster mit Symptomwert
e) Symptombildung durch Labilisierung der Verarbeitung

Die depressiven Symptome können zum einen selbst das Resultat aktiver, wenn auch pathologischer Verarbeitungsformen bzw. -modi sein (► Kategorien b, c und d). Nach Mentzos (2009, S. 126) stellt die Depression einen Modus der Abwehr dar; die Depression ist eine Rückzugsstrategie, die als ein wirksamer, wenn auch einschränkender Schutzmechanismus vor etwas subjektiv viel Bedrohlicherem, nämlich vor dem Zusammenbruch der Selbstwertregulation bzw. dem Verlust der Selbstkohärenz, zu verstehen ist (s. u.). Zum anderen tritt eine depressive Symptombildung als Folge des Zusammenbruchs der Verarbeitungs- und Abwehrformen unter einer Belastungssituation des Erwachsenenlebens ein (► Kategorien a und e).

19.7 Beschreibung und Analyse der Depression mithilfe des Drei-Säulen-Modells

Mit der Konzeptualisierung seines Drei-Säulen-Modells hat Mentzos (2009, S. 62 ff., S. 130 ff.) den Versuch unternommen, die verschiedenen Hypothesen zur Psychogenese und Psychodynamik der Depression in einem anschaulichen und handhabbaren Modell zusammenzufassen.

Ausgangspunkt dieses **Depressionsmodells** bildet das **gestörte Selbstwertgefühl:**

»[...] so scheint es mir sinnvoll, die Beeinträchtigung der narzisstischen Homöostase, also die Störung der Selbstwertregulation, als das wichtigste Element der Dynamik der Depression zu sehen und ins Zentrum der Betrachtung zu stellen.« (Mentzos 2009, S. 130)

Dieses Modell veranschaulicht sehr gut die Unterschiede zwischen Ideal-Selbst, Ideal-Objekt und Über-Ich bzw. reifem Gewissen und ist damit geeignet, verschiedene Psychodynamiken der Depression zu erfassen. Es bezieht sich aber ausdrücklich nicht auf die in der Depressionsentstehung wirksamen Konflikte und auch nicht auf die mehr selbstbezogenen oder mehr objektbezogenen Dynamiken.

Mit dem Drei-Säulen-Modell (► Abb. 19-2) wird beschrieben, wie verschiedene psychogenetische Konstellationen wie der frühe Objektverlust, Schicksalsschläge, mangelnde Spiegelung, maligne Introjekte etc. das narzisstische Gleichgewicht beeinträchtigen und dadurch zur Depression führen können bzw. wie diese pathogenen Einflüsse in einem depressiven Modus verarbeitet werden. Das Modell erlaubt es, die jeweilige Phänomenologie und Psychodynamik der wichtigsten Depressionsformen »[...] unter Verzicht auf komplizierte metapsychologische Annahmen« (Mentzos 2009, S. 130) differenziert zu analysieren. Die obere Plattform steht sinnbildlich für eine adäquate Selbstwertregulation, sofern sie horizontal und stabil auf den drei Säulen ruht. In diesem Modell integriert Mentzos unterschiedliche psychoanalytische Konzeptualisierungen der Depression:

- Die in der rechten Säule repräsentierte Theorie der Depression entspricht im Wesentlichen der **Selbstpsychologie** von Kohut und seinen Nachfolgern (► Kap. 4). Depressionen entstehen als Folge von Störungen derjenigen Strukturen und Funktionen, welche die Entstehung eines reifen, stabilen und reali-

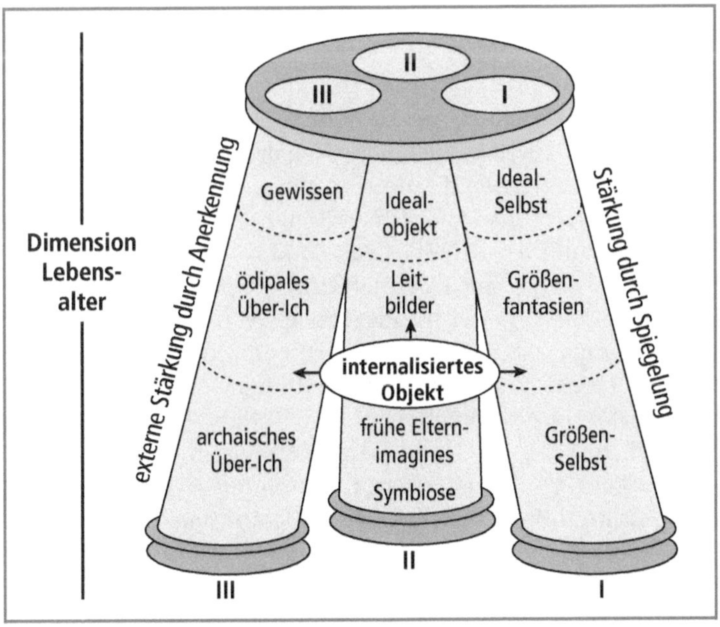

Abb. 19-2 Das Drei-Säulen-Modell (nach Mentzos 2009, S. 68)

tätsgerechten Ideal-Selbst ermöglichen. Das Ideal-Selbst beinhaltet die stabile positive Grundhaltung gegenüber dem Selbst und übernimmt eine Art Schutzfunktion, die Henseler (1975, S. 199) mit folgendem Satz zum Ausdruck bringt: »Jeder Mensch trägt neben dem realen Bild der eigenen Person (reales Selbst) in sich ein dunkles, kaum bewußtes, aber erschließbares Idealbild seiner selbst, welches ihm die Gewißheit gibt, daß er bei allen tatsächlichen Fehlern und Mängeln im Grunde doch ganz ›in Ordnung‹ ist« (Henseler 1975, S. 199; Hervorhebung i. O.). Das reife Ideal-Selbst ist also die realistisch korrigierte positive Vorstellung von sich selbst, die bei Kritik, Kränkungen und Misserfolgen wie ein Puffer unser Selbstwertgefühl schützt. Es entsteht maßgeblich durch die positive Spiegelung des Primärobjektes (das Kind als »Glanz im Auge der Mutter«), später dann durch Bewunderung durch andere wichtige Bezugspersonen. Misserfolge, Kränkungen, Krankheiten, Nachlassen der Vitalität etc. können Erschütterungen und Einbrüche dieser Säule nach sich ziehen und führen zu narzisstischen Krisen bzw. **narzisstischen Depressionen**.
- Die mittlere Säule beinhaltet die Kernaussagen der **Objektbeziehungstheorie**, ausgehend von der Freudschen Betonung des Objektverlustes bis zur Bindungstheorie. Störungen innerhalb der in dieser Säule repräsentierten Entwicklung betreffen die Bildung eines reifen, benignen, stabilen internalisierten Objektes. Im pathologischen Fall bildet sich ein malignes inneres Objekt, das im Zusammenhang mit Objektverlusten, Trennungen und Enttäuschungen durch äußere idealisierte Objekte dann die Entstehung der Depression wesentlich mitbedingt. Es kommt entweder zu einer Aktivierung intensiver symbiotischer Abhängigkeitsbedürfnisse oder zu einer forcierten, künstlichen Pseudounabhängigkeit, die labil ist und nur vorübergehend anhält. Es handelt sich Mentzos zufolge dann um eine **anaklitische** oder **aggressivierte Form der Depression**.
- In der linken, der dritten Säule finden sich die klassischen psychoanalytischen Vorstellungen und Theorien zur Bedeutung eines strengen **Über-Ich** für die Entstehung von Depressionen wieder. Aufgezeigt wird die Entwicklung des Über-Ich im engeren Sinne, ausgehend vom archaischen Über-Ich über das ödipale Über-Ich bis hin zum reifen Gewissen. Störungen dieser Entwicklung bedingen **Schulddepressionen**, die bei einem strengen Über-Ich auftreten, das schwer zufriedenzustellen ist. Es resultieren Selbstvorwürfe, schwere und leicht weckbare Schuldgefühle, Autodestruktivität bis hin zur Suizidalität.

Den Kern des Modells bildet die wichtige Funktion des internalisierten Objektes, d. h. also, dass die intrapsychischen Niederschläge der frühen Beziehungserfahrungen für die Entstehung der Depression entscheidend sind. Ein gutes inneres Objekt kann auch in schwierigen Lebenssituationen durch seine stärkende und tröstende Wirkung die Entwicklung einer Depression verhindern oder mindestens diese mildern. Ein malignes internalisiertes Objekt wird das Gegenteil bewirken: Statt dem Selbst einen stabilisierenden inneren Puffers zu verleihen, wird es im Zusammenhang mit Kränkungen, Misserfolgen, Trennungen und Verlusten das Selbst feindselig und aggressiv attackieren. In seinem Buch »Depression und Manie« (2011) kritisiert Mentzos einen Trend, dass der – wie er ihn nennt – depressiogene

Konflikt in den neueren Konzepte zu sehr in den Hintergrund geraten sei. Die Psychodynamik der Depression bestehe zumeist in einem elementaren Dilemma zwischen selbstbezogenen und objektbezogenen Tendenzen. Dieses Bipolaritätsmodell erlaubt es, die Psychodynamik der Schizophrenie sowie die der affektiven Psychosen zu integrieren. So gehe es z. B. bei den affektiven Psychosen vor allem um die Bipolarität einer *»absolut und allein selbstbezogenen Selbstwertigkeit, wie dies in der Manie der Fall ist, versus einer absolut und allein vom Objekt abhängenden Selbstwertigkeit«*, welche die schwere psychotische Depression kennzeichnet (Mentzos 2011, S. 265). Krankheitswertig ist die Arretierung in einer der Alternativen zwischen Selbst- und Objektwertigkeit und das Unvermögen bzw. der Verlust, schuldfreie Autonomie in Verbindung mit einer schamfreien Bindung an das Objekt leben zu können (Huber & Klug 2016, S. 59).

19.8 Burnout und/oder narzisstische Depression?

Mit der Überschrift zu diesem Abschnitt soll einerseits das Zusammenspiel zwischen Innen und Außen, andererseits aber auch die darin enthaltene Kontroverse zum Gegenstand der genaueren Betrachtung werden.

Für viele Psychotherapeuten ist das Burnout-Syndrom nichts anderes als eine uneingestandene Depression, die mit den beschriebenen ätiopathogenetischen Erklärungsansätzen ausreichend analysiert werden kann. Dem entspricht auch die Tatsache, dass in der ICD-10 keine gesonderte Diagnose aufgeführt ist, sondern nur die Unterziffer Z73 (Probleme mit Bezug auf Schwierigkeiten bei der Lebensbewältigung) vergeben werden kann, mit der das Burnout-Syndrom mit einem Zustand totaler Erschöpfung gleichgesetzt wird. In den meisten Fällen ist auch davon abzuraten, die Diagnose der Neurasthenie (F48.0) zu vergeben, da diese einen völlig anderen Typus von Erschöpfung bezeichnet.

Die deutsche Gesellschaft für Psychiatrie, Psychotherapie und Nervenheilkunde (DGPPN) hat 2012 ein Positionspapier herausgegeben und ausdrücklich empfohlen, die Z-Kodierung zu verwenden und nicht nur Diagnosen aus dem Spektrum der affektiven Störungen. Die DGPPN setzt sich damit auch dafür ein, dass dem Phänomen Burnout im Gesundheitswesen gegenüber Kostenträgern/Krankenkassen, aber auch in der Gesellschaft und in der Arbeitswelt, adäquat Rechnung getragen wird. Als Kernsymptomatik nennt die DGPPN drei Komplexe:

- emotionale Erschöpfung mit dem Gefühl der Überforderung und des Ausgelaugtseins bezüglich der eigenen psychischen und körperlichen Reserven
- Zynismus, Distanzierung, Depersonalisation mit zunehmender Frustration und Distanzierung von der vorher idealisierten Arbeit
- verringerte Arbeitsleistung durch Konzentrationsstörungen und Arbeitsunzufriedenheit

Inzwischen hat sich das Burnout-Syndrom nachhaltig in den Statistiken der Krankenkassen über Arbeitsunfähigkeitstage niedergeschlagen. Ermann (2016a) subsumiert es unter die reaktiven bzw. die Anpassungsstörungen und misst damit dem Außen entscheidende Bedeutung bei:

»Die Arbeitswelt ist gegenwärtig durch einen fundamentalen Wertewandel hin zu einer radikal gewinnorientierten Unternehmenskultur geprägt, in der die Ver-

antwortung für die Arbeitnehmerschaft und die einzelnen Arbeitnehmer keinen leitenden Wert mehr darstellt. Hinzu kommen Verringerung öffentlicher Ressourcen und der Umbau des sozialen Sicherungssystems. Unter diesen Voraussetzungen bilden langfristige Arbeitslosigkeit, anhaltende Sorgen um die Sicherheit und Qualität des Arbeitsplatzes, Ausnutzung von Arbeitnehmern, Missbrauch sozialer Macht und Mobbing ein erhebliches Risiko, an Anpassungsstörungen zu erkranken.« (Ermann 2016a, S. 160)

Die DGPPN (2012) hat die umweltbezogenen Faktoren, die zum Burnout-Syndrom führen, näher spezifiziert:

- permanente Veränderungen und Neuanforderungen in der Arbeitswelt
- Globalisierung, die zu einer immer breiteren und größeren Konkurrenzsituation im Wirtschaftsleben führt
- bei älteren Arbeitnehmern die wachsende Bedeutung von Computern
- die kontinuierlichen externen Kontrollen durch Vorgesetzte
- die dauernde Erreichbarkeit durch Handys und Mailkontakte
- leistungsorientierte, jährlich wechselnde Bonuszahlungen

Andere Autoren fokussieren das Zusammenwirken mit persönlichkeitsbedingten Faktoren, die überblicksmäßig von Kaschka et al. (2011) aufgeführt werden:

- hohe idealistische Erwartungen an sich selbst, hoher Ehrgeiz, Perfektionismus
- starkes Bedürfnis nach Anerkennung
- Gefühl, unersetzbar zu sein, nicht delegieren können/wollen
- Einsatz und Engagement bis hin zur Selbstüberschätzung und Überforderung
- Arbeit als einzig sinnstiftende Beschäftigung, Arbeit als Ersatz für soziales Leben

Aus der Perspektive des Coachings beschreibt Lohmer (2012) das unbewusste Zusammenspiel der Persönlichkeitsstruktur und des Organisationstypus als Auslöser eines Burnout-Syndroms. Als Beispiel solch einer gefährdenden Kollusion ist der entgrenzt-entformalisierte Organisationstypus mit einer narzisstischen Persönlichkeitsstruktur zu nennen. Es ist leicht vorstellbar, dass häufig beide zunächst gut zueinander zu passen scheinen, was aber dann zu einer zunächst unbemerkten Überforderung bis zum Burnout führen kann, da jegliche äußere Maßstäbe zur Leistungsbeurteilung und -einschätzung fehlen. Den eigenen überzogenen Leistungsstandards sind dann Tür und Tor geöffnet.

Bereits im Kapitel 17 wurde das Modell der beruflichen Gratifikationskrisen als Möglichkeit der operationalen Konzeptualisierung pathogenen Stresserlebens im beruflichen Bereich beschrieben. Besonders anfällig sind Menschen, die aufgrund ihrer Persönlichkeitsstruktur dazu beitragen, dass es zu einem Ungleichgewicht zwischen den beruflichen Leistungserwartungen, die an sie gerichtet werden, und/oder den Belohnungen, die sie unrealistischerweise für sich als angemessen erachten, kommt. Im Mittel verdoppelt eine solche Krise das Depressionsrisiko (Haubl 2013, S. 121).

Ehrenberg (2015) bezeichnet mit seinem Begriff des »erschöpften Selbst« eine bestimmte Form der Depression, nämlich eine Depression ohne Schuldthematik. Während bis in die 1960er-Jahre die Disziplinargesellschaft das Verhalten des Einzelnen durch Gebote und Verbote autoritär gesteuert habe, sei die Leistungsgesellschaft des 21. Jahrhunderts geprägt durch eine Bedeutungsverschiebung, nämlich weg von einem einschränkenden strengen Über-Ich, hin zu einem leistungsfordernden Ich-Ideal.

»*Sie* [die Depression; Anm. d. A.] *ist eine* ***Krankheit der Verantwortlichkeit****, in der ein Gefühl der Minderwertigkeit vorherrscht. Der Depressive ist nicht voll auf der Höhe, er ist erschöpft von der Anstrengung, er selbst werden zu müssen.*« (Ehrenberg 2015, S. 26; Hervorhebung i. O.)

Die Analyse der persönlichkeitsbedingten Faktoren in der Ätiologie eines Burnout-Syndroms legt nahe, dass ein psychoanalytischer Erklärungsansatz am ehesten im Bereich des Narzissmus zu finden ist. Die Beeinträchtigungen der narzisstischen Regulationsfähigkeit mit übermäßiger Spannung zwischen dem Selbst und dem Ich-Ideal – korrekter formuliert: die Spannung zwischen Real- und Ideal-Selbst auf der einen Seite und dem Ich-Ideal auf der anderen (▶ Kap. 8) – bildet die Grundlage für Selbstüberschätzung und Überforderung und das schon fast suchtmäßige Angewiesensein auf Gratifikation und Anerkennung durch andere. Die Depression narzisstisch persönlichkeitsgestörter Patienten beschreibt Kohut (1976) als »leere Depression« und meint damit die Entleerung des Ich dieser Patienten, in der Schuldgefühle und Selbstvorwürfe nur wenig bedeutsam sind. Phänomenal imponieren außer Beschämung und Selbstverachtung chronische Leere, Beziehungslosigkeit, Erstarrung und Gefühllosigkeit. In der Gegenübertragung wecken narzisstisch depressive Patienten einerseits Bewunderung und Neid, andererseits Ungeduld, Desinteresse und Langeweile (▶ Fallbeispiel »Grenzenlos« in Kap. 4; vgl. auch Kap. 22).

In Bezug auf die Frage der Bedeutung der umweltbedingten und der persönlichkeitsbezogenen Faktoren lässt sich sagen, dass auch in der Genese eines Burnout-Syndroms von einem Zusammenwirken auszugehen ist. Man kann durchaus ein zweidimensionales Modell denken, in das sich die jeweilige Burnout-Störung einordnen lässt. Es ist leicht vorstellbar, dass permanente Veränderungen, Verluste, ständiges Kontrolliertwerden und Scheitern an Neuanforderungen als Konflikte zwischen Selbst und Ich-Ideal und damit als narzisstische Kränkungen verarbeitet werden. Narzisstische Kränkungen, wie sie zu jedem Leben dazugehören, werden aber umso toxischer erlebt, je stärker die Persönlichkeit durch narzisstische Züge geprägt ist.

19.9 Depressionen auf unterschiedlichen Strukturniveaus

Kehren wir nach der Innen-Außen-Debatte des Burnout-Syndroms und dem Mentzos'schen Plädoyer für den Konflikt in der Psychodynamik der Depression zurück zur Sichtweise, dass die beschriebenen Belastungssituationen nicht nur den intrapsychischen Konflikt aktualisieren, sondern dass die Struktur sowie das Bewältigungsmuster in der Psychodynamik ebenso der Berücksichtigung bedürfen. Bereits am Anfang dieses Kapitels wurden die im Folgenden ausführlicher behandelten drei Strukturniveaus unterschieden, auf denen depressive Störungen angesiedelt sein können. Die differenzialdiagnostische Einschätzung der Funktionsfähigkeit der psychischen Struktur, wie es in der Operationalisierten Psychodynamischen Diagnostik heißt (▶ Kap. 15), ist hier wie bei allen psychischen und psychosomatischen Störungen unverzichtbar, um eine adäquate Therapieplanung und -durchführung zu realisieren.

19.9.1 Borderline-Depression

In ihrer Arbeit mit dem anschaulichen Titel »Schwermut als Objekt« führt Rohde-Dachser (2010, S. 862 ff.) die Besonderheiten der

Struktur und des Inhalts der Borderline-Depression näher aus.

Die Autorin erläutert zunächst den grundlegenden Unterschied zu den depressiven Störungen auf neurotischem Niveau: Um von einer Entleerung des Ich zu sprechen, braucht es das Vorhandensein dieser Instanz »Ich«. Ebenso müssen Selbst- und Objektrepräsentanzen hinreichend voneinander getrennt sein, weil es nur dann möglich ist, das Ich per Identifizierung an die Stelle des Objektes zu setzen und die eigene Aggression weg vom Objekt auf das eigene Ich zu lenken. Borderline-Patienten verfügen aber nicht über solch eine differenzierte innere Struktur, sodass wir hier von völlig anderen Voraussetzungen ausgehen müssen. Die fehlende Objektkonstanz der Borderline-Patienten bzw. der depressiven Patienten, die über ein desintegriert bis gering integriertes Funktionsniveau der psychischen Struktur bzw. über eine Borderline-Persönlichkeitsorganisation (▶ Kap. 15) verfügen, bedingt, dass diese Patienten auf die konkrete Anwesenheit des Objektes angewiesen sind. Der Verlust des Objektes, aber auch schon die Befürchtung des Objektverlustes, führen zu einer inneren Katastrophe, zu einem Sturz ins Leere und ins Nichts. In einem Vergleich zwischen einer Borderline-Patientengruppe und einer Gruppe von Patienten mit einer Major Depression zeigten sich deutliche Unterschiede:

»Die Borderline-Depression zeichnete sich durch Gefühle von Leere, Einsamkeit und ein breites Spektrum negativer Affekte aus, zu denen Ärger, Furcht und Verzweiflung gehörten, ebenso wie ein tiefsitzendes Gefühl von Abhängigkeit und einer elementaren Angst vor Verlassenwerden. Für das Selbsterleben typisch war das Gefühl tiefsitzender Schlechtigkeit.« (Westen et al. 1992, S. 388)

Die signifikant größte Unterschiedlichkeit war zu verzeichnen für das Item: »Ich fühle mich in engen Beziehungen niemals wirklich sicher.« Ausgehend von diesen Prämissen verdeutlicht Rohde-Dachser eindrucksvoll, dass die Borderline-Depression die Funktion hat, den Patienten in der Welt der Objekte zu verankern und ihn auf diese Weise vor dem Sturz ins Nichts zu bewahren. Das depressive Erleben kann auf unterschiedliche Weise als Füllsel dieses Abgrundes dienen, indem es z. B. verbunden ist mit einer Heroisierung des mit dem Objekt verbundenen Leides oder auch direkt an die Stelle des verlorenen Objektes tritt, d. h. eine objektale Funktion annimmt und zu einem ständigen inneren Begleiter wird. Die Borderline-Depression dient also als Plombe, die unbewusst eingesetzt wird, um den völligen Selbstverlust zu verhindern. Dies soll an einem Fallbeispiel illustriert werden.

Fallbeispiel »Kampf gegen die Mutterhyäne«

Eine 32-jährige Patientin wird mit der Diagnose einer Borderline-Persönlichkeitsstörung mit histrionischen und narzisstischen Zügen in die Klinik eingewiesen. Neben einer komplexen konversionsneurotischen Symptomatik mit Ohnmachtsanfällen steht eine schwere depressive Symptomatik mit nahezu vollständigem Verlust des Antriebes, mit Sinnlosigkeitsgefühlen, starken Selbstwertschwankungen zwischen Grandiosität und Nichtigkeit, einer starken Neigung zum Weinen, Schlafstörungen und einer Steigerung des Appetits mit Essanfällen im Vordergrund. In der Vorgeschichte finden sich zahlreiche Suizidversuche mit Medikamenten, Selbstverletzungen und wiederkehrende Affekt- und Impulsdurchbrüche. Wiederholte Klinikeinweisungen hatten keinen Erfolg, da die Patientin diese in heftigen affektiven Erregungszuständen immer nach wenigen Tagen abbrach bzw. – ihrem Bericht zufolge – zweimal den Krankenwagen umgehend wieder verlassen hatte.

Die Patientin lebt in einer Wohnung in der Nähe

des Elternhauses. Aufgrund von schwerwiegenden, mit dramatischen Szenen einhergehenden Auseinandersetzungen zwischen der Patientin und ihrer Mutter haben beide Elternteile und auch der Bruder den Kontakt zu ihr weitestgehend abgebrochen. Die Objektwahrnehmung der Patientin ist schwer gestört, die Eltern sind gespalten in die feindselig-böse verfolgende Mutter und einen guten, sie liebenden, aber schwachen Vater, der innerlich an ihrer Seite sei, sich nur nicht gegen die Mutter durchsetzen könne. Die Patientin leidet sehr unter der Trennung vom Vater und unter seinem distanzierten Verhalten ihr gegenüber. Sie schrieb dem Vater wiederholt Briefe, die mit »Liebster Papa …« begannen und all ihre Sehnsucht zum Ausdruck brachten. Der Vater antwortete ihr nie. Selbst in gerichtlichen Erbschaftsauseinandersetzungen, welche die Patientin initiiert hatte, antizipierte sie, dass der Vater doch nun ihre Position ergreifen würde, was dann aber auch nicht geschah. Die Patientin ist über die Maßen enttäuscht, dass auch ihr Vater es nicht verhindert hatte, dass sie zur Hochzeit des Bruders nicht eingeladen wurde. Andererseits fantasiert sie sich den Vater als einen Mann, der heroisch immer wieder versucht, gegen die Übermacht aus Mutter und Bruder anzukämpfen, um ihr (der Patientin) zu ihrem vermeintlichen Recht zu verhelfen. Nur leider könne auch er gegen die »Mutterhyäne« nichts ausrichten; im Gegenteil, er müsse ihr ja lebenslänglich dankbar sein, habe sie doch etwa zwei Jahre nach ihrer Hochzeit, als die Mutter ihres Vaters starb, die vier jüngeren Brüder des Vaters (ihre Onkel) aufgenommen und versorgt. Die Patientin war zu der Zeit ein Jahr alt. Sie beschreibt die große Überforderung der Mutter mit diesen vielen »Kindern«. Viele der geschilderten Szenen weisen darauf hin, wie sehr sich die Patientin zurückgesetzt gefühlt hat. In ihrem kindlichen Erleben dominiert das Gefühl, von der Mutter schon früh verlassen worden zu sein und dass sie ihr später dann auch den Vater »genommen« habe. Zusammen mit ihrem Vater müsse sie nun die schicksalshaften Folgen des frühen Todes der Großmutter »heroisch« tragen.

19.9.2 Neurotische Depression bei mäßig integrierter Funktionsfähigkeit der psychischen Struktur

Zu dieser Gruppe gehören die meisten narzisstisch strukturierten und psychosomatisch depressiven Patienten (Will 2008c, S. 98 ff.). Gekennzeichnet sind sie durch eine beeinträchtigte Verfügbarkeit über regulierende Funktionen, z. B. des Selbstwertgefühls und auch der Triebdynamik. Selbsterhöhende und -entwertende sowie autodestruktive Tendenzen sind beobachtbar, die Fähigkeit zur Selbstreflexion ist eingeschränkt. Die Selbst- und Objektrepräsentanzen sind ausreichend getrennt, doch oft blass, schwach und wenig entwickelt, sodass es den Patienten schwerfällt, ein Selbstbild und eine Identität zu gewinnen. Objektbilder sind auf wenige Muster eingeengt, dyadische Beziehungen sind vorherrschend. Objektkonstanz ist grundsätzlich gegeben, aber störbar. Häufig finden sich »stabil-scheußliche Beziehungen«, die aufrechterhalten werden, da sich die zentrale Angst auf den Verlust des wichtigen Objektes bezieht. Es besteht eine Abhängigkeit von stützenden Objekten. Zumeist erscheinen die Patienten als wenig empathiefähig. Das Über-Ich ist rigide mit unzureichender Integration und Neigung zur Externalisierung, häufig auch in der Übertragung. Das Ich-Ideal ist stabilisiert durch offene oder verborgene Größenfantasien und Selbstüberschätzung; Idealisierung und Entwertung von Objekten sind häufig. Auf der Abwehrebene zeigen sich Rationalisierungen, Intellektualisierungen, Abspaltungen vom Affekt, Verkehrungen ins Gegenteil, aber auch vielfältige Verleugnungen und Projektionen; unter Belastung treten auch Spaltung und projektive Identifizierung auf. In der Übertragung wird die frühe Mutter-Kind-Beziehung wiederbelebt. Die Patienten brauchen den Therapeuten zur Bedürfnisbefriedigung und Spannungsentlastung.

Im folgenden Fallbeispiel wird diese Kategorie depressiver Störungen veranschaulicht:

Fallbeispiel »Braune Bademäntel«
Ein 54-jähriger Mann kommt mit einer schweren depressiven Episode bei langjährig bekannter neurotischer Depression in die ambulante Psychotherapie. Über zwei Jahrzehnte hinweg hat er mit hohem Ehrgeiz und großen Einsatz ein Unternehmen aufgebaut, das inzwischen sehr profitabel arbeitet, sodass es dem Patienten unter finanziellen Gesichtspunkten möglich wäre, sich zurückzuziehen und zur Ruhe zu setzen. Deutlich wird ein hohes Maß an Erschöpfung, das aus einer jahrzehntelangen hohen Verausgabung resultiert. Der »Schwung der jugendlichen Jahre« hat es dem Patienten lange Zeit ermöglicht, durch Leistung und beruflichen Erfolg innere Labilitäten und Vulnerabilitäten zu überdecken und zu kompensieren. Der berufliche Erfolg bildete sozusagen eine Plombe für das labile Selbstwertgefühl, die über Jahre hinweg den depressiven Einbruch verhindert hat. Der normale altersbedingte Vitalitätsverlust kann als solcher nicht wahrgenommen werden, sondern wird unbewusst erlebt als eine Bloßstellung und Entlarvung seiner inneren Schwäche und Nichtigkeit, was Scham und gegen das Selbst gerichtete Wut nach sich zieht. Das depressive Leitsymptom des Patienten besteht in einer ausgeprägten Antriebsstörung, unter der er massiv leidet. Heftige Selbstentwertungen, nagende Schuldgefühle, die sein strafend-verfolgendes Über-Ich ahnen lassen und zeigen, wie viel destruktives Potenzial der Patient gegen sich selbst richtet, dominieren die Gesprächsinhalte. In der Gegenübertragung entsteht regelmäßig ein intensiver Druck, dem Patienten doch etwas Entlastendes sagen zu können. Versuche, die Selbstempathie des Patienten zu erhöhen und dadurch zu einer Spannungsreduktion beizutragen, verfangen sich in seiner projizierenden Abwehr, indem er sich aggressiv anklagend gegen die vermeintliche Verständnislosigkeit der Therapeutin wehrt. Beziehungen zu anderen Menschen sind durch negative und entwertete Selbst- und Objektrepräsentanzen geprägt: Entweder erlebt der Patient sich als minderwertig und schlecht oder die Objekte werden subtil, z. T. aber auch offen und vernichtend entwertet.
Psychogenetisch bedeutsam ist der frühe Verlust des Vaters, der Patient war sechs Jahre alt, wobei unklar bleibt, woran der Vater letztendlich verstorben ist. Als einziges Kind bleibt er in der dyadischen Beziehung mit der Mutter verhaftet. Der später hinzugekommene Stiefvater wird als Eindringling erlebt, wird geschildert als ein sadistisch quälender, autoritärer Mann mit hohen moralischen Standards und brutalen Strafen, wenn der Patient als kleiner Junge diesen nicht entsprach. Eine adäquate Chance zur Triangulierung war so kaum gegeben. Die Mutter war anscheinend auch nicht in der Lage, ihren kleinen Sohn ausreichend vor dem Stiefvater zu schützen. Als dann berufstätige Frau war sie tagsüber nicht anwesend, überließ den Patienten »den braunen Bademänteln«, wie der Patient den Stiefvater in Anspielung auf dessen Nazi-Vergangenheit durchgängig symbolisierte. Es gab weder Gäste im Haus der Eltern noch durften andere Kinder zu Besuch kommen. Schon früh entwickelte der Patient Fantasiewelten, in die er in den einsamen Nachmittagen nach der Schule flüchten konnte und in denen er als Held und Retter oder als Herrscher über andere lebte.
Im Alter von dreißig Jahren lernte er eine fleißige, ruhige, zurückhaltende Frau kennen, die ihn bis heute bewundert und sich ihm weitgehend klaglos unterwirft. Das Paar hat nicht geheiratet und ist kinderlos. Der Patient kritisiert zum einen die Passivität, Entscheidungsunfähigkeit und mangelnde Spontanität seiner Partnerin, zum anderen bekennt er sich zu seiner Abhängigkeit von ihr und zu seiner Unfähigkeit, sich – und sei es auch nur auf der Vorstellungsebene – einer anderen Frau zuwenden zu können.
Psychodynamisch ist davon auszugehen, dass im Zusammenhang mit dem beruflichen Erfolg und im Zuge der jahrelangen Verausgabung

eine Labilisierung der Abwehr und Bewältigungsformen einhergegangen ist, die den Patienten jetzt seine Bedürftigkeit, aber auch seine tief liegenden Minderwertigkeitsgefühle spüren lässt. Das heißt aber auch, dass es zu einer Aktivierung der entwerteten Selbst- und der vernichtenden Objektrepräsentanzen gekommen ist. In der Gegenübertragung dominiert der Eindruck, vom Patienten nur in der Funktion eines Selbstobjektes benötigt zu werden bzw. als abgegrenztes eigenständiges Gegenüber nicht in Erscheinung treten zu dürfen.

19.9.3 Neurotische Depression bei gut integrierter Funktionsfähigkeit der psychischen Struktur

Patienten dieser Gruppe verfügen über ein autonomes Selbst und einen strukturierten psychischen Binnenraum, in dem sich intrapsychische Konflikte abspielen können (vgl. auch Will 2008c, S. 94 ff.). Die Fähigkeiten zur Selbstreflexion und realitätsgerechten Wahrnehmung des Anderen sind gegeben; die Fähigkeit zur Selbststeuerung ist sicher vorhanden. Bei ausreichend guten inneren Objekten besteht Empathiefähigkeit. Die Patienten können auch unter Belastung zwischen Selbst und Objekt unterscheiden, anderen Menschen werden eigene Rechte und Absichten zugebilligt. Trennungen können mit Trauer beantwortet werden. Das Über-Ich ist streng, aber integriert, das Ich-Ideal zumeist überzogen. Schuld- und Schamgefühle sind erlebbar. Es überwiegen reife Abwehrmechanismen, interpersonelle Abwehr ist selten. Die zentralen Ängste gruppieren sich um die Angst, die Zuneigung des Objektes zu verlieren, um Gewissensängste und um die Angst vor Wertverlust.

Folgendes Fallbeispiel illustriert diese Gruppe depressiver Störungen.

Fallbeispiel »Falsche Beschuldigungen«
Ein 50-jähriger Mann kommt in die ambulante Therapie, um Unterstützung für die Bewältigung einer schweren Konfliktsituation am Arbeitsplatz zu finden. Als engagierter Lehrer fühlt er sich für seine Schüler in hohem Maße verantwortlich. Als Klassenlehrer sieht er sich aufgefordert, sich auch um die privaten Probleme seiner Schüler zu kümmern und ihnen mit Rat und Tat zur Seite zu stehen. Bei seinen Schülern genießt er ein hohes Ansehen. Kollegen und Vorgesetzte stehen ihm durchaus auch verhalten kritisch gegenüber, da er sich häufig traut, Probleme innerhalb der Lehrerschaft offen anzusprechen und potenzielle Fehler und Mängel aufzudecken. Zu vermuten ist auch ein nicht unerheblicher Neid auf seine Beliebtheit bei den Schülern.
Vor diesem Hintergrund kam es dann zu einer Verwicklung mit einer 15-jährigen Schülerin, welcher der Patient in einer krisenhaften familiären Situation geholfen hatte, bis hin zu einer einmaligen finanziellen Unterstützung. Gleichzeitig hatte er aber auch weiterhin schulische Leistungen von ihr eingefordert, die sie immer weniger erbringen konnte und deshalb schlechte Zensuren und ein ebensolches Zeugnis erhielt. Die Schülerin reagierte daraufhin mit großer Enttäuschung und heftiger Anklage. Sie verbreitete in der Schüler- und Lehrerschaft den Vorwurf, ihr Lehrer bzw. der Patient habe sie sexuell übergriffig berührt. Der Patient suchte das Gespräch mit ihr, vertraute darauf, eine adäquate Lösung des Konfliktes zu finden. Er verdrängte zunächst seine Kränkung, seine Wut, aber auch seine Scham, versuchte wiederkehrend seine belastenden Gefühle zu rationalisieren. Erst als sich sein Schulleiter einschaltete und – wie der Patient fassungslos schilderte – ohne sorgfältige Analyse des Vorgefallenen Partei für die Schülerin ergriff und ihn offiziell ermahnte, kam es zur depressiven Dekompensation. Viele Wochen später zog die Schülerin dann ihren Vorwurf der Grenzüberschreitung wieder zurück, wodurch die depressive Entwicklung des Patienten allerdings nicht rückgängig gemacht wurde. Irrationale Ängste,

jetzt seine Stelle zu verlieren und als Lehrer entlassen zu werden, konnten auf der bewussten Ebene in Verbindung mit Ängsten vor Prestigeverlust und vor Verlust der Zuneigung seiner Schüler gebracht werden.
Psychogenetisch bedeutsam ist eine verwickelte ödipale Konstellation. Der Vater war aus beruflichen Gründen die Woche über abwesend, was dazu führte, dass die Mutter den Patienten als ältesten Sohn sehr eng an sich band. Im Sinne einer völligen narzisstischen und ödipalen Überbesetzung vertraute sie ihm in einer nicht kindgerechten Weise ihre Eheprobleme an und ließ ihn auch im Bett des Vaters schlafen. Der Patient erlebte sich in diesen Phasen als der bessere Mann der Mutter. An den Wochenenden sei die Mutter dann völlig verändert gewesen; sie habe versucht, dem Vater alles recht zu machen und habe alle seine rigiden Anforderungen an das Wohlverhalten seiner Kinder unterstützt, auch wenn sie die Woche über viel gewährender und großzügiger mit ihren beiden Söhnen umgegangen sei. So habe sie dem Vater auch das Fehlverhalten ihrer Söhne regelrecht »gepetzt« und ihm die nachträgliche Bestrafung überlassen. Der Patient fühlte sich häufig zu Unrecht von seinem Vater kritisiert, konnte sich aber nicht wehren. Auf der unbewussten Ebene reagierte der Patient als kleiner Junge mit heftigen ödipalen Schuldaffekten, hatte er doch selbst das Gefühl, während der Abwesenheit seines Vaters etwas Verbotenes und »Unanständiges« getan zu haben, wofür er nun durch diesen bestraft werden müsse. Auch die Abwendung der Mutter und ihre Hinwendung zum Vater hatte er schuldhaft und selbstentwertend verarbeitet, sah sich von Mutter im wahrsten Sinne »kastriert«. Ärger, Wut und Zorn gegen die Eltern konnten nicht integriert werden.
Dieser intrapsychische Konflikt aktualisiert sich eindrucksvoll in der schulischen Problemsituation. Er sieht sich auf der Seite des Guten, engagiert sich, kümmert sich und hilft einer Schülerin in einem schwierigen Beziehungskonflikt und einer finanziellen Notsituation. Wie die Mutter begeht auch diese »Verrat« und er wird der Strafe der quasi-väterlichen Autoritätsperson ausgesetzt. Heftige aggressive Regungen fluten an, können aber nicht gegen das Objekt gerichtet, sondern nur durch eine Wendung gegen das Selbst verarbeitet werden. Scham und Schuld vergrößern noch zusätzlich die emotionale Belastung.

19.10 Therapeutische Implikationen

Neben dem Konflikt spielen die Verfügbarkeit struktureller Fähigkeiten sowie die Modi der Verarbeitung von Konflikt und struktureller Vulnerabilität eine große Rolle für die Therapieplanung. In Abschnitt 19.6 wurden bereits die unterschiedlichen, häufig vorzufindenden Bewältigungsmodi der depressiven Pathologie genannt. Tabelle 19-1 veranschaulicht die verschiedenen Verarbeitungsformen und die damit einhergehenden potenziellen Schwierigkeiten in der Therapie.

Schauenburg (2007, S. 64) empfiehlt, bei den **regressiven Verarbeitungsformen** auf Selbstaktualisierung, Ambivalenzerleben und auf die Trennungsschuld zu fokussieren. Aspekte der Individuierung, der Abgrenzung und der Interessendurchsetzung sollten im Vordergrund stehen. Bei **narzisstischen, pseudo-autonomen Verarbeitungstypen** verdienen die hohen Selbstanforderungen sowie die vordergründige Ablehnung von Bindung besondere Beachtung. Ziele der Therapie bestehen hier in der Relativierung von Ansprüchen sowie der Anerkennung von Abhängigkeit und Angewiesensein. Der Autor formuliert die Verarbeitungsformen in Begriffen der Bindungstheorie und gibt einen Überblick über verarbeitungstypische Übertragungs-Gegenübertragungs-Konstellationen sowie über spezifische Aspekte des Therapieprozesses (► Tab. 19-2).

Die genaue Betrachtung der **Übertra-**

Tab. 19-1 Einige Formen der Verarbeitung des depressiven Grundkonfliktes und therapeutische Implikationen (nach Rudolf 2013e, S. 124 ff.)

Formen der Verarbeitung des depressiven Grundkonfliktes		Therapeutische Schwierigkeiten
Schizoid	• Distanzierung und Vermeidung von emotionalem Kontakt und emotionaler Bindung • Unterbrechung der Kommunikation	• habituelle Vermeidung von emotionalem Kontakt und Bindung erschwert Aufbau einer therapeutischen Beziehung
Altruistisch-fürsorglich	• Sicherung wichtiger Bindung durch Übernahme von Verantwortung • Fürsorglichkeit • Unterordnung eigener Interessen im Dienst des anderen	• starke Abwehr von Hilfsbedürftigkeit • hinter dem Anspruch, selbst stark zu sein, können sich Objektbedürftigkeit und Objektanklage verbergen
Oral-regressiv	• passiv-oral • erwartungsvoll • hilflos • kränkbar • enttäuscht • Rückzugsneigung	• tiefe Hoffnungslosigkeit, am Guten in der Welt teilhaben zu können • Alkohol und Drogen als Möglichkeit, negative Affekte umzuwandeln • psychische und körperliche Abhängigkeit von Suchtmitteln
Narzisstisch	• Bemühen, einem eigenen Ideal gerecht zu werden (körperlich, geistig, leistungsmäßig) • dadurch Anerkennung und Bewunderung • Tendenz des Rivalisierens und der Objektentwertung	• habituelle Entwertung der Objekte erschwert den Aufbau einer therapeutischen Beziehung • Anspruch auf Kontrolle erschwert die Anerkennung therapeutischer Regeln und Verabredungen • Anspruch auf Anerkennung und Bewunderung erschwert selbstkritische Einsicht

gungs-Gegenübertragungs-Konstellation ermöglicht es nicht nur, die zentralen Befürchtungen des Patienten gegenüber dem Therapeuten zu identifizieren, sondern auch die Bewältigungsmuster zu verstehen, zu bearbeiten und ggf. zu überwinden. Für alle therapeutischen Ansatzpunkte ist die Analyse der Gegenübertragung von zentraler Bedeutung. Erst die Reflexion der Gegenübertragung und deren Identifikation als konkordant oder komplementär macht einen kompetenten Umgang insbesondere mit therapeutischen Sequenzen oder Phasen möglich, in denen entweder quälende Lähmung und Leere, Zähigkeit und Hoffnungslosigkeit die therapeutischen Inhalte kennzeichnen oder sich die abgespaltenen Aggressionen mit großer Heftigkeit im Erleben des Therapeuten repräsentieren. Projektive Identifizierungen greifen nicht selten den mentalen Raum des Therapeuten an und können ihn durchaus passager kontaminieren. Gefühle, selbst wie tot zu sein, Ohnmacht, Rat- und Sprachlosigkeit sowie der vorübergehende Verlust der Reflexions- und Symbolisierungsfähigkeit sind die

Tab. 19-2 Auswirkungen unterschiedlicher Verarbeitungstypen der Depression auf die Übertragungs-Gegenübertragungs-Konstellation und den Therapieprozess (nach Schauenburg 2007, S. 61)

	Verstrickte Verarbeitung	Vermeidende Verarbeitung
Übertragungs-Gegenübertragungs-Konstellation	• Therapeut als ersehntes fürsorgliches Objekt Gegenübertragung: • konkordantes Erleben von Überforderung und Schuldgefühlen • komplementäres Erleben von Distanz und Ungeduld	• Therapeut als erhofftes wertschätzendes Objekt Gegenübertragung: • konkordantes Erleben von Selbstzweifeln • komplementäres Erleben von Entwertung
Aspekte des Therapieprozesses	• Betonung der »positiven« Beziehung • Erleben und Bearbeitung von Enttäuschung • Anregung zu Expansion • Bearbeitung von Trennungsschuld bzw. -angst • Identifizierung und Bearbeitung negativer Übertragung	• Erleben von Entidealisierung bzw. Aushalten von »Mittelmäßigkeit« • Ertragen von Angewiesensein und Verbundenheit • Verzicht auf Entwertung und Kontaktabbruch • Identifizierung und Bearbeitung verborgener Abhängigkeitsängste

Folge. Im Sinne eines mentalisierungsbasierten Vorgehens (► Kap. 11) kann es in solchen Momenten sehr hilfreich sein, dem Patienten diese eigenen inneren Zustände offenzulegen und darüber zu versuchen, die ursächliche Dynamik des Geschehens mit dem Patienten zusammen herauszufinden.

Neben der Diagnose der Verarbeitungsform ist die Einschätzung des **Funktionsniveaus der psychischen Struktu**r und der Reife der Ich-Funktionen des betroffenen Patienten unerlässlich, um die Interventionstechnik zu bestimmen. Es leuchtet unmittelbar ein, dass eine Borderline-Depression ein völlig anderes therapeutisches Vorgehen nahelegt als eine neurotische Depression auf gutem Strukturniveau. Je niedriger das Strukturniveau einzuschätzen ist, desto mehr werden Borderline-spezifische psychodynamische Therapieformen wie die Übertragungsfokussierte, die Mentalisierungsbasierte oder die Strukturbezogene Therapie zum Einsatz kommen.

Ein weiterer wesentlicher Unterschied in der Behandlung bezieht sich auf die jeweilige Phase der depressiven Erkrankung. In der **akuten Phase** wird man anders vorgehen als bei einer chronifizierten depressiven Erkrankung mit mehreren Rezidiven. In der akuten Depression markieren stützende Entlastung, Strukturierung, Informationsvermittlung und Zielbestimmung sowie die Festlegung des Behandlungsrahmens die zentralen Aspekte des behandlungstechnischen Vorgehens. Akute oder latente **Suizidalität** erfordert wiederum ein anderes therapeutisches Regime als z. B. eine Dysthymie mit ständig wiederkehrenden Sinnlosigkeitsgedanken und einer habituell gewordenen Todessehnsucht (z. B. Bronisch 2007, S. 165 ff.).

Eine vertiefende Zusammenfassung konkreter **Aspekte der psychodynamischen Psychotherapie** depressiver Patienten findet sich bei beispielsweise Schauenburg (2007) und bei Kruse & Wöller (2015a), die acht praktische Ansatzpunkte der Behandlung benennen und ausführen. Im Fokus der Arbeit stehen neben den negativen Übertragungen die Schuld- und Schamgefühle, die generalisierten negativen Überzeugungen, die Selbstbestrafungstendenzen auch im Umgang mit therapeutischen Interventionen, die Idealisierungen und (Selbst-)Entwertungen sowie die Analyse der auslösenden Situation.

Den Themen **Abschied und Trauer** kommt bei depressiven Patienten eine besondere Bedeutung zu: Im Verlauf, zumeist im letzten Drittel der Therapie, werden das Zulassen schmerzlicher Erfahrungen und die Trauer um schmerzliche Verluste und/oder das Niegehabte eine wichtige Rolle spielen. Fantasien, die um Nachholen und Wiedergutmachung kreisen, können nun als solche offen benannt und entsprechende Wünsche gegenüber dem Therapeuten eingestanden werden. In der therapeutischen Arbeit muss es letztendlich darum gehen, dem Patienten zu der Erkenntnis zu verhelfen, dass es das ersehnte ideale Objekt nicht geben kann, dass es aber möglich ist, dass an die Stelle der Destruktivität der Enttäuschungswut ein Trauerprozess tritt, der ein »Dazwischen« und auch einen Ausweg darstellt, sozusagen eine neue Option zwischen den aneinandergeketteten Extrempolen der Sehnsucht und der Enttäuschung.

Im gelingenden Fall findet eine Aussöhnung mit jenen biografischen Erfahrungen statt, die sich um Traumatisierungen, Verluste, Entbehrungen und allzu rigide Begrenzungen gebildet hatten. Überwindung des Erlittenen und Reifung der Persönlichkeit können dann eintreten, wenn diffuses Leid und sprachloser Schmerz Worte finden, wenn auch noch so bedrohliche Gefühle mitgeteilt und geteilt werden können und ein interpersonelles Verstehen der verwirrenden und verstörenden intrapsychischen Zustände erlebt werden kann.

19.11 Zusammenfassung

- Studien und Hochrechnungen legen nahe, dass im Jahr 2020 die Depression als »die Volkskrankheit Nr. 1« angesehen werden muss. Prognosen der Weltgesundheitsorganisation rechnen damit, dass die Major Depression 2020 nach der kardiovaskulären Erkrankung die zweithäufigste Krankheit weltweit sein wird.
- Die Depression ist keine benigne psychische Beeinträchtigung, die auch ohne Behandlung einen günstigen Verlauf nimmt, sondern eine weitverbreitete, meist rezidivierend verlaufende Erkrankung mit einem hohen Chronifizierungsrisiko.
- Depressive Erkrankungen werden in den diagnostischen Manualen anhand des Auftretens nur depressiver oder auch manischer Episoden differenziert; es werden unipolare bzw. bipolare affektive Störungen mit und ohne psychotische Symptome unterschieden, die jeweils unterschiedliche Schweregrade und Verläufe annehmen können.
- Unter Einbeziehung der Strukturdiagnose lassen sich aus psychodynamischer Sicht drei Kategorien depressiver Zustandsbilder unterscheiden: depressive Neurose und depressive Persönlichkeiten auf ödipal-neurotischem Strukturniveau, depressive Neurosen und depressive Persönlichkeiten auf mittlerem Strukturniveau sowie Borderline-Depressionen. Eine vierte Kategorie bilden die depressiven Reaktionen auf belastende Lebensumstände.
- Es lassen sich vier Gemeinsamkeiten der Symptomatik aller depressiven Störungen benennen: der depressive Zug, der autoaggressive Zug, der Zug der Somatisierung und der Zug der Sucht.

- Freud hat drei wesentliche, heute noch gültige psychodynamische Merkmale der Depression beschrieben: die Reaktivierung früherer kindlicher Verlusterfahrungen, die Introjektion des verlorenen Objektes in Verbindung mit negativen Affekten und der Verlust aktueller Objektbeziehungen.
- In der Psychogenese des *depressiven Grundkonfliktes* spielt die mangelnde Integration von Liebe und Hass die zentrale Rolle. Der Konflikt ist begründet in der Unverträglichkeit zweier Wünsche: einerseits dem Liebesobjekt nah sein zu wollen bis hin zur Verschmelzung, andererseits eine Wut ausleben zu wollen, die bis zur Zerstörung des Objektes oder des eigenen Selbst gehen könnte.
- Der psychodynamische Kern des *depressiven Grundkonfliktes* wird durch unbewusste Züge von Objektsehnsucht und Objektenttäuschung sowie von Verzweiflung des Selbst und Selbstzweifeln gebildet.
- Ausgehend von einer Beeinträchtigung des Selbstwertgefühls fasst Mentzos' Depressionsmodell, das sog. »*Drei-Säulen-Modell*«, verschiedene Hypothesen zur Psychogenese und Psychodynamik der Störung zusammen. Mentzos unterscheidet die narzisstische Depression, eine anaklitische oder aggressivierte Form der Depression und die Schulddepression.
- Viele Argumente sprechen dafür, dem Phänomen »Burnout« nicht nur im Gesundheitswesen, sondern auch in der Arbeitswelt und in der Gesellschaft adäquat Rechnung zu tragen. Die Kernsymptomatik des Burnout-Syndroms besteht aus drei Symptomkomplexen: emotionale Erschöpfung, Zynismus, Distanzierung und zunehmende Frustration sowie verringerte Arbeitsleistung durch Konzentrationsstörungen und Arbeitsunzufriedenheit.
- Für die Therapieplanung spielen neben der Art des neurotischen Konfliktes die strukturellen Fähigkeiten und der Modus der Verarbeitung eine entscheidende Rolle.
- Unterschiedliche Bindungsmuster beeinflussen die Verarbeitungsform und gehen mit verschiedenen Übertragungs-Gegenübertragungs-Konstellationen einher.
- In der Behandlung depressiver Patienten kommt den Themen *Abschied und Trauer* besondere Bedeutung zu, die direkt im Zusammenhang mit dem nahenden Ende der Therapie in der therapeutischen Beziehung erlebt und bearbeitet werden sollten.

Ausgewählte Tipps zum Weiterlesen

Ehrenberg A. Das erschöpfte Selbst. Depression und Gesellschaft in der Gegenwart. 2. Aufl. Frankfurt/M.: campus 2015.

Freud S. Trauer und Melancholie. *1916/17g*. GW X. Frankfurt/M.: Fischer 1999; 428–46.

Huber D & Klug G. Psychoanalyse der Depression. Verstehen – Behandeln – Forschen. Stuttgart: Kohlhammer 2016.

Leuzinger-Bohleber M, Bahrke U & Negele A (Hrsg). Chronische Depression. Verstehen – Behandeln – Erforschen. Göttingen: Vandenhoeck & Ruprecht 2013a.

Schauenburg H & Hofmann B (Hrsg). Psychotherapie der Depression. Stuttgart, New York: Thieme 2007.

Will H, Grabenstedt Y, Völkl G & Blanck G (Hrsg). Depression – Psychodynamik und Therapie. 3. Aufl. Stuttgart: Kohlhammer 2008.

20 Angststörungen: »Angst ist nicht gleich Angst«

Annegret Boll-Klatt

Inhalt

20.1 Die Entwicklung der Psychoneurose »Angst« im geschichtlichen Kontext

20.1.1 Unterschiedliche psychoanalytische Konzeptualisierungen der Angst

Im Gegensatz zur Depression ist Angst ein existenzielles menschliches Erleben. Die Angst nimmt in Theorie und Praxis der Psychoanalyse und der von ihr abgeleiteten psychodynamischen Therapieverfahren eine zentrale Rolle ein: Angst ist bedeutsam als elementare Schutzreaktion, als Reiz für die Anpassung an die Umwelt und ggf. für die Veränderung der Umwelt, vor allem aber als Entstehungsbedingung allen neurotischen Erlebens (Ermann 1984). Angst ist zunächst einmal ein affektiver Zustand, der mit dem Gefühl, bedrängt und bedroht zu sein, einhergeht und mit vielfältigen körperlichen Begleiterscheinungen verbunden ist. Bei einer objektivierbaren Gefahr handelt es sich um eine reale Angst, die von der irrationalen und aus neurotischen Gründen übertriebenen Angst unterschieden werden muss (Ermann 2016a).

Freuds Bemühungen, das Problem der Angst zu klären, verliefen nicht gradlinig, sondern in mehrere Richtungen. In seiner ersten bedeutenden Schrift zu dem Thema grenzte er die Angst von der Neurasthenie ab und identifizierte die Angstneurose (Freud 1895b [1999]; s.u.). Angst wurde schon früh als das Kernproblem aller Neurosen angesehen und so verwundert es nicht, dass sich Freud Zeit seines Lebens mit dem Problem der Angst beschäftigte. Er schreibt 1917: »*Wir haben uns so überzeugt, welche geradezu zentral zu nennende Stelle das Angstproblem in den Fragen der Neurosenpsychologie einnimmt*« (1916/17a [1999], S. 426). Aus demselben Jahr stammt folgendes Zitat: »*[...] daß das Angstproblem ein Knotenpunkt ist, an welchem die verschiedensten und wichtigsten Fragen zusammentreffen, ein Rätsel, dessen Lösung eine Fülle von Licht über unser ganzes Seelenleben ergießen müsste*« (Freud 1916/17g [1999], S. 380). Freud ordnete die Angst derselben Kategorie zu wie die Furcht, traf aber folgende Unterscheidung: Furcht ist eine angemessene Reaktion auf realistische Bedrohungen, während die Angst durch übertrieben besorgte Erwartungen bezüglich einer fantasierten (Trieb-)Gefahr charakterisiert ist (Hurvich 2015, S. 797). Freud nahm an, dass die Angst durch einen ökonomischen Vorgang – nämlich durch die Verwandlung aufgestauter Libido im Es – automatisch entsteht; die Angst geht somit aus der aufgestauten Libido hervor, Libido wird in Angst transformiert (s.u.). Die Verdrängung avancierte zum zentralen Aspekt der Angsttheorie, wie Freud dies am Beispiel »des kleinen Hans« (Freud 1909b [1999]) herausgearbeitet hat: Der Junge verdrängt die zärtliche Regung für seine Mutter und die ambivalenten Gefühle gegenüber seinem Vater. Die Aggression gegen ihn und die daraus entspringende Kastrationsangst werden auf das Pferd verschoben, während der Libidoanteil in Angst verwandelt wird.

1926, in »Hemmung, Symptom und Angst«, nahm Freud eine umfassende Revision seiner Theorie vor und erläuterte, wie die Angst zu einem Auslöser für Abwehr, Anpassung und Symptombildung wird: »*[...] die Symptome werden geschaffen, um die Gefahrsituation zu vermeiden, die durch die Angstentwicklung signalisiert wird*« (Freud 1926a [1999], S. 159).

Ging Freud bis dahin davon aus, dass die Angst durch die Verwandlung aufgestauter Libido im Es automatisch entstanden sei (s.u.), so wird sie jetzt zu einem »*vom Ich beabsichtigten Signal zum Zweck der Beeinflussung der Lust-Unlustinstanz*« (Freud 1926a [1999], S. 170f.). Das Ich wird zur »*eigentlichen Angststätte*« (Freud 1926a [1999], S. 172). Die Angst hat jetzt den Charakter einer Erwartungsangst. Eine traumatische Situation der Hilflosigkeit tritt nicht ein, sondern wird quasi vor dem inneren Auge in einer abgemilderten Form reproduziert. Die Angst übernimmt nun die Funktion eines Signals, sie ist psychisch repräsentiert; sie wird ausgelöst durch eine Erinnerung an eine traumatische Situation der Hilflosigkeit.

Während Freuds Angsttheorie von 1895 auf die psychische Energie abhob, lag der Fokus 1926 auf der Bedeutung der Angst und bezog die Ich-Funktionen der Erwartung, des Erkennens und des Erinnerns mit ein (Hurvich 2015, S. 797). Freud hat das Energie-Abfuhr-Modell nie ganz verworfen, sondern lässt es neben dem Signal-Modell stehen und verdeutlicht damit, dass wir beide Ansätze brauchen, um die heterogenen Angstphänomene umfassend zu verstehen. Freuds Satz, dass die Angst das Grundphänomen und Hauptproblem der Neurose sei (Freud 1926a [1999], S. 175), bringt zum Ausdruck, dass jede psychodynamische Behandlung in der einen oder anderen Weise das Problem der Angst berührt.

Auch andere Autoren messen der Angst eine herausragende Bedeutung sowohl für die psychoanalytische Praxis als auch für die Weiterentwicklung theoretischer Konzepte bei. Dementsprechend entwickelte sich ein breiter Fächer von Angsttheorien, die bis heute Meilensteine für die Entwicklung der Psychoanalyse darstellen und hier nur in einem knapp zusammengefassten Überblick aufgeführt werden können (vgl. Bohleber 2015a, S. 787 ff.).

Bei **Melanie Klein** (▶ Kap. 6), welche die Todestrieb-Hypothese von Freud übernahm, avancierte die Todesangst zum Ursprung aller Angstphänomene: Angst gründet nun in einem Spannungszustand zwischen Lebens- und Todestrieben sowie in Konflikten zwischen Liebe und Destruktivität. Mit der Einführung der paranoid-schizoiden und der depressiven Position konzeptualisierte Klein zwei Arten von Ängsten: auf der einen Seite Verfolgungsängste, die das Ich bedrohen, und auf der anderen Seite depressive Ängste, die durch die Gefahr des Verlustes des inneren guten Objektes verursacht werden (Spillius et al. 2011).

Donald Winnicott (1965 [2002]) führt die Entstehung von Vernichtungsangst auf Situationen zurück, in denen die »holding function« der Mutter versagt und in der Folge das »kontinuierliche Sein« des Kindes zerstört wird, was das Kind dann als Vernichtung erlebt. Winnicott betont, dass der Säugling in absoluter Abhängigkeit ständig am Rande unvorstellbarer Ängste steht, wenn die »holding function« versagt. Später auftretende Ängste des unaufhörlichen Fallens und panikartige Angst vor dem Zusammenbruch bringt er damit in Verbindung.

Heinz Kohut (1979) unterscheidet zwei grundlegend verschiedene Angsterfahrungen (▶ Kap. 8). Die eine Art bezieht sich auf Ängste vor spezifischen Gefahrsituationen, die andere auf Desintegrationsängste, die dann auftreten, wenn die Kohärenz des Selbst bedroht ist. Dieser tiefen, zumeist nicht benennbaren Bedrohung wird oft eine Angst vor einer spezifischen Gefahr zugeschrieben, um ihr einen umschreibbaren Inhalt geben zu können.

Bei **John Bowlby** und in der Bindungstheorie steht die Trennungsangst als primäre Angst im Mittelpunkt. Sie wird ausgelöst, wenn das angeborene Bindungssystem aktiviert wird. Es handelt sich hier nicht um eine Angst vor Triebwünschen, sondern um die Bedeutung einer Realangst für die Entwicklung. Das Bindungs- und das Furchtsystem sind verbunden und kommen gemeinsam zur Wirkung, damit das Kind wieder Sicherheit erleben kann (s. u.).

Karl König formulierte in den 1980er-Jahren sein Konzept vom »steuernden Objekt« und stellte damit eine Verknüpfung von Ich-psychologischen und objektbeziehungstheoretischen Ansätzen her (König 2000). Bei Angstpatienten konnte dieses innere, steuernde Objekt in der Kindheit häufig nicht ausreichend entwickelt werden, sodass der Erwachsene dann auf steuernde und haltgebende Objekte in der Außenwelt angewiesen bleibt. Pathogenetisch bedeutsam sind kindliche Verlustängste und die gleichzeitige reaktive Aggression gegen das innere Objekt.

Mit der Bedeutung der Angst im Rahmen der Borderline-Persönlichkeitsstörung hat sich insbesondere **Sven Olaf Hoffmann** (2011a) eingehend beschäftigt. Die Ursache für die pathologischen Borderline-Ängste sieht Hoffmann in einer defizienten Entwicklung von Ich und Selbst, woraus eine *»Brüchigkeit des Ichs«* (Hoffmann 2016, S. 17) resultiert.

20.1.2 Freuds Konzepte der Angstneurose und Angsthysterie

Wie schon erwähnt, führte Freud den Begriff der **Angstneurose** 1895 ein und beschrieb damit eine Störung, die nach unserem heutigen Sprachgebrauch sowohl die generalisierte Angststörung als auch die paroxysmalen Panikattacken beinhaltete (Freud 1895d [1999], S. 28 ff.). Wenn wir heute die Angstneurose bzw. die Angststörungen wie selbstverständlich zu den Psychoneurosen rechnen, entspricht dies nicht Freuds klassischem Angstkonzept. Freuds erste Angsttheorie rekurrierte konzeptuell mehr auf biologische Ursachen, beruhte überwiegend auf einer somatischen Ätiologie. Zusammen mit der Neurasthenie und der Hypochondrie beschrieb er die Angstneurose als »Aktualneurose«. Unter der Bezeichnung »Angstneurose« fasste er eine Gruppe von Patienten zusammen, die unter akuten Angstzuständen litten, die hauptsächlich durch eine frei flottierende Angst, durch Angst vor der Angst (Erwartungsangst) und durch eine starke Somatisierung der Angst gekennzeichnet waren. Alle Aktualneurosen beruhten auf einer Libidostauung, sie seien die Folge einer Anhäufung sog. Sexualtoxine, die bei Störungen des Sexuallebens auftrete und einen psychischen Zustand libidinöser Spannung erzeuge. Die gehemmte oder blockierte Abreaktion libidinöser Spannung schlage in Unlustspannung um, welche dann ihrerseits direkt als Angst erlebt wird. Das Angsterleben versteht Freud als eine pathologische Abfuhrreaktion, welche die Grundlage für die Angstentstehung bei den Angstneurosen bilde (vgl. Ermann 2016a, S. 237 ff.).

Freud erkannte sehr bald, dass auch bei den von ihm formulierten Aktualneurosen intrapsychische Konflikte im Zentrum der Psychogenese und Psychodynamik stehen, und ordnete sie dann auch der Gruppe der Psychoneurosen zu. Damit gehörten sie zu den psychischen Störungsbildern, die mit der psychoanalytischen Methode als behandelbar galten.

Von Beginn an unterschied Freud die »Angstneurosen«, die wir heute als generalisierte Angststörung oder als Panikstörung bezeichnen würden, von den »Angsthysterien«, die den heutigen Phobien entsprechen. Freud und die frühe Psychoanalyse rechneten die phobischen Störungen zu den Hysterien, weil man deren Entstehung nur im Zusammenhang mit einem ödipalen Konflikt sah.

Diese Auffassung, welche die Spezifität eines Konfliktes bei einer bestimmten neurotischen Störung postuliert, ist allerdings heute nicht mehr haltbar. So beschrieb z. B. Greenson (1959) vier Psychoanalysen von Patienten mit phobischer Symptomatik, denen vorwiegend präödipale Konflikte zugrunde lagen. Die phobische Symptombildung erklärte Freud mit der seinerzeit bahnbrechenden Hypothese, dass die bewusst wahrgenommene äußere Bedrohung in Wahrheit symbolisch für eine innerpsychische Bedrohung steht, welche dem Individuum jedoch unbewusst ist (Bassler 2006). Die postulierte innere Bedrohung wird typischerweise durch triebhafte Impulse und Strebungen ausgelöst, die in Konflikt mit Über-Ich-Anforderungen geraten. Über den Abwehrvorgang der Verschiebung erfolgt eine Verlagerung der Bedrohung von innen nach außen mit dem Ergebnis einer Angstbindung an ein äußeres Objekt, wie dies in der Entwicklung phobischer Störungen geschieht. Der unbewusste innere Konflikt wird nun vom Ich wie eine äußere Bedrohung behandelt. Durch Vermeidungsverhalten kann die jetzt im Außen lokalisierte Gefahr, die ursprünglich ja eine innere war, kontrolliert und beherrscht werden.

Diese psychologische Theorie der Angstentstehung hat für die Phobien bis heute Gültigkeit.

20.2 Psychodynamische im Vergleich mit phänomenal-deskriptiven Klassifikationen der Angststörungen und deren Prävalenzen

Aus psychodynamischer Sicht ist die Klassifikation der Angststörungen in der ICD und im DSM genauso unbefriedigend wie die der Depressionen (▶ Kap. 19). Im DSM-5 (Falkai & Wittchen 2015) gibt es zwar einige Änderungen, die jedoch das Problem nicht lösen. Ein wesentlicher Unterschied im DSM-5 gegenüber dem DSM-IV betrifft die vereinfachte Klassifikation der Panikstörung und der Agoraphobie, die nunmehr separat kodiert werden; ihre Überlappung wird als komorbide Doppeldiagnose ausgewiesen. Die gemischte Angst-Depression-Diagnose wurde in das DSM-5 nicht mehr aufgenommen (Wittchen et al. 2014). Dennoch rät Hoffmann (2016, S. 14), sich der diagnostischen Glossare zu bedienen, da die Vorteile größer seien als ihre Nachteile. In der ICD-10 zerfällt das ursprüngliche Bild der Angstneurose in vier Bereiche:

- Unter F40, F41 und F43 werden die Angststörungen im engeren Sinne kodiert.
- Bezogen auf die ängstlichen Persönlichkeitszüge entstanden die Diagnosen der Ängstlich-(vermeidenden) Persönlichkeitsstörung (F60.6) und der Dependenten Persönlichkeitsstörung (F60.7).
- Zur Diagnose körpernaher bzw. körperbezogener Ängste müssen Diagnosen aus dem Bereich der somatoformen autonomen Störungen (F45) gewählt werden (vgl. auch Henningsen & Rudolf 2013, S. 205).
- Die Hypochondrie (F45.2) wird mit einer eigenen Ziffer kodiert und bei den psychosomatischen Störungen eingeordnet.

Hoffmann (2016, S. 14) schlägt eine Neueinteilung von Angststörungen vor, die sich durch die Unterscheidung zweier übergeordneter Kategorien auszeichnet: die ungerichteten und die gerichteten Ängste.

> Zu den **ungerichteten Ängsten** zählt Hoffmann die Panikstörung mit dem Untertyp der Herzangststörung und die generalisierte Angststörung.
> Die **gerichteten Ängste** werden unterteilt in die Phobien mit den Untertypen der Agoraphobie, der sozialen und spezifischen Ängste, den Hypochondrien sowie den Umweltängsten.

Hoffmann kritisiert ausdrücklich die Zuordnung der körperbezogenen hypochondrischen Ängste zu den somatoformen Störungen in der ICD-10. Die häufig anzutreffenden Umweltängste tauchen in der ICD-10 überhaupt nicht auf.

Ermann (2016a, S. 237 ff.) unterscheidet zunächst die psychodynamisch hochbedeutsame **unbewusste Angst** von der Angst als einem **bewusst erlebten Symptom**. Bei den meisten neurotischen Störungen dient die Symptombildung ja gerade dem Ziel, die neurotischen Ängste unbewusst zu halten, z.B. kann die Entwicklung einer somatoformen Störung dazu dienen, die bewusste Wahrnehmung aufkommender Ängste aufgrund von aggressiven Regungen und Impulsen, die mit den Geboten des Über-Ich konfligieren, zu verhindern. Hingegen treten Ängste als phänomenale Leitsymptome unterschiedlicher Angststörungen in drei Formen in Erscheinung:

- als Panik
- als Phobie
- als Hypochondrie

Die Übersicht in Tabelle 20-1 veranschaulicht die von Ermann (2016a, S. 239) vorgeschlagene Klassifikation, die auf der Fähigkeit und dem Modus der Angstbindung beruht. Wie später noch zu zeigen sein wird, ist es ein Zeichen von Ich-Stärke, wenn die betroffene Person in der Lage ist, ihre Angst so zu organisieren, dass sie eine feste Bindung an einen angstauslösenden Reiz erhält, wie dies bei der Phobie oder auch der Hypochondrie der Fall ist.

Die von Mentzos (2009) vorgeschlagene Klassifikation rekurriert auf die von ihm definierten unterschiedlichen Modi der Abwehr bzw. der Kompensation von Konflikten und Traumata, welche die Symptombildungen prägen (► Kap. 14). Mentzos unterscheidet folgende Modi:

- den phobischen Modus
- den angstneurotischen Modus
- den hypochondrischen Modus

Er kommt damit der Einteilung von Ermann sehr nahe. Allerdings betont Mentzos in seiner Definition des angstneurotischen Modus mit der ausgeprägten körperlichen Beteiligung besonders des Vegetativums dessen Nähe zum psychosomatischen Verarbeitungsmuster. Vor diesem Hintergrund wird verständlich, dass der Autor in älteren

Tab. 20-1 Klassifikation von Angststörungen in Abhängigkeit von der Fähigkeit und dem Modus der Angstbindung (nach Ermann 2016a, S. 239)

Symptom	Syndrom
Panik	**diffuse Angststörung**
ungebunden, frei flottierend, anfallsartig oder chronisch	Panikattacken
	generalisierte Angststörung
Phobie	**phobische Angststörung**
gebunden, auf Objekte oder Situationen bezogen	Situationsphobie
	soziale Phobie
	isolierte Phobie
Hypochondrie	**hypochondrische Angststörung**
gebunden an bestimmte Körperteile und Organe	Krankheitsphobie
	Dysmorphophobie

Arbeiten die Herzangstneurose als Synonym für die Angstneurose (Mentzos 1984b) bezeichnet (eine ausführliche Zusammenfassung des aktuellen Standes der Diskussion zur Klinik und Klassifikation der Angststörungen geben Eckhardt-Henn et al. 2009).

Die Zwölf-Monats-Prävalenz für Panikerkrankungen mit und ohne Agoraphobie liegt bei 2 % der Allgemeinbevölkerung, bezogen auf eine Studie zur Gesundheit Erwachsener in Deutschland; rund 15 % der Bevölkerung in Deutschland erkranken im Laufe eines Jahres an einer Angststörung (Bandelow et al. 2014). Diese Zahlen erhöhen sich natürlich, wenn man – wie Hoffmann es vorschlägt – auch die somatoforme autonome Störung des kardiovaskulären

Systems, die Hypochondrie und die Umweltängste hinzurechnet. Fasst man alle Angststörungen zusammen, so machen diese gemeinsam mit den depressiven und den Suchterkrankungen die häufigsten psychischen Erkrankungen aus (Kessler et al. 2005).

Hinsichtlich der in der ICD-10 klassifizierten Angststörungen sind Frauen durchweg doppelt so häufig betroffen wie Männer.

Alle Angststörungen neigen unbehandelt zu starker **Chronifizierung**, sodass eine möglichst frühzeitige Diagnostik und Therapie erforderlich sind (Wittchen & Jacobi 2001).

20.3 Realangst, neurotische Angst und ihre Interaktion

Im Zusammenhang mit der Entwicklung der Bindungstheorie (▸ Kap. 9) hat sich Bowlby in besonders umfassender Weise mit der Entstehung menschlicher Ängste befasst. Bowlby (1976, S. 113) nennt die Angst eine »natürliche Disposition« des Menschen:

»Die Tendenz zur Furcht ist weder phobisch noch infantil, sondern muß als natürliche Disposition des Menschen betrachtet werden [...] Daher ist nicht das Vorhandensein dieser Neigung in der Kindheit oder im späteren Leben das pathologische Moment [...] Pathologisch ist vielmehr, wenn diese Neigung offenkundig fehlt, oder wenn Furcht zu schnell oder mit zu großer Intensität ausgelöst wird.«

»Ängste sind ein hochwertiges evolutionäres Erbe des Menschen«, schreibt Hoffmann (2016, S. 15) und hebt damit hervor, dass sich das Überleben unserer Art auf der sinnvollen Bereitschaft gründet, bei Gefahren Angstaffekte als Signale für die Einleitung adäquater Reaktionen und Verhaltensweisen zu entwickeln. Das Erleben **realer Angst** bei äußerer Gefahr versetzt das Ich emotional, kognitiv und vegetativ in einen Alarmzustand, in dem es zunächst eine Bewertung vornimmt, ob die eigene Sicherheit oder die nahestehender Objekte bedroht ist bzw. ob solch eine Bedrohung eintreten könnte. Wenn die Situation als gefährlich eingeschätzt wird, kann sie durch kluge Überlegungen und/oder durch reales Handeln im Schema von Flucht und Angriff beantwortet werden. Insbesondere im traumatischen Geschehen kann sich das ängstliche Erregungspotenzial soweit steigern, dass es lähmend wirkt. Neben *»fight and flight«* ist das sogenannte *Freezing*, das dem Totstellreflex im Tierreich entspricht, eine dritte Verhaltensvariante. Der Geängstigte ist dann im wahrsten Sinne des Wortes »starr vor Angst«.

Diese Ausführungen lassen erkennen, dass ein gesunder Mensch das richtige Maß an Realangst zur Verfügung haben sollte, nicht zu viel, damit ihn die Angst nicht lähmt, aber auch nicht zu wenig, damit er nicht ungewarnt in Risikosituationen gerät (Rudolf 2013f). Viele Patienten mit neurotischen Störungen zeichnen sich durch ein Übermaß an Angstbereitschaft aus, während bei manchen psychosomatischen Störungen besonders im Zusammenhang mit der Alexithymie die Fähigkeit, Angst als kognitiv-affektives Signal zu erleben, eingeschränkt ist (▸ Kap. 18).

Die Tatsache, dass gesunde und pathologische Ängste vom Affekt und von den körperlichen Reaktionen her gleich sind, bedingt die Schwierigkeit, sie voneinander zu differenzieren. Hoffmann (2016, S. 15) schlägt folgende Unterteilung vor:

Gesunde Ängste

- sind realitätsbezogen, was den Auslöser angeht.

- sind im Ausmaß angemessen.
- sistieren, wenn der angstmachende Anlass entfällt.

Pathologische Ängste
- basieren auf Fehlattributionen hinsichtlich der Auslöser (Verkennungen, Fantasie).
- stellen mit Bezug auf die Verhältnismäßigkeit Überreaktionen dar.
- dauern an, auch wenn der Angstauslöser entfallen ist.
- haben eine Tendenz zur Ausweitung und Organisation in den Rahmen beschreibbarer Störungsbilder hinein.

Aber auch unter Nutzung dieser Kriterien sowie der Kenntnis der individuellen realen psychischen und sozialen Umstände bleibt die Einschätzung »gesund« oder »pathologisch« letztendlich nie ganz frei von subjektiven Bewertungen. Das folgende Fallbeispiel veranschaulicht die Zusammenhänge.

Fallbeispiel »Die Zahnärztin und die Vogelgrippe«
Eine Zahnärztin befand sich wegen herzbezogener Ängste bei gleichzeitigem Nachweis sich selbst limitierender Kammertachykardien in psychotherapeutischer Behandlung. In Zeiten der Bedrohung durch das Vogelgrippe-Virus verlangte sie ihrer Familie durch eine Vielzahl, z. T. sehr aufwendiger Hygienemaßnahmen einiges an zusätzlicher Mühe und Achtsamkeit ab. Während sich ihr Ehemann und die Kinder dadurch nahezu terrorisiert fühlten, betonte sie mit stoischer Unerschütterlichkeit und einem präzisen Wissen deren objektive Notwendigkeit und geriet wiederkehrend in heftige Angst, wenn ihre Anweisungen zu Hause nicht ausgeführt wurden. Am Arbeitsplatz in der Zahnarztpraxis fiel ihr die Durchsetzung vorbeugender Maßnahmen deutlich leichter, da ihre Kollegen und Mitarbeiterinnen ihre Bewertungen der potenziellen Gefährdung zwar etwas übertrieben fanden, aber letztendlich doch eher teilten.

Die Wechselwirkung zwischen realer und neurotischer Angst kann – etwas vereinfacht gesehen – zwei unterschiedliche Ausgangspunkte haben (Rüger 1984, S. 17):
- ein neurotischer, d. h. unreifer, die Realität verzerrender Umgang mit realer Gefahr bei psychisch weitgehend gesunden Menschen ohne eine habituell verankerte erhöhte Ängstlichkeit und Angstbereitschaft, die mit einer ängstigenden Gefahrensituation konfrontiert sind; das o. g. Beispiel der Zahnärztin veranschaulicht in gewisser Weise diesen Modus der Interdependenz, zeigt aber auch auf, wie sehr die Einschätzung vom psychosozialen Kontext abhängig ist
- die Entwicklung einer Realangst als Folge bestehender neurotischer Ängste

Zur Illustration der letztgenannten Art von Interdependenz soll das folgende Fallbeispiel dienen.

Fallbeispiel »Prüfungsängste«
Der Patient ist neben zwei Schwestern der einzige Sohn seiner Eltern und hatte immer eine besonders enge Beziehung zur Mutter. Schulbesuch, Abitur und Studium wurden von der Mutter sehr unterstützt, vom Vater – einem selbstständigen Handwerksmeister – eher geduldet als bestärkt, hatte er doch eigentlich erwartet, seinen Sohn in seinem Betrieb auszubilden und ihn dann als seinen Nachfolger einzusetzen. Oberflächlich ist es dem Patienten gelungen, autonome Entscheidungen zu treffen und seinen Weg zu gehen, allerdings um den Preis einer unbewussten Schuldangst, assoziiert mit einer weiteren Angst vor väterlicher Strafe und Rache, wenn er diesen überbietet. Durch das bevorstehende Abschlussexamen wird dieser typische ödipale Konflikt aktualisiert: Die un-

bewussten Ängste bzw. der dahinter liegende Konflikt werden durch eine vermeidende Symptombildung in Form einer Arbeitsstörung abgewehrt. Dieses neurotische Arrangement führt dann dazu, dass der Patient sich schlecht auf die Prüfung vorbereitet fühlt und intensive Prüfungsängste entwickelt. In Anbetracht der Anforderungen ist sein Wissensstand objektiv gering, sodass es einer realen Angst entspricht, wenn der Patient fürchtet, die Prüfung nicht zu bestehen. Im Sinne eines Circulus vitiosus kommt es zu einer dysfunktionalen Verarbeitung der realen und der neurotischen Ängste, indem der Patient sich sozial völlig zurückzieht, vermehrt Alkohol trinkt, die Zeit mit Surfen im Internet verbringt und Angehörigen und Freunden gegenüber ein Lügengebäude vermeintlichen intensiven Lernens errichtet.

Rüger (1984) weist darauf hin, dass vonseiten der Psychoanalyse die Interdependenz von neurotischer und Realangst lange Zeit vernachlässigt worden sei, und hebt hervor, dass man therapeutisch den betreffenden Patienten nur durch die Beachtung beider Formen der Angst gerecht werden könne. Dies betrifft vor allem Angstsymptomatiken von Patienten mit Beeinträchtigungen der Funktionsfähigkeit ihrer psychischen Struktur (► Kap. 15). Ihre real vorhandenen Defizite begründen zu Recht eine Angst vor eigenen Triebimpulsen und/oder starken Affekten, da sie ja nicht über ausreichende Kompetenzen verfügen, diese adäquat zu regulieren.

In seiner Auseinandersetzung mit der Vernichtungskraft der atomaren Bedrohung diskutiert König (1984) die Bewältigung realer Ängste. Seine Ausführungen sind heute genauso aktuell wie vor dreißig Jahren: Anders als in früheren Jahrhunderten, als z.B. die Gefahr von Kriegen oder Seuchen Anlass für intensive reale Ängste bot, bedeuten die heutigen weltweiten Bedrohungen die Gefährdung des menschlichen Lebens schlechthin. Die rettende Vorstellung, dass wir in unseren Kindern oder auch in unseren Patienten weiterleben werden, ist vor diesem Hintergrund zunehmend fragwürdig geworden. Ein Angsterleben, das dieser Realität voll entspricht, muss allerdings eine Utopie bleiben, weil wir dann nicht optimal handeln könnten. Wir benötigen ein gewisses Maß an Abwehr, sei es durch Verleugnung, Verdrängung oder Verschiebung, um unsere Vorstellung von der Gefahr soweit zu verändern bzw. zu reduzieren, dass wir einerseits nicht in Panik ausbrechen, sondern handlungsfähig werden, und uns andererseits aber genügend Motivation zur Handlung bleibt:

»*[...] wir setzen auch Abwehr ein und verringern so unsere Vorstellung von der Gefahr und damit die Angst, die uns lähmen würde. Daß wir ein für unser Handeln optimales Maß des Erkennens der Realität auf einem Kontinuum zwischen einem vollen Erkennen und einem totalen Verleugnen dort sehen sollten, wo uns das Erkennen der Gefahr noch motiviert zu handeln, ohne daß die Angst unsere Fähigkeit zu handeln lähmt, habe ich versucht, hier darzustellen.*« (König 1984, S. 217)

20.4 »Angst ist nicht gleich Angst«

Der Angstaffekt lässt sich nicht nur hinsichtlich seiner Angemessenheit, Intensität und der Frage der Gerichtetheit untersuchen, sondern auch in Bezug auf seine entwicklungspsychologisch determinierte Qualität. In der klassischen psychoanalytischen Entwicklungspsychologie wird bekanntlich angenommen, dass die Kindheit jedes Menschen durch bestimmte phasentypische Konflikte und spezifische, damit in Verbindung stehende Ängste geprägt ist:

»*Die Gefahr der psychischen Hilflosigkeit paßt zur Lebenszeit der Unreife des Ichs, wie die Gefahr des Objektverlustes zur Unselbständigkeit der ersten Kinderjahre, die Kastrationsangst zur phallischen Phase, die Über-Ich-Angst zur Latenzzeit.*« (Freud 1926b [1999], S. 281 f.)

Diesen Gedanken hat Mentzos (1984b) einbezogen, als er ein zweidimensionales Modell vorschlug, das es erlaubt, die verschiedenen Angststörungen zu typologisieren (▶ Abb. 20-1). Auf der vertikalen Achse siedelt er die phasentypischen Konfliktkonstellationen und deren zugehörige Angstformen an, die von der psychotischen Desintegrationsangst über die »reife« Über-Ich-Angst letztendlich bis hin zur Realangst reichen. Auf der horizontalen Achse gruppiert der Autor die Stadien diffuser körpernaher Ängste bis hin zur konkreten entsomatisierten Furcht. Die unterschiedlichen Angststörungen lassen sich den so entstandenen vier Quadranten zuordnen: Die Phobien z. B. sind gekennzeichnet durch eine relativ geringe Beteiligung körperbezogenen Angsterlebens und befinden sich je nach Ich-strukturellem Niveau im Quadranten I und IV; Panikattacken und die Angst im Rahmen einer dekompensierten Angstneurose werden dem III. Quadranten zugeteilt. Sie zeichnen sich vor allem durch intensive somatische Affektkorrelate und Affektäquivalente aus.

In einschlägigen Bewertungen des Modells wird zwar die Standfestigkeit gegenüber empirischen Überprüfungen bezweifelt (Bassler & Leidig 2005a, S. 33), aber ihm dennoch einiger heuristischer Wert für die Formulierung von Hypothesen zugeschrieben.

Mit dem Zitat »Angst ist nicht gleich Angst« in der Überschrift dieses Abschnitts zitieren wir Hoffmann (2016, S. 19), der – ähnlich wie Mentzos – ein auf die Ich-Struktur bezogenes Modell der Organisiertheit von Ängsten für die weitere

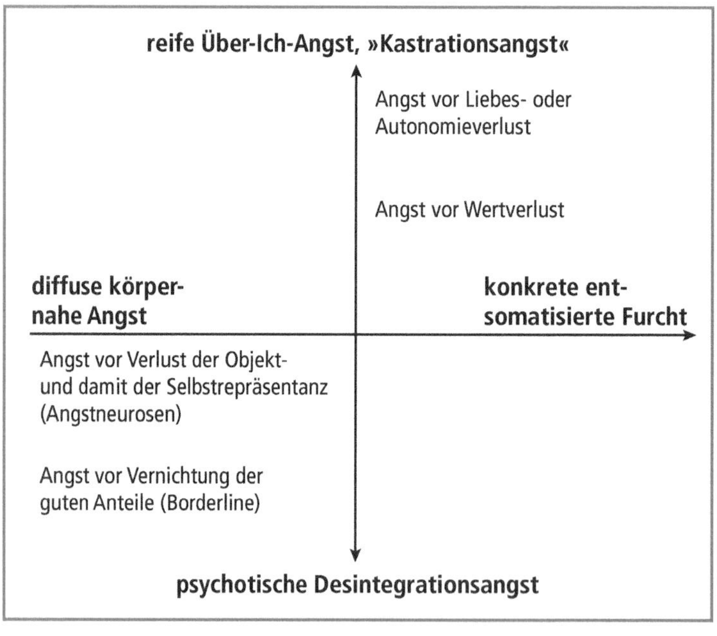

Abb. 20-1 Zweidimensionales Kontinuum der manifesten Angstzustände (nach Mentzos 1984b, S. 19)

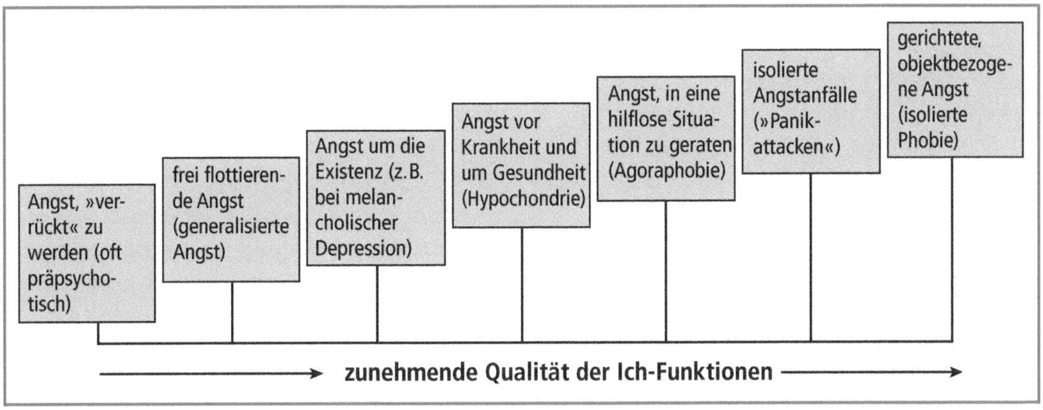

Abb. 20-2 Modell zur Organisiertheit von Ängsten in Abhängigkeit von der Qualität der Ich-Funktionen (nach Eckhardt-Henn et al. 2009, S. 91)

Differenzierung unterschiedlicher Angststörungen nutzt (Eckhardt-Henn et al. 2009, S. 91). Hoffmann plädiert dafür, den Blick auf die Struktur von Ich und Selbst zu richten, weil dadurch die psychodynamische Sichtweise der Bedingungen unterschiedlicher Angstphänomene produktiv ergänzt werde. Die Abbildung 20-2 veranschaulicht diese Konzeptualisierung.

20.5 Aktuelle psychodynamische Modelle zur Entstehung von Ängsten und Angststörungen

Im Rahmen einer zeitgemäßen Psychodynamischen Psychotherapie werden drei unterschiedliche Angstmodelle genutzt, zwei davon wurden von Freud selbst ausgearbeitet. Hoffmann (2016, S. 17) bezeichnet sie als Signalangsttheorien und betont damit eine zugrunde liegende psychodynamische Sinnhaftigkeit des Angsterlebens:

- konfliktbedingte Genese pathologischer Ängste (1. Signalangsttheorie nach Freud am Beispiel der isolierten Phobie)
- strukturbedingte Genese pathologischer Ängste (2. Signalangsttheorie nach Freud am Beispiel von diffuser Ängstlichkeit und Panikattacken)
- ethologisch bedingte Genese pathologischer Ängste (3. Signalangsttheorie nach Bowlby am Beispiel der generalisierten Angststörung und der Agoraphobie)

Jedes dieser Modelle legt den Schwerpunkt auf einen anderen Aspekt der Angstentstehung; sie machen sich nicht gegenseitig überflüssig, sondern ergänzen und komplettieren einander:

»*Das erste Modell stellt die Wirkung starker Affekte bei der Angstauslösung ins Zentrum, das zweite hebt auf die Schwäche der Hintergrundstruktur (Persönlichkeitsstruktur) für die Angstentstehung ab, und das dritte Modell fokussiert auf den angstauslösenden Aspekt von bedrohter Bindung und Trennung.*« (Hoffmann 2016, S. 16)

Als Zusammenfassung der im Folgenden ausgeführten pathogenetischen Konzeptionen der Angststörungen soll ein Zitat von Thomä (2002, S. 97) dienen:

»*Aufgrund unbewusst gesteuerter Zuschreibungen werden harmlose äußere oder körperliche Reize als lebensbedrohlich deshalb erlebt, weil der Teufelskreis neuroti-*

scher Ängste durch eine große Unbekannte gesteuert wird. Es handelt sich kurz und bündig um die Angst vor sich selbst. Die unbekannten Selbstanteile, denen man nicht entkommen kann und denen man also überall in vielen Gestalten begegnet, zu akzeptieren und sich mit ihnen zu versöhnen, ist nicht leicht.«

Hoffmann (2016, S. 18) führt weiter aus, dass diese unbekannten Selbstanteile unbewusste Wünsche beinhalten, sich auf unbewusste negative Affekte beziehen oder unbewusst bedrohliche strukturelle Defizite zum Inhalt haben. Auch der drohende Verlust der Sicherheitsposition in Form von Verlust- und Trennungsangst lässt sich in diese Konzeption einbeziehen.

Von der amerikanischen Arbeitsgruppe um Katherine Shear (Shear et al. 1993) wurde ein mit neurobiologischen Befunden in Überstimmung stehendes Modell der Panikattacke entwickelt, das auf negative Affekte als entscheidende angstauslösende Signale fokussiert und damit einen Anschluss an das Freudsche Konfliktmodell ermöglicht (► Abb. 20-3). Nach neueren Befunden muss Shears Modell um den Aspekt der Trennungsangst erweitert werden (Kossowsky et al. 2013).

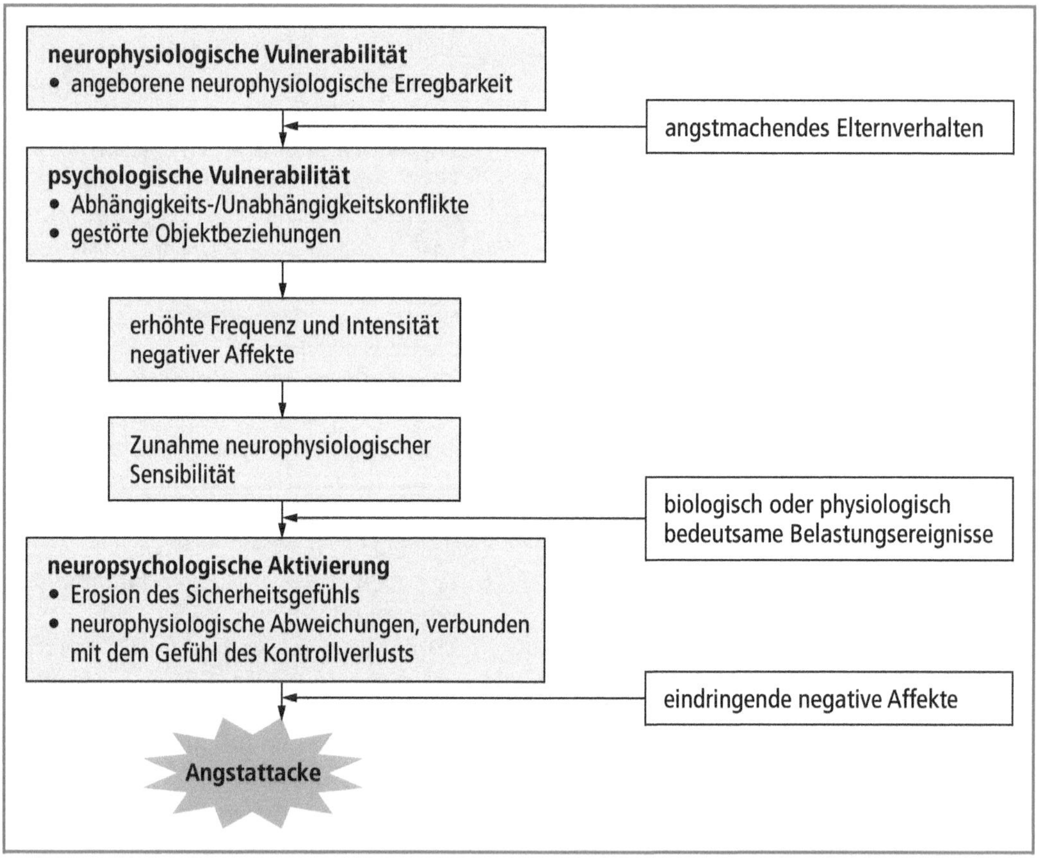

Abb. 20-3 Modell der Panikattacke (mod. n. Shear et al. 1993; zit. n. Hoffmann 2016, S. 18)

20.5.1 Konfliktbedingte Genese pathologischer Ängste

Hoffmann (2016, S. 17) fasst die einzelnen Komponenten dieses Modells zusammen:

> Signal (Freud: Versuchung oder Versagung) bestimmt die auslösende Situation → innerer oder äußerer Konflikt → subjektive Überforderung → Regression → Wiederbelebung infantiler (Trieb-)Konflikte → Abwehranstrengung → Misslingen der Abwehr → Erlebnis »Gefahr« → Angst (eher Panik)

Bereits im Kapitel 14 wurde dieses Modell diskutiert. Danach werden neurotische Symptombildungen, wie z.B. eine phobische Symptomatik, häufig durch Anlässe ausgelöst, deren eigentliche Tragweite den Patienten nicht bewusst ist. Folgt man der Triebtheorie, sind es typischerweise Versuchungs- oder Versagungssituationen, die den Aktualkonflikt auslösen. Seine eigentliche pathogene Brisanz erhält dieser Konflikt jedoch erst dadurch, dass er an frühere Konfliktkonstellationen, d.h. an Grundkonflikte, anknüpft bzw. diese reaktualisiert. Es setzt eine Regression ein, die dazu führt, dass das aktuelle Geschehen mehr aus infantiler Perspektive gesehen und erlebt wird.

> Freud (1926a [1999], S. 246 ff.) nahm an, dass in dieser Situation eine kleine Menge (Signal-) Angst freigesetzt werde, die dann dem Ich als Signal diene, um zum einen auf der intrapsychischen unbewussten Ebene Abwehrmaßnahmen zu initiieren und zum anderen bewusste adaptive Bewältigungsstrategien einzuleiten.

Misslingen diese Prozesse, kommt es zu einem Erleben von Gefahr. Die neurotische Symptombildung in Form einer phobischen Reaktion oder einer Panikattacke bringt zwar die Angst zum Ausdruck, gleichzeitig bewahren sie das Ich aber vor der wirklichen Gefahrensituation, nämlich der Bewusstwerdung der inneren konfliktuösen Strebungen.

Insbesondere der Mechanismus der Verschiebung ist bei der Entstehung der objektbezogenen Phobien bedeutsam; es erfolgt eine Bindung der Angst an ein äußeres Objekt, dem man ausweichen bzw. das man vermeiden kann. Die Abwendung der eigentlichen inneren Bedrohung erfolgt um den Preis der zumeist verhaltensmäßigen Einschränkung.

Das folgende Beispiel einer Patientin mit einer isolierten phobischen Angst vor dem Autofahren veranschaulicht deren intrapsychische konfliktbedingte Genese.

Fallbeispiel »Verdrängte Mordimpulse«

Die Patientin gerät immer wieder in Auseinandersetzungen mit ihrem Ehemann, wenn dieser mit seiner Mutter telefoniert oder sie besucht. Die Patientin ist eifersüchtig auf die Mutter und wütend auf ihren Mann, weil sie deren Beziehung miteinander für viel zu eng hält und das Gefühl hat, ihren Mann mit der Mutter teilen zu müssen und selbst zu kurz zu kommen. Auf dem Weg zur Schwiegermutter sitzt die Patientin nun in einer ärgerlich-vorwurfsvollen Stimmung am Steuer des Autos, ihr Mann auf dem Beifahrersitz. Im Zuge eines Überholmanövers kommt es zu einer etwas riskanten Situation. Durch beherztes Gasgeben kann die Patientin aber Schlimmeres sicher verhindern. Als dann alles gut gegangen ist, sind sie und auch ihr Ehemann zunächst erleichtert und setzen die Fahrt fort, allerdings in einem deutlich langsameren Tempo. Schon auf der Rückfahrt überlässt die Patientin lieber ihrem Mann das Steuer, begründet dies mit ihrer Angst, wieder in eine gefährliche Situation zu geraten. Von dem Tag an entwickelt die Patientin dann zu-

nehmend heftigere Ängste vor dem Autofahren, die sich zeitweise bis zu Panikattacken steigern, selbst wenn sie nur antizipiert, sich wieder selbst ans Steuer zu setzen.
Der Biografie der Patientin lassen sich deutliche Hinweise auf einen klassischen ödipalen Konflikt entnehmen. Sie sei ein »reines Papakind« gewesen, habe ihre Mutter oft als störend erlebt. So z. B. erinnere sie eine Szene, dass sie und ihr Vater in einer fröhlichen Stimmung Obst geerntet hätten. Dann sei die Mutter gekommen und habe verlangt, dass der Vater sie zum Einkaufen fahren würde. Der Vater habe die gemeinsame Obsternte abgebrochen und sei den Forderungen seiner Frau ohne jeglichen Einwand gefolgt. Die Patientin berichtet, dass sie intensiven Ärger auf die Mutter und auch eine heftige Enttäuschungswut gegenüber dem Vater gespürt, beide Affekte aber unterdrückt habe. Nach Lockerung ihrer Abwehr im Zuge der Therapie schildert die Patientin dann, dass sie sich als Kind häufig gewünscht habe, die Mutter möge einfach nicht da sein, »irgendwie einfach verschwinden«.

Was zeigt dieses Beispiel? Der Aktualkonflikt (▶ Kap. 17) zwischen der Patientin und ihrem Mann bzw. ihrer Schwiegermutter ist unterlegt von einem ödipalen Konflikt mit einer infantilen Rivalität mit der Mutter und einer ausgeprägten Enttäuschung durch den Vater. Die daraus resultierenden heftigen aggressiven Strebungen müssen unterdrückt werden: zum einen um Bestrafungstendenzen des Über-Ich zu entgehen, zum anderen um die Liebe der Objekte nicht zu gefährden. In der Überholsituation entsteht nun eine drängende innere Konfliktdynamik, indem sich die Patientin jetzt, zumindest ansatzweise, mit ihren bis dato komplett abgewehrten »Mordfantasien« konfrontiert sieht. Die bisherigen Abwehranstrengungen reichen nicht mehr aus, um die bedrohlichen aggressiven Affekte vom Bewusstsein fernzuhalten, das Ich muss eine zusätzliche Maßnahme ergreifen und bildet mit dem Symptom einen Kompromiss:

Die Phobie hilft, das Ich vor der bewussten Wahrnehmung des Konfliktes zwischen »Mordimpulsen« einerseits und der Schuld- und Liebesverlustangst andererseits zu schützen, zahlt dafür jedoch mit einer Einschränkung seiner Handlungsfreiheit.

Die zweithäufigste Untergruppe der gerichteten Ängste, die sozialen Phobien, folgen nicht dem Muster der abgewehrten Aggression; sie sind aus psychodynamischer Sicht stärker durch bedrohliche Scham als durch aggressive Affekte geprägt (Hoffmann 2002).

20.5.2 Strukturbedingte Genese pathologischer Ängste

Die einzelnen Bestandteile des Modells definiert Hoffmann (2016, S. 17) folgendermaßen:

Defiziente Entwicklung von Ich und Selbst → Wahrnehmung der Insuffizienzen der Persönlichkeitsstruktur (»Erlebnis der Brüchigkeit des Ichs«) = Signal → unzureichende Möglichkeiten der Abwehr/Kompensation → Erlebnis »Gefahr« → Angst (eher diffus)

Die hier entstehende Angst ist eine unmittelbare Reaktion im Zusammenhang mit einer Brüchigkeit des Ich, wie sie Patienten mit Strukturpathologie (▶ Kap. 15) aufweisen. Die eher diffuse Angst steht in Verbindung mit heftigen Überforderungsgefühlen, die schon bei minimalen Belastungen auftreten können. Die Beeinträchtigungen der Funktionsfähigkeit der psychischen Struktur bedingen eine sehr geringe Konflikttoleranz. Ausreichend reife Abwehrstrategien stehen dem Ich nicht zur Verfügung, sodass die Angst als Affekt direkt durchbricht oder z. T. in impulsives aggressives Verhalten umgesetzt wird, wie dieses bei Borderline-Patienten häufig der Fall ist.

Das Erlebnis äußerer oder innerer Gefahr kann kaum im psychischen Binnenraum gehalten werden, konflikthafte Strebungen lassen sich nicht oder nur wenig intrapsychisch ausbalancieren.

Das sich schon bei geringen Alltagsanforderungen einstellende Gefühl der hilflosen Überforderung begünstigt darüber hinaus die Freisetzung massiver ungerichteter Ängste, was sich zusätzlich destabilisierend auswirkt und der Entwicklung eines Circulus vitiosus weiter Vorschub leistet. Bei Borderline-Patienten lässt sich in solchen Belastungssituationen dann häufig der Einsatz primitiver Abwehrmechanismen wie Projektion, projektive Identifizierung oder Spaltung nachweisen, wie dies auch das folgende Fallbeispiel verdeutlicht.

Fallbeispiel »Brüchigkeit des Ichs«
Eine 40-jährige Frau kommt zur Psychotherapie wegen diffuser Angstzustände und Panikattacken. Berichtet werden zusätzlich leichte depressive Episoden, welche die Patientin wiederholt erlebt hat, aber jedes Mal aus eigener Kraft hat bewältigen können. Sie ist verheiratet, hat zwei Kinder im Alter von zwölf und sechzehn Jahren, auf die sie sehr stolz ist. Ihr Mann ist beruflich hoch erfolgreich, was sich auch in der guten finanziellen Situation der Familie zeigt. Da die Kinder sie jetzt weniger brauchen, hat die Patientin damit begonnen, Kurse an einer Familienbildungsstätte zu geben. Parallel dazu hat sie eine weiterqualifizierende heilpädagogische Ausbildung aufgenommen. Trotz vieler positiver Rückmeldungen zur Qualität ihrer Arbeit und sehr guter Zensuren gerät die Patientin wiederkehrend vor Klausuren und auch im Zusammenhang mit ihren Kursen in heftige Ängste, die sich bis zu Panikattacken steigern. Sie fürchtet in diesen Zuständen, dass sie komplett versagen wird, den Belastungen auch körperlich nicht wird standhalten können und dass alles in einem völligen Zusammenbruch enden wird, den sie allerdings noch nie erlebt hat. Die Symptomatik wird begleitet von einer Essstörung aufgrund ausgeprägter Appetitlosigkeit; die Patientin zwingt sich jedoch, etwas zu essen, da ein potenzieller Gewichtsverlust ihre Ängste vor körperlichen Schwächezuständen nur noch steigern würde. In diesen Situationen, welche die Patientin selbst als hilflose Überforderung erlebt, kommt es immer wieder zu heftigen Auseinandersetzungen mit ihrem eigentlich sehr verständnisvollen Ehemann: Die Patientin projiziert die Anforderungen ihres Über-Ich und Ich-Ideals auf ihren Mann und bekämpft dann in ihm die vermeintliche Überforderung ihrer Person.
Biografisch bedeutsam ist das Aufwachsen der Patientin mit einer hochimpulsiven, unberechenbaren und unzuverlässigen Mutter, der man – ausgehend von den Schilderungen der Patientin – heute sicherlich eine Borderline-Persönlichkeitsstörung attestieren würde. Der als liebevoll, aber schwach erlebte Vater war Alkoholiker, konnte sich weder selbst gegen seine Frau wehren noch die Kinder ausreichend vor ihr schützen. Die Patientin ist in finanziell ärmlichen Verhältnissen aufgewachsen. Das frühe Verlassen des Elternhauses (mit 16 Jahren) und eine betont liebevolle Beziehung zur Mutter ihres damaligen Freundes seien ihre »Rettung« gewesen. Später habe dann die Beziehung zu ihrem Mann ihr Halt und Geborgenheit gegeben und eine sekundäre Stabilisierung bzw. einen gewissen Ausgleich der bestehenden strukturellen Defizite bewirkt.

Psychodynamisch betrachtet kommt es zur regressiven Entdifferenzierung der kompensatorisch erreichten recht guten Funktionsfähigkeit ihrer psychischen Struktur, als die Patientin den Schutz der familiären Sicherheit verlässt und sozusagen allein »ihre Frau stehen« muss und das bewusst auch will. Die Patientin ist nicht in der Lage, die notwendige Spannungstoleranz aufzubringen, die ihr eine intrapsychische Verarbeitung von Befürchtungen und alltäglichen Verunsicherungen ermöglichen würde. Die ängstliche Erregung bricht nun ungefiltert durch, kann nur noch durch Projektionen und projektive Identifizierungen ansatzweise abgemildert werden.

Im Verlauf der Therapie finden sich dann zahlreiche Hinweise auf eine erhöhte Ängstlichkeit der Patientin mit einer Aufmerksamkeitsfokussierung auf eine potenzielle Bedrohlichkeit unterschiedlicher Lebenssituationen. Erst unter dem Schutz einer vertrauensvollen Beziehung kann sie eingestehen, dass Sorgen und ängstliche Erwartung sozusagen ihr Leben begleiten, sie aber innerlich immer versuche, sich dagegen zu wehren. Schon lange werde sie psychopharmakologisch mit einer kleinen Dosis eines Noradrenalin-Wiederaufnahmehemmers behandelt. Wie bei vielen dieser Angstpatienten sind auch hier Konflikte auf der Ebene von Autonomie und Abhängigkeit psychodynamisch bedeutsam,

Bezogen auf das Modell der Organisiertheit von Ängsten (s. o.) lässt sich die Angstsymptomatik der Patientin als eine Mischung aus isolierten Angstanfällen, frei flottierender Angst und Angst um die eigene Existenz im Sinne der Angst vor Selbstverlust einordnen.

Das letztgenannte Angstphänomen markiert dann auch den Überschneidungsbereich mit schweren depressiven Ängsten, die als Angst vor Versagen, Scham- und Schuldängste, aber auch als wahnhaft übersteigerte Versündigungs- oder Verarmungsängste in Erscheinung treten können.

20.5.3 Ethologisch bedingte Genese pathologischer Ängste

Dieses Modell fasst Hoffmann (2016, S. 17) wie folgt zusammen:

> Evolutionär konstituiertes Bindungsbedürfnis → Gefährdung/mangelnde Ausbildung der primären Bindungssicherheit in der Biografie → Bedrohungserlebnis: »Beziehungsverlust«, »Verlassensein« = Signal → Auslösung des autochthonen Affektes »Angst« → Angst

Sowohl die klassische psychoanalytische Entwicklungspsychologie als auch die **Bindungstheorie** stellen vor allem Beziehungserfahrungen und deren intrapsychische Verarbeitung in das Zentrum ihrer Ausführungen. Ob nun in der Bezeichnung von Selbst- und Objektrepräsentanzen oder in der Formulierung von Bindungsmustern – in beiden Fällen geht es um die Entwicklung kognitiv-affektiver Schemata, die ein Kind zunächst in der Interaktion mit bedeutsamen Bezugspersonen, vor allem in der dyadischen Beziehung zumeist mit der Mutter, erwirbt.

Unsichere Bindungserfahrungen des Säuglings und Kleinkindes bewirken eine unzureichende Ausbildung der primären Bindungssicherheit und bedingen eine erhöhte Angstanfälligkeit im Zusammenhang mit realen oder antizipierten Beziehungsverlusten und/oder dem Erleben von Verlassensein (► Kap. 9).

Es liegt nahe, dass ein Kind, das wiederholt die Erfahrung macht, nicht von der Mutter beruhigt oder getröstet zu werden, wenn es z. B. bei der Explorierung seiner Umgebung in bedrohliche Situationen gerät, Alleinsein und oft auch autonome Bestrebungen als ängstigend erlebt und in seiner weiteren Entwicklung zu vermeiden bzw. zu unterdrücken bemüht ist. Kommt noch eine genetische Disposition hinzu (vgl. Bassler & Leidig 2005a, S. 27), steigt das Risiko, dass dieses Kind über solche frustrierenden Beziehungs- und Bindungserfahrungen eine erhöhte Ängstlichkeit als überdauerndes Persönlichkeitsmerkmal oder sogar eine Ängstlich-Vermeidende Persönlichkeitsstörung entwickeln wird. Die aufgrund dieser ängstlichen Grundhaltung bestehende erhöhte Vulnerabilität führt dann bei akuter Belastung durch Trennungserlebnisse oder der Gefahr des Alleinseins leicht zum Ausbruch einer manifesten Angststörung. Joraschky & Petrowski (2008) identifizierten einen überproportional hohen Anteil an unsicher-verstrickten Bindungsrepräsentationen bei Angstpatienten, die mit dem »Adult Attachment Interview« (AAI; ► Kap. 8) untersucht wurden. In anderen Studien fielen die Angststörungen im Vergleich mit anderen Diagnosegruppen durch den höchsten Anteil in der Klassifikation »unresolved« auf, was darauf schließen lässt, dass viele der Interviewten eine traumatische Erfahrung wie z. B. den Verlust einer Bindungsperson oder Missbrauch nicht verarbeitet hatten. Dafür spricht auch der hohe Anteil komorbider Angststörungen bei Posttraumatischen Belastungsstörungen (► Kap. 16). Ähnlich wie Schauenburg (2007) in der Behandlung depressiver Störungen (► Kap. 19.7) differenzieren auch diese beiden Autoren das psychotherapeutische Vorgehen nach dem Bindungsstil (Joraschky & Petrowski 2011, S. 710).

Aus **objektbeziehungstheoretischer Sicht** hat sich Schoenhals (1984) sehr intensiv mit der Psychogenese und Psychodynamik der Angstneurose auseinandergesetzt. Wie andere renommierte Psychoanalytiker (z. B. Kernberg 1976 [1997c]; ► Kap. 3), so betont auch Schoenhals (1984, S. 35) die Wichtigkeit des affektiven Gehaltes von Interaktionserfahrungen für die Ausbildung stabiler Selbst- und Objektrepräsentanzen und zitiert Sandler & Sandler (1978, S. 292):

»Wir nehmen an, daß letztlich jede Bedeutung sich entwicklungsgeschichtlich und funktionsmäßig auf Gefühlszustände beziehen läßt, und daß eine Erfahrung, die nicht in irgendeiner Verbindung mit einem Gefühlszustand steht, für den Menschen keinerlei psychologische Bedeutung hat.«

Das unzureichende Gefühl eigenen inneren Halts und innerer Sicherheit angstneurotischer Patienten lässt sich darauf zurückführen, dass sie als Kinder zu wenige affektgeladene Beziehungserfahrungen machen konnten. Ihre Selbst- und Objektrepräsentanzen sind nicht widersprüchlich, wie bei den Borderline-Patienten, sondern zu blass; die internalisierten Bilder des Selbst und der Objekte geben nicht genügend Selbstvertrauen und Sicherheit, das Leben mit seinen Belastungen auch allein meistern zu können. Sie bleiben angewiesen auf die reale Präsenz eines haltgebenden Gegenübers bzw. auf ein Steuerungsfunktionen übernehmendes Objekt, wie es König (2000) bezeichnet. In der Terminologie von Mahler (► Kap. 7) haben diese Angstpatienten die Stufe der Objektkonstanz nicht verlässlich erreicht, d. h., sie verfügen nicht über eine ausreichende Fähigkeit, sich selbst im fantasierten Dialog mit dem verinnerlichten Objekt genügend zu trösten und zu beruhigen.

Vor diesem Hintergrund ist es möglich, zu verstehen, dass der angstneurotische Patient den Verlust des haltgebenden Gegenübers nicht in erster Linie als Objektverlust erlebt, sondern als Selbstverlust. So kann es z. B. eine den tiefen Kern der Problematik verdeutlichende Aussage sein, wenn ein Patient nach dem Verlust der Ehefrau sagt, dass er »seine bessere Hälfte verloren« habe.

Schoenhals (1984, S. 37) formuliert die psychogenetische Hypothese, dass die Mutter der späteren Angstneurotiker zwar die physiologischen Bedürfnisse ihres Kind verlässlich versorgt hat, es aber in seinen lustbetonten, traurigen, aggressiven und sonstigen Affektzuständen weder direkt bestätigte noch ihm affektiv antwortete. Das kindliche Bauchweh ist ein typisches Beispiel für den Ausdruck der verschiedensten Facetten emotionaler Bedürftigkeit. Diese Mütter reagieren nun bevorzugt direkt und ausschließlich auf das Körperliche; an die Stelle des empathischen Interesses für die psychische Not ihres Kindes tritt die Versorgung mit einer Wärmflasche, Kamillentee oder sogar der Griff zu Abführmitteln.

»Wenn Affekte vermieden und Beziehungsaspekte verleugnet werden, flacht die Interaktion ab und kann nicht als Repräsentanz verinnerlicht werden.« (Schoenhals 1984, S. 37)

> Die Neigung von Angstpatienten, in emotionalen Situationen körperlich statt gefühlsmäßig zu reagieren, lässt sich auf die unzureichenden Affektrepräsentanzen zurückführen. Die innere Repräsentanzenwelt reicht nicht aus, um Affektives als psychisches Erlebnis unterzubringen, also wird es im Außen oder im Körper lokalisiert. Statt Traurigkeit bei Verlusten zu empfinden, kommt es zu körperlichen Reaktionen, z. B. in Form von Herzschmerzen.

Daraus resultiert in der Therapie häufig eine Schwierigkeit, wenn nämlich diese Patienten genau das suchen, was sie kennen: Beruhigung durch das Gegenüber, aber auch sich ständig wiederholendes Zusprechen von Mut und Zuversicht sowie handlungsorientierte konkrete, oft auch körperbezogene Maßnahmen zur Beseitigung ihrer Symptome. Und sie vermeiden gerade das, was sie am allermeisten bräuchten, nämlich affektgeladene Erfahrungen innerhalb der Beziehung.

Diese skizzierte Entwicklung einer ängstlichen Grundpersönlichkeit veranschaulicht plausibel das bei den meisten Angstpatienten vorhandene besondere Sicherheitsbedürfnis. Beziehungen zu nahen Bezugspersonen sind oft von hoher, zuweilen vitaler Abhängigkeit geprägt. Wenn diese Beziehungen nicht verfügbar sind, versuchen sie, ihr Sicherheitsbedürfnis symbolisch-imaginativ zu befriedigen. In der einem Übergangsobjekt vergleichbaren Funktion (Winnicott 1953b) tragen sie ständig einen Talisman bei sich, manchmal auch ein Kuscheltier. Die bloße Tatsache des Vorhandenseins einer Schachtel mit Beruhigungstabletten in der Handtasche dient demselben Zweck, genauso die Planung jeder Reise in Abhängigkeit von der Verfügbarkeit von Ärzten vor Ort. Joraschky & Petrowski (2011, S. 707) zitieren eine Studie von Guidano und Lotti, in der typische Eltern-Kind-Interaktionen von Angstpatienten herausgearbeitet wurden:

- anhaltende Warnungen überprotektiver Eltern über die Gefährlichkeit der Welt außerhalb der Familie
- wiederholte Betonung der körperlichen und emotionalen Schwäche des Kindes
- Kinder werden zur Beruhigung eigener Ängste ständig in der Nähe gehalten
- angstinduzierende Familieninteraktionen wie Drohungen, das Kind im Stich zu lassen, oder Schuldinduktionen wie »Du darfst Deine Mutter nicht im Stich lassen«

Aufgrund seiner Behandlungserfahrungen und vor dem Hintergrund psychodynamischer Überlegungen grenzte Bowlby (1976) die **Agoraphobie** von den Phobien ab, er sprach sogar von einer »Pseudophobie«. Bowlby zufolge lässt sich die Psychodynamik der Agoraphobie nämlich nicht – wie die der anderen Phobien – in Begriffen des klassischen Freudschen Konfliktmodells beschreiben. Im Mittelpunkt steht auch hier das ausgeprägte Bedürfnis nach Schutz und Sicherheit mit der tief liegenden Angst, in eine hilflose Situation zu geraten. Öffentliche Orte, z. B. Geschäfte, Verkehrsmittel, Veranstaltungen, müssen vermieden werden, da ein Zusammenbruch, eine Ohnmacht – kurz »ein imaginierter Skandal« – befürchtet wird (Eckhardt-Henn et al. 2009, S.110).

»*Nicht phobische Vermeidung, sondern die ständige Angewiesenheit auf ein schutzgebendes Objekt bestimmt das Kernproblem der Agoraphobie.*« (Bassler & Leidig 2005a, S. 28)

Anhand eines Fallbeispiels soll die Psychodynamik einer agoraphoben Störung veranschaulicht werden.

Fallbeispiel »Der Fluchtweg muss offen sein«

Die 34-jährige Patientin kann nur noch unter Aufbietung all ihrer psychischen Kräfte (»Zusammenreißen«) allein das Haus verlassen: Sie habe große Angst, ihr könne etwas passieren; sie befürchte »umzukippen« oder sogar auch einen Herzinfarkt zu erleiden. In solchen Angstsituationen spüre sie ihr Herz ganz intensiv. Ihr Herzschlag sei unregelmäßig; sie habe deswegen auch schon mehrere Ärzte konsultiert, jedoch ohne somatischen Befund. Ihre belastendste Vorstellung bestehe darin, dass ihr Herz aussetze, sie ohnmächtig werde, ihr dann keiner helfe und sie allein und hilflos daliege. Andere Menschen könnten ja denken, sie sei betrunken. Wenn sie es nicht vermeiden könne, das Haus zu verlassen, stelle sich schon am Abend vorher eine Angst vor der Angst ein. Im Schutz ihrer häuslichen Umgebung gehe es ihr gut, aber schon der Gang zum Mülleimer bereite ihr manchmal Schwierigkeiten. Ihr Mann arbeitet tagsüber in der 50 km entfernten Großstadt. Beide hätten sie ein Handy, das speziell für Telefonate miteinander reserviert sei. So wisse sie, dass sie ihren Mann ständig erreichen könne, wenn sie ihn brauche. Bereits seit mehreren Jahren vermeidet sie es, allein zum Einkaufen zu gehen. Ihr Mann begleitet sie stets. Nur gemeinsam mit ihrem Mann gehe sie zu Veranstaltungen oder macht Besuche; im Kino oder im Konzertsaal ist die Patientin darauf angewiesen, einen Platz am Gang zu erhalten (»Der Fluchtweg muss offen sein«). Die Ängste und die daraus resultierenden Einschränkungen hätten sich schleichend verstärkt. Begonnen habe wohl alles mit der Ankündigung der Firma ihres Mannes, in eine andere Stadt überzusiedeln, sodass sie befürchtet habe, dann eine Wochenendehe zu führen. Diese Ankündigung sei dann glücklicherweise nicht realisiert worden, aber die Ängste seien geblieben. Auch erinnert sich die Patientin sehr eindrücklich, wie das Schieben des Kinderwagens und später das An-die-Hand-Nehmen ihres Sohnes ihr eine gewisse Sicherheit verliehen habe. Die Patientin bemüht sich sehr, ihre Angst nicht auf ihren jetzt sechsjährigen Sohn zu übertragen, und seine autonomen Entwicklungsschritte nicht durch ihre sorgenvollen, z. T. auch katastrophisierenden Antizipationen zu behindern.

Aufgewachsen ist die Patientin als Tochter einer Hausfrau und eines Beamten in einem – wie sie sagt – sehr ordentlichem und korrektem Elternhaus. Sie sei sehr behütet worden, wohl zu sehr, aber das fände sie heute sehr verständlich, da kaum zwei Jahre vor ihrer Geburt ein Bruder im Säuglingsalter am plötzlichen Kindstod verstorben sei. Fürsorglich, aber auch immer ängstlich-besorgt, habe die Mutter sehr genau auf gute Ernährung, warme Kleidung, genügend Schlaf, ausreichende Ruhephasen und regelmäßige Arztbesuche geachtet. Im Zu-

sammenhang mit ihren kindlichen Sorgen und Nöten habe die Mutter immer gewusst, was zu tun sei. Feuchte Bauch- und Wadenwickel, diverse Kräutertees, ein Schal auch bei 25 Grad Außentemperatur seien regelmäßig zum Einsatz gekommen. In der Übertragungs-Gegenübertragungs-Dynamik konstelliert sich sofort diese Szene: Die Patientin berichtet in knappen Sätzen, was ihr Problem ist, und schaut die Therapeutin mit großen erwartungsvollen (Kinder-) Augen an. Die Therapeutin fühlt sich sofort verwickelt und unter Druck gesetzt, ihr konkrete Ratschläge zu geben, die sie augenblicklich von ihrer Angst befreien. So ist es sicherlich kein Zufall, dass die Therapeutin der sich gehäuft räuspernden Patientin spontan ein Glas Wasser anbietet – wohl als kaum symbolisierter Ersatz für den mütterlichen Fencheltee.
Als auslösender Konflikt kann die akute Bedrohung durch die vermeintlich bevorstehende Trennung von ihrem Ehemann identifiziert werden. Aber auch die Verselbstständigung ihres Sohnes hat eine Bedeutung, entgleitet er doch zunehmend mehr der mütterlichen Kontrolle.

Die Patientin ist nicht in der Lage, aufkommende Gefühlsspannungen als solche zu erleben und zu reflektieren. In Identifikation mit der affektvermeidenden, am Sachlich-Konkreten orientierten Mutter ist sie es gewöhnt, Probleme auf der Handlungs- oder der körperlichen Ebene zu lösen. Der Aktualkonflikt zeigt auf, dass die agoraphobe Symptomatik der Patientin keine klassische Angstbindung als Folge einer Verschiebung darstellt. Sowohl bezogen auf die innerliche als auch auf die äußere Situation stehen die Motive eines Strebens nach Schutz und Sicherheit im Vordergrund. Das Beispiel der Patientin veranschaulicht dann aber auch noch einen weiteren Strang pathogenetisch bedeutsamer Konzeptionen, der dem Bereich der **Lerntheorie** entstammt, hier aber nur gestreift werden kann. Im Sinne einer operanten Konditionierung trägt das Verhalten des Ehepartners als positiver Verstärker zur Aufrechterhaltung des Vermeidungsverhaltens bei. Seine bewusst sicherlich gut gemeinte Unterstützung hat die Funktion einer kontinuierlichen Bekräftigung, welche die zukünftige Auftretenswahrscheinlichkeit des Vermeidungsverhaltens immer weiter erhöht.

20.6 Grundzüge der psychodynamischen Psychotherapie von Angststörungen

Hoffmann (2016) hat gegenwärtig vorliegende **Manuale zur Kurztherapie** verschiedener Angststörungen gesichtet und leitet daraus eine eigene Richtlinie für eine psychodynamisch ausgerichtete psychotherapeutische Behandlung in Klinik und Praxis ab. Die klare Strukturiertheit seines Manuals ist beeindruckend und ein überzeugender Beweis für die Möglichkeit, psychodynamische Grundsätze mit explizierbaren Therapieschritten plausibel zu verbinden.

Hoffmann schlägt eine bifokale Therapie vor, die den Blick ebenso auf die Symptomatik wie auf die intrapsychische und die soziale Dynamik der Störungen legt.

Das vorgelegte Manual eignet sich für kurz- und mittelfristige Therapien, ausgehend von einer Sitzung pro Woche. Bei der **kurzfristigen Therapie** orientiert sich der Autor an den in Forschungskontexten üblichen 25–30 Stunden, das sei »[…] genug Zeit um etwas mit Hand und Fuß zu schaffen« (Hoffmann 2016, S. 25). Allerdings gelte die Devise: je kürzer, desto strukturierter. Die **mittelfristige Therapievariante** umfasst 100–120 Stunden, liegt also gerade noch im maximalen Kontingent der Tiefenpsychologisch fundierten Therapie.

Im Anschluss an die Erläuterung der

Grundzüge einer psychodynamischen Therapie der Angststörungen beschreibt Hoffmann (2016, S. 71 ff.) spezifisch angepasste manualisierte Therapieansätze für soziale Ängste, für die generalisierte Angststörung sowie für Agoraphobie und Panikstörungen. Das basale therapeutische Konzept beinhaltet eine Orientierung an der Supportiv-Expressiven Therapie (SET) nach Luborsky (1984) als einer erprobten und vielfältig adaptierbaren psychodynamischen Kurztherapie, deren Wirksamkeit in einer Reihe von Studien bei unterschiedlichen Zielsymptomen empirisch gesichert werden konnte (Luborsky 1984, S. 75; ▶ Kap. 17).

Hoffmann hebt hervor, dass psychodynamische Therapie darüber hinaus vieles von der Kognitiv-Behavioralen Therapie lernen könne; dazu gehöre die Selbstverständlichkeit der Erfolgskontrolle, die Aufklärung der Patienten, die in der Kognitiv-Behavioralen Therapie beispielhaft für jede Therapie sei, sowie der Einsatz didaktischer und pädagogischer Mittel, die in der Psychoanalyse verschüttet seien und nie eine vordergründige Tradition gehabt haben.

Alle psychodynamisch ausgerichteten Autoren, die sich diesem Thema widmen, ergänzen die grundsätzlichen Prinzipien der Behandlung von Angststörungen durch störungsspezifische Vorgehensweisen, differenziert für phobische Störungen, soziale Ängste, generalisierte Angststörung sowie Agoraphobie mit und ohne Panikstörung (z. B. Bassler 2006; Bassler & Leidig 2005b; Hoffmann 2016; Subic-Wrana et al. 2012; Wöller et al. 2015). Das Grundkonzept formuliert Hoffmann (2016, S. 49) wie folgt:

»Wesentliches Therapieziel ist das Auflösen der assoziativen Verkoppelung von angstauslösenden Reizen und pathogen weiterführenden, angstverursachenden und -erhaltenen Vorstellungen bewusster und unbewusster Art.«

Etwas vereinfacht könnte man auch sagen, dass herumwabernde diffuse Ängste erst einmal überhaupt einen Haken brauchen, auf den sie gehängt werden können; phobische Ängste hingegen brauchen einen anderen, und zwar den »richtigen« Haken, um Affekt und Vorstellung wieder miteinander zu verbinden.

Neben der sorgfältigen Exploration angstauslösender innerer und äußerer Reize, die durchaus um imaginative Elemente ergänzt werden könne, die einer Exposition in sensu entsprechen, der sorgfältigen Differenzierung zwischen konflikt- und strukturbezogener Ätiologie und der Schaffung eines subjektiven Sinngefüges, das die Patienten dann in die Lage versetzt, ihre verstörenden Symptome im Kontext ihrer Lebensgeschichte und damit als nachvollziehbar und plausibel zu verstehen, stimmen Experten für psychodynamisch orientierte Behandlungen von Angststörungen darin überein, dass sowohl konfliktzentrierte als auch strukturbezogene Vorgehensweisen um die im Folgenden erläuterten spezifischen Interventionen ergänzt werden sollten.

20.6.1 Psychoedukation

Unter diesen Punkt lassen sich viele Empfehlungen fassen, die ihren Ursprung in der Kognitiv-Behavioralen Therapie haben. Hoffmann (2016, S. 52) verweist ausdrücklich auf die ausführliche Information des Patienten über die Art der Störung, deren physiologischen Hintergrund und den Naturverlauf der Störung mit der Gefahr der Chronifizierung. Des Weiteren regt er an, ausführliche Informationen über die Art der Therapie und die Heilungsaussichten zu geben. Handelt es sich um eine kurz- bis mittelfristige Therapie wird dem Patienten mitgeteilt, dass der Fokus auf der Angstentstehung und -behandlung liegen wird.

Insbesondere in der Behandlung der Panik- und generalisierten Angststörung empfiehlt es sich, Patienten mit dem »Drei-Komponenten-Modell der Angst« und dem »Teufelskreis der Angst« nach Markgraf & Schneider (1989) vertraut zu machen. Die differenzierte Identifikation von physiologischen, kognitiven und verhaltensmäßigen Symptomen ermöglicht es, dem Patienten deren gegenseitige Aufschaukelung in einer typischen Angstsituation zu veranschaulichen (Wöller et al. 2015, S. 400). Der Teufelskreis der Angst eignet sich auch sehr gut, um die erhöhte Aufmerksamkeitsfokussierung auf völlig normale, mit Erregung assoziierte körperliche Reaktionen zu verdeutlichen. Im Sinne einer enterozeptiven Rückkopplung verstärken sich Angst und physiologische Begleitreaktionen gleichermaßen.

20.6.2 Bewältigungsorientierte und Ich-stärkende Maßnahmen bei Angsterkrankungen

Nach Klärung der angstbegünstigenden Defizite stehen zunächst supportive und abwehrstärkende Interventionen im Vordergrund (vgl. z. B. Wöller et al. 2015, S. 395 ff.). Es wird angestrebt, mit dem Patienten passende Strategien zu erarbeiten, die er zur Bewältigung eines Angstanfalls dann eigenständig nutzen kann, z. B. Ablenkungstechniken wie Gespräche, Telefonate, Musikhören oder Lesen. Der Patient sollte bestätigt und ermutigt werden; wenn er resigniert und hoffnungslos ist, sollten Stärken und Ressourcen benannt und im Sinne einer Rückwendung des Blicks auf das in der Therapie schon Geleistete hervorgehoben werden. Entspannungstechniken können darüber hinaus helfen, das allgemeine psychophysische Erregungsniveau zu vermindern und dadurch die Vulnerabilität für ängstliche Affektdurchbrüche zu reduzieren. Bei Anwendung supportiver Interventionen ist aber darauf zu achten, dass der Patient nicht die Verantwortung an den Therapeuten abgibt und dann im Sinne einer frühen (Wunsch-)Mutter-Übertragung die allgegenwärtige Verfügbarkeit und Erreichbarkeit des Therapeuten einfordert. Entsprechend den Zielsetzungen der Strukturbezogenen Therapie geht es vielmehr darum, dem Patienten die Verinnerlichung des »therapierenden Prinzips« (Hoffmann 2016) zu ermöglichen. Dem entspricht zumindest teilweise die Verinnerlichung eines »steuernden Objekts« (König 2000).

20.6.3 Aufforderung zur selbstgesteuerten Angstkonfrontation bei allen Phobien

Schon im Abschnitt »Angst ist nicht gleich Angst« wurde die Forderung der Angstexposition in vivo von Patienten mit Vermeidungsverhalten beschrieben. Bereits in der ersten Therapiephase sollte es vorrangig darum gehen, den Patienten zu einer aktiven Konfrontation mit der angstauslösenden Situation zu bewegen. Allerdings gilt es, bei dieser Aufforderung das Funktionsniveau der psychischen Struktur zu beachten. Weist dieses deutliche Defizite auf, wie es auch im Beispiel »Der Fluchtweg muss offen sein« der Fall war, muss therapeutisch erst sichergestellt werden, dass es nicht zu einer akuten Dekompensation mit einer Angstüberflutung kommt. Wenn die aufkommenden Ängste in der Tiefe mit der Auflösung des Selbst bzw. mit dem Selbstverlust assoziiert sind, bleibt es fraglich, ob die nach etwa 20 bis 30 Minuten einsetzende Habituation den oft nachgewiesenen positiven Effekt hat. Die erwähnte fehlende Wirksamkeit der Kognitiv-Behavioralen Therapie könnte durch Patienten mit diesen als existenziell bedrohlich erlebten Ängsten bedingt sein.

Erst als die Patientin (Fallbeispiel »Der Fluchtweg muss offen sein«) die haltgebende Funktion ihrer Therapeutin genügend internalisiert hatte, traute sie sich, allein zum Einkaufen zu gehen. Statt der befürchteten Gefühle der absoluten Hilflosigkeit und Verlassenheit erlebte sie eine für sie zunächst gerade noch aushaltbare Angstintensität, die aber dann im Sinne der Habituation abflachte. Nachdem die Patientin wiederholt diese Erfahrung gemacht hatte, fasste sie ihr Erleben mit folgendem knappen Satz zusammen: »Angst kommt und geht.«

20.6.4 Sorgfältige Analyse der Rolle naher Bezugspersonen

Wie das oben genannte Fallbeispiel »Der Fluchtweg muss offen sein« zeigt, kommt den Partnern häufig eine die Symptomatik aufrechterhaltende Funktion zu. Schonhaltungen und Vermeidungsverhalten werden durch die besondere Zugewandtheit und Hilfsbereitschaft von Angehörigen und häufig auch von Hausärzten im Sinne der Lerntheorie positiv verstärkt. Oft resultiert daraus für die Patienten ein nicht unerheblicher sekundärer Krankheitsgewinn, der jeglichen psychotherapeutischen Zugang erschwert, manchmal unmöglich macht.

Schwieriger noch gestaltet sich die Situation, wenn darüber hinaus auch unbewusste Motive das Verhalten von Partnern beeinflussen und die Aufrechterhaltung des angstneurotischen Arrangements eine stabilisierende Funktion hat, wie dies z. B. der Fall sein kann, wenn der Partner unbewusst einen Gewinn daraus zieht, für die Patientin die Rolle einer stets fürsorglichen Mutter zu übernehmen (Bassler 1999). Es fanden sich viele Hinweise darauf, dass der Ehemann im Fallbeispiel »Der Fluchtweg muss offen sein« durchaus ein unbewusstes Interesse daran hatte, seine Frau in einer hilfsbedürftigen, von ihm abhängigen Position zu sehen. Dafür nahm er bereitwillig zusätzliche Aufgaben und Verpflichtungen in Kauf. Wenn solche dysfunktionalen Paardynamiken positive Veränderungen verhindern, empfiehlt es sich, den Partner bzw. die Partnerin in die Behandlung einzubeziehen.

20.6.5 Beachtung der möglichen unbewussten Attraktion durch die Angst (»Angstlust«)

Wie bei anderen Störungen auch kann das Festhalten an der Symptomatik durch das Vermeiden einer subjektiv schlimmeren psychischen Belastung motiviert sein (Hoffmann 2016, S. 53). Die Angst hilft gewissermaßen, das Schlimmere zu vermeiden, und lässt sich deshalb therapeutisch nur schwer beeinflussen. Diese Psychodynamik ist besonders bei der generalisierten Angststörung und der hypochondrischen Störung zu bedenken und verweist darauf, dass hinter der Symptomatik schwere depressive Leeregefühle oder auch der Verlust des Selbstgefühls bzw. die Gefahr der Fragmentierung stehen. Eine sekundäre Identitätsbildung als therapieresistenter Angstpatient, die mit einem erheblichen narzisstischen Gewinn einhergeht, wird jede Psychotherapie erheblich erschweren, wenn nicht zum Scheitern verurteilen. Das Festhalten an der Symptomatik kann jedoch auch auf eine Angstlust rückführbar sein. Viele Arten von stressassoziierter Erregung (»Thrill«) wie Krimis, Action- und Horrorfilme, Extremsportarten und Fahrgeschäfte in Vergnügungsparks und auf Jahrmärkten ziehen ihren Profit daraus. Angst zu haben heißt auch zu spüren, dass man lebt. Unter diesem Blickwinkel muss die Klage von Patienten über Ängste neu und anders interpretiert werden.

20.6.6 Schwierigkeiten und Fallstricke beim Aufbau einer vertrauensvollen therapeutischen Beziehung

Insbesondere das Fallbeispiel »Der Fluchtweg muss offen sein« veranschaulicht typische Schwierigkeiten und Fallstricke beim Aufbau einer vertrauensvollen therapeutischen Beziehung mit angstneurotischen Patienten. Mentzos (1984c) verweist in diesem Zusammenhang auf ein technisches Grundproblem: Auch wenn Angstpatienten noch so sehr unter ihren Angst- und Panikanfällen leiden, so möchten sie doch nicht an den Quellen ihrer Angst rühren. Sie möchten am liebsten »beruhigt und immer wieder von Neuem beruhigt werden« (Mentzos 1984c, S. 139). Stehen körperliche Symptome im Vordergrund, wie die Herzbeschwerden der Patientin im Beispiel »Der Fluchtweg muss offen sein«, werden bevorzugt somatische Behandlungsansätze gewählt. So wird z. B. das wiederholte Schreiben eines EKG zur (pseudo-)psychotherapeutischen Maßnahme, vermittelt es den Patienten doch zumindest punktuell die ersehnte Sicherheit. Auch wenn es in der Anfangsphase der Therapie kaum zu vermeiden ist, so sollte im mittel- und längerfristigen Verlauf sorgfältig darauf geachtet werden, dass man als Therapeut nicht – wie andere wichtige Bezugspersonen auch – zu einer Art »mechanisch stützender Einrichtung« degradiert wird (Leidig & Bassler 2005, S. 56). Die Wahrnehmung und die Deutung der Übertragungs-Gegenübertragungs-Dynamik sind dann indiziert, um nicht in die Rolle eines willenlosen Hilfs-Ich zu geraten, das keinerlei eigene Ansprüche an den Patienten stellen darf.

Unerfahrene Therapeuten geraten häufig in diese Falle, wenn sie das Konzept der korrigierenden Beziehungserfahrung in der Therapie falsch verstehen und anwenden.

> Die **korrigierende Beziehungserfahrung** besteht gerade nicht im therapeutischen Handeln aus der Position der ersehnten unbegrenzt spendenden, nur gewährenden idealen Mutter, sondern in der mentalisierenden Bearbeitung dieser Wünsche und der dazugehörigen Affekte.

Das Fallbeispiel »Der Fluchtweg muss offen sein« verdeutlicht auch das Unvermögen der Patientin, Affekte als differenzierbare kognitiv-affektive Einheiten bewusst zu erleben und wahrzunehmen. Angst steht an der Stelle eines breit gefächerten Gefühlslebens, maskiert aber vor allem aggressive Regungen (Mentzos 1984c). Symbolisch ließe sich der mütterliche Einsatz von Abführmitteln bei kindlichem Bauchweh verstehen als der Versuch, das bedrohliche Emotionale aus ihrer Tochter herauszuholen und konkretistisch im Außen zu entsorgen, ohne dass es sich in der Mutter-Kind-Beziehung vergegenwärtigen könnte.

20.7 Die Panikfokussierte Psychodynamische Psychotherapie (PFPP)

Ende der 1990er-Jahre publizierten Milrod et al. im englischen Sprachraum das Manual zur Panikfokussierten Psychodynamischen Psychotherapie (vgl. Milrod et al. 2007), das sich auf das Modell der Panikattacke von Shear et al. (1993; ► Abb. 20-3) bezieht. Die Mainzer Arbeitsgruppe um Subic-Wrana erstellte eine deutsche Fassung des Manuals (Subic-Wrana et al. 2012) und führte eine Therapievergleichsstudie (Panikfokussierte Psychodynamische Psychotherapie vs. Kognitive Verhaltenstherapie) durch (Subic-Wrana et al. 2015).

Die Panikfokussierte Psychodynamische Psychotherapie hat drei herauszuhebende Merkmale (Subic-Wrana et al. 2015, S. 898 f.):

- Es wird tradiertes psychodynamische Wissen zu diesem Krankheitsbild prototypisch zusammengefasst.
- Es stützt sich auf ein psychodynamisches Krankheitsmodell, das die Zweizeitigkeit neurotischer Symptombildung (Fixierung und/oder Traumatisierung in der Kindheit – Symptombildung im Erwachsenenalter bei Aktualisierung des durch die Fixierung/Traumatisierung unzureichend integrierten Konfliktthemas) berücksichtigt und ein spezifisches, die Symptomatik auslösendes Konfliktthema benennt.
- Aus der Psychodynamik von Symptomentstehung und -aufrechterhaltung werden spezifische behandlungstechnische Vorgehensweisen abgeleitet.

Die Panikfokussierte Psychodynamische Psychotherapie wurde als Kurzzeittherapie mit 25 Stunden konzeptualisiert und unterscheidet drei Phasen:

- Behandlung der akuten Panik (1.–8. Std.)
  - aktive Exploration der mit Paniksymptomen verbundenen Gedanken und Gefühle
  - Herausarbeiten der um die Abhängigkeit von übermächtig erlebten Anderen zentrierten Kernkonflikte
- Behandlung der Panikvulnerabilität (9.–16. Std.)
  - Bearbeitung von Beziehungskonflikten in der Übertragung, um prägende Beziehungserfahrungen und davon bestimmte Erlebens- und Verhaltenstendenzen bewusst zu machen
- Beendigung der Behandlung (17.–24. Std.)
  - Kürze der Behandlung aktiviert die für Panikpatienten typischen Trennungsprobleme in der Beziehung zum Therapeuten
  - Durcharbeiten von damit verbundenem Ärger und Angst: Stärkung der Fähigkeit, Trennung und Unabhängigkeit zu handhaben

Die Autoren heben hervor, dass das therapeutische Vorgehen sich nicht allzu sehr von der traditionellen psychodynamischen Behandlungstechnik unterscheidet. Dies gilt mit Ausnahme der die Behandlungsstunde einleitenden Fragen nach durchlittenen Panikanfällen und deren genauer Exploration. Die Offenheit der Stunde, in welcher der Patient mit seinen Einfällen vorangeht, wird hier aufgegeben, weil nach dem der Panikfokussierten Psychodynamischen Psychotherapie zugrunde liegenden psychodynamischen Modell davon ausgegangen wird, dass konflikthafte, um das Abhängigkeits-/Autonomie-Thema kreisende Gedanken und Gefühle abgewehrt bzw. vermieden werden, die zugleich aber in den Panikattacken gebunden sind (Subic-Wrana et al. 2015, S. 903).

Exkurs: Kognitiv-Behaviorale Therapie – Therapie der »ersten Wahl« bei Angststörungen?

Aufgrund umfangreicher Forschungsarbeiten mit überwiegend guten Ergebnissen hat sich die Kognitiv-Behaviorale Therapie den Ruf erworben, bei Angststörungen die Psychotherapie der ersten Wahl zu sein. Der Stand der Psychodynamischen Therapie (PDT) im Allgemeinen und der Psychodynamischen Therapie von Angststörungen im Besonderen hat sich allerdings in den letzten 20 Jahren sprunghaft verbessert. Speziell für Angststörungen ist die Metaanalyse von Keefe et al. (2014) von Bedeutung, die zu folgendem Ergebnis kam: *»Über alles erwies sich PDT als genauso effektiv wie jede andere aktive Therapie.«* Zu ähnlichen Ergebnissen gelangten Subic-Wrana et al. (2015) mit der schon beschriebenen Panikfokussierten Psychodynamischen Psychotherapie. Im direkten Vergleich der Wirksamkeit von PFPP und Kognitiv-Behavioraler Therapie fanden sich keine signifikanten Unterschiede.

In einer deutschen Multicenter-Studie wurde der Erfolg der Psychodynamischen Therapie und Kognitiv-Behavioraler Therapie in der Behandlung sozialer Ängste verglichen (Leichsenring et al. 2013). Interessant ist der Befund, dass die Wirksamkeit in einem Katamnesezeitraum von zwei Jahren noch stärker angestiegen war und es keine Unterschiede zwischen den Verfahren gab (Leichsenring et al. 2014). Auch für die generalisierte Angststörung zeigten sich vergleichbare Ergebnisse (Leichsenring et al. 2009), sodass man auf der Basis valider empirischer Ergebnisse durchaus eine Psychodynamische Therapie für die Behandlung von Angststörungen empfehlen kann und nicht der Kognitiv-Behavioralen Therapie per se den Vorzug geben sollte. Bei aller Evidenz für den unbestrittenen Erfolg der Kognitiv-Behavioralen Therapie darf auch nicht vergessen werden, dass 15–25 % der Patienten mit Panik- und generalisierter Angststörung von diesem Verfahren nicht profitieren (Wöller et al. 2015, S. 391). Auch haben viele Patienten über die Symptomreduktion hinaus eine klärungsorientierte Behandlungserwartung. Sie wollen wissen, warum etwas so Verstörendes wie z. B. eine Panikattacke in für sie unerklärlichen Situationen auftritt. Viele ahnen, dass ein Zusammenhang mit ihrer kindlichen Lebensgeschichte bestehen könnte, die tief greifende Erfahrungen von Angst und Unsicherheit beinhaltet hat. Diese anders gelagerte Behandlungserwartung ist besonders bei Patienten anzutreffen, die bereits eine Verhaltenstherapie durchaus mit einigem Erfolg absolviert haben, aber weiterhin eine Restsymptomatik aufweisen (Boll-Klatt et al. 2005). Weiterhin darf nicht außer Acht gelassen werden, dass die Angststörungen hohe Komorbiditäten mit anderen psychischen Erkrankungen aufweisen, vor allem mit depressiven und Persönlichkeitsstörungen, die bei einem ausschließlich symptombezogenen Vorgehen keine Berücksichtigung fänden.

Allerdings gründet der Erfolg der beschriebenen Psychodynamischen Therapie bei Angststörungen auch auf einem störungsorientierten Vorgehen, das dem Symptom ausdrücklich Berücksichtigung schenkt und entsprechende Modifikationen für die Behandlung fordert. Dies konfligiert mit der klassischen psychoanalytischen Tradition, im Symptom nur ein Epiphänomen der zugrunde liegenden neurotischen Störung zu sehen, das keiner gesonderten Aufmerksamkeit bedarf. Dabei hatte Freud aus klinischer Sicht schon frühzeitig darauf hingewiesen, dass man eine Phobie nur dann erfolgreich behandeln kann, wenn sich Patienten aktiv der ängstigenden Situation oder dem Objekt stellen:

»Eine letzte ganz anders geartete Aktivität wird durch die allmählich wachsende Einsicht genötigt, daß die verschiedenen Krankheitsformen, die wir behandeln, nicht durch die nämliche Technik erledigt werden können […] Bei den letzteren [den Agoraphobien; Anm. d. V.] hat man nur dann Erfolg, wenn man sie durch den Einfluß der Psychoanalyse bewegen kann, […] auf die Straße zu gehen und während dieses Versuches mit der Angst zu kämpfen.« (Freud 1919a [1999], S. 191)

Eine Symptomkonfrontation z. B. ist demnach gar nicht so *unpsychoanalytisch*, wie sie oft dargestellt wird. In den letzten fünfzehn Jahren zeichnet sich deutlich die Tendenz ab, Vermeidungsverhalten bei allen Angststörungen, bei denen es eine besondere Rolle spielt, frühzeitig und aktiv als eigenständiges Problem in die Therapie einzubeziehen (Hoffmann et al. 1998; Thomä & Kächele 2006).

Die hier propagierte Multimodalität der Behandlung kann bzw. muss zuweilen durch eine psychopharmakologische Begleitbehandlung ergänzt werden, besonders dann, wenn sich abzeichnet, dass psychotherapeutische Maßnahmen nicht ausreichen, um das Leiden der Patienten subjektiv erträglich zu gestalten und um nicht zu riskieren, dass sich das Vermeidungsverhalten immer weiter verstärkt und ausdehnt.

20.8 Zusammenfassung

- Zusammen mit der Neurasthenie und der Hypochondrie beschrieb Freud die Angstneurose zunächst als sogenannte »Aktualneurose« und betonte damit deren somatische Ätiologie.
- Mit der Erkenntnis und Anerkenntnis der intrapsychischen Konflikte auch bei den Aktualneurosen war dann der Weg gebahnt, die Angstneurose in die Gruppe der Psychoneurosen zu integrieren und ihnen eine psychoanalytische Behandelbarkeit zu attestieren.
- Die Klassifikationen der »Psychoneurose Angst« in den diagnostischen Glossaren sind genauso unbefriedigend wie die der Depression. Unterschiedliche psychodynamisch inspirierte Ansätze bieten theoretisch fundierte konsistentere Einteilungsmöglichkeiten.
- Die Lebenszeitprävalenz der Angsterkrankungen ist vergleichbar mit der der Depressionen, ebenso das Chronifizierungsrisiko, wenn diese Störungen unbehandelt bleiben.
- Ängste stellen ein hochwertiges evolutionäres Erbe des Menschen dar. Die Fähigkeit, bei realer Gefahr Angstaffekte zu erleben, ist die Voraussetzung, um adäquate Reaktionen und Verhaltensweisen zu entwickeln.
- Reale Ängste müssen von neurotischen Ängsten differenziert werden; allerdings spielt auch die Interdependenz beider Angstkategorien in der Ätiopathogenese zahlreicher Angststörungen eine Rolle.
- Hoffmann unterscheidet zwischen der konfliktbedingten, der strukturbedingten und der ethologisch bedingten Genese pathologischer Ängste. Diese Differenzierung beinhaltet wesentliche Aussagen zu behandlungstechnischen Konzeptionen.
- Modifizierte psychodynamische Therapien, die ausdrücklich auch auf die Veränderung der (Angst-)Symptomatik ausgerichtet sind, zeigen eine gute Wirksamkeit.
- Experten für psychodynamisch orientierte Behandlungen von Angststörungen stimmen darin überein, dass sowohl konfliktzentrierte als auch strukturbezogene Vorgehensweisen um spezifische Interventionen ergänzt werden sollten. Zu nennen sind insbesondere psychoedukative Interventionen wie z. B. das Erklären des Teufelskreises der Angst, supportive Strategien zur Bewältigung akuter Angst- und Panikattacken, die Aufforderung zur Konfrontation mit angstbesetzten Situationen und Reizen und damit die Reduzierung bzw. Eliminierung von Vermeidungsverhalten sowie die sorgfältige Analyse der Rolle von Ehepartnern und anderen nahen Angehörigen.
- Die weitverbreitete Auffassung, dass die Kognitiv-Behaviorale Therapie bei Angststörungen die Therapie der ersten Wahl darstelle, ist diskussionswürdig.

Ausgewählte Tipps zum Weiterlesen

Bandelow B, Wiltink J, Alpers GW & Beutel ME. S3-Leitlinie Behandlung von Angststörungen. 2014b. www.awmf. org/leitlinien.html. (letzter Zugriff: August 2017).

Bassler M & Leidig S (Hrsg). Psychotherapie der Angsterkrankungen. Stuttgart, New York: Thieme 2005b.

Bohleber W, Hurvich M, Nersessian E, Focke I, Anzieu-Premmereur C, Beutel ME, Subic-Wrana C, Wiltink J, Weiß H, Zwiebel R, Koppenfels M v, Münch K, Wegener M & Hock U. Angst – Neubetrachtungen eines psychoanalytischen Konzepts. Sonderheft Psyche 2015; 69. Jg., 9–10.

Freud S. Hemmung, Symptom und Angst. *1926a*. GW IV. Frankfurt/M.: Fischer 1999; 111–205.

Hoffmann SO. Psychodynamische Therapie von Angststörungen – Einführung und Manual für die kurz- und mittelfristige Therapie. 2. Aufl. Stuttgart: Schattauer 2016.

Kessler RC, Berglund P, Demler O & Walters EE. Lifetime prevalence and age-of-onset dis tributions of DSM-IV disorders in the National Comorbidity Survey Replication. Arch Gen Psychiatry 2005; 62: 593–602.

Subic-Wrana C, Milrod B & Beutel ME. Panikfokussierte Psychodynamische Psychotherapie. Praxis der Psychodynamischen Psychotherapie, Bd. 3. Göttingen: Hogrefe 2012.

21 Borderline: Zwischen Trieb, Trauma und den neuen Therapien

Annegret Boll-Klatt und Mathias Kohrs

Inhalt

21.1 Gibt es überhaupt *die* Borderline-Persönlichkeitsstörung?

Die Borderline-Persönlichkeitsstörung wurde durch die American Psychiatric Association (APA) erstmals 1980 im DSM-III konzipiert (APA 1980). Sie ist mit ca. 1,6 % (APA 2013, S. 665) bis 2 % (Dulz & Jensen 2011, S. 204) eine relativ häufige psychische Erkrankung und geht mit hoher Suizidrate, Komorbidität, schweren Funktionseinbußen, intensiver Inanspruchnahme des Versorgungssystems sowie hohen Gesundheitskosten einher. In klinischen Populationen ist die Borderline-Persönlichkeitsstörung die häufigste aller Persönlichkeitsstörungen, deren Anteil im ambulanten Setting ca. 10 % und im stationären Bereich 15–20 % beträgt (Gast 2016, S. 478). Wie kaum eine andere psychische Erkrankung hat die Borderline-Persönlichkeitsstörung im Laufe ihrer Geschichte einen Wandel an Modellen und Konzepten erfahren, der vor dem Hintergrund der verschiedenen Zeitströmungen zu verstehen ist. Während zunächst eine deskriptiv-phänomenologische Herangehensweise im Vordergrund stand, folgten dann schulenspezifische Modelle der Psychoanalyse und später der Verhaltenstherapie. Eine Differenzierung und Modifikation dieser Modelle war das Ergebnis der empirischen Studien der Entwicklungspsychologie und Säuglingsforschung, der Neurowissenschaften und vor allem der Forschungsarbeiten zu traumatischen Kindheitsbelastungen. All diese Erkenntnisse fließen heute zusammen und liefern die Basis für multimodale Ansätze, die der Heterogenität des Krankheitsbildes und der hohen Komorbidität Rechnung tragen (Gast 2016, S. 477).

Mit der Aufnahme der Diagnose »Borderline-Persönlichkeitsstörung« in das DSM-III (APA 1980) erfuhr das Krankheitsbild seine offizielle Anerkennung.

Die heute gültige deskriptiv-phänomenale Klassifikation im DSM-5 (APA 2013) entspricht den Revisionen des DSM-III und DSM-IV und stammt somit aus den Jahren 1987 bzw. 1994.

Danach beinhaltet die Borderline-Persönlichkeitsstörung »[...] ein tiefgreifendes Muster von Instabilität in zwischenmenschlichen Beziehungen, im Selbstbild und in den Affekten sowie von deutlicher Impulsivität. Der Beginn liegt im frühen Erwachsenenalter und manifestiert sich in den verschiedenen Lebensbereichen« (Saß et al. 1998; vgl. auch Falkai & Wittchen 2015, S. 367 f.).

In Tabelle 21-1 werden die DSM-5-Kriterien (nach APA 2013) dargestellt, die erfüllt sein müssen, um die Diagnose »Borderline-Persönlichkeitsstörung« zu stellen.

Schon die Klassifikation der Borderline-Persönlichkeitsstörung in der ICD-10 (Dilling et al. 2000) unterscheidet sich wesentlich vom DSM-5:

Im Mittelpunkt der diagnostischen Kriterien steht hier die Impulsivität. Definiert wird eine sogenannte Emotional instabile Persönlichkeitsstörung mit den beiden Subformen des Borderline-Typus und des impulsiven Typus.

Es fehlen Hinweise auf dissoziative und paranoide Erlebensweisen; Leeregefühle und Verlassenheitsängste kommen nur in den Forschungskriterien vor. Neuere Langzeitkatamnesen, welche die Stabilität der Borderline-Merkmale untersuchten, unterstützen die Auffassung der Heterogenität der Merkmale im Hinblick auf ihre zeitliche Konstanz (vgl. Fonagy & Luyten 2011).

Ein weiteres Problem, das an der Homogenität der Borderline-Diagnose zweifeln lässt, sind die hohen Komorbiditäten. Häufig weisen Borderline-Patienten vier Diagnosen und mehr auf, allen voran eine allgemeine Angsterkrankung mit mehr als 50 %, gefolgt von Phobien und depressiven Störungen mit etwa 40 % (Gunderson & Elliott 1985). Auf die Komorbidität einer posttraumatischen Stresserkrankung wird später gesondert eingegangen.

Trotz aller bestehenden Heterogenität vertreten Herpertz & Saß (2011, S. 40) die Auffassung, dass die vier wichtigsten Symptomkomplexe der **affektiven Instabilität**,

Tab. 21-1 DSM-5-Merkmalskatalog der Borderline-Persönlichkeitsstörung (F60.3) (nach Falkai & Wittchen 2015, S. 367 f.)

Ein tief greifendes Muster von Instabilität in zwischenmenschlichen Beziehungen, im Selbstbild und in den Affekten sowie von deutlicher Impulsivität. Der Beginn liegt im frühen Erwachsenenalter und manifestiert sich in den verschiedenen Lebensbereichen. Mindestens fünf der folgenden Kriterien müssen erfüllt sein:	
1	Verzweifeltes Bemühen, tatsächliches oder vermutetes Verlassenwerden zu vermeiden.
	Beachte: Hier werden keine suizidalen oder selbstverletzenden Handlungen berücksichtigt, die in Kriterium 5 enthalten sind.
2	Ein Muster instabiler, aber intensiver zwischenmenschlicher Beziehungen, das durch einen Wechsel zwischen den Extremen der Idealisierung und Entwertung gekennzeichnet ist.
3	Identitätsstörung: ausgeprägte und andauernde Instabilität des Selbstbildes oder der Selbstwahrnehmung.
4	Impulsivität in mindestens zwei potenziell selbstschädigenden Aktivitäten (Geldausgaben, Sexualität, Substanzmissbrauch, rücksichtsloses Fahren, »Fressanfälle«).
	Beachte: Hier werden keine suizidalen oder selbstverletzenden Handlungen berücksichtigt, die in Kriterium 5 enthalten sind.
5	Wiederholte suizidale Handlungen, Selbstmordandeutungen oder -drohungen oder Selbstverletzungsverhalten.
6	Affektive Instabilität infolge einer ausgeprägten Reaktivität der Stimmung (z. B. hochgradige episodische Dysphorie, Erregbarkeit oder Angst, wobei diese Verstimmungen gewöhnlich einige Stunden und nur selten mehr als einige Tage andauern).
7	Chronische Gefühle von Leere.
8	Unangemessene, heftige Wut oder Schwierigkeiten, die Wut zu kontrollieren (z. B. häufige Wutausbrüche, andauernde Wut, wiederholte körperliche Auseinandersetzungen).
9	Vorübergehende, durch Belastungen ausgelöste paranoide Vorstellungen oder schwere dissoziative Symptome.

der **Impulshandlungen**, der **Identitätsstörung** und der **dissoziativen oder (pseudo-) psychotischen Symptome** charakteristisch seien. Dementsprechend liest sich ein prototypischer Entwurf eines Borderline-Patienten wie folgt:

»*Beim typischen Borderline-Patienten dominiert eine hohe emotionale Instabilität mit der Erfahrung quälender Anspannungszustände sowie ein unbesonnener, manchmal auch unberechenbarer Verhaltensstil, der sich in besonders eindrücklicher Weise als krasse autodestruktive Handlungen, manchmal aber auch als Wutausbrüche manifestiert. Das Selbstbild ist brüchig, stellt keine verlässliche Grundlage für ausgewogene Entscheidungsprozesse und eine Sicherheit spendende Lebensplanung dar, und schließlich ist auch die Beziehungsgestaltung abrupten Wechseln zwischen sehnsüchtiger Bindung und abrupter Zurückweisung unterworfen.«* (Herpertz & Saß 2011, S. 42)

Experten sind sich dahin gehend einig, dass eine Homogenität der Borderline-Persönlichkeitsstörung nicht auf dem rein symptombezogenen Weg zu erkennen ist. Erst die Anwendung der Breite psychodynamischer Verständniskonzepte schafft eine Basis, um den zentralen Kern der Störung zu erfassen (Dulz 2011b, S. 329). Neben der deskriptiven Ebene der Symptomatologie bedarf es der strukturellen Ebene. Die Funktionsfähigkeit der psychischen Struktur bzw. die Borderline-Persönlichkeitsorganisation (▶ Kap. 15) ist per se nicht sichtbar, sondern kann nur aus der Symptomatik, der Beziehungsgestaltung, den intrapsychischen Konflikten etc. erschlossen und konzeptualisiert werden.

Mit dem Versuch einer deskriptiven Systematik der unterschiedlichen **Symptomniveaus** des Formenkreises der Borderline-Störungen haben Dulz und Schneider bereits 1995 der Tatsache Rechnung getragen, dass viele Borderline-Merkmale über die Zeit nicht stabil sind, sondern vielfältigen Wechseln und Veränderungen unterliegen (Dulz & Schneider 1996, S. 60; die mit einem Sternchen [*] markierten Symptomniveaus kennzeichnen Subgruppen von Patienten, die häufig in stationären Behandlungen zu finden sind):

- Borderline-Persönlichkeitsstörung auf angsthaftem Symptomniveau (Angst, Hilflosigkeitsfantasien)
- Borderline-Persönlichkeitsstörung auf hysteroidem Symptomniveau* (u. a. mit Dissoziationen, selbstverletzendem Verhalten [als Antidissoziativum], multiplen Konversionssymptomen)
- Borderline-Persönlichkeitsstörung auf (pseudo-)depressivem Symptomniveau (objektlose Leere, Depressivität, Anhedonie)
- Borderline-Persönlichkeitsstörung auf zwanghaftem Symptomniveau (u. a. Zwangshandlungen und -gedanken mit autoaggressiven Inhalten zur Spannungsreduktion)
- Borderline-Persönlichkeitsstörung auf phobiformem Symptomniveau (Rückzug als Angstvermeidung)
- Borderline-Persönlichkeitsstörung auf narzisstischem Symptomniveau* (u. a. mit innerer Leere, Beeinträchtigungen der Impulskontrolle, Dissoziationen, selbstverletzendem Verhalten [als narzisstischem Regulans], Suizidalität, antisozialem Verhalten, Drogenabusus)
- Borderline-Persönlichkeitsstörung auf psychosomatischem Symptomniveau* (vor allem Essstörungen)
- Borderline-Persönlichkeitsstörung auf psychotischem Symptomniveau*

Wahrscheinlich können die unterschiedlichen Symptomniveaus die oft gefundenen Diskrepanzen in der Häufigkeit der Komorbidität einer Posttraumatischen Belastungsstörung zumindest zum Teil erklären. So ist es leicht nachvollziehbar, dass Borderline-Patienten mit schweren Traumatisierungen häufiger einer stationären Behandlung bedürfen.

Das Konzept der Symptomniveaus könnte insgesamt dazu beitragen, die oftmals schwierige Verständigung über die Diagnose Borderline-Persönlichkeitsstörung zwischen ambulant oder stationär behandelnden Therapeuten zu verbessern. Der entscheidende Vorteil der Symptomniveaus liegt darin, dass sowohl die aktuelle Symptomatik beschrieben wird als auch partiell Rückschlüsse auf die Reife der Borderline-Struktur gezogen werden können. Als Beispiel sei eine Patientin auf angsthaftem Symptomniveau angeführt, die in der Lage ist, zumindest Angst als Symptom zu entwickeln und nicht psychosomatisch oder dissoziativ zu verarbeiten. Somit sind die Symptomniveaus als Verbindung der deskriptiven mit der strukturellen bzw. entwicklungspsychologischen Ebene zu verstehen. Darüber hinaus können anhand der Symptomniveaus Veränderungen in der Therapie beschrieben werden, z. B. die Entwicklung einer deutlich depressiven Symptomatik nach Aufgabe von selbstverletzendem Verhalten.

21.2 Gegenüberstellung der unterschiedlichen Behandlungsvoraussetzungen von neurotischen und Borderline-Patienten

Die mittlerweile über einhundertjährige Beschäftigung mit dieser speziellen Patientengruppe (vgl. Dulz 2011a) wurde nicht nur – vielleicht nicht einmal in erster Linie – durch die Fragen der diagnostischen Einordnung motiviert. Im Kontext der psychodynamischen Therapien lag und liegt das zentrale Motiv für die intensive Auseinandersetzung mit der Borderline-Persönlichkeitsstörung und dem daraus resultierenden erheblichen Erkenntniszuwachs in den spezifischen behandlungstechnischen Problemen, mit denen uns diese Patienten konfrontieren. Dies galt seit Freud immer schon für die Weiterentwicklung psychoanalytischer Konzepte und Behandlungsmodelle. Kind (2011) führt aus, dass bereits Adolph Stern als der vermutlich erste psychoanalytische Autor, der sich schon 1938 explizit mit dieser Thematik befasst hat, seine Forschungen aus eben diesem Grunde aufnahm. Kind (2011, S. 24) schreibt:

»*Bestimmte Patienten konnte er* [Stern, Anm. d. V.] *mit den klassischen psychoanalytischen Mitteln nicht zufriedenstellend behandeln.*«

Was ist so schwierig an diesen Patienten, was ist so speziell, vor allem so speziell schwierig in ihrer Behandlung?

Wir möchten im Folgenden anhand einiger – sicher vereinfachter – Gegenüberstellungen zeigen, in welcher Weise sich Borderline-Patienten von den typischen neurotischen Patienten unterscheiden, deren intrapsychische Struktur und Dynamik immer noch den Kern tiefenpsychologischer Krankheits- und Behandlungsmodelle bestimmen. Beschrieben werden sowohl Patienten mit einer der zahlreichen Persönlichkeitsstörungen auf dem strukturellen Niveau der Borderline-Persönlichkeitsorganisation (▶ Kap. 15) als auch Patienten mit einer Borderline-Persönlichkeitsstörung im engeren Sinne:

- Der neurotische Patient entwickelt aufgrund eines ihm unbewussten intrapsychischen Konflikts ein oder mehrere **Symptome**, z. B. Ängste oder Zwänge, unter denen er leidet und die ihn in die Behandlung führen. Die Symptome sind also Ich-dyston. Der Borderline-Patient dagegen kommt in der Regel mit unerträglichen inneren Zuständen und Beeinträchtigungen in die Behandlung, die u. U. neurotischen Symptomen ähneln, allerdings selten ein konsistentes Bild ergeben. Die häufig bereits früh und ganz selbstverständlich geschilderten dramatischen Auffälligkeiten im Verhalten, der Lebens-, insbesondere auch der Beziehungsgestaltung usw., die deutlich einen hochpathologischen Charakter aufweisen, sind dagegen in der Regel Ich-synton. Sie werden kaum problematisiert. Damit konfrontiert reagieren Borderline-Patienten häufig aggressiv oder verwundert.
- Neurotische Patienten schildern häufig von Beginn an ein **Leiden** an sich selbst,

Erfahrungen, die sie nicht verarbeiten können, Verhaltensweisen, die sie nicht verstehen, u. Ä. Borderline-Patienten leiden häufig in einer unklaren Weise an ihrer gesamten Lebenssituation. Auf Nachfrage entsteht meist der Eindruck, sie litten an den Anderen, ihrer Behandlung durch die Gesellschaft usw.

Patient A
Herr A. schildert soziale Ängste, die ihn daran hindern, sich außerhalb seiner beruflichen Zusammenhänge zu bewegen. Er fühle sich außerstande, einen Freundeskreis aufzubauen. Frauen könne er sich kaum nähern, ohne extreme Hemmungen zu entwickeln. Ihm sei klar, dass er dieses Problem seit seiner Kindheit mit sich herumtrage, er habe es immer mit guten schulischen und beruflichen Leistungen kaschieren können, sei aber mit seinem Leben jetzt so unglücklich, dass er Hilfe suche.

Patient B
Herr B. scheitert immer wieder in seinen persönlichen und beruflichen Belangen. Er habe ein Problem mit autoritären Strukturen, deshalb kämen seine Vorgesetzten nicht mit ihm klar. Mit den Partnerinnen sei es im Grunde ähnlich. Er ließe sich einfach ungern etwas sagen, sein Freiheitsdrang sei zu groß. Die Therapie solle ihm helfen, damit geschickter umzugehen.

- Im Behandlungsverlauf führen angemessene **Deutungen** bei neurotischen Patienten – häufig sogar recht bald – zu vertieften Einsichten, einer seelischen Entlastung und einem Interesse am Durcharbeiten bisher unbewusster konflikthafter Komplexe. Borderline-Patienten dagegen reagieren auf Deutungen meist ungünstig: Sie dekompensieren, entwickeln destruktive Reaktionen oder wehren tiefere Einsichten durch oberflächliche und rationalisierende Übernahme ab.
- Die **Übertragungs-Gegenübertragungs-Dynamik** neurotischer Patienten kann durch Deutungen gemeinsam in einem narrativen Prozess erarbeitet werden und ergibt insgesamt einen sinnhaften Kontext. Die Übertragungs-Gegenübertragungs-Muster von Borderline-Patienten dagegen sind diffus und durch häufige und schnell wechselnde Rollenverteilungen geprägt. Deutungen führen auch hier zu keiner produktiven Klärung, sondern verwirren den Beziehungskontext häufig noch mehr.

Therapeut: »Möglicherweise fühlten Sie sich in der letzten Stunde von mir kritisiert, als ich Ihre Wut auf Ihren Vorgesetzten ansprach. Indem Sie dann die nächste Sitzung vergaßen, konnten Sie der Situation entgehen, sich darüber mit mir auseinanderzusetzen, mich auch ein wenig beunruhigen, aber ich könnte mir vorstellen, als es Ihnen bewusst wurde, landeten alle unangenehmen Gefühle wieder bei Ihnen?«
Patient A: »Das kann ich Ihnen sagen! Und so ist es immer! Ich umgehe die brisanten Situationen, aber irgendwann muss ich nach Hause und mein Vater brüllt mich nieder!«
Patient B: »Ach, jetzt landet das wieder bei mir? Sie haben mir doch nahegelegt, meine Wut wahrzunehmen! Und das habe ich getan! Wenn Sie mir solche Sachen sagen, können Sie nicht davon ausgehen, dass ich automatisch wiederkomme und mir Nachschlag hole – da schlage **ich** zurück!«

- Eine weitere Schwierigkeit besteht darin, dass **psychische Motive, Fantasien und Impulse**, die man typischerweise dem primärprozesshaften Unbewussten zuordnet und die im Normalfall nur durch einen behutsamen therapeutischen Prozess erfahrbar werden, dem Borderline-

Patienten unmittelbar zugänglich sind. So werden aggressive, narzisstische und sexuelle Bedürfnisse nicht nur früh und ausgiebig geschildert, sie sind darüber hinaus überwiegend Ich-synton und werden exzessiv ausgelebt, z. B. in Impulsdurchbrüchen oder promiskuitiver Perversion.
- Borderline-Patienten erleben das **Setting einer kontinuierlichen Therapie** häufig schon bald nach Behandlungsbeginn nicht mehr als unterstützende Struktur, sondern entwickeln erhebliche destruktive Angriffe gegen diesen Rahmen. Im Gegensatz zu reifer strukturierten Patienten scheint ein durchgängig tragendes Arbeitsbündnis nicht zu gelingen. Für den Therapeuten entstehen hier ernste Schwierigkeiten in der letztlich unvermeidlichen Verwicklung in konflikthaftes Aushandeln der Behandlungsbedingungen, dem Umgang mit nicht wahrgenommenen Sitzungen und ähnlichen Situationen.

21.3 Vier aktuelle Modelle zur Konzeptualisierung der Borderline-Persönlichkeitsstörung und deren Behandlung

Wie bereits erwähnt, haben wir es bei der Borderline-Persönlichkeitsstörung mit einem komplexen und heterogenen Krankheitsbild zu tun. Alle wissenschaftlichen Erkenntnisse sprechen dafür, dass ätiologisch von einem Zusammenspiel aus belastenden Lebensereignissen und Genetik auszugehen ist. Genetische Abweichungen betreffen vor allem das Serotonin-System und die Hypothalamus-Hypophysen-Nebennierenrinden-Achse (Näheres ► Maier & Hawellek 2011; s. u.).

Nach Dammann (2007, S. 238 f.) fließen vier unterschiedliche Modelle in das Konstrukt »Borderline« ein:
- Modell I: Psychodynamisch wird die Borderline-Störung als strukturelle Störung im Bereich der Reife und Stabilität der Persönlichkeitsorganisation verstanden.
- Modell II: Die Störung wird als eine (vorwiegend biologisch bedingte) Emotionsregulierungsstörung aufgefasst.
- Modell III: Die Borderline-Störung entspricht einer chronifizierten Komplexen Posttraumatischen Belastungsstörung.
- Modell IV: Die Borderline-Störung wird auf eine Mentalisierungsstörung zurückgeführt.

Unter ätiologischen Gesichtspunkten lassen sich vier Paradigmata differenzieren, die in unterschiedlicher Gewichtung in den Modellen von Bedeutung sind und deren Kenntnis für eine professionelle Therapie grundlegend ist (vgl. Peichl 2013):
- das psychoanalytische, vor allem in Form des objektbeziehungstheoretischen Paradigmas
- das psychotraumatologische Paradigma
- das bindungstheoretische Paradigma
- das neurobiologische Paradigma

Im Folgenden sollen diese Modelle im Hinblick auf ihre ätiopathogenetischen und behandlungstechnischen Implikationen diskutiert werden.

21.3.1 Das objektbeziehungstheoretische Paradigma

Bereits in Kapitel 15 wurde Kernbergs Konzept der Borderline-Persönlichkeitsorganisation ausführlich dargestellt, das als basale strukturelle Pathologie aller schweren Persönlichkeitsstörungen – die Borderline-Persönlichkeitsstörung eingeschlossen – gilt.

Aus objektbeziehungstheoretischer Sicht – vertreten vor allem durch Kernberg und seine Mitarbeiter – ist die intrapsychische Situation des Borderline-Patienten spezifisch durch die **Spaltung** im Erleben des Selbst und seiner Objekte gekennzeichnet (vgl. Kernberg & Levy 2011).

Für die **Behandlungssituation** bedeutet dies, dass der Patient sowohl sich selbst als auch den Therapeuten überwiegend als »nur schlecht« oder »nur gut« erleben kann. Insbesondere in affektiv aufgeladenen Momenten sind realistische »Mischungen« und damit Kompromisslösungen nicht mehr möglich. Die Übertragungs-Gegenübertragungs-Dynamik ist unter diesen Umständen von typischen Abwehrstrategien im Rahmen der Spaltung bestimmt, die sich nicht auf intrapsychische Vorgänge im Patienten reduzieren lassen, sondern die kontinuierlich die konkrete Beziehungssituation dominieren, häufig auch gefährden. Man spricht in diesem Kontext von **interpersonaler Abwehr** vor allem in Form der Projektion und der projektiven Identifizierung. Die zunehmende Erforschung intersubjektiver Prozesse in psychodynamischen Therapien zeigt, dass Aspekte interpersonaler Abwehr in uns allen wirksam sind. Borderline-Patienten sind nun in besonderer Weise unfähig, ihre erheblichen affektiven Spannungen, Konflikte und Ängste intrapsychisch, etwa durch neurotische Kompromisse, zu regulieren. Sie benötigen dazu stets ein Gegenüber, eine situative Szene, die unbewusst entsprechend konstelliert wird.

Hier ist ein weiter Aspekt der Spaltungsabwehr zu beachten, der häufig übersehen bzw. vernachlässigt wird. Durch die Unfähigkeit, realistische innere Repräsentanzen des Selbst und der Objekte zu bilden, kommt es zu einer **Identitätsdiffusion**, die zu unsicheren Grenzen zwischen dem Selbst und seinen Objekten und damit zu einer verwirrenden intrapsychischen Situation führt (► Kap. 15, Fallbeispiel »Ich geh nicht in die Gruppe«). Für die **interpersonelle** Behandlungssituation bedeutet dies einen häufigen und schnellen Wechsel der dyadischen Selbst-Objekt-Konstellation. Man kann sich dies als einen wechselseitigen Rollenwechsel z. B. zwischen Täter und Opfer vorstellen, in den der Therapeut eingebunden wird und den er meist erst nachträglich realisiert. Grundsätzlich lässt sich sagen, dass der Borderline-Patient kaum in der Lage ist, belastende seelische Prozesse zu verdrängen, d. h. unbewusst zu machen. Die ängstigenden und verwirrenden Zustände, die daraus resultieren, sind also prinzipiell in jedem Moment präsent und wirksam und müssen daher ständig in agierender Weise bewältigt, eher wohl im Zaum gehalten werden.

Nachfolgend werden einige der typischen Abwehrstrategien skizziert, die im Rahmen der **Spaltungsabwehr** eine Rolle spielen.

- **Projektion und projektive Identifizierung:** Diese führen zu einer typischen Verwirrung der interpersonalen Situation, indem sie unerträgliche Selbstanteile in das Gegenüber verlegen, um es dort zu bekämpfen. Dies lässt sich im Fallbeispiel »Ich geh nicht in die Gruppe« (► Kap. 15) sehr gut erkennen: Die Patientin sieht sich selbst als Opfer vermeintlich ungerechtfertigter Vorwürfe und greift die Therapeutin an. Häufig führt dieser Abwehrmodus zu phasenweisen Veränderungen im Ich des Therapeuten, die es zu erkennen, zu verstehen und zu nutzen gilt. Hierbei ist jedoch zu beachten, dass die Gegenübertragungsabwehr des Therapeuten sehr schnell dazu führen kann, dass er die unangenehmen, evtl. sogar unerträglichen Zustände, die in ihm ausgelöst werden, zu schnell in den Patienten »zurückverlegen« will, etwa indem er sie deutet.

Spaltung in Idealisierung und Entwertung: Diese Spaltung lässt sich im Zusammenhang mit einer narzisstischen Abwehrstrategie verstehen, die den Therapeuten potenziell verführt, sich auf die Funktion des guten Objekts festzulegen. Hierin besteht eine ganz besondere Gefahr für den Verlauf der Behandlung, weil sich der Therapeut u. U. unbewusst mit diesem Teil-Objekt identifiziert und den scheinbar günstigen Verlauf der Behandlung seinerseits idealisiert. Schneider-Heine & Lohmer (2011, S. 560) nennen es ein »süßes betäubendes Gift«, wenn der Therapeut der Verlockung nachgibt, in »verlockender Intimität« eine große Bedeutung für den Patienten zu erlangen. Nicht selten entstehen Retterfantasien, mit denen sich Therapeuten natürlich auch bei neurotischen Patienten auseinandersetzen müssen. Diese sind aber wiederum im Falle der Borderline-Behandlung von spezieller Relevanz, da insbesondere vor dem Hintergrund der lebensgeschichtlichen Traumatisierungen dieser Patienten latent immer die Drohung besteht, dass es zum Rollenwechsel kommt und der Therapeut dann selbst zum erneuten Täter am Patienten wird. Wenn der Therapeut sich dieser Dynamik nicht bewusst ist und der beschriebenen Versuchung erliegt, kommt es im Zusammenhang mit unvermeidlichen Enttäuschungen, vermeintlichen oder realen Fehlern des Behandlers u. Ä. zu plötzlichen, erdrutschartigen Veränderungen in der Beziehung, die diese in ihr Gegenteil zu verkehren scheinen. Spätestens dann ist der Therapeut mit allen abgewehrten Aspekten der Entwertung konfrontiert, die sich in seiner Gegenübertragung dann in der Regel entweder in massiven Schuld- und Schamgefühlen äußern oder aber dort zu destruktiver Gegenaggression führen. Diese wiederum kann sich eher »laut« im Sinne von Vorwürfen oder entwertenden Deutungen zeigen, sie kann aber auch versteckte, »leise« Formen annehmen. Dann zieht sich der Therapeut zurück, quält den Patienten durch Passivität und aggressive Pseudoneutralität und entwertet ihn innerlich als »hoffnungslosen Fall«.

Omnipotente Kontrolle: Omnipotente Kontrolle ist untrennbar mit den übrigen Abwehrstrategien verknüpft. Sie lässt sich häufig relativ schnell an offenkundigen Versuchen des Patienten erkennen, die gesamte Situation zu dominieren und das Setting zu bestimmen. In anderen Fällen handelt es sich eher um eine subtile Kontrolle der emotionalen Reaktionen des Therapeuten, seiner Interventionen und seines Denkens. Sie wird für den Behandler dann oft nicht unmittelbar erkennbar, sondern äußert sich indirekt, z. B. in einer Einengung des Denkens, dem Eindruck, man laufe passiv hinter dem Patienten her, biete ihm unterwürfig Deutungen an und verliere die therapeutische Initiative. Omnipotente Kontrolle ist besonders im Zusammenhang mit der häufig sehr ausgeprägten Identität als Opfer früher Traumatisierungen wirksam. Der Therapeut wird hier in eine Identifizierung mit der Opferperspektive des Patienten hineingezwungen, die er nur um den Preis einer völligen Entwertung verlassen kann, sobald er auch nur die Möglichkeit einer anderen Sichtweise andeutet. Der Abwehrmechanismus der omnipotenten Kontrolle ist vor dem Hintergrund der Unfähigkeit vieler Borderline-Patienten zu verstehen, den Therapeuten als eigenständige Person zu erleben, also als jemanden, der aus eigener Überlegung heraus selbstständig denkt und handelt. Diese Erfahrung muss unbedingt vermieden werden, da sie im Patienten unerträgliche Ängste vor Abhängigkeit, Trennung und Verlust auslösen würde.

- **Verleugnung:** Verleugnung erschwert die therapeutische Bearbeitung bedeutsamer Erfahrungen, da die emotionale Bedeutung selbst dramatischer selbst- und fremdgefährdender Sequenzen weitgehend negiert wird. Die Abwehrstrategie wird verständlich vor dem Hintergrund der o. g. Unfähigkeit, belastende seelische Prozesse unbewusst zu machen und im seelischen Binnenraum zu halten. So sichert der Borderline-Patient eine fragile seelische Stabilität, indem er die eigentlich hochkonflikthaften Szenen zwischen ihm und anderen ihres emotionalen Gehalts beraubt.

- **Agieren:** Agieren gilt ursprünglich als ein Abwehrmechanismus, der sich speziell als Übertragungswiderstand gegen die Bewusstwerdung der Übertragungsbeziehung zeigt, etwa wenn der Patient kaum intensive Fantasien und Gefühle bezüglich seines Therapeuten äußert, sich außerhalb der Therapie aber in zahlreiche und schnell wechselnde Beziehungsabenteuer stürzt. Dieser Zusammenhang ist auch in vielen Borderline-Therapien erkennbar, dem Agieren kommt hier jedoch eine sehr viel umfassendere Bedeutung zu: Wegen der weitreichenden Unfähigkeit der Borderline-Patienten, psychische Erfahrungen mental zu verarbeiten und entsprechend zu kommunizieren, setzen sie regelmäßig bedeutsame intrapsychische Inhalte in einen **Handlungsdialog** um, der häufig neben den Abwehranteilen auch erhebliche kommunikative Funktionen enthält, die meist schwer zugänglich sind (s. u., Fallbeispiel Herr R.). Gleichzeitig bleibt es unerlässlich, extremes Agieren im Rahmen der Behandlung zu begrenzen.

Die skizzierte Komplexität der Behandlungssituation wirft nun die Frage nach der **Behandlungstechnik** auf.

Seit Kernbergs wegweisenden Arbeiten ist es genereller Konsens, dass die übliche psychoanalytische Deutungstechnik in einer neutralen und abstinenten Atmosphäre für die Behandlung von Patienten mit einer Borderline-Persönlichkeitsstörung bzw. Borderline-Persönlichkeitsorganisation nicht geeignet ist. Insbesondere können die übliche Neutralität und Abstinenz oft schon nach wenigen Sitzungen nicht mehr aufrechterhalten werden, weil der Patient z. B. grundsätzliche Regelungen des Settings angreift und den Therapeuten so zu Reaktionen zwingt, die häufig belehrenden und zurechtweisenden Charakter zeigen. Ebenso bedeutsam ist aber die Nutzlosigkeit, u. U. sogar Schädlichkeit klassischer, womöglich triebtheoretischer Deutungen, die zumeist auch einen Rückbezug auf biografische Vorläufer der jeweils gedeuteten Sequenz enthalten. Sie bewirken häufig scheinbare Einsicht, die in aller Regel wenig später zu letztlich fruchtlosem Rationalisieren führt und das Abwehrspektrum des Borderline-Patienten noch weiter anreichert.

Im Verlauf der letzten zwanzig Jahre führten diese Bedingungen zu einer Modifizierung der generellen Behandlungstechnik, die sich vor allem um die Balance zwischen strukturierenden und reflexionsfördernden Interventionen bemüht. Neben den traumazentrierten Therapiekonzepten (► Kap. 16) und dem strukturbezogenen Ansatz nach Rudolf (Rudolf 2012) haben zwei psychodynamische Konzepte in der Behandlung der schweren Persönlichkeitsstörungen in den letzten zehn Jahren besonders an Bedeutung gewonnen: die Übertragungsfokussierte Psychotherapie (TFP) aus der Arbeitsgruppe um Kernberg (Clarkin et al. 2008; Yeomans et al. 2017) und die Mentalisierungsgestützte bzw. Mentalisierungsbasierte Therapie (MBT) aus der Arbeitsgruppe um Fonagy (Allen & Fonagy 2016). Beide versuchen, aus einer jeweils eigenen metapsychologischen Perspektive ein Konzept zu formulieren, das die große Vielfalt der Symptome und unterschiedlichen Erscheinungsformen schwerer Persönlichkeitsstörungen bei Patienten mit einer Borderline-Persönlichkeitsstörung bzw. Borderline-Persönlichkeitsorganisation auf eine basale Dynamik zurückführt, die in der Behandlungssituation aktivierbar, damit gemeinsam beobachtbar und behandelbar wird.

Übertragungsfokussierte Psychotherapie

Das objektbeziehungstheoretische Behandlungskonzept geht auf Kernbergs ätiopathogenetisches Modell der Borderline-Persönlichkeitsstörung und -Persönlichkeitsorganisation zurück. Es wurde über viele Jahre zu einer modifizierten psychoanalytischen Therapie ausgearbeitet, die mittlerweile als Übertragungsfokussierte Psychotherapie (Transference-Focused Psychotherapy, TFP) in manualisierter Form vorliegt (Clarkin et al. 2008; Yeomans et al. 2017). Das Verfahren wurde vielfach empirisch geprüft und in seiner Wirksamkeit bestätigt (Clarkin et al. 2007). Es gehört neben der Mentalisierungsbasierten Therapie, der Schematherapie und der Dialektisch-Behavioralen Therapie zu den evidenzbasierten »Big-four«-Behandlungsansätzen für dieses Störungsbild (Hörz-Sagstetter & Doering 2015).

> Die Übertragungsfokussierte Psychotherapie beruht auf der Annahme gespaltener, unsicherer und konflikthafter Objektbeziehungsdyaden (▸ Kap. 3), die dem gestörten Identitätsempfinden zugrunde liegen. In der Übertragung werden sie reaktiviert und sollen im Hier und Jetzt der Beziehung zum Therapeuten gedeutet werden, um eine zunehmende Integration der ursprünglich chaotischen Selbst- und Objektrepräsentanzen zu fördern.

Von entscheidender Bedeutung im Rahmen dieses Konzeptes ist der »*[…] Versuch, einen Affekt oder eine an einen Affekt geknüpfte Handlung zu verstehen und mit den zugrunde liegenden Selbst- und Objektrepräsentanzen, welche wiederum den Affekt oder die Handlung bedingen, in Bezug zu setzen*« (Yeomans & Diamond 2011, S. 549).

Das klingt zunächst sehr komplex, beschreibt aber einen Zusammenhang, der für die meisten von uns – außerhalb von ernsten Krisen! – ganz alltäglich und selbstverständlich ist, dabei aber meist unbewusst abläuft: Wir sind beim Abschied von einem wichtigen Gegenüber vielleicht traurig, trösten uns aber mit der Gewissheit der Beziehung und der Freude auf das Wiedersehen. Dabei gehen wir unbewusst von Selbst- und Objektrepräsentanzen aus, die in einer zuverlässigen – sicher gebundenen – Beziehung zueinander stehen, deren Beziehung also belastbar ist, sodass wir sicher annehmen, der andere werde beim Wiedersehen in einer vergleichbaren, nicht völlig veränderten Beziehung zu mir stehen. Würde uns jemand diesen Zusammenhang herstellen und damit deuten, wären wir vermutlich erstaunt, würden dem aber überwiegend zustimmen und es für natürlich (»normal«) halten.

Für einen Borderline-Patienten stellt sich die Situation vollständig anders dar: Insbesondere Trennungs- und Abschiedsszenarien lösen in aller Regel diffuse und gleichzeitig überflutende Untergangsängste aus. Diese können keinesfalls intern verarbeitet (»mentalisiert«; s. u.) werden und werden in der Regel sofort auf den Therapeuten projiziert, der als kaltherziger Pedant die Sitzung pünktlich beenden will, egoistisch in den Urlaub geht o. Ä.

Diese Objektbeziehungsdyade im o. g. Sinne zu deuten ist keine leichte Aufgabe. In aller Regel stellt sie sich auch nicht unmittelbar so erkennbar dar, sondern ist insbesondere in den Anfangsphasen der Therapie, z. B. durch chaotisches Agieren und heftige Affektdurchbrüche, verdeckt. Nach einer bestimmten Zeit, in der es in gewissem Sinne auch um das »Überleben« des Therapeuten in seiner denkenden und mitfühlenden Position geht, kann es gelingen, die geschilderte Inszenierung in kleinen Schritten zu verstehen.

Therapeutische Interventionen der Übertragungsfokussierten Psychotherapie

Nach den Erfahrungen der Übertragungsfokussierten Psychotherapie eignet sich dafür insbesondere »*[…] die genaue Exploration der Rollenumkehr in der Übertragung, wenn der Patient zwischen Selbst- und Objektpol der dyadischen Konstellation hin und her wechselt*« (Yeomans & Diamond 2011, S. 550). Damit ist z. B. eine Übertragungs-Gegenübertragungs-Dynamik gemeint, in der sich der Patient vom Therapeuten und seinen Fragen verfolgt und bedroht fühlt, im nächsten Moment aber dann dazu übergeht, diesen seinerseits argumentativ auszumanövrieren. Dann fühlt sich der Therapeut plötzlich vollkommen inkompetent, desorientiert und überfordert. Die Durcharbeitung dieser Übertragungsdyaden folgt prinzipiell einem bestimmten Muster; die grundlegenden **Behandlungstechniken** der Übertragungsfokussierten Psychotherapie entsprechen den klassischen psychodynamischen Interventionsstrategien – Klärung, Konfrontation und Deutung –, die unter Nutzung der Analyse der Dynamik von Übertragung und Gegenübertragung zur Anwendung kommen. Bei ständiger sorgfältiger Beobachtung der Gegenübertragung fokussiert der Therapeut die Übertragung, indem er sich fortlaufend Fragen zum aktuellen Geschehen stellt, z. B. »Warum sagt der Patient mir das gerade jetzt?«, »Wie sieht mich der Patient?«, »Wie behandelt mich der Patient?«, »Was macht der Patient mit mir?« (Clarkin et al. 2008, S. 17).

In der Übertragungsfokussierten Psychotherapie wird von der »Drei-Schritt«-Deutungsarbeit gesprochen (Clarkin et al. 2008, S. 60 ff.):

- **Klärung** beschreibt »das Angebot des Therapeuten an den Patienten, jede Information, die unklar, vage, verwirrend oder widersprüchlich ist, zu untersuchen und zu klären«. Zu Beginn ist es von entscheidender Bedeutung, den Patienten zu unterstützen und aufzufordern, sein affektives Erleben möglichst präzise zu beschreiben. Es sollte sich möglichst um ein Erleben in Bezug auf aktuelle Ereignisse, im besten Falle innerhalb der momentanen Begegnung zwischen Patient und Therapeut, und *nicht* um Erinnerungen an lange zurückliegende Erfahrungen handeln. Klärenden Interventionen kommt in der Übertragungsfokussierten Psychotherapie eine hohe Bedeutung zu; Kernberg (Persönliche Mitteilung 2016) empfiehlt ausdrücklich die Nutzung des »gesunden Menschenverstandes« und den Einsatz weiterer klarifizierender Interventionen, wenn dieser zum Verständnis des Patienten nicht ausreicht.

- Mit der **Konfrontation** sollen »dem Patienten widersprüchliche Anteile in seinen Mitteilungen bewusst gemacht« werden. Der Patient wird aufgefordert, über Widersprüche nachzudenken, die als Ausdruck nicht zu vereinbarender Aspekte seiner inneren Objektbeziehungswelt verstanden werden. Diese können sich als Widersprüche innerhalb seiner Äußerungen selbst zeigen (»Ich hasse Dich – verlass mich nicht!«) oder als unverständlicher Zusammenhang zwischen Äußerungen (»Sie war die wichtigste Frau, der ich je begegnet bin«) und dem Verhalten des Patienten imponieren (»Nein, ich habe sie nie wieder angerufen«).

- **Deutungen** »verbinden das unbewusste Material mit vermutetem, hypothetischem unbewusstem Material, dem ein Einfluss auf Motivation und Verhalten des Patienten zugeschrieben wird«. Im objektbeziehungstheoretischen Ansatz der Übertragungsfokussierten Psychotherapie geht es nicht in erster Linie um genetische Deutungen im Sinne der klassischen psychoanalytischen Technik, die Übertragungsprozesse möglichst mit ihren historischen Ursprüngen verbinden wollte. Hier sollen die scheinbar paradoxen, häufig schwer verständlichen Äußerungen gegenläufiger Objektbeziehungsdyaden primär zu einem Verständnis eben dieser Prozesse gedeutet, d. h. mit Bedeutung versehen werden. Typische aktuelle Reaktivierungen von Objektbeziehungsdyaden werden dem Patienten durch Deutungen im Hier-und-Jetzt, bezogen auf die therapeutische Dyade, mitgeteilt: »*Sie verhalten sich mir gegenüber so, als ob Sie keine Gefühle für mich empfänden. Ich glaube, diese scheinbare Gleichgültigkeit bewahrt Sie vor dem Gefühl einer tiefen Sorge um mich und vor Ihrem großen Wunsch, dass ich mich Ihrer annehmen würde. Ich baue diese Vermutung auf einer ganzen Reihe von Beobachtungen auf, z. B. … Sofern dies alles zutrifft, sollten wir versuchen zu verstehen, warum es Ihnen so schwer fällt, Ihren Wunsch nach Nähe, auch mir gegenüber, anzunehmen*« (Clarkin et al. 2008, S. 65). Dieses Beispiel veranschaulicht auch, dass in der Deutung immer das affektiv gerade dominante Thema angesprochen wird. Am wirkungsvollsten ist die Intervention, wenn die affektive Erregung des Patienten etwas abgeebbt, aber noch nicht vollständig reduziert ist. Deutungen in der Übertragungsfokussierten Psychotherapie unterscheiden sich erheblich von der klassischen Deutungstechnik, indem sie erst in späteren Therapiephasen genetische Deutungsanteile beinhalten. Benannt wird die aktivierte Dyade – so sie denn deutlich identifizierbar ist – z. B. nach folgendem Muster: »Ich (der Therapeut) stelle fest, dass sich unsere Diskussion über das Ausfallhonorar zugespitzt hat und dass eine Situation entsteht, als ob ein sadistischer Elternteil ein verzweifeltes ihm ausgeliefertes Kind missbraucht.« Die in den einzelnen Sitzungen der Übertragungsfokussierten Psychotherapie bearbeiteten Themen folgen einer dreistufigen Prioritätenliste (Hörz-Sagstetter & Doering 2015, S. 262):
  - Behinderungen der Übertragungsarbeit wie z. B. offene Gefährdungen der Fortführung der Therapie durch Umzugsabsichten, Suiziddrohungen oder Agieren in und zwischen den Sitzungen
  - offenkundige Übertragungsmanifestationen, z. B. in verbalen Bezugnahmen auf den Therapeuten sowie auch in Äußerungen, aus denen der Therapeut auf Übertragungsmanifestationen schließen kann, und/oder auch in Verhaltensweisen wie dem mehr oder weniger demonstrativen Einnehmen bestimmter Körperhaltungen

- affektiv bedeutsames Material, das nichts mit der Übertragung zu tun hat

Zusammenfassend betrachtet kennzeichnen drei Schritte das therapeutische Vorgehen im Behandlungsverlauf (Ermann 2016a, S. 541):
- Zunächst wird die therapeutische Beziehung als Szene beschrieben, d. h. als Ausdruck einer (vom Patienten bisher so nicht erkannten) Objektbeziehung, z. B. der zwischen Täter und Opfer. Dabei wird das Wesen der Beziehung vorwiegend aus dem Gegenübertragungserleben erschlossen.
- Die beständigen Wechsel der Übertragungsposition, die dem veränderten Verhalten des Patienten zugrunde liegen, werden fortlaufend identifiziert. Darin manifestiert sich der Wechsel der Identifikation mit der Selbstrepräsentanz oder der Objektrepräsentanz der Übertragungsszene, wie es z. B. bei dem raschen Wechsel zwischen Täter- und Opferidentifikation der Fall ist.
- Es werden Verknüpfungen zwischen den verschiedenen Aspekten der gespaltenen Selbst- bzw. Objektrepräsentanzen, also zwischen den »nur guten« und den »nur bösen« Anteilen der Objektbeziehungsdyade, hergestellt.

Festigung des Behandlungsrahmens durch Therapievereinbarungen

Dulz bezeichnet die vielfältigen dysfunktionalen Verhaltensweisen von Borderline-Patienten als »kreative Selbstheilungsversuche« (Dulz 2011b) und hebt damit hervor, dass genau jenes Verhalten wie Selbstverletzung, Substanzmissbrauch, Impulsivität, das vom Therapeuten als Gefährdung für die Behandlung angesehen wird, von den Patienten als Bewältigungsmechanismus erlebt und eingeschätzt wird, das ihnen hilft. Die Funktion der Therapievereinbarung bringt Lohmer (2011, persönl. Mitteilung) mit folgendem Satz auf den Punkt:

»Wir verlangen nicht, dass er gesund ist, aber dass wir einen festen Willen und ehrliches Bemühen erkennen können, gegen die Krankheit anzukämpfen.«

Die Therapievereinbarung trifft folgende Regelungen:
- Rollen, Aufgaben und Verantwortung von Patienten und Therapeuten
- Störungsverständnis
- Art und Ziel der Psychotherapie
- Regeln für das Abweichen vom Vertrag, insbesondere im Hinblick auf therapieschädigendes, parasuizidales Verhalten und sekundären Krankheitsgewinn
- Rahmenbedingungen und Grenzen zum Schutz der Behandlung vor intensiven Affekten und typischer Borderline-Pathologie

Im Einzelnen legen diese Vereinbarungen fest, wie mit Situationen umgegangen wird, in denen der Patient schwer agiert, indem er mit Suizidalität und anderen Formen der Selbstdestruktivität und mit Therapieabbruch droht oder von den verabredeten Sitzungen fernbleibt. Der therapeutische Umgang mit objektmanipulativer Übertragung, d. h. mit Versuchen, den Therapeuten zu bestimmten Handlungen zwingen zu wollen, sollte dezidiert erörtert werden, insbesondere wenn Tendenzen zu suizidalem Agieren schon von Beginn an nachweisbar sind. Ebenso geregelt werden sollte das Vorgehen bei einer Unterwanderung der therapeutischen Regeln, z. B. durch Zuspätkommen, Schweigen und Lügen, oder durch eine Trivialisierung der Therapie, d. h. wenn der Patient überwiegend emotional bedeutungslose Dinge berichtet.

Der Rückbezug auf die zu Beginn der

Behandlung getroffenen Therapievereinbarungen stellt in therapiegefährdenden Situationen eine wirkungsvolle Möglichkeit dar, sich auf ein gemeinsames »Drittes« zu beziehen, und schützt damit vor dem Risiko, sich in pathologischen dyadischen Interaktionen so weit zu verstricken, dass mittelfristig zumeist nur noch der Therapieabbruch als Ausweg bleibt. Abbruchraten von Borderline-Behandlungen, die in der nicht-störungsspezifischen Therapie bei über 70 % liegen, belegen diese ernst zu nehmende Gefährdung.

Exkurs: Kombination von Übertragungsfokussierter Therapie und Dialektisch-Behavioraler Therapie

Die von Marsha Linehan 1993 (dt. Übers. 1996) speziell für Borderline-Patienten entwickelte Dialektisch-Behaviorale Therapie (DBT) basiert auf der Kognitiven Verhaltenstherapie. Im Unterschied zu herkömmlichen verhaltenstherapeutischen, interpersonellen, aber auch modifizierten psychodynamischen Ansätzen werden in diesem Therapieverfahren drei Wirkfaktoren realisiert: eine hohe Beziehungsintensität, das Lehren von Bewältigungsmechanismen (**»Fertigkeiten«** bzw. **»Skills«**) und die Öffnung zu alternativen Sinnstrukturen durch eine Zen-buddhistische Orientierung (Lohmer 2005, S. 60 ff.).

Die Bedeutung des Lehrens, das **Skills-Training**, unterscheidet die Dialektisch-Behaviorale Therapie am deutlichsten von den anderen Ansätzen. Dieser »konventionellste« Teil rekurriert auf vorhandene verhaltenstherapeutische Methoden. Ausgehend von der Tatsache, dass Borderline-Patienten selbstregulative Fähigkeiten nicht ausreichend zur Verfügung haben und aufgrund ihrer Störung viele Sozialisationserfahrungen nicht machen konnten, werden diese Fertigkeiten gezielt vermittelt – in Form therapeutischer Ratschläge und Rückmeldungen, in Form von Rollenspielen und konkreten Übungen.

Es handelt sich um ein systematisiertes Lernen, das anhand des vorliegenden Manuals (Linehan 1996) bevorzugt in Gruppen durchgeführt wird. In klinischen Settings scheint sich ein schulenübergreifendes multimethodales Vorgehen zu etablieren und auch zu bewähren, indem Übertragungsfokussierte Psychotherapie im Einzelsetting mit dem Skills-Training der Dialektisch-Behavioralen Therapie in der Gruppe kombiniert wird. Wichtig ist dabei die personale Trennung: Der Einzeltherapeut der Übertragungsfokussierten Psychotherapie sollte nicht gleichzeitig das Skills-Training anleiten.

21.3.2 Das psychotraumatologische Paradigma

In den letzten fünfundzwanzig Jahren entwickelte sich eine heftige, aber auch sehr produktive Auseinandersetzung um die Frage, inwieweit der wichtigste ätiologische Faktor speziell bei einer Borderline-Persönlichkeitsstörung, in einer schweren Traumatisierung bestehen könnte. Diese Diskussion, ob es sich um eine Entwicklungs- bzw. Strukturpathologie oder um eine Traumapathologie handelt, ist sowohl im Bereich der Forschung als auch der Behandlung ausgesprochen fruchtbar. Sie befindet sich aber stets in Gefahr, durch eine plakative Politisierung außer Kontrolle zu geraten und dann der Forschung und der Therapie und damit auch den Betroffenen zu schaden (Sachsse 2011). Dies wäre nichts Neues: Wegen der politischen und gesellschaftlichen Relevanz der Folgestörungen von Realtraumatisierungen begleiten kontroverse und polemische Auseinandersetzungen die Beschäftigung mit deren Auswirkungen seit mehr als einhundertfünfzig Jahren (Sachsse et al. 1997; ▸ Kap. 16).

Ursächlich für die **Traumatisierungen** der Borderline-Patienten wurde eine oft mehrjährige Geschichte sexueller und/oder physischer Gewalt vor dem sechzehnten Lebensjahr angenommen. Es liegt eine Reihe von Studien vor, die Raten bis zu 100 % sexuellen und physischen Missbrauchs bei Borderline-Patienten in spezialisierten

Behandlungssettings nachgewiesen haben (z. B. Zanarini 2000). Anfang der 1990er-Jahre stabilisierte sich das in Publikationen für Borderline-Patienten generell angegebene Ausmaß bei Werten um etwa 70 %. Im Vergleich dazu belegt eine **Prävalenzstudie** in der deutschen **Allgemeinbevölkerung**, dass 12 % der Männer und 10 % der Frauen Misshandlungen seitens der Eltern sowie 7 % der Männer und 18 % der Frauen sexuellen Kindesmissbrauch erfahren haben (Wetzels 1997). Geht man von einer Prävalenz der Borderline-Persönlichkeitsstörung von etwa 2 % aus (s. o.; Dulz & Jensen 2011, S. 204), so wird deutlich, dass der größte Anteil dieser Kinder und Jugendlichen mit Gewalterfahrungen keine Borderline-Persönlichkeitsstörung entwickelt. Somit müssen zu diesen abgrenzbaren Realtraumatisierungen weitere ätiologisch bedeutsame Faktoren hinzukommen, damit eine Borderline-Persönlichkeitsstörung entsteht.

Eine Häufung von Traumata findet sich auch bei anderen psychischen und psychiatrischen Störungen, vor allem im Zusammenhang mit Persönlichkeitsstörungen generell – allerdings ist die Rate der Traumatisierungen bei den Borderline-Persönlichkeitsstörungen wesentlich höher als bei den anderen Persönlichkeitsstörungen.

Vor einem voreiligen Analogieschluss, dass insbesondere kindliche sexuelle Gewalterfahrung zur Entwicklung einer Borderline-Persönlichkeitsstörung führt, ist somit zu warnen, da die beschriebenen Traumata weder spezifisch noch ausreichend für die Diagnose einer Borderline-Persönlichkeitsstörung sind. Aber für eine relativ große Subgruppe von Patienten ist eine positive Traumaanamnese für das Verständnis und die Behandlung von großer Bedeutung.

Während Sachsse längere Zeit überzeugt war, dass eine Entwicklungspathologie gegenüber der Traumapathologie in der Genese der Borderline-Persönlichkeitsstörung von nachrangiger Bedeutung sei, vertritt er heute die Auffassung, dass diese Reduktion auf das Trauma als Ereignismerkmal, wie es im DSM-5 definiert wird, nicht mehr haltbar ist (Sachsse 2011, S. 715). Erst wenn **Bindungs- und Beziehungstraumatisierungen** einbezogen werden, die nicht als abgrenzbare umschriebene Ereignisse konzipiert werden können, wie es das Ereigniskriterium des DSM-5 vorgibt, kann die Traumapathologie der Borderline-Persönlichkeitsstörung aufrechterhalten werden, ist dann allerdings in deutlicher Überschneidung mit einer Entwicklungspathologie zu verstehen.

Die Bindungs- und Beziehungstraumatisierungen werden zu den Typ-II-Traumatisierungen von Kindern und Jugendlichen gerechnet (▶ Kap. 16). Sie bestehen vor allem in physischer und emotionaler Vernachlässigung sowie mangelnder Wärme und in emotionaler Gewalt, ausgeübt z. B. durch Isolieren, Terrorisieren, Ignorieren, chronische Entwertungen und Zuschreibung einer Sündenbockrolle. Schwere Vernachlässigung als biografisch relevanter psychosozialer Belastungsfaktor lässt sich bei etwa 40 % der Borderline-Patienten nachweisen (Buchheim 2008, S. 254). Den Zusammenhang zwischen frühen Stresserfahrungen und unterschiedlichen Persönlichkeitsstörungen stellen Johnson et al. (2016, S. 502 ff.) sehr differenziert dar. Sowohl retro- als auch prospektive Studien belegen, dass physische und sexuelle Gewalt sowie vielfältige Bindungs- und Beziehungstraumatisierungen in Kindheit und Jugend mit einem signifikant erhöhten Risiko für die Entwicklung einer Borderline-Persönlichkeitsstörung einhergehen. Gast

(2016, S. 485) widmet sich gezielt der Bedeutung der Beziehungstraumata und der Borderline-Pathologie. Im Phänomen der Spaltung wird eine Wiederholungserscheinung im Sinne einer Neuauflage und eines Auslebens internalisierter pathologischer Beziehungsmuster gesehen. Diese Muster weisen auf die Besonderheiten realer innerfamiliärer Traumatisierungen hin und vergegenwärtigen, dass missbrauchte Kinder typischerweise mit einem Täter konfrontiert sind, dessen Taten im krassen Gegensatz zu seinen Worten und zu den Empfindungen des Kindes stehen. Die Internalisierung einer höchst widersprüchlichen Objektbeziehung führt zur Ausbildung eines ebenso widersprüchlichen Introjektes. Hirsch (1987, S. 245 ff.) spricht von »unassimilierten Introjekten«, die nicht integriert, aber auch nicht aufgegeben werden können, weil die Patienten sie gleichzeitig als existenzerhaltend erleben (▸ Kap. 16). Vor diesem Hintergrund plädiert Gast (2016, S. 485) dafür, dass die ätiologischen Faktoren, die zur Spaltung führen, also die Traumatisierungen, erarbeitet werden müssten. Die von Kernberg (▸ Abschn. 21.3.1) empfohlene Konfrontation mit der Widersprüchlichkeit der Patienten muss nach Auffassung der Autorin an ein neues genetisches Verständnis für die von ihnen als verwirrend und beschämend erlebten Wahrnehmungen und Verhaltensweisen gekoppelt sein.

Der gegenwärtige Diskussionsstand zur Traumaätiologie der Borderline-Persönlichkeitsstörung konzentriert sich auf die folgenden drei Punkte:

- Jegliche Form der Gewalt gegen Kinder erhöht das Risiko, als Erwachsener psychisch/psychiatrisch und auch internistisch zu erkranken.
- Welche Form der Traumatisierung zu welchen spezifischen Störungen im Erwachsenenalter beiträgt, wird gegenwärtig intensiv erforscht.
- Die Leitsymptomatik der Borderline-Persönlichkeitsstörung lässt sich sowohl als Traumapathologie konzeptualisieren als auch aus psychoanalytisch-psychodynamischer Sicht erklären (s. u.). Dulz, ein renommierter Borderline-Experte, nimmt ausdrücklich eine Mittelposition ein und verbindet die psychoanalytisch unterlegte Entwicklungspathologie mit einer psychodynamischen Interpretation der Traumafolgen (Dulz & Jensen 2011).

Zum Verhältnis von Borderline-Persönlichkeitsstörung und Komplexer Posttraumatischer Belastungsstörung

In Studien konnte nachgewiesen werden, dass die Gruppe von Borderline-Patienten mit der Komorbidität einer Posttraumatischen Belastungsstörung eine schlechtere Langzeitprognose aufweist und schwerer behandelbar ist (Sachsse 2011, S. 715). Damit erhält die Komorbidität der Traumatisierungsstörung für die Behandlungsplanung eine zentrale Bedeutung. Es gibt also gewichtige Gründe, diese Differenzialdiagnose sorgfältig zu stellen.

In ihrem 1993 auch in deutscher Sprache erschienenen Buch »Die Narben der Gewalt« entwickelte Herman eine heute noch aktuelle Systematisierung der Folgen von Traumatisierungen durch sexuellen Missbrauch, Vernachlässigung und Misshandlung. Sie schlug die Bezeichnung **»Komplexe Posttraumatische Belastungsstörung« (KPTBS)** für ein charakteristisches Syndrom nach chronischen Traumatisierungen vor. In das DSM-IV wurde die Komplexe Posttraumatische Belastungsstörung als zusätzliches klinisches Beschreibungsmerkmal für Forschungszwecke unter dem Akronym DESNOS (Disorders of Extreme Stress Not

Otherwise Specified; Sack 2004) aufgenommen. Dieses Syndrom beinhaltet folgende Merkmale:

- Störungen der Affektregulation
- dissoziative Symptome
- eine gestörte Selbstwahrnehmung
- Störungen der Sexualität und Beziehungsgestaltung
- somatoforme Körperbeschwerden
- Veränderungen persönlicher Glaubens- und Wertvorstellungen

In Tabelle 21-2 werden die Symptome der Borderline-Persönlichkeitsstörung und einer Komplexen Posttraumatischen Belastungsstörung einander gegenübergestellt. Schon die Betrachtung der Diagnosekriterien zeigt eindrucksvoll, dass erhebliche Überschneidungen zwischen beiden Syndromen bestehen. Im Rahmen einer multizentrischen Studie an fünf spezialisierten, überwiegend stationären Behandlungszentren konnte ein Anteil von 80 % der Patientinnen identifiziert werden, bei denen beide

Tab. 21-2 Vergleich der Symptomkriterien von Borderline-Persönlichkeitsstörung und Komplexer Posttraumatischer Belastungsstörung (nach Sack et al. 2011, S. 200)

Borderline-Persönlichkeitsstörung	Komplexe Posttraumatische Belastungsstörung
• Impulsivität in mindestens zwei potenziell selbstschädigenden Bereichen	• Störung der Affektregulation mit impulsiven und risikoreichen Verhaltensweisen
• wiederholte suizidale Handlungen, Suiziddrohungen	• selbstverletzendes und suizidales Verhalten
• affektive Instabilität und Stimmungsschwankungen	• Störung der Affektregulation, Impulsivität und autodestruktives oder risikoreiches Verhalten
• chronisches Gefühl von Leere	–
• unangemessene heftige Wut	• Schwierigkeiten, Ärger zu modulieren
• ausgeprägte Instabilität des Selbstbildes oder der Selbstwahrnehmung	• Selbstvorwürfe, Schuldgefühle, Scham, Gefühl, isoliert von anderen Menschen zu sein
• vorübergehende paranoide oder dissoziative Symptome	• dissoziative Symptome
• Muster instabiler, aber intensiver zwischenmenschlicher Beziehungen (Idealisierung und Entwertung)	• extremes Misstrauen, Tendenz, erneut zum Opfer zu werden
–	• somatoforme Körperbeschwerden
• verzweifeltes Bemühen, Verlassenwerden zu vermeiden	–
–	• fehlende Zukunftsperspektive, Verlust von persönlichen Grundüberzeugungen

Diagnosen vorlagen (vgl. Sack et al. 2011, S. 200f.; 2012). Trotz der ansteigenden Forschungsbemühungen (Sosic-Vasic et al. 2015) ist die Komplexe Posttraumatische Belastungsstörung (KPTBS) nicht in das DSM-IV oder DSM-5 aufgenommen worden, da die empirische Absicherung als nicht ausreichend beurteilt wurde. In den Kriterienkatalog der Posttraumatischen Belastungsstörung des DSM-5 wurden aber Merkmale wie die persistierenden affektiven und kognitiven Veränderungen oder der dissoziative Subtyp der Posttraumatischen Belastungsstörung neu aufgenommen (▶ Kap. 16; Freyberger & Terock 2016).

Wird die Borderline-Pathologie im Wesentlichen als eine Traumapathologie konzeptualisiert, so lassen sich die vielfältigen Symptome als Anpassungsstrategien und kompensatorische Bewältigungsversuche von zugrunde liegenden Regulationsdefiziten, Ängsten und traumatischen Beziehungserfahrungen verstehen. Aus der Perspektive der Betroffenen erscheint die Umwelt aufgrund der traumatisierenden Erfahrungen oft als unsicher und durch nicht vorhersehbare Gefahren gekennzeichnet. Borderline-spezifische Symptome können als Ausdruck oder Folge von dissoziativen Phänomenen konzipiert werden, die ihrerseits als Abwehrmöglichkeiten des traumatischen Erlebens dienen. Selbstverletzungen werden als wirksame Verhaltensweisen zur raschen Beendigung dissoziativer Phänomene eingesetzt, Spaltungsvorgänge kennzeichnen eine chronifizierte Form von Dissoziation (Lohmer 2005, S. 65).

Wie schon im Kapitel 16 ausführlich dargestellt wurde, stellt die Posttraumatische Belastungsstörung eine somatopsychosomatische Erkrankung dar, Gleiches gilt natürlich auch für die Komplexe Posttraumatische Belastungsstörung (KPTBS). Die massive Reizüberflutung in den traumatisierenden Situationen führt zu einer Veränderung der Gedächtnisprozesse, der Stressphysiologie sowie der Affektregulation. In Flashbacks und Intrusionen drängen sich Bilder, Affekte, Gedanken und Körpersensationen als Fragmente der unverarbeiteten Erfahrungen immer wieder auf. Diese dissoziativen Reaktionen werden meistens als Kontrollverlust oder mit großer Angst vor Kontrollverlust erlebt, weil sie sich der rational-kognitiven Kontrolle entziehen. Neben dem selbstverletzenden Verhalten werden häufig zwanghafte Rituale, phobisches Vermeidungsverhalten, hysterische oder anderweitige dysfunktionale Strategien sowie Drogen-, Medikamenten- und Alkoholabusus entwickelt, um das Triggern dieser unverarbeiteten quälenden Erinnerungen und damit hochgradig ängstigende Ausnahmezustände zu verhindern.

So kann das ganze Spektrum der Borderline-Symptomatik als Entwicklung von Coping-Strategien zur Bewältigung der posttraumatischen Symptome verstanden werden, die sich chronifiziert haben, weil keine vertrauensvollen, schutzgewährenden Beziehungen zur Verfügung standen, die eine Verarbeitung in der traumatisierenden Situation und danach ermöglicht hätten.

Spätestens an dieser Stelle – wenn wir uns vor Augen halten, dass Hilfs- und Unterstützungsmöglichkeiten gefehlt haben, die ein Voranschreiten des pathologischen Prozesses hätten verhindern können – kommen wir auf Hirsch (2004; ▶ Kap. 16) zurück, der das Trauma objektbeziehungstheoretisch, als ein Geschehen immer in Beziehungen versteht und damit eine entscheidende Grundlage moderner psychoanalytischer Psychotraumatologie gelegt hat. Zahlen von Dulz & Jensen (2011, S. 217) unterstreichen eindrucksvoll, aber auch erschreckend das pathogene Verhalten des Nicht-Täter-Elternteils bezüglich der Realtraumatisierung: Jeweils etwa 30 % der befragten Borderline-Patienten charakterisierten dieses Verhalten als »duldend« und »ignorierend«, fast 20 % sogar als »fördernd«. Nur knapp 2 % gaben an, dass dieser Elternteil nichts gewusst habe.

Die multifaktorielle traumazentrierte Ätiologie der Borderline-Persönlichkeitsstörung

Es konnte gezeigt werden, dass die strikte Gleichsetzung »Borderline-Störung ist gleich Sexualtrauma« nicht mehr vertretbar ist. Auch die Frage, die sich aus der zusätzlichen Einbeziehung der Beziehungs- und Bindungstraumatisierungen ergibt, ob denn die Mütter (bezogen auf die Vernachlässigung) oder die Väter (sexuelle und physische Gewalt) schuld seien, ist natürlich obsolet. Häufig bilden Bindungs- bzw. Beziehungstraumatisierungen den Hintergrund für sexuelle und/oder physische Gewalt.

Klinische Forscher (z. B. Gabbard 2011) gehen bezüglich der Ätiologie der Borderline-Persönlichkeitsstörung von einem komplexen Modell mehrerer kausaler Faktoren aus, die miteinander interagieren. Es wird angenommen, dass **genetische Faktoren** und traumatische Erfahrungen während der Kindheit zu emotionaler Dysregulation und Impulsivität führen. Die Störungen lassen sich mit einer Vielzahl neurologischer und biochemischer Dysfunktionen in Verbindung bringen und sind somit auch auf einer zweiten Erklärungsebene – der neurobiologischen – zu beschreiben (► Abschn. 21.3.4).

Peichl (2013, S. 127 ff.) führt aus, dass es für jeden Patienten eine typische Mischung aus individueller Verwundbarkeit, Umweltstress und Gewalteinwirkung in der frühen Kindheit sowie einer Serie von Ereignissen gibt, welche den Beginn der Störung im frühen Erwachsenenalter triggern – also nicht »das eine oder das andere«, sondern vielmehr Übergangsbereiche mit einem »Mehr oder Weniger«, verschränkt mit protektiven Faktoren und Ressourcen. Abbildung 21-1 veranschaulicht Peichls Konzept einer multifaktoriellen Ätiologie der Borderline-Persönlichkeitsstörung. Danach wirken mindestens drei voneinander zu differenzierende Ebenen zusammen und schaffen unterschiedliche Subtypen von Patientengruppen mit einer Borderline-Persönlichkeitsstörung: die konstitutionell-neurobiologische Ebene (► Abschn. 21.3.4), die Ebene der kumulativen Mikrotraumata und das Erleben von Makrotraumata.

Kernbergs Theorie (► Kap. 15), dass im Mittelpunkt der Ätiopathologie der Borderline-Persönlichkeitsstörung der übersteigerte Aggressionstrieb steht und damit ein genetisch-konstitutioneller Faktor ursächlich bedeutsam ist, lenkt die Aufmerksamkeit auf Studien, die sich dieser Frage widmen. In einer einzigen Zwillingsstudie, in der die Inzidenzraten von Persönlichkeitsstörungen von eineiigen mit denen zweieiiger Zwillinge verglichen wurden, konnte eine erhebliche genetische Bedeutung für die Entstehung der Borderline-Persönlichkeitsstörung nachgewiesen werden. Ein indirekter Hinweis auf die genetische Beteiligung besteht in dem Ergebnis, dass etwa die Hälfte der Betroffenen retrospektiv über eine manifeste Aufmerksamkeitsdefizit-Hyperaktivitätsstörung (ADHS) berichtet, bei der eine genetische Prädisposition mittlerweile als gesichert gilt (Buchheim 2008, S. 251 ff.).

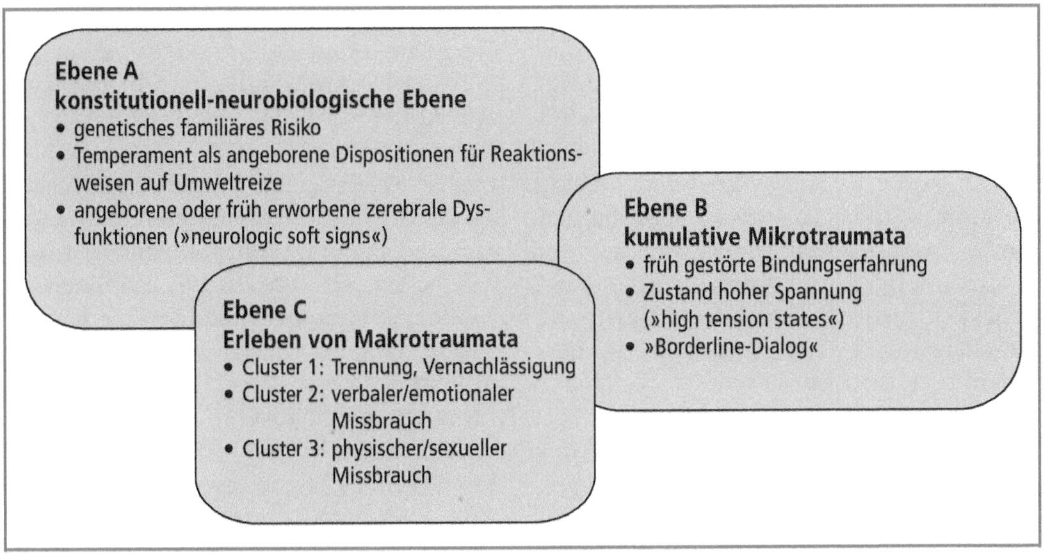

Abb. 21-1 Konzept der multifaktoriellen Ätiologie der Borderline-Persönlichkeitsstörung (nach Peichl 2013, S. 128)

Die Borderline-Persönlichkeitsstörung als Komplexe Posttraumatische Belastungsstörung: Traumazentrierte behandlungstechnische Konzeptionen

Bereits im Kapitel 16 wurden die Grundlagen der Traumapathologie und der traumatherapeutischen Behandlungsansätze dargestellt. Die neurobiologischen Erkenntnisse der Posttraumatischen Belastungsstörung bzw. der Komplexen Posttraumatischen Belastungsstörung weisen diese als Stressverarbeitungsstörungen aus, d. h., dass eine Therapie die spezifischen Bedingungen des traumatischen Stresses und dessen Folgen berücksichtigen muss. Sachsse (2013f, S. 186) beschreibt sehr dezidiert, wie eine therapeutische Beziehung aussehen sollte, die dem Rechnung trägt:

»Ohne eine stabile therapeutische Beziehung geht nichts, ohne die Aktivierung von Selbstheilungskräften geht aber auch nichts.«

Im Zentrum steht die Aktualisierung der Selbstheilungskräfte und nicht die konflikt- und beziehungsorientierte Arbeit unter Fokussierung der Übertragungsprozesse (vgl. auch Reddemann et al. 2007). Wie im Zusammenhang mit dem Mentalisierungskonzept ausgeführt wird, verfügen Menschen mit schweren Traumatisierungen häufig nicht über die verlässliche Fähigkeit zur therapeutischen Ich-Spaltung, die es ihnen ermöglichen würde, das »Als-ob« der Übertragung anzuerkennen. Ihnen fehlt das sogenannte »fiktive Normal-Ich« (Freud 1937c [1999]), das als beobachtender Anteil das therapeutische Geschehen mit einer gelassenen Distanz reflektieren könnte und die therapeutische Arbeitsebene aufrechterhält. Der sichere Wechsel zwischen dem reflektierenden Erwachsenen und dem erlebenden Kind ist nicht gegeben. In getriggerten Situationen mit dissoziativem Erleben können Vergangenheit und Gegenwart gerade nicht mehr auseinandergehalten werden, »Hier und Jetzt« und »Dort und Damals« fallen zusammen.

An die Stelle der Regression in der therapeutischen Beziehung tritt in der traumazentrierten Therapie das Bestreben, die Patienten so lange und so oft wie möglich auf der Ebene der Erwachsenen im Hier und Jetzt zu halten. Zusammen mit dem Therapeuten ist der Patient aufgefordert, in eine Zusammenarbeit von zwei Erwachsenen einzutreten, die sich gemeinsam um ein traumatisiertes Kind kümmern. Es ist ausdrücklich nicht das Ziel, das traumatische Geschehen in der Übertragung zu wiederholen und die sogenannte »Täter-Opfer-Wippe« in der Therapie zu realisieren:

»Jede Form assoziativer Therapie, die unstrukturiert und unklar ist, die regressionsfördernde Elemente enthält, eine Regression im Rahmen der therapeutischen Beziehung oder/und auf der Station zum Ziel hat und sich auf einen aus sich selbst heraus wirksamen Prozess verlässt, verbietet sich für diese Klientel.« (Sachsse 2013f, S. 189)

Auch wenn diese Bedingungen klar und eindeutig kommuniziert werden und Patientinnen auf der bewussten Ebene dem auch ausdrücklich zustimmen, so können damit natürlich Übertragungsprozesse, die ja unbewusst stattfinden, nicht unterbunden werden. Wenn sich negative oder idealisierende Übertragungsphänomene zeigen, werden diese umgehend angesprochen, um sie durch Betonung des Hier und Jetzt sowie durch Verortung in der aktuellen Realität zu reduzieren bzw. aufzulösen. Der traumatisierte Patient sucht wie ein Kind nach einer Beziehung, in der er nie verlassen, enttäuscht oder traumatisiert wird. Da diese Sehnsucht letztendlich unerfüllt bleiben muss, geht es von Beginn an darum, die **Selbstheilungskräfte** mit in das therapeutische Boot zu nehmen und die Patienten zu befähigen, diesen bedürftigen, verletzten und notleidenden Teil verbliebener Kindlichkeit in sich selbst so zu bemuttern oder zu bevatern, wie sie es sich so dringlich ersehnen. Zu den zentralen Bestandteilen der Traumatherapie gehört die konsequente imaginative **Arbeit mit dem Inneren Kind** zur Aktivierung der Selbstheilungskräfte. Therapeutischerseits wird versucht, die erwachsenen Patienten dabei zu beraten und zu fördern, mit ihrem Inneren Kind sorgsam und gut umzugehen, möglichst erheblich besser, als ihre Eltern mit ihnen als Kinder umgegangen sind. Bei Reddemann (2001, 2004) findet sich eine ausführliche Auflistung dieser unverzichtbaren stabilisierenden imaginativen Übungen.

Manchmal kommt es durchaus einem Kampf gleich, wenn es darum geht, die Arbeitsbeziehung aufrechtzuerhalten und vor der Destruktivität von Wahrnehmungsverzerrungen wie projektiven Identifizierungen und negativen Übertragungen zu schützen. Vergleichbar dem Konzept der Arbeit mit dem Inneren Kind wird dann versucht, diese pathologischen Prozesse in den Fantasiebereich der Inneren Bühne und damit in einem dritten Therapieraum zu verorten (Sachsse 2013e). Auch wenn die Behandlungsmethoden sehr unterschiedlich sind, erscheint das Konzept der Inneren Bühne als durchaus kompatibel mit der Kernbergschen Analyse der Übertragungsdyaden, in der es ja auch darum geht, nicht integrierte gespaltene und oftmals projizierte Selbst- und Objektanteile im eigenen psychischen Binnenraum zu halten und miteinander in Beziehung zu bringen.

Nachreifung ist auch in der traumazentrierten Therapie unabdingbar, findet aber ebenso auf anderen zusätzlichen Wegen als in der herkömmlichen Konzipierung einer Sicherheit und Vertrauen stiftenden therapeutischen Beziehung statt. Die Innere-Kind-Arbeit strebt in erster Linie ein gutes Selbstmanagement an. An die Stelle der permanenten Überwältigung durch traumatischen Stress mit den Folgen extremer Hilflosigkeit, unkontrollierbarer Spontanregressionen und stressinduzierender Dissoziationen sollen vor allem Fähigkeiten treten, optische Flashbacks zu reduzieren, physiologisches Hyperarousal herunterzuregulieren und die Affektsteuerung durch differenzierte Affektwahrnehmung zu verbessern. Die Förderung der Selbstheilungskräfte und die Nutzung der beschriebenen ressourcenaktivierenden Techniken bedingt eine korrigierende Beziehungserfahrung innerhalb der therapeutischen Beziehung, die etwa wie folgt formuliert werden kann:

»Da ist ein Mensch, der mir etwas zutraut und: Ich bin mehr als meine Probleme.« (Reddemann et al. 2007, S. 421)

Wöller (2006, 2013) geht von den Befunden zur Häufung von Mikro- und Makrotraumatisierungen bei Patienten mit Persönlichkeitsstörungen, insbesondere bei der Borderline-Persönlichkeitsstörung, aus und hat für diese Störungsgruppen eine **mehrdimensionale Behandlungskonzeption** entwickelt, die dem Verständnis der **tiefenpsychologisch fundierten Psychotherapie** folgt. Wöllers Therapiekonzept soll hier kurz ausgeführt werden, weil es am ehesten geeignet ist, Psychotherapeuten mit tiefenpsychologisch fundierter Ausbildung Orientierung und Strukturierung ihrer Behandlungen traumatisierter persönlichkeitsgestörter Patienten zu ermöglichen. Dies gilt sowohl für den stationären als auch für den ambulanten Rahmen. Der Autor folgt mit seinem Modell einer tiefenpsychologisch fundierten Psychotherapie der Borderline-Persönlichkeitsstörung auf traumatheoretischer Grundlage einer psychodynamischen Konzipierung, in der

- genuin psychoanalytische Konzepte wie Beziehung, Konflikt, Struktur, Übertragung, Gegenübertragung, Abwehr und Widerstand eine zentrale Rolle spielen.
- die umfangreichen bindungstheoretischen, psychotraumatologischen und neurobiologischen Befunde der Bindungs- und Beziehungstraumatisierungen berücksichtigt werden.
- Bezug auf bewährte phasenorientierte traumatherapeutische Konzepte (Reddemann 2004) genommen wird.
- zwischen konfliktorientierter und strukturbezogener Psychotherapie unterschieden wird (Rudolf 2014).
- der Einbezug wertvoller therapeutischer Techniken anderer Therapieschulen vorgesehen ist, sofern sie vor dem Hintergrund der Übertragungs-Gegenübertragungs-Dynamik reflektiert werden. Zu nennen sind hier vor allem Psychoedukation, suggestive Techniken sowie traumatherapeutische imaginative Behandlungsbestandteile.

Dieses Behandlungsmodell ist gleichermaßen ätiologie- und störungsorientiert ausgerichtet, d.h., dass die Traumaätiologie berücksichtigt wird, ohne dabei die dominierende Symptomatik sowie die jeweilige Persönlichkeitsorganisation außer Acht zu lassen. Das Therapiekonzept beinhaltet fünf Phasen, die der Strukturierung des Behandlungsablaufs dienen:

- Stabilisierung und Strukturaufbau 1: Sicherheit, Halt und die Stärkung der Bewältigungskompetenz
- Stabilisierung und Strukturaufbau 2: Emotionsregulierung und Selbstfürsorge
- Stabilisierung und Strukturaufbau 3: Mentalisierung und Entwicklung stabiler Repräsentanzen
- Traumabearbeitung
- Konfliktbearbeitung und Arbeit an den maladaptiven Beziehungsmustern

Die **Phaseneinteilung** ist als idealtypisch zu verstehen; sie dient als Anhaltspunkt und als grobe Gliederung des therapeutischen Prozesses. Es geht nicht um ein starres sequenzielles Abarbeiten, sondern um eine flexible und zirkuläre Anwendung (Wöller 2013, S. 182). Wöllers Konzept ist umso hilfreicher, als es seit 2014 laut Psychotherapie-Richtlinie (Rüger et al. 2014) zulässig ist, traumazentrierte Interventionen wie z. B. die Nutzung von Imaginationen (vgl. Reddemann 2012), das Eye Movement Desensitization Reprocessing (Hofmann 2014) oder die Narrative Expositionstherapie (Schauer et al. 2011) in eine Psychodynamische Psychotherapie zu integrieren, solange der psychodynamische Behandlungskontext klar erkennbar erhalten bleibt. Folgende Voraussetzungen sind dabei zu beachten (Rüger 2013):

- eine valide Diagnostik der Traumafolgestörungen und eine Beschreibung ihrer psychischen, somatischen und sozialen Auswirkungen im Lebensalltag
- eine valide Diagnostik der Akuttraumatisierung (Traumaereignis) und eine Beschreibung ihrer psychischen, somatischen und sozialen Auswirkungen
- ein Behandlungsplan, der auf die Psychodynamik des Krankheitsgeschehens ausgerichtet ist, nicht aber auf die Bearbeitung einer biografisch vermuteten Belastung bzw. einer vermuteten Akuttraumatisierung
- eine plausible Beschreibung traumaspezifischer Behandlungsformen und ihre Einbettung in eine psychodynamische Behandlungsplanung
- eine Behandlungsplanung, die den Zeitrahmen der Richtlinien-Kontingente beachtet

21.3.3 Das bindungstheoretische Paradigma

Der Beitrag der Bindungstheorie zum Verständnis und zur Behandlung von Borderline-Persönlichkeitsstörungen ist auf allen drei Ebenen – konstitutionell-neurobiologisch, kumulative Mikrotraumata und Erleben von Makrotraumata (▶ Abb. 21-1) – einzuordnen.

Aus bindungstheoretischer Sicht lässt sich das Kindheitsdilemma vieler der späteren Borderline-Patienten folgendermaßen beschreiben: Das Kind, das sich fürchtet, versucht bei einer Bindungsperson Sicherheit zu erlangen. Stellt diese Bindungsperson nun gleichzeitig die Quelle der Bedrohung dar, steht das Kind vor einem unlösbaren Problem (Buchheim 2008). Dieses Dilemma hat häufig ein sogenanntes desorganisiertes kindliches Bindungsmuster zur Folge.

Formen der **Desorganisation bei einjährigen Kindern** (in der Fremden Situation) sind durch folgende Merkmale gekennzeichnet (Schmidt & Strauß 1996):

- Das Kind zeigt unvereinbare Verhaltensweisen wie etwa stereotype Bewegungen nach dem Aufsuchen von Nähe, dann wiederum Phasen von Starrheit und Angst gegenüber dem Elternteil; Anzeichen hoher Erregung sowie Einfrieren von Bewegungen und dissoziative Phänomene sind zu beobachten.
- Das Kind verfügt in der stressreichen Trennungssituation über keine Verarbeitungsstrategie.
- Das Kind kann weder Nähe herstellen noch Ablenkung suchen.

Die Mütter von Kindern mit desorganisierter Bindung verfügen selbst häufig über unverarbeitete Traumatisierungen. In dyadischen Interaktionen mit dieser Bezugsperson, bei der durch das Kind deren eigene traumatische Erfahrungen reaktiviert werden, die für sie selbst bedrohlich und ängstigend sind, aber unbewusst bleiben, entsteht ein Teufelskreis, der mit dem Begriff einer **»Frightening-frightened Kollusion«** beschrieben wird. Die Mutter, selbst nach wie vor traumatisiert, ist ängstlich, zeigt z.B. bei der Wiedervereinigung in der »Fremden Situation« ein beängstigendes Gesicht. Sie ist kein sicherer Hafen, kann keinen Schutz für das gestresste Kind bieten. In der Folge kommt es dann zu einem Hin- und Herpendeln von Vermeidung und Annäherung:

»Das Kind sieht sich hin- und hergerissen zwischen der Rolle des Retters der als hilflos erlebten Bindungsperson, der Rolle des Opfers der als beängstigend wahrgenommenen Bezugsperson und der Rolle des Verfolgers der Bindungsperson, wenn das Kind sich selbst als Ursache der von der Bindungsperson zum Ausdruck gebrachten Angst betrachtet.« (Buchheim 2008, S. 258)

Spätestens an dieser Stelle wird die Parallele der bindungstheoretischen Konzeptualisierungen zur Mahlerschen Entwicklungspsychologie deutlich. Wie in Kapitel 7 beschrieben, stellt die **Wiederannäherungsphase** im Prozess der Separation und Individuation eine für die Entwicklung einer Borderline-Persönlichkeitsstörung besonders vulnerable Zeitspanne dar. Mit zunehmendem kognitivem Erwerb der symbolischen Sprache und der emotionalen Differenzierung erfolgt in dieser Phase eine zunehmende Bewusstwerdung der Getrenntheit von der Mutter und damit ein Anwachsen der Trennungs- und Verlustangst. Gleichzeitig ermöglichen die freie Fortbewegung und die sich entwickelnde begriffliche Intelligenz vielfältige autonome Bewegungen. Das für diese Phase so typische widersprüchliche Verhalten des Kindes, das sich in sogenannten Beschattungs- und Weglaufmustern äußert, veranschaulicht den Konflikt zwischen Aufrechterhaltung der Autonomie und Wiedervereinigung mit der Mutter. Es ist die Aufgabe der Mutter, Anteil zu nehmen an den kindlichen Eroberungen und dem Kind so viel Autonomie und Genuss daran zu erlauben, wie es vertragen kann, aber gleichzeitig als Stütze, Zuflucht und Sicherheit zur Verfügung zu stehen. Einer ängstlichen, selbst traumatisierten Mutter mit einer mangelnden Fähigkeit zur Nähe-Distanz-Regulation wird es wahrscheinlich kaum gelingen, diese affektiv-kognitive und auch verhaltensmäßige Abstimmung (»attunement«; ▶ Kap. 10) mit ihrem Kind befriedigend zu leisten. Anstelle eines integrierten inneren Arbeitsmodells von Bindung wird das Kind nur ein fragmentiertes und dissoziiertes Bindungsmuster aufbauen können. In zugespitzter Weise gelten diese Ausführungen natürlich auch für die Erfahrung physischer und/oder sexueller Gewalt im Kindesalter. Auch ein ungelöster Trauerprozess der Mutter während der ersten beiden Lebensjahre des Kindes gilt als besonders gewichtiger Risikofaktor für die Ausbildung eines **desorganisierten Bindungsmusters**. Um den verwirrenden Wechsel der Rollen zu vermeiden, lernt das Kind die Aktivierung des Bindungssystems zu inhibieren. Im Zusammenhang mit neuen Traumata, Verlusten und problematischen Beziehungen im Erwachsenenalter treten als Folge des Zusammenbruchs der Abwehrmechanismen und einer massiven Aktivierung des Bindungssystems dann dissoziative Reaktionen auf (Buchheim 2008, S. 259).

Im **Erwachsenenbindungsinterview** (»Adult Attachment Interview«, AAI; George et al. 2000) werden unverarbeitete

Traumata bzw. Bindungsdesorganisation mit der Kategorie »Unresolved« bzw. »Unverarbeitetes Trauma« bezeichnet, das durch folgende Kriterien operationalisiert wurde (vgl. Buchheim 2017, S. 156 f.):

- Erzählungen von nicht verarbeiteten traumatischen Erlebnissen auf verwirrte und desorganisierte Weise
- »Fehler« in Beschreibungen
- »Brüche« im Affekt
- sprachliche Abweichungen vom Gesamteindruck (Inkohärenzen, fehlerhafte Sprache, gekünsteltes Sprechen, irrationale Zusammenhänge) als Indikatoren für das Eindringen dissoziierter Gedächtnisinhalte

In einem anderen diagnostischen Instrument, dem »Adult Attachment Projective Picture System« (AAP; George 1999; ▶ Kap. 9), besteht die Anforderung, zu den sieben gezeigten bindungsrelevanten Bildern jeweils eine Geschichte zu erzählen. Es besteht ein deutlicher Unterschied zwischen sicher gebundenen Probanden und solchen mit einem desorganisierten Bindungsstatus. Dieser wird klassifiziert, wenn das Individuum nicht in der Lage ist, bedrohliche Inhalte (z. B. Gefahr, Hilflosigkeit, Misshandlung) zu integrieren und einer konstruktiven Lösung zuzuführen. Personen mit einem unverarbeiteten Trauma schildern in ihren Geschichten Protagonisten, die nicht auf eine innere sichere Basis zurückgreifen können, die es z. B. ermöglichen würde, Hilfe zu holen, in Ruhe nachzudenken oder sich adäquat zu schützen. Es gibt auch Personen mit diesem unverarbeiteten Bindungsstatus, welche die Aufgabe unvermittelt abbrechen, weil reaktivierte traumatische Erinnerungen zu überwältigend werden würden (Buchheim 2017, S. 157).

Desorganisierter Bindungsstatus, Borderline-Persönlichkeitsstörung und Dissoziation

Auch wenn grundsätzlich ein überproportionaler Anteil desorganisierter innerer Arbeitsmodelle, ausgebildet auf dem Boden schwerer Traumatisierungen, in klinischen Stichproben unterschiedlicher Diagnosegruppen nachweisbar ist, scheint das Vorliegen eines unverarbeiteten Verlustes oder Traumas im »Adult Attachment Interview« (AAI) und auch im »Adult Attachment Projective« (AAP) nach bisherigen Befunden ein deutlicher Hinweis auf eine Borderline-Persönlichkeitsstörung zu sein (Buchheim 2011 [2017], S. 158 f.; Buchheim & George 2012). Studien zu Folge ist von mehr als der Hälfte der Patienten auszugehen, die der Klassifikation »Unverarbeitetes Trauma« zuzuordnen sind (Juen et al. 2013). Ein interessanter inhaltlicher Unterschied konnte zwischen verschiedenen klinischen Gruppen gefunden werden: Patienten mit einer Borderline-Persönlichkeitsstörung wiesen den signifikant höchsten Anteil an autobiografischem Material in der sprachlichen Darstellung auf. Bei der Konfrontation mit den Bindungsbildern des »Adult Attachment Projective« (AAP) zeigte sich ihre eigene Unfähigkeit, allein zu sein, aber auch, sich hilfesuchend an andere zu wenden. Dagegen erzählten Patienten mit einer Posttraumatischen Belastungsstörung Geschichten, die gekennzeichnet waren von Erstarrung und Konstriktion. Der Zusammenhang von Borderline-Persönlichkeitsstörung und dissoziativen Störungen wurde im Abschnitt 21.3.2 bereits erwähnt. Studien zur Komorbidität zwischen beiden Störungsgruppen zeigen eine hohe Überschneidung von 31–64 %. Nach Liotti (1999) geht eine desorganisierte Bindung wiederum auch mit einem erhöhten Risiko für die

Ausbildung einer dissoziativen Störung einher, sodass wir es hier mit komplexen, sich überschneidenden Störungskategorien zu tun haben.

In der Gruppe der Borderline-Patienten mit einem hohen Ausmaß an Dissoziation spielen vier **Risikofaktoren** eine signifikante Rolle (Buchheim 2008, S. 259):

- inkonsistente Behandlung durch eine Bezugsperson
- sexueller Missbrauch durch eine Betreuungsperson
- Zeuge sexueller Gewalt in der Kindheit gewesen zu sein
- Vergewaltigung im Erwachsenenalter

Diese Ergebnisse weisen eindeutig in die Richtung einer schwerwiegenden Traumapathologie, zumindest bei dieser Subgruppe von Borderline-Patienten mit ausgeprägter dissoziativer Symptomatik. Weiterhin muss bedacht werden, dass auch das Vollbild einer Dissoziativen Identitätsstörung und eine Borderline-Persönlichkeitsstörung häufig gepaart vorzufinden sind. Beim Auftreten von anhaltenden dissoziativen Symptomen sollte also immer an eine weiterführende spezifische Dissoziationsdiagnostik gedacht werden (Gast 2016, S. 481).

Die Borderline-Persönlichkeitsstörung gilt nach wie vor als das bisher am besten untersuchte Störungsbild der klinischen Bindungsforschung. Buchheim kommt zusammenfassend zu dem Ergebnis, dass auch bei Fehlen von Längsschnittbefunden davon auszugehen ist, dass eine desorganisierte Bindung im Kindesalter bei der Entwicklung einer Borderline-Persönlichkeitsstörung mitbeteiligt ist:

»*Als gemeinsames Ergebnis kann festgehalten werden, dass Borderline-Patienten konsistent als ›unsicher-verstrickt‹ (hasserfüllt, konfliktreich, stark oszillierende Denkvorgänge) kombiniert mit einem ›unverarbeiteten Trauma‹ aufgrund von Missbrauchs- und Misshandlungserfahrungen klassifiziert werden.*« (Buchheim 2011, S. 167; Hervorhebung i. O.)

21.3.4 Das neurobiologische Paradigma

Die bisherigen Ausführungen veranschaulichen, wie eng das psychotraumatologische, das bindungstheoretische und das neurobiologische Paradigma miteinander verwoben sind: Schwere Traumatisierungen bedingen gravierende funktionelle und strukturelle Schädigungen des Gehirns (▶ Kap. 16) und gehen mit der Entwicklung eines desorganisierten Bindungsmusters einher, das wiederum überproportional häufig bei Borderline-Patienten vorliegt. Inzwischen gibt es eine Vielzahl wissenschaftlicher Arbeiten, die zeigen, welche neuronalen und genetischen Korrelate eine Bindungsdesorganisation aufweist. Der Zusammenhang zwischen genetischen Faktoren und Bindung bei Erwachsenen wurde erstmals von Caspers et al. (2009) beschrieben. Es zeigte sich eine Assoziation zwischen einem kurzen 5-HTTLPR-Allel und einem erhöhten Risiko für ein unverarbeitetes Trauma. Die Autoren nahmen an, dass dieser Zusammenhang mit der Rolle des Serotonins in der Modulation des Amygdala-Schaltkreises zu tun haben könnte (Buchheim 2017, S. 159 f.). Auch lassen sich Hinweise finden, dass bestimmte Dopamin-Gene die Verarbeitung negativer Kindheitserfahrungen und damit die Entwicklung der Bindungsorganisation beeinflussen (Buchheim 2017).

Wie in Abbildung 21-1 gezeigt wird, sind es neben den Makrotraumata auch die chronisch repetitiven Erfahrungen von Mikrotraumatisierungen, die zur Bindungspathologie beitragen. Immer handelt es sich um Hochstresssituationen, in denen weder Kampf noch Flucht noch der durch die Aktivierung des Panik-Bindungssystems ausgelöste »Schrei nach Bindung«, die »Distress Vocalisations«, helfen und der Säugling bzw. das Kleinkind dann seinen Gefühlen schutzlos ausgeliefert ist (▶ Abb. 21-2).

Löst der »Schrei nach Bindung« in der Umwelt kein Bindungsverhalten aus (»Mama ist zu weit weg, niemand ist da«) oder ist, wie bei Makrotraumatisierungen, der anwesende Erwachsene selbst die Ursache der hilflosen Verzweiflung, dann wird nach dem Durchlaufen des Erregungskontinuums das parasympathische Dissoziationskontinuum erreicht. Dieser Zustand des Gehirns ist eng mit dem Paniksystem verbunden (Peichl 2013, S. 45). Die dann folgende verzweifelte kindliche Reaktion in der traumatisierenden Situation ist die Unterwerfung und als letzter Schritt vor der Ohnmacht folgt dann die Dissoziation: Der Säugling erstarrt, schaut mit leerem Blick vor sich hin, er dissoziiert.

Kurze einschießende dissoziative Muster findet man schon in der »Fremden Situation« bei zwölf bis achtzehn Monate alten Kleinkindern, die der Kategorie des desorganisierten Bindungsmusters entsprechen. Studien belegen, dass die frühen Erfahrungen der späteren Borderline-Patienten häufig zwischen den Extremen der **Überstimulation** (z. B. Verletzungen der kindlichen Autonomie) und **Unterstimulation** (z. B. Abwendung der Bezugsperson) hin- und herpendeln. Diese High-Tension-States und ihr Verlauf sind den Borderline-Patienten nicht erinnerbar, sie sind im impliziten Gedächtnis – im sogenannten Körpergedächtnis – mit Sitz in der Amygdala und in me-

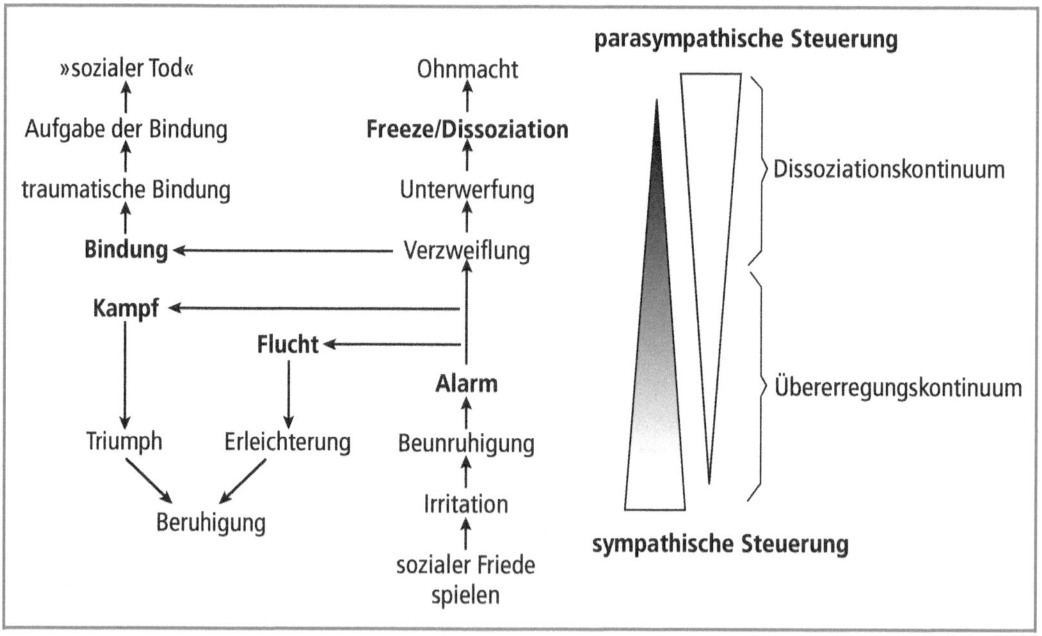

Abb. 21-2 Verlaufsmodell traumatischer Entwicklung in der frühen Kindheit: Bindung – Flucht/Kampf – Dissoziation (nach Peichl 2013, S. 44)

solimbischen Hirnarealen abgespeichert und entstanden weit vor der Zeit, in der eine verbale Kodierung möglich war.

Bindungs- und Beziehungstraumatisierungen in Säuglings- und Kleinkindzeiten werden nicht nur gespeichert, sie beeinflussen direkt das erfahrungsabhängige Wachstum des kindlichen Nervensystems.

Versagt die Mutter in ihrer Funktion eines externen psychobiologischen Regulators, kommt es zu negativen Auswirkungen auf die hirnstrukturelle Entwicklung insbesondere in der rechten Hemisphäre bzw. im orbitofrontalen Kortex der rechten Hemisphäre.

Das Hirnwachstum wird durch Amine wie Dopamin, Noradrenalin und Serotonin gesteuert. Kumulative Beziehungstraumata erzeugen hohe Spiegel anderer Neurotransmitter wie Glutamat und Cortisol. Das ständige Hyperarousal geht mit chaotischen biochemischen Veränderungen einher – einer toxischen Neurochemie für ein sich entwickelndes Gehirn. Es kommt zum Zelltod durch oxidativen Stress und zu dauerhaften Rezeptorveränderungen sowie zu Veränderungen der DNA-Produktion (Peichl 2013, S. 47). Es entsteht eine **Stressnarbe im Gehirn**, gebildet nicht nur durch physiologische Dysfunktionen, sondern auch durch eine morphologische Veränderung. Nachweisbar sind Volumenminderungen in der Amygdala und im Hippocampus, die (wahrscheinlich) durch die erhöhten Glukokortikoidspiegel verursacht werden. Die Schädigungen treten in den Hirnstrukturen auf, in denen die Dichte der Glukokortikoidrezeptoren am höchsten ist (in Hippocampus und Amygdala). Die physiologischen Dysfunktionen bestehen in der Ausbildung von Synapsen und der fehlenden Differenzierung der funktionellen Nervenverbände hauptsächlich in Amygdala, Hippocampus, Gyrus cinguli und im orbitofrontalen sowie präfrontalen Kortex, also dort, wo die Zentren der Steuerung von Bindungs- und Beziehungsverhalten, Affektregulation und Stressmodulation lokalisiert sind. Die Empfindlichkeit der Hypothalamus-Hypophysen-Nebennierenrindenachse bleibt auch in späteren Lebensjahren erhöht.

Wir haben es also mit dauerhaften physiologischen Reaktionsveränderungen hauptsächlich im limbischen System zu tun, die zu einer verstärkten Verwundbarkeit und damit zu psychopathologischen Störungen prädestinieren. Diese durch nachteilige frühe Bindungserfahrungen und evtl. auch durch genetische Ursachen verursachte Vulnerabilität im limbischen System erhöht auch die Anfälligkeit für Posttraumatische Belastungsstörungen im späteren Leben.

Während nachweislich das Fehlen der sicheren Bindung die Stressreagibilität durch Sensitivierung der Hypothalamus-Hypophysen-Nebennierenrindenachse verstärkt, dämpft eine sichere Bindung die physiologische Stressantwort und erhöht die Stressschwelle.

Im Zusammenhang mit der Auseinandersetzung um die Bedeutung von Makrotraumata wird in der Literatur (z. B. Dulz & Jensen 2011; Peichl 2013) auch immer wieder die **prätraumatische Beziehung** angesprochen. Bezieht man nun die Befunde zur Vernachlässigung und zu den anderen Beziehungs- und Bindungstraumatisierungen in die traumatogenen kindlichen Erfahrungen der späteren Borderline-Patienten mit ein, so gibt es für sich genommen bei Borderline-Patienten keine unbelastete prätraumatische Beziehung. Vor diesem Hintergrund findet das Makrotrauma auf dem Boden einer schon vorliegenden somatopsychosomatischen Störung des sich entwickelnden kindlichen Gehirns in einer oft von Geburt an nachhaltig gestörten Beziehung zur Bindungsperson statt. Und gerade diese nicht schützende, vernachlässigende Beziehung beeinflusst die Pathogenität der Makrotraumata in hohem Maße, wie Hirsch (2004) ausführlich dargelegt hat (► Kap. 16).

In Studien konnten neuronale Korrelate verschiedener Bindungsgruppen nachgewiesen werden, die diese Zusammenhänge empirisch unterstützen. Bei Probandinnen mit der Diagnose eines unverarbeiteten Traumas waren die Erzählungen von Geschichten zu den vorgelegten Bildern aus dem »Adult Attachment Projective Picture System« (AAP; s. o.) im fMRT-Scanner assoziiert mit mehr Aktivierungen in limbischen Regionen (Buchheim et al. 2006). In einer weiterführenden Studie erzählten Borderline-Patientinnen mit Bindungstraumata beim Betrachten von Bildern des »Adult Attachment Projective« (AAP), die Alleinsein repräsentierten, signifikant mehr traumatische Inhalte als Gesunde. Parallel dazu fand sich bei ihnen in der funktionellen Magnetresonanztomografie (fMRT) eine Aktivierung in einer Region des anterioren Gyrus cinguli. Buchheim et al. (2006) interpretieren diesen Befund als ein mögliches neuronales Korrelat von Schmerz und Furcht, verbunden mit den in den Narrativen gehäuft auftretenden traumatischen Inhalten.

Dies sind nur einige Beispiele dafür, dass sich neuere Ansätze der Borderline-Forschung mit einer Integration von Bindungsforschung und Genetik sowie Neurowissenschaften befassen, um deren Korrelate abzubilden (vgl. Brunner 2017, S. 86 ff.). Die Veränderung von störungsspezifischen Charakteristika der Bindungsorganisation wie das desorganisierte Bindungsmuster bzw. unverarbeitetes Trauma stellen eine besondere Herausforderung an die Behandlung von Borderline-Patientinnen dar. In einem Vergleich unterschiedlicher Therapiemethoden konnte die Wirksamkeit der Übertragungsfokussierten Psychotherapie im Hinblick auf die Veränderung des desorganisierten in ein organisiertes Bindungsmuster nachgewiesen werden (► Abschn. 21.3.1; Levy et al. 2006).

21.4 Der mentalisierungsbasierte Therapieansatz: Ein aktuelles Behandlungskonzept auf bindungstheoretischer Grundlage

Peter Fonagy hat seinerseits ein Konzept vorgelegt, das die Vielgestaltigkeit der Symptome und Merkmale im Borderline-Spektrum strukturell verbindet (Allen et al. 2011; Fonagy & Luyten 2011). Das Modell konzentriert sich auf die Entwicklung einer spezifischen kognitiv/emotionalen Kompetenz – das **Mentalisieren** –, deren differenzierte Entwicklung auf der Dynamik der frühen Mutter-Kind-Dyade beruht (► Kap. 11). Fonagy bezieht vor allem Überlegungen aus der Bindungstheorie und -forschung ein, um zu belegen, wie vor dem Hintergrund einer unsicheren Bindung die defizitäre affektive vorsprachliche Kommunikation zwischen Mutter und Kind zur Entstehung einer Borderline-Persönlichkeitsstörung beitragen kann. Aus diesem Grund wird dieser zunächst speziell für Borderline-Patienten entwickelte Therapieansatz hier im Zusammenhang mit der bindungstheoretischen Betrachtung der Borderline-Persönlichkeitsstörung dargestellt.

Die **Mentalisierungsbasierte Therapie** entstand im Kontext der Entwicklung seines Mentalisierungskonzeptes, das Fonagy und seine Arbeitsgruppe in den 1990er-Jahren ausgearbeitet haben (Allen et al. 2011). Auch dieses Behandlungskonzept wie das der Übertragungsfokussierten Psychotherapie wurde inzwischen manualisiert. Es liegen mehrere empirische Studien vor, welche die Wirksamkeit dieses Therapieansatzes belegen (vgl. Bo et al. 2017; De Meulemeester et al. 2017; Fonagy & Luyten 2011).

Die Mentalisierungsbasierte Therapie beruht auf der klinischen Erfahrung der spezifischen Einschränkung der Borderline-Patienten in der Fähigkeit, eigenes Verhalten und inneres Befinden im Kontext mentaler Verfassungen, emotionaler Intentionen und zwischenmenschlicher Beziehungen zu verstehen.

Nach Ansicht Fonagys besteht das wesentliche Problem der Borderline-Patienten nun in einer überwiegenden Fixierung auf frühe Formen bzw. Vorformen der reifen Mentalisierungsfähigkeit. Letztere beruht insbesondere auf der selbstreflexiven Fähigkeit, die eigenen Affekte im Kontext eines sicheren, internalisierten Bindungssystems zu begreifen und zu regulieren sowie interpersonale Erfahrungen damit in Beziehung zu setzen. Wird diese Fähigkeit nicht oder nicht stabil erreicht, regredieren die Patienten unter emotionaler Belastung auf die unreifen Vorstufen affektiven Erlebens (► Kap. 11).

- Im **teleologischen Modus** können Borderline-Patienten das Verhalten anderer Menschen nur als unmittelbaren Ausdruck von Bedürfnissen verstehen und umgekehrt. Die Absage einer Sitzung durch den Therapeuten kann nur als Wunsch begriffen werden, den Patienten nicht sehen zu wollen und sich lieber der eigenen Freizeit zu widmen. Umgekehrt wird der Therapeut z. B. nur dann als interessiert am Patienten wahrgenommen, wenn er ununterbrochenen Augenkontakt hält oder auf Fragen schnell antwortet, während ein schweigendes Nachdenken wiederum mit einem Kontaktabbruch gleichgesetzt wird. Eine zugewandte, innere Beschäftigung, die »unsichtbar« bleibt, ist für den Patienten hier nicht vorstellbar.
- Im **Äquivalenzmodus** erleben Borderline-Patienten anflutende beängstigende Affekte als überwältigende, konkrete Realität, mit der nicht »gespielt« werden kann. In diesem Modus ist es unmöglich, psychische Zusammenhänge mit dem Patienten zu besprechen, der Behandler wird in der Regel als Teil der bedrohlichen Innenwelt erlebt, die jedoch als solche nicht erkannt wird. Beispiel: »Mein Problem ist nicht, dass ich Sie wie meinen Vater erlebe, sondern dass Sie genauso sadistisch sind wie mein Vater!«
- Im **Als-ob-Modus** reflektieren Borderline-Patienten scheinbar mentale Zustände und Prozesse. Diese Vorgänge haben aber keine wirklichen Konsequenzen für ein Verständnis zwischenmenschlicher Erfahrungen und insbesondere nicht für das eigene Verhalten der Patienten. Oft werden deutliche Verhaltensauffälligkeiten von den Patienten in keinen bedeutsamen Zusammenhang mit ihren schweren Problemen der Lebens- und Beziehungsgestaltung gebracht. In ernsten Belastungssituationen entwickeln Borderline-Patienten im Als-ob-Modus u. U. dramatische affektive Zustände hoher Intensität (evtl. auch der Leere!), die aber in keinen spürbaren und sinnhaften Kontext gestellt werden können, wie es das folgende Beispiel zeigt: »Ich weiß, dass ich wieder ausgerastet bin, es hängt mit meiner Mutter-

> beziehung zusammen. Ich kann aber nicht akzeptieren, dass meine Frau deswegen mit den Kindern ausgezogen ist. Das ist eindeutig unverhältnismäßig, ich weiß nicht, was sie dazu bewegt. Vor allem verstehe ich nicht, dass sie Angst vor mir hat, ich beruhige mich ja jedes Mal wieder und es ist auch noch nie etwas passiert.«

Inzwischen weist die erheblich angewachsene empirische Forschung zur Entwicklungspsychologie der Mentalisierung, der Pathogenese und Behandlung ihrer Störungen noch weiter reichende Mentalisierungsstörungen im Rahmen der Borderline-Persönlichkeitsstörung nach.

So zeigen Bo et al. (2017), dass im Rahmen unsicherer früher Bindungsbeziehungen und unter dem Einfluss von Bindungspersonen mit geringen Mentalisierungskompetenzen neben den o.g. Störungen eine spezifische Pathologie entsteht, die sie **Hypermentalisieren** nennen (► Abb. 21-3). Das Phänomen beinhaltet im Wesentlichen übermäßige projektive Zuschreibungen mentaler, kognitiver und affektiver Zustände und Absichten in Richtung Anderer, ohne dass es dafür einen realistischen Anhalt gibt. Es ist vor allem bei Adoleszenten mit einer Borderline-Persönlichkeitsstörung nachweisbar und tritt besonders in Situationen auf, in denen die Betroffenen

- sich in einem Zustand hoher affektiver Erregung befinden (»high arousal states«).
- unfähig sind, zwischen dem eigenen mentalen Zustand und dem anderer zu differenzieren, also chronisch unerträgliche eigene Affekte projizieren und introjektiv am Guten des Anderen partizipieren.
- kognitive und affektive Prozesse nicht mehr integrieren können.

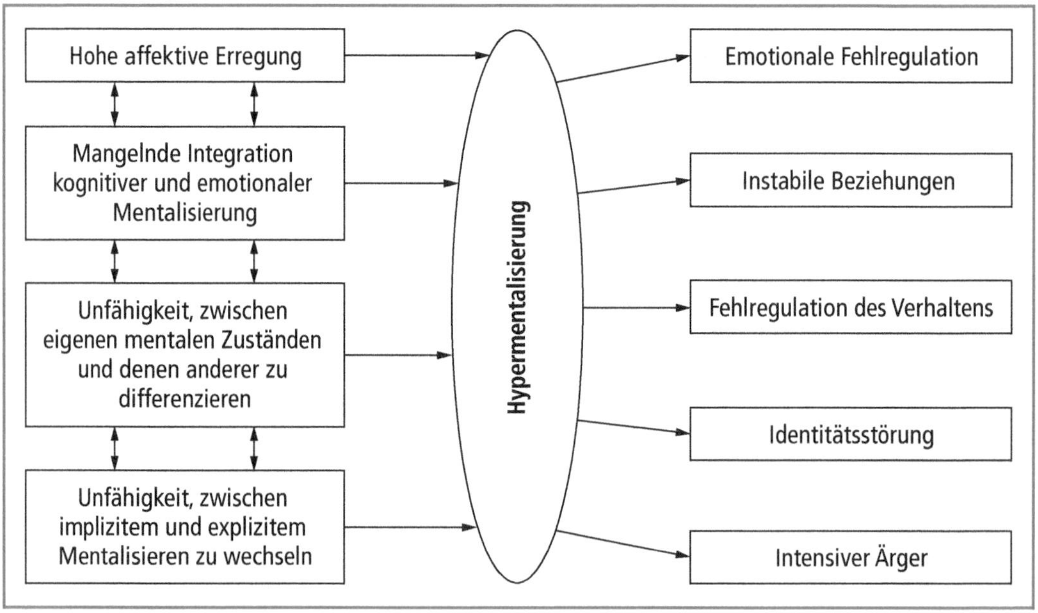

Abb. 21-3 Hypermentalisierungsmodell der Borderline-Persönlichkeitsstörung (nach Bo et al. 2017, S. 175)

- nicht situativ angemessen zwischen impliziten (unbewusst automatisierten) und expliziten (interpersonal kommunizierten) Mentalisierungen wechseln können. Das führt zur Vermeidung dringend notwendiger Kommunikation in konfliktreichen Situationen oder im Gegenteil zur permanenten Belastung des Gegenübers durch dauernden »Klärungsbedarf«.

Der Prozess des Hypermentalisierens – Symptom und Kompensationsversuch zugleich – wird dann als wesentlicher Faktor verstanden, der die bekannten strukturellen Defizite der Borderline-Persönlichkeitsstörung begünstigt: emotionale Dysregulation, instabile Beziehungen, Verhaltensauffälligkeiten, Identitätsdiffusion und aggressive Durchbrüche.

In der Pathogenese des Hypermentalisierens verweisen die Autoren vor allem auf den kritischen Entwicklungsprozess des von ihnen konzeptualisierten *»epistemischen Vertrauens«* (Bo et al. 2017, S. 174 ff.; ▶ Kap. 9.7). Auf Basis umfangreichen empirischen Materials betonen sie die Bedeutung der sicheren, robust mentalisierenden Bindungsperson, die das Kind als »intentional agent« (Bo et al. 2017, S. 176) empfindet und behandelt, sodass das Kind sein noch entstehendes Selbst in emotionaler, kognitiver und handelnder Dimension als zielgerichtet und wirkungsvoll erlebt. In der Konsequenz entsteht in einem längeren Prozess neben den bereits genannten reflexiven Kompetenzen der intrapsychischen Affekt- und intersubjektiven Beziehungsregulierung auch ein Vertrauen in wesentliche Bezugspersonen bezüglich der Vermittlung psychosozialer Kompetenzen, vor allem eines Beziehungswissens. Entsteht im ungünstigen Fall dieses begründete Vertrauen nicht, kommt es zum genannten Phänomen des Hypermentalisierens: Entweder wird auf dem Wege des »over-trust« gewissermaßen sofort und jedem geglaubt und es werden problematische und tendenziell schädliche Zusammenhänge als vermeintliches Wissen erworben (»Manchmal hilft nur schnelle Gewalt!«) – oder der beziehungsgeleitete Erwerb psychosozialer Kompetenzen wird komplett blockiert (▶ Abb. 21-4). Dieses Entwicklungsmodell schließt die sichere und mentalisierende therapeutische Beziehung als Ort der Entwicklung von epistemischen Vertrauen und damit den Erwerb von Offenheit für soziales Lernen ein.

Die Konsequenzen für die behandlungstechnische Situation der Mentalisierungsbasierten Therapie schwerer Persönlichkeitsstörungen sind Folgende (zit. n. Fonagy & Luyten 2011):

- Verzicht auf jegliche deutende Intervention in Richtung unbewusster Prozesse zur Klärung zwischenmenschlicher Prozesse oder von Problemen im Verhalten der Patienten.
- Verzicht auf jede Formulierung komplexer mentaler Zustände oder Prozesse (Konflikt, Ambivalenz, Unbewusstes).
- Verzicht auf die umfassende Thematisierung von Traumatisierungen.
- Neuformulierung des primären therapeutischen Ziels: Es geht insbesondere bei den schweren Persönlichkeitsstörungen zunächst – und oft für lange Zeit – nicht um den Gewinn von Einsicht, sondern um die Wiederherstellung, oft überhaupt erstmalig um die Etablierung der Mentalisierungsfähigkeit.
- Grundsätzliche Beschränkung und Zentrierung der Interventionen auf Affekte, Gedanken und Gefühle im Hier-und-Jetzt sowie im Kontext aktueller Ereignisse.
- Begrenzung affektiver Intensität und Komplexität.

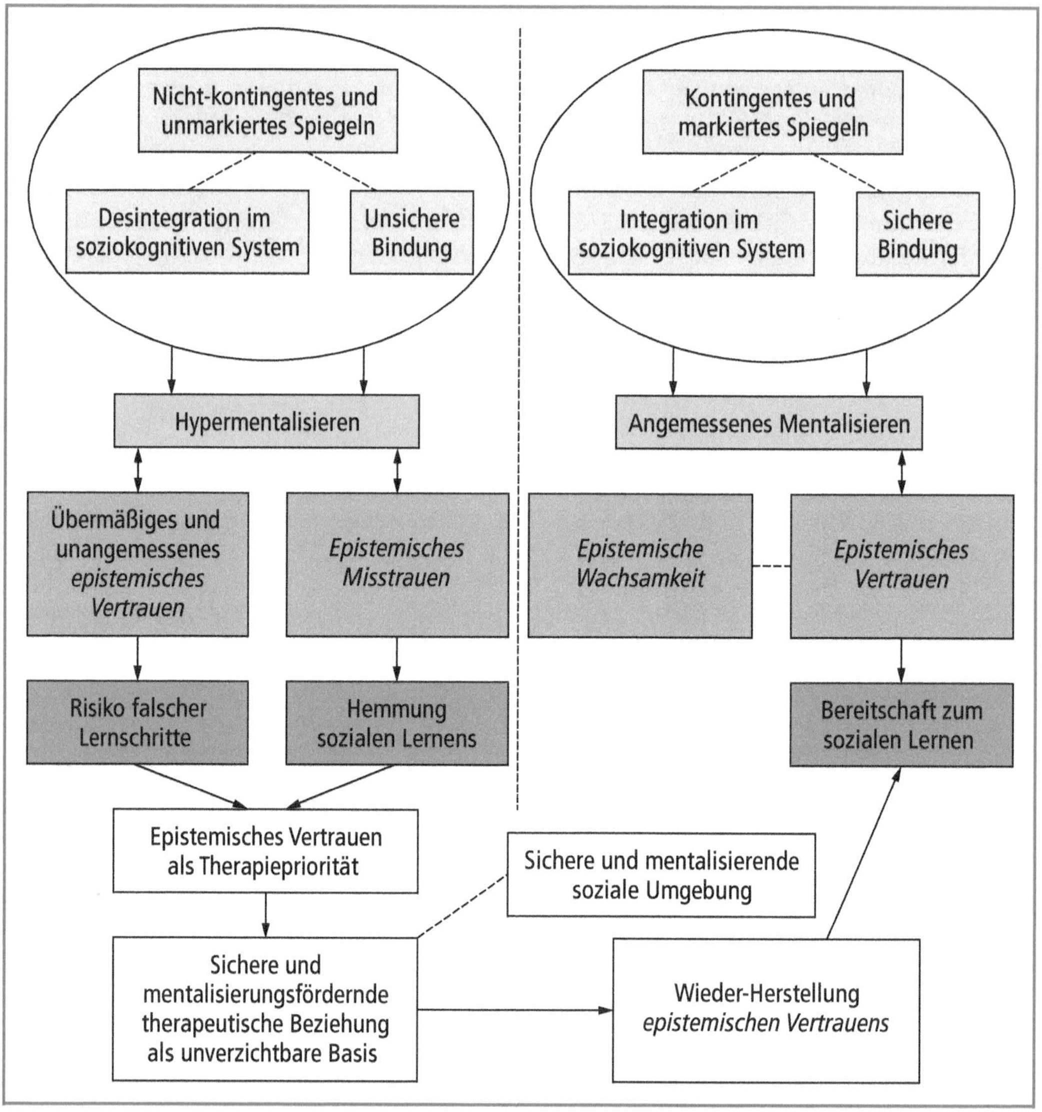

Abb. 21-4 Entwicklungsmodell: Bindung, Mentalisierung und epistemisches Vertrauen (nach Bo et al. 2017, S. 176)

- Die Ausrichtung der therapeutischen Strategie zielt auf die Stimulation des selbstexplorativen Prozesses im Patienten, der neugierig auf den Zusammenhang zwischen mentalen Prozessen und dem Verhalten werden soll, und zwar in sich selbst wie auch in anderen Menschen.
- Dazu stellt sich der Therapeut in unterschiedlicher Weise als Modell zur Verfügung. Unter Verzicht auf »wissendes Deuten« zugunsten einer »umsichtige(n) ›forschende(n)‹ Haltung« (Fonagy & Luyten 2011, S. 939; Hervorhebung i. O.) präferiert der Therapeut vorbehaltliche

Formulierungen und bietet z. B. eigene denkbare Reaktionsmöglichkeiten unter den besprochenen Umständen an: »Ich könnte mir vorstellen, dass mich das sehr gekränkt hätte, wie ging es Ihnen?«

- Dieser authentische Mentalisierungsprozess muss immer wieder deutlich vom *Hypermentalisieren* unterschieden werden, das bei Borderline-Patienten weitverbreitet ist. Das Ausmaß des Hypermentalisierens und damit des *epistemischen Vertrauens* bzw. *Misstrauens* muss vom Therapeuten eingeschätzt werden, um zu beurteilen, ob der Patient bereits fähig ist, im Rahmen einer sicheren Beziehung Mentalisierungswissen vom Gegenüber anzunehmen. Im Falle dominierenden Misstrauens müssen Interventionen angepasst werden. Insbesondere ist in Bezug auf die Integration der beiden zentralen Dimensionen der Mentalisierung eine Fokussierung durch den Therapeuten unbedingt erforderlich: Patienten, die betont *kognitiv hypermentalisieren*, kennen oft nach langer klinischer Karriere viele diagnostische Modelle besser als ihr Behandler. Sie können diesen regelrecht in Fachgespräche verwickeln, simulieren aber Einsicht und Verständnis nur oberflächlich, da Kognition und Affekt nicht integriert werden. Im Falle des überwiegend emotionalen Hypermentalisierens sind Patienten ebenso wenig in der Lage, affektive Zustände mit kognitiven Prozessen zu verbinden, sie bestehen auf der Berechtigung ihres hochemotionalen – zumeist (auto-)aggressiven – Agierens. Um eine Balance der Mentalisierung zu ermöglichen, muss also therapeutisch unbedingt auf die vernachlässigte Dimension fokussiert werden, da eine klassisch neutrale Position hier erfahrungsgemäß zur Stagnation im bekannten Modus führt (Bo et al. 2017, S. 174, S. 180).
- Das zentrale Arbeitsfeld sind die unvermeidlichen Momente des Zusammenbruchs im Mentalisierungsprozess innerhalb der therapeutischen Beziehung und Kommunikation. Diese sind am Auftreten der o. g. Vorformen des mentalisierenden Denkens zu erkennen.
- In der Untersuchung dieser Episoden ist es von zentraler Bedeutung, den Verlauf der affektiven Beziehung genau zu explorieren. Der Therapeut ist erneut Modell, indem er sich nicht scheut, die momentan schwierige emotionale Situation zu formulieren und seinen eigenen Beitrag zum Zusammenbruch der Mentalisierung zu benennen. Weiterhin müssen unbedingt Realität und Bedeutung unterschiedlicher Perspektiven und Meinungen benannt und gewürdigt werden.
- Die wiederholte Erfahrung der erfolgreichen Durcharbeitung dieser Krisen, der zunehmenden Aneignung von Mentalisierungskompetenzen sowie der Festigung der Beziehung durch die verinnerlichende Bewältigung zunächst aussichtsloser Situationen stellt den wesentlichen therapeutischen Prozess dar. Er führt zur Entwicklung integrierter und kohärenter Repräsentationen in der psychischen Innenwelt des Patienten, die es ihm nun zunehmend erlauben, die Realität unterschiedlicher Innenwelten bei anderen anzuerkennen.

Der zuletzt geschilderte Schritt stellt den Übergang zur klassischen psychotherapeutischen Arbeit dar. Allerdings kann dieser Übergang sehr viel Zeit in Anspruch nehmen, da die hier beschriebenen Patienten zunächst meist nur episodisch über eine höchst fragile Mentalisierungsfähigkeit verfügen, die jederzeit wieder kollabieren kann. Es ist daher von großer Bedeutung, dass der Therapeut den **Zusammenbruch der Mentalisierung** zu erkennen lernt. Wie beschrieben zeigt er sich im Auftreten der unreifen Vorformen der Mentalisierung:

- Teleologischer Modus: »Sie machen hier Ihren Job und verdienen Geld. Wieso sprechen Sie von Beziehung und Gefühlen? Was soll mir das helfen?«
- Psychische Äquivalenz: »Wenn ich Sie so dasitzen sehe mit Ihren verschränkten Armen, weiß ich, dass Sie mich ablehnen, das spüre ich ganz genau! Sie können sagen, was Sie wollen!«
- Als-ob-Modus: »Ich glaube, ich habe eine negative Vaterübertragung auf Sie. Daher vergesse ich ständig die Termine und komme zu spät. Aber immerhin ist es mir bewusst, das ist doch schon mal ein Fortschritt, oder?«

Der Zusammenbruch der Mentalisierung, der häufig auch den Therapeuten in unterschiedlichem Ausmaß betrifft, sollte im optimalen Fall sofort mit dem Patienten gemeinsam untersucht werden. Zum einen wird durch die Einleitung dieser inneren Suche bereits die Mentalisierung zumindest partiell wiederhergestellt. Zum anderen zeigen zahlreiche Befunde der Therapieforschung, dass in der Erfahrung der gemeinsamen Arbeit an konflikthaften Störungen der Beziehung vermutlich ein, evtl. sogar *das* wesentliche kurative Moment der psychodynamischen Psychotherapien liegt.

Bezüglich der hier beschriebenen Patienten kann diesem Faktor nicht genug Bedeutung zugeschrieben werden, da die Pathogenese der ernsteren Mentalisierungsstörungen fast ausnahmslos mit ernsten Bindungsstörungen und frühen Traumatisierungen in den primären Objektbeziehungen im Zusammenhang steht. Es wird daher verständlich, dass die meisten dieser Patienten den Prozess einer gemeinsamen Bewältigung ängstigender Beziehungsstörungen kaum kennen und hier die Chance einer korrigierenden Beziehungserfahrung besteht.

An einigen Beispielen aus der Therapie von Frau R. sollen die behandlungstechnischen Implikationen der Mentalisierungsbasierten Therapie veranschaulicht werden.

Fallbeispiel Herr R.

1. Szene: »Die Terrassentür muss auf!«

Der 58-jährige, eher jugendlich und äußerlich etwas feminin wirkende, sichtlich therapieerfahrene Patient betritt zum Erstinterview den Behandlungsraum. Er stürmt sofort zur Terrassentür und öffnet sie. »Ich muss hier lüften, hier war sicher gerade etwas Schlimmes los. Die Aggressivität kann ich noch spüren, die muss ich erst einmal hinauslüften, sonst kann ich mit Ihnen nicht unbefangen sprechen!« Der Therapeut fühlt sich überrollt, irritiert und spürt ersten Ärger, auch Empörung. Es folgen Erklärungen seitens des Patienten: Er sei sehr sensitiv und könnte feine emotionale Schwingungen spüren. Ob der Therapeut das akzeptieren könne. Dieser antwortet, er könne sich vorstellen, dass er dann häufig mit einer Vielzahl gefühlsmäßiger Wahrnehmungen konfrontiert sei, die ihn sicher oft überlasten würden, was er mit skeptischer Miene, allerdings spürbar schon etwas beruhigt, bestätigt. Dadurch ermutigt, gibt der Therapeut zu bedenken, ob es nicht doch sein könne, dass er im Beispiel der eben hinausgelüfteten Aggression etwas von sich selbst wahrgenommen habe. So könne er sich vorstellen, dass er wegen der ungewohnten Situation des Erstinterviews etwas angespannt, evtl. sogar leicht gereizt sei. Herr R. antwortet mit einem heftigen Wutausbruch: Wenn er seine Wahrnehmungen nicht gelten ließe, könne man die Behandlung gleich beenden. Das kenne er schon, wenn es schwierig und unbequem sei, liege der Fehler sofort bei ihm, so sei er schon aufgewachsen.

Was war geschehen?

Im Lichte o.g. behandlungstechnischer Überlegungen hatte sich der Therapeut nicht schnell genug auf die offenkundige und erheblich projektive Dynamik des Patienten eingestellt, sondern wollte offensichtlich seinerseits die Aggression aus seinem (Innen-)Raum herausbringen – und zwar zurück in den Patienten. Das führte zum Zusammenbruch der Dyade und der Drohung mit dem Abbruch.

2. Szene: »Im Regen stehen gelassen«
Nach etwa sechsmonatiger Behandlung ereignete sich folgende Szene: Herr R. erschien etwa zehn Minuten vor seinem Termin und klingelte an der Tür. Der Therapeut befand sich in der Küche in einem anderen Stockwerk und hörte ihn nicht.
Als er wenig später in die Praxis kam und auf das wiederholte Klingeln hin öffnete, stürmte der Patient an ihm vorbei in das Behandlungszimmer. Er kommentierte schnell selbst, er habe ihn wohl nicht gehört, es sei bei dem Regen nicht so lustig, vor der Tür zu stehen, aber da könne man nichts machen. Etwa zehn Minuten lang berichtete Herr R. danach über Ereignisse aus der Woche, die Anspannung war deutlich zu spüren, die besprochenen Inhalte blieben affektleer.
Der Therapeut sprach erneut die Anfangssituation an und gab zu bedenken, dass diese ihn vielleicht doch mehr beschäftige als zunächst gedacht. Nach einigem Hin und Her, welches der Therapeut wie ein Umeinanderkreisen, vielleicht auch ein Sich-Belauern erlebte, bot er dem Patienten an, er könne sich vorstellen, dass er sich von ihm »wie im Regen stehen gelassen« gefühlt habe, und das sei nun wahrlich eine Erfahrung, die er aus seiner Kindheit kenne. Herr R. reagierte auf diese Deutung mit einer spürbaren Erschütterung. Er schien daraufhin aber zu erkalten, wie einzufrieren, und sagte, so sei es doch auch, der Behandler habe ihn ja ganz konkret draußen im Regen gelassen und er sei sicher, das sei kein Zufall, sondern Absicht gewesen.

Was war geschehen?

Herr R., der jegliche Trennungs- und Schwellensituationen stets als latent bedrohlich und ängstigend erfuhr, war durch die Situation an der Tür deutlich labilisiert worden. Die Deutung war zwar durchaus zutreffend, wurde jedoch in einem Moment geäußert, in dem der Patient im Sinne der Mentalisierungstheorie auf den **Äquivalenzmodus** regrediert war. Sein innerer Zustand der schockartig erfahrenen Zurückweisung durch ein nicht reagierendes, zurückweisendes und unempathisches Objekt konnte nicht im **Als-ob-Modus** einer Deutung (»Sie erleben mich wie …«) abgebildet und aufgefangen werden.

3. Szene: »Das überforderte Kind«
Im Anschluss an die dargestellte Türszene verdichteten sich die Konflikte zwischen Patient und Therapeut immer häufiger um verschiedene Anlässe. Die Szene blieb jedoch in gewisser Weise prototypisch, Herr R. kam auch immer wieder darauf zu sprechen, wenn er bei anderen Anlässen illustrieren wollte, wie berechtigt seine Wut auf den Behandler sei und wie wenig dieser sich auf ihn einlassen könne, in wie vielfältiger Weise er ihn also immer wieder »im Regen stehen lasse«.
Verkürzt lässt sich die Dynamik dieser Konflikte etwa so skizzieren: In der Regel hatte der Therapeut den Patienten frustriert, indem er z. B. eine Frage mit einer Gegenfrage beantwortet oder Vermutungen über einen Konflikt in ihm angestellt hatte. Dies führte zu großer Wut, in der er sich in langes Schweigen zurückzog oder hasserfüllt abwechselnd sich und den Therapeuten beschimpfte und umfassend entwertete. Die Atmosphäre war in diesen Momenten dann tatsächlich fast vollkommen von Hass und Verzweiflung erfüllt, man hätte lüften mögen! Es blieb kaum noch Interventionsspielraum. Sprach der Therapeut die Affekte an, konnte er nur vollkommen die Verantwortung dafür übernehmen, durch eine unbedachte Formulierung alles Gute zerstört zu haben. Tat er das nicht, son-

dern versuchte er, das dyadische Geschehen zu reflektieren, reaktivierte der Patient massive Erinnerungen, immer der Schuldige gewesen und seit frühester Kindheit in eben solche rechthaberischen Streitereien mit beiden Eltern verwickelt worden zu sein.
Im Anschluss an eine solche Sequenz beschrieb der Therapeut dem Patienten in einem Moment echter Verzweiflung seinen eigenen inneren Prozess: Er habe so ziemlich alles in die Waagschale geworfen, was ihm zur Verfügung stehe, alles sei ihm aus der Hand geschlagen worden, er fühle sich weitgehend verzweifelt. Gleichzeitig sei er sicher, dass er ihn hier etwas erleben ließe, was er selbst gut kenne. Damit erreichte er den Patienten zum ersten Mal in einer tieferen Weise, die nicht aus der bloßen Reaktivierung eines idealisierbaren »guten Objektes« bestand. Er war erschüttert, weinte in einer tiefen und berührenden Weise und schilderte nun empathisch die Verzweiflung seiner Kindheit, in der er sich offenbar stets als Sündenbock der Familie gefühlt und sich vergebens um Nähe zu seinen schwer gestörten Eltern bemüht hatte.

Was war geschehen?

Herr R. erkannte sich selbst im geschilderten Erleben des Therapeuten wieder und begriff gleichzeitig, zumindest für einen Moment, dass er mitverantwortlich für das Geschehen in der therapeutischen Beziehung war. Da der Therapeut in der Gegenübertragungsmitteilung weder vorwurfsvoll noch »wissend« gesprochen hatte, sondern partiell und mentalisiert seinen emotionalen Prozess mitteilte, diente er ihm auch als Modell.

21.5 Modifikationen und Grenzen Psychodynamischer Psychotherapie der Borderline-Persönlichkeitsstörung

Anhand des o.g. Fallbeispiels wird deutlich, dass es bei aller Strukturierung und Fokussierung immer wieder um die Gratwanderung zwischen partieller Verstrickung im intrapsychischen und interpersonellen »Chaos« der Borderline-Patienten bei gleichzeitiger Beibehaltung einer Ordnung und Orientierung verleihenden symbolisierenden Struktur geht. Der »mentale Raum« (zumindest im Therapeuten) muss aufrechterhalten bleiben – bzw. es müssen alle Anstrengungen unternommen werden, diesen immer wiederherzustellen. Theorie und natürlich auch Supervision sind die »Dritten im Bunde«, indem sie eine Triangulierung ermöglichen, die unentbehrlich ist, um sich nicht unentrinnbar in der hochproblematischen Dynamik von Übertragung und Gegenübertragung zu verstricken.

In Anlehnung an Waldinger (1987) formuliert Lohmer (2005, S. 52) acht zentrale Elemente einer **Borderline-Therapie**, die in psychodynamischen Behandlungen umgesetzt werden sollten, auch wenn die beschriebenen störungsspezifischen Therapien nicht systematisch, sondern nur Elemente daraus zur Anwendung kommen:

- der Aufbau eines stabilen Behandlungsrahmens
- eine eher aktive therapeutische Haltung
- ein haltender Raum für die Wut des Patienten
- ein konfrontativer Umgang mit selbstzerstörerischem Verhalten
- das Herstellen einer Verbindung zwischen Gefühlen und Handlungen
- das Setzen und Einhalten von Grenzen
- die Wahrnehmung der Gegenübertragung

- der Fokus auf die Intervention im »Hier und Jetzt«

Allerdings ist natürlich auch der Frage nachzugehen, wo die Grenzen der Behandelbarkeit der Borderline-Patienten, zumindest im Rahmen psychodynamischer Psychotherapieverfahren, liegen. Orientiert an einer Arbeit von Hoffmann & Eckhardt-Henn (1999) können mögliche **Kontraindikationen** anhand folgender Kriterien geprüft werden:

- Unfähigkeit zur dauerhaften Etablierung und Einhaltung des Therapierahmens
- pathologischer, nicht begrenzbarer Umgang mit der Übertragung (z. B. Stalking)
- ausgeprägter Mangel in der Impulskontrolle

Die Überweisung in eine stationäre Behandlung stellt häufig eine Alternative zum Behandlungsabbruch durch den Therapeuten dar. Häfner et al. (2006) haben die Literatur gesichtet und Empfehlungen zur **Indikation für stationäre Psychotherapie** zu Leitlinien zusammengestellt.

Bezogen auf Borderline-Patienten ergibt sich die Indikation zur stationären Behandlung meistens aus der Borderline-typischen Symptomatik, wie Suizidalität, selbstverletzendem Verhalten, Fremdaggressivität, paranoider oder psychotischer Dekompensationen oder Suchtverhalten.

Aber auch Krisen in ambulanten Behandlungen und Abbruchtendenzen aufseiten des Patienten sowie die Notwendigkeit, die Umgebung des Patienten vorübergehend zu entlasten, oder mangelnde Möglichkeiten zur eigenständigen Bewältigung der aktuellen Lebenssituation können eine stationäre Aufnahme erforderlich machen (Janssen et al. 2007, S. 39 f.). Davon unabhängig ist die Intervalltherapie, d. h. die geplante stationäre Wiederaufnahme im Rahmen einer laufenden ambulanten Therapie, die bei funktionierender Kooperation zwischen Kliniken und ambulanten Behandlern durchaus erfolgreich praktiziert werden kann.

21.6 Überlegungen zur Indikation störungsspezifischer Behandlungsansätze

Wie schon näher ausgeführt, lässt sich parallel zur diagnostischen Differenzierung im letzten Jahrzehnt eine Bewegung weg von *der* Behandlung *der* Borderline-Persönlichkeitsstörung hin zu einer spezifizierten therapeutischen Sichtweise nach Untergruppen, Fähigkeitsprofilen und Komorbiditäten beobachten. Eine Ausdifferenzierung der Behandlung erfolgt dabei nicht nach Therapieschulen, sondern eher zwischen unterschiedlichen Subtypen der Borderline-Persönlichkeitsstörung. Allerdings sind wir bisher noch nicht in der Lage, präzise diagnostizieren zu können, ob es sich z. B. um eine entwicklungspsychologisch begründete Borderline-Persönlichkeitsstörung mit Borderline-Persönlichkeitsorganisation, um eine chronifizierte Komplexe Posttraumatische Belastungsstörung, zwar mit den Symptomen einer Borderline-Persönlichkeitsstörung nach DSM-5, aber ohne Borderline-Persönlichkeitsorganisation, oder um eine der vielen Mischformen handelt (Sachsse 2011, S. 725).

Auch wenn die wissenschaftliche Kontroverse nicht entschieden ist, müssen sich Therapeuten festlegen. Eine lückenhafte Modellgrundlage ist dabei um vieles besser als keine, sofern wir uns der Mängel bewusst sind und diese kritisch reflektieren. Die Festlegung auf ein Modell – Hohage (2011) spricht vom **Arbeitsmodell des The-**

rapeuten –, ggf. auch der Wechsel in der Therapie auf ein anderes Modell, müssen allerdings klar und explizierbar sein, um nicht der Beliebigkeit anheimzufallen.

Ein anderer Zugang kann über die Definition und Diagnose unterschiedlicher Problemfelder gelingen, die dann die Entscheidung für die jeweilig indizierte Therapieform bedingen. Das **aktuelle Krankheitsbild**, wie es z. B. anhand der unterschiedlichen Borderline-Symptomniveaus (s. o.; Dulz 2011b) abgebildet wird, bietet eine gute Möglichkeit zur Orientierung für eine differenzielle Indikation des jeweiligen Behandlungszugangs. So macht es im therapeutischen Vorgehen zumeist einen großen Unterschied, ob wir Patienten auf angsthaften und depressiven oder auf hysteroiden und narzisstischen Symptomniveaus vor uns haben, bei denen Dissoziationen, Beeinträchtigungen der Impulskontrolle und selbstverletzendes Verhalten im Vordergrund stehen. Die zurzeit führenden störungsspezifischen Therapieformen der Borderline-Persönlichkeitsstörung, die sog. »big four« (s. o.) – die Übertragungsfokussierte, die Mentalisierungsbasierte, die Dialektisch-Behaviorale und die Schematherapie –, sollten um traumazentrierte Ansätze ergänzt werden. Hinweise auf unterschiedliche Wirkungsweisen liegen vor (z. B. Levy et al. 2006), allerdings fehlt eine umfassende empirische Absicherung eines Modells für eine differenzielle Indikation, so wie es z. B. Dammann (2007, S. 255) vorgeschlagen hat.

Die Übertragungsfokussierte Psychotherapie und die Mentalisierungsbasierte Therapie werden auch als strukturdynamische Ansätze bezeichnet (Benecke 2017). Das heißt, die aktuellen Affekte und das Borderline-typische Agieren sind als Ergebnisse von Abwehrprozessen (Übertragungsfokussierte Psychotherapie) bzw. als Selbstschutz (Mentalisierungsbasierte Therapie) zu verstehen. Mittels Deutungsarbeit wird versucht, die dominanten Affekte und die damit verknüpften abgewehrten Objektbeziehungsdyaden bzw. die »emotionalen Vorläufer« (Bateman & Fonagy 2008, S. 314) zu identifizieren, welche die aktuelle Reaktion ausgelöst haben. Beide Therapieformen beziehen sich auf die zentrale strukturelle Störung des Borderline-Patienten, nämlich seine Unfähigkeit, kohärente, sinnhafte und realistische Vorstellungen von der eigenen Innenwelt und der anderer Menschen zu entwickeln, die ein Verständnis interpersonaler Erfahrungen und damit ein überwiegend angstfreies Beziehungsleben sowie eine verlässliche Regulation eigener Affekte ermöglichen würden.

Im Vergleich der Behandlungsstrategien ließe sich die objektbeziehungstheoretische Ausrichtung der Übertragungsfokussierten Psychotherapie eher der »väterlichen« Richtung zuordnen. Das Konzept ist konfrontativer und mutet dem Patienten erhebliche Belastungen zu, wenn er sich mit unvereinbaren Inhalten seiner widersprüchlichen Objektbeziehungsfragmente auseinandersetzen soll. Ein Risiko besteht insbesondere für unerfahrene Therapeuten darin, die zentrale Bedeutung des dominanten Affektes zu übersehen, sich dann mit dem Patienten in einer Dynamik des rationalisierenden sowie intellektualisierenden Erklärens zu verlieren und sich dadurch in einer gemeinsamen Abwehr zu verstricken.

Ein mögliches Risiko der einer eher »mütterlichen« Richtung zuzuordnenden Mentalisierungsbasierten Therapie besteht im Übersehen einer letztlich überfürsorglichen Gegenübertragungsposition, aus der heraus der Therapeut dem Borderline-Patienten immer wieder hilft, die »emotionalen Vorläufer« zu identifizieren und im Kontext ihres Entstehens zu explizieren.

Die meisten Vertreter der psychodynamischen Behandlungsmethoden erkennen die Bedeutung der Traumatisierung und die Notwendigkeit einer um die Traumadynamik erweiterten Sichtweise an, verstehen jedoch das Trauma und die Traumaverarbeitung als nur einen, wenn auch überaus wichtigen Aspekt der multifaktoriellen Ätiologie der Borderline-Persönlichkeitsstörung. Sie betonen die großen Varianzen innerhalb der Gesamtpopulation der Borderline-Patienten im Umgang mit Traumatisierungen und deren Verarbeitung (Lohmer 2005, S. 66). Selbst wenn Traumatisierungen stattgefunden haben, müssen diese nicht unbedingt im Zentrum der klinischen Problematik stehen. In der Behandlung der Borderline-Persönlichkeitsstörung erfahrene Therapeuten stimmen heutzutage jedoch darin überein, dass die vorherrschende Präsenz nicht symbolisierten traumatischen Materials in Form von dissoziativen Störungen sowie die damit in Verbindung stehende traumatisch veränderte Informationsverarbeitung traumaspezifische Interventionen erfordern, die über die Bearbeitung Ich-funktioneller Defizite und pathologischer Übertragungsdyaden hinausgehen. Aber auch diese Aussage muss differenzierter betrachtet werden. Dissoziationen funktionieren nicht nach dem »Alles-oder-Nichts-Prinzip«, sondern sind auf einem Kontinuum des Ausmaßes des erhaltenen Gegenwartsbezuges einzuordnen. Ist dieser zumindest teilweise noch vorhanden, lässt sich das Auftreten vieler dissoziativer Phänomene zusammen mit dem Patienten im Kontext der therapeutischen Situation identifizieren und als Abwehrbewegung reflektieren, ohne dass ausdrücklich auf anti-dissoziative Strategien, z. B. aus der Dialektisch-Behavioralen Therapie oder der Traumatherapie, zurückgegriffen werden muss. Auch nicht jedes Trauma ist dem deklarativen Gedächtnis unzugänglich, sondern durchaus integriert in das Narrativ der eigenen Geschichte. Es ist bewusst erinnerbar, wenn auch mit hoher emotionaler Belastung und einer Tendenz der Betroffenen, genau dieses zu vermeiden. Aber es sind »Erinnerungen an Emotionen« und nicht »emotionale Erinnerungen«, wie LeDoux (2006) sie unterscheidet. Die Möglichkeit, sich an diese traumatischen Erfahrungen im Schutz der Sicherheit gebenden, vertrauensvollen und stabil-tragfähigen therapeutischen Beziehung, in der die klare Trennung des Dort-und Damals vom Hier-und-Jetzt aufrechterhalten bleibt, zu erinnern und all den unterdrückten, schlimmen, beängstigenden Gefühlen Ausdruck zu verleihen, hilft den Patienten.

Die Anerkenntnis des Überschneidungsbereiches von Borderline-Persönlichkeitsstörung und Komplexer Posttraumatischer Belastungsstörung hat in den letzten Jahren Konzeptualisierungen zum Umgang mit Traumatisierungen auch im Rahmen einer Übertragungsfokussierten Psychotherapie oder Mentalisierungsbasierten Therapie entstehen lassen. So beschreiben z. B. Draijer und van Zon (2016) die Behandlung mittels Übertragungsfokussierter Psychotherapie eines ehemaligen Kindersoldaten mit Komplexer Posttraumatischer Belastungsstörung und einer dissoziativen Identitätsstörung. Die Autoren führen aus, dass es erst der Einbezug der abgespaltenen, »mörderischen« Aggressionen in die therapeutische Arbeit dem Patienten ermöglichte, sich auf eine therapeutische Beziehung einzulassen. Schweres Misstrauen, Scham, Schuld, extreme Einsamkeit, Nicht-Zugehörigkeit und ein Gefühl von Entmenschlichung sowie die Angst, mit dem eigenen Hass und der Destruktivität den Therapeuten zu vernichten, vereitelten den Erfolg vorangegangener traumazentrierter Therapien. Anders als

Angst-fokussierte Behandlungen der Borderline-Persönlichkeitsstörung und/oder der Komplexen Posttraumatischen Belastungsstörung erkennt die Übertragungsfokussierte Psychotherapie die zentrale dynamische Kraft der Aggression in der Entstehung der Störung an und bewertet diese als bedeutend, nicht nur für die innere Dynamik, sondern auch für den therapeutischen Prozess. Nur wenn es gelingt, den destruktiven, »mörderischen« Selbstanteil in der Therapie zu treffen, ist es möglich, den vernichtenden Hass und die Aggressionen in ein breiteres Spektrum aggressiver Gefühle zu integrieren (Draijer & van Zon 2016, S. 561 ff.).

21.7 Zusammenfassung

- Die Behandlung von Borderline-Patienten unterscheidet sich maßgeblich von der neurotischer Patienten.
- Auf der symptombezogenen Ebene ist die Borderline-Persönlichkeitsstörung ein sehr heterogenes Störungsbild. Es lassen sich jedoch vier charakteristische Symptomkomplexe differenzieren: die affektive Instabilität, die Impulshandlungen, die Identitätsstörung und die dissoziative Symptomatik.
- Die Nutzung psychodynamischer Konzepte ermöglicht es, die rein deskriptiv-symptomatische Diagnose um eine strukturelle Störungsebene zu ergänzen.
- In das Konstrukt »Borderline-Persönlichkeitsstörung« fließen heutzutage vier Modelle ein: das objektbeziehungstheoretische Modell der strukturellen Störung, das Modell der Mentalisierungsstörung, das Modell der chronifizierten Komplexen Posttraumatischen Belastungsstörung und das neurobiologisch fundierte Modell der Emotionsregulationsstörung.
- Aufgrund der hohen Inzidenzraten der Komorbidität einer Komplexen Posttraumatischen Belastungsstörung, die insbesondere in stationären Settings zu finden sind, wird heute davon ausgegangen, dass sich Entwicklungs- bzw. Struktur- und Traumapathologie in der Ätiologie der Borderline-Persönlichkeitsstörung überschneiden und ergänzen.
- Der bindungstheoretische Forschungsansatz unterstreicht, dass Extremtraumatisierungen durch sexuellen und/oder physischen Missbrauch häufig vor dem Hintergrund ständig wiederkehrender Bindungs- und Beziehungstraumatisierungen stattfinden. Diese wiederum beeinträchtigen den gesunden Erwerb struktureller Fähigkeiten in der kindlichen Entwicklung.
- Das psychotraumatologische und das bindungstheoretische Paradigma sind eng mit dem neurobiologischen Paradigma verbunden. Auch genetische Faktoren scheinen eine Rolle zu spielen.
- Im Mittelpunkt der spezifischen Behandlungsprobleme stehen die typischen Abwehrstrategien der Borderline-Patienten, die um die Spaltung herum organisiert sind. In enger Verflechtung mit der Identitätsdiffusion entwickeln sich daraus höchst komplexe und komplizierte Übertragungs-Gegenübertragungs-Dynamiken.
- Durch störungsspezifische Therapieansätze wie die Übertragungsfokussierte und die Mentalisierungsbasierte Psychotherapie kann die Wirksamkeit der psychotherapeutischen Behandlung von Borderline-Patienten deutlich verbessert werden.
- Stehen schwere Traumatisierungen mit dem Vorherrschen nicht-symbolisierten Materials in Form von Intrusionen und Flashbacks im Vordergrund, sollte die

Indikation für ein traumazentriertes Verfahren wie z. B. die Psychodynamisch Imaginative Traumatherapie (PITT) gestellt werden.
- Das von Wöller (2006, 2013) entwickelte Modell einer tiefenpsychologisch fundierten Psychotherapie der Borderline-Persönlichkeitsstörung auf traumatheoretischer Grundlage folgt einer psychodynamischen Konzipierung. Es bietet eine Einteilung in fünf Phasen, die der Strukturierung des Behandlungsverlaufs dienen.
- Stationäre Aufenthalte, auch als Intervallbehandlungen, können angezeigt sein, um den Patienten insbesondere in Krisen einen ausreichenden Schutzraum zur Verfügung zu stellen.
- In einer Psychodynamischen Psychotherapie sollte die Frage der Indikation und Kontraindikation nicht nur zu Beginn, sondern auch im Verlauf sorgsam geprüft werden; ggf. sollten notwendige Modifikationen im therapeutischen Vorgehen im Sinne der störungsspezifischen Behandlungsansätze vorgenommen werden.

Ausgewählte Tipps zum Weiterlesen

Allen JG & Fonagy P (Hrsg). Mentalisierungsgestützte Therapie. Das MBT-Handbuch – Konzepte und Praxis. 2. Aufl. Stuttgart: Klett-Cotta 2016.

Clarkin JF, Yeomans FE & Kernberg OF. Psychotherapie der Borderline-Persönlichkeit. Manual zur psychodynamischen Therapie. 2. Aufl. Stuttgart, New York: Schattauer 2008.

Clarkin JF, Fongagy P & Gabbard GO (Hrsg) Psychodynamische Psychotherapie der Persönlichkeitsstörungen. Handbuch für die klinische Praxis. Stuttgart: Schattauer 2013.

Dulz B, Herpertz SC, Kernberg OF & Sachsse U (Hrsg). Handbuch der Borderline-Störungen. 2. Aufl. Stuttgart: Schattauer 2011.

Lohmer M. Borderline-Therapie – Psychodynamik, Behandlungstechnik und therapeutische Settings. 2. Aufl. Stuttgart: Schattauer 2013.

Yeomans FE, Clarkin JF & Kernberg OF. Übertragungsfokussierte Psychotherapie für Borderline-Patienten. Das TFP-Praxismanual. Stuttgart: Schattauer 2017.

22 Die Narzisstische Persönlichkeitsstörung im Spannungsfeld unterschiedlicher Theorien und Behandlungsansätze

Mathias Kohrs

Inhalt

22.1 Das doppelte Gesicht des Narzissmus

Eine Einführung in die Psychodynamik, Pathogenese und die klinischen Formen Narzisstischer Persönlichkeitsstörungen kann ohne einen, wenn auch limitierten Rekurs auf die wechselvolle Geschichte dieses zentralen und bis heute umstrittenen, gleichzeitig offenbar unverzichtbaren psychoanalytischen Begriffs nicht gelingen. Die Narzisstischen Persönlichkeitsstörungen nehmen insofern eine Sonderstellung innerhalb der tiefenpsychologischen Theoriebildung ein, als sie lange als psychoanalytisch schwer bis gar nicht behandelbar galten. Ihr Verständnis erforderte stets – seit Freud – eine Neuformulierung psychoanalytischer Konzepte, insbesondere des basalen Prinzips der Triebkonflikte. Wie sich schon in der Grundlegung des Narzissmuskonzeptes bei Freud zeigen wird, rührt die Komplexität, insbesondere auch die Widersprüchlichkeit der Störung und der dahinter wirkenden Dynamik, an grundlegende Fragen, die über die Pathologie und

Behandlung klinischer Erkrankungen weit hinausgehen und sich einer abschließenden Beantwortung offenbar stets entziehen. Nur so ist es zu verstehen, warum sich an den Fragestellungen zum Narzissmus regelrechte Glaubenskriege innerhalb der psychoanalytischen Schulen entzündet haben.

Erkennbar wird diese geradezu babylonische Vielfalt (mit den entsprechenden Potenzialen an Verwirrung) etwa in dem derzeitigen Standardwerk zum Thema, dem von Kernberg und Hartmann herausgegebenen Kompendium »Narzissmus. Grundlagen – Störungsbilder – Therapie« (2006), aus dem auch in diesem Beitrag zitiert wird. Es fasst zahlreiche aktuelle, aber auch ältere Arbeiten namhafter Autoren zusammen und versucht, den unterschiedlichsten Facetten der Frage gerecht zu werden. Dadurch wird es Fundgrube und Labyrinth zugleich. Woran liegt das?

Ausgehend von Altmeyers (2000) gründlicher Aufarbeitung der erkenntnistheoretischen Paradoxien und Sackgassen sämtlicher Narzissmustheorien seit und inklusive Freuds Arbeit »Zur Einführung des Narzißmus« (1914c/1999) lassen sich folgende Antworten geben: Es liegt an der Doppelgesichtigkeit dessen, womit wir uns hier beschäftigen und das wir nun seit fast einhundert Jahren den menschlichen Narzissmus nennen. Nirgendwo sonst ist der Mensch derart intensiv mit sich selbst beschäftigt, auf sich selbst bezogen, in sich und seinem Selbst versunken, scheinbar selbstgenügsam oder sogar selbstverliebt, vielleicht sogar überzeugt von der eigenen Grandiosität oder verzweifelt am eigenen Scheitern. Und gleichzeitig sind wir als Menschen, und das zeigt Altmeyer deutlich, nirgends so sehr auf die Anerkennung durch den Anderen, seine Wertschätzung, den Glanz in seinem Auge angewiesen wie hier.

Lou Andreas-Salomé (1921) hat in ihrer Konzeption, direkt auf Freud folgend, diesem Doppelgesicht bereits Ausdruck gegeben: »Narzißmus als Doppelrichtung«. Sie beschreibt die doppelte Tendenz des Menschen: abgrenzende Selbstbehauptung neben einer »narzißtisch überlebenden Urverbundenheit« (Andreas-Salomé 1921, S. 378).

Auch zahllose Zitate aus Texten populärer Musik spiegeln es wider: einerseits rauschhafte Grandiosität, geteilt mit dem Einen Anderen, *gegen* den Rest der Welt, und sei es für einen Tag (z. B. »*Heroes*« von David Bowie). Und andererseits: abgrundtiefe Einsamkeit, auch die natürlich seit tausend Jahren, darunter geht es nicht (z. B. »*So lonely*« von The Police)!

Wenn dieses gleichermaßen intrapsychische wie interpersonale Regulationssystem Störungen entwickelt, führt dies zu den komplexen Pathologien, um die es in der Folge geht.

Und auch hier kommt es eben zu den typischen zwei Gesichtern des Phänomens. Es gibt Patienten, die scheinbar niemanden »an sich heranlassen«, dabei aber spürbar leiden und auf eine untergründige Weise eine erhebliche Wirkung auf ihre Umgebung haben.

> Sowohl in den Details der Symptomatik, aber auch im tieferen Erleben dieser Patienten kommt diese manchmal paradox erscheinende **Zweiseitigkeit narzisstischer Dynamik** zum Tragen, die in jüngerer Zeit häufig so konzeptualisiert wird (z. B. Altmeyer 2000):
> - Es gibt ein **Omnipotenzerleben**, das sich typischerweise in grandiosem Verhalten, Entwertung und Manipulation anderer usw. äußert.
> - Und/oder es gibt Erfahrungen von **Fusion** und Verschmelzung, die z. B. in spirituellen Vorstellungen, idealisierten Beziehungsfantasien o. Ä. geschildert werden.

Diese Kategorisierungen entsprechen jedoch bereits der Perspektive des Therapeuten und stellen eine Abstraktion dar. Wenn den Patienten diese Dimension ihres Erlebens bzw. Verhaltens überhaupt schon zugänglich ist, sind sie in aller Regel damit ganz einverstanden. Ein aus therapeutischer Sicht hochpathologisches, egozentrisches Beziehungsverhalten beispielsweise ist für viele narzisstisch schwerer gestörte Patienten weitgehend Ich-synton.

In den Schilderungen der Patienten selbst wird zunächst meist etwas ganz anderes deutlich: Sie leiden unter diffusen Befindlichkeitsstörungen, körpernah erlebten, evtl. somatisierten Krisen und hypochondrischen Ängsten, es treten aggressive Impulsdurchbrüche auf, die man einer vernichtenden narzisstischen Wut zuordnen kann, und es besteht häufig ein verzweifelter Vorwurf an die Umwelt, deren Versagen für vieles verantwortlich gemacht wird. Selbst in der größten Not imponiert häufig ein paradox anmutender Mangel an Selbstreflexion oder Krankheitseinsicht: »Ich bin ein Nachtmensch, das hat kein Lehrer akzeptiert und auch kein Chef, ich kann eben nicht um 8 Uhr morgens arbeiten. Es ist also kein Wunder, dass ich keine Schule und auch keine Ausbildung abschließen konnte!«

In jedem Fall hilft das klassische psychoanalytische Krankheitsmodell, das hinter spezifischen neurotischen Krankheitsbildern bestimmte Konfliktmuster annimmt, die um verdrängte Triebwünsche organisiert sind, hier nicht weiter.

Und genau hier lag wohl auch Freuds primäre Motivation, seine Konzeption des Unbewussten zu erweitern: in dem Versuch, Patienten zu verstehen, die mit der originären psychoanalytischen Behandlung offenbar nicht zu erreichen waren.

22.2 Die Grundlagen bei Freud

22.2.1 Die narzisstischen Neurosen

Freud entlehnt den Begriff Narzissmus von Paul Näcke, der 1899 damit eine seltene sexuelle Perversion beschrieb, in der »ein Individuum den eigenen Leib in ähnlicher Weise behandelt wie sonst den eines Sexualobjekts, ihn also mit sexuellem Wohlgefallen beschaut, streichelt, liebkost, bis es durch diese Vornahmen zur vollen Befriedigung gelangt« (Freud 1914c [1999], S. 138).

Ausgehend von dieser seltenen Perversion entwickelt Freud Analogien zu verschiedenen psychischen Störungen: der **Homosexualität**, die damals noch als Perversion galt, sowie insbesondere den **Psychosen**, die für ihn vor allem durch den Größenwahn und die »Abwendung ihres Interesses von der Außenwelt (Personen und Dingen)« (Freud 1914c [1999], S. 139) gekennzeichnet waren. In Unterscheidung zu anderen Neurosen, in denen diese Abwendung von realen Personen auch geschieht, stellt Freud jedoch fest, dass diese Patienten sich nicht inneren imaginären Objekten zuwendeten, sondern »die der Außenwelt entzogene Libido […] dem Ich zugeführt« (Freud 1914c [1999], S. 140) hatten, erkennbar eben am Größenwahn.

Freud entwickelt hieraus eine neue Dualität innerhalb seiner Triebtheorie. Er führt aber im Grunde nicht eine neue Form der Triebe ein, sondern – gewissermaßen quer zu seiner Theorie der Sexual- und Ich-Triebe – die Vorstellung einer libidinösen Besetzung des Ich (von Freud hier noch synonym mit dem Selbst benutzt).

Diese Überlegungen mögen heute fremd erscheinen, sie weisen aber auf etwas hin, das mit der später zu besprechenden Dynamik der schweren Persönlichkeitsstörungen eng verflochten ist: Freud erkennt hier, dass die schwere und mit großem Leid verbundene Pathologie bestimmter Patienten offenkundig nicht in den bis dahin erarbeiteten Mustern psychosexueller Konflikte zu fassen ist, die immer mit einem Begehren eines Objekts – und sei es auch noch so infantil und partiell – verbunden ist. Gleichzeitig wird ihm spürbar, dass diese libidinöse, also psychosexuelle Energie in eine ebenso leidenschaftliche, eben libidinöse »Besetzung« des eigenen Selbst gewendet wird. Behandlungstechnisch ging er nun allerdings damals davon aus, dass die von ihm so bezeichneten »Narzißtischen Neurosen« (Freud 1916/17a [1999], S. 435), eben die o. g. Psychosen (Dementia praecox bei Kraepelin [1893], von Bleuler [1908] den Schizophrenien zugeordnet; vgl. Freud 1914c [1999], S. 139), einer Psychoanalyse nicht zugänglich waren, weil keine libidinöse Besetzung des Analytikers und damit keine durchzuarbeitende »Übertragungsneurose« zu erwarten sei.

22.2.2 Der primäre und der sekundäre Narzissmus und die frühe psychische Entwicklung

Freud konzipiert aus diesen Überlegungen heraus nun eine neue, Ich-psychologische Entwicklungslinie, die sich vor allem mit dem Entwicklungsschicksal der Libido in Bezug auf die inneren und äußeren Objekte befasst. Freud beschreibt – aufbauend auf der autoerotischen Stufe, die sich entlang partialtriebhafter Selbststimulation organisiert (Beispiel Daumenlutschen) – eine Phase des **primären Narzissmus**.

Mit dieser Zwischenstufe zwischen dem **Autoerotismus** und der vollen **Objektliebe** – heute würden wir sagen: einer reifen **Objektbeziehung** – verbindet er die »[...] Vorstellung einer ursprünglichen Libidobesetzung des Ichs, von der später an die Objekte abgegeben wird, die aber, im Grunde genommen, verbleibt und sich zu den Objektbesetzungen verhält wie der Körper eines Protoplasmatierchens zu den von ihm ausgeschickten Pseudopodien« (Freud 1914c [1999], S. 140 f.).

Damit beschreibt Freud vor allem seine Beobachtung, dass die Libido jederzeit – z. B. nach Liebesenttäuschungen – von den Objekten abgezogen und das Ich/Selbst regressiv wiederbesetzt werden kann: das Phänomen des **sekundären Narzissmus**.

Bis heute entzündet sich die intensivste Diskussion an der Frage des primären Narzissmus (»Abschied von der Amöbensage«; Altmeyer 2000, S. 16; ▶ Kap. 10), die ein echtes erkenntnistheoretisches Dilemma darstellt. Insbesondere lässt sich fragen, in welcher Weise ein Ich libidinös zu besetzen wäre, das noch keine Erfahrung des Nicht-Ich, also eines Objektes gemacht hat.

Die Positionierungen zu dieser Frage gehen quer durch alle Lager. Kohut (1976) hält den Primärnarzissmus für eine entscheidende Größe, da seiner Auffassung nach die notwendigen Frustrationen dieser frühkindlichen Konstellation durch die Mutter die Weichen für die weitere Entwicklung des Kleinkindes stellen (▶ Kap. 4). Klein (1962 [1997]) sieht schon den Säugling mit einem basalen Wissen um Ich und Objekt ausgestattet – interessanterweise in unerwarteter Nähe zu modernen Säuglingsforschern. Fairbairn (1952 [1984], S. 65 ff.) geht von einer »primär objektsuchenden Libido« aus, deren Ziel nun eben nicht mehr im Lustgewinn bestehe, sondern in der Herstellung befriedigender Objektbeziehungen. Jacobson (1964 [1992]) und Mahler (1968 [1972]) dagegen haben in ihren Konzepten die Vorstellung eines frühen symbiotischen Entwicklungsstadiums ausgearbeitet.

Verstünde man Freuds Ausführungen zum primären Narzissmus als konkrete Aussage über neurologische und kognitive Fähigkeiten des Säuglings, müssten sie heute eindeutig als widerlegt gelten. Es gibt allerdings moderne Lesarten dieses komplexen Schlüsseltextes, die geeignet sind, das Verständnis zu vertiefen, und die erkennen lassen, dass sich Freud der Problematik sehr wohl bewusst war.

Kernberg (2006a, S. 117) weist darauf hin, dass er »sowohl das Konzept des Autoerotismus als auch das eines Selbst oder Ichs, das vor der psychischen Erfahrung der eigentlichen Beziehung des Kleinkindes mit dem primären Objekt liegt, für äußerst fragwürdig« hält. Seiner Auffassung nach deuten gerade die widersprüchlichen theoretischen Strömungen in ihrer Gesamtheit selbst darauf hin, dass wir es mit einer synchronen Entwicklung von Selbst- und Objektrepräsentanzen zu tun haben (s. u.; ► Kap. 3). Er gibt auch einen interessanten Hinweis auf eine kurze Ausführung Freuds, in der dieser den primären Narzissmus und die primäre Objektliebe als gewissermaßen gleichwertig benennt:

»Die Rückkehr der Objektlibido zum Ich, deren Verwandlung in Narzißmus, stellt gleichsam wieder eine reale glückliche Liebe dar, und anderseits entspricht auch eine reale glückliche Liebe dem Urzustand, in welchem Objekt- und Ichlibido voneinander nicht zu unterscheiden sind.« (Freud 1914c [1999], S. 167)

Diesen Gedanken einer Gleichzeitigkeit und/oder dialektischen Beziehung zwischen der objektalen und der narzisstischen Entwicklungsrichtung verfolgt auch Laplanche in seiner ausführlichen theoretischen Arbeit »Das Ich und der Narzissmus« (Laplanche 2006).

22.2.3 Zwei Formen der Objektwahl

Freuds theoretische Konzeptualisierung des Narzissmus setzt wesentlich an der Beobachtung und Interpretation männlicher Homosexualität – die damals noch als Perversion galt – an. Er versteht die spezifische Objektwahl des Homosexuellen als eine genuin menschliche Möglichkeit der Beziehungsaufnahme, die er in der Folge analysiert und aus dem psychosexuellen Entwicklungsschicksal herleitet:

»Wir haben, besonders deutlich bei Personen, deren Libidoentwicklung eine Störung erfahren hat, […] gefunden, daß sie ihr späteres Liebesobjekt nicht nach dem Vorbild der Mutter wählen, sondern nach dem ihrer eigenen Person. Sie suchen offenkundig sich selbst als Liebesobjekt, zeigen den narzißtisch zu nennenden Typus der Objektwahl. In dieser Beobachtung ist das stärkste Motiv zu erkennen, welches uns zur Annahme des Narzißmus genötigt hat.« (Freud 1914c [1999], S. 154)

Im Weiteren führt Freud aus, wie sich diese **narzisstische Objektwahl** – heute würden wir sagen: **Objektbeziehung** – intrapsychisch konstellieren kann. Geliebt werden kann von der betreffenden Person: was sie selbst war, was sie gerne wäre, aber auch jemand, der einst Teil von ihr war. Dadurch kommt es zu einer komplexen Umorganisation der intrapsychischen Beziehung. Laplanche (2006) spricht von

»Spiegelungen, in denen sich eine doppelte Verschiebung ereignet: Der Homosexuelle nimmt die Stellung der Mutter ein, und sein ›Objekt‹ diejenige des Kindes, das er selbst gewesen ist.« (Laplanche 2006, S. 105; Hervorhebung i. O.)

Man könnte sagen, bei dieser (unbewussten!) Beziehungsorganisation liebe der Betreffende seinen Partner, so wie er gerne von seiner Mutter geliebt worden wäre. Das Gegenstück zu der geschilderten narzisstischen Objektwahl ist bei Freud die **Objektwahl nach dem Anlehnungstypus**, auch anaklitische oder abhängige Objektwahl genannt. Diese folgt den frühen »Befriedigungserlebnissen« des Kindes, denen es »seine Sexualobjekte [...] entnimmt« (Freud 1914 [1999], S. 153), zielt also unbewusst auf die Mutter und ist nach Freud »eigentlich für den Mann charakteristisch« (Freud 1914 [1999], S. 155).

Lässt man sich auf Freuds komplexe Ausführungen ein, wird spürbar, dass er darum ringt, das Wechselspiel der narzisstischen wie der Objektlibido in einem dialektischen Prozess zu beschreiben. Insbesondere wird auch erkennbar, dass er sich hier eben tatsächlich weniger mit Triebkonflikten im bisherigen Sinne befasst, sondern dass er sich eher dem Schicksal libidinöser Besetzungen im Aufbau des Ichs und seiner Objekte zuwendet und damit in gewisser Weise einen Grundstein für die modernen Objektbeziehungstheorien legt.

Für diese sind Freuds Konzeptionen eines Konfliktfeldes narzisstischer vs. objektbezogener Beziehungsdynamik von basaler Bedeutung (vgl. Focke et al. 2016, S. 11) – auch wenn man heute die geschlechtsstereotypische Zuweisung bzw. die Verbindung zur sexuellen Orientierung in der o. g. Weise sicher nicht mehr aufrechthalten wird.

22.2.4 Das Ich-Ideal

Freud skizziert in seiner Arbeit den komplexen Entwicklungsaufbau einer psychischen Struktur – des Ich-Ideals –, aus der er später im Rahmen des Strukturmodells das Über-Ich entwickelt. Wie zu zeigen sein wird, stellt die Fixierung narzisstisch gestörter Patienten auf idealisierte Selbst- und Objektvorstellungen einen zentralen Faktor der Pathologie dar. Freud begreift nun die Entwicklung dieser Struktur als einen Reifungsschritt, in dem die infantile Selbstliebe – der *primäre Narzissmus* – auf die Besetzung des Ich-Ideals übertragen wird. Es stellt so in gewisser Weise »das Erbe des primären Narzissmus« dar, enthält aber, wie Kernberg (2006a, S. 123) betont, ebenfalls »die Verinnerlichung der idealisierten Objekte der infantilen Liebe«. Kernberg versteht die Entstehung des Ich-Ideals aus dem frühen infantilen Narzissmus als einen fortlaufenden Entwicklungsprozess, in dem die anfangs noch infantilen, unrealistischen Idealisierungen allmählich in komplexere Wertsysteme umgewandelt werden, die in die reiferen adoleszenten Idealisierungen »ästhetischer, ethischer und kultureller Werte« (Kernberg 2006a, S. 124) münden.

Freud legt in der Entwicklung des Konstrukts »Ich-Ideal« den Grundstein für seine neue Strukturtheorie, indem er bereits darauf verweist, dass eine andere Instanz, »das Gewissen«, stets das Verhältnis zwischen Ansprüchen des Ich-Ideals an das Selbst und dessen realen Leistungen misst. In diesem Zusammenhang ist die Entstehung einer reifen **Regulierung des Selbstwertes** vorstellbar, die den narzisstisch gestörten Patienten zumeist verwehrt bleibt, da hier – so *ein* Konzept zur Narzisstischen Persönlichkeitsstörung (s. u.) – die Entwicklung eines reifen Ich-Ideals nicht gelingt, sondern dieser Aspekt in das dauerhaft idealisierte Selbstkonzept – I **am** the Greatest! – übernommen und dort um jeden Preis, auch den der Realitätsverleugnung, gestützt werden muss.

22.2.5 Die Regulierung des Selbstgefühls

Ähnlich wie in der Frage der Objektwahl befasst sich Freud am Ende seiner Ausführungen mit komplexen dynamischen Prozessen zwischen der Ich-Struktur und dem, was wir heute Objektbeziehungen nennen würden.

Im Zentrum seiner Überlegungen steht hier die gelingende oder misslingende Regulierung des Selbstgefühls, also des **Selbstwertes**, in Abhängigkeit von der intrapsychischen Beziehungsdynamik. Anders ausgedrückt: Wie kommt es, dass bei einigen Menschen die Entwicklung einer Liebesbeziehung zu einer Steigerung des Selbstwertes führt, bei anderen aber zum Gegenteil, zu einer Herabsetzung des Selbstgefühls?

Dabei stellt Freud zunächst die Regel auf, dass die Liebe an sich das Selbstwertgefühl vermindere, denn:

»*Wer liebt, hat sozusagen ein Stück seines Narzißmus eingebüßt und kann es erst durch das Geliebtwerden ersetzt erhalten.*« (Freud 1914c [1999], S. 166)

Diese Behauptung Freuds ist auf viel Kritik gestoßen. Er folgt damit seiner o. g. libidoökonomischen Auffassung, nach welcher eben nur eine begrenzte Quantität an psychosexueller Energie zu vergeben sei: an das Selbst *oder* die Objekte. Man möchte widersprechen und meint natürlich, einwenden zu müssen, schon das Verliebtsein an sich könne doch zu erheblichen Steigerungen des Selbstwertes führen.

Wenig später löst Freud aber das Paradox auf: Entscheidend ist für ihn die Frage, »ob die Liebesbesetzungen *ichgerecht* sind oder im Gegenteil eine Verdrängung erfahren haben« (Freud 1914c [1999], S. 167; Hervorhebung i. O.). Im Falle der Verdrängung libidinöser Besetzungen, eben z. B. der Verliebtheit oder des Begehrens, etwa aus Gründen neurotischer Prozesse, Hemmungen durch Verbote o. Ä., sei der libidinöse Rückstrom gestört bzw. unmöglich und »die Wiederbereicherung des Ichs sei nur durch die Zurückziehung der Libido von den Objekten möglich« (Freud 1914c [1999], S. 167).

In heutiger Sprache würde man vielleicht sagen, dass Menschen, die nicht in ausreichendem Maße liebevolle Objektbeziehungserfahrungen verinnerlicht haben, auch und vor allem im Bereich ihres unbewussten Erlebens nicht von einer – wenn auch evtl. erst zukünftigen – Erwiderung ihrer Liebe ausgehen und entsprechend jede liebevolle Zuwendung ihrerseits als Verlust und Demütigung erleben. Es sind dies Patienten, denen Liebesbeziehungen nicht gelingen und die sich auf grandiose egozentrische Beziehungs- und Lebensentwürfe zurückziehen.

22.3 Diagnostik: Die Phänomene des pathologischen Narzissmus

22.3.1 Narzisstische Persönlichkeitsstörungen

Wie beschrieben, hatte sich Freud ursprünglich in der Entwicklung seiner Vorstellungen zum Narzissmus vor allem auf bestimmte Psychosen, die Hypochondrie sowie die Homosexualität bezogen. Erst spät beschrieb er den »narzisstischen Charaktertypus«: Bei ihm ist

»*[…] das Hauptinteresse auf die Selbsterhaltung gerichtet, [er ist; Anm. d. V.] unabhängig und wenig eingeschüchtert. Dem Ich ist ein großes Maß an Aggression verfügbar, das sich in Bereitschaft zur Aktivität kundgibt […] Menschen dieses Typus imponieren den andern als ›Persönlichkeiten‹, sind besonders geeignet, anderen als Anhalt zu die-*

nen, die Rolle von Führern zu übernehmen, der Kulturentwicklung neue Anregungen zu geben oder das Bestehende zu schädigen.« (Freud 1931a [1999], S. 511; Hervorhebung i. O.)

Erkennbar skizziert Freud hier bereits die grundlegenden Charakterzüge unserer heutigen Kategorie der Narzisstischen Persönlichkeitsstörung.

Seitdem haben zahlreiche Autoren versucht, das Verständnis dieser schweren Störung zu erweitern und zu vertiefen. Dabei wurde vor allem zunehmend deutlich, dass hinter der zunächst oft dominierenden, u. U. sehr imponierenden Ebene der typisch grandiosen Persönlichkeit ganz spezifische strukturelle Defizite bestehen, die mit erheblichen – bewussten oder unbewussten – Ängsten einhergehen. Neben ernsten Über-Ich-Defekten, die eine Neigung zu Kriminalität, Promiskuität und Perversionen begünstigen können, werden vor allem die schweren Beeinträchtigungen der Liebes- und Beziehungsfähigkeit beschrieben. Die zentrale Dynamik der Störung wird übereinstimmend in der Abwehr massiver Unterlegenheitsgefühle durch unterschiedliche Varianten der Grandiosität gesehen. Die Entstehung dieser Minderwertigkeitsproblematik wird auf schwere ödipale, insbesondere aber auch auf präödipale Frustrationen und Entwicklungsstörungen zurückgeführt (vgl. Akhtar 2006).

In der aktuellen Diagnostik spiegeln sich die widersprüchlichen Konzepte zum Narzissmuskonzept und zur Pathogenese wider. Insbesondere tritt in den manualisierten Diagnoseschemata der psychodynamische Blick auf die unbewusste Dynamik, z. B. im Hinblick auf den abgewehrten Neid, zugunsten einer meist recht symptomatischen, deskriptiven Diagnostik in den Hintergrund. Diese scheint sich allerdings wissenschaftstheoretisch selbst ad absurdum zu führen, denn in dieser symptomatischen Konzeptualisierung scheint die Kategorie »Narzisstische Persönlichkeitsstörung« wegen der »Instabilität narzisstischer Psychopathologie« nur eine »fragwürdige Konstruktvalidität« aufzuweisen (Hartmann 2006, S. 19).

Aus tiefenpsychologischer Sicht wäre hier anzumerken, dass es sich bei der narzisstischen Psychodynamik seit Freud eben nicht um eine Sammlung psychiatrischer Symptome handelt, sondern um eine höchst komplexe und multifaktorielle Dynamik unbewusster Prozesse, deren Verlauf und Prognose kaum vorhersagbar sind. So weisen zahlreiche Autoren darauf hin, dass Menschen mit substanzieller Narzisstischer Persönlichkeitsstörung u. U. nie um therapeutische Hilfe nachsuchen, da sie aufgrund erheblicher Talente (z. B. in der manipulativen Gestaltung ausbeuterischer Beziehungen) über ausreichende Zufuhr von Aufmerksamkeit und Bestätigung verfügen.

In der ICD-10 wurde die Narzisstische Persönlichkeitsstörung aus diesen Gründen den »Sonstigen spezifischen Persönlichkeitsstörungen« (F60.81) zugeordnet und nur im Anhang erwähnt. Nach Dilling & Freyberger (2011) müssen hier mindestens fünf der folgenden neun aufgeführten Merkmale erfüllt sein, die sich auch im DSM-5 wiederfinden (vgl. Falkai & Wittchen 2015, S. 369):

- Größengefühl in Bezug auf die eigene Bedeutung (die Betroffenen übertreiben ihre Leistungen und Talente, erwarten, ohne entsprechende Leistungen als bedeutend angesehen zu werden)
- Beschäftigung mit Fantasien über unbegrenzten Erfolg, Macht, Scharfsinn, Schönheit oder ideale Liebe
- Überzeugung, besonders und einmalig zu sein und nur von anderen besonderen Menschen oder solchen mit hohem Sta-

tus (oder entsprechenden Institutionen) verstanden zu werden oder mit diesen zusammen sein zu können
- Bedürfnis nach übermäßiger Bewunderung
- Anspruchshaltung: unbegründete Erwartung besonders günstiger Behandlung oder automatischer Erfüllung der Erwartungen
- Ausnutzung von zwischenmenschlichen Beziehungen; Vorteilsnahme gegenüber anderen, um eigene Ziele zu erreichen
- Mangel an Empathie; Ablehnung, Gefühle und Bedürfnisse anderer anzuerkennen oder sich mit ihnen zu identifizieren
- häufiger Neid auf andere oder Überzeugung, andere seien neidisch auf die Betroffenen
- arrogante, hochmütige Verhaltensweisen und Attitüden

Abgesehen von der fehlenden psychodynamischen Dimension wird dieses Bild der Störung nach Ansicht einiger Autoren (z. B. Hartmann 2006) vielen Patienten mit erkennbar narzisstischer Problematik und erheblichem Leidensdruck nicht gerecht. Hartmann (2006, S. 14) beschreibt in Anlehnung an Gabbard (2005) ein Kontinuum narzisstischer Störungen, das vom Extrem des so benannten **unbeirrten Narzissten** – Rosenfeld nennt ihn den *dickhäutigen* Narzissten (1981; zit. n. Hartmann 2006, S. 14) – bis hin zum **hypervigilanten Narzissten** – dem *dünnhäutigen* Narzissten bei Rosenfeld – reicht und unterscheidet diese beiden Typen wie folgt:
- Der unbeirrte Narzisst ist sich der Reaktionen anderer auf ihn nicht bewusst, er gibt sich arrogant, selbstbewusst und aggressiv. Er ist egozentrisch, mit sich selbst beschäftigt und muss im Zentrum der Aufmerksamkeit anderer stehen. Scheinbar ist er unempfindlich gegen Kränkungen durch andere.
- Der hypervigilante Narzisst dagegen ist den Reaktionen anderer gegenüber höchst sensibel und fühlt sich extrem leicht gekränkt. Er reagiert mit Gefühlen der Erniedrigung und Demütigung. Daraus resultiert ein eher gehemmtes, scheues, u. U. übertrieben bescheidenes Auftreten, er lenkt die Aufmerksamkeit eher auf andere als auf sich selbst.

Es wird deutlich, dass es sich hier um zwei ganz unterschiedliche Ausgestaltungen in der Abwehr und partiellen Bewältigung einer Selbstwertproblematik handelt, wobei die zweite Variante sicher auch von erfahrenen Therapeuten u. U. leicht fehldiagnostiziert wird. Allerdings lässt sich diese Unterscheidung noch als recht verhaltensorientiert und deskriptiv kritisieren.

Akhtar (2006, S. 250) unternimmt den Versuch einer Synthese klinischer Merkmale, die sowohl möglichst alle wesentlichen Bereiche psychischen Funktionierens integriert als auch die erheblichen Widersprüche und Paradoxien innerhalb der narzisstischen Persönlichkeit abbildet, indem sie in jedem Bereich sichtbare von verdeckten Prozessen differenziert (▸ Tab. 22-1).

22.3.2 Die narzisstische Krise

An dieser Stelle soll auf eine diagnostische Kategorie eingegangen werden, die in den offiziellen Diagnosemanualen kaum eine Rolle spielt, obwohl sie in der Praxis von großer Bedeutung ist – oder sein sollte: die narzisstische Krise.

Viele Autoren weisen darauf hin, dass gerade Patienten mit ausgeprägt narzisstischer Persönlichkeitsstruktur häufig Lebens- und Beziehungsformen entwickeln, die ihre strukturtypischen Vulnerabilitäten

Tab. 22-1 Klinische Merkmale der Narzisstischen Persönlichkeitsstörung (nach Akhtar 2006, S. 250)

	Sichtbar	Verdeckt/larviert
1. Selbstkonzept	• Grandiosität • Fantasie besonderen Erfolgs • Gefühl der Einzigartigkeit • Anspruchshaltung • scheinbare Selbstgenügsamkeit	• Minderwertigkeit • Selbstzweifel • ausgeprägte Schamgefühle • Fragilität • unerbittliche Suche nach Erfolg • ausgeprägte Sensibilität gegenüber Kritik und realistischen Rückschlägen
2. Interpersonelle Beziehungen	• zahlreiche, dabei oberflächliche Beziehungen • intensives Bedürfnis nach Zuspruch • Verachtung für andere, oftmals verdeckt durch scheinbare Bescheidenheit • Mangel an Empathie • Unfähigkeit, authentisch an Gruppenaktivitäten teilzunehmen • höhere Bewertung der Kinder gegenüber dem Partner im Familienleben	• Unfähigkeit zur echten Abhängigkeit von und Vertrauen zu anderen • chronischer Neid auf alles Gute im anderen: Besitz, Fähigkeiten, Beziehungskompetenz • Missachtung von Generationengrenzen • Missachtung der Rechte anderer, ihrer Zeit, ihrer berechtigten Erwartungen
3. Soziale Anpassung	• sozial oft erfolgreich, u. U. charismatisch • beharrliche und angestrengte Arbeit, zumeist mit dem Ziel der Bewunderung • Betonung der äußeren Erscheinung	• quälende Ziellosigkeit • oberflächliches berufliches Engagement • dilettantische Einstellung • häufige autodidaktische Laufbahn • vielfältige, dabei oberflächliche Interessen • chronische Langeweile • scheinbar ästhetische Akzentuierung ist oft künstlich und nachahmend
4. Ethische Grundsätze, Standards und Ideale	• karikierte Bescheidenheit • geheuchelte Verachtung für Geld im Alltag • idiosynkratisch oberflächliche Moralvorstellungen • Enthusiasmus für sozialpolitische Themen	• Anschauungen werden aus egoistischen Motiven schnell gewechselt • pathologisches Lügen • materialistischer Lebensstil • Tendenz zur Delinquenz • ethischer und moralischer Relativismus • erhebliche Autoritätsproblematik
5. Liebe und Sexualität	• Ehekrisen • kalte und gierige Verführung • außereheliche Beziehungen und Promiskuität • ungehemmtes Sexualleben	• Liebesunfähigkeit • Sexualpartner werden tendenziell nicht als getrennte Individuen mit eigenen Rechten und Interessen gesehen • Missachtung der Inzestschranke • sexuelle Perversionen

Tab. 22-1 *(Fortsetzung)*

	Sichtbar	Verdeckt/larviert
6. Kognitiver Stil	• beeindruckende Kenntnisse • wirkt bestimmt und hartnäckig • oftmals auffällig artikuliert • egozentrische Realitätswahrnehmung • Vorliebe für die Sprache • Vorliebe für schnelle Wissensaneignung	• »Schlagzeilenintelligenz«, das Wissen ist oft auf Triviales beschränkt • Details, insbesondere Namen, werden vergessen • Lernstörungen • Realitätswahrnehmung und -bedeutung werden u. U. zugunsten des Selbstwertes verändert • Sprache und Sprechen werden zur Regulation des Selbstwertes benutzt

schützen und ihnen oft sogar ein hohes Maß der angestrebten gesellschaftlichen Anerkennung – etwa in der Ausübung hoher Funktionen in Politik oder Wirtschaft – ermöglichen. Es gibt auch Überlegungen, inwieweit die gegenwärtigen gesellschaftlichen und kulturellen Strukturen die Entwicklung narzisstischer Lebensformen begünstigen, evtl. sogar fordern (vgl. Diamond 2006). Eine Therapie wird oft erst dann aufgesucht, wenn aus unterschiedlichen Gründen diese Lebensform infrage gestellt wird.

Wie Hohage (2006) ausführt, liegt der Auslöser einer solchen Krise häufig in der Erschütterung des Selbstbildes, damit auch des Selbstwertes, z. B. durch gesundheitliche, berufliche oder partnerschaftliche Krisen. Wenn dann die bisherigen Bewältigungs- bzw. Kompensationsstrategien – etwa der **narzisstische Beziehungsmodus**, Verleugnung, Wendung ins Aktive – versagen, kommt es zum depressiven Zusammenbruch, der u. U. spontan in eine suizidale Gefährdung münden kann. Eventuell wird diese depressive Krise durch heftige affektive Durchbrüche destruktiver Wut verdeckt, die dann den Teufelskreis noch anheizen, indem sie die reale problematische Situation des Betroffenen in Beruf und/ oder Partnerschaft weiter zuspitzen.

Eine solche narzisstische Krise kann prinzipiell jeden treffen, Hohage bezeichnet sie auch als Entwicklungskrisen, die insbesondere in Schwellensituationen auftreten, etwa gegen Ende des Berufslebens.

Patienten mit narzisstischer Persönlichkeit sind aus strukturellen Gründen kaum in der Lage, sich in einer solchen Krise ohne Hilfe entwicklungsfördernd zu stabilisieren:

- Ihre **Selbstwertregulation** ist fragil und beruht überwiegend auf einer erheblich selektiven Wahrnehmung des Selbst, der Anderen und der äußeren Realität.
- Der damit meist verbundene **narzisstische Beziehungsmodus**, z. B. die Stabilisierung des Selbst durch eine Partnerin, die ihrerseits zumeist konkordant oder komplementär von diesem Arrangement profitiert, gerät oft in der Krise aus dem Gleichgewicht.
- Der **Zusammenbruch dieser Verleugnungen** überfordert den Patienten mit der Bewältigung realer und durchaus al-

tersgemäßer Aufgaben, denen er bisher ausgewichen ist: dem Älterwerden, dem Abbau beruflicher und körperlicher Kompetenzen (»Berufsjugendliche«), Trennung, Krankheit und Sterblichkeit.
- Die **Konfrontation mit der eigenen Inkompetenz** in der Bewältigung dieser Krise mündet in einen Teufelskreis. Sie muss erneut verleugnet werden, was die realen Bedingungen im aktuellen Lebenskontext zumeist weiter zuspitzt.

Der therapeutische Wert der diagnostischen Kategorie der narzisstischen Krise liegt nun darin, dass sie folgender klinischen Tatsache gerecht wird:

Die meisten der o.g. Patienten kommen in einer solchen Krise nicht mit der Motivation in die Behandlung, sich einer mehrjährigen Psychoanalyse mit dem Ziel einer tief greifenden Persönlichkeitsveränderung zu unterziehen. Sie wollen zunächst meist nur, dass die belastenden Symptome zum Verschwinden gebracht werden, u.U. sind sie aber auch schon ansatzweise bereit, sich mit den Hintergründen der Krise auseinanderzusetzen. Die Erarbeitung einer solchen tiefer gehenden Motivation stellt aber oft ein noch zu erarbeitendes Ziel der Behandlung dar.

Hohage (2006) nennt einige **Kriterien,** die bei der **fokalen Therapie** einer narzisstischen Krise bei entsprechend vulnerabler Persönlichkeitsstruktur zu beachten sind:
- Anerkennung der Krise. Dies zielt auf die häufige Verleugnung des krisenhaften, d.h. strukturell bedingten Charakters der Symptomatik zugunsten einer diffusen Ich-fernen Symptomatik. Diese Verleugnung darf vom Behandler nicht unterstützt werden und kann u.U. dazu führen, dass das Leiden des Patienten nicht in seinem Ausmaß ernst genommen wird. Grundsätzlich geht es gerade diesen Patienten schlechter, als sie wahrhaben wollen.
- Krisenmanagement. Hier sind vor allem klare Absprachen im Hinblick auf suizidale Gefährdung, Umgang mit Drogen, Medikamenten, Alkohol und möglichem selbstdestruktivem Agieren gemeint, die zu Beginn der Behandlung getroffen werden und den Rahmen der Therapie schützen. Falsch verstandene Zurückhaltung zugunsten einer therapeutischen Neutralität, Abstinenz usw. wird hier u.U. zur Gefahr.
- Konsequente Beachtung des therapeutischen Rahmens. Gerade in der Arbeit mit narzisstischen Patienten besteht die Gefahr, eigenen narzisstischen Gefährdungen zu erliegen, in besonderem Maße. Dies geschieht etwa in der übermäßig mitleidigen Attitüde des grandiosen Helfers, der stets die richtigen Erklärungen parat hat. Wie nebenbei entsteht oft wieder die für den Patienten gewohnte Situation einer Sonderstellung, z.B. durch besondere Behandlung oder Extrastunden.
- Realistische Bestandsaufnahme. Es entsteht immer wieder eine verführerische Dynamik, fantasievollen Plänen und entfernten Zielen nachzuhängen, dem ›großen Wurf‹. Daher besteht die Notwendigkeit eines konsequenten Rückbezugs auf die realistische Situation des Patienten, da er nur in der Auseinandersetzung mit seinem Scheitern zu einer konstruktiven Entwicklung kommen kann.
- Frühzeitiges Benennen von kurzfristigen Behandlungszielen.
- Erarbeitung langfristiger Ziele, insbesondere neuer Lebensperspektiven erst im Laufe der Behandlung. Erst in der Erfahrung eines günstig verlaufenden therapeutischen Beziehungsprozesses

sind diese Patienten bereit, sich einer neuen und deutlich weniger grandiosen Lebensperspektive zu stellen (► Fallbeispiel »Der kleine Künstler«, Abschn. 22.6).
- Modifizierende Arbeit am narzisstischen Beziehungsmodus. Dieser Schritt stellt im Grunde bereits den Übergang zu einer in der Regel dann längerfristigen Therapie dar, in der durch Deutung, Durcharbeiten, insbesondere aber auch durch neue Beziehungserfahrungen innerhalb und außerhalb der Therapie strukturelle Veränderungsprozesse auf den Weg gebracht werden, die über eine Krisenbewältigung hinausgehen.

22.4 Zwei Perspektiven auf den gesunden und den pathologischen Narzissmus

Der Narzissmus als theoretisches Konstrukt hat wie wohl kaum ein anderes psychoanalytisches Konzept in den Jahrzehnten nach Freud ein turbulentes Schicksal erfahren (vgl. dazu Gasts ausführliche und kämpferische Arbeit 2006). Hier sollen exemplarisch zwei Hauptpositionen vorgestellt werden, die wesentliche Pole in der Auseinandersetzung repräsentieren. Selbstverständlich gibt es zahlreiche andere Autoren, die differenzierte eigene Positionen zu dieser Thematik anbieten. Jedoch sind insbesondere im Zusammenhang mit der Aus- und Weiterbildung tiefenpsychologischer Psychotherapeutinnen die in der Folge beschriebenen Konzepte von großer exemplarischer Bedeutung. Die Rede ist von den Positionen Kohuts und der von ihm begründeten Selbstpsychologie sowie von Kernberg und der von ihm entwickelten objektbeziehungstheoretischen Konzeption narzisstischer Pathologie.

Beide Autoren haben etwa zeitgleich, in den 1970er-Jahren, damit begonnen, ihre Theorien zur Entstehung und Behandlung narzisstischer Persönlichkeiten zu veröffentlichen. Ihr Verdienst besteht vor allem darin, eine Gruppe von schweren Persönlichkeitsstörungen systematisch beschrieben zu haben, die in der psychoanalytischen bzw. psychotherapeutischen Praxis seit dieser Zeit immer häufiger um Hilfe nachsuchte, jedoch weder von der Symptomatik noch dem zu erwartenden Behandlungsverlauf her in die psychoanalytischen Konzepte passte.

Typischerweise boten diese Patienten keine umschriebenen Symptome neurotischer Qualität, sondern sie klagten über Zustände der Leere, misslingender Beziehungen sowie Gefühle der Sinnlosigkeit. Bei spürbarem Leidensdruck schilderten sie offenbar eher Befindlichkeiten als konkrete psychische Inhalte, auffälliges Verhalten oder umschreibbare innere Konflikte. Weiterhin zeigten diese narzisstischen Patienten trotz ihrer offenbar schweren Beeinträchtigung häufig eine erstaunlich erfolgreiche soziale Anpassung und berufliche Karrieren. Im Therapieverlauf entwickelten narzisstische Patienten meist nicht die erwartete Übertragungsbeziehung. Sie erschienen im Gegenteil eher wenig interessiert am Therapeuten und wirkten distanziert und kühl in der Beziehung.

Freud war in diesem Zusammenhang, wie schon erwähnt, zu dem Schluss gekommen, die **narzisstischen Neurosen**, unter die er allerdings vor allem auch bestimmte Psychosen fasste, seien psychoanalytisch nicht zu behandeln (Freud 1914c [1999]). Er interpretierte ihren Zustand als das Ergebnis eines weitgehenden Rückzugs aller libidinösen Besetzungen von den Objekten auf das Ich, ausdrücklich aber nicht auf Objekte der Fantasie. Daher sei die Entwicklung einer

Übertragungsneurose und deren Durcharbeitung in der Analyse nicht möglich. Heute würde man sagen, der narzisstisch gestörte Patient besetzt intrapsychisch keine reifen Objektrepräsentanzen, die sich in einer konturierten Übertragungsbeziehung abbilden könnten.

Kohut und Kernberg verstanden nun – in je eigener Weise – genau diese problematischen Prozesse als die spezifische Übertragungsdynamik der narzisstischen Persönlichkeit und entwickelten daraus ganz unterschiedliche therapeutische Konzepte.

22.4.1 Die Selbstobjektübertragungen bei Kohut

Kohut (1976, S. 17 ff.) ging in seiner spezifischen entwicklungspsychologischen Konzeption von einer ganz eigenen Entwicklungslinie des Narzissmus aus. Aufbauend auf Freuds Konzept des primären Narzissmus akzentuiert Kohut dabei vor allem die zentrale Funktion der Eltern als **Selbstobjekte**, die das Kind zur Umwandlung primärnarzisstischer Prozesse in reifere psychische Strukturen unbedingt benötige. Störungen dieses Systems könnten nicht im Sinne objektlibidinöser Prozesse analysiert werden (► Kap. 4, Kap. 8) und die typisch psychoanalytische Deutungstechnik sei in deren Behandlung kontraindiziert (Kohut 1979, S. 67 ff.).

Daher verstand Kohut das spezifische Übertragungsangebot narzisstischer Patienten als Ausdruck der **Fixierung auf einer frühkindlich normalen Entwicklungsstufe des Narzissmus.** Dem Therapeuten komme dabei in erster Linie die Funktion eines **Selbstobjektes** zu, entsprechend der wesentlichen Funktion der elterlichen Objekte in der frühen Kindheit.

Nur in der Beziehung zu einem solchen Gegenüber, das diese Funktion mit ausreichender Empathie übernehme, gelinge es dem noch fragilen kindlichen Selbst, nach und nach die Fixierung auf die infantilen Repräsentanzen des primären Narzissmus zu überwinden und sie allmählich in reifere und realistischere psychische Strukturen umzuwandeln. Bei einer übermäßigen Frustration dieses Bedürfnisses bliebe der Betroffene auf die jeweiligen infantilen Bedürfnisse nach einer **Selbst-Selbstobjektbeziehung** fixiert und sei bemüht, diese unbewusst in allen Begegnungen herzustellen, so auch in der therapeutischen Beziehung.

Zentrales Motiv dieser Dynamik ist nach Kohut nicht ein triebhaftes Lustprinzip, das zu infantilen intrapsychischen/psychosexuellen Konflikten führe, sondern eine existenzielle Bedürftigkeit des Kleinkindes, die Kohäsion des noch sehr labilen Selbsterlebens aufrechtzuerhalten, wozu es unbedingt der Selbstobjekte bedürfe. Versage das Gegenüber in der Selbstobjektfunktion, löse dies unerträgliche Fragmentierungs- und Untergangsängste aus, die sich typischerweise in der von Kohut so bezeichneten »narzißtischen Wut« (Kohut 1979, S. 112 f.) äußerten, einem letzten Versuch, per Rache und Wiedergutmachung das Selbst zu stabilisieren (vgl. Akhtar 2006, S. 239).

Mit diesem Verständnisansatz gelingt es Kohut, die typischen Übertragungsangebote und -szenarien narzisstischer Patienten funktional zu verstehen und in ein Behandlungskonzept zu integrieren. Kohut (1976, S. 129 ff.) unterscheidet drei prinzipielle Varianten dieser **Selbstobjektübertragungen:**

- **Spiegelübertragung:** Hier dominiert das Bedürfnis des Patienten, den »Glanz im Auge der Mutter« (Kohut 1976, S. 141) zu erleben, von ihr bewundert, also idealisierend gespiegelt zu werden. In Kohuts Verständnis stellt dieser Schritt eine erste Bewältigung in der Ablösung vom primären Narzissmus dar, dessen Erinnerung in der dringend benötigten Bewunderung durch die Mutter bewahrt wird. In der therapeutischen Beziehung bildet sich dieses Bedürfnis meistens in der für diese Störung typischen Grandiosität ab. Es werden spannende Geschichten erzählt, das Leben des Patienten scheint aus lauter Superlativen zu bestehen, er selbst im Zentrum der Ereignisse zu stehen. Im Gegenüber löst diese Dynamik in der Regel problematische Gegenübertragungsreaktionen aus. Nach eventuellem anfänglichem Staunen entsteht zumeist eine Mischung aus Ärger, Ungeduld und herablassender Entwertung, die es gilt, als abgewehrte Selbstanteile des Patienten zu verstehen.

- **Zwillings- oder Alter-Ego-Übertragung:** Sie wird von Kohut (1976, S. 140) ursprünglich als Variante der Spiegelübertragung beschrieben, gilt heute jedoch vielen Autoren als eigene Übertragungsform. Die Aktualisierung des Größenselbst und dessen Erweiterung um das dafür dringend benötigte Gegenüber führen zur Fantasie großer Ähnlichkeiten zwischen Patient und Therapeut. Diese Fantasien können von relativ milden Formen (»Ich merke, wir ticken irgendwie gleich!«) über die Konstellation einer Alter-Ego-Existenz (»Ich bin sicher, Sie haben mich schon verstanden, ich muss das gar nicht ausformulieren, wir verstehen uns eigentlich ohne Worte!«) bis hin zu psychosenahen Verschmelzungsfantasien führen. Auch hier kann es zu schwierigen Reaktionen seitens des Therapeuten kommen. Sowohl eine narzisstische Verführung ist denkbar, die in die Beziehungsfantasie (»Der Lieblingspatient«) hineinzieht, als auch eine aggressive Abwehrbewegung, mit der sich der Therapeut vor Verschmelzungsängsten schützt, die auf der unbewussten Ebene die Ich-Grenzen bedrohen.
- **Idealisierende Übertragung:** Sie führt durch die therapeutische Reaktualisierung des allmächtigen, perfekten Ideal-Objekts zu intensiv bewundernden Zuschreibungen durch den Patienten. Der Therapeut wird grenzenlos überhöht, er sei der Erste, der den Patienten überhaupt verstehen könne, schon nach wenigen Stunden stellen sich daher Besserungen der Befindlichkeit ein usw. Hier kommt es zu zwei möglichen Komplikationen in der Gegenübertragung: Zunächst ist auch manch erfahrener Therapeut durchaus geneigt, die Zuschreibungen partiell anzunehmen, sei es auf dem Wege einer unbewussten narzisstischen Verführung, sei es per Rationalisierung, der Patient habe ja nicht völlig Unrecht, man sei offenbar fähiger, ihn zu verstehen als die oft zahlreichen bereits gescheiterten Kollegen. Später oszilliert die innere Reaktion dann oft, es kommt zu ungeduldigen Reaktionen, man fühlt sich bedrängt, benutzt und es entstehen aggressive Tendenzen, die es zunächst zu beherrschen und dann verstehend durchzuarbeiten gilt. Weiterhin gilt es unbedingt zu bedenken, dass jede dieser Idealisierungen unvermeidlich in Enttäuschung umschlagen wird. Diese wird umso intensiver ausfallen, je länger sie – vor allem auch durch unbewusstes Mitwirken des Therapeuten – aufrechterhalten wurde.

Der Behandlungsansatz Kohuts besteht nun darin, dass sich der Therapeut dem Patienten als Selbstobjekt in der Weise zur Verfügung stellt, wie die Übertragung des Patienten ihm dies jeweils nahelegt. Die entscheidenden Momente in der selbstpsychologischen Behandlung sind dann die unvermeidlichen Momente der Frustration im möglichst minimalen Versagen der Selbstobjektfunktion, »*Interrupts*«, die zum partiellen Zusammenbruch der bis dahin scheinbar reibungslos gelingenden Kommunikation führen. In der Aufarbeitung und dem gemeinsam entwickelten Verständnis dieser Krisen könne dann im Sinne einer Nachreifung die »verinnerlichende Umwandlung« der infantilen Strukturen gelingen, die in der Kindheit dieser Patienten in der Regel defizitär misslang.

Zusammenfassend lässt sich feststellen, dass die Arbeiten Kohuts ganz sicher entscheidend dazu beigetragen haben, die Entstehung und Behandlung dieser schweren Persönlichkeitsstörungen differenzierter zu diskutieren. Man könnte vielleicht sagen, Kohut habe dazu beigetragen, den Narzissmus aus der triebtheoretischen »Schmuddelecke« zu holen, in der er lange ein Schattendasein fristete.

22.4.2 Das Narzissmuskonzept bei Kernberg

Kernberg (1984 [1985] [2006b]) konzipiert die Narzisstische Persönlichkeitsstörung grundlegend anders. Bezogen auf Freuds ursprüngliche Überlegungen fokussiert er nicht auf die Umwandlung des primären Narzissmus wie Kohut, sondern auf die Entwicklung der intrapsychischen Besetzungen des Selbst und seiner Objekte.

Zunächst klassifiziert er den Narzissmus generell innerhalb eines Kontinuums, das sich von einem normalen bis zu einem pathologischen Pol erstreckt. Damit grenzt er sich bereits grundlegend von Kohut ab, der diese Unterscheidung explizit nicht trifft:

- der normale *erwachsene* Narzissmus, der sich durch eine normale Selbstwertregulation auszeichnet
- der normale *infantile* Narzissmus, der sich durch jeweils altersgemäße Mechanismen der Selbstwertregulierung durch adäquate Wertesysteme und Gratifikationen auszeichnet
- der *pathologische* Narzissmus, der
  - in einer Regression auf infantile Modi der Selbstwertregulierung besteht; das Ich-Ideal wird von infantilen Bestrebungen, Werten und Verboten bestimmt
  - in einer narzisstischen Objektwahl besteht (s. o.), in der die Funktionen von Selbst und Objekt ausgetauscht sind
  - im Syndrom der Narzisstischen Persönlichkeitsstörung auftritt, der schwersten Form des pathologischen Narzissmus

Auch Kernberg geht vom zentralen Prozess einer Organisation um ein grandioses Selbst aus, begreift aber bereits die Entstehung dieser Dynamik in der frühen Kindheit aus einer anderen Perspektive. Auf der Basis seines objektbeziehungstheoretischen Entwicklungsmodells (▶ Kap. 3) versteht Kernberg die frühe Entstehung der Selbst- und Objektrepräsentanzen aus einer noch undifferenzierten gemeinsamen Matrix (Kernberg 2006a, S. 118) heraus. Kommt es in den Subphasen der *Separation/Individuation* (Mahler 1968/1972) zu schweren Frustrationen, insbesondere zu einem narzisstischen Missbrauch seitens der Mutter – »kalt und abweisend, aber bewundernd« (Kernberg 2006b, S. 267) – mit dem Effekt eines illusionären ödipalen Triumphes des Sohnes, wirkt sich dies nach Kernbergs Auffassung im Sinne einer **strukturellen Veränderung** in der weiteren differenzierenden

Entwicklung psychischer Repräsentanzen aus. Diese bestehe vor allem in einer *Fusion* realer und idealer Selbstrepräsentanzen mit idealen Objektrepräsentanzen zum **pathologischen Größen-Selbst**. Dieses stellt bei Kernberg keine Variante des normalen erwachsenen Narzissmus dar, aber eben auch keine regressive Form des normalen infantilen Narzissmus, sondern ist eine defensive pathologische Abwehrformation, die unerträgliche Spannungen zwischen dem kindlichen Ich und den archaischen, überwiegend feindseligen Ich-Idealaspekten aufheben soll.

Was ist darunter zu verstehen? Aus einer Phase noch undifferenzierter Selbst- und Objektrepräsentanzen kommt es bei dieser spezifischen Entwicklungsstörung nicht zur **Integration** libidinöser »nur guter« und aggressiver »nur böser« Selbst- und Objektrepräsentanzen, einem Entwicklungsschritt, der im Zusammenhang mit der **Objektkonstanz** von entscheidender Bedeutung ist. Es entstehen also keine realistischen Vorstellungen vom Selbst und von den Anderen, mit denen man das reale Leben funktional bewältigen kann, sondern es dominieren an der bewussten Oberfläche zumeist idealisierte grandiose Vorstellungen von sich selbst und den bevorzugten Anderen.

Ermöglicht wird dies durch den zentralen Abwehrmechanismus der Spaltung, der alle entwerteten, aggressiv besetzten und angsterregenden Selbst- und Objektrepräsentanzen vom Bereich des Selbst fernhält und zumeist durch projektive Mechanismen in die Außenwelt verlegt. Dadurch entsteht symptomatisch zumeist der Eindruck eines stabilen, überheblichen Selbstbildes, hinter dem jedoch jederzeit überflutende Minderwertigkeitsängste deutlich werden können. Das innere Erleben der Patienten ist bei einem Nachlassen der Grandiosität vor allem durch Leere, Langeweile und die permanente Suche nach Reizen gekennzeichnet, da verinnerlichte Halt gebende Objekte kaum zur Verfügung stehen.

Die beschriebene Dynamik führt neben der existenziell notwendigen permanenten Aufladung des Größenselbst zu einer weit weniger auffälligen, eher im Hintergrund ablaufenden, aber folgenschweren und ebenso permanenten Entleerung der Objektwelt um jeden begehrenswerten Aspekt. In gewisser Weise leben diese Patienten daher in einem strahlend erleuchteten, aber vollständig leeren Haus:

»*... So lonely, so lonely-Now, no one's knocked upon my door – For a thousand years or more – All made up and nowhere to go – Just take a seat, they're always free – No surprise, no mystery – In this theatre that I call my soul – I always play the starring role – So lonely, so lonely, so lonely, so lonely ...*« (Auszug aus dem Songtext »So Lonely«, *The Police/Sting 1978*)

Die Intensität und furchterregende Destruktivität der abgewehrten Ängste liegt in ihrem Ursprung in einer Zeit vor dem Erreichen einer stabilen Objektkonstanz begründet. Daher ist auch die unbedingte Dringlichkeit zu verstehen, mit der diese Patienten ihr scheinbar grandioses, oft wie unerschütterlich wirkendes Selbstbild aufrechterhalten *müssen*: Dahinter lauert eine tödliche Untergangsangst, die meist nur in sehr langfristigen Therapien wirklich erreicht und durchgearbeitet werden kann.

Wir haben es also auch hier wieder mit einer Zweigesichtigkeit zu tun, die ein Nebeneinander intensiver präödipaler Konflikte und Ängste mit (zumindest scheinbar) ödipalen Themen bewirkt. Letztere liegen oft eher an der Oberfläche bzw. werden geradezu präsentiert: Der ewige, stets erfolgreiche Verführer triumphiert scheinbar in ödipaler Rivalität, wehrt allerdings sehr viel tiefere Ängste ab, die eben um den existenziell bedrohlichen Verlust der Halt gebenden Objektbeziehung kreisen. Diese wurde durch das beschriebene grandiose Selbst ersetzt, das nun ständig neue Objekte erobert, die in ihrer subjektiven Eigenheit aber völlig bedeutungslos und austauschbar bleiben. Erotik und Sexualität repräsentieren hier nur scheinbar ein ödipales/genitales Entwicklungsstadium, sie sind gewissermaßen ein Surrogat für eine frühkindliche Bindungsstörung (vgl. die Analyse des Helden bei Raffay [1989] sowie Kap. 13 zum »strategischen Ödipus« bei Rohde-Dachser 1987).

Da in der beschriebenen Weise alle positiv besetzten, idealisierbaren Attribute in das Selbstkonzept einfließen, kommt es bei diesen Patienten auch nicht zu einer angemessenen Entwicklung eines Ich-Ideals, das ja vermeintlich immer schon erreicht, vom Ich bereits verwirklicht ist. Kernberg nennt es die Verschmelzung von Real- und Ideal-Selbst mit dem Ideal-Objekt und bringt damit zum Ausdruck, dass Patienten mit Narzisstischen Persönlichkeitsstörungen einen schwerwiegenden Mangel an innerseelischer Differenzierung aufweisen. Folgender Satz veranschaulicht diese Dynamik:

»Ich brauche ja gar nicht zu fürchten, abgelehnt zu werden, weil ich meinem Idealbild nicht so entspreche, wie ich es müßte, um von der Idealperson, an deren Liebe mir liegt, überhaupt geliebt werden zu können. Nein, diese ideale Person und mein eigenes Ideal und mein wirkliches Selbst sind ein und dasselbe; ich selbst bin mein Ideal, und damit bin ich viel besser als diese Idealperson, die mich hätte lieben sollen, und brauche niemanden.« (Kernberg 1978 [1983], S. 266)

Das Über-Ich kann ebenfalls nicht integriert und weiterentwickelt werden und behält dadurch eine archaische, existenziell bedrohliche Wucht. Damit stehen unterstützende Über-Ich-Funktionen, etwa in der Selbstwertregulierung (»Du hast zwar Fehler gemacht, aber daraus lernt man, in Zukunft wird es dir besser gelingen!«), kaum zur Verfügung. Entsprechend kommt es zum Teufelskreis in der Aufrechterhaltung der skizzierten Grandiosität, es entstehen ernste Denk-, Lern- und Arbeitsstörungen, eine altersgemäße Entwicklung kann oft nicht erfolgen. In schweren Fällen wird schon das Lernen selbst als kränkend erlebt: »Ich musste das Studium abbrechen, jedes Lehrbuch zeigte mir von Seite 1 an, was ich nicht wusste!« (▶ Fallbeispiel »Der kleine Künstler«, Abschn. 22.6).

Kernberg beschreibt diese **pathologische Formation** insbesondere im Hinblick auf die schweren Störungen, die er in den folgenden drei Dimensionen anordnet:

- **Pathologische Selbstliebe.** Sie äußert sich vor allem in der »exzessiven Selbstbezogenheit und Selbstzentriertheit« (Kernberg 2006b, S. 264). Dahinter steht die intensive Abhängigkeit von der Bewunderung durch andere Menschen. Tatsächlich alternieren Zustände grandioser Überlegenheit mit solchen unerträglicher Minderwertigkeit, welche die eigentliche Selbststörung und den Abwehrcharakter der Formation erkennen lassen.
- **Pathologische Objektliebe.** Sie wird vor allem in der Unfähigkeit zu reifer Abhängigkeit von anderen Menschen erkennbar. Zentraler Affekt ist in diesem Zusammenhang ein unbewusster oder bewusster, alles bestimmender Neid, der die Beziehungen des Betroffenen schwer belastet. Der unbewusste Neid ist vor allem an spezifischen Abwehrformen erkennbar: Entwertung, Verachtung, aber auch an selbstverständlicher Ausbeu-

tung und Aneignung des Guten im Anderen. Im Therapieprozess führt der unbewusste Neid in ungünstigen Verläufen zu sogenannten negativen therapeutischen Reaktionen (▶ Kap. 23), da das Gute im Behandler wie im Behandlungsprozess zerstört werden muss, um nicht die damit verbundene Abhängigkeit und in der Konsequenz unerträglichen Neid erleben zu müssen.

- **Über-Ich-Pathologie.** Kernberg zufolge kommt ihr zwar diagnostisch nicht derselbe Stellenwert zu, sie ist aber seiner Auffassung nach entscheidend für die Prognose einer Behandlung. Dieser Störungsaspekt äußert sich insbesondere in einer Unfähigkeit, »differenzierte, unterschiedliche depressive Zustände (z. B. Gewissensbisse, Traurigkeit, melancholisches Um-sich-selbst-Kreisen) zu erleben« (Kernberg 2006d, S. 75). In schweren Fällen, dem malignen Narzissmus bis hin zur Antisozialen Persönlichkeit, kommt es zum weitgehenden oder völligen Fehlen der Über-Ich-Funktionen mit entsprechender Symptomatik, insbesondere Ich-syntoner Aggression und Kriminalität.

Aus diesem Verständnis der Narzisstischen Persönlichkeitsstörung heraus entwickelt Kernberg eine ganz andere psychotherapeutische Strategie als Kohut. Im Zentrum seines Behandlungsansatzes steht die strukturdiagnostische Zuordnung der Narzisstischen Persönlichkeitsstörung zu unterschiedlichen Niveaus der **Borderline-Persönlichkeitsorganisation** (▶ Kap. 15, Kap. 21). Er hat für diese Patientengruppe eine modifizierte psychoanalytische Psychotherapie (**Übertragungsfokussierte Psychotherapie**, »Transference-Focused Psychotherapy«, TFP) entwickelt, die den besonderen psychodynamischen Gegebenheiten gerecht werden soll. Im Zentrum steht die Erkenntnis, dass die klassische Strategie der Psychoanalyse, die Auflösung der Übertragungsneurose durch Deutungen, dem Wesen der schweren Persönlichkeitsstörung, der zugrunde liegenden *Identitätsdiffusion*, nicht gerecht wird.

Im Fall der Narzisstischen Persönlichkeitsstörung wird diese Situation noch dadurch verkompliziert, dass durch das grandiose Selbstkonzept ein scheinbar integriertes Selbstkonzept aufrechterhalten werden kann. Dies stellt die entscheidende Differenzialdiagnose zur Borderline-Persönlichkeitsstörung dar.

Die besondere Aufmerksamkeit des Therapeuten ist häufig für lange Zeit auf das grandiose Selbstkonzept gerichtet.

Insbesondere gilt es nach Kernberg, den Abwehrcharakter einer u. U. dominierenden **Idealisierung** des Behandlers zu erkennen und zu konfrontieren. Sie stellt seiner Auffassung nach eine Projektion der eigenen Grandiosität sowie gleichzeitig eine Abwehr gegen die destruktiven neidischen Affekte dar. Insgesamt gibt es in gewisser Weise in der Psychodynamik dieser Patienten »nur für eine großartige Person Platz, die ihrem Gegenüber natürlich mit Missachtung begegnen wird« (Kernberg 2006c, S. 709).

Insofern hat der Therapeut es zunächst im Grunde ständig mit verschiedenen Manifestationen von Neid, Grandiosität bzw. mit Abwehrformen gegen diese Affekte zu tun. In der Konfrontation und Durcharbeitung dieser Konstellationen in ihrer jeweiligen Bedeutung innerhalb der Übertragung kommt es dann zu einer Reduktion der grandiosen Abwehrformation und einer Reaktivierung »primitiverer internalisierter Objektbeziehungen in der Übertragung« (Kernberg 2006c, S. 709), die sich insbesondere an intensiven aggressiven Besetzungen und Affekten erkennen lassen. Dies stellt eine der anspruchsvollsten und schwierigsten Phasen in der Behandlung der Narzisstischen Persönlichkeitsstörung dar, denn hier kann es über längere Zeit zum Überwiegen destruktiver, autodestruktiver, evtl. auch suizidaler und parasuizidaler Impulse kommen, die gewissermaßen den Sieg über den Therapeuten sicherstellen, auch wenn dies den Untergang des Patienten bedeutet.

Kernbergs Auffassung zufolge ist erst nach geduldiger Durcharbeitung dieser Phase eine strukturelle Heilung dieser Patienten denkbar, die nach Überwindung des primären Neids auf den Therapeuten und unter allmählicher Anerkennung des Guten in der Beziehung zu einem Anderen (eben dem Behandler) zu reiferen Objektbeziehungen in der Lage sind.

Eine Stabilisierung des Patienten im Sinne eines nicht-konfrontativen Tolerierens einer grandiosen Idealisierung des Therapeuten im Sinne Kohuts versteht Kernberg als eine Identifizierung mit der Abwehr des Patienten, die diese längerfristig verstärkt und das strukturelle Leiden des Patienten, insbesondere seine Beziehungsunfähigkeit, eher verschlimmert.

22.4.3 Diskussion

Es sollte deutlich geworden sein, dass Kohut und Kernberg derart unterschiedliche Konzepte vorgelegt haben, dass man sich zeitweise fragt, ob sie überhaupt von demselben Patiententyp sprechen. Es lässt sich vermuten, dass dem durchaus nicht so ist.

Kohut beschreibt eher den Patiententyp, dem wir oben als dem dünnhäutigen, hypervigilanten Narzissten begegnet sind. Man könnte vielleicht davon ausgehen, dass Kohut diese Patienten in der ambulanten psychoanalytischen Behandlung der 1960er-Jahre kennengelernt hat, einer Zeit kultureller Umbrüche und häufiger struktureller Destabilisierung familiärer und sozialer Strukturen, insbesondere in der amerikanischen Mittelschicht, der seine Patienten vermutlich entstammten.

Kernberg dagegen beschreibt den scheinbar robusten Narzissten, dessen schwere strukturelle Störung hinter Ich-syntoner Aggressivität und manipulativer Kompetenz bis hin zu antisozialem Verhalten abgewehrt wird. Es ist davon auszugehen, dass Kernbergs Patientenpopulation überwiegend dem schwerer gestörten Klientel entstammt, mit dem er in der stationären Behandlung psychiatrischer Patienten in amerikanischen Großstädten konfrontiert war.

Daraus ließe sich die Empfehlung ableiten, die Behandlung narzisstisch gestörter Patienten zunächst daran auszurichten, welchem Typ sie entsprechen. Nicht nur den Kollegen, die sich noch in der Ausbildung befinden, sollte hier jedoch auch eine Anregung vermittelt werden, sich mit der Frage auseinanderzusetzen, welche Perspektive auf den menschlichen Narzissmus, seine Entwicklung, seine Erkrankungen und deren Behandlung ihnen näher liegt. Daraus könnte dann auch eine persönliche Präferenz für bestimmte Patientengruppen ableitbar sein. Es ist wenig wahrscheinlich, dass jeder, auch sehr erfahrene Therapeut mit *allen* Formen narzisstischer Störungen umgehen kann. Dem einen liegt eher der tendenziell mütterlich-fördernde Ansatz der Selbstpsychologie, der in Kapitel 4 ausführlich dargestellt wird. Andere Kollegen bevorzugen die eher väterlich-fordernde und konfrontierende Variante der Kernberg-Schule.

Weiterhin muss an dieser Stelle natürlich gefragt werden, inwieweit die geschilderten Ansätze für die Anwendung in der tiefenpsychologisch fundierten Psychotherapie mit ihrer geringeren Sitzungsfrequenz und Behandlungsdauer überhaupt geeignet sind. Diese Frage ist nicht leicht zu beantworten. Einerseits – wie bereits im Zusammenhang mit der narzisstischen Krise diskutiert – kommen viele dieser Patienten mit sehr begrenztem Therapieauftrag in die Behandlung. Dennoch sind sie andererseits strukturell ernsthaft eingeschränkt. Gerade in solchen Fällen ist es unerlässlich, dass der Behandler im Rahmen des begrenzten Settings mit den o.g. Konzepten vertraut ist, um die Dynamik des Patienten zu verstehen, auch wenn sie in seiner Therapie partiell unaufgedeckt bleiben sollte. Eine gute theoretische Einordnung ermöglicht es erst, einen klaren Fokus zu formulieren und eine gute Orientierung auch in schwierigen Behandlungssituationen beizubehalten.

22.5 Differenzialdiagnostische Überlegungen

Die differenzialdiagnostischen Überlegungen beschränken sich hier auf die zentrale Frage der Schwere der narzisstischen Pathologie, die das wesentliche Kriterium für die generelle Frage der Behandelbarkeit darstellt, und die Abgrenzung von der Borderline-Persönlichkeitsstörung (vgl. z.B. Akhtar 2006).

Ausgehend von den bereits mehrfach angeführten Störungen in der Entwicklung eines altersgemäßen Ich-Ideals und später des Über-Ich im Rahmen der narzisstischen Pathologie differenziert Kernberg (z.B. 2006d, S. 80ff.) zwei schwerere Formen von der Narzisstischen Persönlichkeitsstörung im engeren Sinne:

- die Antisoziale Persönlichkeitsstörung
- das Syndrom des malignen Narzissmus

Die **Antisoziale Persönlichkeitsstörung** zeigt ausschließlich ausbeuterische Objektbeziehungen bei völligem Fehlen einer wie immer gearteten moralischen Orientierung. Bei erkennbarem antisozialem Verhalten (Lügen, Stehlen, Betrug, Gewalttätigkeit u.Ä.) muss diese Diagnose abgeklärt werden, da sie eine **Kontraindikation** für jede konventionelle ambulante, insbesondere eine tiefenpsychologisch fundierte Psychotherapie darstellt. Das Verhalten allein erlaubt noch keine Diagnose, da es z.B. im Rahmen adoleszenter Entwicklungen oder neurotischer Prozesse höherer Struktur stehen kann und für sich noch keinen Rückschluss auf die intrapsychische Struktur zulässt. Entscheidend ist die im Interview herausgearbeitete Unfähigkeit, Schuld, Reue oder Betroffenheit zu empfinden und sich empathisch in andere Menschen, evtl. auch nur Haustiere, einzufühlen. Insbesondere besteht auch eine Unmöglichkeit, sich vorzustellen, dass andere Menschen ethischen Vorstellungen folgen, die ihr Handeln leiten. Menschen mit einer Antisozialen Persönlichkeitsstörung leben in einer paranoiden Welt des »Jeder frisst jeden« und müssen zur Abwehr unerträglicher Ängste und Spannungen jederzeit zu massiv destruktiven Verhaltensweisen greifen, die auch den therapeutischen Prozess in der Regel in kurzer Zeit zerstören.

Das Syndrom des **malignen Narzissmus** beschreibt eine ähnliche, wenngleich etwas weniger schwere Über-Ich-Pathologie. Auch diese Patienten zeigen antisoziales Verhalten, Ich-syntonen Sadismus und eine paranoide Grundhaltung mit starker Neigung zu Aggressionen, aber sie sind noch begrenzt in der Lage, in gewissem Umfang Loyalität, Schuld und Sorge für andere zu entwickeln. Neben der strukturtypischen Neigung zur Entwertung anderer gibt es auch eine Tendenz zur Idealisierung, z.B.

im Rahmen einer Ideologie oder kriminellen Vereinigung, sodass andere überwiegend als »Idole, Feinde oder Idioten« (Kernberg 2006d, S. 83) erlebt werden. Je nach Ausprägung des antisozialen Verhaltens ist die Prognose einzuschätzen. Im Rahmen einer niederfrequenten ambulanten Psychotherapie ist sicher höchste Vorsicht geboten. Dies gilt insbesondere in Anbetracht der nicht zu unterschätzenden suizidalen Tendenz. Diese bricht u. U. vollkommen unerwartet durch und entwickelt sich typischerweise nicht im Rahmen einer längeren depressiven Dynamik. Sie kann nach Kernberg sogar Bestandteil einer Größenfantasie sein, in welcher der Suizid einen finalen Triumph über die Begrenztheiten darstellt, denen andere Menschen unterworfen sind.

Die differenzialdiagnostische **Abgrenzung zur Borderline-Persönlichkeitsstörung** fokussiert insbesondere das **Selbstkonzept** des Patienten. Kennzeichnend für die Borderline-Persönlichkeitsstörung (BPS) wie generell für Störungen auf dem strukturellen Niveau der Borderline-Persönlichkeitsorganisation (BPO) (Kernberg 2006d, S. 31; ▶ Kap. 15, Kap. 21) ist die **Identitätsdiffusion.** Diese ist mit einiger Übung bereits im Erstinterview abzuklären und zeigt sich in widersprüchlichen, sprunghaften und paradox verwirrend anmutenden Angaben zum Bild der eigenen Person. Im Gegenüber entsteht kein zusammenhängendes Bild der Persönlichkeit. Hinter dieser, häufig vom Patienten selbst entwerteten, diffusen Selbstrepräsentanz verstecken sich oft grandios-narzisstische Selbstbilder, die u. U. auch durchaus Aspekte des Verhaltens bestimmen können, jedoch nicht durchgängig auftreten.

Im Falle einer Narzisstischen Persönlichkeitsstörung – in Kernbergs Systematik ebenfalls strukturell auf dem Niveau der Borderline-Persönlichkeitsorganisation angesiedelt – verhält es sich in gewisser Weise umgekehrt: Zumeist dominiert das grandiose Selbstbild, das sich im Gegenüber durchaus konturiert abbildet und keineswegs den Eindruck einer Identitätsdiffusion, sondern häufig sogar den einer sehr viel höheren Strukturierung vermittelt. Dahinter versteckt und zumeist erst sehr viel später zugänglich, existiert eine ganz andere Selbstrepräsentanz: gefährdet durch Beschämung, leer, hungrig nach Anerkennung und stets von der erniedrigenden Entdeckung durch andere bedroht. Viele und gerade sehr erfolgreiche narzisstische Persönlichkeiten beschreiben die mit dem Erfolg unerträglich anwachsende Befürchtung, eines Tages »aufzufliegen«.

Biografisch finden sich bei der Borderline-Persönlichkeitsstörung häufig multiple Traumatisierungen, hoch dysfunktionale Familienstrukturen, Alkoholismus, Verluste u. Ä. Dies gilt in ähnlicher Weise für Antisoziale Persönlichkeiten.

Bei der höher strukturierten narzisstischen Persönlichkeit wird dagegen häufig eine sozial unauffällige, evtl. sogar eindrucksvolle familiäre Biografie beschrieben, hinter der jedoch oft eine emotionale Kälte bis hin zur verdeckten Boshaftigkeit deutlich wird. Gleichzeitig fühlen diese Patienten sich oft in einer besonderen Weise behandelt (Akhtar 2006). Dies kann sich auf ihr Aussehen, vermeintliche oder reale Talente o. Ä. bezogen haben und erweckt im Interviewer meist den Eindruck eines **narzisstischen Missbrauchs,** oft durch die Mutter, u. U. aber auch durch beide Eltern.

Als Beispiel sei Michael Jackson genannt, der mit allen Mitteln zu einem künstlerischen Erfolg und gesellschaftlicher Anerkennung getrieben wurde, die seinem Vater stets verwehrt geblieben waren.

22.6 Reflexionen zu Psychodynamik und therapeutischen Perspektiven

Im Folgenden sollen exemplarische Überlegungen aus der Supervision der Behandlungsplanung eines recht komplexen Behandlungsfalles erörtert werden, um die Anwendung der o.g. Konzepte zu veranschaulichen.

Fallbeispiel »Der kleine Künstler«
Herr O. sucht therapeutische Hilfe auf, da er beruflich und persönlich nicht mehr weiterkomme. Er sei bildender Künstler, als solcher aber immer wieder nach Anfangserfolgen gescheitert. Seine materielle Situation sei schwierig. Zurzeit lebe er von Mal- und Zeichenunterricht, den er gebe, allerdings auch von finanziellen Zuwendungen seiner Eltern. Auch seine Beziehung zu seiner Partnerin sei seit Längerem in der Krise. Er brauche oft seine Ruhe, wenn er an Projekten arbeite, dann könne er nicht auf die Wünsche seiner Partnerin eingehen. Er wolle sie dann oft richtig los sein. Auch sexuell sei oft lange Funkstille. Vor einer Trennung habe er aber große Angst. Er sei jetzt fast vierzig Jahre alt, so könne es nicht weitergehen. Dieses Alter sei wie eine Schwelle für ihn, er habe Angst, mit allem gescheitert zu sein.
Der Patient ist ein 1,90 m großer, attraktiver Mann mit langem schwarzem Haar. Er betritt mit gewinnendem Lächeln den Behandlungsraum, die Kleidung ist gepflegt leger, das Rasierwasser etwas zu stark. Ein Künstler betritt die Bühne! Der Patient wirkt wie etwa Mitte 20.
Im Therapeuten als männlichem Gegenüber entsteht sofort ein starker Eindruck, der zwischen leicht eingeschüchterter, staunender Bewunderung und rivalisierender, ärgerlicher Entwertung schwankt und bald in ernüchterte Enttäuschung übergeht.
Aufgewachsen als drittes Kind (»Endlich ein Junge!«) nach zwei Schwestern sei er der Liebling der Mutter gewesen, die bis heute zu ihm halte. Es habe eine Besonderheit gegeben: Der Vater sei oft aus dem ehelichen Schlafzimmer »ausgezogen« und habe stattdessen ihn ins Ehebett zur Mutter gelegt. Sie habe dann besser einschlafen können. Später, wenn er eingeschlafen gewesen sei, habe der Vater ihn dann manchmal noch in sein eigenes Bett getragen, wenig später wieder zurück. »Ich habe mich schlafend gestellt, aber ich wusste: Jetzt schlafen sie miteinander!«
Er erinnere sich nicht ganz genau, aber das sei bis in sein vierzehntes Lebensjahr so gegangen. Dann habe der Vater gemeint, nun müsse Schluss sein.
In der Schule sei er nicht so der typische Junge gewesen, häufig kränklich, weich, empfindlich: »Ich war der Junge mit der Mittelohrentzündung, der Wollmütze und der Watte im Ohr.« Er sei oft zu Hause geblieben, habe seiner Mutter zu ihrer Freude (»Mein kleiner Künstler!«) Bilder gemalt sowie kleine Stücke vorgelesen und vorgespielt.
Im Kontakt mit den anderen Kindern sei er eher ängstlich gewesen, habe besonders im Rivalisieren mit den Jungen nicht mithalten können. Das sei auch in der Pubertät so gewesen, er habe viel Angst vor Schlägereien, vor den Straßenjungen, gehabt. Allerdings sei er dann sehr gewachsen. Männer habe er oft bluffen können und die Mädchen hätten sich bald für ihn interessiert. *Er* müsse aber erobert werden, das sei bis heute so, von sich aus ginge er nicht auf die Frauen zu, da er Abweisungen nicht ertragen könne.
Er habe sich nach der Schule für die Journalistik entschieden, das habe ihn immer interessiert, seine Mutter habe das auch unterstützt.
Ein Studium der Journalistik habe er als ernsthaften Hintergrund – eigentlich nur auf Drängen des Vaters – aufgenommen, aber abgebrochen. Anlass sei die Verpflichtung zum Studium einer Fremdsprache im Nebenfach gewesen. Er habe immer Probleme mit messbaren Lernfortschritten gehabt. Auch könne er nicht systematisch aus Fachbüchern lernen, sie zeigten ihm unentwegt, was er noch nicht wisse.
Er habe dann eine private Ausbildung begon-

nen. Dazu habe er immer wieder Assistentenstellen bei verschiedenen »sehr renommierten« Künstlern übernommen. Mit den männlichen Autoritäten sei er nicht lange klargekommen. Sobald er die Rolle des Lieblingssohnes nicht eindeutig bekommen habe, sei es für ihn unerträglich gewesen, »ich gehe nicht Kaffee holen!«. Er habe dann Beziehungen zu Redakteurinnen von Kunstzeitschriften, auch einer Herausgeberin begonnen, unter deren Einfluss er gewisse schöne Erfolge mit eigenen Arbeiten habe erzielen können. Er habe sich in diesen Beziehungen aber stets sehr schnell dominiert gefühlt und dann oft »Mist gebaut«. Mal habe er die Beziehungen durch offene Untreue ruiniert, mal seine eigene Arbeit sabotiert. Vor zwei Jahren sei die letzte dieser Beziehungen zerbrochen, seitdem laufe auch beruflich kaum noch etwas.

Auch die Beziehung zu seiner jetzigen Freundin sei belastet. Sie habe sich innerlich noch nicht richtig von ihrem vorigen Partner getrennt. Diesen, einen erfolgreichen und einflussreichen älteren Mann, erlebe er wie einen fernen übermächtigen Rivalen, der ihn jederzeit aus Rache vernichten könne.

Der Patient zeigt die typische Symptomatik der Narzisstischen Persönlichkeitsstörung im Rahmen einer krisenhaften Dekompensation des grandiosen Selbstkonzepts, also durchaus einer narzisstischen Krise im Sinne Hohages (s. o.). Er vermittelte von Beginn an die eingangs skizzierte Doppelgesichtigkeit des narzisstischen Leids: den Anspruch auf einzigartige Behandlung und das Erreichen äußerst hoher persönlicher Ziele, für das er lediglich eine gewisse Unterstützung brauche, und auf der anderen Seite ein verzweifeltes Bemühen um die Anerkennung durch den Behandler, den Vater, die Welt. Im Unterschied zu anderen Patienten war Herr O. allerdings im Rahmen seiner narzisstischen Bewältigungsstruktur niemals wirklich erfolgreich gewesen. Insofern war es von Beginn an fraglich, ob hier eine Krisenbewältigung ausreichen würde.

Herr O. war nicht mit einer altersgemäßen Schwellensituation konfrontiert, die ihn in seiner Struktur besonders hart traf. Er hatte vielmehr seinen Dispokredit bereits in doppelter Hinsicht aufgebraucht – gegenüber den äußeren Objekten wie auch vor dem überhöhten Größenselbst – und die Realität schlug durch. Er konnte gewissermaßen die Augen nicht mehr verschließen, obwohl er sich sehr darum bemühte.

Aus der Perspektive des Kernberg-Konzepts wird die Verschmelzung idealer und realistischer Selbstanteile besonders deutlich. Weiterhin zeigt sich eine ebenfalls häufige Verdichtung scheinbar ödipaler Konflikte vor dem Hintergrund präödipaler Objektbeziehungsmuster:

- Die Krise wird als schicksalhaftes Ereignis, eine Verkettung unglücklicher Entwicklungen verstanden und in ihrer Entstehung überwiegend projektiv verarbeitet: »Die Frauen sind mein Unglück!« Therapeutisch wäre dies frühzeitig als Abwehr einer Anerkennung eigenen Scheiterns und der Übernahme von Verantwortung zu konfrontieren.
- Die Beziehungen zu diesen – zumeist deutlich älteren – Frauen sind generell durch ein ausbeuterisches Muster gekennzeichnet. Neben der notorischen ödipalen Verführung der Mutter bei permanenter Angst vor dem rachsüchtigen Vater lassen sich bereits früh und im Behandlungsverlauf dann zunehmend deutlicher die Anzeichen der narzisstischen Persönlichkeitsstruktur erkennen. Dazu zählt vor allem die hinter dem Verführungsangebot (aktiv wird der Patient selten, er lässt sich verführen!) spürbare berechnende Orientierung des Patienten an ganz konkreten, beruflichen und finanziellen Vorteilen durch

die einflussreichen Partnerinnen. Auch diese ausbeuterische Funktion gilt es zu benennen, da andernfalls die Ich-syntone Pervertierung intimer Beziehungen unbearbeitet bliebe, die sich früher oder später auch in der Übertragung abbilden wird.

- In der Folge besteht eine vollständige Unfähigkeit, diesen Partnerinnen gegenüber in angemessener Weise Dankbarkeit zu empfinden oder die Abhängigkeit in der Beziehung, wenn auch vielleicht konflikthaft, zu bewältigen. Stattdessen kommt es regelmäßig zu exzessiv destruktivem Verhalten, das nicht nur die Beziehung, sondern auch den eigenen, bereits erzielten Erfolg vernichtet.
- Diese Destruktivität könnte auf höherem Persönlichkeitsniveau als Ausdruck von Schuldgefühlen verstanden werden, die den Erfolg und die Freude daran nicht erlauben. Hier entstand aber eher der Eindruck unerträglichen Neides auf die erfolgreiche Frau, von der alles abhing. Der vermeintliche Erfolg hätte nur in Anerkennung der Abhängigkeit realisiert werden können, was dem Patienten wegen seines Neides unerträglich war. Diese Angriffe auf alles Gute in Beziehungen werden in der Übertragungsbeziehung zur Verhinderung oder Zerstörung positiver therapeutischer Prozesse führen. Dies gilt es frühzeitig wahrzunehmen und zu bearbeiten, da der zugrunde liegende Neid jede echte Weiterentwicklung verhindert.
- Die gegenwärtige Partnerschaft ist kaum libidinös besetzt. Der fantasierte Triumph über den ödipalen Rivalen liegt bereits zurück, jetzt wird dessen Rache gefürchtet. Auch hier musste differenzialdiagnostisch abgewogen werden: Handelt es sich um ödipale Schuldgefühle und Bestrafungs-, also Kastrationsängste, oder eher um eine Neiddynamik?

Eine selbstpsychologische Perspektive würde die Pathogenese vermutlich eher in der Störung der Entwicklungslinie der narzisstischen Regulation vor dem Hintergrund der defizitären Selbst-Selbstobjekterfahrungen des Patienten konzeptualisieren:

- Die Fixierung des Patienten auf die permanente Spiegelung seines Größenselbst verweist auf die übermäßige pathologische Gratifikation dieser Funktion durch die Mutter, durchaus im Sinne eines psychischen Missbrauchs des Sohnes als ihres Selbstobjektes. Im Rahmen der Übertragungsdynamik ist damit zu rechnen, dass es bald zu Frustrationen seitens des Patienten kommt, sobald die ersehnte Bewunderung durch den Therapeuten ausbleibt. Dies gilt es möglichst früh zu erfassen, um es dem Patienten noch in verträglichem Umfang zugänglich zu machen.
- Der Vater wiederum stand als dringend benötigtes Selbstobjekt zu Korrektur dieser Dynamik nicht zur Verfügung. Der Sohn entsprach nicht seinem Ideal eines richtigen Jungen, damit versagte er ihm weitgehend die Idealisierung. Darüber hinaus konnte der Patient den Vater angesichts dessen permanenter Entwertung durch die Mutter auch nicht ausreichend als Idealobjekt besetzen. Hier wird in einer selbstpsychologisch ausgerichteten Behandlung sicher die entscheidende Schwierigkeit zu bewältigen sein: Kann der männliche Therapeut als idealisierbares Selbstobjekt im Patienten entstehen und genutzt werden oder muss er immer wieder subtiler Entwertung unterliegen? Dieser Prozess wäre sensibel zu verfolgen und sollte möglichst frühzeitig bewusstseinsfähig werden.

- Die Fixierung des Patienten in der Welt der Mütter, Schwestern und Freundinnen mit den gewissermaßen fatalen Triumphen und Verführungserfolgen (»der kleine Künstler«) verhinderte weitgehend die von Kohut beschriebene phasengerechte »optimale Frustration« (Kohut 1979, S. 113 f.; ▸ Kap. 8) der infantilen Ansprüche. Dadurch kam es erkennbar nicht zur Ausbildung alters- und realitätsgerechter intrapsychischer Strukturen bezüglich eigener Ambitionen und Ideale.
- Wegen dieser Entwicklungsarretierung persistieren archaische Vorläufer eines reifen Ich-Ideals wie auch reifer Idealobjekte. Der Patient muss sich zur Aufrechterhaltung der höchst fragilen Selbstkohärenz immer wieder der frühkindlichen Strategie grandioser Selbstinszenierungen bedienen, die ihn aber mit zunehmendem Alter immer weiter in die Nähe unerträglichen Scheiterns an der Realität führen. Entsprechend gilt es, gewissermaßen die Bewältigung spezifischer Frustrationen als gemeinsame und idealisierbare Errungenschaft zu etablieren, um eine Welt außerhalb der applaudierenden Frauen zu ermöglichen.

Das Fallbeispiel wird in Kapitel 23 anhand einer Übertragungs-Gegenübertragungs-Szene weiter diskutiert.

22.7 Zusammenfassung

- Das psychoanalytische Konzept des Narzissmus geht zurück auf Freuds 1914 veröffentlichte Arbeit »Zur Einführung des Narzißmus«.
- Es entstand vor dem Hintergrund spezifischer behandlungstechnischer Probleme in der Therapie bestimmter Patienten, die scheinbar keine Übertragungsbeziehung entwickelten, das Objekt nicht libidinös besetzten.
- Davon ausgehend erarbeitete Freud ein entwicklungspsychologisches Konzept, demzufolge das Kind vor der Aufgabe steht, den ursprünglichen Zustand des **primären Narzissmus** – in welchem die Libido gewissermaßen in einer undifferenzierten Selbstmatrix versammelt ist – aufzugeben. In diesem konflikthaften Prozess wird allmählich die Abhängigkeit von den Objekten anerkannt und es kommt zur libidinösen Besetzung und ersatzweisen Idealisierung der Objekte.
- In der späteren Rücknahme dieser Besetzung kommt es neben der Reifung intrapsychischer Strukturen – etwa des Ich-Ideals – auch zur Wiederbesetzung des Ich/Selbst, dem **sekundären Narzissmus**.
- Das Verständnis und die Verwendung des Freudschen Narzissmuskonzeptes ist relativ kompliziert, weil es eine Verdichtung unterschiedlicher Bedeutungskontexte enthält:
  - normales Entwicklungsstadium vor der Differenzierung von Selbst und Objekt
  - Typus einer unreifen, auf das Selbst zentrierten Objektwahl
  - Bezeichnung einer sexuellen Perversion
  - Konzept zu verschiedenen Aspekten des Selbstwertgefühls
- Freuds Narzissmuskonzept ist von vielen Seiten kritisiert worden; insbesondere geriet das Postulat eines primären Narzissmus in Konflikt mit Befunden der empirischen Säuglingsforschung.
- Ungeachtet dessen entwickelten sich Störungen des Narzissmus – heute würde man vor allem von Störungen der **Selbstwertregulation** sprechen – zu den zent-

ralen und häufigsten Pathologien großer Patientengruppen.

- Klassische psychoanalytische Behandlungstechniken, insbesondere aufdeckende Deutungen im Rahmen einer um ödipale Konflikte strukturierten Übertragungs-Gegenübertragungs-Beziehung, versagen bei diesen Patienten in der Regel, da eine solche Übertragung zumeist nicht entwickelt wird.
- Moderne Behandlungskonzeptionen versuchen der spezifischen Pathogenese und Psychodynamik der narzisstischen Störungen gerecht zu werden. Sie lassen sich exemplarisch um die Positionen Kernbergs und Kohuts polarisieren.
- Exemplarisch für eine eher konfrontative »väterliche« Position fokussiert Kernbergs objektbeziehungstheoretisches Konzept auf die Durcharbeitung der unbewussten Feindseligkeit und Destruktivität, insbesondere des umfassenden Neides als Leitaffekt.
- Kohuts selbstpsychologische Konzeption unterstützt eher eine »mütterliche« Position, in welcher sich der Therapeut als Selbstobjekt zur Verfügung stellt und tendenziell unter Verzicht auf frühe Konfrontationen einen Nachreifungsprozess initiiert.

Ausgewählte Tipps zum Weiterlesen

Altmeyer M. Narzissmus und Objekt. Göttingen: Vandenhoeck & Ruprecht 2000.

Focke I, Horn E & Pohlmann W (Hrsg). Erregter Stillstand – Narzissmus zwischen Wahn und Wirklichkeit. Stuttgart: Klett-Cotta 2016.

Hartmann HP. Narzisstische Persönlichkeitsstörungen – ein Überblick. In: Kernberg OF, Hartmann HP (Hrsg). Narzissmus. Grundlagen – Störungsbilder – Therapie. Stuttgart: Schattauer 2006; 3–36.

Kernberg OF. Der nahezu unbehandelbare narzisstische Patient. In: Kernberg OF. Liebe und Aggression. Eine unzertrennliche Beziehung. Stuttgart: Schattauer 2014b; 65–96.

V Von der Ein-Person- zur Zwei-Personen-Psychologie

23 Übertragung und Gegenübertragung

Mathias Kohrs

Inhalt

»Auf diesem Felde muß der Sieg gewonnen werden, […] denn schließlich kann niemand in absentia oder in effigie erschlagen werden.« *(Freud 1912b [1999]; Hervorhebung i. O.)*

23.1 Einführung

Das Konzept der Übertragung und Gegenübertragung zählt zu den Eckpfeilern aller psychodynamischen Psychotherapien. Wie Herold & Weiß (2014, S. 1005) in ihrem Aufsatz zur Übertragung zeigen, ist es »in mehrfacher Hinsicht ein Übergangsphänomen an den offenen Schnittstellen von Theorie und Praxis, von Psychoanalyse und Psychotherapie, von Analytiker und Patient«.

In der psychotherapeutischen Ausbildung in den psychoanalytisch begründeten Verfahren spielt das Modell eine entscheidende Rolle, eben weil es die dynamische Struktur der Persönlichkeit und ihrer gesunden wie gestörten Entwicklungsprozesse in der dyadischen Situation der Behandlung, aber auch in Gruppenprozessen erfahren, beobachten und durcharbeiten lässt.

Darüber hinaus darf behauptet werden, dass gerade in Zeiten einer gewissen Annäherung ursprünglich sehr differenter psychotherapeutischer Konzepte die Arbeit mit unbewussten Übertragungs- und Gegenübertragungsprozessen wohl doch ein Kriterium, wenn nicht *das* entscheidende Kriterium ist, das die psychodynamischen Verfahren auszeichnet und von anderen wesentlich unterscheidet.

Die genannte Vielschichtigkeit des Konzepts Übertragung geht aber noch deutlich weiter: Da wir heute – anders als Freud in seiner technischen Konzeption der Behandlung – von einer **Zwei-Personen-Psycho-**

logie ausgehen, müssen wir anerkennen, dass der Therapeut in vielfacher Weise an der unbewussten Dynamik der Beziehung beteiligt ist. Die **Übertragung** ist also eigentlich nicht ohne die **Gegenübertragung** zu besprechen und zu verstehen.

Diese beinhaltet nach Kernberg Reaktionen des Therapeuten auf die neurotische Übertragung des Patienten, Reaktionen des Therapeuten auf die Realität des Patienten, eigene neurotische Übertragung des Therapeuten auf den Patienten sowie die Realität des Therapeuten (Clarkin et al. 2008, S. 62).

Herold & Weiß (2014, S. 1006) betonen die enge Verwobenheit der beiden Konzepte:

»Es liegt in der Natur von Übertragung und Gegenübertragung, dass sie ergänzungsbedürftig sind. Indem wir einen Begriff herausgreifen, vernachlässigen wir den anderen.«

Damit nicht genug: Da die komplexen Prozesse der Übertragung und Gegenübertragung im Wesentlichen konflikthafte unbewusste Dynamik zur Darstellung bringen, lassen sie ebenso wie den im Kern (noch) nicht bewusstseinsfähigen Inhalt – die »Unverträglichkeit im Vorstellungsleben« (Freud 1895d [1999], S. 269) – auch immer die Gegenkräfte deutlich werden, die den unbewussten Konflikt gemeinsam mit dem ängstigenden Impuls unterhalten: Abwehr und Widerstand. Wie Racker (1959 [1988], S. 15 ff.) in seiner ersten Studie zur »Einführung in das psychoanalytische Verfahren« zeigt, hat gerade die Entdeckung der unbewussten Widerstände eine entscheidende Rolle in der Entwicklung der psychoanalytischen Behandlungstechnik gespielt und gewissermaßen die Entdeckung der Übertragungsprozesse eingeleitet, ja überhaupt erst ermöglicht. Daraus entwickelte sich Freuds Theorie des **Übertragungswiderstandes**, auf die weiter unten eingegangen wird. Später ergänzte er diese im Rahmen seiner Strukturtheorie um weitere Formen des Widerstandes im analytischen Prozess. Die Ich-psychologischen Grundlagen der Abwehr- und Widerstandsphänomene wurden bereits im Kapitel 2 dargestellt. Wie Thomä & Kächele (2006, S. 122) zeigen, hielt Freud behandlungstechnisch allerdings über alle strukturellen Erweiterungen hinweg – etwa um den Verdrängungswiderstand – immer an der grundsätzlichen Polarisierung der Widerstände in negative (aggressive) und allzu positive (erotisierte) Übertragung fest.

Was ist nun unter der Übertragung zu verstehen?

Eine aktuelle Definition versteht unter **Übertragung** »[…] im weitesten Sinne alle Phänomene der subjektiven Bedeutungszuschreibung innerhalb einer Begegnung mindestens zweier Personen« (Herold & Weiß 2014, S. 1006).

Diese Definition lässt bereits erkennen: Übertragungen finden in allen menschlichen Beziehungen statt, sie stellen vermutlich den affektiven Boden dar, auf dem sich jede bedeutsame Begegnung unbewusst inszeniert. Das wusste auch Freud:

»Die Übertragung stellt sich in allen menschlichen Beziehungen ebenso wie im Verhältnis des Kranken zum Arzt spontan her, sie ist überall der eigentliche Träger der therapeutischen Beeinflussung, und sie wirkt um so stärker, je weniger man ihr Vorhandensein ahnt. Die Psychoanalyse schafft sie also nicht, sie deckt sie bloß dem Bewusstsein auf, und bemächtigt sich ihrer, um die psychischen Vorgänge nach dem erwünschten Ziele zu lenken.« (Freud 1910a [1999], S. 55)

Beide Definitionen, fast einhundert Jahre liegen zwischen ihnen, lassen erahnen, welch langer Prozess der Auseinandersetzung mit dem oft rätselhaften Phänomen zu den heutigen zahlreichen und stark differierenden Konzepten geführt hat.

Dieser historische Prozess soll kurz nachgezeichnet werden: Mehr noch als bei anderen Aspekten der psychodynamischen Therapie gilt bezüglich der komplexen Aufgaben, vor die uns Übertragungs- und Gegenübertragungsprozesse stellen, dass der Therapeut die verschiedenen Positionen, die im Folgenden geschildert werden, in einem oszillierenden Prozess immer wieder durchlaufen wird.

23.2 Entwicklung und Kontroversen des Übertragungskonzeptes im geschichtlichen Kontext

Für Freud war die Übertragung zunächst zweierlei: Erstens war sie ein störendes *Hindernis* in der psychoanalytischen Behandlung, das es zu beseitigen galt. Er war dem Phänomen bereits in der Behandlung der hysterischen Neurosen begegnet, also zu einer Zeit, in der er seine Patienten noch nicht im eigentlichen Sinne psychoanalytisch behandelte. Nach Aufgabe der hypnotischen Suggestion bestand Freuds Methode damals darin, mithilfe der Breuerschen *Redekur*, dem Vorläufer der *freien Assoziation*, Patienten einen Zugang zu verdrängten traumatischen Erfahrungen sexueller (»anstößiger«) Natur zu eröffnen, um den damit verbundenen »eingeklemmten Affekt« zu lösen und die hysterischen Symptome im Zuge einer Katharsis zu beseitigen. Im Verlauf dieser Behandlungen begegnete Freud dem für ihn zunächst sehr störenden Phänomen, dass die Patienten nach einiger Zeit offenkundige *Widerstände* gegen die freie Mitteilung aller Einfälle und die Annäherung an unbewusste Konflikte entwickelten. Er erkannte stattdessen die Entwicklung einer affektiven Beziehung zu ihm, die er als »falsche Verknüpfung« verstand (Freud 1895d [1999], S. 319). Er verlangte von den Patienten, einzusehen, »daß es sich bei solchen Übertragungen auf die Person des Arztes um einen Zwang und eine Täuschung handelt« (Freud 1895d [1999], S. 321).

Zweitens war die Übertragung für Freud ein Beispiel für die *Verschiebung* unbewusster Inhalte und Vorstellungen sowie psychischer Energie von der ursprünglichen unbewussten Wunschvorstellung (und ihrem Objekt) auf weniger anstößige und damit bewusstseinsfähige Inhalte. Er hatte diesen Vorgang anhand der Traumdeutung erarbeitet und benutzte den Begriff dort in diesem Sinne:

»*[…] daß die unbewußte Vorstellung als solche überhaupt unfähig ist, ins Vorbewußte einzutreten, und daß sie dort nur eine Wirkung zu äußern vermag, indem sie sich mit einer harmlosen, dem Vorbewußten bereits angehörigen Vorstellung in Verbindung setzt, auf die sie ihre Intensität überträgt und sich durch sie decken läßt. Es ist dies die Tatsache der* Übertragung, *welche für so viele auffällige Vorfälle im Seelenleben der Neurotiker die Aufklärung enthält.*« (Freud 1900 [1999], S. 568; Hervorhebung i. O.)

Im Zuge der Weiterentwicklung seiner theoretischen und behandlungstechnischen Konzeption erkannte Freud bald die Gesetzmäßigkeit des Übertragungsprozesses. Er beschreibt im Grunde bereits in einer frühen objektbeziehungstheoretischen Auffassung die »Neuauflagen, Nachbildungen von Regungen und Phantasien […] mit einer […] charakteristischen Ersetzung einer früheren Person durch die Person des Arztes« (Freud 1905e [1999], S. 279).

In der hier zu behandelnden historischen

Evolution des Konzepts »*Übertragung/Gegenübertragung*« in Richtung auf ein modernes objektbeziehungstheoretisches Verständnis geriet das o. g. basale, existenzielle Verständnis des drängenden triebhaften Impulses, ja Bedürfnisses unbewusster Inhalte, sich auf bewusstseins- und sprachfähige Inhalte zu übertragen, zunehmend in Vergessenheit. Sie macht aber den ubiquitären, menschlichen Charakter der Übertragungsprozesse aus, die eben nicht nur im Kontext von Pathologie und Behandlungssituation ablaufen, sondern die conditio humana fundamental mitbestimmen. Sie gehören gewissermaßen zu unserem psycho-somatischen Basisstoffwechsel und werden erst pathologisch, wenn das »freie Zusammenspiel zwischen den Systemen Ubw und Vbw« blockiert ist und durch Deutungen wieder befreit werden muss, wie Loewald zeigt (Loewald 1960 [2017], S. 529; vgl. auch das Loewald-Zitat im Prolog, Abschn. »Wo stehen wir heute in dieser Frage?«). Für ihn impliziert diese Vorstellung, »dass psychische Gesundheit mit bestmöglicher, wenngleich keineswegs unbedingt bewußter Kommunikation zwischen Unbewußtem und Vorbewußtem, zwischen den infantilen archaischen Stufen und Strukturen des psychischen Apparats und seinen späteren Organisationsstufen und -strukturen zu tun hat« (Loewald 1960 [2017], S. 542).

Auch für Freud stellt die Übertragung bald nicht mehr ein möglichst schnell zu überwindendes Hindernis dar, sondern wird zum »mächtigsten Hilfsmittel« der analytischen Behandlung, »wenn es gelingt, sie jedesmal zu erraten und dem Kranken zu übersetzen« (1905e/1999, S. 281).

In den späteren behandlungstechnischen Überlegungen Freuds (zuerst beschrieben 1912b/1999) differenziert er die *negative* von der *positiven Übertragung*. Erstere besteht aus feindseligen, aggressiven Regungen, Zweitere aus libidinösen, erotisch/sexuellen Impulsen und Objektbesetzungen. Diese müssen noch einmal differenziert werden:

- In die *bewusstseinsfähige*, »unanstößige Komponente« (Freud 1912b [1999], S. 371 f.), die sich aus sublimierten libidinösen Impulsen herleitet und sich in freundlichen, evtl. zärtlichen Gefühlen für den Therapeuten äußert. Sie wird zur »Trägerin des Erfolges« der analytischen Behandlung, da sie das *Arbeitsbündnis* zwischen Patient und Behandler begründet, wie wir heute sagen würden.
- In die *anstößige* positive Übertragung, die aus nicht-bewusstseinsfähigen, unsublimierten sexuell/erotischen Impulsen, Wünschen und Fantasien besteht. Dieser unbewusste positive Übertragungsfaktor wirkt mit den ebenfalls unbewussten Faktoren der o. g. negativen Übertragung gemeinsam als *Widerstand*. Zwei typische Erscheinungsformen wären eine übermäßig erotisierte, evtl. schon sexualisierte Übertragung mit manifester Verliebtheit oder eine überzogene Idealisierung des Therapeuten als fehlerlosem, allwissendem Objekt.

Ausgehend von diesem Erkenntnisschritt lassen sich im Grunde bis heute zwei Perspektiven beschreiben, die für den Umgang mit Übertragungsprozessen von entscheidender Bedeutung sind und die im besten Falle behandlungstechnisch synergetisch zusammenwirken:

- die Nutzung der Übertragungsprozesse für die *Rekonstruktion* biografischer Entwicklungsprozesse, insbesondere im Hinblick auf fixierte unbewusste Konflikte und die Objektbeziehungspathologie
- der therapeutische Umgang mit Über-

tragungsprozessen – und auch den Gegenübertragungsprozessen – im Sinne der *Widerstandsdeutung*

Der zweite Punkt ist insofern von Bedeutung, da die verschiedenen Dimensionen des **Übertragungswiderstandes** heute in den tiefenpsychologischen Therapien häufig nicht ausreichend gewürdigt werden. Mit Thomä & Kächele (2006, S. 121 f., S. 134 f.) lässt sich der Übertragungswiderstand in drei Formen unterscheiden, die typischerweise nacheinander, allerdings häufig auch gleichzeitig und wiederholt ablaufen:

- Der **Widerstand gegen die Bewusstwerdung der Übertragung**. Er ist jedem Therapeuten bekannt und wird häufig schon im ersten Gespräch deutlich, wenn der Patient Aspekte seiner Problematik bereits spürbar auf den Therapeuten überträgt. Darauf angesprochen, kommt es in der Regel zu Verleugnungen, Rationalisierungen usw. Die Bedeutung dieser Widerstandsform begründet *die* wesentliche psychoanalytische Behandlungsregel, von der Oberfläche in die Tiefe vorzugehen, d. h. »den Widerstand gegen die Übertragung **vor** den übertragenen Vorstellungen und Affekten und ihren kindlichen Vorgestalten zu deuten« (Thomä & Kächele 2006, S. 134; Hervorhebung i. O.).
- Der **Widerstand durch erotisierte oder aggressive (negative) Übertragungen**. Diese Übertragungen streben im Grunde eine endlose Wiederholung entsprechender Prozesse aus der realen oder fantasierten Vergangenheit an und sabotieren das erwünschte Behandlungsziel des Erinnerns und Durcharbeitens (»Erinnern statt Wiederholen«) der infantilen Fixierungen.
- Der **Widerstand gegen die Auflösung der Übertragung**. Dieser Widerstand tritt typischerweise gegen Ende der Behandlung bzw. der Durcharbeitung spezifischer Übertragungsaspekte auf und ist Ausdruck der erstaunlichen Hartnäckigkeit, mit der wir unbewusst an Objektbeziehungsmustern und unbewussten Festlegungen festhalten.

Freud leitete nun aus seinem wachsenden Einblick in die machtvollen Prozesse der Übertragung, die für ihn immer mehr ins Zentrum seiner analytischen Technik rückte, einige therapeutische Grundsätze ab, die das Bild der psychoanalytischen Verfahren nach außen, aber durchaus auch im Selbstverständnis z. T. bis heute prägen.

Dazu zählen vor allem die **Spiegel- und die Chirurgenmetapher**. 1912 schreibt er in »Ratschläge für den Arzt bei der psychoanalytischen Behandlung«:

»Ich kann den Kollegen nicht dringend genug empfehlen, sich während der psychoanalytischen Behandlung den Chirurgen zum Vorbild zu nehmen, der alle seine Affekte und selbst sein menschliches Mitleid beiseite drängt und seinen geistigen Kräften ein einziges Ziel setzt: die Operation so kunstgerecht als möglich zu vollziehen.« (Freud 1912e [1999], S. 380 f.)

Und wenig später ist folgende Aufforderung zu lesen:

»Der Arzt soll undurchsichtig für den Analysierten sein und wie eine Spiegelplatte nichts anderes zeigen, als was ihm gezeigt wird.« (Freud 1912e [1999], S. 384)

Diese Forderungen Freuds werden häufig als absolute Maximen zitiert und damit aus dem Zusammenhang genommen, in dem sie hier stehen. Es entsteht dann das Bild eines emotionslosen, endlos schweigenden Psychoanalytikers, an dessen spiegelnder Kälte sich der neurotische Patient abarbeiten muss, bis er das Vergebliche seiner infantilen Wünsche erkennt.

Tatsächlich warnt Freud in der o.g. Arbeit vor ganz spezifischen Gefährdungen des analytischen Prozesses, insbesondere durch den therapeutischen Ehrgeiz sowie die Neigung junger Therapeuten, durch Mitteilung persönlicher emotionaler Prozesse und Probleme in die unanalytische Technik der Suggestionsbehandlung zurückzufallen.

Diese Warnungen haben bis heute nichts an Bedeutung verloren. Sie entstanden zu einer Zeit, in der Freud das Eigentümliche des psychoanalytischen Erkenntnis- und Heilungsprozesses selbst noch erforschte und seine Schüler vor besagtem Rückfall schützen wollte. Er hatte verstanden, dass das Ziel der psychoanalytischen Behandlung, die Bewusstmachung bisher verdrängter Konflikte und Inhalte, die anzustrebende Verwandlung von »Wiederholung in Erinnerung« (Freud 1916/17a [1999], S. 461) sofort in Gefahr geriet, wenn der Therapeut sich dazu verleiten ließ, wieder in die Rolle des freundlichen Helfers zu schlüpfen, um den Patienten durch suggestive Hinweise, therapeutische Tricks o. Ä. zu den besagten Erinnerungen zu verhelfen.

Wir wissen durch Freuds Erfahrungen heute, dass diese Verlockung, der nicht nur Anfänger erliegen, in der Regel zu einer verführerisch positiven Übertragungsbeziehung führt, die nach erfreulichen ersten symptomatischen Verbesserungen – der »Übertragungsheilung« – immer wieder scheitert, da die unbewussten (infantilen!) Ansprüche des Patienten bald unerfüllbar werden bzw. sein unbewusster Widerstand gegen die Bewusstwerdung den gesamten Prozess zum Erliegen bringt.

Es ist allgemein bekannt, dass Freuds eigene therapeutische Technik und Haltung übrigens keineswegs dem (falsch verstandenen) Ideal einer gefühlskalten Abstinenz entsprach. Eine solche Haltung wäre aus heutiger Sicht auf keinen Fall als therapeutisch günstig einzuschätzen, insbesondere nicht hinsichtlich der Förderung aussagekräftiger Übertragungsprozesse.

In Freuds Formulierungen klingt aber noch ein weiteres Problem an, das ihm natürlich nicht verborgen geblieben ist: die Entwicklung komplexer affektiver Prozesse aufseiten des Therapeuten, sei es als Antwort auf die Übertragung des Patienten, sei es aus eigener unbewusster Dynamik. Er selbst sprach hier bereits von **Gegenübertragung** und es war ihm bewusst, dass diese die Behandlungsdynamik in erheblicher Weise komplizieren und stören konnte.

Aufgrund entsprechender Erfahrungen betonte Freud diese Problematik insbesondere im Kontext erotisierter Übertragungen und sich daraus entwickelnder Gefährdungen des Analytikers. In diesem Kontext entstand seine berühmte Forderung: »Die Kur muß in der Abstinenz durchgeführt werden […]«, mit der er den Analytiker zur »Niederhaltung der Gegenübertragung« (Freud 1915a [1999], S. 313) auffordert.

Bei allen Erweiterungen, die das Konzept der Gegenübertragung bis heute erfahren hat, sollte aber doch verstanden werden, dass Freud hier nicht nur ein moralisches Postulat aufstellte, das erotische Verstrickungen des Behandlers verhindern sollte, zu denen es in der Frühzeit der Psychoanalyse häufig gekommen war. Es war ihm wohl vor allem daran gelegen, die häufig schwer zu entwirrende Komplexität im Wechselspiel zwischen Übertragung und Gegenübertragung dahin gehend zu reduzieren, dass es eben nur um die Psychodynamik des Patienten gehen sollte.

Daher sprechen wir heute von der **Ein-Person-Psychologie Freuds**, in welcher sich der Analytiker möglichst ausschließlich mit den Übertragungen des Patienten befasst. Gegenübertragungen des Analytikers werden vor allem als Ausdruck nicht analysierter »neurotischer Reste« (Heimann 1964, S. 492) verstanden und müssen letztlich überwunden werden.

An dieser Position hat sich in den letzten Jahrzehnten eine vielschichtige und höchst kontroverse Diskussion entzündet, die zu vielfachen Modifikationen der psychoanalytischen Behandlungstheorie und -praxis geführt hat.

Die wesentlichen Erweiterungen lassen sich auf die 1950er- und 1960er-Jahre datieren und sind zentral mit den Arbeiten Paula Heimanns und Heinrich Rackers verbunden. Ihre Beiträge haben dazu geführt, dass wir in der psychodynamischen Behandlungstechnik heute von einer **Zwei-Personen-Psychologie** sprechen.

Damit war vor allem eine Revision im Verständnis der Gegenübertragung verbunden, die heute ein unverzichtbares diagnostisches und therapeutisches Instrument darstellt.

Paula Heimann weist zu Beginn ihrer »Bemerkungen zur Gegenübertragung« (1964) auf die Gefahren in der Ausbildung und die in der Folge auftretenden Entstellungen der therapeutischen Situation hin, die sich aus einer Reduktion auf eine im o. g. Sinne missverstandene »kühle Distanziertheit« (Heimann 1964, S. 483) entwickeln könnten. Sie betont, dass sich daraus letztlich eine emotional unechte und verfälschte Situation entwickele, in welcher der Psychoanalytiker zu intellektuellen Deutungen neige, die letztlich als Abwehrmaßnahmen gegen den Patienten wie auch die eigenen Affekte zu verstehen seien, auf die der Patient wiederum mit verständlicher Feindseligkeit reagiere, welche nun wiederum Inhalt spezifischer Deutungen würde. Ihre Position fasst sie zusammen:

»*Die analytische Situation ist eine Zweierbeziehung. Was diese Beziehung von anderen unterscheidet, ist nicht das Vorhandensein von Gefühlen beim einen Partner, dem Patienten, und ihre Abwesenheit beim anderen Partner, dem Analytiker, sondern der* Grad *der Gefühlserlebnisse, die der Analytiker hat, und der* Gebrauch, *den er von seinen Gefühlen macht, zwei Faktoren, die in Wechselbeziehung zueinander stehen. Es ist nicht das Ziel der Lehranalyse, den Analytiker zu einer Gehirnmaschine zu machen, die aufgrund rein intellektueller Prozesse Deutungen produziert; die Eigenanalyse soll ihn vielmehr befähigen, seine Gefühle auszuhalten, statt sie wie der Patient abzureagieren.*« (Heimann 1964, S. 484; Hervorhebung i. O.)

Hier wird der Nutzen der Gegenübertragung im heutigen Sinne bereits angedeutet.

Bevor dieser Entwicklungsschritt näher ausgeführt wird, sollen jedoch das Wesen der Übertragung, ihr Verständnis und einige Formen des Umgangs mit ihr näher beleuchtet werden.

23.3 Übertragung

Was wird überhaupt übertragen? Sandler & Sandler (1988) weisen darauf hin, dass man den Inhalt der Übertragung je nach theoretischer Position ganz unterschiedlich erfassen und interpretieren könne:

»*Wir begreifen die Vorgänge im Inneren des Patienten vielleicht nach einem Strukturmodell – als Konflikt zwischen Es, Ich und Über-Ich. Wir sehen das Material des Patienten vielleicht als im wesentlichen auf sexuelle und aggressive Triebabkömmlinge reduzierbar an. Wir können die Gegenwart als Reproduktion der Vergangenheit betrach-*

ten. Vielleicht orientieren wir uns an der Vorherrschaft infantiler Ängste, die mit Trennung, Verlust, Kastration und der Urszene zusammenhängen. Wir betonen in unserer Auffassung von dem Patienten möglicherweise entwicklungsmäßig sehr frühe Erlebnisse oder spätere Konflikte der Loslösung und Individuation. Wir richten unser Augenmerk vielleicht auf Vorstellungen von primitiven inneren Objektbeziehungen, und wir können die zentrale Stellung primitiver Identifikations- und Projektionsprozesse betonen.« (Sandler & Sandler 1988, S. 144)

In der Folge weisen sie darauf hin, dass es wenig sinnvoll sei, diese Perspektiven und die zugrunde liegenden Theorien als richtig oder falsch einzustufen. Sie betonen, dass die jeweiligen psychoanalytischen Modelle ihre entsprechende Berechtigung bzw. Korrekturbedürftigkeit aus dem Ergebnis der daraus abgeleiteten Interventionen beziehen. Ergänzend schreiben sie:

»Weder der Analytiker noch der Patient weiß wirklich, was unterhalb der Oberfläche vor sich geht. Man kann es sich vorstellen, aber nicht wahrnehmen.« (Sandler & Sandler 1988, S. 145)

23.3.1 Unterschiedliche Positionen in der Konzeptualisierung einer Übertragungsszene

Es geht also um einen Prozess, dessen Nutzen für den Patienten sich daran erweist, inwieweit das sich daraus entwickelnde Narrativ – der gemeinsame Verständnisprozess zwischen Therapeut und Patient – Letzterem einen vertieften Zugang zu sich selbst ermöglicht.

Wie kann man sich diese unterschiedlichen Weisen, eine Übertragungsszene zu erfassen und zu deuten, vorstellen? Dies soll im Folgenden anhand einer Beispielszene veranschaulicht werden:

Fallbeispiel »Der Küchenjunge«

Herr O., ein 39-jähriger Patient mit Narzisstischer Persönlichkeitsstörung (► Kap. 22, Fallbeispiel »Der kleine Künstler«), schilderte immer wieder sein Scheitern an täglichen Anforderungen, insbesondere im beruflichen Bereich und im Kontext von Konfrontationen mit Autoritäten und/oder anderen Männern, mit denen er sich verglich. Episoden intensiver, dabei diffuser Hass- und Selbsthassschübe wechselten mit bedrückenden depressiven Phasen, in denen er kaum zur Arbeit fähig war und selbst eher anspruchslose Tätigkeiten mied.

In der therapeutischen Beziehung dominierte zunächst eine recht positive Übertragungsatmosphäre, die von milder Idealisierung bestimmt war. Herr O. nahm Interventionen dankbar entgegen, da sie ihm zunächst vor allem Entlastung durch ein gewisses Maß an Selbstexploration und Verständnis für seine bis dahin überwiegend verwirrenden und überflutenden Zustände boten.

Dann entwickelte sich eine längere Phase der Behandlung, in der er überwiegend mürrisch in die Sitzungen kam, sich scheinbar mit den Interventionen des Therapeuten auseinandersetzte und atmosphärisch in einem bockigen, trotzigen Rückzug verharrte, der kaum zu erarbeiten war. Unter anderem quittierte er zahlreiche Interventionen, sowohl Klarifikationen als auch Konfrontationen und Deutungsangebote, vorwiegend mit der Bemerkung, das habe er sich auch schon überlegt, darüber habe er gestern schon nachgedacht u. Ä.

In einer Sitzung schilderte er eine Szene, die er »in seinem Laden« erlebt habe. Da er mit seiner künstlerischen Aktivität kaum einen durchaus anspruchsvollen Lebensunterhalt bestreiten konnte und der Vater inzwischen Unterstützungen weitestgehend eingestellt hatte, arbeitete er als Aushilfe in einem Kaffeehaus, das insbesondere von renommierten Künstlern und deren Entourage frequentiert wurde. Er habe sich also am letzten Wochenende zu einer Gruppe Filmschaffender gesetzt, denen er Wein serviert habe. Er habe dem Tischgespräch entscheidende Anstöße gegeben, sodass der »bekannte

Regisseur Herr XY – Sie wissen schon, oder?« – ihn aufgefordert habe, zu bleiben und sich etwas zu bestellen.
Dann sei aber der Chef gekommen und habe total barsch nach seinem Verbleib gefragt. In der Küche habe sich jemand verletzt und er müsse nun beim Geschirr aushelfen, »als sei ich der kleine Küchenjunge!«. Er hätte ihn natürlich »vor meinen Künstlern« lächerlich machen können, aber so sei er nicht. Es sei dann in der Küche mit dem Chef zu einer heftigen Auseinandersetzung gekommen. Der Klügere gebe natürlich nach und sein Chef könne das nicht einschätzen, wie wertvoll er für die Atmosphäre im Lokal sei, er schaue nur auf Geld, Zeit und Fakten. Was ihn aber maßlos wütend mache, sei das Auftreten des Chefs. Er trage Anzüge und erkennbar teure Schuhe, ständig neue, diese Demonstration der Überlegenheit sei wahnsinnig arrogant, eigentlich sei und bleibe er schließlich Wirt – »Wer nichts wird, wird Wirt!«.

Diese Szene wurde ausgewählt, da sie nicht unbedingt und unmittelbar als Übertragungsprozess im Rahmen der therapeutischen Beziehung erkennbar wird und sich daher zunächst auch die Frage der Deutungen von Übertragungen außerhalb der therapeutischen Situation diskutieren lässt. Tatsächlich konnte die sich darin abzeichnende Übertragungsanspielung erst sehr viel später aufgegriffen werden (s. u.).

Die nachfolgenden Variationen im Verständnis dieses Ausschnitts werden zunächst zur Illustration der Anwendung unterschiedlicher Modelle und Perspektiven dargestellt. Die Möglichkeiten der Übertragungsdeutung aus der jeweiligen Perspektive werden skizziert.

Grundsätzlichen Fragen zur Deutung, d. h. zur Mitteilung dieser Überlegungen gegenüber dem Patienten, wird weiter unten nachgegangen.

Triebtheoretische Perspektive: Eine triebtheoretische Perspektive würde auf die offenkundigen Konflikte des Patienten in der Überwindung einer phallisch-narzisstischen Position fokussieren, die vor allem der Abwehr der realen kindlichen Unterlegenheit dient. Illusionäre Grandiosität verhindert das Aufkommen der Kastrationsangst angesichts der realen Impotenz gegenüber dem Chef/Vater. Behandlungstechnisch wäre der Fokus hier die Deutung des Widerstandes gegen die Interventionen des männlichen Therapeuten zur Abwehr unerträglicher Unterlegenheitsängste und der Erfahrung des Angewiesenseins und der Abhängigkeit. »Ich kann alles schon alleine!«

Ödipaler Konflikt: Wollte man der Spur des reiferen ödipalen Konflikts folgen, ließe sich die Beziehung zum Vater erarbeiten. Hier wäre der intrapsychische Konflikt zwischen dem Hass *auf* den Vater, der Angst *vor* ihm und seiner Rache (Kastration durch Entmachtung zum Küchenjungen in der mütterlichen Küche) sowie der Angst *um* den Vater und der Sehnsucht *nach* ihm zu erarbeiten. Dabei ergab sich im genannten Fall eine erhebliche Komplikation durch die permanente Entwertung des Vaters durch die Mutter mit dem Versprechen, eigentlich der interessantere Partner zu sein (▶ Kap. 22). Dieser ödipale Pseudotriumph des kleinen Jungen erschwerte insbesondere auch das Durchleben und die Bewältigung des *negativen Ödipus* (▶ Kap. 5, Kap. 13). Der entsprechende Übertragungsfokus würde sich hier mit den Ängsten und Wünschen des Patienten beschäftigen, sich einem anderen Mann anzuvertrauen, gewissermaßen hinzugeben und von ihm – wie vom idealisierten Regisseur – an den Tisch des Vaters geholt und dort bewirtet zu werden.

Ich-Psychologie: Als strukturell orientiertes Konzept würde die Ich-psychologische Ausrichtung sicher die Unreife des Ich in der Bewältigung infantiler, präödipaler Triebimpulse und der Forderungen nach grenzenloser Bespiegelung der illusionären Grandiosität fokussieren. Dabei stünden die unreifen Abwehrmechanismen – insbesondere Verleugnung, Idealisierung, Entwertung, Projektion und Introjektion, insgesamt also vor allem spaltungsnahe Prozesse – im Zentrum der Aufmerksamkeit. Der Patient würde dabei unterstützt, den Teufelskreis bewusst zu erarbeiten, der ihn über die unzureichende Frustrationstoleranz immer wieder zum Scheitern an altersgemäßen Entwicklungsaufgaben führt. Ziel wäre ein Arbeitsbündnis mit einem hoffentlich ausreichend kontaktierbaren gesunden Ich-Anteil. Diesen gilt es dann in einem entsprechenden Prozess zu stärken, sodass sich zunehmend reifere Abwehrmechanismen entwickeln können, die um Verdrängung organisiert sind und die das bewusste Ich in seiner Realitätsbewältigung entlasten können. Idealtypisch könnten die infantilen Ansprüche so zumindest beherrschbar und eine altersgemäße Arbeits- und Liebesfähigkeit gefördert werden.

Selbstpsychologische Sicht: Eine selbstpsychologische Sicht dieses Prozesses würde als Hintergrund der geschilderten Szene vor allem das Versagen des Vaters als idealisierbares männliches Selbstobjekt sehen. Damit hätte er dem Patienten geholfen, die Arretierung im frühkindlichen Größenselbst, das durch die Mutter offenkundig über Gebühr und erkennbar missbräuchlich (als *ihr* Selbstobjekt!) bestätigt wurde, zu überwinden. Die hinter der neidisch entwertenden Abwehr des Chefs (als enttäuschendem Selbstobjekt) erkennbare Bewunderung des »bekannten Regisseurs« würde innerhalb der therapeutischen Übertragung dann als Selbstobjektübertragung interpretiert. Herr O. adressiert die entsprechenden Entwicklungsbedürfnisse und -wünsche – und damit vor allem den Wunsch, das immer wieder an der Realität scheiternde infantile Größenselbst zu überwinden – an den männlichen Therapeuten. Zunächst wäre die Abwehr dieser Wünsche aus Angst vor Beschämung und Selbstverlust durchzuarbeiten. In diesem Konzept wäre die Entwicklung reifer intrapsychischer Strukturen, die zu einer Verbesserung der Selbst-Kohärenz führt, nur über die Entwicklung dieser spezifischen idealisierenden Übertragung und die schrittweise »umwandelnde Verinnerlichung« (Kohut 1979; Milch 2001, S. 298; ▶ Kap. 4) der im Therapeuten verorteten Männlichkeit erreichbar. Dazu müssten insbesondere die Krisen entwicklungsspezifischer Frustrationen (▶ Kap. 8), die zunächst als Empathieversagen des Therapeuten erfahren werden, durchgearbeitet werden (▶ Kap. 4, Kap. 8). Die real durchaus altersgemäßen Empathieversagungen durch seinen Chef konnte Herr O. jedenfalls nicht realistisch bewältigen und für seine Entwicklung nutzen.

Rekonstruktion der Vergangenheit: Eine bewusstseinsnähere Rekonstruktion der Vergangenheit würde das bewusste Narrativ des Patienten bezüglich der guten Beziehung zu Mutter und Schwestern sowie des schwachen Vaters, der für ihn keine Rolle gespielt habe, ihn allenfalls bedrängt und schikaniert habe, hinterfragen. Angesichts der szenischen »Wiederkehr des Verdrängten« (▶ Abschn. 23.3.2) ginge es um die Bewältigung des unreifen Vaterbildes (Vertreter einer ungerechten und überfordernden Realität) und die Sehnsucht nach einem liebevollen Vater, der seinen Talenten gerecht wird. Tatsächlich bildet das szenische Narrativ des Patienten – konkordant bewusstseinsnah verstanden – dann zunächst genau diesen ungerechten (Chef) Vater ab, »so war es früher auch immer!«. Weniger bewusstseinsnah findet sich in der fröhlich tafelnden und plaudernden Tischgesellschaft auch die hochidealisierte Gruppierung des kleinen Jungen unter Schwestern und Mutter wieder, in der der »Chef« mit seiner Realität eher stört, »was will er jetzt wieder?«. In der Übertragungsbeziehung bildete sich dieser Konflikt auch immer wieder ab, war aber lange kaum zu bearbeiten, da die Angst vor dem Konflikt sofort zu Unterwerfung und passiver Aggressivität führte.

Objektbeziehungstheoretische kleinianische Sicht: Eine objektbeziehungstheoretische kleinianische Sicht würde auf den Neid und damit verbundene destruktive archaische Affekte fokussieren, an deren Bewältigung der Patient im Grunde fortlaufend scheitert. Am Beispiel des Neides lässt sich zunächst ein basaler Spaltungsprozess zeigen, der bezeichnend für die Dynamik der Narzisstischen Persönlichkeitsstörung ist: Es gibt den hochidealisierten Regisseur, an dessen Tisch er reich bewirtet wird – vor allem mit narzisstischer Speise, die natürlich nie sättigt! –, hier hat er also Anteil am Reichtum des Anderen. Andererseits gibt es den verhassten Wirt, an dem die reale Differenz an Macht, Potenz, Besitz und Urheberschaft leidvoll erfahren wird. In der Folge lassen sich die archaischen Modi der Projektion und Introjektion erarbeiten: Unerträgliche destruktiv-verfolgende hasserfüllte und neidvolle Impulse werden auf das negative Objekt projiziert: Der Chef halte seinen Erfolg und seine Bedeutung am Tisch des Ehrengastes nicht aus, erniedrige ihn dafür vor anderen, zwinge ihn in die Küche usw. Positive, beneidete Aspekte des Anderen werden introjektiv angeeignet: Die Szene spielt »in meinem Laden« und in der Partizipation am Tischgespräch der Künstler wird er im Grunde zur Quelle der Inspiration. In der therapeutischen Übertragung könnte man vor diesem Hintergrund die hartnäckige Zurückweisung, Entwertung und Bekämpfung aller potenziell hilfreichen Aktivitäten des Therapeuten verstehen und durcharbeiten. Insbesondere wäre hier auf die permanente Aufladung der Objekterfahrungen durch die Projektion des eigenen Hasses wegen der Unterlegenheit und die unbewusste Angst vor der Rache dieser intrapsychischen Objekte zu achten. Therapeutisches Ziel wäre die Bewusstwerdung des bisher nicht lösbaren Konfliktes zwischen der Angewiesenheit auf das Gute im Anderen, das er gleichzeitig neidisch zerstört bzw. das er sich illusionär und parasitär aneignet.

Identitätskonflikt oder Identitätsdiffusion: Hier wäre zu diskutieren, ob der Patient tatsächlich unter einem Identitätskonflikt im engeren Sinne leidet. Diese Hypothese würde von mindestens zwei relativ gut konturierten, differenzierten Identitätskonstrukten ausgehen. Objektbeziehungstheoretisch wären das zwei konfligierende Selbstrepräsentanzen. Der Patient selbst schildert scheinbar auch entsprechende Vorstellungen: einerseits den intuitiven, kreativen Künstler, der sich von der materiellen Realität nicht einengen lassen möchte – andererseits den vom Vater erwünschten beruflich erfolgreichen Mann, der Geld verdient und eine Familie ernähren kann. Genauere Exploration lässt aber Zweifel an diesem Konstrukt eines relativ reifen Konflikts aufkommen. Hinter den recht plakativ vorgetragenen Vorstellungen von sich wie auch den jeweils Anderen kann das von Kernberg beschriebene Syndrom der Identitätsdiffusion (▶ Kap. 21) festgestellt werden: Es dominieren extreme Vorstellungen der Objekte und des Selbst, die jeweils von sehr intensiven (positiven **oder** negativen) Affekten und Eigenschaften geprägt sind. In der Konsequenz werden auch ausschließlich idealisierte **oder** entwertete Beziehungen zwischen diesen Repräsentanzen beschrieben. Es wird verständlich, dass Herr O. auf der Basis dieser kaum integrierten Repräsentanzen erhebliche Schwierigkeiten hat, sich in der Realität zu behaupten und eine altersgemäße, funktionale berufliche wie private Position einzunehmen. Stattdessen findet er sich wiederkehrend in der Lage des Missverstandenen wieder, der gewissermaßen bei moralischer Überlegenheit von unten auf die Anderen herabblickt.

Abbildung 23-1 gibt noch einmal einen Überblick über die »Deutungspfade«, die den o. g. Perspektiven bei Sandler & Sandler (1988) entsprechen. Selbstverständlich gibt es zahlreiche Überschneidungen und denkbare Querverbindungen, wie in der Abbildung in einigen Fällen angedeutet. Diese würden in vollständiger Version sowohl den Rahmen der grafischen wie auch der sprachlichen Darstellbarkeit sprengen. Die Ausführungen sollten aber bereits verdeutlichen, dass es *die* richtige Deutung nicht gibt.

Das o. g. Fallbeispiel wurde ausgewählt, weil es für viele Aspekte der Übertragungsthematik typisch, in mancher Hinsicht aber auch scheinbar untypisch ist. Es veranschaulicht, dass es nicht nur manchem Ausbildungskandidaten, sondern durchaus auch erfahrenen Therapeuten leicht entgehen kann, wenn scheinbar alltägliche Szenen geschildert werden, deren substanzieller Mitteilungsgehalt dann u. U. verloren geht. Im vorliegenden Fall wurde der generelle Übertragungscharakter der Szene an der enormen affektiven Aufladung der Schilderung recht schnell spürbar, sodass die bereits zu Beginn des Kapitels genannte Definition der »subjektiven Bedeutungszuschreibung« (Herold & Weiß 2014, S. 1006) hier voll zutrifft.

Gleichzeitig wird an diesem Beispiel auch deutlich, dass ein modernes Verständnis der Übertragungsprozesse und des technischen Umgangs mit ihnen bereits den Schritt vom rein triebtheoretischen Verständnis einer bloßen Reaktualisierung infantiler psychosexueller Stufen, Fixierungen und Besetzungen sowie deren bloßer Wiederholung in Form der Übertragung auf den Therapeuten hin zu einem sehr viel komplexeren Verständnis der Übertragungsdynamik beinhaltet.

23.3.2 Die Wiederkehr des Verdrängten: Das Vergangene in der Gegenwart oder die Gegenwart in der Vergangenheit?

Sandler & Sandler (1985) haben sich ausführlich mit der Frage der Wirksamkeit der Vergangenheit in der Gegenwart (und umgekehrt!) befasst und schlagen das folgende hilfreiche Modell vor:

»Das vom Vergangenheits-Unbewußten repräsentierte ›Kind im Erwachsenen‹ ist überdies ein objektbezogenes Kind, und seine wirklichen wie phantasierten Objektbeziehungen sind viel zu komplex und interpersonell, als daß man sie einfach in Termini der ›Besetzung von Objekten mit Triebenergie‹ beschreiben könnte.« (Sandler & Sandler 1985, S. 802; Hervorhebung i. O.)

Das Konzept der Autoren, zwischen einem *Vergangenheits-Unbewussten* und einem *Gegenwarts-Unbewussten* zu unterscheiden, kann helfen, Probleme im Umgang mit Behandlungssituationen wie der o. g. zu erhellen. Unter anderem geht es

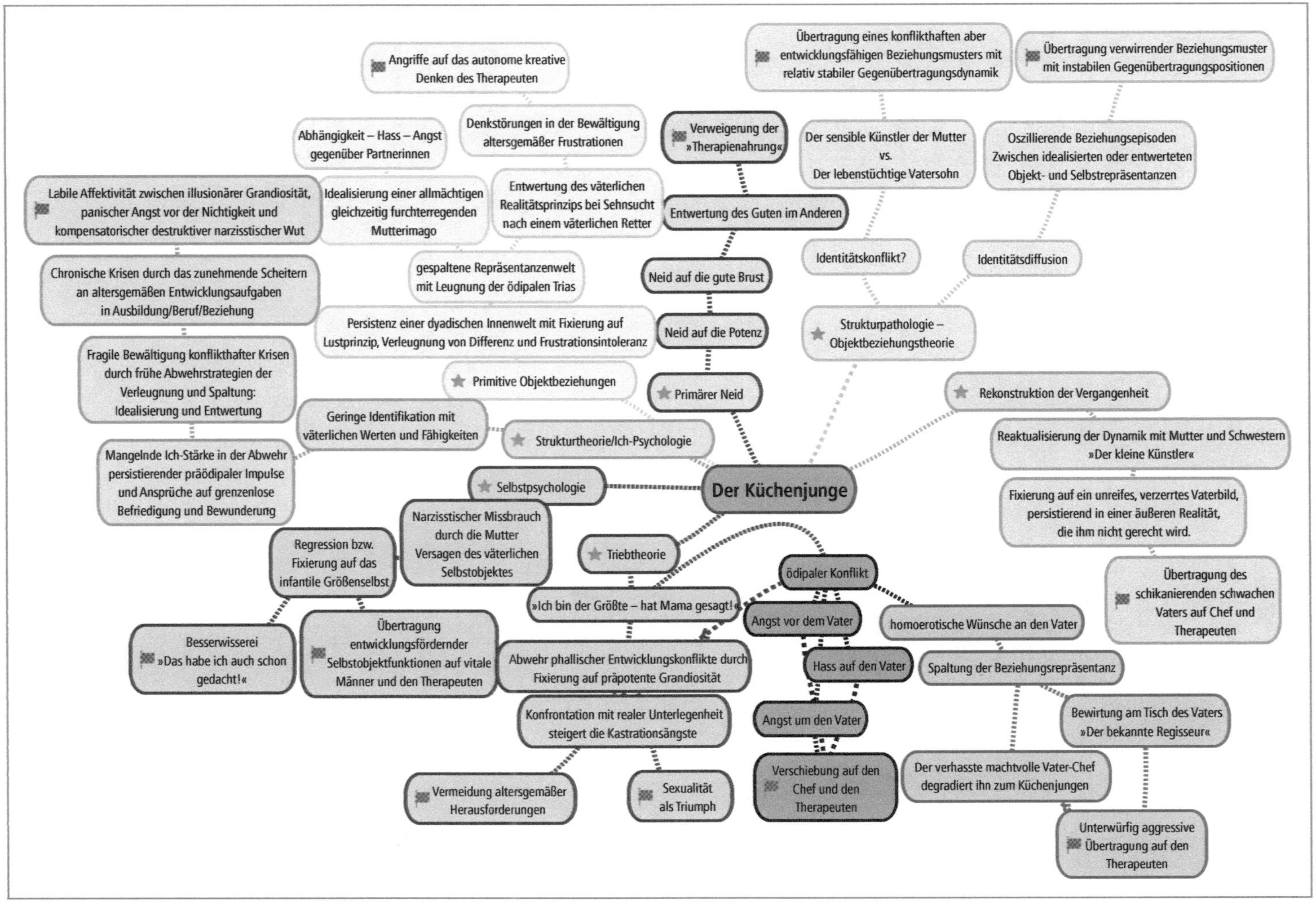

Abb. 23-1 Mögliche Deutungspfade aus verschiedenen psychoanalytischen Perspektiven

um die Schwierigkeit, frühkindliche Impulse mit ihrer Verwobenheit in archaische Objektbeziehungen (Vergangenheits-Ubw) von späteren Bearbeitungen dieses Materials – die Freud als *Nachträglichkeit* konzeptualisiert hatte – zu unterscheiden. Letztere folgen den Autoren zufolge insbesondere den in der frühen Schulzeit (Latenz) übernommenen Idealen und Über-Ich-Geboten, die dem Schutz vor Beschämung dienen:

»*Obwohl das Vergangenheits-Unbewußte in der Gegenwart aktiv ist und von inneren und äußeren Erlebnissen im Hier und Jetzt stimuliert wird, stellen wir uns das von uns so benannte Gegenwarts-Unbewußte als eine ganz andersartige funktionale Organisation vor. Topisch kann man es als ein System betrachten, das zwischen dem Vergangenheits-Unbewußten einerseits und dem Bewußtsein und der Motilität andererseits angesiedelt ist. In vieler (aber sicherlich nicht in jeder) Hinsicht korrespondiert es dem System Vorbewußt des topischen Modells und dem unbewußten Ich der Strukturtheorie. Während das Vergangenheits-Unbewußte im Sinn der Vergangenheit agiert und reagiert, beschäftigt sich das Gegenwarts-Unbewußte mit der Aufrechterhaltung des Gleichgewichts hier und heute und betrachtet einen aus dem Vergangenheits-Unbewußten stammenden Impuls als aufdringlich und beunruhigend. Da dieser Impuls unpassend (und oft potentiell desintegrativ) ist, muß das Gegenwarts-Unbewußte auf angemessene Weise mit ihm fertig werden.*« (Sandler & Sandler 1985, S. 804)

Auch diese – für die Behandlungstechnik wesentliche – Differenzierung kann an o.g. Sequenz veranschaulicht werden: Es macht einen großen Unterschied, ob sich der Therapeut primär oder sogar ausschließlich auf archaische Ursprünge der geschilderten Dynamik (»Er hat alles und ich habe nichts und kann nichts!«) oder auf die bewusstseinsnäheren Umformungen im Gegenwarts-Unbewussten nach Sandler & Sandler (1985) bezieht. Im ersten Fall würde er sich u. U. zu schnell in Richtung auf sehr beschämende Erfahrungen des Patienten bewegen, der in diesem Zusammenhang häufig von unerträglichen und daher kaum zu integrierenden Impotenz- und Nichtigkeitszuständen überflutet wurde. Aus der zweiten Perspektive würde man vielleicht eher im Rahmen der Übertragungsbeziehung (d. h. im »Hier und Jetzt«) über die Befürchtungen, aber *auch* die diesbezüglichen Wünsche des Patienten (d. h. seinen intrapsychischen Konflikt) sprechen, seine Begegnung mit einem Mann in einer Weise zu gestalten, die nicht den einen beschämt/entwertet und den anderen triumphierend daraus hervorgehen lässt.

In dieser Bearbeitung frühkindlicher Prozesse im Hinblick auf die gewissermaßen gerade noch vor dem Über-Ich vertretbare Darstellbarkeit in der gegenwärtigen Beziehungssituation – und in dieser Hinsicht der Traumarbeit vergleichbar – besteht also die wesentliche Leistung und Funktion des unbewussten Übertragungsprozesses:

»*[…] von diesem Punkt an können wir von Übertragung sprechen; also dann und wenn die Person des Analytikers in die heutige Version des Kindheitsimpulses einbezogen wird; denn Inhalt dieses frühen Impulses wird zwangsläufig, in dieser oder jener Form, eine Interaktion zwischen Selbst und Objekt sein. Übertragungsimpulse repräsentieren – wie alle anderen Impulse im Gegenwarts-Unbewußten – erwachsene Formen infantiler Wünsche.*« (Sandler & Sandler 1985, S. 805)

Die Autoren betonen wiederholt ihre Auffassung der zentralen Stellung einer Deutungstechnik im oben genannten Sinne, d. h. mit einer Fokussierung auf den inneren Konflikt des Patienten hier und jetzt.

Nur so kann die therapeutische Aufgabe

gelingen, die für jeden Menschen beschämenden Kompromisslösungen der frühen Zeit, die bis heute wirken, überhaupt bewusst werden zu lassen:

»[...] und es ist die Aufgabe des Analytikers, sie auf eine Weise rückgängig zu machen, daß die unannehmbaren erwachsenen Versionen der infantilen Triebwünsche dem Patienten im Denken, Phantasieren oder in soziosyntonen Handlungen erträglich werden können. Zu diesem Zweck müssen wir dem Patienten ständig vermitteln, daß wir wissen, wie schwer es ist, mit dem momentanen Konflikt fertig zu werden, wie naheliegend es ist, daß er sich in einer verzwickten Lage befindet, und wie demütigend es für ihn sein muß, dem Analytiker seine ›törichten‹ oder ›dummen‹ Seiten zu enthüllen.« (Sandler & Sandler 1985, S. 827; Hervorhebung i. O.)

Gill (1982, S. 177) äußert sich in diesem Zusammenhang ähnlich:

»Ich betrachte die Übertragung immer als ein Amalgam zwischen Vergangenheit und Gegenwart und nicht so sehr primär als eine Verzerrung der Gegenwart durch die Vergangenheit. Insoweit die Gegenwart in der Übertragung repräsentiert ist, gründet sie in einer Reaktion auf die unmittelbare analytische Situation, wie sie dem Patienten plausiblerweise möglich ist.«

Dieser zentrale Faktor soll noch einmal ausdrücklich betont werden, da seine Bedeutung für die Ausbildung in psychodynamischen Verfahren sowie für die therapeutische Praxis kaum hoch genug eingeschätzt werden kann.

Es handelt sich bei Übertragungsprozessen *immer* um die unbewusste Mitteilung – sei es in sprachlicher Form oder in Form einer präverbalen szenischen Kommunikation – eines *intrapsychischen* Konfliktes. Seine Wurzeln reichen stets in die frühen Jahre, oft bis in die vorsprachliche Kindheit zurück, d. h. er ist mit Impulsen verbunden, die in früher Zeit durchaus Ich-synton waren (»bewußtseinssynton«; Sandler & Sandler 1985, S. 803), dann aber »bewusstseinsdyston«, d. h. für das Ich nicht mehr annehmbar wurden und letztlich gegen Ende der ödipalen Phase der Verdrängung unterlagen. Es ist ein wesentliches Merkmal dieser infantilen Impulse, dass sie ursprünglich mit mentalen Prozessen, archaischen Weltanschauungen (z. B. dem Talionsprinzip »Auge um Auge«) und spezifischen Abwehroperationen (Projektion, Verschiebung, Verleugnung) verbunden waren, die dem Gegenwarts-Unbewussten und erst recht den Ansprüchen des reiferen Ich nicht standhalten. Dieser archaische Hintergrund, vielleicht spricht man eher von *Untergrund*, sollte vom Therapeuten immer mitgedacht, wenn möglich mitgefühlt werden. Er ist in der Tiefe dafür verantwortlich, dass gerade das in Krisen und während intensiver therapeutischer Prozesse labilisierte Ich/Selbst des Patienten u. U. massive Abwehroperationen unternimmt, da es durch die genannten Prozesse in Gefahr gerät. Wegen der o. g. Prozesse enthält die Übertragungsmitteilung also stets Inhalte aus ganz verschiedenen Entwicklungsphasen und Schichten des Unbewussten. Auch das sollte immer mitbedacht werden, da gerade weniger erfahrene Therapeuten manchmal dazu neigen, aus Übertragungsprozessen schnell und linear auf konkrete historisch/biografische Prozesse und vermeintliche Fakten zu schließen.

Wenn man im o. g. Beispiel der Spur der verführerischen Mutter und des schwachen schikanösen Vaters folgte, wäre es z. B. nicht zu beurteilen, ob der Patient real »Opfer« der geschilderten missbräuchlichen Prozesse im Rahmen einer fragwürdigen ehelichen Beziehung geworden war oder aus einer ganz anderen Dynamik heraus unbewusst auf das perverse inzestuöse Narrativ fixiert ist. Zu denken wäre etwa an eine übermäßige Bestätigung seiner vermeintlichen oder realen Kreativität durch die Mutter, die in *ihm* eine eigene Größenfantasie perpetuierte, die durch keinen nennenswerten ödipalen Reifungsprozess erschüttert wurde und die dem Patienten nun als erwachsenem Mann eine altersgemäße männliche psychosexuelle Identität mit entsprechender Arbeits- und Beziehungsfähigkeit unmöglich macht.

Eine vergleichbare Perspektive auf Übertragungsrepräsentationen wird auch von Kernberg vertreten:

»*Die Übertragungsanalyse besteht in einer Analyse der Reaktivierungen verinnerlichter vergangener Objektbeziehungen im Hier und Jetzt […] Anders als die Theoretiker der zwischenmenschlichen Objektbeziehungen […] und im Gegensatz zu Kohuts Selbst-Psychologie fasse ich verinnerlichte Objektbeziehungen nicht als Widerspiegelungen tatsächlicher ehemaliger Objektbeziehungen auf, sondern nehme an, daß sie sich aus realitätsgerechten und phantasierten – und oft stark verzerrten – Internalisierungen von solchen vergangenen Objektbeziehungen und aus Abwehrmaßnahmen gegen diese zusammensetzen […]*« (Kernberg 1992 [1997d], S. 135)

Auch Heimann (1957) betont im Hinblick auf das therapeutische Ziel:

»*Sein* [des Analytikers; Anm. d. V.] *oberstes Ziel ist es, das Ich des Patienten dahin zu bringen, daß es die intrapsychischen und interpersonellen Vorgänge, so wie sie in der unmittelbaren Situation auftreten, wahrnimmt. Der Wahrnehmungsverlust mit seinen Folgeerscheinungen, den der Patient bei seinen Versuchen, seine Konflikte mit den ursprünglichen Objekten zu lösen, erlitten hatte, also seine Abwehrmaßnahmen in Gestalt von Verleugnung, Verdrängung, Isolierung, Spaltung usw., werden in der Übertragung aktuell und manifest. Seine Wahrnehmung ist vermindert und verzerrt, seine Denkprozesse sind repetierend, abschweifend, blockiert, den Kern der Sache umgehend; er ist sich dieser Defekte in seinen Ichfunktionen nicht oder nur dunkel bewußt. Realistische Wahrnehmung und Bewertung sind durch Illusion, Wahn oder Halluzination ersetzt. Daher hat der Analytiker nicht nur oder nicht in erster Linie zu interpretieren, was in der Vergangenheit geschah, sondern was eben jetzt geschieht. Eine Frage, die sich ein psychodynamischer Therapeut beständig vorzulegen hat, lautet: ›Warum tut der Patient jetzt dies, was tut er und auf wen bezogen?‹ Die Antwort auf diese Fragen bildet die Übertragungsdeutung.*« (Heimann 1957, S. 409; Hervorhebung i. O.)

23.3.3 Übertragungsdeutungen

Eine vertiefte Auseinandersetzung mit dem Phänomen der Übertragung ist also mit der technischen Frage der Deutung verbunden. Aus den historischen Entwicklungen heraus hatte sich vor allem vor dem Hintergrund Ich-psychologischer Konzeptualisierungen bis vor wenigen Jahrzehnten eine Deutungstechnik etabliert, die Thomä & Kächele (2006, S. 79) komprimiert so zusammenfassen:

- »*Was wird momentan mir gegenüber wiederholt?*
- *Welche unbewussten Wünsche und Ängste werden jetzt inszeniert?*
- *Wie werden sie abgewehrt?*
- *Und – vor allem: Wem haben sie gegolten?*«

Wie die Autoren zeigen, entwickelte sich aus dieser Perspektive »eine Deutungstechnik, die sich primär an Erinnerungen wendet und die gegenwärtige Beziehung, also die interaktionelle Betrachtungsweise, auf den zweiten Platz verweist« (Thomä & Kächele 2006, S. 79). Diese Behandlungstechnik kann dazu führen, dass die authentischen, affektgeladenen Erfahrungen des Patienten u. U. zu schnell für historisch-biografische Rekonstruktionen (genetische Deutungen) verwendet werden.

Es besteht heute allgemeine Übereinstimmung darin, dass verfrühte genetische Deutungen, also Rekonstruktionen der biografischen Vergangenheit, früher Objektbeziehungen, infantiler Konflikte usw., zumindest nutzlos, häufig aber auch schädlich sind.

So zeigt Racker (1959 [1988], S. 19 ff.), dass Freuds Erwartungen an den therapeutischen Nutzen isolierter rekonstruktiver Deutungen weitgehend enttäuscht wurden, weil sie von den Patienten als Ich-fremd empfunden und allenfalls intellektuell verarbeitet würden. Das eigentliche Ziel der psychoanalytischen Behandlung, das bewusste Wiedererleben des Verdrängten und die »Wiederherstellung der Ganzheit der Persönlichkeit« (Racker 1959 [1988], S. 20), könne nur erreicht werden, wenn man sich mit dem aktuellen psychischen Prozess des Patienten und damit vor allem seinen intrapsychischen Konflikten beschäftige. Dazu ist es unerlässlich, sich mit den Widerständen des Patienten zu befassen und diese in ihren Ursachen und Funktionen zu begreifen.

Eine modernere Sichtweise würde also versuchen, der dyadischen Beziehungsdynamik im Hier und Jetzt der aktuellen Begegnung zwischen Patient und Therapeut gerecht zu werden.

Wie Thomä & Kächele (2006, S. 84 ff.) ausführlich diskutieren, ist dieser Schritt nur zu bewältigen, wenn die klassische Ein-Person-Perspektive (»Was bringt der Patient aus seiner unbewussten Vergangenheit in seine Wahrnehmung der Gegenwart hinein und wie ist das zu interpretieren?«) in eine Zwei-Personen-Perspektive überführt wird. Aus den zahlreichen damit verbundenen Konsequenzen seien hier nur die Anerkennung des Einflusses des Therapeuten und damit auch die Anerkennung aktueller Wahrheiten und deren Wahrnehmung durch den Patienten genannt.

Thomä & Kächele (2006) weisen auf die Verzerrungen, insbesondere aber auch auf die Kränkungen hin, die durch ein Festhalten an einer vermeintlich orthodoxen Deutungstechnik entstehen können:

»*Zwar kann es auch entlastend wirken, wenn eine Regung in die Vergangenheit zurückversetzt wird, weil der Patient dadurch von einem ich-fremden Impuls in der Gegenwart befreit wird, wie das A. Freud (1936, S.24) beschrieben hat. Wesentlich ist aber, ob die Übertragungsdeutung so angelegt ist, als bilde sich der Patient im Hier und Jetzt alles nur ein. Dadurch wird die situative Wahrheit der Wahrnehmung des Patienten übergangen, und es ergeben sich oft schwer wiegende Zurückweisungen und Kränkungen mit nachfolgenden Aggressionen.*« (Thomä & Kächele 2006, S. 87)

Die Autoren plädieren u. a. dafür, die realistischen situativen Wahrnehmungen des Patienten – vor allem bezüglich des Verhaltens des Therapeuten, der Gegebenheiten seiner Praxis usw. – ähnlich wie den Tagesrest in der Traumanalyse zu nutzen. Dadurch werde nichts vom Privatleben des Analytikers enthüllt, aber die Atmosphäre in Richtung auf eine größere Bereitschaft erweitert, Wahrnehmungen des Patienten grundsätzliche Plausibilität einzuräumen. Dieser Schritt soll abschließend an obiger Behandlungssequenz veranschaulicht werden.

Die skizzierten »Deutungspfade« haben gezeigt, in welche Richtung mit dem jeweiligen theoretischen Hintergrund – z. B. einer der »vier Psychologien« – gedacht werden kann, um die unbewusste Dynamik des Patienten zu ergründen. Damit lässt sich aber natürlich noch nicht plausibel begründen, wie technisch in einer konkreten Situation vorgegangen, d. h. was gedeutet werden sollte. Die unmittelbare Mitteilung der genannten Überlegungen würde nämlich genau den eben diskutierten Schablonen entsprechen, sei es einer genetischen Deutung eines ödipalen Konflikts, sei es der unmittelbaren Deutung einer unbewussten Fantasie bezüglich eines archaischen Objekts, etwa des primären Neides nach Klein.

Fortsetzung Fallbeispiel »Der Küchenjunge«
Der Therapeut ging in der geschilderten Szene anders vor. Ihm wurde bewusst, dass er den Schilderungen des Patienten mit einer wachsenden Gereiztheit folgte, die er sich zunächst nicht erklären konnte. Er musste daraus schließen, dass er sich unwillkürlich mit dem Chef des Patienten – der negativen Vaterimago – identifiziert hatte.
Darüber erinnerte er sich, dass der Patient ihn vor einiger Zeit bewundernd und anerkennend auf seine Kleidung angesprochen hatte. Ihm sei der Anzug aufgefallen, mehr noch die neuen Schuhe, die seien sicher nicht billig gewesen, er kleide sich sehr geschmackvoll.
Die zunächst empfundene moderate homoerotische Schmeichelei mit narzisstischer Aufwertung – analog zum Regisseur in der o. g. Szene – wendete sich in ein unbehagliches Gefühl der Bedrohung durch den dahinter wirkenden Neid.
Der Therapeut brachte den Einfall zur Sprache und verband ihn mit einer Deutung: »Ich erinnere mich, dass Sie vor einigen Stunden über meine Kleidung sprachen. Ich frage mich, ob sich dahinter nicht auch sehr widersprüchliche Gefühle verbergen, die Sie vielleicht noch nicht gerne ansprechen?«
Die Intervention löste eine heftige Bewegung im Patienten aus. Er bestätigte umgehend die kontroversen bewundernden, aber eben auch neidischen Gefühle dem Behandler gegenüber und brachte so seine negative Übertragung in die bewusste Auseinandersetzung ein, die andernfalls in der Verschiebung auf Dritte verblieben wäre.
Es folgte eine mehrwöchige Auseinandersetzung mit der fragilen männlichen Identität des Patienten, in deren Verlauf er selbst die Beziehung zu seinem Vater thematisierte und zahlreiche Erinnerungen an Kränkungen und Enttäuschungen auftauchten. Darüber wurde auch zugänglich, dass sich Herr O. in letzter Zeit häufig kaum noch inhaltlich mit den Interventionen des Therapeuten beschäftigt hatte. Ihm sei sehr bewusst, dass er hier der Kranke sei, ihn ärgere aber maßlos, dass er eine solche berufliche Identität wie der etwa zehn Jahre ältere Therapeut niemals mehr werde erreichen können. Darüber komme er nicht hinweg.

Das Beispiel illustriert die Bedeutung »atemporaler Konstruktionen der unbewussten Bedeutungen im Hier und Jetzt« (Kernberg 1992 [1997d], S. 145), mit denen man vorzeitige Festlegungen auf bestimmte Entwicklungsstadien und genetische Rückschlüsse vermeidet.

Mit der wichtigen Reflexion der eigenen Gereiztheit durch den Behandler verweist der skizzierte Verlauf auch bereits auf die Bedeutung der Gegenübertragung im Verständnis einer modernen Behandlungstechnik, die im Folgenden dargestellt werden soll.

23.4 Gegenübertragung

Das Phänomen der Gegenübertragung hat ein vergleichbares Schicksal – vom Hindernis zum Instrument – erfahren wie das der Übertragung. Allerdings hat es aus verschiedenen Gründen sehr viel länger gedauert, bis die volle Bedeutung und vor allem der Nutzen dieser unbewussten Dynamik für die psychodynamische Psychotherapie erkannt und konzeptualisiert wurden. Die damit verbundenen theoretischen, vor allem aber die behandlungstechnischen Probleme sind bis heute keineswegs gelöst.

Wie Thomä & Kächele (2006, S. 98 ff.) ausführen, sind dafür sicher unterschiedliche Motive verantwortlich. Zum einen musste sich die Psychoanalyse mit der Gefährdung durch missbräuchliche Verwicklungen des Therapeuten auseinandersetzen, die um 1910 an Häufigkeit zunahmen und den Ruf der jungen Wissenschaft zu ruinieren drohten. Eine atmosphärisch dichte Darstellung dieser konfliktreichen Prozesse bietet der Film des kanadischen Regisseurs David Cronenberg aus dem Jahre 2011, *A Dangerous Method*, in der deutschen Übersetzung (bezeichnenderweise!): Eine dunkle Begierde.

Zum anderen spielte sicher die Orientierung an einem Wissenschaftsideal eine Rolle, das in der o. g. Spiegelanalogie seinen deutlichsten Ausdruck fand. Thomä & Kächele (2006) führen diese Tradition bis auf Francis Bacon in das 17. Jahrhundert zurück:

»*[...] und zwar auch dort schon verbunden mit der Objektivitätsvorstellung, dass nach der Reinigung des beobachtenden reflektierenden Spiegels und der Beseitigung aller subjektiven Elemente die wahre Natur zum Vorschein komme. Daraus leitet sich die Forderung ab, die Gegenübertragung, also die blinden Flecken des Spiegels und andere Verunreinigungen zu beheben. Aus der Forderung, die eigenen neurotischen Konflikte und insbesondere ihre Manifestation in der Gegenübertragung dem Patienten gegenüber zu überwinden, entwickelte sich eine geradezu phobische Einstellung den eigenen Gefühlen gegenüber.*« (Thomä & Kächele 2006, S. 98 f.)

Dieser Hintergrund sollte bedacht werden, wenn heute bisweilen sehr vollmundig Kritik an Freud geäußert wird, der die Gegenübertragung nicht angemessen eingeschätzt habe usw.

Der dynamische Zusammenhang mit der Übertragung war ihm jedenfalls sehr wohl deutlich, wie Thomä & Kächele (2006) aufzeigen. Bereits 1910 benennt Freud ihre Herkunft »durch den Einfluß des Patienten auf das unbewußte Fühlen des Arztes« (Freud 1910d [1999], S. 108).

Dieser Befund führte ihn auch zu der Erkenntnis, »daß jeder Psychoanalytiker nur so weit kommt, als seine eigenen Komplexe und inneren Widerstände es gestatten« (Freud 1910d [1999], S. 108). Daraus leitete sich dann die zwingende Notwendigkeit einer Lehranalyse während der Ausbildung zum Psychoanalytiker ab. Dieser Zusammenhang hat bis heute nichts von seiner Dringlichkeit verloren und stellt nach wie vor die Grundlage der obligatorischen Selbsterfahrung in allen psychotherapeutischen Verfahren dar.

23.4.1 Die Gegenübertragungsanalyse

Thomä & Kächele (2006) weisen in ihrer Arbeit überzeugend nach, dass es seit der frühesten Entwicklungsphase der psychoanalytischen Konzepte immer wieder Versuche unterschiedlichster und z. T. sehr namhafter Psychoanalytiker gegeben hat, den Blick auf die Gegenübertragung zu erweitern.

Eine nachhaltige Veränderung gab es aber offenbar erst in der Rezeption eines Vortrags von Paula Heimann, den sie 1950 beim Internationalen Psychoanalytischen Kongress in Genf hielt. Wie kontrovers ihr Beitrag war und immer noch ist, mag auch daran abgelesen werden, dass die deutsche Übersetzung erst 1996 veröffentlicht wurde! Heimanns Konzept enthält zentrale Fortschritte:

- den Schritt zur **ganzheitlichen Auffassung der Gegenübertragung**, die bis heute als mehrheitlich akzeptiert gilt und in der sämtliche Reaktionen des Analytikers auf seinen Patienten betrachtet und genutzt werden sollen
- den Erkenntnisschritt, die Gegenübertragung sei grundsätzlich die **Schöpfung des Patienten**, ein Teil seiner Persönlichkeit, die er auf dem Wege der projektiven Identifizierung in den Analytiker hineinbringe

Die **Gegenübertragungsanalyse** wurde so das wesentliche diagnostische Hilfsmittel für die Wahrnehmung unbewusster Dynamik im Patienten. Damit war nun die Tür geöffnet, aus der oft peinlich verschwiegenen, weil vermeintlich neurotischen Reaktion des Analytikers auf seinen Patienten ein hochgeschätztes Forschungsinstrument für unbewusste Prozesse werden zu lassen.

Thomä und Kächele (2006, S. 102) sprechen in Bezug auf die Gegenübertragung sogar von der »Verwandlung vom Aschenputtel zur strahlenden Prinzessin«, weisen allerdings zu Recht auf diverse erkenntnistheoretische wie behandlungstechnische Probleme hin, die in der Folge dieses Paradigmenwechsels bis heute auftreten und auch von Heimann (1964) selbst bereits kommentiert wurden:

- Es kann zu naiven und ungeprüften Rückschlüssen auf unbewusste Prozesse im Patienten kommen, die ausschließlich durch die Klärung von Fantasien und affektiven Reaktionen des Analytikers begründet werden.
- Der theoretische Hintergrund dieser Prozesse wird häufig auf die vom Unbewussten des Patienten zum Unbewussten des Behandlers gehenden Prozesse der Projektion und Introjektion, letztlich auf empathische Wahrnehmung reduziert. Damit kommt es zu einem Wahrheitsverständnis, letztlich sogar einem Erkenntnisanspruch, die nicht mehr zu hinterfragen sind.

Thomä & Kächele (2006, S. 112) sprechen sogar von einer »Gegenübertragungseuphorie, die nun mancherorts an die Stelle ihrer früheren Vermeidung getreten« sei.

Mit diesem Dilemma ist, insbesondere für Ausbildungskandidaten, nicht leicht umzugehen, zumal sich offenbar insbesondere in deutschen Ausbildungsinstituten ein Modus Operandi etabliert hat, der weitreichenden Gebrauch von oben genanntem ganzheitlichem Verständnis der Gegenübertragung macht. Wenn man Thomä & Kächele (2006, S. 108 f.) folgt, tritt dieses Phänomen z. B. in den englischen Instituten nicht annähernd so ausgeprägt auf. Es führt auch nach Erfahrungen der Autoren dieses Buches im Rahmen von Fallsupervisionen in der Gruppe häufig dazu, dass sämtliche Reaktionen aller Seminarteilnehmer als Ausdruck unbewusster Prozesse des jeweils vorgestellten Patienten verstanden und in der Folge zu mehr oder weniger stimmigen Hypothesen amalgamiert werden. Dass dabei häufig hocherfreut überwiegend selbstversteckte Ostereier gefunden werden, dürfte offensichtlich sein.

Das Problem in seiner ganzen Komplexität ist hier sicherlich nicht erschöpfend zu behandeln, es werden im Folgenden jedoch einige Perspektiven zur Differenzierung vorgeschlagen.

23.4.2 Die Dimensionen der Gegenübertragung

Wie zahlreiche Autoren betonen, müsse die Entstehung der Gegenübertragung auch und gerade angesichts eines flexibleren und beziehungsorientierten Umgangs aus unterschiedlichen Quellen anerkannt werden.

So nennt Margaret Little schon 1951 folgende vier Dimensionen der Gegenübertragung:

- die unbewussten Haltungen gegenüber dem Patienten
- die neurotischen Übertragungen des Therapeuten
- die nichtneurotischen Reaktionen des Therapeuten
- die Gesamtheit seiner Haltungen gegenüber dem Patienten

Thomä & Kächele (2006, S. 106) unterscheiden die folgenden drei Quellen:

- die blinden Flecken des Therapeuten
- das Echo der unbewussten Prozesse des Patienten in der emotionalen Erfahrung des Therapeuten
- die Auswirkungen der bewussten und unbewussten theoretischen Auffassungen des Analytikers

Auch Kernberg (1992 [1997d], S. 148 ff.) benennt verschiedene Ursprünge in der Entstehung der Reaktionen des Analytikers auf den Analysanden: Er weist zum einen auf die Gefahren hin, die aus der Reaktivierung unanalysierter schwerer Charakterpathologie aufseiten des Behandlers erwachsen können, was u. U. »Resonanzschwingungen« mit der Pathologie des Patienten und ein mögliches Ausagieren der Gegenübertragung zur Folge hätte. Im Zusammenhang mit den unbewussten Reaktionen des Analytikers auf die Übertragung des Patienten betont Kernberg die Möglichkeit der »Übertragung des Analytikers«. Er grenzt davon die »realitätsangemessenen Reaktionen« des Behandlers auf die Übertragung des Patienten sowie auf dessen Lebensrealität ab. Diese seien insbesondere in der Behandlung von Patienten mit schwerer Charakterpathologie von besonderer Bedeutung, da diese häufig über längere Zeit aus Angst vor Beschämung und Abhängigkeit einen intensiven Übertragungswiderstand aufrechterhielten. Die Nutzung der Gegenübertragungsreaktionen sei dann oft der einzige Weg, Zugang zur abgespaltenen inneren Realität des Patienten zu finden.

Kernberg weist in diesem Kontext darauf hin, dass es neben den Kommunikationswegen der verbalen und nonverbalen Mitteilungen noch einen dritten Kanal gebe, den er den »stets vorhandenen, aber latenten Raum der analytischen Begegnung« nennt (1992/1997d, S. 144). Dieser Raum, den man in Anlehnung an Fonagy (► Kap. 11) vielleicht auch den *gemeinsamen mentalen Raum* nennen könnte, in welchem gemeinsam über die Beziehungsprozesse nachgedacht werden kann, ist in der Begegnung mit strukturell gestörten Patienten häufig in Gefahr. Es kommt dann zu Pseudo-(Als-ob-)Gesprächen, der Prozess der echten Auseinandersetzung stagniert. Oder der Beziehungsraum wird von widersprüchlichen, schnell wechselnden Affekten und scheinbar unterschiedlichen Identitäten dominiert, die kaum als kohärente Beziehungsrepräsentanzen zu verstehen sind.

23.4.3 Das Konzept der konkordanten und komplementären Gegenübertragung

Heinrich Racker veröffentlichte bereits 1959 in Argentinien seine Arbeit zur »Übertragung und Gegenübertragung«, die nach wie vor zu den wichtigsten behandlungstechnischen Schriften der psychoanalytischen Verfahren zählt. Er baut vor allem auf Heimanns o. g. Arbeit (1964) auf, deren grundlegende Annahme der Kommunikation des Unbewussten des Patienten mit dem Unbewussten des Therapeuten er teilt. Gleichzeitig sind ihm die Gefahren der Dynamik sehr bewusst und er weist der Gegenübertragung in Analogie zu Freuds Verständnis der Übertragung drei fundamentale Bedeutungen zu:

»*Sie kann die größte Gefahr und zugleich ein wichtiges Werkzeug für das Verstehen und damit für die Deutungsarbeit des Analytikers sein. Außerdem wirkt sie sich auf das Wesen und Verhalten des Analytikers aus, auch insofern, als er für den Analysanden das Objekt beim Wiedererleben der Vergangenheit ist; und in dem neuen Lebensabschnitt, den die analytische Situation für ihn darstellt, sollte der Analysand auf mehr Verständnis und Objektivität stoßen, als ihm in seiner Kindheit, sei es in Wirklichkeit, sei es in seinen Phantasien, begegnet sind.*« (Racker 1959 [1988], S. 150)

Gerade die letzte Aussage muss erstaunen, verweist sie doch bereits 1959 auf ein dyadisches, also beziehungsorientiertes Verständnis der psychoanalytischen Behandlungsdynamik, das selbst heute oft noch nicht selbstverständlich ist.

Racker hingegen begreift den psychoanalytischen Behandlungsprozess insgesamt vor allem in der Reaktivierung unbewusster Objektbeziehungen in der Übertragung und Gegenübertragung und betont:

»*[...] daß das Wiederholen oder Verwirklichen latenter Objektbeziehungen in der Übertragung die erste große Aufgabe ist, die in der Therapie bewältigt werden muß, obwohl sich ihr die größten Widerstände entgegenstellen.*« (Racker 1959 [1988], S. 90)

Unter diesem Gesichtspunkt diskutiert er die bereits oben mehrfach aufgeworfene Frage des Verhältnisses von Widerstand und Übertragung: Ist die Übertragung der eigentliche Widerstand gegen das Erinnern des Unerträglichen (lieber in der Übertragung wiederholen als wirklich zu erinnern?) oder löst die Übertragung als gewissermaßen gelebte Erinnerung selbst die Widerstände aus? Er kommt zur Antwort einer letztlich komplementären funktionalen Beziehung:

»*Analyse ist im wesentlichen Beseitigen und Überwinden von Widerständen. Dadurch wird die Übertragung [...] machtvoll und tiefgreifend, angsterregend und schmerzlich. Die Widerstände gehen aber gerade darauf aus, zu verhindern, daß leidvolle Objektbeziehungen in der Übertragung aufleben. Die Aufhebung der Abwehr hat zur Folge, daß das Abgewehrte zurückkehrt.*« (Racker 1959 [1988], S. 90)

In seinem radikalen Verständnis der zentralen psychodynamischen Prozesse als Ausdruck hochintensiver und latent bedrohlicher Objektbeziehungen macht Racker nun vor der Analyse der Gegenübertragung als unverzichtbarem Teil eben dieser funktionalen Einheit nicht halt:

»*Denn so wie die Gegenübertragung die psychische Antwort auf die (realen und phantasierten) Übertragungen des Analysanden ist, so ist auch die Übertragung die Antwort auf die (phantasierten und realen) Gegenübertragungen des Analytikers. Die Analyse der die Gegenübertragung betreffenden Phantasien des Analysanden, die Ursachen und Folgen der Übertragungen sind, stellt einen wesentlichen Teil der Übertragungsanalyse dar. Das Erfassen der Phantasien des Analysanden, die sich auf die Gegenübertragung beziehen, hängt wiederum davon ab, wie weit der Analytiker selbst seine Gegenübertragung wahrnimmt, also von Ausmaß, Stetigkeit und Tiefe seiner bewuß-*

ten Beziehungen zu sich selbst lebt.« (Racker 1959 [1988], S. 155)

Dieses längere Zitat wurde ausgewählt, weil es verdeutlicht, für wie unverzichtbar Racker die Wahrnehmung und Auswertung der Gegenübertragung hält. Jeder unbewusste Konflikt in dieser Hinsicht aufseiten des Therapeuten – Racker spricht von »Gegenübertragungskonflikten« (Racker 1959 [1988], S. 155) – führt seiner Auffassung nach zu substanziellen Auslassungen und Mängeln im tieferen Verständnis der Übertragung und damit der wesentlichen unbewussten Objektbeziehungen des Patienten.

Racker macht dafür das nach wie vor bestehende Ideal des »Analytikers ohne Angst und ohne Ärger« (Racker 1959 [1988], S. 156) verantwortlich, das bereits Little (1951, S. 32 ff.; zit. n. Racker 1959 [1988], S. 155) als den »Mythos des unpersönlichen Analytikers« beschrieben hatte. Racker räumt auch mit diesem Mythos, an dessen Aufrechterhaltung unbewusste Anteile des Patienten wie auch des Therapeuten mitwirken, gründlich auf:

»Der ›Mythos der analytischen Situation‹ beginnt schon mit der Behauptung, die Analyse sei eine Angelegenheit zwischen einem Kranken und einem Gesunden. In Wahrheit ist sie eine Angelegenheit zwischen zwei Persönlichkeiten, deren Ich unter dem Druck vom Es, vom Über-Ich und von der Außenwelt lebt; jeder der beiden lebt mit seinen inneren Abhängigkeiten und äußeren Ängsten und pathologischen Abwehrmechanismen und ist noch ein Kind mit seinen inneren Eltern.« (Racker 1959 [1988], S. 156; Hervorhebung i. O.)

Die einzige überhaupt realistische Option einer gewissen Objektivität seitens des Therapeuten setzt Racker zufolge »eine Art innerer Aufteilung voraus, die den Analytiker befähigt, sich selbst (seine Subjektivität oder Gegenübertragung) zum Objekt der Beobachtung und fortgesetzten Analyse zu machen« (Racker 1959 [1988], S. 156).

Von dieser Position aus wird es den Leser nicht mehr verwundern, dass Racker in Bezug auf die behandlungstechnische Dimension auch »sehr starke und sogar pathologische Gegenübertragungsreaktionen« (Racker 1959 [1988], S. 153) einbezieht und als Instrument nutzt. Bei besonders starker Beimengung pathologischer Dynamik seitens des Analytikers spricht Racker dann auch konsequent von einer möglichen »Gegenübertragungsneurose« (Racker 1959 [1988], S. 158).

Deshalb befürwortet Racker in seiner theoretischen Diskussion des Konzepts ›Gegenübertragung‹ ebenfalls die oben als *ganzheitlich* charakterisierte Auffassung, er spricht in diesem Kontext sogar von »totaler Gegenübertragung« und führt aus:

»Gerade das Verschmelzen von Gegenwart und Vergangenheit, das ständige Vermengen von Wirklichkeit und Phantasie, von innen und außen, bewußt und unbewußt, macht einen die gesamte Antwort des Analytikers umfassenden Begriff notwendig und läßt es gleichzeitig ratsam erscheinen, den schon geläufigen Begriff ›Gegenübertragung‹ in diesem Sinne beizubehalten.« (Racker 1959 [1988], S. 158; Hervorhebung i. O.)

Was den Beitrag Rackers nun aber so neu und unverzichtbar macht, ist seine konsequente Analyse der Bestandteile der Gegenübertragung auf der Basis der unterschiedlichen Identifizierungen des Therapeuten, auf denen seinem Verständnis nach das Wesen der analytischen Situation beruht:

- Einerseits komme es zu **konkordanten Identifizierungen** zwischen inneren Strukturen des Analytikers und den entsprechenden inneren Strukturen (Ich, Es, Über-Ich) des Patienten, d. h. er fühlt wie der Patient. Dies nennt Racker die

konkordante Gegenübertragung. In ihr könnte sich der Therapeut z. B. mit dem bedrohten Ich des Patienten identifizieren, das von einem strafenden Über-Ich, einer ängstigenden Vater-Imago o. Ä. verfolgt wird. Er würde dann die entsprechenden Affekte erleben, sich ängstigen und reaktive Impulse entwickeln.
- Andererseits gebe es **komplementäre Identifizierungen**, die bereits Helene Deutsch (1926) erwähnt. Sie bestehen in einer Identifizierung des Therapeuten mit den inneren Objektrepräsentanzen des Patienten, die dieser zurzeit nicht ertragen kann und die er per projektiver Identifizierung abwehrt und im Gegenüber aktiviert. Hier spricht Racker (1959 [1988], S. 162) von der **komplementären Gegenübertragung**. Im obigen Beispiel würde sich der Therapeut dann beispielsweise mit einem verfolgenden Vater-Objekt identifizieren und sexuelle oder aggressive Fantasien bzw. Handlungen des Patienten verurteilen.

Auch Thomä & Kächele (2006, S. 110 ff.) folgen diesem Verständnis der Unterscheidung der Gegenübertragung anhand der Frage: Identifizierung mit einer Selbstrepräsentanz (= konkordant) oder einer Objektrepräsentanz (= komplementär)? Für den letzteren Fall definieren sie:

»*Der Analytiker fühlt dann wie die Mutter oder wie der Vater, während der Patient Gefühle erlebt, wie er sie früher in der Beziehung zur jeweiligen Elternimago empfunden hat.*« (Thomä & Kächele 2006, S. 110)

Erfahrungsgemäß verleitet dieses Verständnis u. U. zu einem recht mechanischen und vereinfachten Gebrauch dieses Konzeptes. Insbesondere wird häufig vernachlässigt, worauf Deutsch bereits 1926 hinwies:

»*Diese UBW-Gegenübertragung ist nicht zu verwechseln mit der grob-affektiven bewußten Beziehung zum Patienten.*« (Deutsch 1926, S. 423; Abk. i. O.)

Sehr oft lassen sich die Spuren dieser komplexen und subtilen – eben unbewussten – komplementären Gegenübertragung erst im Rahmen der Supervision erarbeiten, weil sie sich eher in nonverbaler Weise, z. B. einer bestimmten Haltung dem Patienten gegenüber, zeigen (bzw. verstecken!).

An dieser Stelle kann das objektbeziehungstheoretische Verständnis der Gegenübertragung, wie es Kernberg (1992 [1997d]) aus Rackers Konzept heraus entwickelt hat, die Perspektive hilfreich erweitern:

»*Bei der konkordanten Identifizierung identifiziert sich der Analytiker mit dem, was im Patienten aktiviert ist; bei der komplementären Identifizierung identifiziert sich der Analytiker mit der Instanz, die im Konflikt mit derjenigen Instanz steht, mit der sich der Patient identifiziert; hierbei entspricht die Rolle des Analytikers meist einer Identifizierung, die der Patient nicht ertragen kann und deshalb projiziert. In Objektbeziehungs-Begriffen könnten wir sagen, dass sich bei der konkordanten Identifizierung der Analytiker mit eben der Selbst- oder Objektrepräsentanz identifiziert, die im Patienten aktiv ist.*« (Kernberg 1992 [1997d], S. 132)

Hier geht es dann im Verständnis der Gegenübertragung mehr um die Frage, ob der Therapeut mit einer gegenwärtig bewusstseinsfähigen Repräsentanz des Patienten identifiziert ist oder eben mit einer noch nicht bewusstseinsfähigen, die zurzeit abgewehrt wird.

Unabhängig davon, welcher Definition man folgt, liegt es auf der Hand – und Racker geht sehr differenziert darauf ein –, dass ein derart subtiles Verständnis der ablaufenden Identifizierungsprozesse und ihrer interpersonalen Dynamik die Verstrickung in Teufelskreise verständlich werden lassen, wie sie in der Supervision oft deutlich werden, und sicher noch häufiger unentdeckt bleiben.

Racker formuliert:

»*Für den therapeutischen Erfolg kommt es [...] entscheidend gerade darauf an, wie sich der Analytiker in solchen Situationen verhält, und insbesondere, wie er sie deutet. Denn in diesen Augenblicken wird der Teufelskreis, in dem sich der Neurotiker zu drehen pflegt (indem er seine innere Welt nach außen projiziert, um dann dieselbe Welt erneut zu introjizieren), entweder durchbrochen, oder er wird nicht durchbrochen. An diesen entscheidenden Punkten kann der Analytiker diesen Teufelskreis sogar noch verfestigen, wenn er nämlich selber unbewußt hineingeraten ist.*« (Racker 1959 [1988], S. 166)

Gerade im Fall der unbewussten komplementären Identifizierung mit feindseligen inneren Objekten des Patienten droht nicht nur die Gefahr des Agierens der entsprechenden Impulse. Auch und gerade für den Fall, dass »[...] der Analytiker an ihnen scheitert und sie abwehrt [...]«, sieht Racker die Gefahr, dass »bestimmte komplementäre Identifizierungen sich verstärken« (Racker 1959 [1988], S. 159). Diese Variante ist u. a. deshalb wichtig, weil sie sich z. B. hinter manchen der betont zurückhaltenden Interventionsstile verstecken kann.

In seiner weiteren, äußerst konsequenten Beschäftigung mit den Risiken und Chancen dieser Auslegung der Gegenübertragungsdynamik bezieht Racker immer wieder ausdrücklich diese vermeintlich abstinenten, sozusagen klassischen psychoanalytischen Haltungen ein, wenn er z. B. vom »rachsüchtigen Schweigen« (Racker 1959 [1988], S. 162) des Analytikers spricht, in dem er – und zwar genau im Sinne des o. g. Teufelskreises – ein unbewusstes Agieren, z. B. der Gegenübertragung des verfolgenden, strafenden Vaters (»Du bist für mich gestorben!«), sieht.

Die weitreichende Bedeutung dieser Differenzierungen der Gegenübertragungsprozesse wird heute allgemein anerkannt und bildet einen unverzichtbaren Bestandteil therapeutischer Kompetenz (vgl. z. B. Ermann 2008b; Kernberg 1992 [1997d], S. 132 ff.; Thomä & Kächele 2006, S. 110 ff.).

Kernberg (1992 [1997d], S. 148 ff.) betont insbesondere die Bedeutung der komplementären Gegenübertragung in der Behandlung strukturell gestörter Patienten auf dem Niveau der **Borderline-Persönlichkeitsorganisation**. Da es bei diesen Patienten in der Regel nicht zur Übertragung stabiler Selbst- und Objektrepräsentanzen komme, sei es für den Therapeuten besonders notwendig wie nützlich, die schnell wechselnden inneren Zustände in sich wahrzunehmen, die der Patient vollkommen unbewusst und mithilfe primitiver Abwehrmechanismen der Spaltung und projektiven Identifizierung in ihm erzeuge und dort bekämpfe. Da Selbst- und Objektrepräsentanzen gerade bei diesen Patienten oft diffus ineinander übergehen, kommt Kernbergs Verständnis der komplementären Gegenübertragung, wie es oben beschrieben wurde, besonders große Bedeutung zu. Er betont an verschiedenen Stellen die Relevanz einer therapeutischen Haltung, die eine Zuordnung der aktivierten Objektbeziehung in Übertragung und Gegenübertragung zu bestimmten Entwicklungsstufen und/oder konkreten biografischen Erfahrungen möglichst lange offen hält (Kernberg 1992 [1997d], S. 130 ff.).

Fallbeispiel »Sonnenschein oder Rückenschmerzen«
Frau Q., eine 50-jährige Patientin, die wegen jahrelanger psychosomatischer Beschwerden sowie wiederkehrender Beziehungsprobleme im beruflichen Umfeld in die Behandlung kam, entwickelte sehr schnell eine offenbar ödipale, spürbar infantil erotisierte Übertragung zu ihrem männlichen Behandler.
Diese schien zunächst einer in sich konsistenten Objektbeziehungsrepräsentanz im o. g. Sinne Kernbergs zu entsprechen und kam durchaus dem bewussten Narrativ der Kindheit gleich: Sie sei als jüngste Tochter relativ alter Eltern der Sonnenschein ihrer Familie, insbesondere ihres Vaters, gewesen. Nach seinem Tode sei alles zerfallen, sie könne sich wohl nicht von der Erinnerung lösen und halte deshalb an der schönen Zeit ihrer Kindheit fest. Es sei ihr schon klar, dass sie oft sehr kindlich wirke, aber das sei doch verzeihlich und verständlich.
Die zunächst relativ stabile Gegenübertragung im Sinne eines ödipalen Vaters veränderte sich allerdings bald in Richtung einer immer aversiver werdenden, ablehnenden Haltung des Therapeuten, die diesen zunehmend beunruhigte, da sie weder seiner (bewussten) Haltung gegenüber der Patientin noch seinen ihm vertrauten inneren Reaktionen auf ödipale Übertragungen entsprach. In den Sitzungen ließ sich diese negative Gegenübertragung kaum mit den immer mehr anwachsenden Schwärmereien der Patientin in Zusammenhang bringen. Außerhalb der Therapie geriet die Patientin allerdings in immer intensivere und destruktivere Konflikte.
Eingehende Supervision ließ die Gegenübertragung dann als eine komplementäre Identifikation mit abgespaltenen, hochaggressiven, teilweise sadistischen Objekt- und wohl auch Selbstrepräsentanzen der Patientin verstehen.
Daraus konnte eine tiefer gehende Richtung in der Behandlung entwickelt werden, die vor allem auf die Integration bisher abgespaltener, verleugneter Aspekte ihrer Biografie wie ihres seelischen Erlebens zielte. Dies führte über eine längere Phase nun hochambivalenter Übertragungsepisoden zu einer allmählichen Aufgabe der Repräsentanz einer »nur guten Kindheit« sowie davon getrennt gehaltener Repräsentanzen »nur schlechter Erfahrungen« zu einem langsam realistischer werdenden Verständnis von sich und ihren Objekten. Die jahrelang rezidivierenden Somatisierungen, jetzt verständlich als präverbale Darstellungen des »ungedachten Bekannten« (Bollas 2012), wurden nach und nach unnötig und traten schließlich nicht mehr auf.
Entscheidend für das Gelingen dieses Prozesses war der Perspektivenwechsel im Verständnis der Übertragungsszene: Erst die Aufgabe einer triebtheoretischen Ein-Person-Hypothese (die Patientin überträgt ihre ungelösten ödipalen Wünsche) zugunsten einer Zwei-Personen-Dynamik (Wie sind die intensiven feindseligen Gefühle des Therapeuten zu verstehen und in die Dynamik der Patientin nutzbringend zu integrieren?) ermöglichte die Erarbeitung präödipaler Objektbeziehungspathologie.

23.5 Zusammenfassung

- Ein differenziertes Verständnis der Übertragungs- und Gegenübertragungsdynamik unterscheidet die psychodynamischen Verfahren von allen anderen psychotherapeutischen Methoden.
- Historisch stellt die Technik der Übertragungsdeutung als zentraler psychoanalytischer Intervention nach der Aufgabe der hypnotischen/suggestiven Technik und der rein rekonstruktiven Arbeit an biografischen Erinnerungen die dritte und entscheidende Stufe in Freuds Entwicklung seiner psychoanalytischen Therapie dar.
- Im Verständnis der Übertragungsdynamik in Bezug auf den Prozess des Patienten ist es von großer Bedeutung, die Doppelgesichtigkeit der Übertragung zu würdigen: Sie enthält einerseits eine machtvolle kommunikative Funktion,

die verbale wie präverbale Mitteilungen bezüglich intrapsychischer wie biografischer Prozesse transportiert. Andererseits ist sie mit ebenso mächtigen Widerstandsfunktionen verbunden, die sich dem psychodynamischen Therapieprozess, insbesondere der Bewusstwerdung regressiver Prozesse, entgegenstellen. Dieser Übertragungswiderstand kann sich sowohl als Widerstand *gegen* als auch *durch* die Übertragung äußern.

- Vergleichbares gilt für das Verständnis der Gegenübertragung: Sie stellte für Freud einen Störfaktor dar, der den analytischen Prozess durch die neurotischen Beiträge des Behandlers behindere. Aus dieser Ein-Person-Perspektive muss der Therapeut versuchen, seinen eigenen Beitrag weitestgehend zu reduzieren, um die Dynamik des Patienten möglichst unverfälscht zu verstehen.
- Ein heutiges Verständnis der therapeutischen Beziehung als einer Zwei-Personen-Dynamik hält den Beitrag des Therapeuten – seine Gegenübertragung – nicht nur für unvermeidlich, sondern auch für unverzichtbar. Voraussetzung dafür ist die Überwindung des Gegenübertragungswiderstandes, um die wertvollen Informationen bezüglich reaktivierter Objektbeziehungen nutzbar zu machen.
- Einerseits sollte der Therapeut in der Gegenübertragungsanalyse versuchen, eigene Übertragungsaspekte zu erkennen, um eine Verfälschung durch falsche Zuschreibungen zu reduzieren. Andererseits ist das Verständnis der gesamten aktivierten Objektbeziehung (»Wer steht hier in Beziehung zu wem und unter der Wirkung welcher Affekte?«) von größerer therapeutischer Bedeutung als die Frage: »Wer trägt was bei?«
- Hilfreich ist dabei die Differenzierung in konkordante Gegenübertragungen (Identifizierung mit bewussten Instanzen, häufig Selbstrepräsentanzen des Patienten) und komplementäre Gegenübertragungen (Identifizierung mit abgewehrten Selbst-/Objektrepräsentanzen).
- Eine konsequente Arbeit mit dem Verständnis der komplexen Übertragungs-Gegenübertragungs-Dynamik erfordert eine kontinuierliche Supervision bzw. Intervision.

Ausgewählte Tipps zum Weiterlesen

Ermann M. Gegenübertragung. In: Mertens W (Hrsg). Handbuch psychoanalytischer Grundbegriffe. 4. Aufl. Stuttgart: Kohlhammer 2014; 294–300.

Freud S. Bemerkungen über die Übertragungsliebe. *1915a*. GW X. Frankfurt/M: Fischer 1999.

Herold R & Weiß H. Übertragung. In: Mertens W (Hrsg). Handbuch psychoanalytischer Grundbegriffe. 4. Aufl. Stuttgart: Kohlhammer 2014; 1005–20.

Loewald HW. Zur therapeutischen Wirkung der Psychoanalyse. *1960*. Psyche – Z Psychoanal 2017; 71: 506–45.

Racker H. Übertragung und Gegenübertragung. *1959*. München, Basel: Reinhardt 1988.

Wöller W & Kruse J. Tiefenpsychologisch fundierte Psychotherapie – Basisbuch und Praxisleitfaden. 4. Aufl. Stuttgart: Schattauer 2015a.

Anhang

Literatur

Adler A. Über den nervösen Charakter. *1912.* Frankfurt/M.: Fischer 1972.

Adorno TW. Zum Verhältnis von Soziologie und Psychologie. In: Adorno TW. Gesammelte Werke. Band 8. Frankfurt/M.: Suhrkamp 1972; 42–62.

Ainsworth MDS. Infancy in Uganda: Infant care and growth of love. Baltimore: John Hopkins University Press 1967.

Ainsworth MDS. Skalen zur Erfassung mütterlichen Verhaltens: Feinfühligkeit versus Unempfindlichkeit gegenüber Signalen des Babys. In: Grossmann KE (Hrsg). Entwicklung der Lernfähigkeit in der sozialen Umwelt. München: Kindler 1977.

Ainsworth MDS, Ainsworth S, Waters E & Wall S. Patterns of attachment. Hillsdale, M.: Erlbaum 1978.

Akhtar S. Broken Structures: Severe Personality Disorders and Their Treatment. Northvale, NJ: Jason Aronson 1992.

Akhtar S. Deskriptive Merkmale und Differenzialdiagnose der Narzisstischen Persönlichkeitsstörung. In: Kernberg O & Hartmann HP (Hrsg). Narzissmus. Grundlagen – Störungsbilder – Therapie. Stuttgart: Schattauer 2006; 231–62.

Albus C, Kruse J & Wöller W. »Hätte ich die Beschwerden nicht, wäre alles gut«. In: Wöller W & Kruse J (Hrsg). Tiefenpsychologisch fundierte Psychotherapie – Basisbuch und Praxisleitfaden. Stuttgart: Schattauer 2015; 402–12.

Alexander F. Psychosomatische Medizin. *1950.* Berlin: De Gruyter 1977.

Allen JG & Fonagy P (Hrsg). Mentalisierungsgestützte Therapie. Das MBT-Handbuch – Konzepte und Praxis. Stuttgart: Klett-Cotta 2009.

Allen JG, Fonagy P & Bateman AW. Mentalisieren in der psychotherapeutischen Praxis. 2. Aufl. Stuttgart: Klett-Cotta 2016.

Altmeyer M. Narzissmus und Objekt. Göttingen: Vandenhoeck & Ruprecht 2000.

Altmeyer M. Narzissmus-Theorie und Säuglingsforschung. In: Kernberg OF & Hartmann HP (Hrsg). Narzissmus. Grundlagen – Störungsbilder – Therapie. Stuttgart: Schattauer 2006; 71–94.

Altmeyer M. Intersubjektivität – ein schulenübergreifendes Paradigma der Psychotherapie. Vortrag auf den 46. Lübecker Psychotherapietagen, 12.–16. 10. 2014, Lübeck.

Altmeyer M. Auf der Suche nach Resonanz. Wie sich das Seelenleben in der digitalen Moderne verändert. Göttingen: Vandenhoeck & Ruprecht 2016.

Altmeyer M & Thomä H (Hrsg). Einführung: Psychoanalyse und Intersubjektivität. In: Die vernetzte Seele – Die intersubjektive Wende in der Psychoanalyse. Stuttgart: Klett-Cotta 2006; 7–31.

American Psychiatric Association (APA). Diagnostic and Statistical Manual of Mental Disorders (DSM-III). 3rd ed. Washington, DC: American Psychiatric Press 1980.

American Psychiatric Association (APA). Diagnostic and Statistical Manual of Mental Disorders (DSM-IV). Washington DC: American Psychiatric Press 1994.

American Psychiatric Association (APA). Diagnostisches und Statistisches Manual Psychischer Störungen DSM-IV. Dt. Bearb. u. Einführung: Saß H, Wittchen HU & Zaudig M. Göttingen, Bern, Toronto, Seattle: Hogrefe 1994/1996.

American Psychiatric Association. Diagnostic and Statistical Manual of Mental Disorders: DSM-5. Washington, D.C: American Psychiatric Association 2013.

Andreas-Salomé L. Narzißmus als Doppelrichtung In: Imago. Zeitschrift für Anwendung der Psychoanalyse auf die Geisteswissenschaften 1921; VII: 361–86.

Arbeitskreis OPD (Hrsg). Operationalisierte Psychodynamische Diagnostik. Grundlagen und Manual. Bern: Huber 1996.

Arbeitskreis OPD (Hrsg). Operationalisierte Psychodynamische Diagnostik OPD-2. Das Manual für Diagnostik und Therapieplanung. Bern, Göttingen, Toronto, Seattle: Huber 2006.

Arbeitskreis PISO. Somatoforme Störungen. Psychodynamisch-Interpersonelle Therapie (PISO). Göttingen: Hogrefe 2012.

Arborelius L, Owens MJ, Plotsky PM & Nemeroff CB. The role of corticotropin-releasing factor in depression and anciety disorders. J Endocrinol 1999; 160: 1–12.

Ariés P & Duby G (Hrsg). Geschichte des privaten Lebens. Frankfurt/M.: Fischer 1993.

Arnett JJ. Emerging adulthood: The Winding Road from Late Teens Through the Twenties. 2nd ed. New York: Oxford University Press 2015.

Arntz A, Tiesema M & Kindt M. Treatment of PTSD: a comparison of imaginal exposure with an without imagery rescripting. J Behav Ther Exp Psychiatry 2007; 38: 345–70.

Bacal HA & Newman KM. Objektbeziehungstheorien - Brücken zur Selbstpsychologie. Stuttgart: frommann-holzboog 1994.

Bach M, Bach D, de Zwaan M & Serim M. Validierung der deutschen Version der 20-Item Toronto-Alexithymia-Scale bei Normalpersonen und bei psychiatrischen Patienten. Psychoth Psychosom Med Psychol 1996; 46(1): 23–8.

Bagby RM, Taylor GJ & Parker JD. The twenty-item Toronto Alexithymia Scale - II. Convergent, discriminant, and concurrent validity. J Psychosom Res 1994; 38: 33–40.

Bakermans-Kranenburg MJ, van IJzendoorn MH & Juffer F. Disorganized infant attachment and preventive interventions: A review and meta-analysis. Infant Mental Health J 2005; 26(3): 1160–73.

Bakermans-Kranenburg MJ & van IJzendoorn MH. The first 10,000 Adult Attachment Interviews: distribution of adult attachment representations in clinical and non-clinical groups. Attach Hum Dev 2009; 11: 223–63.

Balint M. Die Urformen der Liebe und die Technik der Psychoanalyse. *1965*. 2. Aufl. Stuttgart: Klett-Cotta 1997.

Balint M. Therapeutische Aspekte der Regression: Die Theorie der Grundstörung. *1968*. 4. Aufl. Stuttgart: Klett-Cotta 2012.

Balint M, Ornstein PH & Balint E. Fokaltherapie. Frankfurt/M.: Suhrkamp 1973.

Bandelow B, Lichte T, Rudolf G, Wiltink J & Beutel ME. The diagnosis of and treatment recommendations for anxiety disorders. Dtsch Arztebl Int 2014a; 111: 473–80.

Bandelow B, Wiltink J, Alpers GW & Beutel ME. S3-Leitlinie Angststörungen. Heidelberg, Berlin: Springer 2014b. www.awmf.org/leitlinien.html (letzter Zugriff: August 2017).

Bardé B & Jordan J. Psychodynamische Beiträge zu Ätiologie, Verlauf und Psychotherapie der koronaren Herzkrankheit. In: Jordan J, Barde B & Zeiher AM (Hrsg). Statuskonferenz Psychokardiologie. Band 9. Frankfurt/M.: VAS 2003.

Bardé M & Jordan J. Klinische Psychokardiologie. Beiträge zur Psychotherapie von Herzkranken. Frankfurt/M.: Brandes & Apsel 2015.

Bassler M. Differenzialindikation von Psychotherapie und Pharmakotherapie bei Angststörungen. Psycho 1999; 7: 439–46.

Bassler M. Ätiopathogenese und Psychotherapie von Angststörungen aus psychodynamischer Sicht. In: Leichsenring F (Hrsg). Psychoanalytische und tiefenpsychologisch fundierte Therapie. München: CIP-Medien 2006; 137–54.

Bassler M & Leidig S (Hrsg). Psychologische Modelle für Angststörungen. In: Psychotherapie der Angsterkrankungen. Stuttgart, New York: Thieme 2005a; 20–35.

Bassler M & Leidig S (Hrsg). Psychotherapie der Angsterkrankungen. Stuttgart, New York: Thieme 2005b.

Bateman A & Fonagy P. Psychotherapie der Borderline-Persönlichkeitsstörung. Ein mentalisierungsgestütztes Behandlungskonzept. Gießen: Psychosozial 2008.

Bauer J. Warum ich fühle, was du fühlst. Intuitive Kommunikation und das Geheimnis der Spiegelneurone. 12. Aufl. Hamburg: Heyne 2006.

Baumgart M. Psychoanalyse und Säuglingsforschung. Psyche - Z Psychoanal 1991; 45: 780–809.

Becker-Stoll F. Bindung und Psychopathologie im Jugendalter. In: Strauß B, Buchheim A & Kächele H (Hrsg). Klinische Bindungsforschung. Stuttgart: Schattauer 2002; 196–213.

Beebe B & Lachmann FM. Säuglingsforschung und die Psychotherapie Erwachsener. Stuttgart: Klett-Cotta 2006.

Bender DS, Morey LC & Skodol AE. Toward a model for assessing level of personality functioning in DSM-5, part I: a review of theory and methods. J Pers Assess 2011; 93: 332–46.

Benecke C. Klinische Psychologie und Psychotherapie. Ein integratives Lehrbuch. Stuttgart: Kohlhammer 2014.

Benecke C. Warum wirkt psychodynamische Psychotherapie? Vortrag auf dem Hauptstadtkongress Psychodynamik Berlin. Blick zurück in die Zukunft. 31.6.–1.7.2017, Berlin.

Benecke C & Brauner F. Motivation und Emotion. Psychologische und psychoanalytische Perspektiven. Stuttgart: Kohlhammer 2017.

Benjamin J. Die Fesseln der Liebe. Psychoanalyse, Feminismus und das Problem der Macht. Frankfurt/M.: Stroemfeld/Roter Stern 1990.

Benjamin L. Structural analysis of social behaviour. Psychol Rev 1974; 81: 192–225.

Beresnevaite M. Exploring the benefits of group psychotherapy in reducing alexithymia in coronary heart disease patients: a preliminary study. Psychother Psychosom 2000; 69: 117–22.

Berger M. There is no such thing like a Baby. Z Psychoanal Theorie Praxis 2015; Jg. XXVIII, 1: 92–106.

Beutel ME, Wiltink J, Hafner C, Reiner I, Bleichner F & Blatt SJ. Abhängigkeit und Selbstkritik als psychologische Dimensionen der Depression – Validierung der deutschsprachigen Version des Depressive Experience Questionnaire (DEQ). Z Klin Psychol Psychiatrie 2004; 54: 1–14.

Beutel ME, Doering S, Leichsenring F & Reich G. Psychodynamische Psychotherapie. Störungsorientierung und Manualisierung in der therapeutischen Praxis. Göttingen: Hogrefe 2010.

Bion W. Angriffe auf Verbindungen. *1959.* In: Spillius EB (Hrsg). Melanie Klein Heute. Band 1. Stuttgart: Klett-Cotta 1990a; 110–29.

Bion W. Eine Theorie des Denkens. *1962.* In: Spillius EB (Hrsg). Melanie Klein Heute. Band 1. Stuttgart: Klett-Cotta 1990b; 225–35.

Bion W. Lernen durch Erfahrung. *1962.* Frankfurt/M.: Suhrkamp 1990c.

Bion W. Zur Unterscheidung von psychotischen und nicht-psychotischen Persönlichkeiten. *1957.* In: Spillius EB (Hrsg). Melanie Klein Heute. Band 1. Stuttgart: Klett-Cotta 1990d; 75–99.

Bischof N. Emotionale Verwirrungen (Oder: Von den Schwierigkeiten im Umgang mit der Biologie). Psychol Rundsch 1989; 40: 188–205.

Biskup J. Tiefenpsychologische Kurztherapie. In: Leichsenring F (Hrsg). Psychoanalytische und tiefenpsychologisch fundierte Therapie. München: CIP-Medien 2006; 267–74.

Blanck G & Blanck R. Angewandte Ich-Psychologie. 3. Aufl. Stuttgart: Klett-Cotta 1985.

Blatt SJ & Zuroff D. Interpersonal relatedness and self-definition: two prototypes for depression. Clin Psychol Rev 1992; 12: 527–62.

Bleuler E. Die Prognose der Dementia praecox (Schizophreniegruppe). Allg Z Psychiatr Psych-Gerichtl Med 1908; 65: 436–64.

Blos P. Adoleszenz. Eine psychoanalytische Interpretation. *1962.* 8. Aufl. Stuttgart: Klett-Cotta 2011.

Blum D. Die Entdeckung der Mutterliebe. Die legendären Affenexperimente des Harry Harlow. Weinheim: Beltz 2010.

Bo S, Sharp C, Fonagy P & Kongerslev M. Hypermentalizing, attachment, and epistemic trust in adolescent BPD: Clinical illustrations. Personal Disord 2017; 8(2): 172–82.

Boehme-Blohm C. Essstörungen: Anorexia und Bulimia nervosa, Adipositas. In: Ahrens S & Schneider W (Hrsg). Lehrbuch der Psychotherapie und der Psychosomatischen Medizin. 2. Aufl. Stuttgart: Schattauer 2002; 455–62.

Bohleber W (Hrsg). Adoleszenz und Identität. Stuttgart: Internationale Psychoanalyse 1996.

Bohleber W. Adoleszenz, Identität und Trauma. In: Streeck-Fischer A (Hrsg). Adoleszenz – Bindung – Destruktivität. Stuttgart: Klett-Cotta 2004; 229–42.

Bohleber W. Adoleszenz. In: Mertens W & Waldvogel B (Hrsg). Handbuch psychoanalytischer Grundbegriffe. 3. Aufl. Stuttgart: Kohlhammer 2008a; 25–31.

Bohleber W. Einige Probleme psychoanalytischer Traumatheorie. In: Leuzinger-Bohleber M, Roth G & Buchheim A (Hrsg). Psychoanalyse – Neurobiologie – Trauma. Stuttgart: Schattauer 2008b; 45–54.

Bohleber W. Die intersubjektive Geburt des Selbst (Editorial). Psyche – Z Psychoanal 2011; 65: 769–77.

Bohleber W. Was Psychoanalyse heute leistet: Identität und Intersubjektivität, Trauma und Therapie, Gewalt und Gesellschaft. Stuttgart: Klett-Cotta 2012.

Bohleber W. Auf der Suche nach Repräsentanz – Analytisches Arbeiten an der Schnittstelle von Ungedachtem und seelisch Repräsentiertem. Editorial. Psyche – Z Psychoanal 2014; 68: 777–86.

Bohleber W. Angst und Angststörungen – ein theoretisch-klinischer Überblick. Psyche – Z Psychoanal 2015a; 69: 783–96.

Bohleber W. Die Traumatheorie in der Psychonanalyse. In: Seidler GH, Freyberger HJ & Maercker A (Hrsg). Handbuch der Psychotraumatologie. 2. Aufl. Stuttgart: Klett-Cotta 2015b; 123–33.

Bohleber W, Fonagy P, Jiménez JP, Scarfone D, Varvin S & Zysman S. Für einen besseren Umgang mit psychoanalytischen Konzepten, modellhaft illustriert am Konzept »Enactment«. Psyche – Z Psychoanal 2013; 67(12): 1212–50.

Bohleber W, Hurvich M, Nersessian E, Focke I, Anzieu-Premmereur C, Beutel ME, Subic-Wrana C, Wiltink J, Weiß H, Zwiebel R, Koppenfels M v, Münch K, Wegener M & Hock U. Angst – Neubetrachtungen eines psychoanalytischen Konzepts. Sonderheft Psyche, 69. Jg., 9–10, 2015.

Bohleber W, Jiménez JP, Scarfone D, Varvin S & Zysman S. Unbewusste Phantasie und ihre Konzeptualisierungen: Versuch einer konzeptuellen Integration. Psyche – Z Psychoanal 2016; 70: 24–59.

Bohus M. Borderline-Störung. Fortschritte der Psychotherapie. Band 14. Göttingen: Hogrefe 2002.

Bohus M & Stieglitz RD. Persönlichkeitsstörungen. In: Batra A, Wassermann R & Buchkremer G (Hrsg). Verhaltenstherapie. 3. Aufl. Stuttgart: Thieme 2009; 345-85

Böker H. (Hrsg). Melancholie, Depression und affektive Störungen. In: Psychoanalyse und Psychiatrie. Geschichte, Krankheitsmodelle und Therapiepraxis. Heidelberg: Springer 2006; 115–59.

Böker H & Northoff G. Die Entkoppelung des Selbst in der Depression: Empirische Befunde und neuropsychodynamische Hypothesen. Psyche – Z Psychoanal 2010; 64: 934–76.

Boll A. Längerfristige psychische Anpassung Herzoperierter. Unveröffentlichte Dissertation. Hamburg: Universität Hamburg 1986.

Bollas C. Forces of Destiny. Psychoanalysis and Human Idiom. London: Free Association Books 1991.

Bollas C. Der Schatten des Objekts. *1987.* 3. Aufl. Stuttgart: Klett-Cotta 2012.

Bollas C. Der Schatten des Objekts. Das ungedachte Bekannte: Zur Psychoanalyse der frühen Entwicklung. *1987.* 4. Aufl. Stuttgart: Klett-Cotta 2014.

Boll-Klatt A. Zur Phänomenologie und Psychotherapie der Angst. In: Großheim M (Hrsg). Wege zu einer volleren Realität – Neue Phänomenologie in der Diskussion. Berlin: Akademie-Verlag 1994; 129–55.

Boll-Klatt A. Integrierte Kardiologie. In: Schmeling-Kludas C (Hrsg). Psychosomatisches Kompendium der Inneren Medizin. München: Marseille 2005; 119–47.

Boll-Klatt A. Von der wortlosen Sprache des Körpersymptoms zum Narrativ im intersubjektiven Dialog. Vortrag APH, Hamburg, 2011.

Boll-Klatt A. Psychokardiologie in der kardiologischen Rehabilitation. In: Herrmann-Lingen C, Albus C & Titscher G (Hrsg). Psychokardiologie – ein Praxisleitfaden für Ärzte und Psychologen. Köln: Deutscher Ärzte-Verlag 2014a; 261–83.

Boll-Klatt A. Die psychoanalytisch inspirierte Säuglings- und Kleinkindforschung. In: Boll-Klatt A & Kohrs M (Hrsg). Psychodynamische Psychotherapie. Grundlagen – Modelle – Konzepte. Stuttgart: Schattauer 2014b; 154–79.

Boll-Klatt A. Somatoforme Störungen: In: Gumz A & Hörz-Sagstetter S (Hrsg). Psychodynamische Psychotherapie in der Praxis. Weinheim: Beltz 2018a.

Boll-Klatt A. Psychosomatische Störungen. In: Gumz A & Hörz-Sagstetter S (Hrsg). Psychodynamische Psychotherapie in der Praxis. Weinheim: Beltz 2018b (im Druck).

Boll-Klatt A. Somatopsychische Störungen. In: Gumz A & Hörz-Sagstetter S (Hrsg). Psychodynamische Psychotherapie in der Praxis. Weinheim: Beltz 2018c.

Boll-Klatt A & Jordan J. Psychologische und soziale Faktoren bei kardiovaskulären Erkrankungen. In: Rick O & Stachow R (Hrsg). Klinikleitfaden Medizinische Rehabilitation. München: Urban & Fischer 2011; 158–66.

Boll-Klatt A & Kohrs M. Tiefenpsychologisch fundierte Psychotherapie. Stuttgart: Kohlhammer 2018.

Boll-Klatt A & Schmeling-Kludas C. Mensch und Maschine. Die Therapie mit implantiertem Defibrillator. In: Schmeling-Kludas C (Hrsg). Psychosomatisches Kompendium der Inneren Medizin. München: Marseille 2005; 149–68.

Boll-Klatt A, Bohlen O & Schmeling-Kludas C. Passt oder passt nicht? Methoden und Personen orientierte differenzielle Indikationsstellung im Rahmen stationärer Psychotherapie. Psychother 2005; 50: 179–85.

Bolm T. Mentalization-based Treatment (MBT). PiD 2007; 4: 336–41.

Bott Spillius E, Milton J, Garvey P, Couve C & Steiner D. The new Dictionary of Kleinian thought. London, New York: Routledge 2011.

Bowlby J. Bindung. Eine Analyse der Mutter-Kind-Beziehung. München: Kindler 1975.

Bowlby J. Trennung. Psychische Schäden als Folge der Trennung von Mutter und Kind. München: Kindler 1976.

Bowlby J. Verlust – Trauer und Depression. Frankfurt/M.: Fischer 1983.

Brisch KH (Hrsg). Bindung und frühe Entwicklung. Stuttgart: Klett-Cotta 2011.

Brisch KH. Bindungsstörungen. 13. Aufl. Stuttgart: Klett-Cotta 2015.

Britton R, Feldman M & Steiner J. Groll und Rache in der ödipalen Situation – Beiträge der Westlodge-Konferenz. Tübingen: Edition Diskord 1995.

Bronisch T. Suizidalität und Krisenintervention. In: Schauenburg H & Hofmann B (Hrsg). Psychotherapie der Depression. Stuttgart, New York: Thieme 2007; 165–72.

Brooks-Gunn J & Paikoff R. Sexuality and developmental transitions during adolescence. In: Schulenberg J, Maggs JL & Hurrelmann K (eds). Health risks and developmental transitions during adolescence. Cambridge: Cambridge University Press 1997; 190–219.

Brunner J. Psychotherapie und Neurobiologie. Neurowissenschaftliche Erkenntnisse für die Praxis. Stuttgart: Kohlhammer 2017.

Buchheim A. Bindung und Psychopathologie im Erwachsenenalter. In: Strauß B, Buchheim A & Kächele H (Hrsg). Klinische Bindungsforschung. Stuttgart: Schattauer 2002.

Buchheim A. Borderline-Persönlichkeitsstörung und Bindung: Eine Übersicht. In: Strauss B (Hrsg). Bindung und Psychopathologie. Stuttgart: Klett-Cotta 2008; 251–81.

Buchheim A. Borderline-Persönlichkeitsstörung und Bindungserfahrungen. In: Dulz B, Herpertz SC, Kernberg OF & Sachsse U (Hrsg). Handbuch der Borderline-Störungen. 2. Aufl. Stuttgart: Schattauer 2011; 158–67.

Buchheim A. Bindungsdesorganisation. In: Strauß B & Schuenburg H (Hrsg). Bindung in Psychologie und Medizin. Grundlagen, Klinik und Forschung – Ein Handbuch. Stuttgart: Kohlhammer 2017; 151–61.

Buchheim A & George C. Das Adult Attachment Interview (AAI) und das Adult Attachment Projective Picture System (AAP). In: Doering S & Hörz S (Hrsg). Handbuch der Strukturdiagnostik. Stuttgart: Schattauer 2012; 182–218.

Buchheim A, Erk S, George C, Kächele H, Ruchsow M, Spitzer M, Kircher T & Walter H. Measuring attachment representation in an fMRI environment. A pilot study. Psychpathology 2006; 39: 144–52.

Buchholz MB. Psycho-News, Briefe zur empirischen Verteidigung der Psychoanalyse. Gießen: Psychosozial 2004.

Buchholz MB. Zur Lage der professionellen Psychotherapie. Nach DSM-5, Neurohype und RCT-Dominanz. Forum Psychoanal 2017; 33: 289–310.

Buchholz MB & Gödde G. Macht und Dynamik des Unbewussten. Bd. I. Gießen: Psychosozial 2005.

Buddeberg C. 50 Jahre Psychosomatische Medizin und Psychotherapie. Z Psychosom Med Psychother 2004; 50(4): 346–54.

Bühler C. Kindheit und Jugend – Genese des Bewußtseins. Leipzig: Hirzel 1928.

Buss U. Depression und Angst bei Koronarpatienten. Psychoneurol 2006; 32(5): 237–46.

Caligor E & Clarkin JF. Ein Objektbeziehungsmodell der Persönlichkeit und der Persönlichkeitspathologie. In: Clarkin JF, Fonagy P & Gabbard GO. Psychodynamische Psychotherapie der Persönlichkeitsstörungen. Stuttgart: Schattauer 2013; 2–34.

Caspers KM, Paradiso S, Yucuis R, Troutman B, Arndt S & Philibert R. Association between serotonin transporter promoter polymorphism (5-HTTLPR) an adult unresolved attachment. Dev Psychol 2009; 45(1): 64–76.

Chasseguet-Smirgel I. Das Ich-ideal. Frankfurt/M.: Suhrkamp 1981.

Clarkin JF, Levy KN, Lenzenweger MF & Kernberg OF. Evaluation three treatments of borderline personality disorder: a multiwave study. Am J Psychiatry 2007; 164(6): 922–8.

Clarkin JF, Yeomans FE & Kernberg OF. Psychotherapie der Borderline-Persönlichkeit. Manual zur psychodynamischen Therapie. 2. Aufl. Stuttgart, New York: Schattauer 2008.

Clarkin JF, Fonagy P & Gabbard GO. Psychodynamische Psychotherapie der Persönlichkeitsstörungen. Handbuch für die klinische Praxis. Stuttgart: Schattauer 2013.

Conway M. Repression revisited. Nature 2001; 410: 310–9.

Corriveau K, Harris P, Meins E, Fernyhough C, Arnott B, Elliott L, Liddle B, Hearn A, Vittorini L & de Rosnay M. Young Children's Trust in their mother's claims: Longitudinal links with attachment security in infancy. Child Dev 2009; 80: 750–61.

Dahme B, Köhler T & Ritz T. Psychophysiologie als Grundlagenwissenschaft für die Psychosomatische Medizin. In: Deter HC (Hrsg). Psychosomatik am Beginn des 21. Jahrhunderts. Bern, Göttingen, Toronto, Seattle: Huber 2001; 130–9.

Damasio A. Ich fühle, also bin ich. München: List 2000.

Dammann G. Bausteine einer »Allgemeinen Psychotherapie« der Borderline-Störung. In: Dammann G & Janssen PL (Hrsg). Psychotherapie der Borderline-Störungen. Stuttgart, New York: Thieme 2007; 238–58.

Dammann G. Narzissmus – wichtige psychodynamische Konzepte und ihre Auswirkungen auf die klinische Praxis. In: Dammann G, Sammet I & Grimmer B (Hrsg). Narzissmus. Stuttgart: Kohlhammer 2012.

Dammann G & Janssen PL (Hrsg). Psychotherapie der Borderline-Störungen. Stuttgart, New York: Thieme 2007.

Davanloo, H. Intensive Short-Term Dynamic Psychotherapy. Selected Papers of Habib Davanloo. New York: John Wiley & Sons 2001.

Daudert E. Die Reflective Self Functioning Scale. In: Strauß B, Buchheim A & Kächele H (Hrsg). Klinische Bindungsforschung. Stuttgart: Schattauer 2002; 54–67.

De Meulemeester C, Vansteelandt K, Luyten P & Lowyck B. Mentalizing as a Mechanism of Change in the Treatment of Patients With Borderline Personality Disorder: A Parallel Process Growth Modeling Approach. Personal Disord 2017. doi: 10.1037/per0000256.

Deneke FW. Psychodynamik und Neurobiologie. Dynamische Persönlichkeitstheorie und psychische Krankheit. Stuttgart: Schattauer 2013.

Deutsch F. Zur Bildung des Konversionssymptoms. Int Z Psychoanal 10; 1924: 380–92.

Deutsch H. Okkulte Vorgänge während der Psychoanalyse. Imago Zeitschrift für Anwendung der Psychoanalyse auf die Geisteswissenschaften 1926; XII.

Deutsche Gesellschaft für Psychiatrie, Psychotherapie und Nervenheilkunde (DGPPN). Positionspapier der DGPPN zum Thema Burnout. 2012. www.dgppn.de (letzter Zugriff: 1. Juni 2017).

Diamond D. Narzissmus als klinisches und gesellschaftliches Phänomen. In: Kernberg O & Hartmann HP (Hrsg). Narzissmus. Grundlagen – Störungsbilder – Therapie. Stuttgart: Schattauer 2006; 171–204.

Diebel-Braune E. Psychoanalytisch orientierte Krisenintervention – Theorie und Technik. In: Leichsenring F (Hrsg). Psychoanalytische und tiefenpsychologisch fundierte Therapie. München: CIP-Medien 2006; 251–65.

Dieckmann M, Dahm A & Neher M (Hrsg). Faber/Haarstrick. Kommentar Psychorherapie-Richtlinien. München: Elsevier, 11. Aufl. 2018.

Dilling H & Freyberger HJ. Taschenführer zur ICD10-Klassifikation psychischer Störungen. Bern: Huber 2011.

Dilling H, Mombour W & Schmidt MH (Hrsg). Internationale Klassifikation psychischer Störungen. ICD-10 Kapitel V (F) – klinisch-diagnostische Leitlinien. 4. Aufl. Bern, Göttingen, Toronto, Seattle: Huber 2000.

Doering S. Structured Interview of Personality Organization (STIPO). Deutsche Übersetzung 2008. Universität Münster, http://zmkweb.uni-muenster.de/einrichtungen/proth/dienstleistungen/psycho/diag/index.html (letzter Zugriff: 1. Juni 2017).

Doering S & Hörz S (Hrsg). Handbuch Strukturdiagnostik: Konzepte, Instrumente, Praxis. Stuttgart: Schattauer 2012.

Dornes M. Die emotionale Welt des Kindes. Frankfurt/M.: Fischer 2000.

Dornes M. Die frühe Kindheit – Entwicklungspsychologie der ersten Lebensjahre. 7. Aufl. Frankfurt/M.: Fischer 2003.

Dornes M. Der kompetente Säugling – die präverbale Entwicklung des Menschen. 11. Aufl. Frankfurt/M.: Fischer 2004.

Dornes M. Die Seele des Kindes. 2. Aufl. Frankfurt/M.: Fischer 2008a.

Dornes M. Individuation. In: Mertens W & Waldvogel B (Hrsg). Handbuch der psychoanalytischen Grundbegriffe. 3. Aufl. Stuttgart: Kohlhammer 2008b.

Dostojewskij F. Aufzeichnungen aus dem Kellerloch. *1864*. Stuttgart: Reclam 1984.

Dozier M, Stovall KC & Albus KE. Attachment and psychopathology in adulthood. In: Cassidy J & Shaver PR (eds). Handbook of Attachment. New York: Guilford 1999; 497–519.

Draijer N & van Zon P. Übertragungsfokussierte Psychotherapie bei schwer traumatisierten Patienten. In: Egle TE, Joraschky P, Lampe A, Seiffge-Krenke I & Cierpka M (Hrsg). Sexueller Missbrauch, Misshandlung, Vernachlässigung. Erkennung, Therapie und Prävention der Folgen früher Stresserfahrungen. 4. Aufl. Stuttgart: Schattauer 2016; 555–66.

Dührssen A. Die biographische Anamnese unter tiefenpsychologischem Aspekt. Göttingen: Vandenhoeck & Ruprecht 1981.

Dührssen A. Die biographische Anamnese unter tiefenpsychologischem Aspekt. Stuttgart: Schattauer 2011.

Dulz B. Über die Aktualität der Verführungstheorie. In: Dulz B, Herpertz SC, Kernberg OF & Sachsse U (Hrsg). Handbuch der Borderline-Störungen. 2. Aufl. Stuttgart: Schattauer 2011a; 7–19.

Dulz B. Der Formenkreis der Borderline-Störung – Versuch einer deskriptiven Systematik auf psychoanalytischer Grundlage. In: Dulz B, Herpertz SC, Kernberg OF & Sachsse U (Hrsg). Handbuch der Borderline-Störungen. 2. Aufl. Stuttgart: Schattauer 2011b; 328–43.

Dulz B & Jensen M. Aspekte einer Traumaätiologie der Borderline-Persönlichkeitsstörung – psychoanalytisch-psychodynamische Überlegungen und empirische Daten. In: Dulz B, Herpertz SC, Kernberg OF & Sachsse U (Hrsg). Handbuch der Borderline-Störungen. 2. Aufl. Stuttgart: Schattauer 2011; 203–24.

Dulz B & Schneider A. Borderline-Störungen. Theorie und Therapie. 2. Aufl. Stuttgart: Schattauer 1996.

Dulz B, Herpertz SC, Kernberg OF & Sachsse U (Hrsg). Handbuch der Borderline-Störungen. 2. Aufl. Stuttgart: Schattauer 2011.

Dunbar R. Psychosomatic Diagnosis. New York: Hoeber 1947.

Eckhardt-Henn A, Heuft G, Hochapfel G & Hoffmann SO. Neurotische Störungen und Psychosomatische Medizin. 8. Aufl. Stuttgart: Schattauer 2009.

Edgcumbe R & Burgner M. The phallic-narcissistic phase. A differentiation between preoedipal and oedipal aspects of phallic development. Psychoanal Study Child 1975; 30: 161–80.

Egle UT. Diagnose, Differenzialdiagnose und Psychodynamik der somatoformen Schmerzstörung. In: Rudolf G & Henningsen P (Hrsg). Somatoforme Störungen. Theoretisches Verständnis und therapeutische Praxis. Stuttgart: Schattauer 1989; 89–102.

Ehlers W. Abwehrmechanismen. In: Mertens W & Waldvogel B (Hrsg). Handbuch psychoanalytischer Grundbegriffe. 4. Aufl. Stuttgart: Kohlhammer 2014; 14–29.

Ehlers W & Holder A. Psychologische Grundlagen, Entwicklung und Neurobiologie. Stuttgart: Klett-Cotta 2007.

Ehlers W & Holder A. Psychoanalytische Verfahren. Basiswissen Psychoanalyse. Band 2. Stuttgart: Klett-Cotta 2009.

Ehlers W, Hettinger R & Paar G. Operational diagnostic approaches in the assessment of defens mechanisms. Psychother Psychosom 1995; 63: 124–35.

Ehrenberg A. Das erschöpfte Selbst. Depression und Gesellschaft in der Gegenwart. Frankfurt/M.: campus 1998.

Ehrenberg A. Das erschöpfte Selbst. Depression und Gesellschaft in der Gegenwart. 2. Aufl. Frankfurt/M., New York: campus 2015.

Ehrenthal J, Tomanek J, Schauenburg H & Dinger U. Bindungsrelevante Situationen in der Psychotherapie. Psychotherapeut 2013; 58: 474–82.

Eissler KR. Bemerkungen zur Technik der psychoanalytischen Behandlung Pubertierender nebst einigen Überlegungen zum Problem der Perversion. Psyche – Z Psychoanal 1966; 20: 837–72.

Ekman P & Friesen W. Die Messung der Gesichtsbewegungen mit Hilfe des Facial Action Coding System (FACS). In: Ekman P (Hrsg). Gesichtsausdruck und Gefühl. 20 Jahre Forschung von Paul Ekman. Paderborn: Junfermann 1988; 188–224.

Ekman P & Rosenberg E. What the Face Reveals. Basic and Applied Studies of Spontaneous Expression using the Facuial Action Coding System (FACS). Oxford: University Press 1997.

Emde R. Die endliche und unendliche Entwicklung. I. Angeborene und motivationale Faktoren aus der frühen Kindheit. Psyche – Z Psychoanal 1991a; 45: 745–79.

Emde R. Die endliche und unendliche Entwicklung. II. Neuere psychoanalytische Theorie und therapeutische Überlegungen. Psyche – Z Psychoanal 1991b; 45: 890–913.

Engel G. The need for a new medical model: a challenge for biomedicine. Science 1977; 196: 129–36.

Erdheim M. Adoleszenz, Omnipotenz und Gewalt. Jugendgewalt 2007; 1–11.

Erikson EH. Das Problem der Ich-Identität. Psyche – Z Psychoanal 1956; 10: 114–75.

Erikson EH. Identität und Lebenszyklus. *1959.* Frankfurt/M.: Suhrkamp 1976.

Erikson EH. Jugend und Krise. *1968.* Stuttgart: Klett-Cotta 1980.

Erikson EH. Kindheit und Gesellschaft. *1957*. Stuttgart: Klett-Cotta 2005.

Erlich HS, Körner J, Minolli M, Nedelmann C & Sandler AM. Was ist psychoanalytische Identität? Forum Psychoanal 2003; 19: 362–77.

Ermann M. Die Entwicklung der psychoanalytischen Angst-Konzepte und ihre therapeutischen Folgerungen. In: Rüger U (Hrsg). Neurotische und reale Angst. Der Beitrag der Psychoanalyse zur Erkennung, Therapie und Bewältigung von Angst in der klinischen Versorgung und im psychosozialen Feld. Göttingen: Vandenhoeck & Ruprecht 1984; 25–35.

Ermann M. Herz und Seele. Stuttgart: Kohlhammer 2005.

Ermann M. Freud und die Psychoanalyse. Stuttgart: Kohlhammer 2008a.

Ermann M. Gegenübertragung. In: Mertens W & Waldvogel B (Hrsg). Handbuch psychoanalytischer Grundbegriffe. Stuttgart: Kohlhammer 2008b; 233–9.

Ermann M (Hrsg). Vorwort. In: Was Freud noch nicht wusste. Neues über Psychoanalyse. 2. Aufl. Frankfurt/M.: Brandes & Apsel 2009; 7–8.

Ermann M. Psychoanalyse heute – Entwicklungen seit 1975 und aktuelle Bilanz. Stuttgart: Kohlhammer 2010.

Ermann M. Gegenübertragung. In: Mertens W (Hrsg). Handbuch psychoanalytischer Grundbegriffe. 4. Aufl. Stuttgart: Kohlhammer 2014; 294–300.

Ermann M. Psychosomatische Medizin und Psychotherapie – ein Lehrbuch auf psychoanalytischer Grundlage. 6. Aufl. Stuttgart: Kohlhammer 2016a.

Ermann M. Psychoanalytische Konfliktpathologie – obsolet oder aktuell? Forum Psychoanal 2016b; 32: 431–42.

Ermann M & Körner J. Psychodynamik. Forum Psychoanal 2017; 33: 233–4.

Faber FR, Dahm A & Kallinke D. Kommentar Psychotherapierichtlinien. 5. Aufl. München: Urban & Fischer 1999.

Fabra M, Stevens A & Mertens T. Empfehlungen für die Begutachtung von PTBS-Opfern. Versicherungsmed 2009; 61(3): 111–7.

Fairbairn WRD. Objektbeziehungen und dynamische Struktur. *1952*. In: Kutter E (Hrsg). Psychologie der zwischenmenschlichen Beziehungen. Darmstadt: Wissenschaftliche Buchgesellschaft 1984; 64–81.

Fairbairn WRD. Das Selbst und die inneren Objektbeziehungen. Hensel BF & Rehberger R (Hrsg). Gießen: Psychosozial 2001.

Falkai P & Wittchen HU (Hrsg). Diagnostische Kriterien DSM-5. Deutsche Ausgabe. Göttingen: Hogrefe 2015.

Fast I. Von der Einheit zur Differenz – Psychoanalyse der Geschlechtsidentität. Frankfurt/M.: Fischer TB 1996.

Fenichel O. Hysterien und Zwangsneurosen. Wien: Internationaler Psychoanalytischer Verlag 1931.

Fenichel O. The nature and classification oft he so-called psychosomatic phenomena. Psychoanal Q 1945; 14: 287–312.

Fenichel O. Die analytische Neurosenlehre. *1946*. Olten: Walter 1975.

Fenner E & Speidel H. Psychoanalytische Krankheitskonzepte. In: Ahrens S & Schneider W (Hrsg). Lehrbuch der Psychotherapie und der Psychosomatischen Medizin. 2. Aufl. Stuttgart: Schattauer 2002; 57–72.

Ferenczi S. Hysterische Materialisationspphänomene. *1919*. In: Bausteine zur Psychoanalyse. Band 3. Bern: Huber 1939; 129–47.

Ferenczi S. Sprachverwirrungen zwischen den Erwachsenen und dem Kind. *1933*. In: Bausteine zur Psychoanalyse III. Bern, Stuttgart: Huber 1964.

Ferenczi S. Ohne Sympathie keine Heilung. Das klinische Tagebuch von 1932. Frankfurt/M.: Fischer 1988.

Ferenczi S. Sprachverwirrung zwischen den Erwachsenen und dem Kind. *1932*. In: Balint M (Hrsg). Schriften zur Psychoanalyse II. Gießen: Psychosozial 2004; 303–13.

Ferketich AK, Schwartzbaum JA, Frid DJ & Moeschberger ML. Depression as an antecedent to heart disease among women and men in the NHANES I Study. Arch Intern Med 2000; 160: 1261–8.

Fiedler P. Dissoziative Störungen und Konversion. Trauma und Traumabehandlung. 3. Aufl. Weinheim: PVU 2008.

Filipp SH (Hrsg). Ein allgemeines Modell für die Analyse kritischer Lebensereignisse. In: Kritische Lebensereignisse. 2. Aufl. München: PVU 1990; 3–52.

Filipp SH & Aymanns P. Bewältigungsstrategien (Coping). In: Adler RH, Herrmann M, Köhne K, Langewitz W, Schonecke OW, von Uexküll T &

Wesiack W (Hrsg). Uexküll – Psychosomatische Medizin. Modelle ärztlichen Denkens und Handelns. 6. Aufl. München, Jena: Urban & Fischer 2003; 297–310.

Filipp SH & Klauer T. Subjective Well-Being in the Face of Critical Life Events: The Case of Successful Copers. In: Strack F, Argyle M & Schwarz N (eds). The Social Psychology of Subjective Well-Being. Oxford: Pergamon Press 1991; 213–35.

Fischer G & Riedesser P. Lehrbuch der Psychotraumatologie. 2. Aufl. München: Reinhardt 1999.

Flatten G, Hofmann A, Liebermann P, Wöller W, Siol T & Petzold E. Posttraumatische Belastungsstörung. Leitlinien und Quellentext. Stuttgart: Schattauer 2001a; 3–9.

Flatten G, Hofmann A, Galley N & Liebermann P. Ätiopathogenetische Modelle der Posttraumatischen Belastungsstörung. In: Flatten G, Hofmann A, Liebermann P, Wöller W, Siol T & Petzold E (Hrsg). Posttraumatische Belastungsstörung. Leitlinien und Quellentext. Stuttgart: Schattauer 2001b; 59–70.

Flatten G, Wöller W & Hofmann A. Therapie der Posttraumatischen Belastungsstörung. In: Flatten G, Hofmann A, Liebermann P, Wöller W, Siol T & Petzold E (Hrsg). Posttraumatische Belastungsstörung. Leitlinien und Quellentext. Stuttgart: Schattauer 2001c; 86–122.

Flatten G, Gast U, Hofmann A, Knaevelsrud C, Lampe A, Liebermann P, Maercker A, Reddemann L & Wöller W. Posttraumatische Belastungsstörung. S3-Leitlinie und Quellentexte. Stuttgart: Schattauer 2013.

Focke I. Zweifeln gehört dazu. Projekt Psychotherapie. Magazin des bvvp 2012; 1: 25–8.

Focke I, Horn E & Pohlmann W (Hrsg). Erregter Stillstand – Narzissmus zwischen Wahn und Wirklichkeit. Stuttgart: Klett-Cotta 2016.

Fonagy P. The relation of attachment status, psychiatric classifcation, and response to psychotherapy. J Cons Clin Psychol 1996; 64: 22–31.

Fonagy P. Attachment Theory and Psychoanalysis. New York: Other Press 2001.

Fonagy P. The development of psychopathology from infancy to adulthood: the mysterious unfolding of disturbance in time. Infant Ment Health J 2003a; 24: 212–39.

Fonagy P. Bindungstheorie und Psychoanalyse. Stuttgart: Klett-Cotta 2003b.

Fonagy P & Allison E. The role of mentilization and epistemic trust in the therapeutic relationship. Psychotherapy 2014; 51(3): 372–80.

Fonagy P & Campbell C. Böses Blut – Ein Rückblick: Bindung und Psychoanalyse. Psyche – Z Psychoanal 2017; 71: 275–305.

Fonagy P & Luyten P. A developmental, mentalization-based approach to the understanding and treatment of borderline personality disorder. Dev Psychopathol 2009; 21: 1355–81.

Fonagy P & Luyten P. Die entwicklungspsychologischen Wurzeln der Borderline-Persönlichkeitsstörung in Kindheit und Adoleszenz: Ein Forschungsbericht unter dem Blickwinkel der Mentalisierungstheorie. Psyche – Z Psychoanal 2011; 65: 900–52.

Fonagy P & Target M. Mit der Realität spielen. Zur Doppelgesichtigkeit psychischer Realität von Borderline-Patienten. Psyche – Z Psychoanal 2001; 55: 961–95.

Fonagy P & Target M. Frühe Interaktion und die Entwicklung der Selbstregulation. In: Streeck-Fischer A (Hrsg). Adoleszenz – Bindung – Destruktivität. Stuttgart: Schattauer 2004, 105–35.

Fonagy P & Target M. Psychoanalyse und die Psychopathologie der Entwicklung. 2. Aufl. Stuttgart: Klett-Cotta 2006.

Fonagy P & Target M. Psychoanalyse und die Psychopathologie der Entwicklung. 4. Aufl. Stuttgart: Klett-Cotta 2015.

Fonagy P, Steele H & Steele M. Maternal representations of attachment during pregnancy predict the organization of infant-mother attachment at one Year of age. Child Dev 1991; 62: 891–905.

Fonagy P, Gergely G, Jurist E & Target M. Affektregulierung, Mentalisierung und die Entwicklung des Selbst. Stuttgart: Klett-Cotta 2004.

Fonagy P, Gergely G & Target M. The parent-infant dyad and the construction oft he subjective self. J of Child Psychol Psychiatry 2007; 48: 288–328.

Fonagy P, Gergely G, Jurist EL & Target M. Affektregulierung, Mentalisierung und die Entwicklung des Selbst. Stuttgart: Klett-Cotta 2010.

Fonagy P, Luyten P, Bateman A, Gergely G, Stratheam L, Target M & Allison E. Bindung und Persönlichkeitsstörung. In: Clarkin JF, Fonagy P & Gabbard GO (Hrsg). Psychodynamische Psychotherapie der Persönlichkeitsstörungen. Stuttgart: Schattauer 2013; 35–84.

Frank C & Weiß H. Projektive Identifizierung. Stuttgart: Klett-Cotta 2007.

Frank C & Weiß H. Projektive Identifizierung. 2. Aufl. Stuttgart: Klett-Cotta 2013.

Fremmer-Bombik E. Innere Arbeitsmodelle von Bindung. In: Spangler G & Zimmermann P (Hrsg). Die Bindungstheorie. Grundlagen, Forschung und Anwendung. Stuttgart: Klett-Cotta 1995; 109–19.

Fremmer-Bombik E, Rudolph J, Veith B, Schwarz G & Schwarzmeier I. Regensburger Auswertungsmethode des Adult Attachment Interviews. Unveröffentlichtes Manuskript 1989.

Freud A. Das Ich und die Abwehrmechanismen. Wien: Int Psychoanal 1936.

Freud A. Probleme der Pubertät. In: Die Schriften der Anna Freud. Band VI. München: Kindler 1958.

Freud A. Discussion of Dr. John Bowlby's paper. Psych Study of the Child 1960; 15: 63–2.

Freud A. Wege und Irrwege der Kinderentwicklung. Stuttgart: Klett 1969.

Freud A. Entwicklungspsychopathologie aus psychoanalytischer Sicht. In: Die Schriften der Anna Freud. Band X. München: Kindler 1974; 2703–18.

Freud A. Das Ich und die Abwehrmechanismen. *1936*. 12. Aufl. München: Kindler 1980.

Freud S. Aus den Anfängen der Psychoanalyse 1887–1902. London: Imago 1950.

Freud S. Entwurf einer Psychologie. *1895*. GW, Nachtragsband, IV. Teil. Frankfurt/M.: Fischer 1987.

Freud S. Charcot. *1893f*. GW I. Frankfurt/M.: Fischer 1999; 21–35.

Freud S. Die Abwehr-Neuropsychosen. *1894a*. GW I. Frankfurt/M.: Fischer 1999; 59–74.

Freud S. Über die Berechtigung, von der Neurasthenie einen bestimmten Symptomenkomplex als »Angstneurose« abzutrennen. *1895b*. GW I. Frankfurt/M.: Fischer 1999.

Freud S. Studien über Hysterie. *1895d*. GW I. Frankfurt/M.: Fischer 1999; 75–312.

Freud S. Die Traumdeutung. *1900*. GW II/III. Frankfurt/Main: Fischer 1999.

Freud S. Drei Abhandlungen zur Sexualtheorie. *1905d*. GW V. Frankfurt/M.: Fischer 1999; 27–145.

Freud S. Bruchstück einer Hysterie-Analyse. *1905e*. GW V. Frankfurt/M.: Fischer 1999; 161–286.

Freud S. Hysterische Phantasien und ihre Beziehung zur Bisexualität. *1908a*. GW VII. Frankfurt/M.: Fischer 1999; 191–9.

Freud S. Charakter und Analerotik. *1908b*. GW VII. Frankfurt/M.: Fischer 1999.

Freud S. Analyse der Phobie eines fünfjährigen Knaben. *1909b*. GW VII. Frankfurt/M.: Fischer 1999; 241–377.

Freud S. Bemerkungen über einen Fall von Zwangsneurose (Der »Rattenmann«). *1909d*. GW VII. Frankfurt/M.: Fischer 1999; 379–463.

Freud S. Über Psychoanalyse. *1910a*. GW VIII. Frankfurt/M.: Fischer 1999; 1–60.

Freud S. Die zukünftigen Chancen der psychoanalytischen Therapie. *1910d*. GW VIII. Frankfurt/M.: Fischer 1999; 104–15.

Freud S. Die psychogene Sehstörung in psychoanalytischer Auffassung. *1910i*. GW VIII. Frankfurt/M.: Fischer 1999; 94–102.

Freud S. Formulierungen über zwei Prinzipien des psychischen Geschehens. *1911b*. GW VIII. Frankfurt/M.: Fischer 1999; 230–8.

Freud S. Zur Dynamik der Übertragung. *1912b*. GW VIII. Frankfurt/M.: Fischer 1999; 363–74.

Freud S. Ratschläge für den Arzt bei der psychoanalytischen Behandlung. *1912e*. GW VIII. Frankfurt/M.: Fischer 1999; 376–87.

Freud S. Einige Bemerkungen über den Begriff des Unbewußten in der Psychoanalyse. *1912g*. GW VIII. Frankfurt/M.: Fischer 1999; 430–9.

Freud S. Totem und Tabu. *1912/13a*. GW IX. Frankfurt/M.: Fischer 1999; 1–194.

Freud S. Zur Einführung des Narzißmus. *1914c*. GW X. Frankfurt/M.: Fischer 1999; 137–70.

Freud S. Bemerkungen über die Übertragungsliebe. *1915a*. GW X. Frankfurt/M.: Fischer 1999; 305–21.

Freud S. Triebe und Triebschicksale. *1915c*. GW X. Frankfurt/M.: Fischer 1999; 210–32.

Freud S. Das Unbewußte. *1915e*. GW X. Frankfurt/M.: Fischer 1999; 264–303.

Freud S. Vorlesungen zur Einführung in die Psychoanalyse. *1916/17a*. GW XI. Frankfurt/M.: Fischer 1999.

Freud S. Trauer und Melancholie. *1916/17g*. GW X. Frankfurt/M.: Fischer 1999; 428–46.

Freud S. Eine Schwierigkeit der Psychoanalyse. *1917a*. GW XII. Frankfurt/M.: Fischer 1999; 3–12.

Freud S. Wege der psychoanalytischen Therapie. *1919a*. GW XII. Frankfurt/M.: Fischer 1999; 183–94.

Freud S. Jenseits des Lustprinzips. *1920g*. GW XIII. Frankfurt/M.: Fischer 1999; 1–69.

Freud S. Das Ich und das Es. *1923b*. GW XIII. Frankfurt/M.: Fischer 1999; 237–89.

Freud S. Die infantile Genitalorganisation. *1923e*. GW XIII. Frankfurt/M.: Fischer 1999; 293–8.

Freud S. Der Untergang des Ödipuskomplexes. *1924d*. GW XIII. Frankfurt/M.: Fischer 1999; 395–402.

Freud S. Selbstdarstellung. *1925d*. GW XIV. Frankfurt/M: Fischer 1999; 31–96.

Freud S. Die Widerstände gegen die Psychoanalyse. *1925e*. GW XIV. Frankfurt/M.: Fischer 1999; 99–110.

Freud S. Hemmung, Symptom und Angst. *1926a*. GW IV. Frankfurt/M.: Fischer 1999.

Freud S. Die Frage der Laienanalyse. *1926b*. GW XIV. Frankfurt/M.: Fischer 1999; 207–86.

Freud S. Über libidinöse Typen. *1931a*. GW XIV. Frankfurt/M.: Fischer 1999; 509–13.

Freud S. Über die weibliche Sexualität. *1931b*. GW XIV. Frankfurt/M.: Fischer 1999; 515–37.

Freud S. Neue Folge der Vorlesungen zur Einführung in die Psychoanalyse. *1933a*. GW XV. Frankfurt/M.: Fischer 1999.

Freud S. Die endliche und die unendliche Analyse. *1937c*. GW XVI. Frankfurt/M.: Fischer 1999; 59–99.

Freud S. Konstruktionen in der Analyse. *1937d*. GW XVI. Frankfurt/M.: Fischer 1999; 43–56.

Freud S. Abriß der Psychoanalyse. *1940a*. GW XVII. Frankfurt/M.: Fischer 1999; 63–138.

Freyberger HJ. Geleitwort. In: Grabe HJ & Rufer M (Hrsg). Alexithymie: Eine Störung der Affektregulation. Bern: Huber 2009; 13–4.

Freyberger HJ. Krankheitsgewinn. In: Mertens W (Hrsg). Handbuch psychoanalytischer Grundbegriffe. 4. Aufl. Stuttgart: Kohlhammer 2014; 515–7.

Freyberger HJ & Terock J. Konzept der komplexen posttraumatischen Belastungsstörung. Psychotherapeut 2016; 61: 183–90.

Friedman L. The clinical polarity of object relations concepts. Psychoanal Q 1988; 57: 667–91.

Fürstenau P. Die beiden Dimensionen des psychoanalytischen Umgangs mit strukturell ich-gestörten Patienten. Psyche – Z Psychoanal 1977; 31: 197–207.

Gabbard GO. Psychodynamic psychiatry in clinical practice. Arlington/VA: American Psychiatric Press 2005.

Gabbard GO. Die Borderline-Persönlichkeitsstörung als Schnittstelle zwischen Psychoanalyse und Neurobiologie. In: Dulz B, Herpertz SC, Kernberg OF & Sachsse U (Hrsg). Handbuch der Borderline-Störungen. 2. Aufl. Stuttgart: Schattauer 2011; 123–33.

Gast L. Metamorphosen des Narzissmus. Ein Beitrag zur psychoanalytischen Ideen- und Begriffsgeschichte. In: Kernberg O & Hartmann HP (Hrsg). Narzissmus. Grundlagen – Störungsbilder – Therapie. Stuttgart: Schattauer 2006; 132–56.

Gast U. Borderline-Persönlichkeitsstörungen. In: Egle UT, Joraschky P, Lampe A, Seiffge-Krenke I & Cierpka M (Hrsg). Sexueller Missbrauch – Misshandlung – Vernachlässigung. Erkennung, Therapie und Prävention der Folgen früher Stresserfahrungen. 4. Aufl. Stuttgart: Schattauer 2016; 476-501.

Gast U & Rodewald F. Der psychodynamische Ansatz zur Behandlung komplexer Dissoziativer Störungen. In: Eckhardt-Henn A & Hoffmann SO (Hrsg). Dissoziative Bewusstseinsstörungen – Theorie, Symptomatik, Therapie. Stuttgart: Schattauer 2004.

Gast U, Rodewald F, Hofmann A, Mattheß H, Nijenhuis E, Reddemann L & Emrich HM. Die Dissoziative Identitätsstörung – häufig fehldiagnostiziert. Dtsch Ärztebl 2006; 103(47): A3 193–200.

Gay P. Freud – eine Biographie für unsere Zeit. Frankfurt/M.: Fischer 1993.

Gedo JE. Selbstpsychologie: Eine postkohutianische Betrachtung. Psyche – Z Psychoanal 1991; 45(01): 1–16.

Geißler P. Implizites Beziehungswissen. In: Mertens W (Hrsg). Handbuch psychoanalytischer Grundbegriffe. 4. Aufl. Stuttgart: Kohlhammer 2014; 414–20.

George C. The Adult Attachment Projective: Disorganization of Adult Attachment at the level of representation. In: Solomon J & George C (eds). Attachment disorganization. New York: Guilford Press 1999; 462–507.

George C, Kaplan N & Main M. The Adult Attachment Interview. In: Solomon J & George C (eds). Attachment disorganization. Berkely: University of California 1985.

George C, Kaplan N & Main M. Adult Attachment Interview. In: Gloger-Tippelt U (Hrsg). Bindung im Erwachsenenalter. Ein Handbuch für Forschung und Praxis. Bern: Huber 2000; 367–89.

Gergely G. The obscure object of desire: ›nearly but clearly not, like me‹: contingency preference in normal children versus children with autism. Bull Menninger Clin 2001; 65: 411–26.

Gergely G & Watson J. The social feedback model of parental affect-mirroring. Int J Psychoanal 1996; 77: 1181–212.

Giesers P & Pohlmann W. Die Entwicklung der Neurosenformel in den vier Psychologien der Psychoanalyse. Psyche – Z Psychoanal 2010; 64: 643–67.

Gill MM. Analysis of Transference. Vol. 1: Theory and Technique. New York: International University Press 1982.

Giovacchini P. The borderline aspects of adolescence and the borderline state. In: Feinstein S & Giovacchini P (eds). Adolescence psychiatry. Chicago: University of Chicago 1978; 320–38.

Gödde G. Freuds »Entdeckung« des Unbewussten und die Wandlungen in seiner Auffassung. In: Buchholz MB & Gödde G (Hrsg). Macht und Dynamik des Unbewussten. Bd. I. Gießen: Psychosozial 2005; 325–60.

Gödde G. Unbewusst, das Unbewusste (II). In: Mertens W (Hrsg). Handbuch psychoanalytischer Grundbegriffe. 4. Aufl. Stuttgart: Kohlhammer 2014; 1028–44.

Goethe JW v. Schriften zur Kunst. Einleitung. *1819*. In: Gedenkausgabe der Werke, Briefe und Gespräche. Band 13. Zürich, Stuttgart: Propyläen 1948.

Grabe HJ & Rufer M (Hrsg). Neurobiologie und Genetik der Alexithymie. In: Alexithymie: Eine Störung der Affektregulation. Bern: Huber 2009; 69–81.

Grabe HJ & Scheidt CE. Einführung: Das Alexithymiekonstrukt und seine psychometrische Erfassung. In: Grabe HJ & Rufer M (Hrsg). Alexithymie: Eine Störung der Affektregulation. Bern: Huber 2009; 19–39.

Grabe HJ, Frommer J, Ankerhold A, Ulrich C, Groger R, Franke GH, Barnow S, Freyberger HJ & Spitzer C. Alexithymia and outcome in psychotherapy. Psychother Psychosom 2008; 77: 189–94.

Grabska K. Objektbeziehungstheorien. In: Ehlers W & Holder A (Hrsg). Psychoanalytische Verfahren. Stuttgart: Klett-Cotta 2009; 79–132.

Grawe K. Neuropsychotherapie. Göttingen: Hogrefe 2004.

Green A. Science und science-fiction in der Säuglingsforschung. Z Psychoanal Theor Prax 2000; 15: 438–66.

Greenacre P (ed). Considerations regarding the parent-infant relationship. In: Emotional Growth. Band 1. New York: University Press 1960; 199–224.

Greenberg JR. Oedipus and Beyond – a Clinical Theory. Cambridge, Ma.: Harvard University Press 1991.

Greenberg JR & Mitchell SA. Object Relations in Psychoanalytic Theory. Cambridge, MA: Harvard University Press 1983.

Greenson RR. Phobia, anxiety and depression. J Am Psychoanal Assoc 1959; 7: 663–74.

Greenson RR. Technik und Praxis der Psychoanalyse. Stuttgart: Klett 1973.

Grossmann K & Grossmann KE. Bindungen – das Gefüge psychischer Sicherheit. Stuttgart: Klett-Cotta 2004.

Grossmann KE & Grossmann K. Bindungstheoretische Grundlagen psychologisch sicherer und unsicherer Entwicklung. GWG Z 1994; 96: 26–41.

Grossmann KE & Grossmann K. Klinische Bindungsforschung aus der Sicht der Entwicklungspsychologie. In: Strauß B, Buchheim A & Kächele H (Hrsg). Klinische Bindungsforschung. Stuttgart: Schattauer 2002; 295–318.

Grossmann KE, Becker-Stoll F, Grossmann K, Kindler H, Schieche M, Spangler G, Weinsauer M & Zimmermann P. Die Bindungstheorie: Modelle, entwicklungspsychologische Forschung und Ergebnisse. In: Keller H (Hrsg). Handbuch der Kleinkindforschung. 2. Aufl. Göttingen: Hogrefe 1997; 51–95.

Gündel H, Lausberg H & Henningsen P. Neurobiologische Grundlagen der Neuro-Psychosomatik. In: Henningsen P, Gündel H & Ceballos-Baumann A (Hrsg). Neuro-Psychosomatik. Grundlagen und Klinik neurologischer Psychosomatik. Stuttgart: Schattauer 2006; 8–52.

Gündel H, Kruse J, Lahmann C, Ronel J & Schneider G. Allgemeine Therapieprinzipien und Phasen der PISO-Intervention. In: Arbeitskreis PISO (Hrsg). Somatoforme Störungen. Psychodynamisch-Interpersonelle Therapie (PISO). Göttingen: Hogrefe 2012; 38–76.

Gunderson JG & Elliott GR. The interface between borderline personality and affective disorder. Am J Psychiatry 1985; 142: 277–88.

Haan N. Coping and defending: processes of self-environment organization. New York: Academic Press 1977.

Haas ET. 100 Jahre Totem und Tabu. Gießen: Psychosozial 2012.

Hackett TP, Cassem NH & Wishnie LA. The coronary care unit – an appraisal of its psychological harzard. N Engl J Med 1968; 279: 1365–74.

Häfner S, Lieberz K & Wöller W. Leitlinien für die Indikation und Differentialindikation in der stationären Psychotherapie – Eine Literaturübersicht. Gruppenpsychother Gruppendyn 2006; 35: 351–70.

Hahn P. Der Herzinfarkt aus psychosomatischer Sicht. Analyse und Darstellung der Grundlagen mit psychosozialen Untersuchungen an 50 männlichen Herzinfarktpatienten. Göttingen: Vandenhoeck & Ruprecht 1971.

Hall GS. Adolescence its Psychology and its Relations to Physiology, Anthropology, Sociology Sex, Crime, Religion and Education (Vol. I). Engelwood Cliffs, NJ: Prentice-Hall 1904.

Hantke L. Trauma und Dissoziation. Berlin: Wissenschaftlicher Verlag 1999.

Hartkamp N. Ich-Psychologie. In: Mertens W (Hrsg). Handbuch psychoanalytischer Grundbegriffe. 4. Aufl. Stuttgart: Kohlhammer 2014; 399–403.

Hartmann H. Ich-Psychologie und Anpassungsproblem. *1939a*. Stuttgart: Klett 1970.

Hartmann H (Hrsg). Psychoanalyse und Gesundheitsbegriff. *1939b*. In: Ich-Psychologie. 2. Aufl. Stuttgart: Klett-Cotta 1997; 19–32.

Hartmann H (Hrsg). Bemerkungen zur psychoanalytischen Theorie des Ichs. *1950a*. In: Ich-Psychologie. 2. Aufl. Stuttgart: Klett-Cotta 1997; 119–44.

Hartmann H (Hrsg). Psychoanalyse und Entwicklungspsychologie. *1950b*. In: Ich-Psychologie. 2. Aufl. Stuttgart: Klett-Cotta 1997; 106–18.

Hartmann H (Hrsg). Die Bedeutung der Ich-Psychologie für die Technik der Psychoanalyse. *1951*. In: Ich-Psychologie. 2. Aufl. Stuttgart: Klett-Cotta 1997; 145–56.

Hartmann H (Hrsg). Die gegenseitige Beeinflussung von Ich und Es in ihrer Entwicklung. *1952*. In: Ich-Psychologie. 2. Aufl. Stuttgart: Klett-Cotta 1997.

Hartmann H (Hrsg). Bemerkungen zur Theorie der Sublimierung. *1955*. In: Ich-Psychologie. 2. Aufl. Stuttgart: Klett-Cotta 1997; 212–60.

Hartmann HP. Narzisstische Persönlichkeitsstörungen – ein Überblick. In: Kernberg OF & Hartmann HP (Hrsg). Narzissmus. Grundlagen – Störungsbilder – Therapie. Stuttgart: Schattauer 2006; 3–36.

Hartmann HP, Milch WE, Kutter P & Paal J (Hrsg). Das Selbst im Lebenszyklus. Gießen: Psychosozial 2007.

Hartung T & Steinbrecher M. Zwischen innerer und äußerer Realität: Der Körper im psychoanalytischen Feld. In: Hartung T & Strauss LV (Hrsg). Tauchgänge. Psychoanalyse der inneren und äußeren Realität. Göttingen: Vandenhoeck & Ruprecht 2013; 65–96.

Haubl R. Depression und Arbeitswelt. In: Leuzinger-Bohleber M, Bahrke U & Negele A (Hrsg). Chronische Depression. Verstehen – Behandeln – Erforschen. Göttingen: Vandenhoeck & Ruprecht 2013; 111–28.

Haubl R, Voß GG, Alsdorf N & Handrich C (Hrsg). Belastungsstörung mit System. Die zweite Studie zur psychosozialen Situation in deutschen Organisationen. Göttingen: Vandenhoeck & Ruprecht 2013.

Hautzinger M & Bronisch T. Symptomatik, Diagnostik und Epidemiologie. In: Schauenburg H & Hofmann B (Hrsg). Psychotherapie der Depression. Stuttgart, New York: Thieme 2007; 1–12.

Hayward C & Sanborn K. Puberty and the emergence of gender differences in psychopathology. J Adolesc Health 2002; 30(4 Suppl): 49–58.

Heigl-Evers A & Heigl F. Die psychoanalytisch-interaktionelle Therapie. In: Rudolf G, Rüger V & Studt HH (Hrsg). Psychoanalyse der Gegenwart. Göttingen: Vandenhoeck & Ruprecht 1987; 180–97.

Heigl-Evers A & Ott J. Die psychoanalytisch-interaktionelle Methode. Ein Behandlungsangebot für strukturell gestörte Patienten. Psychotherapeut 1996; 41: 77–83.

Heim E. Coping und Adaptivität. Psychother Psychosom Med Psychol 1988; 38: 8–18.

Heimann P. On countertransference. Int J Psychoanal 1950; 31: 81–4.

Heimann P. Die Dynamik der Übertragungsinterpretationen. Psyche – Z Psychoanal 1957; 26: 401–15.

Heimann P. Bemerkungen zur Gegenübertragung. Psyche – Z Psychoanal 1964; 31: 483–93.

Heimann P. Über die Gegenübertragung. Forum Psychoanal 1996; 12: 179–84.

Henningsen P. Neuro-Psychosomatik: Geschichte und klinische Konzepte. In: Henningsen P, Gündel H & Ceballos-Baumann A (Hrsg). Neuro-Psychosomatik. Stuttgart: Schattauer 2006; 3–7.

Henningsen P. »Embodiment – Das körperliche Selbst und seine Verwirrungen«. Vortrag auf den 41. Lübecker Psychotherapietagen, Lübeck, 7.–11. 10. 2012.

Henningsen P & Rudolf G. Somatoforme/funktionelle Störungen: Klassifikation, psychodynamische Erklärungsmodelle, Diagnostik und Therapie. In: Rudolf G & Henningsen P (Hrsg). Psychotherapeutische Medizin und Psychosomatik. Ein einführendes Lehrbuch auf psychodynamischer Grundlage. 7. Aufl. Stuttgart: Thieme 2013.

Henningsen P, Hartkamp N, Loew T, Sack M, Scheidt CE & Rudolf G. Somatoforme Störungen – Leitlinien und Quellentexte. Stuttgart: Schattauer 2002.

Henseler H. Narzißtische Krisen. Zur Psychodynamik des Selbstmordes. Reinbek: Rowohlt 1974.

Henseler H. Die Suizidhandlung unter dem Aspekt der psychoanalytischen Narzißmustheorie. Psyche – Z Psychoanal 1975; 3: 191–207.

Hentschel U, Smith G, Ehlers W & Draguns JG. The concet of defense mechanisms in contemporary psychology. Theoretical, research and clinical perspectives. New York: Springer 1993.

Herman JL. Die Narben der Gewalt. Traumatische Erfahrungen verstehen und überwinden. München: Kindler 1993.

Herold H & Weiß H. Übertragung. In: Mertens W & Waldvogel B (Hrsg). Handbuch psychoanalytischer Grundbegriffe. Stuttgart: Kohlhammer 2008; 799–811.

Herold R & Weiß H. Übertragung. In: Mertens W (Hrsg). Handbuch psychoanalytischer Grundbegriffe. 4. Aufl. Stuttgart: Kohlhammer 2014; 1005–20.

Herpertz SC & Saß H. Die Borderline-Persönlichkeitsstörung in der historischen und aktuellen psychiatrischen Klassifikation. In: Dulz B, Herpertz SC, Kernberg OF & Sachsse U (Hrsg). Handbuch der Borderline-Störungen. 2. Aufl. Stuttgart: Schattauer 2011; 35–43.

Herrmann-Lingen C. Biopsychosoziale Faktoren in Genese und Manifestation der koronaren Herzkrankheit. Z Psychosom Med 2000; 46: 315–30.

Herrmann-Lingen C. Psychosomatische Kardiologie. In: Rudolf G & Henningsen P (Hrsg). Psychotherapeutische Medizin und Psychosomatik – Ein einführendes Lehrbuch auf psychodynamischer Grundlage. 7. Aufl. Stuttgart, New York: Thieme 2013; 262–72.

Herrmann-Lingen C & Buss U. Angst und Depressivität im Verlauf der koronaren Herzkrankheit. In: Jordan J, Barde B & Zeiher AM (Hrsg). Statuskonferenz Psychokardiologie. Band 5. Frankfurt/M.: VAS 2002.

Herrmann-Lingen C, Albus C & Titscher G (Hrsg). Psychokardiologie – ein Praxisleitfaden für Ärzte und Psychologen. 2. Aufl. Köln: Deutscher Ärzte-Verlag 2014.

Hinshelwood RD. Wörterbuch der kleinianischen Psychoanalyse. *1991*. 2. Aufl. Stuttgart: Klett-Cotta 2004.

Hinshelwood RD. Der Mythos vom britischen Kompromiss. Reflexionen über die Meinungsverschiedenheiten in der Britischen Psychoanalytischen Gesellschaft. In: Hermans LM (Hrsg). Spaltungen in der Geschichte der Psychoanalyse. Frankfurt/M.: Psychosozial 2011; 250–65.

Hinz H. Objektbeziehung, Objektbeziehungstheorie. In: Mertens W (Hrsg). Handbuch psychoanalytischer Grundbegriffe. 4. Aufl. Stuttgart: Kohlhammer 2014; 643–50.

Hirsch M. Realer Inzest. Psychodynamik des sexuellen Mißbrauchs in der Familie. Berlin: Springer 1987.

Hirsch M (Hrsg). Der eigene Körper als Objekt. Zur Psychodynamik destruktiven Körperagierens. Gießen: Psychosozial 1998.

Hirsch M. Psychoanalytische Traumatologie – Das Trauma in der Familie. Stuttgart, New York: Schattauer 2004.

Hoffmann SO. Charakter und Neurose. Frankfurt/M.: Suhrkamp 1979.

Hoffmann SO. Die Ethologie, das Realtrauma und die Neurose. Z Psychosom Med 1986; 32: 8–26.

Hoffmann SO. Die psychoanalytische Abwehrlehre – aktuell, antiquiert oder obsolet? Forum Psychoanal 1987; 3: 22–39.

Hoffmann SO. Die Krankheit »Neurose« – ein altes klinisches Konzept am Ende des 20. Jahrhunderts am Ende? In: Strauß B & Meyer AE (Hrsg). Psychoanalytische Psychosomatik. Stuttgart, New York: Schattauer 1994; 125–34.

Hoffmann SO. Die Psychodynamik der Sozialen Phobie. Eine Übersicht mit einem ersten »Leitfaden« zur psychoanalytisch orientierten Behandlung. Forum Psychoanal 2002; 18: 51–71.

Hoffmann SO. Das Selbst. Ein Rückblick auf die wenig bekannte Geschichte des Konzepts und seiner Bedeutung für die Psychoanalyse. Persönlichkeitsstörungen 2007; 11: 12–20.

Hoffmann SO. Angst – ein zentrales Phänomen in der Psychodynamik und Symptomatologie des Borderline-Patienten. In: Dulz B, Herpertz SC, Kernberg OF & Sachsse U (Hrsg). Handbuch der Borderline-Störungen. 2. Aufl. Stuttgart: Schattauer 2011a; 375–83.

Hoffmann SO. Therapie der Selbstwert-Problematik bei Borderline-Patienten. In: Dulz B, Herpertz SC, Kernberg OF & Sachsse U (Hrsg). Handbuch der Borderline-Störungen. 2. Aufl. Stuttgart: Schattauer 2011b; 733–45.

Hoffmann SO. Manualorientierte psychodynamische Therapie. Methodische Einführung, Diskussion und Beispiel am Modell der Angststörungen. Forum Psychoanal 2014; 30(4): 395–419.

Hoffmann SO. Psychodynamische Therapie von Angststörungen – Einführung und Manual für die kurz- und mittelfristige Therapie. 2. Aufl. Stuttgart: Schattauer 2016.

Hoffmann SO & Eckhardt-Henn A. Indikation und Kontraindikation für psychodynamische Psychotherapie bei Persönlichkeitsstörungen. Z Persönlichkeitsstörungen 1999; 3: 60–5.

Hoffmann SO & Hochapfel G. Neurotische Störungen und Psychosomatische Medizin. 5. Aufl. Stuttgart: Schattauer 1995.

Hoffmann SO, Eckhardt-Henn A & Scheidt CE. Konversion, Dissoziation und Somatisierung – Herkunft der Konzepte und ihre Abbildung in den neuen Glossaren. In: Rudolf G & Henningsen P (Hrsg). Somatoforme Störungen. Theoretisches Verständnis und therapeutische Praxis. Stuttgart: Schattauer 1998; 3–12.

Hoffmann SO, Eckhardt-Henn A & Scheidt CE. Konversion, Dissoziation, und Somatisierung: Historische Aspekte und Entwurf eines integrierten Modells. In: Eckhardt-Henn A & Hoffmann SO (Hrsg). Dissoziative Bewusstseinsstörungen. Stuttgart: Schattauer 2004; 114–30.

Hofmann A. EMDR in der Behandlung posttraumatischer Belastungssyndrome. Stuttgart: Thieme 1999.

Hofmann A. EMDR – Praxishandbuch zur Behandlung traumatisierter Menschen. 5. Aufl. Stuttgart: Thieme 2014.

Hohage R. Diagnostik und Therapie narzisstischer Krisen. Vortrag an der Fortbildungsakademie der Ärztekammer Schleswig-Holstein, Bad Segeberg, 2006.

Hohage R. Narzisstische Störungen. Ulm: Unveröffentlichtes Manuskript 2008.

Hohage R. Analytisch orientierte Psychotherapie in der Praxis: Behandlungsplanung – Kassenanträge – Supervision. 5. Aufl. Stuttgart: Schattauer 2011.

Holderegger H. Das Glück des verlorenen Kindes. Primäre Lebensorganisation und die Flüchtigkeit des Ich-Bewusstseins. Stuttgart: Klett-Cotta 2002.

Holmes J. Sichere Bindung und Psychodynamische Therapie. Stuttgart: Klett-Cotta 2012.

Holmes TH & Rahe RH. The Social Readjustment Rating Scale. J Psychosom Res 1967; 11: 213–8.

Horney K. Neurose und menschliches Wachstum: Das Ringen um Selbstverwirklichung. München: Kindler 1975.

Horowitz LM, Rosenberg SE & Bartholomew K. Interpersonal problems, attachment styles and outcome in brief dynamic psychotherapy. J Consult Clin Psychol 1996; 61: 549–60.

Horowitz MJ. Stress Response Syndromes. 2nd ed. New York: Jason Aronson 1986.

Hörz S & Döring S. Das Selbst und die Struktur der Persönlichkeit. Z Persönlichkeitsstörungen 2010; 4: 267–71.

Hörz-Sagstetter S & Doering S. Psychoanalytisch orientierte Therapie der Persönlichkeitsstörungen. Psychotherapeut 2015; 60(4): 261–8.

Huber D & Klug G. Psychoanalyse der Depression. Verstehen – Behandeln – Forschen. Stuttgart: Kohlhammer 2016.

Hurvich M. Vernichtungsängste und traumatische Ängste. Psyche Z Psychoanal 2015; 69: 797–825.

Irle E, Lange C, Weniger G & Sachsse U. Further evidence that post-traumatic stress-disorder but not dissociative disoerders are related to amygdala and hippocampal size reduction in trauma-exposed individuals. Acta Psychiatr Scand 2009; 119: 330–1.

Irle E, Lange C, Sachsse U & Weniger G. Neurobiologische Veränderungen bei posttraumatischen Zuständen. In: Dulz B, Herpertz SC, Kernberg OF &

Sachsse U (Hrsg). Handbuch der Borderline-Störungen. 2. Aufl. Stuttgart, New York: Schattauer 2011; 134–41.

Irle E, Lange C, Sachsse U & Weniger G. Neurobiologie komplexer Traumafolgestörungen. In: Sack M, Sachsse U & Schellong J (Hrsg). Komplexe Traumafolgestörungen. Diagnostik und Behandlung von Folgen schwerer Gewalt und Vernachlässigung. Stuttgart: Schattauer 2013; 8–30.

Izard CE. Die Emotionen des Menschen. Eine Einführung in die Grundlagen der Emotionspsychologie. Weinheim, Basel: Beltz 1981.

Izard CE. The psychology of emotions. New York: Plenum Press 1991.

Jacobi F, Klose M & Wittchen HU. Psychische Störungen in der deutschen Allgemeinbevölkerung: Inanspruchnahme von Gesundheitsleistungen und Ausfalltage. Bundesgesundheitsblatt Gesundheitsforschung Gesundheitsschutz 2004; 47: 736–44.

Jacobson E. Das Selbst und die Welt der Objekte. *1964*. Frankfurt/M.: Suhrkamp 1992.

Jacobson E. Das Selbst und die Welt der Objekte. *1973*. 6. Aufl. Frankfurt/M.: Suhrkamp 1998.

Janssen PL. Psychoanalytische Konzepte der Borderline-Struktur – Grundlagen der psychodynamischen Psychotherapieverfahren. In: Dammann G & Janssen PL (Hrsg). Psychotherapie der Borderline-Störungen. Stuttgart, New York: Thieme 2007; 3–16.

Janssen PL, Martin K, Martius P, Votsmeier-Röhr A & Dammann G. Stationäre Psychodynamische Psychotherapie von Patienten mit Borderline-Persönlichkeitsstörungen. In: Dammann G & Janssen PL (Hrsg). Psychotherapie der Borderline-Störungen. Stuttgart, New York: Thieme 2007; 38–53.

Jeron M. Das Ich. In: Mertens W (Hrsg). Schlüsselbegriffe der Psychoanalyse. Stuttgart: Internationale Psychoanalyse 1997; 160–9.

Johnson JG, McGeoch PG, Caskey V, Abhary SG & Sneed JR. Persönlichkeitsstörungen und frühe Stresserfahrungen. In: Egle UT, Joraschky P, Lampe A, Seiffge-Krenke I & Cierpka M (Hrsg). Sexueller Missbrauch – Misshandlung – Vernachlässigung. Erkennung, Therapie und Prävention der Folgen früher Stresserfahrungen. 4. Aufl. Stuttgart: Schattauer 2016; 502–35.

Jones E (Hrsg). Einige Probleme des jugendlichen Alters. *1922*. In: Die Theorie der Symbolik und andere Aufsätze. Frankfurt/M.: Ullstein 1978; 143–68.

Joraschky P & Petrowsky K. Angst und Bindung: Bindungstheoretische Prozesse bei Angststörungen. In: Strauß B (Hrsg). Bindung und Psychopathologie. Stuttgart: Klett-Cotta 2008; 49–80.

Joraschky P & Petrowsky K. Angststörungen. In: Adler RH, Herzog W, Joraschky, Köhle K, Langewitz W, Söllner W & Wesiack W (Hrsg). Psychosomatische Medizin – Theoretische Modelle und klinische Praxis. München: Urban & Fischer 2011; 699–711.

Joyce AS, Piper WE & Ogrodniczuk JS. Komplizierte Trauer: Einsichtorientierte und supportive Kurzzeittherapie für Gruppen. Göttingen, Bern, Wien: Hogrefe 2015.

Juen F, Arnold L, Meissner D, Nolte T & Buchheim A. Attachment disorganization in different clinical groups: What underpins unresolved attachment. Psihologija 2013; 46(2): 127–42.

Jung CG. Die Beziehungen zwischen dem Ich und dem Unbewußten. Zürich, Leipzig, Stuttgart: Rascher 1933.

Jungclaussen I. Handbuch Psychotherapie-Antrag. Psychodynamisches Verstehen und effizientes Berichtschreiben in der tiefenpsychologisch fundierten Psychotherapie. Stuttgart: Schattauer 2013.

Junker H. Beziehungsweisen. Die tiefenpsychologische Praxis zwischen Technik und Begegnung. Tübingen: Edition Diskord 2005.

Kächele H & Steffens W (Hrsg). Bewältigung und Abwehr. Berlin, Heidelberg, New York: Springer 1988.

Kächele H, Albani C, Buchheim A, Grünzig HJ, Hölzer M, Hohage R, Jiménez J, Leuzinger-Bohleber M, Mergenthaler E, Neudert-Dreyer L & Thomä H. Psychoanalytische Verlaufsforschung: Ein deutscher Musterfall Amalia X: Analyse einer 30-jährigen Frau mit einem Hirsutismus, depressiven Verstimmungen und einer zwangsneurotischen Symptomatologie. Psyche – Z Psychoanal 2006; 60: 387–425.

Kampfhammer HP. Dissoziation und Gedächtnis als Ergebnis neurobiologisch beschreibbarer Prozesse. In: Eckhardt-Henn A & Hoffmann SO (Hrsg). Dissoziative Bewusstseinstörungen. Stuttgart: Schattauer 2004; 9–36.

Kandel ER. Psychiatrie, Psychoanalyse und die neue Biologie des Geistes. Frankfurt/M.: Suhrkamp 2006.

Karasek RA & Theorell T. Healthy Work. Stress, Productivity and the Reconstruction of Working Life. New York: Basic Books 1990.

Kardiner A. The traumatic neurosis of war. New York: Hoeber 1941.

Kaschka W, Korczak D & Broich K. Burnout: a fashionable diagnosis. Dtsch Ärztebl Int 2011; 108: 781–7.

Kauhanen J, Kaplan GA, Cohen RD, Julkunen J & Salonen JT. Alexithymia and risk of death in middle-aged men. J Psychosom Res 1996; 41: 541–9.

Keefe J, McCarthy K, Dinger U, Zilcha-Mano S & Barber J. A meta-analytic review of psychodynamic therapies for anxiety disorders. Clin Psychol Rev 2014; 34: 309–23.

Kennel R. Psychoanalyse bei Klein/Bion und Neuroscience bei Edelman. In: Koukkou M, Leuzinger-Bohleber M & Mertens W (Hrsg). Erinnerung von Wirklichkeiten. Psychoanalyse und Neurowissenschaften im Dialog. Band 2. Stuttgart: Internationale Psychoanalyse 1998; 128–61.

Kernberg OF. Structural Interviewing. Psychiatr Clin North Am 1981; 4: 169–95.

Kernberg OF. Borderline-Störungen und pathologischer Narzißmus. *1978*. Frankfurt/M.: Suhrkamp Taschenbuch Wissenschaft 1983.

Kernberg OF. Schwere Persönlichkeitsstörungen. *1984*. Stuttgart: Klett-Cotta 1985.

Kernberg OF. Innere Welt und äußere Realität – Anwendungen der Objektbeziehungstheorie. *1980*. Stuttgart: VIP 1997a.

Kernberg OF. Psychoanalytische Objektbeziehungstheorien. In: Mertens W (Hrsg). Schlüsselbegriffe der Psychoanalyse. Stuttgart: Internationale Psychoanalyse 1997b; 96–110.

Kernberg OF. Objektbeziehungen und Praxis der Psychoanalyse. *1976*. Stuttgart: Klett-Cotta 1997c.

Kernberg OF. Wut und Haß. *1992*. Stuttgart: Klett-Cotta 1997d.

Kernberg OF. Die übertragungsfokussierte oder psychodynamische Psychotherapie von Patienten mit einer Borderline-Persönlichkeitsorganisation. In: Kernberg OF, Dulz B & Sachsse U (Hrsg). Handbuch der Borderline-Persönlichkeitsstörungen. Stuttgart, New York: Schattauer 2000.

Kernberg OF. Eine zeitgenössische Interpretation von »Zur Einführung des Narzissmus«. In: Kernberg O & Hartmann HP (Hrsg). Narzissmus. Grundlagen – Störungsbilder – Therapie. Stuttgart: Schattauer 2006a; 115–31.

Kernberg OF. Die Narzisstische Persönlichkeit und ihre Beziehung zu antisozialem Verhalten und Perversionen – pathologischer Narzissmus und narzisstische Persönlichkeit. In: Kernberg O & Hartmann HP (Hrsg). Narzissmus. Grundlagen – Störungsbilder – Therapie. Stuttgart: Schattauer 2006b; 263–307.

Kernberg OF. Der nahezu unbehandelbare narzisstische Patient. In: Kernberg O & Hartmann HP (Hrsg). Narzissmus. Grundlagen – Störungsbilder – Therapie. Stuttgart: Schattauer 2006c; 705–27.

Kernberg OF. Narzissmus, Aggression und Selbstzerstörung. Fortschritte in der Diagnose und Behandlung schwerer Persönlichkeitsstörungen. *2004*. Stuttgart: Klett-Cotta 2006d.

Kernberg OF. Liebe und Aggression. Eine unzertrennliche Beziehung. Stuttgart: Schattauer 2014a.

Kernberg OF (Hrsg). Der nahezu unbehandelbare narzisstische Patient. In: Liebe und Aggression. Eine unzertrennliche Beziehung. Stuttgart: Schattauer 2014b; 65–96.

Kernberg OF & Caligor E. A psychoanalytic theory of personality disorders. In: Lenzenweger M & Clarkin JF (eds). Major Theories of Personality Disorders. 2nd ed. New York: Guilford 2005.

Kernberg OF & Hartmann HP (Hrsg). Narzissmus. Grundlagen – Störungsbilder – Therapie. Stuttgart: Schattauer 2006.

Kernberg OF & Levy KN. Borderline-Persönlichkeitsstörung und Borderline-Persönlichkeitsorganisation – Psychopathologie und Diagnose. In: Dulz B, Herpertz SC, Kernberg OF & Sachsse U (Hrsg). Handbuch der Borderline-Störungen. 2. Aufl. Stuttgart: Schattauer 2011; 286–300.

Kessler RC, Berglund P, Demler O, Jin R, Merikangas KR & Walters EE. Lifetime prevalence and age-onset distributions of DSM-IV disorders in the National Comorbidity Survey Replication. Arch Gen Psychiatry 2005; 62: 593–602.

Kettner M & Mertens W. Reflexionen über das Unbewusste. Göttingen: Vandenhoeck & Ruprecht 2010.

Kielholz P. Diagnose und Therapie der Depressionen für den Praktiker. München: Lehmann 1965.

Kind J. Zur Entwicklung psychoanalytischer Borderline-Konzepte seit Freud. In: Dulz B, Herpertz SC, Kernberg OF & Sachsse U (Hrsg). Handbuch der Borderline-Störungen. 2. Aufl. Stuttgart: Schattauer 2011; 20–34.

Kirchmann H & Strauß B. Methoden zur Erhebung von Bindungsmerkmalen. Klin Diagnostik Evaluation 2008; 1: 293–327.

Kirchmann H, Singh S & Strauß B. Methoden zur Erfassung von Bindungsmerkmalen. In: Strauß B & Schauenburg H (Hrsg). Bindung in Psychologie und Medizin. Grundlagen, Klinik und Forschung – Ein Handbuch. Stuttgart: Kohlhammer 2017; 101–21.

Klauer T. Stress und Stressresilienz. In: Ahrens S & Schneider W (Hrsg). Lehrbuch der Psychotherapie und Psychosomatischen Medizin. 2. Aufl. Stuttgart: Schattauer 2002; 97–107.

Klein GS. Two theories of one. In: Psychoanalytic Theory: An Exploration of its Essentials. New York: International University Press 1976.

Klein M (Hrsg). Frühstadien des Ödipuskomplexes. *1927*. In: Frühstadien des Ödipuskomplexes – Frühe Schriften 1928–1945. Frankfurt/M.: Fischer 1985; 7–21.

Klein M. Das Seelenleben des Kleinkindes. *1962*. Stuttgart: Klett-Cotta 1997.

Klitzing K v. (Hrsg). Psychotherapie in der frühen Kindheit. Göttingen: Vandehoeck & Ruprecht 1998.

Klitzing K v & Stadelmann S. Das Kind in der triadischen Beziehungswelt. Psyche – Z Psychoanal 2011; 65: 953–72.

Klug G & Huber D. Psychotherapieforschung bei depressiven Störungen. In: Will H, Grabenstedt Y, Völkl G & Banck G (Hrsg). Depression – Psychodynamik und Therapie. 3. Aufl. Stuttgart: Kohlhammer 2008; 39–46.

Klußmann R. Psychoanalytische Entwicklungspsychologie, Neurosenlehre, Psychotherapie. Eine Übersicht. Berlin, Heidelberg, New York, London, Paris, Tokyo: Springer 1988.

Klußmann R & Nickel M. Psychosomatische Medizin und Psychotherapie. Ein Kompendium für alle medizinischen Teilbereiche. 6. Aufl. Wien, New York: Springer 2009.

Köhler L. Selbstpsychologie. In: Mertens W (Hrsg). Schlüsselbegriffe der Psychoanalyse. Stuttgart: Internationale Psychoanalyse 1997; 115–21.

Köhler L. Anwendung der Bindungstheorie in der psychoanalytischen Praxis. Einschränkende Vorbehalte, Nutzen, Fallbeispiele. Psyche – Z Psychoanal 1998; 52: 369–397.

Köhler L. Erwartungen an eine klinische Bindungsforschung aus der Sicht der Psychoanalyse. In: Strauß B, Buchheim A & Kächele H (Hrsg). Klinische Bindungsforschung. Stuttgart: Schattauer 2002; 3–8.

Köhler L. Psychoanalyse und menschliche Entwicklung. Was Freud entdeckte und was er noch nicht wusste. In: Ermann M (Hrsg). Was Freud noch nicht wusste. Neues über Psychoanalyse. 2. Aufl. Frankfurt/M.: Brandes & Apsel 2009.

Köhler T. Freuds Psychoanalyse. 2. Aufl. Stuttgart: Kohlhammer 2007.

Kohut H. Narzißmus. Eine Theorie der psychoanalytischen Behandlung narzißtischer Persönlichkeitsstörungen. Frankfurt/M.: Suhrkamp 1976.

Kohut H. Introspektion, Empathie und Psychoanalyse. Aufsätze zur psychoanalytischen Theorie, zur Pädagogik und Forschung und zur Psychologie der Kunst. Frankfurt/M.: Suhrkamp 1977.

Kohut H. Die Heilung des Selbst. Frankfurt/M.: Suhrkamp 1979.

Kohut H. Wie heilt die Psychoanalyse? Frankfurt/M.: Suhrkamp 1987.

Kollbrunner JG. Die Reanimation der Psychosomatik. Gießen: Psychosozial 2010.

König K. Angst und Persönlichkeit. Das Konzept vom steuernden Objekt und seine Anwendungen. Göttingen: Vandenhoeck & Ruprecht 1981.

König K. Angst – neurotisch und real. In: Rüger U (Hrsg). Neurotische und reale Angst. Der Beitrag der Psychoanalyse zur Erkennung, Therapie und Bewältigung von Angst in der klinischen Versorgung und im psychosozialen Feld. Göttingen: Vandenhoeck & Ruprecht 1984; 207–18.

König K. Angst und Persönlichkeit. Das Konzept vom steuernden Objekt und seine Anwendungen. 6. Aufl. Göttingen: Ruprecht & Vandenhoeck 2000.

König K. Charakter, Persönlichkeit und Persönlichkeitsstörung. Stuttgart: Klett-Cotta 2004.

König K. Charakterneurose. In: Mertens W & Waldvogel B (Hrsg). Handbuch der psychoanalytischen Grundbegriffe. 3. Aufl. Stuttgart: Kohlhammer 2008; 113–7.

Konrad K, Pirk C & Uhlhaas P. Hirnentwicklung in der Adoleszenz. Dtsch Ärztebl 2013; 25: 425–31.

Korenblum M, Marton G, Golombek H & Stein B. Personality status: changes through adolescence. Psychiatr Clin North Am 1990; 13: 389–99.

Kossowsky J, Pfaltz M, Schneider S, Taeymanns J, Locher C & Gaab J. The separartion anxiety hypothesis of panic disorder revisited: a meta-analysis. Am J Psychiatry 2013; 170: 768–81.

Kraepelin E. Psychiatrie – Ein kurzes Lehrbuch fuer Studirende und Aerzte. 4. Aufl. Leipzig: Abel 1893.

Krause R. Zur Onto- und Phylogenese des Affektsystems und ihrer Beziehungen zu psychischen Störungen. Psyche – Z Psychoanal 1983; 37: 1016–43.

Krause R. Eine Taxonomie der Affekte und ihre Anwendung auf das Verständnis der »frühen« Störungen. Z Psychother Med Psychol 1988; 38: 77–86.

Krause R. Psychodynamik der Emotionsstörungen. In: Scherer K (Hrsg). Psychologie der Emotion. Göttingen: Hogrefe 1990, 630–705.

Krause R. Allgemeine psychoanalytische Krankheitslehre. Band 2: Modelle. Stuttgart: Kohlhammer 1998.

Krause R. Psychotherapeutische Interventionen. In: Hautzinger M & Pauli P (Hrsg). Psychotherapeutische Methoden. Göttingen: Hogrefe 2009; 22–44.

Krause R. Allgemeine psychodynamische Behandlungs- und Krankheitslehre. 2. Aufl. Stuttgart: Kohlhammer 2012.

Kreisman JJ & Straus H. Ich hasse Dich – verlass mich nicht. 24. Aufl. München: Kösel 2012.

Krejci E. Psychogenese im ersten Lebensjahr. Tübingen: Edition Diskord 1999.

Krueger RF, Eaton NR & Derringer J. Personality in DSM-5: helping delineate personality disorder content and framing the metastructure. J Pers-Assess 2011; 93: 325–31.

Kruse J. Der Körper als Botschafter. PiD 2008; 3: 17–22.

Kruse J & Wöller W. »Es hat alles keinen Sinn mehr.« Depressive und suizidale Patienten. In: Wöller W & Kruse J (Hrsg). Tiefenpsychologisch fundierte Psychotherapie. Basisbuch und Praxisleitfaden. 3. Aufl. Stuttgart: Schattauer 2010; 377–88.

Küchenhoff J. Psychodynamische Kurz- und Fokaltherapie. Stuttgart: Schattauer 2005.

Küchenhoff J. Der Wandel psychoanalytischer Therapiekonzepte. Klinische Herausforderungen und theoretischer Fortschritt. In: Münch K, Munz D & Springer A (Hrsg). Die Psychoanalyse im Pluralismus der Wissenschaften. Gießen: Psychosozial 2010; 83–108.

Küchenhoff J (Hrsg). Die Negativität des Symptoms und die Schwierigkeiten, Nein zu hören. In: Der Sinn im Nein und die Gabe des Verstehens. Psychoanalytisches Verstehen zwischen Philosophie und Klinik. Velbrück: Weilerstwist 2013; 91–108.

Küchenhoff J. Abwehr. In: Mertens W & Waldvogel B (Hrsg). Handbuch psychoanalytischer Grundbegriffe. 4. Aufl. Stuttgart: Kohlhammer 2014; 6–12.

Küchenhoff J. Das verkörperte Selbst und der Andere. Psychotherapeut 2016; 61(2): 124–9.

Kupfer J, Brsig B & Brähler E. Prüfung und Validierung der 26-Item Toronto-Alexithymie-Skala in einem repräsentativen Populationsmuster. Z Psychosom Med Psychother 2000; 46(4): 368–84.

Lachauer R. Der Fokus in der Psychotherapie. München: Pfeiffer 1992.

Ladame F. Adoleszenz und Selbstdestruktivität. Klinische Erfahrungen und theoretische Bemerkungen. In: Streeck-Fischer A (Hrsg). Adoleszenz – Bindung – Destruktivität. Stuttgart: Klett-Cotta 2004; 309–21.

Ladwig KH , Lederbogen L & Albus C et al. Positionspapier zur Bedeutung psychosozialer Faktoren in der Kardiologie. Kardiologe 2013; 7: 7–27.

Laird J. The real role of facial response in the experience of emotion. J Pers Soc Psychol 1984; 47: 909–17.

Lane RD & Schwartz GE. Levels of emotional awareness: a cognitive-developmental theory and its applications to psychopathology. Am J Psychiatry 1987; 144: 133–43.

Lane RD, Weihs KL, Herring S, Hishaw A & Smith R. Affective agnosia: Expansion oft he alexithymia construct and a new opportunity to integrate and wxtend Freud's legacy. Neurosci Behav Rev 2015; 55: 594–611.

Langosch W. Die Psychosomatik der koronaren Herzkrankheit. Weinheim: VCH 1989.

Lanius RA, Vermetten E, Loewenstein RJ, Brand B, Schmahl C, Bremner JD & Spiegel D. Emotion modulation in PTSD: Clinical und neurobiological evidence for a dissociative subtype. Am J Psychiatry 2010; 167: 640–7.

Laplanche J. Das Ich und der Narzissmus. In: Kernberg O & Hartmann HP (Hrsg). Narzissmus. Grundlagen – Störungsbilder – Therapie. Stuttgart: Schattauer 2006; 95–114.

Laplanche J & Pontalis JB. Das Vokabular der Psychoanalyse. Frankfurt/M.: Suhrkamp 1973.

Laub D & Auerhahn NC. Knowing and not knowing massive psychic trauma. Int J Psychoanal 1993; 74: 287–302.

Lausberg H. Zur Bedeutung der Kognitiven Neurowissenschaft für das Verständnis psychosomatischer Erkrankungen. In: Henningsen P, Gündel H & Ceballos-Baumann A (Hrsg). Neuro-Psychosomatik. Stuttgart: Schattauer 2006; 23–31.

Lazarus RS. Psychological stress and the coping process. New York: McGraw Hill 1966.

Lazarus RS & Folkman S. Stress, appraisal and coping. New York: Springer 1984.

LeDoux J. The emotional brain: The Mysterious Underpinnings of Emotional Life. New York: Simon & Schuster 1996.

LeDoux J. Das Netz der Persönlichkeit. Düsseldorf, Zürich: Walter 2003.

LeDoux J. Das Netz der Gefühle. Wie Emotionen entstehen. 4. Aufl. München: dtv 2006.

Lehmkuhl G. Erklärungsansätze für destruktives Verhalten Jugendlicher am Beispiel von Störungsbildern wie Anorexia nervosa und Borderline-Störung. In: Streeck-Fischer A (Hrsg). Adoleszenz – Bindung – Destruktivität. Stuttgart: Klett-Cotta 2004; 322–40.

Leichsenring F (Hrsg). Lehrbuch der Psychotherapie. Band 2: Vertiefungsband psychoanalytische und tiefenpsychologisch fundierte Therapie. 3. Aufl. München: CIP-Medien 2006.

Leichsenring F. Wie wirksam ist das Verfahren. In: Wöller W & Kruse J (Hrsg). Tiefenpsychologisch fundierte Psychotherapie. 4. Aufl. Stuttgart: Schattauer 2015; 33–43.

Leichsenring F, Salzer S, Jaeger U, Kächele H, Kreische R, Leweke F, Rüger U, Winkelbach C & Leibung E. Short-term Psychodynamic Psychotherapy and Cognitive-Behavioral Therapy in generalized anxiety disorder: A randomized controlled trial. Am J Psychiatry 2009; 166: 875–81.

Leichsenring F, Salzer S, Beutel M, Herpertz S, Hiller W, Hoyer J, Huesing J, Joraschky P, Nolting B, Poehlmann K, Ritter V, Stangier U, Strauss B, Stuhldreher NT, Teismann T, Willutzki U, Wiltink J & Leibing E. Psychodynamic therapy and cognitive-behavioral therapy in social anxiety disorder. Am J Psychiatry 2013; 170: 759–67.

Leichsenring F, Salzer S, Beutel M, Herpertz S, Hiller W, Hoyer J, Huesing J, Joraschky P, Nolting B, Poehlmann K, Ritter V, Stangier U, Strauss B, Tefikow S, Teismann T, Willutzki U, Wiltink J & Leibing E. Long-term outcome of psychodynamic therapy and cognitive-behavioral therapy in social anxiety disorder. Am J Psychiatry 2014; 171: 1074–82.

Leichsenring F, Beutel ME, Salzer S, Haselbacher A & Wiltink J. Soziale Phobie. Göttingen: Hogrefe 2015a.

Leichsenring F, Luyten P, Hilsenroth MJ, Abbass A Barber JP, Keefe JR, Leweke F, Rabung S & Steinert C. Psychodynamic therapy meets evidence-based medicine: a systematic review unsing updated criteria. Lancet Psychiatry 2015b; 2: 648–60.

Leidig S & Bassler M. Agoraphobie mit/ohne Panikstörung. In: Bassler M & Leidig S (Hrsg). Psychotherapie der Angsterkrankungen. Stuttgart, New York: Thieme 2005; 36–65.

Leithner-Dzuibas K, Bluml V, Naderer A, Tmej A & Fischer-Kern M. Mentalisierungsfähigkeit und Bindung bei Patientinnen mit chronischen Unterbauchschmerzen – eine Pilotstudie. Z Psychosom Med Psychother 2010; 56: 179–90.

Lensvelt-Mulders C, Van der Hart O, Van Ochten JM, Van Son MJ, Steele K & Breeman L. Relations among peritraumatic dissociation and posttraumatic stress: A meta-analysis. Clin Psych Rev 2008; 28: 1138–51.

Lenzenweger MF, Lane MC & Loranger AW. DSM-IV personality disorders in the National Comorbidity Survey Replication. Biol Psychiatry 2007; 62: 553–654.

Lesmeister R. Selbst und Individuation. Frankfurt/M.: Brandes & Apsel 2009.

Leuteritz K, Zwerenz R, Brähler E & Imruck BH. Depressive Störungen bei Krebserkrankungen. Göttingen: Hogrefe 2015.

Leuzinger-Bohleber M. Die Einzelfallstudie als psychoanalytisches Forschungsinstrument. Psyche – Z Psychoanal 1995; 49: 434–80.

Leuzinger-Bohleber M (Hrsg). Erinnerung von Wirklichkeiten. Psychoanalyse und Neurowissenschaften im Dialog. Band 2. Stuttgart: Internationale Psychoanalyse 1998;128–61.

Leuzinger-Bohleber M. Depression – Pluralität in Praxis und Forschung. In: Leuzinger-Bohleber M, Hau S & Deserno H (Hrsg). Depression – Pluralismus in Praxis und Forschung. Göttingen: Vandenhoeck & Ruprecht 2005; 13–61.

Leuzinger-Bohleber M. Depression und Neuroplastizität: Psychoanalytische Klinik und Forschung. In: Leuzinger-Bohleber M, Röckerath K & Strauss LV

(Hrsg). Depression und Neuroplastizität. Frankfurt/M.: Brandes & Apsel 2010; 7–30.

Leuzinger-Bohlber M. Das Unbewusste im Kaleidoskop des Theorienpluralismus der heutigen Psychoanalyse. In: Leuzinger-Bohleber M & Weiß H (Hrsg). Psychoanalyse. Die Lehre vom Unbewussten. Geschichte, Klinik und Praxis. Stuttgart: Kohlhammer 2014; 43–102.

Leuzinger-Bohleber M & Pfeifer R. Embodiment: Psychoanalyse und Embodied Cognitive Science in Zeiten revolutionären Umdenkens. In: Leuzinger-Bohleber M, Emde RN & Pfeifer R (Hrsg). Embodiment. Ein innovatives Konzept für Entwicklungsforschung und Psychoanalyse. Göttingen: Vandenhoeck & Ruprecht 2013a; 39–74.

Leuzinger-Bohleber M & Pfeifer R. Embodiment: den Körper in der Seele entdecken – Ein altes Problem und ein revolutionäres Konzept. In: Leuzinger-Bohleber M, Emde RN & Pfeifer R (Hrsg). Embodiment – Ein innovatives Konzept für Entwicklungsforschung und Psychoanalyse. Göttingen: Vandenhoeck & Ruprecht 2013b, 14–35.

Leuzinger-Bohleber M & Weiß H. Psychoanalyse – Die Lehre vom Unbewussten. Stuttgart: Kohlhammer 2014.

Leuzinger-Bohleber M, Hau S & Deserno H (Hrsg). Depression – Pluralismus in Praxis und Forschung. Göttingen: Vandenhoeck & Ruprecht 2005.

Leuzinger-Bohleber M, Henningsen P & Pfeifer R. Die psychoanalytische Konzeptforschung zum Trauma und die Gedächtnisforschung der Embodied Cognitive Science. In: Leuzinger-Bohleber M, Roth G & Buchheim A (Hrsg). Psychoanalyse – Neurobiologie – Trauma. Stuttgart: Schattauer 2008a.

Leuzinger-Bohleber M, Roth G & Buchheim A (Hrsg). Trauma im Fokus von Psychoanalyse und Neurowissenschaften. In: Psychoanalyse – Neurobiologie – Trauma. Stuttgart: Schattauer 2008b.

Leuzinger-Bohleber M, Bahrke U & Negele A (Hrsg). Chronische Depression. Verstehen – Behandeln – Erforschen. Göttingen: Vandenhoeck & Ruprecht 2013a.

Leuzinger-Bohleber M, Emde RN & Pfeifer R (Hrsg). Embodiment. Ein innovatives Konzept für Entwicklungsforschung und Psychoanalyse. Göttingen: Vandenhoeck & Ruprecht 2013b.

Levy KN, Meehan KN, Kelly KM, Reynos JS, Weber M, Clarkin JF & Kernberg OF. Change in attachment patterns and reflective function in a randomized control trial of transference-focused psychotherapy für borderline personality disorder. J Consult Clin Psychol 2006; 74: 1027–40.

Leweke F & Bausch S. Alexithymie und Krankheit – Zusammenhänge mit somatischen, psychosomatischen und psychischen Erkrankungen. In: Grabe HJ & Rufer M (Hrsg). Alexithymie: Eine Störung der Affektregulation. Bern: Huber 2009; 127–47.

Lewis M. The Emergence of Human Emotions. In: Lewis M & Haviland-Jones JM (eds). Handbook of Emotions. 2nd ed. New York: Guilford 2000; 265–81.

Lichtenberg JD. Psychoanalysis and Motivation. Hillsdale, London: Analytic Press 1989.

Lichtenberg JD. Psychoanalyse und Säuglingsforschung. Heidelberg: Springer 1991.

Lichtenberg JD. Eine selbstpsychologische Betrachtung der Adoleszenz: Übergangsphase oder Sturm-und-Drang-Komplex? In: Hartmann HP, Milch WE, Kutter P & Paal J (Hrsg). Das Selbst im Lebenszyklus. Gießen: Psychosozial 2007; 66–93.

Lichtenberg JD & Kutter P (Hrsg). Selbstpsychologie. Weiterentwicklungen seit Heinz Kohut. München, Wien: Internationale Psychoanalyse 1989; 73–106.

Lichtenberg JD, Lachmann FM & Fosshage J. Das Selbst und die motivationalen Systeme. Frankfurt/M.: Brandes & Apsel 2000.

Linehan MM. Dialektisch-Behaviorale Therapie der Borderline-Persönlichkeitsstörung. München: CIP-Medien 1996.

Liotti G. Disorganization of Attachment as a Model for Understandig Dissociative Psychpathology. In: Solomon J & George C (eds). Attachment Disorganization. New York: Guilford 1999; 291–317.

Little M. Counter-transference and the patient's response to it. Int J Psychoanal 1951; 32: 32–40.

Loewald HW. Zur therapeutischen Wirkung der Psychoanalyse. *1960*. Psyche – Z Psychoanal 2017; 71: 506–45.

Lohmer M. Borderline-Therapie – Psychodynamik, Behandlungstechnik und therapeutische Settings. Stuttgart: Schattauer 2005.

Lohmer M. Persönliche Mitteilung. 2011.

Lohmer M. Führen in gesunden Unternehmen. In: Lohmer M, Sprenger B & von Wahlert J (Hrsg). Gesundes Führen. Life Balance versus Burnout in Unternehmen. Stuttgart: Schattauer 2012; 38–48.

Lohmer M. Borderline-Therapie – Psychodynamik, Behandlungstechnik und therapeutische Settings. 2. Aufl. Stuttgart: Schattauer 2013.

Luborsky L. Principles of Psychoanalytic Psychotherapy: A Manual for Supportiv-Expressive Treatment. New York: Basic Books 1984.

Luborsky L. Einführung in die analytische Psychotherapie. Berlin, Heidelberg: Springer 1988.

Ludwig-Körner C. Psychoanalytische Entwicklungstheorien. In: Cierpka M (Hrsg). Frühe Kindheit 0–3 Jahre. Berlin, Heidelberg: Springer 2012; 81–101.

Ludwig-Körner C. Selbst, Selbstgefühl. In: Mertens W & Waldvogel B (Hrsg). Handbuch psychoanalytischer Grundbegriffe. 4. Aufl. Stuttgart: Kohlhammer 2014; 853–9.

Lyons-Ruth K, Bureau JF, Nemoda Z & Sasvary-Szekely M. Qualität der frühen Zuwendung, Trauma und genetische Vulnerabilität als Prädiktoren von Merkmalen einer Borderline-Persönlichkeitsstörung: Eine prospektive Längsschnittanalyse. In: Brisch KH (Hrsg). Bindung und frühe Störungen der Entwicklung. Stuttgart: Klett-Cotta 2011; 136–66.

M'Uzan M de. Psychodynamic mechanisms in psychosomatic symptom formation. Psychother Psychosom 1974; 23: 103–10.

Mahler M. Symbiose und Individuation. *1968*. Stuttgart: Klett 1972.

Mahler MS, Pine F & Bergmann A. Die psychische Geburt des Menschen – Symbiose und Individuation. *1980*. 19. Aufl. Frankfurt/M.: Fischer 2008.

Maier W & Hawellek B. Genetik. In: Dulz B, Herpertz SC, Kernberg OF & Sachsse U (Hrsg). Handbuch der Borderline-Störungen. 2. Aufl. Stuttgart: Schattauer 2011; 69–74.

Main M. Aktuelle Studien zur Bindung. In: Gloger-Tippelt U (Hrsg). Bindung im Erwachsenenalter. Ein Handbuch für Forschung und Praxis. Bern: Huber 2001; 1–51.

Main M & Hesse E. Parents unresolved traumatic experiences are related to infant disorganized attachment status: Is frightened and/or frightening parental behavior the linking mechanism? In: Greenberg MT, Cichetti D & Cummings EM (eds). Attachment in the preschool years. Chicago: University of Chicago Press 1990; 161–84.

Main M & Solomon J. Discovery of a new, insecure-organized/disoriented attachment pattern. In: Brazelton TB & Yogman M (eds). Affective development in infancy. Norwood, NJ: Ablex 1986; 95–124.

Main M, Kaplan N & Cassidy J. Security in infancy, childhood, and adulthood: A move to the level of representation. In: Bretherton I & Waters E (eds). Growing points of attachment theory and research. Monographs of the Society for Research in Child Development 1985; 50: 66–106.

Mancia M. Die Psychoanalyse im Dialog mit den Neurowissenschaften. In: Leuzinger-Bohleber M, Roth G & Buchheim A (Hrsg). Psychoanalyse – Neurobiologie – Trauma. Stuttgart: Schattauer 2008.

Mann T. Tonio Kröger. *1903*. 55. Aufl. Frankfurt/M.: Fischer 2008.

Markgraf J & Schneider S. Panik, Angstanfälle und ihre Behandlung. Berlin: Springer 1989.

Markowitsch HJ. Das Gedächtnis: Entwicklung, Funktionen, Störungen. München: CH Beck Wissen 2009.

Marty P & de M'Uzan M. La »pensée opératoire«. Revue Francaise de Psychoanalyse 1963; 27: 1345–56.

Masterson JE. Psychotherapie bei Borderline-Patienten. 3. Aufl. Stuttgart: Klett-Cotta 1992.

May U. Strafträume und unbewusste Schuldgefühle. Zur klinischen Basis von Freuds »Strukturmodell«. Psyche – Z Psychoanal 2014; 68: 604–32.

McDougall J. Theater des Körpers. Weinheim: Internationale Psychoanalyse 1989.

McGorry P, Purcell H, Hickie IB & Jorm AF. Investing in youth mental health is a best buy. Med J Aust 2007; 187–95.

Meltzoff AN & Moore MK. Explaining facial imitation: Theoretical model. Early Development and Parenting 1997; 6: 179–92.

Mentzos S. Neurotische Konfliktverarbeitung. Frankfurt/M.: Fischer 1982.

Mentzos S. (Hrsg). Angstneurose. Frankfurt/M.: Fischer 1984a.

Mentzos S. (Hrsg). Deskriptive und psychodynamische Definition sowie Differentialdiagnostik manifester Angstzustände. In: Angstneurose. Frankfurt/M.: Fischer 1984b; 11–24.

Mentzos S. (Hrsg). Angstneurose: Konvergierende Beobachtungen, theoretische Konzepte und der Versuchder Überwindung therapeutisch-technischer Schwierigkeiten. In: Angstneurose. Frankfurt/M.: Fischer 1984c; 136–47.

Mentzos S. Neurotische Konfliktverarbeitung. Einführung in die psychoanalytische Neurosenlehre unter Berücksichtigung neuer Perspektiven. Frankfurt/M.: Fischer 1996.

Mentzos S (Hrsg). Bemerkungen zur Therapie und einige Zukunftsperspektiven. In: Psychose und Konflikt. 3. Aufl. Göttingen: Vandenhoeck & Ruprecht 1997.

Mentzos S. Lehrbuch der Psychodynamik. Die Funktion der Dysfunktionalität psychischer Störungen. 3. Aufl. Göttingen: Vandenhoeck & Ruprecht 2009.

Mentzos S. Depression mit und ohne Konflikt. Potenziell depressiogener Konflikt mit und ohne Depression. Forum Psychoanal 2010; 26; 283–95.

Mentzos S. Depression und Manie. Psychodynamik und Therapie affektiver Störungen. Göttingen: Vandenhoeck & Ruprecht 2011.

Merleau-Ponty M. Die Prosa der Welt. München: Fink 1984.

Mertens W. Entwicklung der Psychosexualität und der Geschlechtsidentität. Band 2: Kindheit und Adoleszenz. 2. Aufl. Stuttgart: Kohlhammer 1996.

Mertens W. Entwicklung der Psychosexualität und der Geschlechtsidentität. Band 1: Geburt bis 4. Lebensjahr. 3. Aufl. Stuttgart: Kohlhammer 1997a.

Mertens W (Hrsg). Ödipuskomplex. In: Schlüsselbegriffe der Psychoanalyse. Stuttgart: Internationale Psychoanalyse 1997b; 209–23.

Mertens W. Von der Theorie zur Praxis: Operationalisierung und die Tiefe von Bedeutungen am Beispiel der OPD-Konfliktachse. Göttingen: Huber 2004.

Mertens W. Psychoanalyse. Grundlagen, Behandlungstechnik und Anwendung. Stuttgart: Kohlhammer 2005.

Mertens W. Ödipuskomplex. In: Mertens W & Waldvogel B (Hrsg). Handbuch psychoanalytischer Grundbegriffe. 3. Aufl. Stuttgart: Kohlhammer 2008; 532–45.

Mertens W. Psychoanalytische Erkenntnishaltungen und Interventionen – Schlüsselbegriffe für Studium, Weiterbildung und Praxis. Stuttgart: Kohlhammer 2009.

Mertens W. Psychoanalytische Schulen im Gespräch. Band 1: Strukturtheorie, Ichpsychologie und moderne Konflikttheorie. Bern: Huber 2010.

Mertens W. Psychoanalytische Schulen im Gespräch. Band 2: Selbstpsychologie, Post-Selbstpsychologie, relationale und intersubjektive Kritik. Bern: Huber 2011a.

Mertens W. Entwicklungsorientierung in der Psychoanalyse. Psyche – Z Psychoanal 2011b; 65: 808–31.

Mertens W (Hrsg). Handbuch psychoanalytischer Grundbegriffe. 4. Aufl. Stuttgart: Kohlhammer 2014.

Milch W. Lehrbuch der Selbstpsychologie. Stuttgart, Berlin: Kohlhammer 2001.

Milch W & Hartmann HP. Selbstpsychologie. In: Mertens W (Hrsg). Handbuch psychoanalytischer Grundbegriffe. 4. Aufl. Stuttgart: Kohlhammer 2014; 868–72.

Miller A. Am Anfang war Erziehung. Frankfurt/M.: suhrkamp taschenbuch 1983a.

Miller A. Du sollst nicht merken. Variationen über das Paradiesthema. Frankfurt/M.: suhrkamp taschenbuch 1983b.

Miller A. Zeitkurven. Ein Leben. Übers. M. Ohl und H. Sartorius. Frankfurt/M.: Fischer 1987.

Miller A. Das Drama des begabten Kindes und die Suche nach dem wahren Selbst. Frankfurt/M.: suhrkamp taschenbuch 2017.

Milrod B, Leon AC, Rudden M, Schwalberg M, Clarkin J & Aronson A. A randomized controled clinical trial for psychoanalytic psychotherapy for panic disorder. Am J Psychiatry 2007; 164: 265–72.

Mitscherlich A. Zur psychoanalytischen Auffassung psychosomatischer Krankheitsentstehung. Psyche – Z Psychoanal 1954; 7: 562–78.

Moersch E, Kerz-Rühling I & Drews S. Zur Psychopathologie von Herzinfarkt-Patienten. Psyche – Z Psychoanal 1980; 34: 493–588.

Moré A. Phallisch, phallische Phase. In: Mertens W (Hrsg). Handbuch psychoanalytischer Grundbegriffe. 4. Aufl. Stuttgart: Kohlhammer 2014; 728–37.

Müller-Pozzi H. Psychoanalytisches Denken. 3. Aufl. Bern: Huber 2004.

Müller-Pozzi H. Eine Triebtheorie für unsere Zeit. Bern: Huber 2008.

Mutlu AK, Schneider M, Debbané M, Badoud D, Eliez S & Schaer M. Sex-differences, sickness and folding developments throughout the cortex. NeuroImgae 2013; 82: 200–7.

Neumann E. Bindung und Persönlichkeitsstörungen. In: Strauß B & Schauenburg H (Hrsg). Bindung in Psychologie und Medizin. Grundlagen, Klinik und Forschung – Ein Handbuch. Stuttgart: Kohlhammer 2017; 190–200.

Nijenhuis ERS. Somatoforme Dissoziation. Paderborn: Junfermann 2006.

Nunez DG & Jenewein J. Falldarstellung: Alexithymie und psychoanalytische Psychotherapie. In: Grabe HJ & Rufer M (Hrsg). Alexithymie: Eine Störung der Affektregulation. Bern: Huber 2009; 201–11.

Ornstein PH. Why self psychology is not an object relation theory? In: Goldberg A (ed). Progress in self psychology. Vol 7. Hillsdale, NJ: Analytic Press 1991; 17–29.

Overfeld J & Heim C. Psychobiologische Folgen früher Stresserfahrungen. In: Egle UT, Joraschky P, Lampe A, Seiffge-Krenke I & Cierpka M (Hrsg). Sexueller Missbrauch – Misshandlung – Vernachlässigung. Erkennung, Therapie und Prävention der Folgen früher Stresserfahrungen. 4. Aufl. Stuttgart: Schattauer 2016; 40–65.

Pace U, Cacioppi M & Schimmenti A. The moderating role of fathers care on the onset of binge eating symptoms among female late adolescents with insecure attachment. Child Psychiatry Hum Dev 2012; 43: 282–92.

Panksepp J. Affective Neuroscience. New York: Oxford 1998.

Panksepp J, Sacks DS, Crepeau LJ & Abbott BB. The psycho- and neuro-biology of fear systems in the brain. In: Denny MR (ed). Aversive events and behavior. Hillsdale, NJ: Erlbaum 1991; 7–59.

Papousek H, Papousek M & Giese R. Neue wissenschaftliche Ansätze zum Verständnis der Mutter-Kind-Beziehung. In: Stork J (Hrsg). Zur Psychologie und Psychopathologie des Säuglings – neue Ergebnisse in der psychoanalytischen Reflexion. Stuttgart, Bad Cannstatt: frommann-holzboog 1985; 53–71.

Pauen S. Vom Baby zum Kleinkind. Entwicklungstagebuch zur Beobachtung und Begleitung in den ersten Jahren. Heidelberg: Springer 2011.

Pauen S, Frey B & Ganser L. Entwicklungspsychologie in den ersten Lebensjahren. In: Cierpka M (Hrsg). Frühe Kindheit 0–3 Jahre. Berlin, Heidelberg: Springer 2012; 21–37.

Paul KI & Moser K. Metaanalytische Moderatorenanalysen zu den psychischen Auswirkungen der Arbeitslosigkeit – Ein Überblick. In: Hollenderer A (Hrsg). Gesundheit von Arbeitslosen fördern! Ein Handbuch für Wissenschaft und Praxis. Frankfurt/M.: Fachhochschulverlag 2009; 39–61.

Peichl J. Die inneren Trauma-Landschaften. Stuttgart: Schattauer 2007.

Peichl J. Die inneren Trauma-Landschaften. 2. Aufl. Stuttgart: Schattauer 2013.

Pflichthofer D. Mobbing – Ist immer das Opfer schuld? Forum Psychoanal 2016; 32: 399–411.

Piaget J. Das Erwachen der Intelligenz beim Kinde. *1936*. Studienausgabe. Gesammelte Werke, Band 1. Stuttgart: Klett 1975.

Piaget J. Der Aufbau der Wirklichkeit beim Kinde. *1937*. Studienausgabe. Gesammelte Werke, Band 2. Stuttgart: Klett 1975.

Piaget J. Nachahmung, Spiel und Traum. *1945*. Studienausgabe. Gesammelte Werke, Band 5. Stuttgart: Klett 1975.

Pine F. Die vier Psychologien und ihre Bedeutung für die Praxis. Forum Psychoanal 1990; 6: 232–49.

Plänkers T. Die Invasion des Ichs – Über intrusive introjektive Identifizierung. In: Frank C & Weiß H (Hrsg). Projektive Identifizierung. 2. Aufl. Stuttgart: Klett-Cotta 2013; 108–27.

Plassmann R. Die Kunst des Lassens. Gießen: Psychosozial 2007.

Plessner H. Conditio Humana. Gesammelte Schriften VIII. Frankfurt/M.: Suhrkamp 2003.

Poluda ES. Die psychosexuelle Entwicklung der Geschlechter im Vergleich. Forum Psychoanal 1999; 15: 101–19.

Potthoff P & Wollnik S. Die Begegenung der Subjekte. Die intersubjektiv-relationle Perspektive in Psychoanalyse und Psychotherapie. Gießen: Psychosozial 2014.

Pross C. Wiedergutmachung. Der Kleinkrieg gegen die Opfer. Frankfurt/M.: Athenäum 1988.

Quindeau I. Verführung und Begehren. Stuttgart: Klett-Cotta 2008.

Racker H. Übertragung und Gegenübertragung. *1959*. München, Basel: Reinhardt 1988.

Rad M v. Alexithymie. Empirische Untersuchungen zur Diagnostik und Therapie psychosomatisch Kranker. Berlin: Springer 1983.

Raffay A v. Abschied vom Helden. 2. Aufl. Olten: Walter 1989.

Rangell L. Die Aggression und der Ödipuskomplex. Psyche – Z Psychoanal 1973; 37: 193–204.

Reddemann L. Imagination als heilsame Kraft. Zur Behandlung von Traumafolgen mit ressourcenorientierten Verfahren. Stuttgart: Pfeiffer bei Klett-Cotta 2001.

Reddemann L. Psychodynamisch Imaginative Traumatherapie. PITT – Das Manual. 7. Aufl. Stuttgart: Pfeiffer bei Klett-Cotta 2012.

Reddemann L & Sachsse U. Traumazentrierte Psychotherapie der chronifizierten, komplexen Posttraumatischen Belastungsstörung vom Phänotyp der Borderline-Persönlichkeitsstörungen. In: Kernberg OF, Dulz B & Sachsse U (Hrsg). Handbuch der Borderline-Persönlichkeitsstörungen. Stuttgart, New York: Schattauer 2000.

Reddemann L, Wöller W, Bering R, Fischer G, Gast U & Kruse J. Psychodynamische Traumatherapien der Borderline-Persönlichkeitsstörung. In: Dammann G & Janssen PL (Hrsg). Psychotherapie der Borderline-Störungen. Stuttgart, New York: Thieme 2007; 177–87.

Reddemann L, Wöller W & Kruse J. Opfer traumatischer Gewalt. Patientinnen mit posttraumatischen Störungsbildern. In: Wöller W & Kruse J (Hrsg). Tiefenpsychologisch fundierte Psychotherapie. Basisbuch und Praxisleitfaden. Stuttgart: Schattauer 2010; 421–39.

Reemtsma JP. Im Keller. Hamburg: Hamburger Edition HIS 1997.

Reich G & Cierpka M (Hrsg). Essstörungen und Adipositas: Epidemiologie – Diagnostik – Verläufe – Grundzüge der Therapie. In: Psychotherapie der Essstörungen. Krankheitsmodelle und Therapiepraxis – störungsspezifisch und schulenübergreifend. 3. Aufl. Stuttgart, New York: Thieme 2010; 27–61.

Reich W. Charakteranalyse. *1933*. Frankfurt/M.: Fischer 1973.

Reinhold N & Markowitsch HJ. Stress und Trauma als Auslöser für Gedächtnisstörungen: Das mnestische Blockadesyndrom. In: Leuzinger-Bohleber M, Roth G & Buchheim A (Hrsg). Psychoanalyse – Neurobiologie – Trauma. Stuttgart: Schattauer 2008; 118–31.

Richter-Appelt H. Verführung, Trauma, Mißbrauch. Beiträge zur Sexualforschung. Gießen: Psychosozial 2002.

Ricoeur P. Soi-Même comm un autre. Paris: Seuil 1990.

Rizzoletti G & Sinigaglia C. Empathie und Spiegelneurone: Die biologische Basis des Mitgefühls. Frankfurt/M.: Suhrkamp 2008.

Rohde-Dachser C. Ausformungen der ödipalen Dreieckskonstellation bei narzißtischen und bei Borderline-Störungen. Psyche – Z Psychoanal 1987; 41: 773–99.

Rohde-Dachser C. Schwermut als Objekt – Über Struktur und Inhalt der Borderline-Depression. Psyche – Z Psychoanal 2010; 64: 862–89.

Rosenfeld HA. Zur Psychoanalyse psychotischer Zustände. Frankfurt/M.: Suhrkamp 1981.

Rosenstein D & Oster H. Differential facial responses to four bais tast i newborns. Child Dev 1988; 59: 1555–68.

Roth G. Fühlen, Denken, Handeln – Wie unser Gehirn unser Verhalten bestimmt. Frankfurt/M.: Suhrkamp 2002.

Roth G & Strüber N. Pränatale Entwicklung und neurobiologische Grundlagen der psychischen Entwicklung. In: Cierpka M (Hrsg). Frühe Kindheit 0–3 Jahre. Berlin, Heidelberg: Springer 2012; 4–20.

Rothhaupt J. Beta-Elemente und körperliches Leiden. In: Kennel R & Reerink G (Hrsg). Klein – Bion. Tübingen: Edition diskord 1997.

Rotmann M. Latenzzeit und Adoleszenz aus psychoanalytischer Sicht. In: Ohlmeier D (Hrsg). Entwicklungspsychologie. Freiburg: Rombach 1973; 85–105.

Roudinesco E & Plon M. Wörterbuch der Psychoanalyse. Wien, New York: Springer 2004.

Rudolf G. Über Schwierigkeiten, zwischenmenschliche Beziehungen mit Hilfe psychoanalytischer Beschreibungsmodelle zu erfassen. Z Psychosom Med Psychoanal 1976; 22: 135–49.

Rudolf G. Analytische Psychotherapieverfahren. In: Deter HC (Hrsg). Psychosomatik am Beginn des 21. Jahrhunderts. Chancen einer biopsychosozialen Medizin. Bern: Huber 2001; 183–9.

Rudolf G. Struktur als psychodynamisches Konzept der Persönlichkeit. In: Rudolf G, Grande T & Henningsen P (Hrsg). Die Struktur der Persönlichkeit. Stuttgart: Schattauer 2002.

Rudolf G. Strukturbezogene Psychotherapie. 3. Aufl. Stuttgart: Schattauer 2012.

Rudolf G. Entwicklungsgeschichtliche Grundlagen – Latenzphase und Adoleszenz. In: Rudolf G & Henningsen P (Hrsg). Psychotherapeutische Medizin und Psychosomatik – Ein einführendes Lehrbuch auf psychodynamischer Grundlage. 7. Aufl. Stuttgart, New York: Thieme 2013a; 58–60.

Rudolf G. Motiviertheit – die Grundbedürfnisse des Menschen. In: Rudolf G & Henningsen P (Hrsg). Psychotherapeutische Medizin und Psychosomatik – Ein einführendes Lehrbuch auf psychodynamischer Grundlage. 7. Aufl. Stuttgart, New York: Thieme 20013b; 81–91.

Rudolf G. Krankheitsdisposition und Symptombildung. In: Rudolf G & Henningsen P (Hrsg). Psychotherapeutische Medizin und Psychosomatik – Ein einführendes Lehrbuch auf psychodynamischer Grundlage. 7. Aufl. Stuttgart, New York: Thieme 2013c; 106–18.

Rudolf G. Der Grundkonflikt der Nähe. In: Rudolf G & Henningsen P (Hrsg). Psychotherapeutische Medizin und Psychosomatik – Ein einführendes Lehrbuch auf psychodynamischer Grundlage. 7. Aufl. Stuttgart, New York: Thieme 2013d; 119–22.

Rudolf G. Der depressive Grundkonflikt und seine Verarbeitungen. In: Rudolf G & Henningsen P (Hrsg). Psychotherapeutische Medizin und Psychosomatik – Ein einführendes Lehrbuch auf psychodynamischer Grundlage. 7. Aufl. Stuttgart, New York: Thieme 2013e; 123–44.

Rudolf G. Krankheitsbilder in der Folge des depressiven Grundkonfliktes. In: Rudolf G & Henningsen P (Hrsg). Psychotherapeutische Medizin und Psychosomatik – Ein einführendes Lehrbuch auf psychodynamischer Grundlage. 7. Aufl. Stuttgart, New York: Thieme 2013f; 145–71.

Rudolf G. Krankheitsbilder in der Folge des Grundkonfliktes der Autonomie. In: Rudolf G & Henningsen P (Hrsg). Psychotherapeutische Medizin und Psychosomatik – Ein einführendes Lehrbuch auf psychodynamischer Grundlage. 6. Aufl. Stuttgart, New York: Thieme 2013 g; 172–85.

Rudolf G. Persönlichkeitsstörungen. In: Rudolf G & Henningsen P (Hrsg). Psychotherapeutische Medizin und Psychosomatik – ein einführendes Lehrbuch auf psychodynamischer Grundlage. 7. Aufl. Stuttgart, New York: Thieme 2013h; 249–54.

Rudolf G. Psychodynamische Psychotherapie – Die Arbeit an Konflikt, Struktur und Trauma. 2. Aufl. Stuttgart: Schattauer 2014.

Rudolf G & Henningsen P (Hrsg). Psychotherapeutische Medizin und Psychosomatik – Ein einführendes Lehrbuch auf psychodynamischer Grundlage. 7. Aufl. Stuttgart, New York: Thieme 2013.

Rudolf G, Grande T & Henningsen P (Hrsg). Die Struktur der Persönlichkeit. Stuttgart: Schattauer 2002.

Rüegg JC. Psychophysiologische Grundlagen. In: Rudolf G & Henningsen P (Hrsg). Psychotherapeutische Medizin und Psychosomatik – Ein einführendes Lehrbuch auf psychodynamischer Grundlage. 6. Aufl. Stuttgart, New York: Thieme 2008; 20–9.

Rüegg JC. Gehirn, Psyche und Körper – Neurobiologie von Psychosomatik und Psychotherapie. 5. Aufl. Stuttgart: Schattauer 2011.

Rufer M & Grabe HJ. Alexithymie und Psychotherapie – Forschungsstand und Konsequenzen für die Praxis. In: Grabe HJ & Rufer M (Hrsg). Alexithymie: Eine Störung der Affektregulation. Bern: Huber 2009; 183–200.

Rüger U (Hrsg). Einleitung: Neurotische und reale Angst aus psychoanalytischer Sicht. In: Neurotische und reale Angst. Der Beitrag der Psychoanalyse zur Erkennung, Therapie und Bewältigung von Angst in der klinischen Versorgung und im psychosozialen Feld. Göttingen: Vandenhoeck & Ruprecht 1984; 15–24.

Rüger U. Behandlung von Traumafolgestörungen im Rahmen der Richtlinien-Psychotherapie. Psychotherapeut 2013; 5: 494–5.

Rüger U, Dahm A, Dieckmann M & Neher M (Hrsg). Faber/Haarstrick. Kommentar Psychotherapie-Richtlinien. 10. Aufl. München: Urban & Fischer 2014.

Rupprecht-Schampera U. Das Konzept der »frühen Triangulierung« als Schlüssel zu einem einheitlichen Modell der Hysterie. Psyche – Z Psychoanal 1997; 51: 637–64.

Sachsse U. Traumazentrierte Psychotherapie der Komplexen Posttraumatischen Belastungsstörung respektive Borderline-Persönlichkeitsstörung mit ausgeprägter komorbider Posttraumatischer Belastungsstörung. In: Dulz B, Herpertz SC, Kernberg OF & Sachsse U (Hrsg). Handbuch der Borderline-Störungen. 2. Aufl. Stuttgart: Schattauer 2011; 713–25.

Sachsse U (Hrsg). Traumazentrierte Psychotherapie. 2. Aufl. Stuttgart: Schattauer 2012.

Sachsse U (Hrsg). Traumazentrierte Psychotherapie. Stuttgart: Schattauer 2013a.

Sachsse U (Hrsg). Die normale Stressphysiolgie. In: Traumazentrierte Psychotherapie. Stuttgart: Schattauer 2013b; 31–47.

Sachsse U (Hrsg). Die peri- und posttraumatische Stressphysiologie. In: Traumazentrierte Psychotherapie. Stuttgart: Schattauer 2013c; 48–58.

Sachsse U (Hrsg). Täter-Introjekte und Opfer-Introjekte: Fremdkörper im Selbst. In: Traumazentrierte Psychotherapie. Stuttgart: Schattauer 2013d; 216–27.

Sachsse U (Hrsg). Trauma-Synthese durch Trauma-Exposition: Allgemeines zur Wirksamkeit und zum therapeutischen Vorgehen. In: Traumazentrierte Psychotherapie. Stuttgart: Schattauer 2013e; 264–71.

Sachsse U (Hrsg). Die therapeutische Beziehung. In: Traumazentrierte Psychotherapie. Stuttgart: Schattauer 2013f; 184–92.

Sachsse U & Roth G. Die Integration neurobiologischer und psychoanalytischer Ergebnisse in der Behandlung Traumatisierter. In: Leuzinger-Bohleber M, Roth G & Buchheim A (Hrsg). Psychoanalyse – Neurobiologie – Trauma. Stuttgart: Schattauer 2008; 69–99.

Sachsse U, Venzlaff U & Dulz B. 100 Jahre Traumaätiologie. Z Persönlichkeitsstörungen 1997; 1: 4–14.

Sack M. Diagnostic and clinical aspects of complex posttraumatic stress disorder. Nervenarzt 2004; 75: 451–9.

Sack M. Posttraumatische Belastungsstörungen. In: Rudolf G & Henningsen P (Hrsg). Psychotherapeutische Medizin und Psychosomatik – Ein einführendes Lehrbuch auf psychodynamischer Grundlage. 6. Aufl. Stuttgart, New York: Thieme 2013; 207–16.

Sack M & Sachsse U. Therapiemethoden und Behandlungstechniken. In: Sack M, Sachsse U & Schellong J (Hrsg). Komplexe Traumafolgestörungen. Diagnostik und Behandlung von Folgen schwerer Gewalt und Vernachlässigung. Stuttgart: Schattauer 2013; 247–97.

Sack M, Sachsse U & Dulz B. Ist die Borderline-Persönlichkeitsstörung eine Traumafolgestörung? In: Dulz B, Herpertz SC, Kernberg OF & Sachsse U (Hrsg). Handbuch der Borderline-Störungen. 2. Aufl. Stuttgart: Schattauer 2011; 197–202.

Sack M, Sachsse U, Overkamp B & Dulz B. Traumafolgestörungen bei Patienten mit Borderline-Persönlichkeitsstörung – Ergebnisse einer Multicenterstudie. Nervenarzt 2012; 30: 1–7.

Sack M, Sachsse U & Schellong J (Hrsg). Komplexe Traumafolgestörungen. Diagnostik und Behandlung von Folgen schwerer Gewalt und Vernachlässigung. Stuttgart: Schattauer 2013.

Salge H. Analytische Psychotherapie zwischen 18 und 24 – Besonderheiten in der Behandlung von Spätadoleszenten. Berlin, Heidelberg: Springer 2013.

Salge H. Die Zumutung des Unbewussten & Co – Besonderheiten der psychotherapeutischen Behandlungstechnik junger Erwachsener. PDP 2015; 14: 215–25.

Sandler J (ed). Projection, Identification, Projective Identification. London: Karnac 1988.

Sandler J & Sandler AM. On the develeopment of object relationships and affects. Int J Psychoanal 1978; 285–302.

Sandler J & Sandler AM. Vergangenheits-Unbewußtes, Gegenwarts-Unbewußtes und die Deutung der Übertragung. Psyche. Psyche – Z Psychoanal 1985; 39: 800–29.

Sandler J & Sandler AM. Das frühere Unbewußte, das gegenwärtige Unbewußte und die Schicksale der Schuld: eine technische Perspektive. In: Kutter P, Páramo-Ortega R & Zagermann P (Hrsg). Die psychoanalytische Haltung. München, Wien: VIP 1988; 143–63.

Sapolsky RM, Krey LC & McEwen BS. The neuroendocrinology of stress and aging: the glucocorticoid cascade hypothesis. Endocrinol Rev 1986; 7: 284–301.

Saß H, Wittchen HU & Zaudig M. Diagnostische Kriterien des Diagnostischen und Statistischen Manuals Psychiatrischer Störungen DSM-IV. Göttingen: Hogrefe 1998.

Saß H, Wittchen HU, Zaudig M & Houben I. Diagnostisches und Statistisches Manual Psychischer Störungen – Textrevision – DSM-IV-TR. Göttingen: Hogrefe 2003.

Schacter D & Kober H. Wir sind Erinnerung: Gedächtnis und Persönlichkeit. Hamburg: rororo 2001.

Schäfer R & Franz M. Ätiologische Aspekte – Psychophysiologie und Informationsverarbeitung. In: Grabe HJ & Rufer M (Hrsg). Alexithymie: Eine Störung der Affektregulation. Bern: Huber 2009; 83–103.

Schäfer S & Best D. Jetzt wird es konkret! Update zur Reform der Psychotherapie-Richtlinie. Psychotherapie Aktuell 2017; 1: 6–23.

Schauenburg H. Psychodynamische Psychotherapie. In: Schauenburg H & Hofmann B (Hrsg). Psychotherapie der Depression. Stuttgart, New York: Thieme 2007; 45–64.

Schauenburg H. Bindungsaspekte bei der Depression. In: Strauß B & Schauenburg H (Hrsg). Bindung in Psychologie und Medizin. Grundlagen, Klinik und Forschung – Ein Handbuch. Stuttgart: Kohlhammer 2017; 179–89.

Schauenburg H & Hofmann B (Hrsg). Psychotherapie der Depression. Stuttgart, New York: Thieme 2007.

Schauenburg H & Strauß B. Bindung und Psychotherapie. In: Strauß B, Buchheim A & Kächele H (Hrsg). Klinische Bindungsforschung. Stuttgart: Schattauer 2002; 281–92.

Schauenburg H & Strauß B. Bindung in Psychologie und Medizin – Perspektiven einer klinischen Bindungsforschung. In: Strauß B & Schauenburg H (Hrsg). Bindung in Psychologie und Medizin. Grundlagen, Klinik und Forschung – Ein Handbuch. Stuttgart: Kohlhammer 2017; 343–51.

Schauer M, Neuner F & Elbert T. Narrative Exposure Therapy (NET) Training Manual: A Short-Term Intervention for Traumatic Stress Disorders in Children and Adolescents. Göttingen: Hogrefe 2005.

Schauer M, Neuner F & Elbert T. Narrative Exposure Therapy. A Short-Term Treatment für Traumatic Stress Disorders. Göttingen: Hogrefe 2011.

Schmidt S & Strauß B. Die Bindungstheorie und ihre Relevanz für die Psychotherapie. I: Grundlagen und Methoden der Bindungsforschung. Psychotherapeut 1996; 41: 139–50.

Schmitz H. System der Philosophie, zweiter Band, erster Teil: Der Leib. 2. Aufl. Bonn: Bouvier 1982.

Schmitz H. Der Leib, der Raum und die Gefühle. Ostfildern: edition tertium 1998.

Schneider-Heine A & Lohmer M. Abwehr und Gegenübertragung. In: Dulz B, Herpertz SC, Kernberg OF & Sachsse U (Hrsg). Handbuch der Borderline-Störungen. 2. Aufl. Stuttgart: Schattauer 2011; 559–65.

Schneider-Heine A & Rentrop M. TFP für traumatisierte PatientInnen. Vortrag auf dem Wissenschaftlichen Symposium »Die Übertragungsfokussierte Psychodynamische Psychotherapie (TFP)«. Tiefenbrunn, 16.–17. 10. 2015.

Schoenhals H. Zur Repräsentanzenwelt des Angstneurotikers. In: Mentzos S (Hrsg). Angstneurose. Frankfurt/M.: Fischer 1984; 25–46.

Schoenhals Hart H. Objekt (gutes-böses, Partialobjekt). In: Mertens W (Hrsg). Handbuch psychoanalytischer Grundbegriffe. 4. Aufl. Stuttgart: Kohlhammer 2014; 639–43.

Schüffel W. Arbeitsansätze in der heutigen Psychosomatik: Angst, Streß und körperliches Geschehen. Z Psychother Med Psychol 1975; 25: 1–15.

Schultz-Hencke H. Lehrbuch der analytischen Psychotherapie. Stuttgart: Thieme 1951.

Schultz-Venrath U. Lehrbuch Mentalisieren. Psychotherapien wirksam gestalten. 3. Aufl. Stuttgart: Klett-Cotta 2015.

Schultz-Venrath U, Brand T, Euler S & Fuhrländer S. Mentalisierungsbasierte Therapie für Persönlichkeitsstörungen – ein (neues) Paradigma für behaviorale und psychodynamische Psychotherapien? Schweiz Arch Neurol Psychiatrie 2012; 163: 179–86.

Schur M. Zur Metapsychologie der Somatisierung. *1955*. In: Brede K (Hrsg). Einführung in die Psychosomatische Medizin. Frankfurt/M.: Syndikat, Athenäum 1974; 335–95.

Schüßler G. Krankheitsbewältigung und Psychotherapie bei körperlichen und chronischen Erkrankungen. Psychotherapeut 1998; 6: 382–90.

Schützwohl M & Haase A. Diagnostik und Differentialdiagnostik. In: Maercker A (Hrsg). Posttraumatische Belastungsstörung. 3. Aufl. Heidelberg: Springer 2009.

Schwab G. Sagen des klassischen Altertums. Leipzig: Insel 1976.

Seidler GH. Der Blick des Anderen. 4. Aufl. Stuttgart: Verlag Internat Psychoanalyse 2012.

Seidler GH. Ich. In: Mertens W (Hrsg). Handbuch psychoanalytischer Grundbegriffe. 4. Aufl. Stuttgart: Kohlhammer 2014; 384–8.

Seidler GH, Freyberger HJ & Maercker A (Hrsg). Handbuch der Psychotraumatologie. Stuttgart: Klett-Cotta 2015.

Seiffge-Krenke I. Psychotherapie und Entwicklungspsychologie. 2. Aufl. Heidelberg: Springer Medizin Verlag 2009.

Seiffge-Krenke I. Väter, Männer und kindliche Entwicklung: Ein Lehrbuch für Psychotherapie und Beratung. Heidelberg: Springer 2016.

Seiffge-Krenke I. Bindungsbezogene psychische Störungen bei Kindern und Jugendlichen. In: Strauß B & Schauenburg H (Hrsg). Bindung in Psychologie und Medizin. Grundlagen, Klinik und Forschung – Ein Handbuch. Stuttgart: Kohlhammer 2017a; 137–50.

Seiffge-Krenke I. Die Psychoanalyse des Mädchens. Stuttgart: Klett-Cotta 2017b.

Seligmann MEP. Helplessness: on depression, development and death. San Francisco: Freeman 1975.

Selye H. Geschichte und Grundzüge des Streßkonzeptes. In: Nitsch JR (Hrsg). Streß – Theorien, Untersuchungen, Maßnahmen. Bern: Huber 1981; 163–87.

Shapiro F. Eye movement desensitization and reprocessing: basic principles, protocols and procedures. New York: Guilford 1995.

Shear MK, Cooper AM, Klermann GL, Busch F & Shapiro T. A psychodynamic model of panic disorder. Am J Psychiatry 1993; 150: 859–66.

Shedler, J. Die Wirksamkeit psychodynamischer Psychotherapie. Psychotherapeut 2011; 56: 265–77.

Shell Deutschland (Hrsg). Jugend 2006. Frankfurt/M.: Fischer 2006.

Siegrist JJ. Adverse health effects of high-effort/low-reward conditions. J Occup Health Psychol 1996; 71: 694–705.

Sifneos PE. The prevalence of alexithymic characteristics in psychosomatic patients. Psychother Psychosom 1973; 22: 255–62.

Siol T, Flatten G & Wöller W. Epidemiologie und Komorbidität der Posttraumatischen Belastungsstörung. In: Flatten A, Hofmann A, Liebermann P, Wöller W, Siol T & Petzold E (Hrsg). Posttraumatische Belastungsstörung. Leitlinie und Quellentext. Stuttgart: Schattauer 2001; 41–57.

Söldner ML. Die Depression aus der Kindheit. Familiäre Umwelt und die Entwicklung der depressiven Persönlichkeit. Göttingen: Vandenhoeck & Ruprecht 1994.

Solms M. Sigmund Freud heute – eine neurowissenschaftliche Perspektive auf die Psychoanalyse. In: Leuzinger-Bohleber M, Böker H, Fischmann T, Northoff G & Solms M (Hrsg). Psychoanalyse und Neurowissenschaften. Chancen – Grenzen – Kontroversen. Stuttgart: Kohlhammer 2015; 56–88.

Sophokles. König Ödipus. In: Sophokles. Werke in einem Band. Griechische Reihe. Berlin, Weimar: Aufbau 1966.

Sosic-Vasic Z, Connemann BJ, Tumani V, Otte S, Streb J, Dudeck M & Vasic N. Anhaltender sexueller Missbrauch in der Kindheit und Langzeitfolgen für die Entwicklung. Diagnostische und therapeutische Herausforderungen der komplexen posttraumatischen Belastungsstörung. Psychotherapeut 2015; 60: 527–35.

Speidel H. Psychosomatik – Stiefkind der Psychoanalyse? In: Strauß B & Meyer AE (Hrsg). Psychoanalytische Psychosomatik. Stuttgart: Schattauer 1997; 3–30.

Speidel H. Herzschmerz und Leidenschaft. Balint 2005; 6: 1–10.

Sperber D, Clement F, Heintz C, Mascaro O, Mercier H, Origgi G & Wilson D. Epistemic Vigilance. Mind & Language 2010; 25(4): 359–93.

Spitz RA. Die Entstehung der ersten Objektbeziehungen. *1954.* Stuttgart: Klett 1973.

Spitz RA. Vom Säugling zum Kleinkind. Naturgeschichte der Mutter-Kind-Beziehung im ersten Lebensjahr. Stuttgart: Klett 1974.

Spitz RA. Vom Säugling zum Kleinkind. *1965.* 7. Aufl. Stuttgart: Klett 1983.

Spitzer C, Wrede KH & Freyberger HJ. Das AMDP-Modul zur Dissoziation und Konversion (AMDP-DK): Entwicklung einer Checkliste und erste Befunde zu ihren psychometrischen Charakteristik. Fortschr Neurol Psychiatrie 2004; 72: 404–10.

Spitzer C, Wibisono D & Freyberger HJ. Theorien zum Verständnis der Dissoziation. In: Seidler GH, Freyberger HJ & Maercker A (Hrsg). Handbuch der Psychotraumatologie. Stuttgart: Klett-Cotta 2015; 22–37.

Sroufe LA. Emotional Development: The Organization of Emotional Life in the Early Years. New York: Cambridge University Press 1996.

Sroufe LA, Egeland B, Carlson E & Collins WA. Placing early attachment experiences in developmental context: The Minnesota Longitudinal Study. In: Grossmann KE, Grossmann K & Waters E (eds). Attachment from infancy to adulthood: The major longitudinal studies. New York: Guilford Press 2005; 48–70.

Staats H & Taubner S. »Wirklich erwachsen werden?« – Entwicklungspsychologie des »Emerging Adulthood«. PDP 2015; 14: 203–23.

Stakelbeck F. Ausgeschlagenes Erbe. Forum Psychoanal 2017; 33: 1–18.

Stein MH. Self-observation, reality und superego. In: Loewenstein R, Newmann KM & Schur M (eds). Psychoanalysis – A General Psychology: Essays in Honor of Heinz Hartmann. New York: International Universities Press 1966; 275–97.

Steiner J. Orte des seelischen Rückzugs. *1993*. 5. Aufl. Stuttgart: Klett-Cotta 2015.

Stekel W. Peculiarities of Behaviour. London: Williams & Norgate 1924.

Stenzel H. Theorie und Fallkonzeption selbstpsychologischer Behandlungstechnik. In: Ehlers W & Holder A (Hrsg). Psychoanalytische Verfahren – Basiswissen Psychoanalyse. Stuttgart: Klett-Cotta 2009; 195–218.

Sterba RF. The fate of the Ego in analytic therapy. Int J Psycho Anal 1974; 15: 117–26.

Stern DN. Die Lebenserfahrung des Säuglings. *1985*. 10. Aufl. Stuttgart: Klett-Cotta 2010a.

Stern DN. Der Gegenwartsmoment. Veränderungsprozesse in Psychoanalyse, Psychotherapie und Alltag. 3. Aufl. Frankfurt/M.: Brandes & Apsel 2010b.

Stern DN; The Boston Change Process Group. Veränderungsprozesse – Ein integratives Paradigma. Frankfurt/M.: Brandes & Apsel 2012.

Stoller R. Primary feminity. J Am Psychoanal Assoc 1976; 24: 59–78.

Stolorow RD, Brandchaft B & Atwood GE. Psychoanalytische Behandlung. Ein intersubjektiver Ansatz. Frankfurt/M.: Fischer 1987.

Stone J, Smith H & Murphy L (eds). The competent infant. New York: Basic Books 1973.

Storck T. Psychoanalyse und Psychosomatik. Stuttgart: Kohlhammer 2016.

Storck T & Warsitz RP. Neue Entwicklungen in der allgemeinen psychoanalytischen Psychosomatik. Psychotherapeut 2016; 61(1): 66–85.

Strauß B. Bindungsforschung und therapeutische Beziehung. In: Hermer M & Röhrle B (Hrsg). Handbuch der therapeutischen Beziehung. Tübingen: dgvt 2007.

Strauß B (Hrsg). Bindung und Psychopathologie. Stuttgart: Klett-Cotta 2008.

Strauß B. Bindung. Stuttgart: Kohlhammer 2014.

Strauß B. Bindung und Vertrauen – Neuere psychotherapierelevante Befunde der Bindungsforschung. Vortrag auf den Psychotherapietagen auf Norderney, September 2016.

Strauß B & Schauenburg H. Bindung in Psychologie und Medizin. Grundlagen, Klinik und Forschung – Ein Handbuch. Stuttgart: Kohlhammer 2017.

Strauß B & Schwark B. Die Bindungstheorie und ihre Relevanz für die Psychotherapie. In: Strauß B (Hrsg). Bindung und Psychopathologie. Stuttgart: Klett-Cotta 2008; 9–48.

Strauß B & Schwartze D. Vernachlässigung und Misshandlung aus Sicht der Bindungstheorie. In: Egle UT, Joraschky P, Lampe A, Seiffge-Krenke I & Cierpka M (Hrsg). Sexueller Missbrauch – Misshandlung – Vernachlässigung. Erkennung, Therapie und Prävention der Folgen früher Stresserfahrungen. 4. Aufl. Stuttgart: Schattauer 2016; 104–18.

Strauß B, Buchheim A & Kächele H (Hrsg). Klinische Bindungsforschung. Stuttgart: Schattauer 2002.

Strauß B, Kirchmann H, Schwark B & Thomas A. Bindung, Sexualität und Persönlichkeitsentwicklung. Stuttgart: Kohlhammer 2010.

Streeck-Fischer A. Entwicklungslinien der Adoleszenz. Narzißmus und Übergangsphänomene. Psyche – Z Psychoanal 1994; 48: 509–28.

Streeck-Fischer A (Hrsg). Adoleszenz – Bindung – Destruktivität. Stuttgart: Klett-Cotta 2004.

Streeck-Fischer A. Trauma und Entwicklung. Adoleszenz – frühe Traumatisierungen und ihre Folgen. 2. Aufl. Stuttgart: Schattauer 2014.

Strupp HH & Binder JL. Kurzpsychotherapie. Stuttgart: Klett Cotta 1991.

Subic-Wrana C, Bruder S, Thomas W, Lane RD & Köhle K. Emotional awareness deficits in inpatients of a psychosomatic ward. A comparison of two different measures of alexithymia. Psychosom Med 2005; 67: 483–9.

Subic-Wrana C, Milrod B & Beutel ME. Panikfokussierte Psychodynamische Psychotherapie. Praxis der psychodynamischen Psychotherapie, Bd. 3. Göttingen: Hogrefe 2012.

Subic-Wrana C, Wiltink J & Beutel ME. Panikfokussierte Psychodynamische Psychotherapie (PFPP) – Ein Erfahrungsbericht zur klinischen Implementierung und Wirksamkeitsprüfung einer manualisierten, aus klinisch-psychoanalytischen Wissen generierten Kurzzeitpsychotherapie. Psyche – Z Psychoanal 2015; 69: 891–915.

Suomi S. Trauma und Epigenetik. In: Leuzinger-Bohleber M & Haubl R (Hrsg). Psychoanalyse: interdisziplinär – international – intergenerationell. Göttingen: Vandenhoeck & Ruprecht 2011; 295–315.

Sverke M, Hellgren H & Näswell K. Arbeitsplatzunsicherheit: Überblick über den Forschungsstand. In: Badura B, Schellschmidt H & Vetter C (Hrsg). Fehlzeiten-Report 2005. Arbeitsplatzunsicherheit und Gesundheit. Berlin: Springer 2006; 59–92.

Taubner S. Konzept Mentalisieren. Eine Einführung in Forschung und Praxis. Gießen: Psychosozial 2015.

Taylor GJ. Somatization and conversion – distinct or overlapping constructs? Am Acad Psychoanal Dyn Psychiatry 2003; 31(3): 487–508.

Taylor GJ & Bagby RM. Psychoanalysis and empirical research: The example of alexithymia. J Am Psychoanal Assoc 2013; 61: 99–113.

Tenbrink D. Übergangsobjekt, Übergangsraum. In: Mertens W (Hrsg). Handbuch psychoanalytischer Grundbegriffe. 4. Aufl. Stuttgart: Kohlhammer 2014; 995–1000.

Terr L. Childhood traumas: an outline and overview. Am J Psychiatry 1991; 148: 10–20.

Thomä H. Auf dem Weg zum Selbst. Psyche – Z Psychoanal 1980; 34: 221–45.

Thomä H. Sitzt die Angst in den Mandelkernen? In: Roth G & Opolka U (Hrsg). Angst, Furcht und ihre Bewältigung. Oldenburg: BIS 2002; 89–125.

Thomä H. Ist es utopisch, sich zukünftige Psychoanalytiker ohne besondere berufliche Identität vorzustellen? Forum Psychoanal 2004; 20: 133–57.

Thomä H & Kächele H. Lehrbuch der psychoanalytischen Therapie. Band 1: Grundlagen. 3. Aufl. Berlin, Heidelberg: Springer 2006.

Tomkins S. The role of facial response in the experience of emotion. J Pers Soc Psychol 1981; 40: 355–7.

Trautmann-Voigt S. Das sogenannte »verkörperte Selbst« – oder: Wie therapiert man »abgespaltene Gefühle«? Psychodyn Psychother 2016; 15: 59–70.

Trautmann-Voigt S & Voigt B. Grammatik der Körpersprache. Ein integratives Lehr- und Arbeitsbuch zum Embodiment. Stuttgart: Schattauer 2012.

Trevarthen C. Communication and cooperation in early infancy: A description of primary intersubjectivity. In: Bullowa A (ed): Before speech: the beginning of Interpersonal communication. New York: Cambridge University Press 1978; 321–47.

Tronick E, Als H & Brazelton TB. The infant's capacity to regulate mutuality in face-to-face-interaction. J Communication 1977; 27: 74–80.

Tschacher W. Wie Embodiment zum Thema wurde. In: Storch M, Cantieni B, Hüther G & Tschacher W (Hrsg). Embodiment. Die Wechselwirkung von Körper und Psyche verstehen und nutzen. 2. Aufl. Bern: Huber 2011; 11–34.

Tuckett D. Ist wirklich alles möglich? Forum Psychoanal 2007; 23: 44–64.

Tulving E & Craik FIM. The Oxford Handbook of Memory. New York: Oxford University Press 2005.

Uexküll T v. Grundfragen der Psychosomatischen Medizin. Reinbek: Rowohlts deutsche Enzyklopädie 1963.

Uexküll T v & Wesiack W. Theorie der Humanmedizin: Grundlagen ärtzlichen Denkens und Handeln. 3. Aufl. München: Urban & Schwarzenberg 1998.

Vaillant GE (ed). The need for a Uniform Nomenclature for Defensis. In: Ego mechanisms of defense: A guide for clinicians and researchers. Washington: American Psychiatric Press 1992; 43–59.

Van der Hart O, Steele K, Boon S & Brown P. Die Behandlung traumatischer Erinnerungen: Synthese, Bewußtwerdung und Integration. Hypnose und Kognition 1995; 12: 34–67.

Van der Hart O, Nijenhuis ER & Steele K. Das verfolgte Selbst. Strukturelle Dissoziation und die Behandlung chronischer Traumatisierung. Paderborn: Junfermann 2008.

Van der Kolk BA, van der Hart O & Marmar CR. Dissoziation und Informationsverarbeitung beim posttraumatischen Syndrom. In: Van der Kolk BA, McFarlane AC & Weisaeth L (Hrsg). Traumatic Stress. Grundlagen und Behandlungsansätze. Theorie, Praxis, Forschung zu posttraumatischem Stress und Traumatherapie. Paderborn: Junfermann 2000; 241–61.

Van Haute P & Westerink H. Hysterie, Sexualität und die Dekonstruktion der Normativität. Psyche – Z Psychoanal 2016; 70; 212–50.

Venzlaff U, Dulz B & Sachsse U. Zur Geschichte der Psychotraumatologie. In: Sachsse U (Hrsg). Traumazentrierte Psychotherapie. Stuttgart: Schattauer 2004; 5–29.

Wagner F. Die Posttraumatische Belastungsstörung. In: Seidler GH, Freyberger HJ & Maercker A (Hrsg). Handbuch der Psychotraumatologie. Stuttgart: Klett-Cotta 2015; 182–95.

Wahl H. Narzissmus-Theorien. In: Mertens W (Hrsg). Schlüsselbegriffe der Psychoanalyse. Stuttgart: Internationale Psychoanalyse 1997; 105–14.

Waldinger RJ. Intensive psychodynamic psychotherapy with borderline patients: an overview. Am J Psychiatry 1987; 40: 267–74.

Waller E & Scheidt CE. Somatoforme Störungen und Bindungstheorie. Psychotherapeut 2002, 47: 157–64.

Waller E & Scheidt CE. Somatoforme Störungen und Bindungstheorie. In: Strauß B (Hrsg). Bindung und Psychopathologie. Stuttgart: Klett-Cotta 2008; 144–87.

Waller E & Scheidt CE. Alexithymie und Somatisierung. In: Grabe HJ & Rufer M (Hrsg). Alexithymie: Eine Störung der Affektregulation. Bern: Huber 2009; 149–68.

Waller E & Scheidt E. Bindung und somatoforme Störungen. In: Strauß B & Schauenburg H (Hrsg). Bindung in Psychologie und Medizin. Grundlagen, Klinik und Forschung – Ein Handbuch. Stuttgart: Kohlhammer 2017; 211–23.

Wallerstein RS. How does self psychology differ in practice? Intern J Psycho Anal 1985; 66: 391–404.

Wallerstein RS. Psychoanalysis. The common ground. Int J Psychoanal 1990; 71: 3–20.

Wallerstein RS. Entwicklung und moderne Transformation der (amerikanischen) Ich-Psychologie. Psyche – Z Psychoanal 2001; 34: 282–6.

Weiß H. Im Labyrinth der Borderline-Kommunikation. Stuttgart: Klett-Cotta 2008.

Weizsäcker CF. Gesammelte Schriften. Band 6: Körpergeschehen und Neurose, Psychosmatische Medizin. Bearbeitet von Achilles P. Frankfurt/M.: Suhrkamp 1986.

Weizsäcker V v. Der Gestaltkreis Theorie der Einheit von Wahrnehmen und Bewegen. *1933*. In: Gesammelte Schriften, Band 4. Frankfurt/M.: Suhrkamp 1997.

Westen D, Moses MJ, Silk KR, Lohr NE, Dogen R & Segal H. Quality of depressive experiences in borderline personality disorders and major depression: When depression is not just depression. J Pers Disord 1992; 6: 382–93.

Wetzels P. Zur Epidemiologie physischer und sexueller Gewalterfahrungen in der Kindheit. Ergebnisse einer repräsentativen retrospektiven Prävalenzstudie für die BRD. Forschungsberichte Nr. 59. Hannover: Kriminologisches Forschungsinstitut Niedersachsen e. V. 1997.

Will H. Psychoanalytische Kompetenzen. Forum Psychoanal 2006; 22: 190–203.

Will H. Häufigkeit und Verlauf. In: Will H, Grabenstedt Y, Völkl G & Banck G (Hrsg). Depression – Psychodynamik und Therapie. 3. Aufl. Stuttgart: Kohlhammer 2008a; 47–52.

Will H. Diagnose und Differentialdiagnose. In: Will H, Grabenstedt Y, Völkl G & Banck G (Hrsg). Depression – Psychodynamik und Therapie. 3. Aufl. Stuttgart: Kohlhammer 2008b; 53–74.

Will H. Psychodynamik. In: Will H, Grabenstedt Y, Völkl G & Banck G (Hrsg). Depression – Psychodynamik und Therapie. 3. Aufl. Stuttgart: Kohlhammer 2008c; 87–105.

Will H, Grabenstedt Y, Völkl G & Blanck G (Hrsg). Depression – Psychodynamik und Therapie. 3. Aufl. Stuttgart: Kohlhammer 2008.

Willi J. Die Zweierbeziehung. Spannungsursachen/Störungsmuster/Klärungsprozesse/Lösungsmodelle. Hamburg: Rowohlt 1975.

Winnicott DW. Transitional objects and transitional phenomena: a study of the first not-me possession. Int J Psycho Anal 1953a; 34: 89–97.

Winnicott DW. Übergangsobjekte und Übergangsphänomene. Psyche – Z Psychoanal 1953b; 23: 666–82.

Winnicott DW. The capacity to be alone. Int J Psycho Anal 1958; 36: 416–20.

Winnicott DW (Hrsg). Übergangsobjekte und Übergangsphänomene. In: Von der Kinderheilkunde zur Psychoanalyse. *1958*. Frankfurt/M.: Fischer 1976; 300–19.

Winnicott DW. Von der Kinderheilkunde zur Psychoanalyse. *1958*. Frankfurt/M.: Fischer 1983.

Winnicott DW (Hrsg). Ich-Verzerrung in Form des wahren und des falschen Selbst. In: Reifungsprozesse und fördernde Umwelt. *1960*. Frankfurt/M.: Fischer 1984.

Winnicott DW. Reifungsprozesse und fördernde Umwelt. *1965*. Gießen: Psychosozial 2002.

Winnicott DW. Vom Spiel zur Kreativität. *1971*. Stuttgart: Klett-Cotta 2002.

Winnicott DW. Reifungsprozesse und fördernde Umwelt. *1965*. Gießen: Psychosozial 2006.

Winnicott DW. Vom Spiel zur Kreativität. *1971*. 14. Aufl. Stuttgart: Klett-Cotta 2015.

Winter H & Irle E. Hippocampal volume in adult burn patients with and without posttraumatic stress disorder. Am J Psychiatry 2004; 161: 2194–200.

Wirtz G, Overkamp B & Schellong J. Instrumente zur strukturierten Diagnostik. In: Sack M, Sachsse U &

Schellong J (Hrsg). Komplexe Traumafolgestörungen. Diagnostik und Behandlung von Folgen schwerer Gewalt und Vernachlässigung. Stuttgart: Schattauer 2013; 70–90.

Wittchen HU & Jacobi F. Der Langzeitverlauf unbehandelter Angststörungen. Wie häufig sind Spontanresmissionen? Verhaltenstherapie 1991; 1: 273–82.

Wittchen HU & Jacobi F. Die Versorgungssituation psychischer Störungen in Deutschland. Eine klinisch-epidemiologische Abschätzung anhand des Bundes-Gesundheitssurveys 1998. Bundesgesundheitsblatt Gesundheitsforschung Gesundheitsschutz 2001; 44: 993–1000.

Wittchen HU, Heinig I & Beesdo-Baum K. Angststörungen im DSM-5. Ein Überblick über Änderungen in Struktur und Inhalt. Nervenarzt 2014; 5: 548–52.

Wolf ES. Das Selbst in der Psychoanalyse. Grundsätzliche Aspekte. In: Wolf ES, Ornstein A, Ornstein PH, Lichtenberg JD & Kutter P (Hrsg). Selbstpsychologie. Weiterentwicklungen seit Heinz Kohut. München, Wien: Internationale Psychoanalyse 1988; 1–25.

Wolf ES, Ornstein A, Ornstein PH, Lichtenberg JD & Kutter P (Hrsg). Selbstpsychologie. Weiterentwicklungen seit Heinz Kohut. München, Wien: Internationale Psychoanalyse 1988; 1–25.

Wolff P. Observations on newborn infants. Psychosom Med 1959; 21: 110–8.

Wöller W. Trauma und Persönlichkeitsstörungen. Psychodynamisch-integrative Therapie. Stuttgart: Schattauer 2006.

Wöller W. Trauma und Persönlichkeitsstörungen. Psychodynamisch-integrative Therapie. Stuttgart: Schattauer 2013.

Wöller W & Kruse J. Tiefenpsychologisch fundierte Psychotherapie – Basisbuch und Praxisleitfaden. 4. Aufl. Stuttgart: Schattauer 2015a.

Wöller W & Kruse J (Hrsg). Konflikthafte Objektbeziehungen. Die Arbeit an Konflikten. In: Tiefenpsychologisch fundierte Psychotherapie. Basisbuch und Praxisleitfaden. Stuttgart: Schattauer 2015b; 147–51.

Wöller W, Bernard J & Kruse J. Angst und Panik. In: Wöller W & Kruse J (Hrsg). Tiefenpsychologisch fundierte Psychotherapie – Basisbuch und Praxisleitfaden. 4. Aufl. Stuttgart: Schattauer 2015; 394–401.

Yehuda R. Verbindungen zwischen der Neuroendokrinologie der Posttraumatischen Belastungsstörung und aktuellen neuroanatomischen Forschungsergebnissen. In: Streeck-Fischer A, Sachsse U & Özkan I (Hrsg). Körper, Seele, Trauma: Biologie, Klinik und Praxis. Göttingen: Vandenhoeck & Ruprecht 2002; 43–71.

Yeomans FE & Diamond D. Übertragungsfokussierte Psychotherapie (Transference-focused Psychotherapy, TFP) und Borderline-Persönlichkeitsstörung. In: Dulz B, Herpertz SC, Kernberg OF & Sachsse U (Hrsg). Handbuch der Borderline-Störungen. 2. Aufl. Stuttgart: Schattauer 2011; 543–58.

Yeomans FE, Clarkin JF & Kernberg OF. Übertragungsfokussierte Psychotherapie für Borderline-Patienten. Das TFP-Praxismanual. Stuttgart: Schattauer 2017.

Yusuf S, Hawken S, Ounpuu S, Dans T, Avezum A, Lanas F, McQueen M, Budaj A, Pais P, Varigos J & Lisheng L; INTERHEART Study Investigators. Effects of potentially modifiable risk factors associated with myocardial infarction in 52 countries; case-control study. Lancet 2004; 364: 937–52.

Zanarini MC. Childhood experiences associated with the development of borderline personality disorder. Psychiatr Clin North Am 2000; 23: 89–101.

Zauner J. Entwicklung der Therapie Jugendlicher in Deutschland. Johann Zauner im Gespräch mit Annette Streeck-Fischer. Psychother Dial 2002; 3: 379–83.

Zimmermann J, Ehrenthal JC, Cierpka M, Schauenburg H, Doering S & Benecke C. Assessing the level of structural integration using operationalized psychodynamic diagnosis (OPD): implications for DSM-5. J Pers Assess 2012; 94: 522–32.

Zimmermann J, Benecke C, Bender DS, Skodol AE, Krueger RF & Leising D. Persönlichkeitsdiagnostik im DSM-5. Psychotherapeut 2013; 58: 455–65.

Zok K. Gesundheitliche Beschwerden und Belastungen am Arbeitsplatz. Ergebnisse aus Beschäftigtenbefragungen. Berlin: Kom-Part Verlag 2010.

Zwiebel R. Was macht einen guten Psychoanalytiker aus? Stuttgart: Klett-Cotta 2013.

Sachverzeichnis

B

E

F

H

L

M

N

O

P

R

S

T

U

V

W

Z